U0224416

双胎妊娠

TWIN PREGNANCY

主　编　刘彩霞　赵扬玉

副主编　漆洪波　王子莲　王谢桐　魏　军

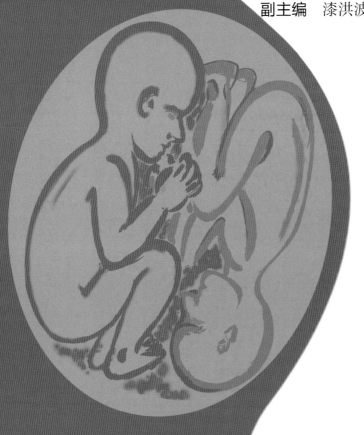

人民卫生出版社
·北 京·

图书在版编目（CIP）数据

双胎妊娠 / 刘彩霞，赵扬玉主编 . —北京：人民
卫生出版社，2020.10
ISBN 978-7-117-30504-4

Ⅰ. ①双… Ⅱ. ①刘…②赵… Ⅲ. ①妊娠 —研究
Ⅳ. ①R714.1

中国版本图书馆 CIP 数据核字（2020）第 179207 号

人卫智网	www.ipmph.com	医学教育、学术、考试、健康，购书智慧智能综合服务平台
人卫官网	www.pmph.com	人卫官方资讯发布平台

双 胎 妊 娠
Shuangtai Renshen

主　　编：刘彩霞　赵扬玉
出版发行：人民卫生出版社（中继线 010-59780011）
地　　址：北京市朝阳区潘家园南里 19 号
邮　　编：100021
E - mail：pmph @ pmph.com
购书热线：010-59787592　010-59787584　010-65264830
印　　刷：三河市宏达印刷有限公司（胜利）
经　　销：新华书店
开　　本：889 × 1194　1/16　印张：32
字　　数：1014 千字
版　　次：2020 年 10 月第 1 版
印　　次：2020 年 10 月第 1 次印刷
标准书号：ISBN 978-7-117-30504-4
定　　价：258.00 元

打击盗版举报电话：010-59787491　E-mail：WQ @ pmph.com
质量问题联系电话：010-59787234　E-mail：zhiliang @ pmph.com

编委名单

（按姓氏笔画排序）

丁依玲　中南大学湘雅二医院

王大佳　中国医科大学附属盛京医院

王子莲　中山大学附属第一医院

王谢桐　山东第一医科大学附属省立医院

毛　健　中国医科大学附属盛京医院

刘兴会　四川大学华西第二医院

刘俊涛　北京协和医院

刘彩霞　中国医科大学附属盛京医院

孙丽洲　南京医科大学第一附属医院

孙路明　同济大学附属第一妇婴保健院

李　力　陆军军医大学陆军特色医学中心大坪医院

李笑天　复旦大学附属妇产科医院

杨　孜　北京大学第三医院

杨泽宇　中国医科大学附属盛京医院

杨慧霞　北京大学第一医院

邹　丽　华中科技大学同济医学院附属协和医院

陈　叙　天津市中心妇产科医院

陈　倩　北京大学第一医院

陈敦金　广州医科大学附属第三医院

林建华　上海交通大学医学院附属仁济医院

赵　平　中国医科大学附属盛京医院

赵扬玉　北京大学第三医院

胡娅莉　南京大学医学院附属鼓楼医院

蒋宇林　北京协和医院

程蔚蔚　上海交通大学医学院附属国际和平妇幼保健院

富建华　中国医科大学附属盛京医院

漆洪波　重庆医科大学附属第一医院

魏　军　中国医科大学附属盛京医院

编者名单

（按姓氏笔画排序）

丁依玲　中南大学湘雅二医院
卫　星　同济大学附属第一妇婴保健院
马宏伟　四川大学华西第二医院
王　媛　中国医科大学附属盛京医院
王大佳　中国医科大学附属盛京医院
王子莲　中山大学附属第一医院
王冬昱　中山大学附属第一医院
王学举　北京大学第三医院
王彦林　上海交通大学医学院附属国际和平妇幼
　　　　保健院
王谢桐　山东第一医科大学附属省立医院
毛　健　中国医科大学附属盛京医院
尹少尉　中国医科大学附属盛京医院
邓娅莉　中南大学湘雅二医院
吕　远　中国医科大学附属盛京医院
朱亦清　上海交通大学医学院附属国际和平妇幼
　　　　保健院
庄　旭　上海交通大学医学院附属仁济医院
刘兴会　四川大学华西第二医院
刘俊涛　北京协和医院
刘彩霞　中国医科大学附属盛京医院
刘婧一　中国医科大学附属盛京医院
孙　雯　广州医科大学附属第三医院
孙丽洲　南京医科大学第一附属医院
孙路明　同济大学附属第一妇婴保健院
李　力　陆军军医大学陆军特色医学中心大坪医院
李秀君　南京大学医学院附属鼓楼医院
李笑天　复旦大学附属妇产科医院
李璐瑶　北京大学第三医院
杨　孜　北京大学第三医院
杨　静　北京大学第三医院
杨泽宇　中国医科大学附属盛京医院
杨娜娜　南京医科大学第一附属医院
杨慧霞　北京大学第一医院

肖喜荣　复旦大学附属妇产科医院
邹　丽　华中科技大学同济医学院附属协和医院
张　阳　华中科技大学同济医学院附属协和医院
张志涛　中国医科大学附属盛京医院
张路野　同济大学附属第一妇婴保健院
张慧丽　广州医科大学附属第三医院
陈　叙　天津市中心妇产科医院
陈　倩　北京大学第一医院
陈敦金　广州医科大学附属第三医院
林建华　上海交通大学医学院附属仁济医院
周阳子　中国医科大学附属盛京医院
郑明明　南京大学医学院附属鼓楼医院
赵　平　中国医科大学附属盛京医院
赵　茵　华中科技大学同济医学院附属协和医院
赵扬玉　北京大学第三医院
胡娅莉　南京大学医学院附属鼓楼医院
段　然　重庆医科大学附属第一医院
栗　娜　中国医科大学附属盛京医院
原鹏波　北京大学第三医院
徐　莹　中国医科大学附属盛京医院
郭建新　陆军军医大学陆军特色医学中心大坪医院
黄　帅　重庆医科大学附属第一医院
常　颖　天津市中心妇产科医院
蒋宇林　北京协和医院
程蔚蔚　上海交通大学医学院附属国际和平妇幼
　　　　保健院
傅　勤　上海交通大学医学院附属仁济医院
富建华　中国医科大学附属盛京医院
廖姗姗　中国医科大学附属盛京医院
漆洪波　重庆医科大学附属第一医院
熊　钰　复旦大学附属妇产科医院
薛聪颖　北京大学第一医院
魏　军　中国医科大学附属盛京医院
瞿　琳　南京医科大学第一附属医院

秘　书　尹少尉　刘婧一　黄海龙

主编简介

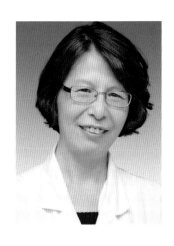

刘彩霞　教授、主任医师、博士研究生导师,中国医科大学附属盛京医院产科主任,原妇产科教研室主任,辽宁省母胎医学中心主任,辽宁省产科专业质控中心主任,辽宁省产科临床医学协同创新联盟负责人。第十届辽宁省医学会妇产科学分会主任委员,第四届辽宁省医学会围产医学分会主任委员,中华医学会围产医学分会常务委员,中国妇幼保健协会双胎妊娠专业委员会主任委员、高危妊娠管理专业委员会副主任委员、促进自然分娩专业委员会副主任委员,中国女医师协会母胎医学专业委员会副主任委员,中国医师协会妇产科医师分会母胎医学专业委员会副主任委员等。曾获得国家级精品课程,国家精品资源共享课,全国妇幼健康科学技术奖一等奖,辽宁省科学技术进步奖二等奖,辽宁省教学成果奖一等奖,首届辽宁名医,辽宁第十届优秀科技工作者,辽宁省教学名师,辽宁省卫生系统"诚信服务"先进个人等荣誉称号。主编、副主编教材 18 部,参编教材 12 部。

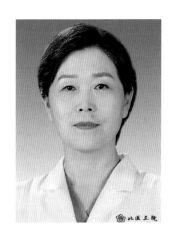

赵扬玉　教授、主任医师,博士生导师,北京大学第三医院产科主任。"十三五"国家重点研发计划重点专项首席医学家、国家产科专业医疗质量控制中心副主任。担任全国产前诊断技术专家组专家、国家医疗服务标准专业委员会委员、国家妇幼健康标准专业委员会委员、中华医学会妇产科学分会委员、中华医学会围产医学分会委员、中华预防医学会出生缺陷预防与控制专业委员会副主任委员、中国女医师协会母胎医学专业委员会主任委员、中国妇幼保健协会高危妊娠管理专业委员会主任委员、中国优生科学协会妇儿临床分会副主任委员等学术兼职;《中华围产医学杂志》《中国实用妇科与产科杂志》*BMJ Quality & Safety* 等杂志编委。荣获中国出生缺陷干预救助基金会科学技术奖,全国妇幼健康科学技术奖一等奖,五洲女子科技奖临床医学科研创新奖、北京市三八红旗奖章、2020 年北京市优秀医师奖等荣誉。作为负责人主持 18 项科研课题,包括国家重点研发计划、国家自然基金等。以第一或通讯作者发表 SCI 论文十余篇,国内核心期刊论文百余篇。主编、副主编、参编著作 11 部。

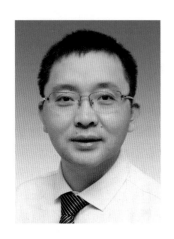

　　漆洪波　教授、主任医师、博士研究生导师,重庆医科大学附属第一医院妇产科主任。国家高等学校创新引智基地负责人,教育部国际合作"母胎医学实验室"主任,国家临床重点专科、重庆市高危妊娠诊治中心、重庆市产前诊断中心和重庆市胎儿医学中心主任。中华医学会围产医学分会副主任委员,中华医学会妇产科学分会委员,中华医学会围产医学分会胎儿医学学组副组长,中国医师协会母胎医学专业委员会副主任委员,重庆市医学会围产医学专业委员会主任委员,重庆市医师协会围产医师分会会长。曾获"百千万人才工程国家级人选""国家卫生健康突出贡献中青年专家""重庆市首席医学专家"等荣誉称号。获国家重点研发计划、国家自然科学基金项目重点项目、面上项目等资助30多项。5年制本科规划教材《妇产科学》(第9版)、研究生规划教材《妇产科学》副主编,共同主编《难产》《助产》等著作30余部。发表论文320余篇(SCI论文70余篇)。

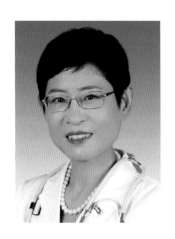

　　王子莲　教授、主任医师、博士研究生导师,现任中山大学附属第一医院妇产科主任。中国医师协会妇产科医师分会母胎医学专业委员会副主任委员,中华医学会妇产科学分会产科学组成员,广东省围产医学分会副主任委员兼青年委员会主任委员,广东省妇产科医师协会围产医学分会副主任委员,广东省营养学会妇幼专业委员会主任委员,广东省健康管理学会母胎医学专委会主任委员,广东省临床医学会产科专业委员会主任委员,广东省围产医学会妊娠期糖尿病学组组长,广州市围产保健专家组组长等学术任职。在围产医学领域尤其在高危妊娠、母胎监护、多胎妊娠、妊娠期糖尿病、妊娠合并内外科疾病的诊治等方面具有深入的研究和丰富的临床经验,参与产科多个诊治指南的制定。荣获广东省南粤优秀教师、教育部宝钢优秀教师奖、中山大学教学名师奖及"叶任高李幼姬夫妇临床医学优秀中青年教师奖教金"等荣誉称号。

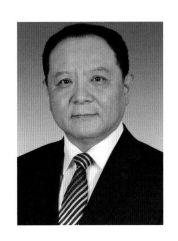

王谢桐 教授、主任医师、博士生导师、泰山学者，现任山东省妇幼保健院院长、党委副书记兼执行理事，山东省立医院妇产科常务副主任兼产科主任，国家卫生健康委员会生育调控技术重点实验室主任等职。兼任中华医学会围产医学分会副主任委员、中国医师协会妇产科医师分会母胎医学专业委员会副主任委员、中国妇幼保健协会高危妊娠管理专业委员会副主任委员、山东省医师协会常务理事等任职。《中华妇产科杂志》《中华围产医学杂志》等杂志编委、《中华产科急救电子杂志》副主编、《中国实用妇科与产科杂志》常务编委。荣获山东省首届医药卫生中青年重点科技人才、首届国家名医高峰论坛授予"国之名医·优秀风范"称号、2019 年山东省卫健委"敬佑生命·荣耀医者"金柳叶刀奖等荣誉称号。现承担国家自然基金面上项目 3 项、国家行业项目子课题 3 项、省自然基金 1 项、省科技厅课题 3 项、中医药管理局和计生委课题各 1 项。主编、副主编（译）著作 5 部，参编译著作 5 部。以第一或通讯作者在省级以上杂志发表论文 100 余篇（SCI 论文 30 余篇）。

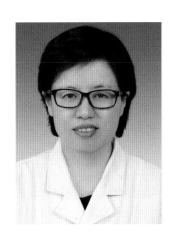

魏 军 教授、主任医师，中国医科大学附属盛京医院妇产科第二产科病房副主任，任中国妇幼保健协会双胎专业委员会副主任委员兼秘书长，中华医学会围产医学分会感染与免疫学组成员，中国妇幼保健协会促进自然分娩专业委员会委员，辽宁省产科质控中心副主任，辽宁省糖尿病营养防治学会产科专业委员会主任委员，辽宁省免疫学会妊娠免疫分会副主任委员，辽宁省医学会围产医学分会委员、助产学组组长，沈阳市医学会围产医学分会副主任委员等学术任职。多年从事早产，妊娠期高血压疾病等妊娠并发症研究，开展胎儿异常诊断及治疗，曾获全国妇幼健康科学技术科技成果一等奖等荣誉称号，参加科技部重点研发项目、国家自然科学基金课题、国家卫生健康委员会公益性行业科研专项项目 4 项，主持省级课题 3 项，市级课题 1 项，以第一或通讯作者发表 SCI 论文及核心期刊论文 30 余篇，主编、副主编著作 3 部，参编著作 5 部。

前　言

随着辅助生殖技术的发展及高龄孕妇的增多,双胎妊娠的发生率逐年上升,复杂性双胎也随之增多。双胎妊娠相关疾病因其高风险性及难处理性,一直是国内外母胎医学研究的热点及难点。随着胎儿医学的进一步发展,复杂性双胎等研究逐年深入,关于双胎妊娠相关疾病诊治的新方法、新技术、新观点应运而生。双胎妊娠研究的发展推动了母胎医学学科的进展,加强了学科间相互交叉、相互渗透、相互补充,实现多学科衔接和融合,促进边缘交叉学科的发展,进一步保障了母婴健康,减少了出生缺陷,提高了出生人口素质。

2019 年中国妇幼保健协会双胎妊娠专业委员会成立,邀请全国著名的专家撰写本书。本书内容与国际最新指南及技术相接轨,囊括了双胎妊娠的母体疾病、胎儿疾病、临床操作,以及相关学科的内容,不仅仅是诊疗,还包括双胎特有新技术的临床操作等。其目的:一是改善目前国内及国际上双胎妊娠医学领域缺乏此类专著的情况;二是帮助广大读者尤其是基层的医护人员可以遵照诊治指导及时处理临床相关问题及尽快转诊,避免延误治疗。为了规范双胎相关疾病的诊治,使新技术、新观点更便捷地指导临床,避免在临床诊疗过程中有遗漏,编者团队整理并总结了双胎妊娠疾病的诊治管理流程。临床医护人员都认为是非常高效而且实用的一种双胎疾病诊疗管理方式。

本书有如下特点:首先,内容新颖,本书所有的临床诊疗均是依据目前的最新国内外临床指南及文献进行编写,并且标注诊疗要点,兼顾专业性和实用性。其次,内容全面,囊括了双胎相关的母体医学、胎儿医学、麻醉、新生儿内科、新生儿外科、超声、磁共振、辅助生殖技术、临床遗传学等多个相关领域的内容。本书内容新颖,与时俱进,内容丰富、覆盖面广、深入浅出、实用性强,将填补国内乃至国际上双胎妊娠专著的空白。希望本书能对全国双胎妊娠的疾病诊治有所帮助。

感谢全体编写人员无私的付出,他们精益求精及忘我的工作精神时时令人感动!本书出版之际,恳切希望广大读者在阅读过程中不吝赐教,欢迎发送邮件至邮箱 renweifuer@pmph.com,或扫描封底二维码,关注"人卫妇产科学",对我们的工作予以批评指正,以期再版修订时进一步完善,更好地为大家服务。

刘彩霞

2020 年 9 月　于沈阳

配套增值内容步骤说明

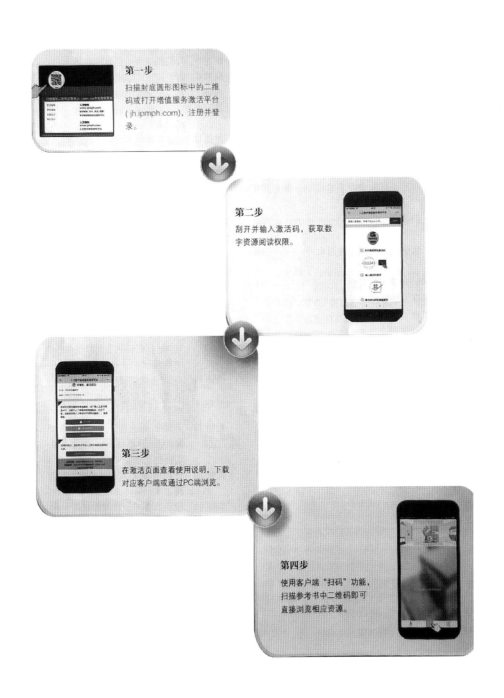

第一步

扫描封底圆形图标中的二维码或打开增值服务激活平台（jh.ipmph.com），注册并登录。

第二步

刮开并输入激活码，获取数字资源阅读权限。

第三步

在激活页面查看使用说明，下载对应客户端或通过PC端浏览。

第四步

使用客户端"扫码"功能，扫描参考书中二维码即可直接浏览相应资源。

目　录

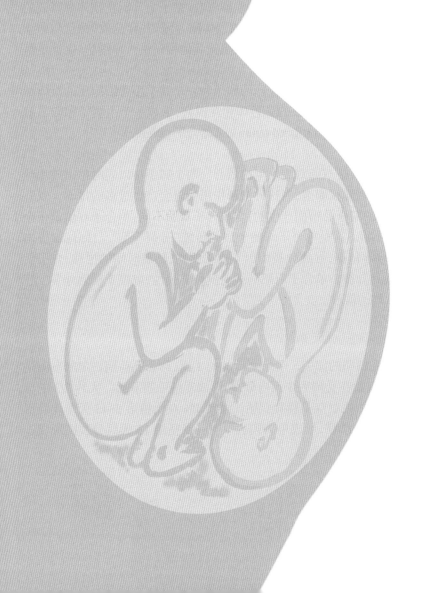

第一章

妊娠生理

多胎妊娠是人类的特殊妊娠形式,双胎妊娠是最常见的多胎妊娠。随着辅助生殖技术的应用,双胎妊娠发生率逐年增加。双胎妊娠从排卵、受精、胚胎形成和分化到胎儿的生长发育都有其特点;母体为适应双胎妊娠而发生更明显的生理变化。

第一节　双胎妊娠的胚胎发育及生理

人体胚胎发生的起点是受精卵,终点是胎儿出生。配子的正常发生和受精是胚胎发生的前提,胎膜胎盘是胚胎发育的重要辅助结构,人类双胎是受精和胚胎发生中的特殊事件。

一、配子发生与受精

(一) 配子发生

配子是指具有受精能力的生殖细胞。男性配子是精子,女性配子为卵子。配子发生(gametogenesis)是指具有受精能力的生殖细胞的成熟过程,主要通过两次减数分裂完成,生成单倍体的配子。一个初级精母细胞生成 4 个精子;一个初级卵母细胞只生成 1 个卵子,另外 3 个细胞为极体。

(二) 受精

受精(fertilization)是精子与卵子结合,形成受精卵的过程,一般在排卵后的 12 小时内,发生在输卵管壶腹部。

成熟卵泡破裂,卵细胞包绕着透明带和放射冠一起从卵巢排出,完成第一次减数分裂并处于第二次减数分裂中期,卵细胞进入并停留在输卵管壶腹部。精子通过子宫和输卵管时,精子头部阻止顶体酶释放的糖蛋白被去除,获得了使卵子受精的能力(获能)。获能后的精子释放顶体酶,溶解并穿越放射冠,与卵细胞膜接触并融合,发生顶体反应,灭活透明带表面的精子特异性受体,阻止其他精子进入卵细胞,保证单精受精。

精子进入后,卵细胞很快完成第二次减数分裂,生成一个成熟的卵子和一个几乎不含细胞质的极体细胞。卵原核与精原核进一步贴近,核膜消失,来自 2 个原核的染色体相互混合,形成一个由精子和卵子融合而成的,含有 46 条染色体的二倍体细胞,即受精卵(fertilized ovum),又称合子(zygote)。

(三) 双胎妊娠的配子发生与受精

同一生殖周期,发生 2 个及 2 个以上的卵子,是双卵双胎发生的核心。两个卵子可以同时排出或相继排出,一般是一个囊状卵泡排出后会抑制另一个囊状卵泡,当这种抑制作用受阻会产生过多的排卵。双合子双胎形成是由两个不同的卵子经两个不同的精子受精而产生的;与双合子双胎不同,单合子双胎是一个卵子和一个精子受精后进一步分裂成两个胚胎。这是单合子双胎形成的传统"分裂模型"。Herranz 提出的"融合模型"认为:合子后分裂模型缺乏科学依据,导致分裂的因素尚未明确,随着时间的推移,合子后分裂的可能性越来越小,而在体外从未观察到分裂。单合子双胎的绒毛膜和羊膜性,取决于早期分裂后胚胎的融合程度。但这都是未经实验证实的,均为假设。

二、卵裂与囊胚形成

受精激活了卵细胞的代谢过程,启动了受精卵的卵裂。受精之后的前 2 周,称为胚前期。单卵双胎是在胚前期发生的特殊事件。大约 1/3 的单卵双胎在受精后 3 天内分裂,形成双绒毛膜双胎。大约 2/3 的单卵双胎在受精后 3~8 天的囊胚期分裂,形成单绒毛膜双羊膜囊双胎。大约 1% 在受精第 8~13 天羊膜腔形成以后胚盘发生分裂,两胎儿共用一个绒毛膜和羊膜,形成单羊膜囊双胎。受精第 13 天后分裂则形成连体双胎(表 1-1-1,图 1-1-1)。

表 1-1-1 受精卵分裂时间决定不同的绒毛膜和羊膜性度

合子性	绒毛膜、羊膜性质	分裂时间	绒毛膜数量 / 个	羊膜数量 / 个	胎儿数量 / 个
异卵	DCDA	无分裂	2	2	2
同卵	DCDA	1~3 天	2	2	2
同卵	MCDA	3~8 天	1	2	2
同卵	MCMA	8~13 天	1	1	2
同卵	连体	>13 天	1	1	1

DCDA:双绒毛膜双羊膜囊;MCDA:单绒毛膜双羊膜囊;MCMA:单绒毛膜单羊膜囊

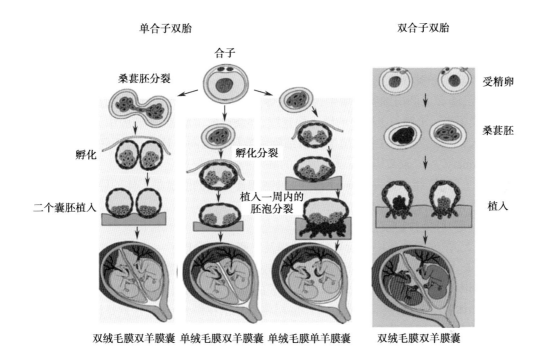

图 1-1-1　受精卵在不同阶段形成的胎膜类型

(一) 卵裂

受精卵形成后,开始连续的细胞分裂,称为卵裂。受精后 30 小时第一次卵裂完成,进入 2 细胞期。卵裂的细胞分裂方式属于但是有别于有丝分裂,卵裂始终在透明带内进行,所以随着卵裂球细胞数目的不断增加,每个细胞的体积逐渐缩小。

每一个卵裂球细胞都是胚胎干细胞,具有完全分化能力。人类的一部分卵裂球也可发育为一个完整的胚胎,如果这些卵裂球细胞被分隔成两团,它们各自可发育为一个胎儿,形成单合子双胎。最广为接受的单合子双胎形成模型是基于未被证实的合子后分裂假说,胎儿、绒毛膜和羊膜的数量由胚胎分裂的时间决定。

(二) 囊胚形成

受精后第 3 天,形成 16 个细胞组成的实心胚,称桑葚胚(morula)。桑葚胚中央的细胞分化为成胚细胞,周边的分化为滋养层细胞。细胞间逐渐出现一个腔隙,于受精的第 4 天桑葚胚转变为中空的囊胚,并进入子宫腔。集中在囊胚腔内一端的胚细胞称成内细胞团,将形成胚胎的各种组织和器官;扁平的滋养层细胞包绕者囊胚腔,将形成胎盘和绒毛膜。

(三) 滋养层的分化

受精后第 4 天末,胚泡自透明带中孵出,并逐渐埋入子宫内膜。受精第 5 天末,滋养层完全裸露,覆盖内细胞群的胚端滋养层细胞首先与子宫内膜的表面上皮黏附,并分泌蛋白酶消化与其接触的内膜组织,胚泡沿着被消化组织的缺口逐渐埋入内膜功能层。植入的滋养层细胞增殖分化为二层:内层由单层立方细胞组成,称细胞滋养层;外层细胞间的细胞界线消失,称合体滋养层。即形成内面的细胞滋养层和外面的合体滋养层。细胞滋养层细胞不断地分裂增殖并补充合体滋养层,使得合体滋养层不断增厚。此阶段,滋养层已经形成,如果内细胞团分裂将形成单绒毛膜双羊膜囊双胎。

受精后第9天,胚泡深入子宫内膜,合体滋养层形成若干滋养层陷窝。受精后第12天,胚泡植入完成。不断增多的滋养层陷窝沟通成网,周围的子宫内膜小血管受侵袭破裂,血液注入陷窝网。受精后2周末,合体滋养层及其下方的细胞滋养层向蜕膜内突出,形成一些轴心为细胞滋养层,外周为合体滋养层的绒毛样突起,称为初级绒毛。

（四）二胚层胚盘的发生

胚泡植入后,内细胞群细胞分裂增殖,在受精后 7~8 天分化为上下两层细胞:上层细胞来自内细胞群中央部分的非极性细胞,称上胚层;下层细胞来自内细胞群外周的极性细胞,称下胚层。两层细胞以一层基膜相隔,紧密贴合。这两层细胞构成的椭圆形盘状结构,称为二胚层胚盘。

（五）羊膜囊和初级卵黄囊的发生

受精后第8天,随着上胚层细胞的增生,在近滋养层侧形成羊膜腔,腔壁上贴近细胞滋养层内面的一层成羊膜细胞形成羊膜。羊膜与上胚层的周缘相延续,环绕形成羊膜腔,羊膜腔中充满羊水。

受精后第9天,下胚层边缘的细胞增生并沿细胞滋养层内面向下迁移,与下胚层共同构成外体腔囊,即初级卵黄囊（primary yolk sac）,其囊腔就是原来的胚泡腔,下胚层就是其顶。

羊膜腔的底（上胚层）和卵黄囊的顶（下胚层）紧贴相连构成的胚盘是人体的原基。滋养层、羊膜腔和卵黄囊则是提供营养和起保护作用的附属结构。

（六）胚外中胚层、胚外体腔及体蒂的形成

受精后第11天,在细胞滋养层内面与外体腔膜及羊膜之间出现了一层疏松的网状结构,称胚外中胚层。受精的第12天,随着胚外中胚层的增厚,其中出现了一些小的腔隙,后融合成一个大腔,称胚外体腔。胚外中胚层则分别附着于滋养层内面及卵黄囊和羊膜的外面。二胚层胚盘连同其上方的羊膜囊和下方的卵黄囊大部被胚外体腔所环绕,只有一束胚外中胚层将其悬吊在滋养层上,这就是体蒂（body stalk）。此阶段胚盘发生完全分裂则形成单绒毛膜单羊膜囊双胎,分裂不完全则形成不同程度的连体双胎。至此,桑葚胚、内细胞团或胚盘完全分离就形成了不同绒毛膜羊膜性的单合子双胎。

三、双胎妊娠的成因

（一）双胎妊娠的易发因素

许多因素影响双卵双胎,种族是一个因素,多胎妊娠多见于黑种人,亚洲人较少见,白种人居中。双卵双胎的发生率不同,从 1.3‰（日本）~49‰（西尼日利亚）,在美国是 12‰。

曾经怀孕过双卵双胎的妇女,再次妊娠发生多胎妊娠的机会增加 10 倍。与一般人群比较,身为双卵双胎的白种人妇女或其父母生育过双卵双胎的白种人妇女,其后代的双胎发生率高。

双卵双胎的发生率不受产次影响,但受年龄影响。35~40 岁是双卵双胎的发生高峰,然后发生率急剧下降。自己或其母亲是双胎的妇女,双胎发生的高峰年龄在 35~45 岁,然后发生率下降。

随着女性身高或体重的增加,双胎妊娠的发生率增高,但在不同社会阶层中没有差异。在白种人妇女中,O 型和 A 型血者双卵双胎更多见,但原因不明。

围受孕期补充维生素,特别是叶酸,增加了单卵和双卵双胎的发生率,这表明足够的孕产妇营养是人类双胎形成的重要因素。自然单卵双胎的比例似乎在增加,而辅助生殖技术使单卵双胎增加多达 3~5 倍,这可能与卵巢刺激、透明带异常或辅助生殖技术过程中的培养或处理（如囊胚移植）有关。应用雌激素类似物枸橼酸氯米芬使双卵双胎的发生率增至 5%~10%。

单卵双胎的发生率是恒定的,约为 1/250,其自然发生率不受母亲年龄、身高、体重或胎次的影响。单卵双胎是偶发事件,通常无家族性,但有非常罕见的例外。

（二）双胎形成的遗传原因

有单卵双胎在家族中聚集的报道,被称为"家族性单卵双胎形成（familial MZ twinning）"。在这些家庭中,单卵双胎的先天性异常没有增加。有报道在家族性单卵双胎夫妇双方中,双胎的形成可能是由某个基因效应所致,该基因的传递不受性别影响。在单卵双胎形成中起作用的基因 PITX2 是一种转录因子,已经证明其在鸡的"分裂模型"双胎实验中参与胚胎轴的形成,该基因相关的通路保证早期胚胎分裂,并各自形成独立的胚胎,反向轴可以解释镜像双胎。

有许多关于家族性双卵双胎形成的报道,这些家庭的女性具有遗传性的多排卵倾向,与一般人群相比,其每代的双胎数量更多。双卵双胎的姐妹生育双胎的可能性是普通人群的 2.5 倍。在某些家庭中,高促性腺激素水平是家族性双卵双胎发生率高的基础,常染色体遗传效应是母系还是父系还存在争议,尽管它只会在女性中表达。一些遗传疾病也可能倾向于双卵双胎形成。

对人类以外的物种的研究揭示了许多与双卵双胎形成有关的基因。对绵羊的多胎发生特别有益,因为绵羊通常一次生育一个后代,但是一些品系有很高的多胎发生率。已确认几个影响羊双卵双胎发生率的基因:生长分化因子 9（growth differentiation factor 9,GDF9）和骨形态发生蛋白 15（bone morphogenetic protein 15,BMP15）基因,这两个基因在卵母细胞中表达,在卵泡发育中至关重要;骨形态发生蛋白受体 1b（BMPR1B）是 BMP15 的受体,在卵巢的多种细胞中表达。

卵巢的功能除了受促性腺激素、促卵泡刺激素、促黄体生成素的调节外,也受卵巢局部影响因子如 BMP15 和 GDF9 的联合调节。GDF9 和 BMP15 是由卵母细胞分泌的糖蛋白,可以调节大多数哺乳动物的生育能力。GDF9 和 BMP15 的适当表达在哺乳动物的卵泡发育中十分重要。当 GDF9 和 BMP15 杂合突变时可以增加双胎形成率,但当出现两个拷贝（即纯合子）时,可能引起女性不育。目前,只有 GDF9 的突变可能会影响人类的双卵双胎形成,与对照组相比,GDF9 基因突变更常见于双卵双胎的母亲。BMP15 和 BMPR1B 没有发现这种效应。GDF9 和 BMP15 异常表达可能参与了某些卵泡发育障碍性疾病如 PCOS 或卵巢早衰。

已知有许多额外的基因在人类排卵和双卵双胎形成中起作用。卵泡刺激素受体（follicle-stimulating hormone receptor,FSHR）基因突变导致蛋白中氨基酸的变化与双卵双胎形成有关。位于 FSHR 基因启动子上具有已知功能效应基因参与双胎的发生。还有 FSHB 基因变体,其编码 FSH 的 β 亚基,其产物 SMAD3 参与了 FSH 的性腺反应,最近发现该变体与较高的自发双卵双胎形成率有关。但要找到人类双卵双胎形成倾向背后的基因还有很多工作要做。

（三）其他双胎形成原因

1. 辅助生殖技术 高生育力（排卵过多）与多胎妊娠有关系,垂体促性腺激素的过度产生、相对频繁的性交、一个囊状卵泡不能抑制另一个囊状卵泡均被假设为双卵双胎高发生率的原因。双卵双胎较常发生于长期口服避孕药停药后立即妊娠者,这可能是促性腺激素过度"反弹"的结果。在不孕症的患者中,用人类垂体促性腺激素诱发排卵,导致了许多多胎妊娠,甚至九胎或十胎妊娠。

辅助生殖技术的应用不仅增加多卵多胎的发生,也增加单绒毛膜双胎的发生。单卵双胎发生可能的影响因素:

（1）单精子注射和辅助孵化,使透明带完整性受到破坏。

（2）囊胚移植者胚胎体外培养时间延长,透明带硬度增加,囊胚孵出时易于嵌顿,囊胚移植比卵裂胚的单卵双胎发生率高。

（3）胚胎体外培养时,培养液中高浓度葡萄糖产生较多自由基,诱导内细胞团分裂或培养液缺乏某些因子,如生长因子或细胞因子。

（4）与控制性超促排卵有关,性激素诱导透明带变硬或种植延迟。

（5）与植入前诊断有关,显微操作可能会干扰胚胎分裂。

2. 单卵双胎形成的几种非遗传机制

（1）单卵双胎形成可能是由于植入前缺氧导致受精卵发育停滞和分裂。在犰狳中,受精卵的着床需要 14~16 周,此间胚胞在子宫中游离存在,不贴宫壁,植入延迟会导致单卵四胎或八胎;其他动物的双胎形成也与植入延迟有关。这些结果表明,延迟受精或延迟种植可能在单卵双胎形成中起作用。哺乳动物雌性胚胎在早期发育的某个阶段其细胞数量上落后于雄性胚胎,而且事实是雌性单卵双胎的发病率略高,特别是在连体双胎中,这样的双胎形成可能是由于在胚胎发育早期阶段发生的相对延迟,也就支持了单卵双胎的发生在某种程度上与延迟植入有关,并且不同的发育时间表在单卵双胎中起着至关重要的作用。

(2)X染色体失活偏移:X染色体失活是指女性细胞中两条X染色体其中之一失去活性的现象,一条X染色体会被包装成异染色质,进而因功能受抑制而沉默化。X染色体失活偏移在女性单卵双胎形成中可能发挥作用,如在胚胎发生过程中,一个表达母源X和另一个表达父源X染色体,在单卵女性双胎中,已有各种X连锁隐性疾病发生不一致的报道,且能够证明是非随机X染色体失活。在大多数单卵双胎中是X染色体随机失活,但也有一些表现出明显的偏移,X染色体失活偏移可以触发女性单卵双胎形成。X染色体失活偏移并不能解释所有的女性单卵双胎,但可能是导致单卵女性双胎多于男胎的原因。

(3)单卵双胎遗传物质表达不一致:单卵双胎的发生可能与表观遗传相关。在单卵女性双胎不一致中,Beckwith-Wiedemann综合征可有不同的基因印记表达,这种情况可能是内细胞团分裂不均等或者是缺乏对DNA甲基化的维持,导致单卵双胎形成前期的基因印记丢失。这种印记基因表达的差异可能发生在单个受精卵细胞发育的早期,在某一特定时期基因信息表达的不一致可能导致合子分裂成两个胚。在胚胎发育的8个细胞到大约360个细胞的内细胞团期,当分化开始并原条形成时,分裂成两个独立的胚胎。出生后,这种不一致的遗传信息镶嵌在每一对双胎中,在两个双胎中以不同的程度出现,足以引起表型差异。

四、非典型双胎形成

(一) 双胎嵌合

双胎嵌合(chimeric twins)是包含源自两个不同受精卵的有遗传差异的两个细胞群的单一有机体。有很多文献描述了单绒毛膜双卵双胎中的嵌合现象,人类的双胎嵌合并不像以前想象的那样罕见,但双胎嵌合现象的病因尚未完全确定。单绒毛膜双卵双胎妊娠是由初始的双绒毛膜双卵双胎隔膜中的绒毛膜完全崩解的结果。两个单独的胚胎在桑葚期后期(第4天)融合,并且当采用辅助生殖技术胚胎体外培养、同步胚胎移植以及其他培养技术使得细胞表面发生改变,融合的趋势会增加。如果两个胚胎在植入前融合,产生滋养层嵌合,就会形成一个包裹着两个有遗传差异的非嵌合性的胚胎。也有人认为围绕囊胚的紧密上皮层会阻止融合,单绒毛膜双卵双胎妊娠可能是一个卵母细胞与两个精子受精的结果,这种情况双胎每个胎儿的父本基因组不同,但母体基因组相同。也有认为单透明带中的两个卵母细胞、双卵泡卵母细胞受精后融合,导致单绒毛膜双卵双胎妊娠。尽管不确定产生单绒毛膜双卵双胎妊娠的确切机制,但辅助生殖技术,尤其是IVF,可能增加单绒毛膜双卵双胎的可能性。嵌合双胎在牛的双胎中很常见,表现有生殖功能障碍。在母牛中,异性双卵双胎的胎盘之间的血管交通会导致雌性小牛畸形,这是不育的,被称为雄化牝犊(freemartin)。子宫内循环到雌性小牛的雄性激素被认为具有破坏作用。

(二) 镜像双胎

观察到在10%~15%的健康单合子双胎中有镜像双胎(mirror-image twins)的发生,这些双胎具有不对称的表型特征,包括毛发的方向、第一颗牙齿的萌发侧别、疣的位置侧别等,一些先天疾病如唇腭裂、单侧眼耳缺损、肿瘤模式以及神经痛的类型都可以在镜像双胎的对侧看到。镜像中枢神经系统异常,包括蛛网膜囊肿、头状突和视神经胶质瘤。高级脑功能,包括优势手、主视眼和脑功能侧化也可表现出镜像不对称性。传统的双胎形成模型解释的镜像双胎是第9~12天合子分裂的结果,发生在胚板细胞开始侧向化之后,但在原条形成之前。

(三) 极体双胎

极体是卵细胞分裂时产生的2~3个小型细胞。当第一次成熟(减数)分裂时,形成一个大的次级卵母细胞和一个小的第一极体;第二次成熟分裂时,同样产生一个小的第二极体。第一极体通常分裂形成两个极体。在极体形成17~24小时内,细胞凋亡后,碎片仍留在透明带内。有学者提出,一个卵子和它的第一个或第二个极体由两个不同的精子受精可能导致极体双胎(polar body twins)形成。Bieber等人报道了一例双胎妊娠并发双胎反向动脉灌注序列。正常胎儿核型 XY,无心畸形女性胎儿为三倍体 XXX。遗传学研究和人类白细胞抗原(human leucocyte antigen,HLA)分型提示单倍体卵细胞和二倍体第一极体的独立受精。解释是由于卵细胞和它的第一个极体的邻近性,可能使得具有共同滋养层的不同内部细胞团发育成为双胎反向动脉灌注序列。但有学者反对极体双胎形成现象的存在,认为这是由于嵌合现象的结果。通过计算,一个卵子和它的第一极体受精的可能性 <3.6%,第二极体受精的可能性 <0.000 3%。

（四）双胎消失综合征

双胎消失综合征(vanishing twin syndrome,VTS)是指在多胎妊娠前 3 个月内,胚胎或胎儿的自然丢失。VTS 的发生率在自发性双胎妊娠中报告不多,因为 VTS 大多数发生在妊娠 9 周之前,此时可能还没有做早期超声检查。VTS 在辅助生殖技术妊娠中的发生率从 10%~18% 不等。关于 VTS 对剩余存活胎儿的影响,一般来说,与单胎妊娠相比,剩余存活胎儿的体重较轻、先天性心血管疾病增加、早产率更高,这些风险几乎都是发生在妊娠 8 周后出现一胎儿消失。VTS 剩余存活胎儿没有增加神经系统后遗症的风险。

VTS 对产前筛查和诊断有重要的潜在影响。VTS 使 PAPPA 增加 21%,aFP 增加 10%,这些变化影响了基于血清学的早期和中期唐氏综合征筛查。在胎儿死亡后的 8 周内,胎儿游离 DNA 仍会进入母血液循环而影响无创产前检测结果。

（五）异期复孕

异期复孕(superfetation)是指妊娠期的第二次受精和着床,第二次受孕至少间隔一个月。在妊娠的前 3 个月,黄体和胎盘产生的孕激素分别上调下丘脑 - 垂体 - 卵巢轴,抑制排卵;当子宫腔被妊娠囊占据并且子宫颈黏液受孕激素的影响,精子难以进入子宫腔及输卵管,使自然异期复孕的可能性非常小。所谓的"异期复孕"有几种可能性:胎儿体重不同,可能将其误认为是不同的胎龄;间隔分娩是指多胎妊娠的兄弟姐妹在不同时间出生,目前可能是抑制宫缩保胎后延期分娩的结果,而在过去非主动保胎而无意间发生时,可能就错误地认为是异期复孕。但辅助生殖技术可以克服异期复孕的天然障碍,已经有文章报道了辅助生殖技术导致的异期复孕的病例。

（六）同期复孕

尽管大多数的排卵是单个卵子受精的单胎妊娠,但排卵数量增多可能会同时发生或依次发生多卵受孕而引起多胎妊娠。因此,在一次或多次性交或人工授精过程中,可能不止一个卵子受精,并可能导致不同时间受精的受精卵,这就是同期复孕(superfecundation)现象。异父同期复孕发生在与多个伴侣性交之后,单父同期复孕发生在与一个伴侣多次性交之后。连续的受精取决于女性生殖道中精子的生存能力,或者取决于多次自然和 / 或人工授精。多次自然受精,同卵双胎的机会增加。如果年轻妇女的性交率增加一倍,其双卵双胎的可能性将增加 25%~30%。

在亲子诉讼的同卵双胎中,异父同期复孕发生率为 2.4%;在美国已婚白种人妇女出生的同卵双胎中,约 1/400 是异父同期复孕,这显然取决于人群的滥交率以及进行 DNA 分析的程度。据估计,至少 1/12 双卵双胎是单父同期复孕的结果,这取决于性交频率和多卵排卵率。在夏季初,双卵双胎的季节性与性交率和排卵的变化平行。与性交频率相关的是性反应增加,促性腺激素水平升高,从而导致排卵增多和同期复孕。

关于同期复孕的生物学和临床意义仍是未知的。现代诊断技术的应用,如早期超声和 DNA 检查,提高了我们发现这种现象的能力。未来的研究可能会告诉我们有关早期胚胎以及早期合子的潜在外分泌、内分泌和旁分泌功能。

（七）完全性葡萄胎与胎儿共存的双胎

完全性葡萄胎与胎儿共存的双胎(complete hydatidiform mole with coexistent twin)是指完全性葡萄胎(complete hydatidiform mole,CHM)和一个活胎共存(coexisting live fetus,CLF)的双胎妊娠,活胎儿核型、解剖学和胎盘正常,同时在胎儿部分没有水泡样成分,胎盘染色体为二倍体。

CHM-CLF 是非常罕见的,其发病原因尚不完全清楚。目前多倾向于由两个卵子单独受精,其中一个正常发育成活胎,另一个因卵子质量问题出现空卵受精,遗传物质全部来源于父方,其染色体核型为二倍体。推测近年来促排卵药物和辅助生殖技术的广泛应用可能增加 CHM-CLF 发生率,诱导排卵药物如人绝经期促性腺激素,可使排出的卵子远多于一个,从而增加"空"卵发生率,这可能是完全性葡萄胎发生的原因之一。此外,辅助生殖技术可能是完全性葡萄胎发生的另一个危险因素,如胚胎在体外培养时间过长、高压力和大量培养基注射入子宫、胚胎移植时患者向下倾斜的位置、卵母细胞质量和母方或父方年龄等。

CHM-CLF 的多胎妊娠与部分葡萄胎的单胎妊娠必须加以区分,后者是由于正常的单倍体卵母细胞的双精子受精而形成的三倍体。部分性葡萄胎的胎儿染色体为三倍体,常合并严重畸形,大多于妊娠早期死亡,故妊娠中期发现葡萄胎合并胎儿共存首先考虑 CHM-CLF。也要鉴别间质发育不良,伴胎盘囊性增大,胎儿生长受限。CHM-CLF 的活产率从 21%~40% 不等,但妊娠可能并发妊娠剧吐、甲状腺功能亢进、阴道出血、重度子痫前期和胎儿死亡。CHM-CLF 后持续妊娠滋养细胞病的发生率与妊娠和妊娠终止与否无关。妊娠滋养层疾病的持续率从 14%~50% 不等。

(八) 胎中胎

胎中胎(fetus-in-fetu),或寄生双胎(parasitic twin),指一个或多个部分形成的胎儿完全位于另一个正常形成的胎儿体内。胎中胎是一种单绒毛膜单羊膜囊双胎,是卵黄循环持续吻合的结果,导致三胚层胚盘腹侧折叠时一胎在另一个胎儿体内被吸收。胎中胎、无心胎、畸胎瘤的发生更可能与连体双胎相关联,这些异常的发生是连体双胎的变异,其连体部位和胚胎损伤或缺陷程度的不同导致各种变体;外部附着的寄生双胎;封闭胎儿体内的寄生胎;胎儿内部畸胎瘤;通过胎盘连接的无心胎。常见于双胎家族史和女性胎儿。有染色体异常的报道,可能是有遗传缺陷的胚胎,更容易发展为此类异常,在这些异常胎儿中,几乎都不具有功能正常的心脏或完善的大脑,其原因可能是首发心脏异常,继而出现脑部发育异常。

胎中胎应该与畸胎瘤相鉴别,虽然两者都可以位于腹膜后,并且在组织病理学上相似。胎中胎儿的特征是有椎骨,并有适当组织的器官化肢体和其他器官。已在纵隔、阴囊、口腔和颅骨中确定有寄生胎存在,通常有一个胎块,但有报道多达 11 个胎块。与畸胎瘤不同,胎中胎不会恶变,但明显的包块形成,需要手术切除。

(九) 遗传差异的单卵双胎

单卵双胎的遗传差异包括染色体非整倍体、单亲二体、染色体重排、三核苷酸重复序列扩增、基因突变、线粒体突变等。

在单卵双胎中,无论表型是否一致,DNA 序列的差异程度取决于所使用的基因组平台。单核苷酸多态性微阵列(SNP arrays)(50 万 ~100 万 SNP)研究表明,不到 1% 的表型正常单卵双胎出现单核苷酸和拷贝数变异的不一致。在表型不一致的双胎对中,SNP arrays 可能检测到更高差异率。受精卵后体细胞突变发生的比例大约为 33∶1。

(十) 双胎一胎儿结构异常

与单胎相比,单卵和双卵双胎都有更高的结构缺陷风险。单卵双胎的结构缺陷比双卵双胎多 3 倍。单卵双胎的结构缺陷根据产生的原因分为三种类型:①与胚胎不完全分裂相关的双胎形成:连体双胎、胎中胎;②共享血管吻合或一胎儿宫内死亡:无心畸形(TRAP)、脾功能不全、小头症、脑积水、肠闭锁、皮肤再生不全、肢端缺陷、腹裂、纸样胎儿;③胎儿受挤压或子宫内拥挤:颅缝早闭,足部位置缺损,四肢弯曲,部分挛缩。由于双胎结构异常的高发生率以及双胎妊娠向单胎妊娠的高转化率,许多先天畸形的单胎婴儿可能是在双胎形成过程中开始的。

五、双胎合子性的确定

Weinberg 提出了通过人群研究确定合子性的统计方法,称为"Weinberg 区分法",用以估计单卵和双卵双胎的数量。假定所有单卵双胎都是同性的,而且双卵双胎的胎儿性别是随机发生的,双胎对中胎儿的性别应该是男男、女女、男女、女男,也就是说一半是同性,另一半是异性。因此,如果 A 是人群中同性双胎对的数量,而 B 是异性双胎对的数量,由于 A 中包括单卵双胎同性别和双卵双胎同性别,而双卵双胎同性别数理论上等于双卵双胎异性别数 B,则单卵双胎对的估计比例将为 $(A-B)/(A+B)$,并且 DZ 双胎对为 $2B/(A+B)$。

在过去,区分单卵和双卵双胎的唯一方法是看他们的性别和长相。如果双胎的性别不同,他们被称为双卵;而如果性别相同,看起来一模一样,被称为单卵双胎。很显然,这种方法不总是准确的,但通过胎盘绒毛膜可以确认部分单卵双胎。确定绒毛膜性最准确的方法是超声检查,详见双胎妊娠附属物的特点。除了前述的少见情况,单绒毛膜都是单卵双胎,但单卵双胎的1/3是双绒毛膜性。如果错误地认为所有的双绒毛膜双胎都是双卵,会导致1/3的单卵双胎被错误地归类为双卵双胎。其他用于区分单卵和双卵双胎的方法包括血型、血液蛋白多态性、人类白细胞抗原(HLA)分型,以及指纹、掌纹和皱纹的皮纹学研究。

血型有时也能发挥作用,不同血型的双胎是双卵双胎。在同性双胎中,如果是双绒毛膜性且血型相同,需要进行合子性鉴定进行准确判断。

DNA指纹、DNA微卫星以及单核苷酸多态性都被用来区分单卵和双卵双胎,DNA分析是区别合子性最准确的方法。分析皮肤成纤维细胞或颊细胞等细胞的DNA可能比血细胞的DNA更准确,因为在单卵和双卵双胎中都可能存在嵌合。

由于单卵双胎的遗传相似性更高,因此他们的外观和行为应该比双卵双胎更相似。然而,由于从受孕开始所遇到的环境差异,单卵双胎通常在身体和行为上并不完全相同。这可能导致表型上不同的单卵对被误分类为双卵双胎。

(王谢桐)

第二节 双胎妊娠附属物的特点

妊娠附属物包括胎盘、胎膜、脐带和羊水,任何一个胎儿附属物的异常均可造成不良妊娠结局。双胎妊娠除了单胎妊娠附属物的一般特点外,其合子性、绒毛膜性、羊膜性、脐带、胎盘共享程度、胎盘上胎儿血管吻合以及羊水量更具特点。产前和产后对于双胎附属物特点的理解、识别、判断和异常情况的处理,对于改善双胎妊娠的结局至关重要。

双胎妊娠根据合子性或绒毛膜性进行分类。合子性是指受孕的类型,分为单卵双胎和双卵双胎。绒毛膜性是指胎盘的类型,与合子性密切相关。在双卵双胎中,每个胎儿都有独立的羊膜、绒毛膜和胎盘循环。两个胚泡植入的部位较远时,导致两个分离的胎盘;当胚泡植入彼此接近时,胎盘可能会融合成单个胎盘,但胎盘循环是相互独立的。在单卵双胎妊娠中,胎盘的类型主要取决于合子分裂的时间。受精后3天内分裂通常会导致双绒毛膜胎盘,以后分裂将发生单绒毛膜双羊膜囊、单绒毛膜单羊膜囊胎盘。

一、绒毛膜性和羊膜性

绒毛膜性的判断,6周以前通过妊娠囊计数判断绒毛膜性较为准确。绒毛膜性的超声提示包括性别、胎盘部位、分隔膜的厚度以及分隔膜与胎盘之间连接处的形状。妊娠10~14周经腹及经阴道超声用双胎峰征("λ"征)是判断绒毛膜性和羊膜性的最佳时机,"λ"征是双绒毛膜妊娠的可靠标志。随着孕周增加,胎儿占据宫腔的比例加大,超声对胎盘隔膜连接处的观察受限,尤其在妊娠晚期,无双胎峰征也不能排除双绒毛膜性的可能。

羊膜性的判断,在单卵双胎中只有1%为单羊膜囊双胎,超声检查无法看到分隔膜时应考虑单羊膜囊双胎。单绒毛膜双羊膜囊双胎菲薄的分隔膜可能难以显示,并且容易在早孕期被遗漏,而误诊为单羊膜囊双胎妊娠。可以通过评估卵黄囊的数量来尝试确定单绒毛膜妊娠的羊膜性。极早的胚盘位于形成的羊膜腔内,与次级卵黄囊相邻。两个卵黄囊意味着单绒毛膜双羊膜囊。但卵黄囊的数目并不能可靠地反映羊膜囊的数量,因此不能完全用来确定羊膜性。当合并胎儿羊水过少时分隔膜紧紧包裹"贴附儿",可能误以为双胎之间没有分隔膜而误诊为单羊膜囊双胎;单羊膜囊双胎,两个胎儿可以在共同羊膜囊内自由移动。脐带相互缠绕也可证实双胎在同一羊膜囊内。

二、分娩后胎盘和脐带检查

在分娩后对双胎胎盘和脐带进行形态学、特定情况下行组织病理学检查对于不良妊娠结局的原因判断有明显的实用性。双胎胎盘的形态学检查应包括：①每个胎儿脐带和胎盘的识别和标签；②胎膜检查（层次、有无血管）；③胎盘数量；④胎盘母体面和子体面的肉眼检查；⑤脐带插入部位（帆状附着、插入点间距）；⑥脐带血管数目；⑦胎儿胎盘重量比；⑧在单绒毛膜双胎中，胎盘表面吻合血管的识别（根据目的决定是否采用血管内染料注射）。

形态学检查应在分娩后尽快开始，用不同大小或形状的夹子标记胎盘和脐带。大体应包括胎盘重量、胎盘胎膜完整性、分隔膜结构、脐带插入位置和血管数量以及单绒毛膜双胎血管吻合情况。

与单绒毛膜双羊膜囊胎盘相比，单绒毛膜单羊膜囊胎盘具有较高的动脉对动脉（AA）吻合数量、较低动脉对静脉（AV）吻合和相似的静脉对静脉（VV）吻合数量。这种特殊的血管模式可以解释单绒毛膜单羊膜囊双胎中双胎输血综合征的低发生率。在单绒毛膜单羊膜囊双胎胎盘中，两个脐带循环间常可见大口径 AA 吻合。这可以部分解释在单绒毛膜羊膜囊双胎中发现的先天性异常不一致的高发病率。

胎儿出生体重与胎盘重量的比值（fetal：placental weight ratio，FPR）可以反映胎盘发育和功能的间接信息。在单胎妊娠中，对于预测成年后远期不良结局，如心血管疾病等有一定意义。在单胎妊娠中 FPR 随孕周而增加，而在双胎妊娠中 FPR 保持基本稳定。FPR 异常增加代表了与胎盘功能不全相关的小胎盘。在双胎妊娠 FPR 较单胎妊娠增加。在妊娠晚期，单绒毛膜双胎的 FPR 高于双绒毛膜双胎，提示单绒毛膜双胎的胎盘功能不全的程度较高，脐带插入异常与单或双绒毛膜双胎的 FPR 无关。

检查分隔的层次及其附着的绒毛膜板，可以区分双绒毛膜双羊膜囊胎盘和单绒毛膜双羊膜囊胎盘。厚、不透明的三层或四层牢固的、脊状附着于绒毛膜板，明显与绒毛膜血管床分离，是双绒毛膜双羊膜囊胎盘。对隔膜和绒毛膜板附着处取样后（T 字断面），融合的双绒毛膜双羊膜囊胎盘可以被轻柔地分开，随后称重并处理成单独的胎盘。单绒毛膜胎盘表现为薄而半透明的两层隔膜松散地附着在绒毛膜板上，没有明显的嵴形成。>95% 的单绒毛膜双胎胎盘可看到双胎间吻合血管穿过分隔膜。产后检查时，分隔膜在分娩时可能被破坏甚至完全从绒毛膜剥离，从而造成单羊膜性的假象。

双胎妊娠合并胎儿生长受限（fetal growth restriction，FGR）和／或生长不一致时，常有明显的胎盘病变，如梗死、血栓形成、纤维蛋白沉积和单脐动脉。

在所有的胎盘检查中，应注意找寻消失的双胎的证据，表现为嵌在胎膜上无定形纤维斑块，也可能是有胎儿形状的凸起。

三、单绒毛膜双胎胎盘特点

单绒毛膜双胎的主要并发症与胎盘解剖特征有关，即脐带插入类型、胎盘共享程度、是否存在 AA 和 VV 吻合、有无明显的 AV 吻合失衡。

95% 以上的单绒毛膜胎盘都存在血管交通。这些交通可以包括 AA、VV 或 AV 吻合。双胎间吻合的分类是基于不同血管类型之间的恒定解剖关系。动脉几乎普遍倾向于伴行静脉的表面走行。AA、VV 吻合在胎盘表面，它们在来自每根脐带的同名血管（homonymous vessels）之间形成直接吻合，而不穿透绒毛膜板。相反，AV 吻合较深，血管穿透绒毛膜板，所涵盖的共享胎盘小叶，由一个胎儿提供动脉血供，由静脉引流向另一胎儿。实际上 AV 吻合的发生是在胎盘实质深处绒毛毛细血管水平，因此在绒毛膜板检查时是看不见的。相反，未配对的动脉和静脉穿入绒毛膜板的部位相互非常靠近，作为深层吻合的标记，以此代表为"深层 AV 吻合"。AV 吻合有甲胎动脉到乙胎静脉的，也有乙胎动脉到甲胎静脉的，AV 吻合是单向血流，总是动脉到静脉，当两种 AV 吻合数量均衡时，保持两侧胎儿血容量稳定。

在大多数情况下，这些重要的胎盘特征可以通过对未注射染料的胎盘简单大体检查来确定。单绒毛膜双胎胎盘的血管注射并不常规需要。较大的 AA 和 VV 吻合通过仔细检查未注射的胎盘即可确定。如有需要，用空气、牛奶或生理盐水快速注射脐动脉或静脉也可以。

在某些特殊病例如双胎输血综合征激光消融后的胎盘检查、非典型的异常妊娠过程或其他学术目的进行研究时，可能需要进行更详细的血管注射染料检查，以便对更小血管的精确描绘和分类，包括复杂的AV吻合。染料血管注射技术，就是对胎盘进行标准的大体检查后，除去胎膜，并将脐带留下5~10cm的残端，以便随后进行血管插管。注射用的材料包括染料、脐导管、注射器和夹子。血管内的血液通过人工挤压将浅表的动脉和静脉移向脐带，每根脐带的脐静脉和动脉用脐导管插管，并在稳定的手动压力下注射彩色染料。在大多数情况下，由于两条脐动脉在根部存有Hyrtl吻合，注射一条脐动脉后整个动脉床被填满。在AA吻合的情况下，另一胎儿的动脉床也会被同时填充。第一次注射后，接着是插管和注射剩余的脐血管，直到整个血管床被填满。

双胎输血综合征激光消融治疗后的胎盘特征：对交通血管的激光消融术的基本原理是通过对最初的单绒毛膜胎盘进行"双绒毛膜化"来打破血流动力学的不平衡。一般是对所有血管或跨膜吻合血管进行激光消融，少数情况下，只消融可疑的致病性AV吻合，或整个胎盘赤道消融（包括吻合血管和胎盘组织，称为Solomon技术）。

激光凝固胎盘的检查可以为手术者提供关于凝固效果的反馈，也可以解释术后的不良结局。激光消融后一个月内的胎盘表面的激光消融点很容易识别：出血和注射染料填充突然中断，被消融的血管位于分隔膜的受血儿侧。消融时间较长的吻合血管的局部或完全缺失，常伴有绒毛膜下纤维蛋白沉积，在显微镜下，激光处理的血管显示出不同程度的损伤坏死伴局灶性出血、无血管性绒毛簇和皮下实质纤维蛋白沉积，Solomon技术处理的胎盘出现广泛的、有时甚至全层的胎盘坏死。一些双胎间的吻合在激光消融后仍可能存在。大部分残端吻合口较小，且位于边缘。根据其数量、大小、类型和方向，残留的双胎间吻合可能与持续的双胎输血综合征、双胎输血综合征逆转、双胎贫血-红细胞增多序列征或宫内死亡有关。

四、单绒毛膜双胎并发症的胎盘特征

（一）双胎输血综合征

双胎输血综合征的特征是通过胎盘AV吻合将一个胎儿（供血儿）的血容量转移到另一个胎儿（受血儿），血流动力学失衡，最终发展为羊水过少/羊水过多等临床表现。

妊娠合并TTTS的AA吻合率较低（TTTS组为25%~57%，非TTTS组为>85%），浅表的，血流双向，AA吻合可以补偿AV吻合不均衡造成的两侧胎儿血容量的差异，因此AA吻合对单绒毛膜双胎妊娠中TTTS的发展具有保护作用，在缺少补偿性AA吻合时，供血儿向受血儿的AV吻合失衡更易发生TTTS。同时出现缺乏AA吻合和严重AV吻合失衡在TTTS中具有高度特异性，这只在少数（14%）TTTS胎盘中可见。但也有少数TTTS有缺乏可识别的AV吻合。与AA吻合相比，TTTS妊娠中VV吻合的频率高于非TTTS妊娠（38%对15%），VV吻合也是浅表的、双向的，VV吻合是TTTS发生的独立危险因素，TTTS风险增加2倍。

当两胎儿羊水量差异较大时，中间的隔膜可能发生皱褶。在单绒毛膜双羊膜囊双胎中，在15~17周时没有羊膜皱褶者TTTS发生率较低（<2%），隔膜有折叠者43%发展为TTTS。这是超声早期预测双胎妊娠结局很好的指标。

在TTTS胎盘中可以看到脐带插入部位于胎盘外周部（帆状或边缘性）和胎盘共享不均，脐带外周部插入在TTTS胎盘中发生率为50%，而非TTTS约为30%。脐带外周部插入的总是供血儿。胎盘共享明显不均的定义为两胎儿绒毛膜血管区域的分布差异>25%，在TTTS中约50%存在明显共享不均，而非TTTS是25%；供血胎几乎总是占有较小的份额。

急性围产期TTTS可在出生时发生，由双胎之间的血容量急剧变化引起，其原因包括与子宫收缩相关的血压差异、钳夹脐带延迟或分娩时胎儿位置的改变。在临床上，急性围产期TTTS可表现为双胎间血红蛋白水平的细微差异而不产生进一步的影响，也可表现为供血儿的明显低血容量性休克和受血儿的红细胞增多症。急性围产期胎儿间输血被认为是通过大的表面AA或VV吻合导致的。

（二）双胎贫血 - 红细胞增多序列征

双胎贫血 - 红细胞增多序列征（twin anemia polycythemia sequence，TAPS）也是单绒毛膜双胎的一种并发症，其特征是在没有羊水过少 / 羊水过少证据的情况下，双胎间血红蛋白和网状细胞水平存在较大差异。TAPS 可以是自然发生，其发生率未知；也可以是 TTTS 的激光手术后医源性发生，估计发生率高达13%。TAPS 胎盘绒毛膜血管特征是，少量小直径的 AV 吻合，通常没有 AA 吻合，如果存在 AA 吻合时，其直径也小于正常发育的单绒毛膜双胎。超声检查胎盘呈强回声，分娩后检查胎盘，红细胞增多症的胎盘呈多血质。

（三）双胎反向动脉灌注序列

双胎反向动脉灌注序列（twin reversed arterial perfusion sequence，TRAPS），或"无心畸形"，在 1% 的单绒毛膜妊娠中发生，被认为是一种严重慢性 TTTS 的变异。无心胎儿有不同程度的畸形——下肢相对保留，但上半身和头部发育不全或缺失，没有心脏或有无功能的心脏。健康的胎儿（"供血儿"）通过动脉逆行泵入脐动脉（通常是单脐动脉），将部分心排血量分流到无心胎（"受血儿"）。TRAPS 的胎盘特点是有单一的大直径的 AA 和 VV 吻合的绒毛膜血管结构，这使得在无心胎中的脐动脉血反向流动而支持其发育。由于血液通过脐动脉（髂内动脉的一个分支）逆向流动，所以只有下半身血供相对更富氧，使得下半身的发育比上半身更完善。

（四）选择性胎儿生长受限

选择性胎儿生长受限（selective fetal growth restriction，sFGR）是指双胎的胎儿体重或出生体重之间的差异 >25%。根据脐动脉血流模式分为三型。在双胎妊娠中，两胎儿生长不一致可能与胎盘血管床大小、脐带插入、胎盘植入质量、胎盘血管构造、胎盘灌注和胎盘实质的病变有关；在单绒毛膜双胎中，其胎盘特征主要是胎盘共享不均和 / 或脐带异常插入有关。还可能会受到其他非胎盘因素的影响，如遗传的生长潜能、胎儿结构或染色体异常以及先天性感染。

出生体重不一致者有更高比例的脐带胎盘外周部插入、更高的胎盘共享不均比例以及大直径的 AA 血管吻合。胎盘共享不均等（>20%）发生 sFGR 风险增加 9.8 倍（95% 置信区间 5.4~17.9）。在妊娠 18~20 周的超声检查中可以 100% 发现脐带附着位置，是较好的评估胎盘共享程度的指标。早发型生长不一致的胎盘份额更加不均等并且 AA 吻合支直径更大，达 3.6mm；迟发型生长不一致胎盘的 AA 吻合支直径为 1.3mm。在 Ⅰ 型或 Ⅱ 型 sFGR 中，血管吻合模式是相似的，但 Ⅲ 型 sFGR 是大直径的 AA 吻合，血管直径的增加导致了每分钟流量呈指数级增加，导致 sFGR 呈非典型变化，脐动脉血流呈现间歇性 AEDV 波，胎儿预后常不能预料。

（五）双胎之一死亡

单绒毛膜双胎一胎儿死亡后，理论上认为死去的胎儿可以产生促凝物质并通过胎盘处的吻合血管造成弥散性血管内凝血（DIC）。这会导致存活胎儿多器官（包括肾脏、肺脏、脾脏、肝脏、大脑）的梗死和囊性改变。但这种损伤机制受到大多数学者的质疑。虽然死胎后可发生胎儿血管栓塞综合征引起血栓形成及 DIC，但胎儿死亡后胎盘血管的闭塞，胎盘表面纤维素的沉积可阻止凝血酶的释放，使凝血障碍产生的危险性大大减小。

在急性围死亡期，单绒毛膜双胎的宫内死亡，由存活的双胎失血进入死亡或濒死的同卵双胎的低压循环引起。急性围死亡期存活儿失血主要是由大直径的 AA 或 VV 吻合引起。

（六）双胎胎儿畸形

由于大多数先天性异常的胎盘特征是非特异性的，或者与单胎妊娠相似。脑和心脏异常可能主要由胚胎发生时胎盘循环中的血管梗阻引起，但其他缺陷可能与早期合子异常分裂、融合事件、遗传或环境因素有关。

五、双胎脐带特点

（一）脐带缠绕

这种并发症是单绒毛膜单羊膜囊双胎所特有的，但在单绒毛膜双羊膜囊和双绒毛膜双羊膜囊双胎中，也可以发生于自发性和医源性隔膜破裂。医源性原因是隔膜造口或胎儿镜下激光消融治疗 TTTS 时意外造成。在妊娠 10 周时,超声检查即可看到脐带缠结呈"Y 征"。脐带缠结可导致胎儿宫内死亡。胎儿具有存活能力前的超声检查并不能改善围产儿新生儿结局。隔膜破裂可伴发羊膜瓣并引起假羊膜带综合征,可引起肢体截断畸形或缠绕脐带导致死胎。

(二) 单脐动脉

在双胎中,单脐动脉(single umbilical artery,SUA)的发生率是单胎妊娠的 3 倍(3% 比 1%),但在单绒毛膜双胎和双绒毛膜双胎中是相似的。单绒毛膜双胎的单脐动脉发生的不一致说明环境因素对其发生起着决定性作用。SUA 双胎 FGR 和 <28 周早产的风险更大。单脐动脉双胎更容易发生双胎生长不一致。由于只有一条脐动脉,在单胎妊娠的超声检查中,单脐动脉的横断面可以看到典型的血管直径的适应性扩张,而在双胎妊娠的单脐动脉中看不到。双胎妊娠单脐动脉缺乏代偿性扩张可以部分解释胎儿生长受限的风险的增加。

(三) 脐带插入距离过近

一项基于 11 980 对双胎脐带的回顾性研究表明,单绒毛膜双胎胎盘中插入脐带的距离,在足月分娩时为 4~25cm,5% 的单绒毛膜双胎脐带间距离是 3.3~4cm,在单绒毛膜单羊膜囊(53%)比单绒毛膜双羊膜囊(3%)胎盘中更常见,<5th 百分位为脐带插入距离过近(umbilical proximate cord insertion,PCI),在单绒毛膜双胎脐带插入距离过近者 AA 和 VV 吻合率较高。脐带插入距离过近可能并不增加致病性,但与 PCI 相关的 VV 吻合增加是导致不良胎儿结局的确定因素。在严重的 TTTS 中,脐带插入距离过近与激光治疗失败率升高有关,因为增加了寻找胎盘赤道和血管凝固的技术困难。

(四) 脐带帆状插入

双胎其中一胎儿脐带帆状插入(velamentous cord insertion,VCI)的发生率是单胎的 8 倍。单绒毛膜双胎使 VCI 的风险加倍,并与对侧浅表血管系统的发育有关,这提示早期血管生成依赖于脐带插入点,关系到最终的胎盘形成。在辅助生殖技术后的脐带帆状插入、边缘插入和前置血管的发生率高于自然妊娠的单胎,但两种类型的双胎相似。与发育正常的双胎相比,发生 FGR 双胎的 VCI 发生率增加 3 倍,在单绒毛膜双胎胎盘中,VCI 与脐带胎盘循环中的血流量减少有关,并增加了血管血栓形成和发生 TTTS 的风险。前置血管在单胎和双胎妊娠中都是一种罕见的异常,但在双胎妊娠中更为常见,因为双胎妊娠中 VCI 和前置胎盘的发病率较高。

六、胎盘异常并发症

(一) 双胎妊娠一胎完全葡萄胎

完全葡萄胎(complete hydatidiform mole,CHM)可能与正常胎儿和胎盘共存,在双卵双胎中,一个受精卵发生水泡样变性。如果正常胎盘掩盖了水泡样组织,可能会在妊娠早期误诊这种罕见的双胎妊娠并发症。早期妊娠末期准确诊断完全葡萄胎是可能的。鉴别诊断主要包括胎盘囊肿、胎盘间质发育不良、绒毛膜血管扩张、子宫肌瘤变性等。

(二) 胎盘损伤(placental lesions)

由于双胎妊娠早产、胎膜早破、子痫前期和生长受限等并发症的高发生率,双胎绒毛膜羊膜炎和胎盘血管病变患病率高于单胎。产后检查更易发现非特异性异常如脐带炎、急性和慢性绒毛膜炎、蜕膜炎等。与双绒毛膜双胎相比,单绒毛膜双胎胎盘病理学检查中梗死、绒毛膜下纤维蛋白沉积和绒毛成熟异常的发生率更高,单绒毛膜双胎也有较高的胎儿血管血栓发生率。胎儿血管血栓形成通常与单绒毛膜双胎的 FGR 有关,与双绒毛膜双胎的高血压疾病有关。与单绒毛膜双胎和单胎妊娠相比,双绒毛膜双胎胎盘梗死和血栓形成的发生率增加与子痫前期的高发生率有关。

(三) 前置胎盘

双胎妊娠中前置胎盘的总发病率比单胎高 40%。绒毛膜性是评价双胎前置胎盘风险的重要因素,与单胎和单绒毛膜双胎相比,双绒毛膜双胎前置胎盘的风险更高。这可能是双绒毛膜双胎胎盘在两个不同的部位发育而更容易发生子宫下段的胎盘生长。体外受精的双胎比单胎和自然双胎更容易发生前置胎盘。

（四）胎盘早剥

双胎妊娠发生胎盘早剥的风险是单胎的 2 倍。胎盘早剥在高龄孕妇、胎膜早破、产妇贫血和高血压等相关疾病中高发,这些因素在双胎妊娠中都有所增加;两个胎盘的存在也可以用来解释双胎妊娠胎盘早剥的发生高于单胎。双胎妊娠早期并发阴道出血会增加胎盘早剥的风险。在分娩期,在第一个胎儿娩出后,子宫急剧缩小,胎盘与子宫壁发生移位,发生胎盘早剥的风险也就更高。双胎隔膜中的血肿是双绒毛膜双胎罕见的并发症,通常与绒毛膜下血肿的发生有关。超声表现为双胎隔膜膜间的低回声肿块,应作为边缘性胎盘早剥处理。

（王谢桐）

附:胎盘灌注

对器官组织进行血管灌注来研究相应脉管的结构和功能这一手段由来已久,可以算作是一项古老的研究方法。但是,由于单绒毛膜复杂性双胎治疗的重点即为胎盘浅表吻合血管,因此胎盘浅表血管灌注在复杂性双胎妊娠的研究中使用至今。一方面,借此可以了解不同复杂性双胎妊娠胎盘结构特点,了解其发病机制和特点;另一方面,目前更多的胎儿医学中心将胎儿镜激光治疗后分娩的胎盘进行浅表血管灌注,借此了解手术效果,分析胎盘特点在术后并发症和预后方面的影响以便更好地指导临床工作。

1. 胎盘浅表血管吻合　观察分娩后的单绒毛膜双胎胎盘显示,约 95%~100% 胎盘存在一条以上吻合血管。分娩后胎盘浅表血管灌注所见,动脉一般走行于静脉表面,两者直径粗细无明显差异。胎儿镜下所见在体胎盘浅表血管,动脉血管颜色略深呈暗红色,源于动脉血管内是自胎儿体内流出的血液,血氧含量较低所致,而静脉颜色较浅呈鲜红色,源于静脉血管内是自胎盘绒毛小叶内完成了血氧交换后氧含量较高的血液。通过胎儿镜下胎盘浅表观察或分娩后血管灌注研究,不难发现胎盘表面存在三种血管吻合类型,即动脉 - 动脉血管吻合（arterio-arterial anastomoses,AA）、动脉 - 静脉血管吻合（veno-arterial anastomoses,AV）和静脉 - 静脉血管吻合（arterio-venous anastomoses,AV）。

AA 吻合及 VV 吻合可在绒毛膜表面直接见到,表现在胎盘表面为一条动脉或静脉联通两条脐带,AA、VV 吻合直径即在该条血管所处的两胎盘份额交界处测量所得。此类血管吻合的形态即决定了 AA、VV 吻合在两胎儿之间血流交换是双向的,即在两胎儿之间血流动力学发生变化时,血流可以自由在两胎儿之间发生交换。研究显示,大多数单绒毛膜双胎胎盘至少有一条 AA 吻合,而仅有 25% 单绒毛膜双胎胎盘存在 VV 吻合。

与 AA、VV 吻合不同的是,AV 吻合是深部血管吻合,在胎盘浅表可见一胎儿无静脉伴随的动脉进入绒毛膜板处,周边有另一胎儿无动脉伴随的静脉进入绒毛膜板,为 AV 吻合血管。两胎儿之间血流交换发生在胎盘绒毛膜小叶之间,由于动脉、静脉血流压力的不同,AV 吻合的血液只能是单向交换,即血液自一胎儿动脉流入绒毛膜小叶,再由发自该绒毛膜小叶的静脉流入另一胎儿。如果没有反向 AV 吻合血管或者双向 AA、VV 吻合血管的补偿,这种单向血液交换的 AV 吻合血管可引起两胎儿之间血液容量的不平衡。测量出 AV 吻合的动脉供血端直径即为 AV 吻合血管直径。

2. 胎盘分割面积　正是由于胎盘浅表吻合血管的存在,单绒毛膜双胎胎盘的功能份额可以理解为三部分,独立连通到各自胎儿血液循环的为一胎儿、二胎儿各自所占份额,而两胎儿之间通过血管吻合尤其是深部 AV 吻合所共享的胎盘份额为第三份额。目前临床研究中,为方便统计比较,将第三部分胎盘份额分摊到两胎儿各自胎盘份额里,即通过浅表吻合血管所在位置连线以及根据两侧浅表血管走行末端判断出胎盘分界线,该分界线将胎盘一分为二,分别为两胎儿各自所占胎盘份额。目前国外部分学者提出的 Solomon 技术就是建立在此解剖基础上,即在胎儿镜下激光凝固胎盘吻合血管后,通过凝固点大致判断出两胎儿间胎盘份额,再沿着凝固点连线在胎盘绒毛膜板上全程凝固胎盘的分割线,将胎盘功能性分割为两胎儿各自独立的胎盘份额。

3. 脐带附着位置　脐带是连接胎盘与胎儿之间的结构。研究提示,胎盘脐带附着位置对于单胎和双胎妊娠围产期并发症均有一定影响。目前大部分文献中,根据脐带附着点距离胎盘边缘最小距离,定义该距离 >1cm 即为脐带中央附着,≤ 1cm 即脐带边缘附着;此外,脐带血管走行于胎膜上称为脐带帆状附着。

其中边缘附着、帆状附着均称为脐带非中央附着。研究提示双胎妊娠胎盘中脐带非中央附着发生率高于单胎妊娠胎盘。此外,单绒毛膜双胎胎盘中,脐带帆状附着发生率更高。

【适应证】

理论上,建议对所有完整的单绒毛膜双胎胎盘生后进行胎盘灌注检查。

【禁忌证】

无,对于一些母体合并传染病的胎盘标本,处理时需做好自身防护,保证实验室安全。

【操作步骤】

第一步:分娩后胎盘检查。

分娩时需小心娩出胎盘,尽量不采取外力助娩,以完整保留羊膜、绒毛膜及胎盘间的解剖关系,并准确区分脐带与胎儿的对应次序。全面检查胎盘及羊膜腔个数。其中最重要的是明确绒毛膜性。如两个胎盘彼此完全分离,并有各自的羊膜腔、脐带,则为双绒毛膜囊双羊膜囊。如两个胎盘融合或部分融合、不能自然分离,可为双绒毛膜囊双羊膜囊胎盘融合,或真正的单一胎盘,即单绒毛膜囊双羊膜囊或单羊膜囊胎盘。将胎盘置于平整桌面,以胎儿面向上,在胎膜上找到娩出胎儿的缺口,以手指或弯钳提起胎膜,可辨别上方菲薄、透明的羊膜及下方的绒毛膜。找到双胎间的隔膜,小心提起,如为双绒毛膜囊胎盘,剥离隔膜可见到4层胎膜,自一个羊膜腔至另一个羊膜腔依次为羊膜、绒毛膜、绒毛膜、羊膜,胎盘子面无血管跨越隔膜处,胎盘母面对应位置可见绒毛间裂隙,走行与隔膜一致,进一步可于该处自边缘完整将胎盘分离为两个。如为单绒毛膜囊双羊膜囊,则隔膜仅能分离得到两层菲薄的羊膜,隔膜并非两胎儿所占胎盘比例的分界,隔膜与绒毛膜板交界处可见血管跨越,对应母面绒毛间亦不能见到裂隙。如未见到隔膜,则为单羊膜囊双胎。对于不能确定绒毛膜性的胎盘,应送病理检查。

第二步:新鲜胎盘的处理。

胎盘娩出后2小时内及时处理,将新鲜胎盘置于整托盘内,按照娩出顺序分别记录每条脐带所对应的新生儿。擦去胎盘表面血迹后,分别沿血管走行自脐带远端轻柔挤压两胎胎盘表面血管,自脐带断端挤出大部分血液或新鲜血栓。然后剥离绒毛膜板表面的胎膜,修剪两脐带长至4~5cm,因脐动脉距离胎盘较近部分直径增大,方便插管。分离血管断端,将套管针分别沿动、静脉断端插管,由于绝大部分脐带两条动脉于血管根部汇合,因此插管时只需插入一条动脉即可。大部分脐带动脉使用22G套管针即可插管成功,部分小孕周分娩胎盘其脐带较细,相应脐动脉插管需使用较细的26G套管针。所有脐静脉均使用16G套管针。丝线固定套管针后,沿套管针缓慢注入生理盐水,清洗血管内残存积血,至胎盘表面所有血管内均无积血及血栓。若时间允许,可于处理后及时行胎盘灌注,胎盘离体后尽快完成浅表血管灌注效果最佳,否则可将清洗后的胎盘置于4℃冰箱保存,一周内完成胎盘灌注亦可。

第三步:胎盘浅表血管灌注。

灌注液的配置选用白色、绿色、黄色、紫色四种水彩颜料与硫酸钡溶液按照1ml:10ml混合配置。将经过上述处理后的胎盘平铺于带有刻度的平板上,用20ml注射器沿两侧插管的动脉、静脉分别注入不同颜色的灌注液15~20ml。一胎儿胎盘动脉、静脉分别选择白色、绿色显示,二胎儿胎盘动脉、静脉分别选择紫色、黄色显示。先灌注动脉,后灌注静脉,注意灌注时注射器压力至各血管远端充盈,灌注完成后用血管钳钳夹两侧脐带。灌注后的胎盘可采用数码相机采集胎盘照片供临床研究(图1-2-1)。为了更加清晰地显露血管走行,可以预先将胎盘表面的羊膜剥离。同上所述,AA及VV吻合可在绒毛膜表面直接见到,表现在胎盘表面为一条动脉或静脉联通两条脐带,此类血管吻合的形态即决定了AA、VV吻合在两胎儿之间血流交换是双向的。与AA、VV吻合不同的是,AV吻合是深部血管吻合,在胎盘浅表可见一胎儿无静脉伴随的动脉进入绒

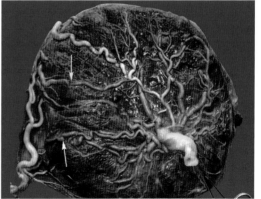

图1-2-1 胎盘灌注后浅表三种吻合血管类型
红色箭头所示为AA、黄色箭头所示为AV、白色箭头所示为VV

毛膜板处,周边有另一胎儿无动脉伴随的静脉进入绒毛膜板,为 AV 吻合血管(图 1-2-1 所示为 3 种不同类型吻合血管)。

【并发症及处理】

胎盘灌注为离体后操作,对母儿无任何不良损伤及并发症。结合笔者在操作实践中的经验,胎盘灌注可能出现灌注浅表血管破裂或者母面血管破裂情况,影响灌注后效果,可应用小的血管钳钳夹后再次尝试。

【未来展望】

单绒毛膜复杂性双胎在一定程度上称之为胎盘源性疾病,即发病和治疗的重点即为胎盘浅表吻合血管和胎盘分割面积,因此对于单绒毛膜双胎和在此基础上并发的复杂性双胎并发症,进行胎盘浅表血管灌注对于指导临床诊治有重要的意义。未来希望借助这样的研究手段,一方面可了解不同复杂性双胎妊娠胎盘结构特点,研究其发病机制和血管特点;另一方面,目前更多的胎儿医学中心将胎儿镜激光治疗后分娩的胎盘进行浅表血管灌注,借此了解手术效果,对比术前超声及术中录像等,进一步分析胎盘特点在术后并发症和预后方面的影响以便更好地指导临床工作。

【管理流程】

生后胎盘处理	□ 绒毛膜性检查	□ 羊膜层数计数
	□ 病理检查	□ 部分难以明确,可以病理进一步检查绒毛膜性
胎盘灌注	□ 清洗胎盘	□ 修剪羊膜
		□ 缓慢排出血管血迹
	□ 血管插管	□ 套管针插管后固定
	□ 颜料灌注	□ 四色颜料分别灌注两条脐带动脉、静脉各一条
	□ 留图分析	□ 记录吻合血管、胎盘分割比例

【参考病例】

产妇 29 岁,早孕期诊断单绒毛膜双羊膜囊,27^{+1} 周因双胎输血综合征Ⅱ期(超声不详)行胎儿镜激光电凝胎盘吻合血管术。31^+ 周超声提示腹腔内无回声,深约 1.0cm,一胎儿羊水深度 2.7cm,S/D 4.7;二胎儿羊水深度 4.7cm,S/D 3.0。孕 32 周 3 天因"先兆临产"行剖宫产助娩两活婴。两胎儿出生体重 1 820/1 300g,两胎儿 Apgar 评分 1、5、10 分钟均 10 分。生后行胎盘灌注如图 1-2-2 所示。通过胎盘灌注可以清楚地了解到胎儿镜激光凝固的效果,有无残余吻合血管,对于指导手术治疗和研究激光凝固后并发症有重要的指导意义。

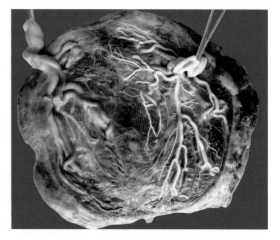

图 1-2-2　胎儿镜激光治疗后胎盘

思　考

1. 胎盘灌注研究血管走行的重点。
2. 胎儿镜手术术后的胎盘灌注的指导意义。

(赵扬玉　王学举)

第三节 双胎妊娠母体生理变化特点

妊娠期间,母体需要产生大量的适应性生理变化,来满足胎儿生长的需求以及维持母体健康,这些生理变化几乎涉及所有的器官系统。双胎妊娠母体要为2个甚至多个胎儿的生长发育提供营养和氧气,过度增大的子宫和额外增加的子宫血流进一步加重母体各脏器的负担。因此,总体上双胎妊娠母体生理变化更加显著,识别妊娠期母体的适应性改变,是与病理性改变鉴别的基础。但双胎妊娠的母体适应性改变许多是基于单胎妊娠的相关研究。

一、母体心血管和血流动力学

妊娠期母体主要的血流动力学改变包括心排血量增加,血容量增加,全身血管阻力和血压降低。这些变化有助于胎儿的生长发育,降低母体围产期出血风险。

（一）母体全身血管阻力

母体全身血管舒张大约在妊娠5周时开始。全身血管阻力(systemic vascular resistance,SVR)逐渐下降约35%~40%,在妊娠中期降至最低点,同时心排血量开始上升。高流量、低阻力的子宫胎盘循环建立和血管舒张是导致血管阻力下降的因素。据推测,双胎妊娠表现出相似的血管阻力变化。收缩压和舒张压通常在妊娠早期下降,在妊娠中期大约比基础值降低5~10mmHg,下降到大约105/60mmHg的平均值,直至26~28周,之后的血压常在短期内增加并达到非妊娠水平。尽管双胎妊娠心排血量增加更多,但同时有血管阻力的降低,与单胎妊娠相比,无并发症的双胎妊娠在妊娠中晚期动脉压没有显著差异。双胎妊娠母体也有典型的动脉血压变化模式。对13 000例单胎和双胎妊娠孕妇血压的研究表明,在妊娠8周时,双胎妇女的舒张压就比单胎妊娠低,但通常会在足月时升高。95%的双胎和54%的单胎孕妇在妊娠晚期至少增加15mmHg。但双胎妊娠增加了妊娠高血压的风险,双胎妊娠中出现的高血压改变更应引起重视。

妊娠期血管顺应性增强。孕妇的主动脉中膜有特殊的变化,包括网状纤维的断裂、酸性黏多糖的减少、弹性纤维的正常波纹的丧失、平滑肌细胞的肥大和增生。此外,主动脉直径也有微小的增加,这增加了它的顺应性。静脉顺应性也增加,妊娠期静脉顺应性的分布也发生了变化,这可以通过下肢静脉曲张的增加而得以证实。部分原因是增大的子宫在髂血管系统阻塞静脉回流,但也由于上肢和下肢血管的实际顺应性之间的差异。据推测,这种静脉流量分布的变化在双胎妊娠中进一步增加,这是顺应性差异和子宫更大所共同导致的。

通过阻抗心动图对并发症双胎妊娠的母体血流动力学的研究发现:孕妇在早期心血管适应性变化更明显,妊娠晚期的前负荷储备能力降低。

（二）母体心排血量

在正常妊娠期间,由于血容量增加,前负荷增加;全身血管阻力的下降,后负荷减少;产妇心率上升的共同作用,心排血量比非孕期增加30%~50%(1.8L/min)。在妊娠早期,心排血量增加主要与每搏输出量增加有关,后者增加了8%(6ml)。在妊娠后期,心率变化是增加心排血量的主要因素。

妊娠32周心排血量达到峰值。产程早期心排血量比产前增加15%,活跃期增加25%;在第二产程,心排血量增加50%。在硬膜外麻醉下,心排血量基线增加减弱。然而,与子宫收缩相关的增加仍然存在。

双胎的女性心血管系统的变化比单胎妊娠更大。对119名双胎妊娠的妇女进行二维和M型超声心动图检查,结果显示心排血量比单胎心排血量高20%,并在妊娠30周时达到峰值。这是由于每搏输出量增加了15%,心率增加了3.5%。双胎妊娠女性左心房内径明显增大,与容量超负荷相一致。

（三）母体心率和心律

与非孕期比,妊娠期母体心率每分钟增加16次,增加了24%。在正常妊娠期间,静息心率在妊娠的前3个月开始升高,平均为(71±10)次/min,每分钟增加10~30次;在妊娠晚期,心率达到峰值,平均为(83±10)次/min;最大心率出现在妊娠晚期,并在产后迅速恢复到基线水平。静息心率的上限通常不>95次/min,

静息心率为 >100 次 /min 的孕妇一般被认为有心动过速,需要进一步评估。在妊娠晚期,血压恢复到孕前水平。产后心率和血压恢复到非孕期正常值,并在整个产褥期间保持不变。

早孕期之后,大多数孕妇可闻及第一心音有明显的心音分裂(二尖瓣关闭早期造成),90% 的孕妇闻及收缩期喷射性血流杂音,80% 的孕妇闻及第三心音,20% 孕妇闻及房室舒张的血流杂音。由于双胎妊娠心脏扩大更明显,这些变化更常见。在正常妊娠期心电图变化反映心率增加和轻微 QRS 电轴左或右移位,但心电图波形无明显的改变。妊娠期间心律失常加重的确切机制尚不清楚,但已被归因于与妊娠有关的血流动力学、激素和自主神经的变化。心悸在妊娠期间经常发生,是妊娠期心脏评估的常见指征。心悸的鉴别诊断是广泛的,对有心悸的孕妇的诊断评价与非孕期没有区别。

（四）母体血容量

母体血容量于妊娠 4 周开始增加,妊娠 6~12 周时血浆容量增加 10%~15%,此后迅速增多,妊娠 30~34 周达到高峰,然后趋于稳定或略有下降。与非孕期妇女的血容量(65~70ml/kg)相比,妊娠期妇女的血容量增加到 100ml/kg。在多胎妊娠中,母体血容量增加更多,平均为 50%~60%,而单胎妊娠母体增加 40%~50%。

（五）仰卧位低血压

子宫增大超过约 20 周,可压迫下腔静脉,明显降低心脏前负荷。对于正常健康的孕妇,主要发生在仰卧位或长时间站立。通常可通过将子宫移至左侧和将患者置于左侧卧位来缓解。其他不太常见的原因包括主动脉压迫和神经源性病因。前负荷的减少可导致母体低血压,通常在 3~10 分钟内,伴有一种或多种反射性自主神经激活和 / 或心排血量减少的体征和症状。出现仰卧位低血压的最早迹象是孕妇心率的增加和脉压的降低,大多数人此时没有自觉症状。此外,胎盘灌注的减少可能导致胎心率的不稳定变化,因此孕妇要避免仰卧位,即使对无症状的妇女也是如此。多胎妊娠的子宫生长明显大于单胎妊娠,孕妇的腹部内脏和肺部会因子宫扩张而明显压缩和移位,多胎妊娠更易发生仰卧位低血压。

二、母体血液系统

妊娠期主要的血液学改变包括血浆容量增加、生理性贫血、轻度白细胞增多及核左移、轻度血小板减少和轻度血栓形成前状态。当出现与生理性改变不一致的情况,应进一步的评估,并采取进一步的干预措施。

（一）红细胞

红细胞数量在妊娠 8~10 周时开始增加,稳定上升,在妊娠末期达到比未孕妇女高 20%~30% 的水平。与此同时,健康孕妇的平均红细胞体积(mean corpuscular volume,MCV)略有增加,双胎妊娠孕妇红细胞体积显著增加。然而,红细胞数量的增加小于血浆体积的增加,从而导致妊娠期稀释性或生理性贫血。最低的血红蛋白浓度通常出现在孕 28~36 周之间,在妊娠 30~34 周时尤为明显。临近分娩时,由于血浆容量增加停止和 RBC 数量持续增加,血红蛋白浓度升高。血红蛋白水平 <110g/L 或者 >160g/L,被认为是非生理性贫血或红细胞增多症,应进行血液学评估。

双胎妊娠孕妇巨幼红细胞增加。一项对双胎和单胎孕妇骨髓穿刺研究表明,在妊娠期间双胎妊娠孕妇细胞的巨幼变率为 29.6%,单胎只有 13%。巨幼细胞的改变很可能是激素引起的,而不是妊娠期叶酸或铁缺乏所致。

红细胞数量增加的主要调节因子是促红细胞生成素,促红细胞生成素刺激红细胞生成。正常妊娠促红细胞生成素水平增加 50%,并随妊娠并发症的存在而变化。正常妊娠期间红细胞寿命也略有下降。红细胞数量的增加部分地支持了妊娠期较高的氧代谢需求。此外,在妊娠期间,RBC 2,3- 双磷酸甘油酸 [也称为 2,3- 二磷酸甘油酸(2,3-dpg)] 水平持续升高,导致氧亲和力下降,即血红蛋白 - 氧解离曲线向右偏移。这种较低的氧亲和力,加上由于增加了微小的通气而导致的母体血液中较低的二氧化碳分压,促进了氧在胎盘和胎儿红细胞之间的运输,胎儿红细胞由于胎儿血红蛋白而具有较高的氧亲和力。

妊娠期间红细胞生成的增加导致对叶酸和铁的需求增加。尽管红细胞的数量增加,但在双胎妊娠中相对减少了,加之双胎妊娠对铁和叶酸的需求增加更多,易患贫血。

（二）血液稀释

血液稀释的峰值出现在 24~26 周。血液黏度降低，血流阻力降低，促进胎盘灌注，降低心脏负担。妊娠期循环血白蛋白浓度下降 12%~18%，在大约 24 周达最低水平。胶体渗透压的下降，伴随子宫压迫下腔静脉引起股静脉压力升高，导致妊娠期水肿。胶体渗透压的下降可以引起血流动力学改变，特别是当静脉大量补充晶体液时。血浆胶体渗透压与肺毛细血管楔压差下降 28%，使得孕妇易出现肺水肿。

（三）白细胞

正常妊娠期妇女，循环中的白细胞计数变化很大。在没有感染或炎症的情况下，由于中性粒细胞过多使得白细胞升高。中性粒细胞在妊娠第 2 个月开始增加，第 3 个月趋于稳定，白细胞（WBC）计数范围为 $5 \times 10^9/L$~$12 \times 10^9/L$。分娩期的白细胞可达 $10 \times 10^9/L$~$16 \times 10^9/L$，增多是由于白细胞重新分布进入血液循环，而不是由于骨髓产生增加。淋巴细胞绝对计数无变化，T 淋巴细胞和 B 淋巴细胞的相对数量无明显变化。单核细胞计数基本稳定，嗜碱性细胞计数略有下降，嗜酸性粒细胞计数可能略有增加。

在没有分娩或感染的情况下，WBC 计数为 $>20 \times 10^9/L$，或显示为未成熟的髓样或明显的淋巴细胞过多，提示血液学检查异常。白细胞减少与中性粒细胞绝对计数 $<1 \times 10^9/L$ 有关，也需要血液学评估。

（四）血小板

随着妊娠的进展，血小板计数下降，但仍维持在正常的非妊娠范围，约（150~450）$\times 10^9/L$。在绝大多数无并发症妊娠中，血小板计数 $\geq 100 \times 10^9/L$，并在产后数周恢复到妊娠前基线水平。最常见的原因是妊娠期血小板减少症（gestational thrombocytopenia，GT），GT 是排除性诊断，可能在随后的妊娠中复发。

双胎较单胎孕妇平均血小板计数略低，可能是由于双胎孕妇血容量增加及血液稀释更为明显；双胎胎盘明显大于单胎，血小板在胎盘部位的收集、利用更多所致，因此双胎妊娠孕妇发生妊娠期重度血小板减少症更为多见。

（五）凝血功能

妊娠期的多数凝血因子明显增加，纤维蛋白溶解减少，血小板活性增加。妊娠期及产后血栓栓塞并发症的风险增加。凝血因子在妊娠期间有不同程度的变化。凝血因子、抑制剂和纤溶标志物的循环水平发生以下变化：

促凝因子纤维蛋白原、Ⅱ、Ⅶ、Ⅷ、Ⅹ、Ⅻ 和 ⅩⅢ 增加了 20%~200%；VWF 可显著增加 2~4 倍，在产后 24 小时内达到峰值，并在产后一个月恢复到基线水平；游离蛋白 S 随孕周增加不断减少，妊娠晚期可降至非妊娠期的 50%；因子 Ⅴ 和 Ⅸ、游离蛋白 C、抗凝血酶（antithrombin，AT）水平没有变化；妊娠期纤维蛋白原水平范围为妊娠早期 200~400mg/dl 至妊娠晚期 300~600mg/dl。纤溶酶抑制剂活性增加，包括凝血酶可活化纤溶酶抑制剂、纤溶酶原激活物抑制剂 -1（PAI-1）和 PAI-2。活化部分凝血活酶时间、凝血酶原时间维持在正常范围内或略有缩短。

妊娠期 D- 二聚体显著增加。单胎妊娠和双胎妊娠的 D- 二聚体在孕早期没有显著差异，但是在孕晚期，双胎妊娠 D- 二聚体高于单胎妊娠（2.2mg/ml ± 1.6mg/ml vs.3.7mg/ml ± 2.5mg/ml）。

三、母体呼吸系统

主要为代偿性呼吸性碱中毒，PO_2 较高，PCO_2 较低。低二氧化碳分压提供了扩散梯度，可以提升胎儿清除有氧代谢废物的能力。

（一）生理结构

妊娠期激素水平的改变，使得肋骨下韧带连接松弛，肋下角由非孕期的 68° 变为 103°，肋骨向外扩张，膈肌可抬高 4cm，胸径增大 2cm 以上，从而保证在子宫逐渐增大后，呼吸过程中膈肌的活动没有受到影响。

妊娠期间对上呼吸道黏膜进行组织学检查，发现充血、腺体增生、吞噬活性增加、黏多糖含量增加。孕妇经常出现鼻塞和鼻出血，可能是这些改变的结果。

（二）换气

妊娠期间，呼吸系统最显著的生理变化是休息状态的每分钟换气的增加。孕酮是呼吸和呼吸驱动的刺激剂，孕酮水平的增加被认为是导致换气次数增加的原因，而换气次数的增加满足了妊娠期代谢需求的增加。妊娠晚期,潮气量增加到40%,而呼吸频率基本上保持不变,每分钟换气量增加了近50%。通气量增加大于相应的耗氧量的增加,后者约为20%。

妊娠期呼吸功能的适应性改变,主要包括:膈肌抬高,呼气储备容积(expiratory reserve volume,ERV)和剩余容积(residual volume,RV)减少,相应的功能残气量(functional residual capacity,FRC),在妊娠后期下降了约20%;肺活量(vitalcapacity,VC)和总肺活量(total lung capacity,TLC)存在轻微变化:用力肺活量(forced vital capacity,FVC)、一秒钟用力呼气量(forced expiratory volume in one second,FEV1)、FEV_1/FVC比值、呼气流量峰值在妊娠期稳定至轻度增加。

双胎妊娠的健康孕妇的呼吸功能(平均FRC、VC、FEV_1、ERV、每分钟通气和肺扩散能力)与单胎妊娠的女性相似,并没有额外增加。

(三) 动脉血气

妊娠期氧的消耗增加,摄氧量增加32%。在单胎妊娠中,这种增加主要是由于胎儿和胎盘耗氧量的增加,推测双胎妊娠中由于胎儿的增加,耗氧量会进一步增加。在正常单胎妊娠动脉血气有轻微变化。由于过度通气,母体的动脉血氧张力(PaO_2)普遍升高,范围从妊娠早期的106~108mmHg 到妊娠晚期的101~104mmHg。妊娠期动脉血二氧化碳分压降至27~32mmHg。呼吸性碱中毒后,肾脏代偿性排出碳酸氢盐,因此动脉pH正常或偏碱,通常维持在7.40~7.45之间。由于孕激素在双胎中增加,双胎孕妇动脉pH可能比单胎妊娠偏碱性,但在代偿范围之内。

(四) 妊娠呼吸困难

60%~70% 的孕妇在正常妊娠期会感觉间呼吸困难,这种症状通常开始于早孕及中孕期,在中孕期更明显,在晚孕期保持稳定。正常妊娠期间发生呼吸困难的机制尚不完全清楚。子宫增大及横膈移位,无法合理解释早孕期即发生的呼吸困难。孕酮诱导的换气增加,换气过度超过了代谢需求的水平,可能是孕妇呼吸困难重要的原因。在一项观察性研究中,妊娠期间出现呼吸困难与低二氧化碳分压相关,非孕期具有较高的二氧化碳分压基线值的女性在妊娠期更有可能出现呼吸困难的表现。

妊娠期增大的子宫通过抬高横膈改变了胸腔形态,起代偿作用的是膈肌活动度的增加。双胎妊娠,子宫增大比单胎更显著,这种代偿性改变发生得也更早。然而,双胎妊娠不会更多地影响肺功能或呼吸储备能力。

四、母体泌尿系统的适应性改变

(一) 肾脏

妊娠期间,母体适应性改变主要为肾脏大小、肾脏血浆流量和肾小球滤过率的生理性增加。由于肾血管和间质体积的增加,妊娠期间肾脏长度增加1~1.5cm,体积增加30%,产后6个月才逐渐恢复至孕前水平。肾小球体积增大,但没有组织学改变或肾单元数量的改变。由于孕激素作用和子宫的机械压迫,肾盂和肾盏系统及输尿管自妊娠12周开始出现扩张,延续到产后12周。妊娠子宫增大超出盆腔时会引起输尿管部分梗阻,因为子宫右旋,右侧输尿管受累较多。因为双胎妊娠子宫更大且孕激素更高。输尿管积水和肾盂积水比单胎妊娠更常见。但是,双胎妊娠的尿路感染风险似乎并没有增加。

心排血量的增加显著增加了肾脏的血流量。妊娠12周时,肾血流量增加80%,但在妊娠晚期下降;肾小球滤过率(glomerular filtration rate,GFR),在妊娠4周开始增加20%,在妊娠12周达到峰值,约比基线水平高40%~50%,并维持到妊娠36周,然后约下降20%。值得注意的是,在妊娠后期,左侧卧位可增加肾小球滤过率和钠排泄量。在双胎妊娠,心排血量增加可能影响肾功能,至少一项早期研究表明双胎妊娠时肾小球滤过率增加,这也可能导致肾小管功能的进一步改变。

妊娠期GFR 的生理性增高导致血肌酐浓度的降低。平均血清肌酐浓度及血尿素氮水平在自妊娠4周开始下降,在妊娠中期趋于稳定,然后在妊娠中期逐渐上升,接近妊娠前水平。血清肌酐的轻微升高通常反映肾功能的显著下降。血清尿酸下降,直到妊娠22~24 周时仍保持较低水平。此后,尿酸水平开始上升,达到非妊娠期的水平。妊娠晚期尿酸升高是由于肾小管对尿酸的吸收增加所致。

肾脏通过以下途径适应血容量的显著增加:妊娠激素以及肾素 - 血管紧张素 - 醛固酮系统。尽管肾小管钠的再吸收显著增加,但其净效应只是血浆钠水平的轻微降低,这是妊娠期间水分过多而渗透压梯度降低的结果。

（二）尿路

妊娠期,由于激素作用、外部压迫和输尿管壁的内在变化,多达 80% 的孕妇可以观察到轻微的输尿管和肾盂的扩张,右侧比左侧更明显。这些变化可以在妊娠中期通过超声检查中发现,持续到产后 6~12 周消失。扩张的肾盂及输尿管可淤积 200~300ml 尿液,增加肾盂肾炎的风险。

妊娠期膀胱黏膜水肿充血。虽然孕酮诱导的膀胱壁松弛可能导致膀胱容量增加,但增大的子宫将膀胱向上、前方移位,使膀胱变平,从而降低膀胱容量。

（三）蛋白尿

正常妊娠时,由于肾脏血流量和肾小球滤过率增加,超过肾小管吸收能力,尿蛋白排泄量增加,从未妊娠时的 100mg/d 上升到妊娠晚期的 150~200mg/d。妊娠晚期,尤其是当尿液浓缩时,正常孕妇也可能出现阳性结果。双胎妊娠孕妇比单胎尿蛋白排泄量更高,一项包括 50 例双胎妊娠的前瞻性研究发现,没有出现高血压的 35 位孕妇中,15 人（43%）在妊娠 30 周时尿蛋白排泄量至少为 300mg/d。有人认为单胎妊娠中病理性蛋白尿的定义不应适用于双胎妊娠。

（四）尿糖

由于近端肾小管葡萄糖再吸收减少,在没有高血糖或肾脏疾病的情况下,大约 50% 的孕妇可能出现葡萄糖尿。

（五）低钠血症

妊娠期血浆渗透压自非孕期的 275~290mOsm/kg 下降至 270mOsm/kg。尽管水钠摄入量有所变化,血浆钠浓度随着渗透压的降低,较非孕期下降 4~5mmol/L。妊娠期血浆钠浓度下降与人绒毛膜促性腺激素（human chorionic gonadotropin,HCG）的产生密切相关。不是 HCG 的直接作用,而是通过释放松弛素来产生这些变化。妊娠期生理性低钠血症,一般没有症状,不必纠正。妊娠期血清钠浓度低于 130mEq/L,应及时评估低钠血症的病理原因。

（六）常见泌尿系统不适

1. **尿频和夜尿症** 尿频是指每天排尿 ≥ 7 次;夜尿症是指晚上排尿 ≥ 2 次。孕妇常有尿频和夜尿,但很少出现每天 3 000ml 以上的多尿状况。80%~95% 的妇女在妊娠的某个阶段出现不同程度的尿频或夜尿增多,部分原因是膀胱功能的变化,部分原因是尿量的轻微增加。尿频通常在妊娠早期开始,因此,增大的子宫对膀胱的机械压迫不太可能是主要原因。夜尿症常见,并随着孕周增大而加重。夜尿症的主要原因似乎是孕妇在夜间比非孕妇排出更多的钠和水。

2. **压力性尿失禁** 妊娠期压力性尿失禁,可能是由于子宫膀胱的压力,激素影响尿道的悬韧带,和 / 或尿道括约肌的神经支配。

3. **尿潴留** 压迫、激素、某些药物、个体差异可能增加妊娠期尿潴留的风险。双胎妊娠、保胎治疗、高龄妊娠、精神紧张以及保胎过程中减少活动、卧床休息等因素都增加尿潴留发生机会。

五、母体营养代谢的适应性改变

（一）妊娠期体重

妊娠期增加的体重包括母体自身的体重增加和妊娠物增加的质量。母体增加的体重包括循环血容量、子宫、乳房增大、细胞外液和脂肪组织的增加;妊娠物包括胎儿、胎盘、羊水和脐带,约占妊娠期增重的 35%~59%。

推荐孕期体重增长范围,因不同人群而异。孕前体重指数指导孕期体重增长是目前常用的方法。孕期体重增加是渐变的过程,至足月妊娠时,单胎妊娠母体体重平均增加 10.0~16.7kg。对于双胎妊娠,整个孕期体重增长 15kg 为宜。

双胎妊娠会导致母亲体重增加,体重增加与体内总水量的增加有关。

（二）妊娠期代谢

妊娠期糖代谢发生显著的生理性变化,使母体能够以葡萄糖的形式持续向胎儿和胎盘传输能量,表现为空腹血糖下降、餐后血糖升高和高胰岛素血症。

脂代谢同样发生显著的生理性变化。妊娠 7 周左右母体总胆固醇(total cholesterol,TC)、甘油三酯(triglyceride,TG)水平下降,此后逐渐增高,至分娩前达到峰值,分娩后迅速下降,至产后 42 天恢复至孕前水平;低密度脂蛋白(low density lipoprotein,LDL)妊娠期变化基本与 TC、TG 相似,但变化幅度较小;高密度脂蛋白(high density lipoprotein,HDL)妊娠中、晚期只有小幅波动,基本维持于孕前水平。

在氨基酸代谢方面,妊娠早期蛋白质合成与孕前相似,至妊娠中期增加 15%,妊娠晚期增加约 25%。蛋白质合成增加是胎盘、胎儿发育所必需的,氨基酸以主动转运的方式通过胎盘,用于蛋白质合成或作为能量供给胎儿。

(三) 甲状腺功能

为了满足正常妊娠期间新陈代谢需求的增加,甲状腺生理功能的变化反映在甲状腺功能测试的改变中。

甲状腺激素结合球蛋白(thyroxine-binding globulin,TBG)过量会导致血清总 T_4 和总 T_3 浓度较高,但血清游离 T_4 或游离 T_3 浓度没有改变;妊娠早期血清人绒毛膜促性腺激素(HCG)浓度高,可能会导致短暂的亚临床甲状腺功能亢进,极少数出现明显的甲状腺功能亢进。双胎妊娠一过性甲亢较单胎妊娠更为常见。

(四) 其他激素

母体多数妊娠适应性变化是由胎盘和胎儿产生的蛋白质和类固醇激素引起的。孕激素和雌三醇浓度在双胎妊娠中升高;在双胎妊娠中,人胎盘泌乳素的浓度更高,这些激素的变化主要是由于更大的胎盘引起的。但雌激素的增加比单纯胎盘质量增加所引起的要高。

(五) 铁与叶酸代谢

妊娠期大约需要 1g 的元素铁,主要用于增加母体红细胞与胎儿的发育。到足月,胎儿和胎盘需要大约 300mg 的铁;母体的红细胞增加需要大约 500mg 的铁;其余的铁需求是妊娠期和分娩时丢失。贫血是双胎妊娠的常见并发症。在双胎妊娠期间,平均血红蛋白的浓度和红细胞的体积一直保持相当稳定。一项大型双胎妊娠跟踪调查研究表明:因为孕妇血红蛋白浓度保持相对稳定,因此依靠外周血涂片只能诊断出 15% 的双胎妊娠缺铁。按照双胎妊娠对铁需求量,仅通过诊断贫血再补铁不能满足双胎孕妇对铁的需求。非妊娠期体内的铁含量为 150~629mg。因此,妊娠期补充铁剂是必要的。

在双胎妊娠期间,叶酸浓度有所下降,主要是血浆容量增加的表现。总循环叶酸似乎保持稳定,红细胞叶酸浓度保持不变。在双胎妊娠增补叶酸是常见的做法,通常为 1mg 叶酸。

(六) 热量需求

正常 BMI 双胎妊娠妇女的每天推荐热量摄入为 40~45kcal/(kg·d),建议补充铁、叶酸、钙、镁和锌。在美国已经建议孕妇的热量摄入从非妊娠期的 2 100kcal/d 增加到妊娠期 2 400kcal/d。建议在双胎妊娠再增加 300kcal,使双胎孕妇热量摄取达 2 700kcal/d。蛋白质摄入量应增加 100%,达到每天近 80g。体重管理是确定热量摄入是否适当的有用措施。均衡的饮食,适当的热量摄取和补充标准的产前维生素,为无并发症的双胎妊娠提供足够的营养。

六、母体消化系统

(一) 胃肠道

随着妊娠进展,胃肠道受增大子宫的推挤,使盲肠、阑尾移向腹腔的外上方;至妊娠晚期,胃向左上方膈肌顶部推移,并向右旋转 45°,形成程度不等的水平位。胃液分泌及胃肠道蠕动,在孕期有不同程度的改变。虽然与非孕期相比,妊娠期胃排空没有出现延迟,但是在产程中胃排空时间及肠运输时间延长,又因胃贲门括约肌松弛、胃的位置改变以及腹压增加,易导致胃内容物反流至食管。当孕妇出现胃灼热感时,少数有一过性食管张力增加,且蠕动停止。双胎妊娠时孕酮水平升高,同时早期子宫压迫胃,可能增加食管反流的症状。

妊娠降低了消化性溃疡的发生率,但是增加了胃食管反流发生。近年对孕期胃液分泌研究的结果表明,静息胃液分泌几乎无改变,至足月妊娠时胃液分泌量略低于正常。游离酸及总酸度均平行降低。这种生理性胃液分泌减少和低酸度至哺乳期可恢复正常。

功能性便秘在妊娠期间很常见,病因可能是复杂的。可能是由于蠕动改变,但更可能是摄入不足和饮食结构不够理想的结果。这些肠道症状在双胎妊娠并不比单胎更常见,但是这些症状的普遍性使其很难进行比较。

这些主要是由于各种妊娠相关激素的影响,而不是胃肠系统或肝脏的内在变化。双胎妊娠对这些消化系统的生理变化有无特殊影响,目前尚不清楚。

(二)肝胆

妊娠期肝血流量无变化,肝结构组织学检查亦无特殊改变,但有很多与肝病相关的临床表现及实验室检查会在正常妊娠出现。妊娠期门脉压力增加,导致门体静脉的静脉吻合支扩张。高水平雌激素导致的肝掌和蜘蛛痣是正常现象,常在分娩后消失。

肝功能变化,大多出现于妊娠后期:血清白蛋白下降,平均为 30g/L,球蛋白轻度增加,A/G 比值下降。从妊娠早期起碱性磷酸酶活性升高,到足月几乎增长 3 倍,胎盘来源的同工酶是其主要来源,所以双胎妊娠升高更明显。其他检验结果,包括胆红素水平、谷丙转氨酶、谷草转氨酶、肌酸磷酸激酶及乳酸脱氢酶,不受妊娠影响。

正常妊娠时血清白蛋白浓度下降,发生机制尚不清楚。由于带负电荷的白蛋白是阴离子间隙的主要组成部分,妊娠生理性低蛋白血症可能是导致阴离子间隙下降的原因。妊娠期白蛋白水平低可导致高蛋白结合药物,如地高辛、咪达唑仑和苯妥英的游离量增加。

孕期胆囊功能下降,常呈低张性扩张,导致胆囊内胆汁浓度增加,增加结石形成。在妊娠期间胆道绞痛的实际发生率,无论是单胎还是双胎,都是相当不确定的。

(三)妊娠期恶心呕吐

妊娠期恶心呕吐,也称早孕反应。典型的早孕反应在妊娠 4~8 周出现,16 周前好转。但是,约有 10%~25% 的孕妇症状可以持续到 20~22 周,甚至整个孕期。早孕反应机制不明,可能与胃平滑肌舒张有关,也可能与 HCG 增高有关。但是没有证据表明,早孕反应严重程度与 HCG 增高水平有相关性。

七、母体肌肉骨骼系统的适应性改变

妊娠期生理变化会影响肌肉骨骼系统,从而导致各种问题,如全身关节痛、背痛、骨盆骨分离、暂时性骨质疏松症和肌腱炎。

(一)肌肉骨骼

妊娠期间体重的增加和激素的变化导致了肌肉骨骼的变化。体重增加使得一些关节承重力增加到 2 倍;下背部的过度前屈、颈部的前屈和肩膀的向下运动通常是为了补偿子宫的增大和重心的改变;腹肌的伸展、无力和分离进一步阻碍了中性姿势,使椎旁肌肉承受更大的压力;腰椎前后纵韧带的关节松弛会使腰椎更加不稳定,容易发生肌肉劳损;骶髂关节和耻骨联合为胎儿通过产道作准备,其活动范围扩大并增强;阴道延长、生殖器裂孔扩大、阴道后壁松弛;随着髋伸肌、外展肌和足踝屈肌的增加,骨盆前倾明显增加,站姿加宽以保持躯干移动,这可能导致步态的变化;液体潴留会压迫某些脆弱的结构,如正中神经;韧带松弛会影响从骨盆到脚的所有负重关节的稳定性。

(二)腰背痛

这在孕妇中是一个常见的问题,在一些研究中超过 60% 的孕妇出现症状。风险因素包括先前存在的背痛、前一次妊娠时的背痛和高体重指数。双胎妊娠的腰背痛比单胎更加突出。

在大多数情况下,背部疼痛是由姿势改变、肌肉无力、关节松弛和 / 或椎体小关节刺激等机械因素引起的。退行性脊椎滑脱(即一个腰椎在下面的椎体上向前滑动)因妊娠而加重。L_4~L_5 水平在妊娠的妇女中尤其脆弱。

八、生殖系统

妊娠期间子宫发生的变化是所有器官中最大的,尤其是双胎妊娠。妊娠子宫的生长是由于子宫肌细胞的增生和肥大引起的。这种生长的刺激物可能是激素,也可能是侵入到子宫血管壁的滋养细胞。在非妊娠状态下,子宫重约 70g,宫内容积约 10ml。在单胎妊娠中,足月子宫的重量增加到 1 000~1 100g,容积接近 5 000ml。在双胎妊娠中,子宫增长明显增加,总子宫体积可能接近 10 000ml。子宫的重量可能超过 8 000g。双胎妊娠的子宫在 18 周时,宫内容积是单胎的 2 倍;孕 25 周时,宫内容积与足月单胎相等。

子宫动脉血流在妊娠早期从每分钟 50ml 增加到 60ml,在 28 周增加到每分钟 185ml,在足月增加到每分钟 450ml。随着妊娠的进展,心排血量和子宫动脉直径也增加。在妊娠早期,子宫接受 3%~6% 的心排血量;妊娠晚期这一比例约为 12%。

子宫胎盘血流的血管张力增强是由多种因素引起的,如一氧化氮、内皮素、肾素-血管紧张素、雌激素、黄体酮、前列环素。估计子宫-胎盘血流是困难的,因为没有同时测量胎盘、子宫、卵巢和侧支血管血流的技术。侵入性和非侵入性措施都估计子宫胎盘血流量在足月时为每分钟 450~750ml。

(王谢桐)

视频1
胎盘灌注

参 考 文 献

1. 邹仲之,李继承.组织学与胚胎学.北京:人民卫生出版社,2013.
2. Cunningham FG, Leveno KJ, Bloom SL, et al. Williams Obstetrics, 25th. New York: McGraw-Hill Education/Medical, 2018.
3. Mcnamara HC, Kane SC, Craig JM, et al. A review of the mechanisms and evidence for typical and atypical twinning. Am J Obstet Gynecol, 2015, 214 (2): 172-191.
4. Judith G Hall. Twinning. Lancet, 2003, 362: 735-743.
5. Steven G, Jennifer RN, Joe LS, et al. Obstetrics: Normal and Problem Pregnancies, 7th, London: Churchill Livingstone, An Imprint of Elsevier, 2017.
6. Glinianaia SV, Rankin J, Khalil A, et al. Prevalence, antenatal management and perinatal outcome of monochorionic monoamniotic twin pregnancy: a collaborative multicenter study in England, 2000-2013. Ultrasound Obstet Gynecol, 2019, 53 (2): 184-192.
7. D'Antonio F, Odibo A, Berghella V, et al. Perinatal mortality, timing of delivery and prenatal management of monoamniotic twin pregnancy: systematic review and meta-analysis. Ultrasound Obstet Gynecol, 2019; 53: 166.
8. Burton GJ, Jauniaux E. Pathophysiology of placental-derived fetal growth restriction. Am J Obstet Gynecol, 2018, 218 (2): S745-S761.
9. Weiner E, Barber E, Feldstein O, et al. Placental Histopathology Differences and Neonatal Outcome in Dichorionic-Diamniotic as Compared to Monochorionic-Diamniotic Twin Pregnancies. Reprod Sci, 2018, 25: 1067.
10. Konno H, Murakoshi T, Yamashita A, Matsushita M. Roles of venovenous anastomosis and umbilical cord insertion abnormalities in birthweight discordance in monochorionic-diamniotic twin pregnancies without twin-twin transfusion syndrome. J Obstet Gynaecol Res, 2018, 44: 623.
11. Goodnight W, Newman R. Optimal nutrition for improved twin pregnancy outcome. Obstetrics & Gynecology, 2009, 114 (5): 1121-1134.
12. Orabona R, Prefumo F, Zanardini C, et al. Maternal functional hemodynamics in uncomplicated twin pregnancies: A longitudinal study using impedance cardiography. Acta Obstet Gynecol Scand, 2019, 98: 188-195.
13. Norwitz ER, Edusa V, Park JS. Maternal physiology and complications of multiple pregnancy. Semin Perinatol, 2005, 29 (5): 338-348.
14. Liang H, Vårtun Å, Acharya G. Agreement between preload reserve measured by impedance cardiography and echocardiography during pregnancy. Arch Gynecol Obstet, 2018, 298: 59-66.
15. Nikkels PG, Hack KE, van Gemert MJ. Pathology of twin placentas with special attention to monochorionic twin placentas. J

Clin Pathol, 2008, 61 (12): 1247-1253.

16. Lopriore E, Slaghekke F, Middeldorp JM, et al. Accurate and simple evaluation of vascular anastomoses in monochorionic placenta using colored dye. J Vis Exp, 2011 (55): e3208.

17. Zhao DP, Villiers SF, Slaghekke F, et al. Prevalence, size, number and lo-calization of vascular anastomoses in monochorionic placentas. Placenta, 2013, 34 (7): 589-593.

18. 王学举 . 胎盘浅表血管灌注在单绒毛膜双胎复杂性并发症研究中的应用 . 实用妇产科杂志 , 2015, 31 (9): 656-658.

19. 王学举 , 赵扬玉 . 单绒毛膜双胎胎盘浅表血管灌注方法简介 . 中国产前诊断杂志 (电子版), 2015,(1): 53-55.

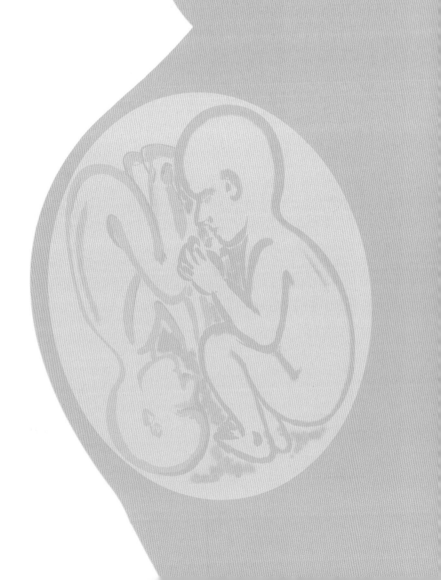

第二章
辅助生殖

近 40 年来,随着社会发展及生育观念的变化,高龄产妇及不孕症患者逐渐增加,促排卵药物及辅助生殖技术(assisted reproductive technology,ART)在全球范围内的广泛应用为这部分孕妇及其家庭带来了福音,全世界由 ART 助孕产生的子代人数已超过百万。但随之而来的多胎妊娠及其相关并发症也越来越受到关注。

第一节 辅助生殖技术与双胎妊娠

据统计,截至 2011 年,36% 的双胎、77% 的三胎来自辅助生殖技术,在欧洲国家中,2%~6% 的婴儿是通过辅助生殖技术出生的。而在通过辅助生殖技术产生的婴儿中,超过 46% 为多胎妊娠(其中 43.4% 为双胎,3% 为三胎及更高序列多胎)。多胎妊娠发生极早期早产、胎儿生长受限、胎儿宫内死亡等各种并发症的风险明显高于单胎,围产儿死亡的风险也较单胎妊娠成倍增加,并随之产生一系列经济、社会及伦理问题。因此,ART 相关的多胎妊娠的增加是生殖医学科、产科及新生儿科医师均需要面临的一个严峻挑战。

一、辅助生殖技术发展

1978 年,Edward 和 Steptoe 采用体外受精与胚胎移植技术妊娠的世界第一例婴儿成功诞生(俗称试管婴儿),这是人类生殖医学技术的里程碑式的重大突破。通过我国医学、遗传学、生物学界诸多科学家的不懈努力,我国首例试管婴儿于 1988 年在北京大学第三医院成功诞生。随着人类辅助生殖技术的不断深入开展和普及,目前我国的收治容量已超过 20 万周期 / 年。然而,由 ART 各种衍生技术带来的技术本身会带来很多医源性问题,如超促排卵导致的卵巢过度刺激综合征(ovarian hyperstimulation syndrome,OHSS)、多胎妊娠、复杂性宫外孕(包括多部位妊娠)、卵巢扭转、穿刺取卵导致的盆腔脏器损伤等,同时还有社会、伦理、道德、法律等诸多方面的问题也日益突出,对其安全性的探讨一直伴随技术的发展而发展。

辅助生殖技术包括人工授精(artificial insemination,AI)和体外受精胚胎移植(in vitro fertilization and embryo transfer,IVF-ET)及其衍生技术两大类。

1. **人工授精**　根据精子来源分为夫精人工授精(artificial insemination with husband's sperm,AIH)和供精人工授精技术(artificial insemination by donor,AID);根据精液放置的位置可以分为后穹窿、宫颈管内和宫腔内人工授精。夫精人工授精的适应证包括:①男性因少精、弱精、液化异常、性功能障碍、生殖器畸形等不育;②宫颈因素不育;③生殖道畸形及心理因素导致性交不能等不育;④免疫性不育;⑤原因不明不育。供精人工授精适应证包括:①不可逆的无精子症、严重的少精症、弱精症和畸精症;②输精管复通失败;③射精障碍;④男方和 / 或家族有不宜生育的严重遗传性疾病;⑤母儿血型不合不能得到存活新生儿。

由于供精人工授精实施过程中存在很多伦理问题,实施供精人工授精的医疗机构需要经过特殊审批;为了防止近亲婚配,每一位供精者的冷冻精液最多只能使 5 名妇女受孕。

2. **体外受精 - 胚胎移植及其衍生技术**　此类技术包括从不孕妇女体内取出卵细胞,在体外与精子受精后培养至早期胚胎,然后移植回妇女的子宫,使其继续发育着床、生长成为胎儿的过程。由于单个胚胎的着床率有限,在辅助生殖技术的发展早期,通常会移植至少 2 个胚胎。

(1)常规体外受精与胚胎移植:主要适用于:①女方各种因素导致的配子运输障碍;②排卵障碍;③子宫内膜异位症;④男方少、弱精子症;⑤不明原因的不育;⑥免疫性不孕。

IVF-ET 的主要步骤包括:

1)控制性超促排卵(controlled ovarian hyperstimulation,COH):为了获得一定数量的卵母细胞,培养出一定数量可移植胚胎,临床往往进行超促排卵治疗。COH 方案主要有使用 GnRH 激动剂降调节的超排卵方案,无降调节的超排卵方案以及使用 GnRH 拮抗剂的超排卵方案。

2）取卵：通常在给予 HCG 后 34~38 小时进行，采用 B 型超声引导下经阴道针刺卵泡负压吸引卵泡液获取卵母细胞。

3）体外受精：卵母细胞与优化处理的精子混合受精，体外培养受精卵。

4）胚胎移植：取卵后 48~72 小时将分裂为 4~8 个细胞的早期胚胎移植入宫腔，也可将胚胎延长培养到 5 天的囊胚阶段再植入到宫腔。

5）黄体支持：因 GnRH-a 有溶黄体作用，故多应用黄体酮或 HCG 支持黄体功能，以提高妊娠率。

（2）卵细胞质内单精子注射（intracytoplasmic sperm injection，ICSI）：ICSI 是在显微操作系统的帮助下，在体外直接将精子注入卵母细胞质内使其受精。卵细胞质内单精子注射主要用于：①严重的少、弱、畸精子症；②不可逆的梗阻性无精子症；③生精功能障碍（排除遗传缺陷疾病所致）；④免疫性不育；⑤体外受精失败；⑥精子顶体异常；⑦需行植入前胚胎遗传学检查病例。此技术避开了人类生殖的自然选择过程，可能会增加后代出生缺陷的发生率。因此应严格掌握适应证。

（3）植入前胚胎遗传学诊断（preimplantation genetic diagnosis，PGD）：是利用现代分子生物学技术与显微操作技术，对卵母细胞成熟或受精后排出的第一极体和第二极体或胚胎的一个或几个细胞进行遗传分析，挑选正常的胚胎移植，以避免遗传性疾病向后代传递。主要应用于染色体数目与结构异常和单基因遗传病的患者。植入前胚胎遗传学诊断在单基因遗传病后代的遗传阻断中起到关键作用，目前在人群中发现单基因遗传病的发病率占 3%~5%，病种达 7 000 多种，比如常见的多囊肾、杜氏肌营养不良、脊肌萎缩症等。目前儿童医院住院患儿里约有 1/4~1/3 是遗传病患儿。为携带遗传病基因的夫妻提供胚胎期的基因诊断，挑选不携带遗传病突变基因的胚胎植入母体，可以使很多家族性的遗传病在其后代得以终结。

（4）辅助孵化（assisted hatching，AH）：是利用物理或化学的方法，人为地在胚胎的透明带上制造一处裂隙或削薄，有利于胚胎从透明带内"破壳"而出，或使透明带溶解消失，以达到帮助胚胎孵化促进胚胎植入的目的，最终增加着床的可能性。临床中多应用于 35 岁以上行 IVF-ET 及 ICSI 助孕、卵母细胞透明带过厚或过硬、冻融胚胎移植或反复着床失败患者，利用此项技术可有利于囊胚孵化，提高妊娠率。目前对于辅助孵化是否增加单卵双胎发生率仍有争议，尚无定论。

二、辅助生殖技术与胎儿数目

在自然情况下，人类多胎妊娠的发生率并不高。在前人研究的基础上，Strassmann（1889 年）和 Hellin（1895 年）根据大量统计资料推算出，在自然状态下人类多胎妊娠的发生率为 $1:89^{(n-1)}$（n 为一次妊娠的胎儿数目），这就是在多胎妊娠研究历史上扮演了重要角色的"Strassmann-Hellin 公式"。1990~1995 年间，我国各地区关于双胎妊娠报道的发生率在 0.8%~1.1% 左右，此数值接近于真正自然双胎妊娠率的数值。促排卵药物的广泛使用是多胎妊娠率显著增加的重要原因。法国 1989 年的数据显示，约 50% 的三胎妊娠与使用诱导排卵药物有关。而随着辅助生殖技术的快速发展，体外受精 - 胚胎移植的着床率已经由 40 年前的不到 10% 提高到 30% 甚至更高，与之相伴的是医源性多胎妊娠率的明显升高。

辅助生殖技术中，多胎妊娠的发生与向宫腔移植多个胚胎有直接的关系。1984 年，Wood C 总结 IVF 并发症时就已指出，IVF 妊娠率随移植胚胎数的增多而升高，而多胎妊娠率亦上升。Nico Boilen 报道在 IVF-ET 中，移植 3 个胚胎有 28.4% 的临床妊娠率，其中多胎妊娠占 33%。表 2-1-1 的资料十分清楚地显示，随着宫腔移植胚胎数目的增加，妊娠率虽有所上升，但随之而来的是多胎妊娠率的升高。根据现有资料，多胎妊娠的发生与移植胚胎数目间的这种关系已成定论。三胎及更高序列多胎妊娠发生流产、早产、妊娠期高血压疾病等各种妊娠相关并发症的风险明显升高，发生胎死宫内的风险 4~6 倍于单胎，围产儿死亡的风险 7 倍于单胎，不成熟早产的风险 13 倍于单胎，而因早产带来的治疗费用是足月婴儿的 10 倍以上，因此给家庭、社会带来一系列后续问题。

表 2-1-1　移植胚胎数目与多胎妊娠发生率的关系

移植胚胎数	移植周期	妊娠率 /%	单胎率 /%	双胎率 /%	三胎率 /%	四胎率 /%
1	46	9.0	100.0	0	0	0
2	96	20.0	79.0	21.0	0	0
3	436	35.0	68.4	23.0	8.0	0.6
4	989	40.0	68.0	21.0	9.0	2.0
5	384	41.0	75.0	22.0	2.0	1.2
6	89	30.0	86.0	7.0	7.0	0

三、多胎妊娠的预防

欧洲人类生殖与胚胎学协会（ESHRE）分析目前人类辅助生殖技术导致多胎妊娠的原因有以下几方面：①缺乏高效率的 IVF 技术；②不能预测胚胎的生存和种植潜能；③普遍的冻融技术低下；④辅助生殖医师对不孕夫妇多胎妊娠风险缺少充分的估计；⑤情感和经济利益驱使医师追求高妊娠率，从而增加了多胎妊娠率；⑥辅助生殖医师常忽视多胎妊娠的围产期结局，缺乏反馈信息；⑦成功的 IVF-ET 妊娠比出生健康婴儿有更为显而易见的成绩；⑧缺乏监督机制；⑨缺乏统一的胚胎移植和超排卵治疗指导；⑩缺乏规范化治疗体系等。医源性多胎妊娠重在预防，严格掌握超排卵治疗的指征、严格掌握排卵诱导药物的使用和控制移植胚胎数目是减少多胎妊娠的有效措施。

1. 对无排卵患者使用排卵诱导药物时，应首先选择氯米芬或来曲唑等口服药物，在无效的情况下，选用促性腺激素制剂，但应从 <75U/d 的小剂量开始。应用促排卵诱导药物后，应进行超声结合雌二醇测定监测卵泡发育，当 ≥ 14mm 的卵泡数超过 3 个时，应停用药物并劝告患者使用避孕套避孕；接受宫腔内人工授精术（IUI）者应停止治疗，患者有自然受孕可能应建议其使用避孕套避孕。

2. 虽然多胚胎植入并不完全等同于多胎妊娠（可能由于遗传、环境、母体等因素导致其中一个或多个胚胎的发育停滞，从而自然发展为单胎妊娠），但限制胚胎移植数是最好的减少多胎发生的措施。2012 年美国生殖医学会建议实施 IVF-ET 时，移植胚胎数目，卵裂期胚胎应 ≤ 3 个，囊胚应 ≤ 2 个，鼓励患者接受选择性单胚胎移植（elective single embryo transfer，eSET），这一方法在保持 ART 临床妊娠率的同时，减少了多胎妊娠的发生。我国原卫生部在《辅助生殖技术管理办法》中明确提出，35 岁以下妇女首次 ART 最多移植 2 个胚胎，35 岁以上或有失败史者最多移植 3 个胚胎。中华医学会生殖医学分会也于 2018 年发布了关于胚胎移植数目的专家共识，建议每周期胚胎移植数目均应 ≤ 2 枚，同时对于存在以下情况的家庭建议施行 eSET：包括没有明显妊娠高危因素的患者首次移植、子宫或全身因素不适宜双胎妊娠者、胚胎植入前遗传学检测（PGT）者或经卵子捐赠的受卵者胚胎移植周期。

在近年的研究中发现，单个囊胚移植可大大降低多胎妊娠率，减少母婴高危风险，明显提高新生儿出生质量。早在 2008 年 Styer 就报道，单个囊胚移植（活产率 53.8%）与双囊胚移植（活产率 54.4%）并无差异，而两者的双胎妊娠率则差异悬殊，分别为 3.1% 和 51.0%。国内研究结果表明，与传统的新鲜单囊胚移植比较，全胚冷冻后的单囊胚移植可显著提高胚胎着床率、妊娠率及活产率，为单囊胚移植策略提供了循证依据，也为进一步控制由于辅助生殖技术带来的医源性多胎提供了有利的契机以及技术支持。

随着上述技术的发展及生殖医学观念的改变，三胎及更高序列多胎妊娠发生率已大幅下降（美国由 1998 年的 193.5/10 万下降至 2016 年的 95/10 万），而双胎妊娠的发生率仍维持在 3.3% 水平。

四、辅助生殖技术助孕双胎妊娠的并发症

具体详见第二章第二节。

五、多胎妊娠减胎术

早期的大量研究显示,ART 助孕后早期实施减胎术对孕妇的刺激较小,减胎后的坏死组织较少,手术操作更简单,减胎术后的妊娠结局更好,尤其是对于三胎及更高序列多胎妊娠。随着减胎技术操作的成熟,研究发现孕早期和孕中期实施减胎术总的流产率大致相似(12 周以前 5.4%,13~18 周为 8.7%),而四胎及以上妊娠则首选在早孕期进行减胎。早孕期减胎主要采取经阴道孕囊抽吸法或氯化钾注射法。根据 2016 年中华医学会生殖医学分会发布的《多胎妊娠减胎术操作规范》,ART 助孕后三胎妊娠须减为双胎或单胎。既往研究显示,多胎妊娠孕妇经早孕期减为双胎与减为单胎相比,其早产发生率(64% vs. 11%)、新生儿死亡率(3.4% vs. 0.6%)及母体并发症发生率(42.8% vs. 9.5%)均显著升高。国内王谢桐等总结 282 例经氯化钾注射减胎的三胎妊娠病例,减为双胎组与减为单胎组不同孕周的流产率分别比较,差异均无统计学意义,新生儿存活率(90.5%,209/231)与减为单胎组(96.1%,49/51)也无统计学差异,而两组的新生儿平均出生体质量分别为(2 555 ± 447)及(3 084 ± 550)g,差异有统计学意义,双胎组比单胎组母体妊娠期高血压疾病患病率增高,剖宫产率升高。因此认为三胎减至单胎对于术后流产风险并无显著增加,但新生儿出生体重更大、母体剖宫产率更低,妊娠结局更好。但在临床实践中,除了考虑孕妇及家庭的意愿以外,临床医师也会考虑多胎妊娠还存在自然减胎的可能性,综合决定减胎的数目。

对于合并单卵双胎的三胎妊娠(双绒毛膜三羊膜囊双胎),如何减胎目前尚无一致性建议。理论上应首选减灭单卵双胎孕囊,保留独立孕囊的单胎,以减少在后期因为单卵双胎产生的复杂性双胎并发症。在临床工作中,部分孕妇及家庭可能会坚决要求保留双胎。当患者对减胎术的看法与临床医师不一致时,临床医师应作出客观判断,并及时推荐患者进行专业咨询,向其解释各种减胎方案的利弊风险。需要提出的是,只有患者自己才能权衡医疗、伦理及社会经济等各方面因素的轻重,并选择适合自己的治疗方案。如患者坚持要求保留双胎,临床医师可根据患者意愿实施经阴道孕囊抽吸或氯化钾注射术减胎,早孕期如减灭单卵双胎孕囊中的一个胚胎,同孕囊中另一胚胎自然死亡的概率较高,如减灭单卵单胎孕囊,保留的单卵双胎需在中孕期密切超声随访(每 2 周一次),以早期发现 TTTS 等复杂性双胎;也可在中孕期通过超声引导下射频消融技术对单绒毛膜双胎中的其中之一进行减胎,但该技术的操作难度相对较大,需在有经验的胎儿医学中心进行。

辅助生殖技术后的双胎妊娠是否有必要进行预防性减胎,一直存在较大争议。双胎妊娠发生早产、妊娠高血压综合征、妊娠期糖尿病等并发症的风险均高于单胎妊娠。中华医学会生殖医学分会发布的多胎妊娠减胎术操作规范中也指出,辅助生殖技术助孕双胎妊娠应建议减为单胎以降低母婴风险。但从近年来的临床实践看,如未发现明显胎儿结构异常,双胎妊娠孕妇选择减为单胎的实际比例较低,一方面和辅助生殖技术助孕的家庭对于胎儿极度渴望的心理需求有关,另一方面,生殖科医师也担心减胎之后再发生自然减胎可能引起诉讼,因此多数情况下不会强烈要求孕妇减为单胎。需要指出,辅助生殖技术助孕双胎发生自然减胎 80% 以上发生在早孕期,随着孕周增加,其自然减胎的风险降低,提示在 12 周之后的早中孕期进行选择性减胎术可能并不增加流产风险。近年来的国内多个研究针对 IVF-ET 助孕后的双绒毛膜双胎进行了病例对照研究,发现在早中孕期(12~14 周之间)进行氯化钾注射法减胎术与对照组相比,妊娠中晚期的流产率无显著差异,但早产率及新生儿低出生体重发生率显著降低,提示在早中孕期经腹氯化钾减胎术可在不增加流产风险的前提下改善 IVF-ET 术后双绒毛膜双胎妊娠的围产结局。因此,建议双绒毛膜双胎孕妇在 12~14 周完成胎儿颈项透明层厚度超声筛查之后减为单胎。而对于单绒毛膜双胎,无论是早孕期还是中孕期减胎,其胎死宫内及流产率均较高,通常建议密切超声随访。

关于辅助生殖技术引起的复合妊娠详见第五章第三节。其中,对于有剖宫产史的妇女进行辅助生殖技术助孕,如为双胎妊娠,还需要警惕双胎之一剖宫产瘢痕妊娠(即剖宫产瘢痕妊娠合并宫内妊娠)。该并发症发生率极低,目前仅有少数个案报道,早孕期行瘢痕部位孕囊的减胎术是一种相对安全的治疗方法。国内有学者于 2014 年进行国内外文献的汇总分析,15 例剖宫产瘢痕妊娠合并宫内妊娠的孕妇中,辅助生殖助孕者占 9 例,早期行原位减胎术(抽吸或氯化钾注射)11 例,腹腔镜及宫腔镜手术治疗各 1 例,期待治疗 1 例,最终 13 例通过剖宫产获得活婴,其中 4 例术中出现大出血需抢救。上述报道提示阴道超声在辅助生殖助孕患者早期诊断中的重要性,一旦发现剖宫产瘢痕妊娠合并宫内孕,在超声监测下原位减胎术是治疗的主要方法,可获得成功的宫内继续妊娠,但继续妊娠者孕期及围产期并发症多,需严格按高危妊娠积极处理。

六、管理流程(表 2-1-2)

孕前	□ 评估及宣教	□ 对于不孕症家庭进行全面检查和系统评估
		□ 孕期间生殖科医师对拟助孕家庭进行科普宣教,告知多胎妊娠及双胎妊娠的母儿并发症风险
手术期	□ 选取适当的辅助生殖技术	□ 减少移植胚胎数目
		□ 开展应用选择性单胚胎移植技术
孕早期管理	□ 术后超声监测	□ 诊断胎儿数目
		□ 绒毛膜性
		□ 有无复合部位妊娠
孕中晚期管理	□ 预测和评估	□ 产期并发症
		□ 产科合并症

七、参考病例

患者刘某某,36 岁。

主诉:停经 25^{+5} 周,阴道出血 9 小时。

现病史:患者平素月经规律,4/28 天。末次月经 2018 年 03 月 09 日,因"输卵管因素"于 2018 年 4 月 1 日行 IVF-ET 移植鲜胚 2 枚,移植后 14 天查血 HCG 阳性,移植后 30 天有早孕反应,超声提示宫内孕双胎胎芽均长 0.6cm,其中之一下缘部分位于剖宫产瘢痕处,顶端达前壁浆膜层,血流信号丰富,内见胎心搏动,考虑双胎之一剖宫产瘢痕妊娠(CSP),于 2018 年 5 月 3 日(停经 55 天)行剖宫产瘢痕部位妊娠病灶穿刺抽吸减胎术,术中以 17G 穿刺针刺入胎心搏动区,抽出全部胎芽组织,于滋养叶细胞层注射 50% 高渗葡萄糖约 2ml,减胎手术顺利,术后予抗生素预防感染,肌内注射黄体酮保胎,患者无腹痛、阴道出血等不适,减胎术后 3 天出院。术后 7 天复查超声提示子宫内可探及两个胎囊,宫腔内胎儿相当于 9 周,另有一大小 5.3cm×2.9cm 孕囊部分嵌于剖宫产切口处,未见明显胎芽及卵黄囊。减胎术后 28 天复查超声(图 2-1-1)提示宫腔下段至宫颈内口上方无回声 4.9cm×4.2cm×2.8cm,与子宫前壁下段及宫颈前唇、后壁下段均分界不清,血流信号丰富,提示剖宫产瘢痕妊娠并胎盘植入,胎盘植入超声评分为 9 分。盆腔 MRI 提示子宫浆膜层部分显示不清,胎盘累及子宫下段及部分宫颈,建议终止妊娠。

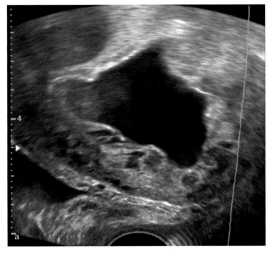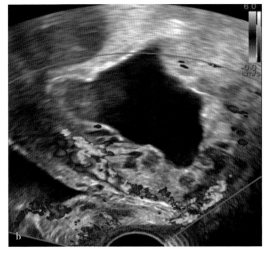

图 2-1-1　减胎术后 28 天超声

提示宫腔下段至宫颈内口上方无回声 4.9cm×4.2cm×2.8cm,与子宫前壁下段及宫颈前唇、
后壁下段均分界不清,血流信号丰富,提示剖宫产瘢痕妊娠并胎盘植入

患者及家属签字拒绝终止妊娠,要求继续妊娠。停经 13^{+4} 周超声相当于 13^{+2} 周,NT 1.25mm,核对预产期准确。孕 14 周行无创 DNA 提示均为低风险,拒绝行羊水穿刺产前诊断。孕 24 周行 OGTT,结果分别为 4.8、10.2、6.2mmol/L,诊断为妊娠期糖尿病。孕 25^{+5} 周时患者无明显诱因出现阴道出血,湿透内裤 8cm×8cm,出血逐渐减少,无腹痛、腹紧、阴道排液,急诊就诊,未及明显宫缩,完善产科超声提示子宫下段探及中等回声与无回声混合包块 5.5cm×6.2cm×4.0cm,覆盖宫颈内口,与子宫左前壁肌层分界不清,局部血流丰富扭曲充盈,膀胱回声连续,胎盘植入超声评分为 9 分考虑产前出血 - 胎盘植入急诊收住入院。患者孕早期无毒物、药物、放射线接触史,无头晕、头痛、视物不清,无腹痛、阴道出血。自发病以来,饮食睡眠良好,大、小便正常,孕期体重增加 5.5kg。

既往史: 2014 年行腹腔镜双侧输卵管切除 + 宫腔镜子宫内膜活检术,术后病理回报输卵管结核、子宫内膜结核,抗结核治疗 8 个月。2016 年行子宫下段剖宫产术。否认高血压、心脏病史,否认糖尿病、脑血管疾病、精神疾病史,否认外伤、输血史,否认食物、药物过敏史。

婚育史: G$_2$P$_1$,2016 年孕 39$^+$ 周因"臀位"行剖宫产术娩一子,体重 3 400g,健存,否认产后出血、产褥感染等不适。

入院诊断: 宫内孕 25^{+5} 周,G$_2$P$_1$,LOA,未娩;产前出血 - 胎盘植入;瘢痕子宫(剖宫产史);双胎之一剖宫产瘢痕妊娠;双胎之一减胎术后;妊娠期糖尿病。

入院后诊疗经过: 入院后患者间断少量阴道褐色分泌物,无新鲜出血,无明显宫缩,监测体温脉搏均正常;完善化验检查,白细胞 9.12×10^9/L,血红蛋白 121.0g/L,中性粒细胞绝对值 6.74×10^9/L,快速 C 反应蛋白 0.9mg/L,超声心动图、腹部超声、泌尿系统超声未见明显异常,行超声检查提示胎盘植入评分为 14 分,予地塞米松促胎肺成熟,间断予抗生素预防感染、硝苯地平口服抑制宫缩。患者孕 28 周时出现血压轻度升高(最高 145/90mmHg)、尿蛋白定量 0.3~1.9g/24h,诊断轻度子痫前期。2018 年 10 月 6 日(孕 29^{+2} 周)再次出现阴道少量出血,监测血象升高、心率快,体温正常,不除外宫内感染,复查胎心监护提示细变异欠佳,胎心基线 160 次 /min,考虑胎儿窘迫? 且患者阴道出血逐渐增多趋势,决定急诊手术终止妊娠。

手术情况: 于 2018 年 10 月 6 日行膀胱镜检查 + 双侧输尿管支架置入 + 子宫体部剖宫产 + 子宫动脉下行支结扎 +B-lynch 缝合术。膀胱镜下见膀胱黏膜面光滑,无明显血管怒张,双侧输尿管开口可见,置入双侧输尿管 D-J 管,顺利,受阴道出血影响,视野略差。取下腹部正中纵切口,长约 10cm,小心分离粘连,逐层进腹。术中探查见子宫下段表面可见血管有迂曲、略怒张,与膀胱关系密切,未见严重子宫肌层缺损表现,符合植入性胎盘植入表现。在子宫下段较高的位置切开子宫肌层,破膜,见羊水清,量中,以 LOA 位迅速娩出一活婴,新生儿交台下新生儿科医师抢救,Apgar 评分 1 分钟 7 分、5 分钟 9 分、10 分钟 9 分,体重 1 450g,身长 37cm,转儿科。胎儿娩出后卵圆钳钳夹子宫切口止血,于阔韧带无血管区打洞,止血带结扎子宫下段。娩出子宫,胎盘完整娩出,取脐血血气。子宫体部注射缩宫素 20U,松开止血带,出血不多,但止血带下方膨隆明显,探查有较多机化组织,取出不易,观察阴道出血不多,子宫切口出血较汹涌,予 1 号可吸收线缝合子宫切口。观察阴道出血量略增加,加压输血,查切口妊娠位置局部膨隆,阴道检查宫颈上方组织可剥离,经阴道取出后出血汹涌,由于分离膀胱粘连极为困难,取子宫下段膨隆部位作为第二切口,切开后取出残留的机化胎盘组织(均送病理),再次分离膀胱,下推膀胱,行双侧子宫动脉下行支结扎,出血明显减少。因子宫收缩差,行 B-lynch 缝合,因部分下段组织糟脆,缝合过程中出现撕裂,予间断 8 字缝合,小心关闭第二切口。卡前列素氨丁三醇 250µg 宫体注射。术中反复观察阴道出血不多,第二切口处用止血纱布 2 块覆盖。留置腹腔引流管。胎盘组织送病理检查。术中出血 3 200ml,入量 6 150ml,尿量 1 450ml,输悬浮红细胞 1 600ml,输血浆 800ml,纤维蛋白原 4g。术后返回 ICU 病房,予抗生素预防感染(亚胺培南西司他丁钠静脉滴注 5 天后更改抗生素为头孢他啶联合甲硝唑,静脉滴注人血白蛋白等补液、支持治疗。术后体温波动在 38.5℃,胎盘分泌物培养示奇异变形杆菌 3+,胎盘 Ⅱ 期中度绒毛膜羊膜炎,脐带动静脉炎,所用抗生素为敏感药物。术后 1 周复查超声提示双侧肾盂分离,子宫单侧内膜厚 0.5cm,宫腔内探及形态不规则中等回声 4.9cm×2.7cm,内可探及少许血流信号,血 HCG108.08(mU/ml),予卡孕栓肛塞、益母草口服 3 天后复查宫腔内探及不均质低回声 2.8cm×1.5cm,

未探及血流信号，术后 9 天出院。

诊断：①宫内孕 29^{+2} 周，G_2P_2，LOA，已娩；②胎儿窘迫；③宫内感染；④早发型子痫前期；⑤产后出血（3 200ml）；⑥瘢痕子宫（剖宫产史）；⑦胎盘植入，植入型；⑧产褥期贫血，轻度；⑨低蛋白血症；⑩妊娠期糖尿病；⑪双胎之一（剖宫产瘢痕妊娠）减胎术后；⑫IVF-ET 术后；⑬腹腔镜双侧输卵管切除术后；⑭宫腔镜检查术后；⑮早产；⑯早产儿；⑰超低出生体重儿；⑱新生儿轻度窒息。

经验教训：该患者为输卵管因素行辅助生殖技术助孕，既往剖宫产史，新鲜胚胎移植 2 枚，早孕期超声提示双胎之一剖宫产瘢痕妊娠，行剖宫产瘢痕部位妊娠病灶穿刺抽吸减胎术减为单胎妊娠，但孕 11 周超声提示胎盘植入，患者拒绝终止妊娠，孕中期进行超声评估胎盘植入风险，其超声评分由 9 分升高至 14 分，最终诊断为穿透型胎盘植入，间断阴道出血时间较长，因胎盘植入、可疑宫内感染于孕 29^+ 周终止妊娠。

思　考

1. 辅助生殖技术中胚胎植入数目选择需要考虑的问题。
2. 对于有剖宫产史的患者，行辅助生育技术助孕时，可考虑行单胚胎移植，降低妊娠风险。

（原鹏波　赵扬玉）

第二节　辅助生殖双胎妊娠并发症

随着高龄产妇（分娩时的年龄 ≥ 35 岁）生育需求的增加和人类辅助生殖技术（assisted reproductive technologies，ART）的日渐成熟，近 30 年世界范围内双胎妊娠发生率增加近 70%，其中辅助生殖技术妊娠多胎出生率达 30%~50%，自然受孕多胎妊娠率仅为 3.0%。事实上，辅助生殖所致的医源性双胎妊娠应视作 ART 的并发症，而不是成功助孕的结果。双胎妊娠属于高危妊娠，与显著增高的妊娠并发症（包括妊娠期糖尿病、妊娠期高血压、子痫前期、妊娠肝内胆汁淤积症等）、分娩并发症（包括前置胎盘、胎盘早剥、足月前胎膜早破、产后出血等）相关。国内外有关辅助生殖和双胎妊娠母婴安全性的研究仍非常有限，且不同研究的研究方法、研究对象人群构成和国家不统一等诸多因素，难以达成一致结论。然而，鉴于双胎妊娠的复杂性、高风险性，前期的研究结果对双胎妊娠的围产期管理仍有重要参考价值。现将双胎妊娠区别于单胎在母婴并发症特点、危险因素以及辅助生殖对母婴的风险评价等方面研究进展汇总如下：

一、妊娠并发症

（一）妊娠期糖尿病

双胎妊娠孕妇妊娠期糖尿病（gestational diabetes mellitus，GDM）的发病率为 3.2%~21.5%，明显高于单胎妊娠。明确双胎妊娠妊娠期糖尿病高危因素、辅助生殖技术对其影响以及妊娠期糖尿病是否增加不良妊娠结局发生等，有助于为双胎孕妇妊娠期糖尿病的围产期管理提供参考。

1. 双胎孕妇妊娠期糖尿病糖脂代谢特点　研究显示，双胎 GDM 孕妇的胰岛素抵抗程度高于单胎 GDM 孕妇，单胎与双胎 GDM 孕妇的糖脂代谢特点存在差异，且双胎 GDM 孕妇的母胎并发症发生率高于单胎。

2. 双胎妊娠糖尿病高危因素

（1）高龄：高龄者胰岛细胞功能减退或胰岛素抵抗增加，糖代谢紊乱的发生率较低龄明显增加；研究显示年龄在 40 岁以上的孕妇发生妊娠期糖尿病的危险性是年龄 20~30 岁孕妇的 8.2 倍。

（2）孕前超重和肥胖是妊娠期糖尿病独立危险因素：超重和肥胖分别增加妊娠期糖尿病发生风险的 2 倍和 4 倍。

（3）多囊卵巢综合征（polycystic ovarian syndrome，PCOS）：PCOS 是无排卵性不孕症的主要原因，伴有胰岛素抵抗、肥胖、糖耐量异常等。其他诸如和维生素 D 水平低、环境污染、遗传易感性也与妊娠期糖尿病相关。

3. 双胎妊娠中孕期体重增长与妊娠期糖尿病发生风险尚不明确。国内外的研究均认为孕期体重增长过多不增加妊娠期糖尿病的发病风险。

4. 辅助生殖技术对双胎妊娠孕妇妊娠期糖尿病发生的影响，研究结果报道不一。

（1）多项研究认为 ART 术后双胎妊娠孕妇妊娠期糖尿病发生率高，可能的原因为：

1）高龄、多囊卵巢综合征（PCOS）为不孕的主要原因，均存在胰岛细胞功能减退或胰岛素抵抗增加。

2）ART 实施的促排卵过程中的激素环境异常（高雌、孕激素，高胰岛素样生长因子）可能导致孕期妊娠期糖尿病发病率增加。

（2）一些研究显示，ART 并不增加妊娠期糖尿病发生风险。分析各研究结果差异可能原因为纳入研究对象存在妊娠期糖尿病高危因素占比不同（年龄、PCOS 等）以及孕妇基础疾病和助孕方式的差异等。有研究矫正了可能影响妊娠期并发症发生相关的母体因素和绒毛膜性后，辅助生殖受孕妊娠期糖尿病发生风险较自然受孕组并未增高（校正 OR 1.08；95%CI 0.84-1.40），两组发生率无统计学差异。

（二）妊娠期高血压疾病

1. 双胎妊娠子痫前期特点

（1）发生率高：双胎妊娠由于宫腔压力大及胎盘缺血缺氧，造成绒毛间隙白细胞活化和脂质过氧化，加重免疫损伤与氧化应激，导致血管内皮细胞结构损伤与功能障碍；胎盘质量增加导致血管生成因子增多使双胎妊娠极易引起妊娠期高血压疾病，尤其是子痫前期（preeclampsia，PE）。双胎妊娠并发子痫前期发生率较单胎高 2~3 倍。

（2）并发重度子痫前期特点：发病孕周较早，延长孕龄的时间较短，病情变化快，发展难以预测；发生胎盘早剥、子宫胎盘卒中、心功能衰竭、肺水肿、产后出血的概率较高；双胎早产儿和新生儿入住新生儿重症监护病房风险明显升高，新生儿缺血缺氧性脑病的发病率比单胎明显增高。

2. 双胎妊娠发生子痫前期的风险因素

（1）中度风险因素：孕妇高龄（>35 岁）、初产、体重过大（国内标准 BMI ≥ 28m²/kg，国外标准 BMI>30m²/kg）、子痫前期家族史（母亲或姐妹）、既往子痫前期病史尤其是早发型或重度子痫前期史以及存在的内科病史或隐匿存在的疾病。

（2）高风险因素：是指母体存在的或潜在的基础内科疾病及病理状况，包括高血压、肾脏疾病、糖尿病和自身免疫性疾病如系统性红斑狼疮、抗磷脂综合征等。

（3）不可忽视其他发病影响因素：妊娠间隔时间 >10 年、此次妊娠早期或首次产前检查时血压问题（存在高血压前期：收缩压 >130mmHg，舒张压 >81mmHg）、妊娠早期 24 小时尿蛋白定量 ≥ 0.3g 或持续存在、妊娠期饮食营养和环境、妊娠期保健的质量、孕妇母亲高血压或心血管疾病的遗传异质性，某些胎儿疾病或胎盘疾病的发病影响等。此外，既往研究认为，非白种人是双胎妊娠子痫前期的独立危险因素，这可能与不同种族生存环境及体内微小遗传差异有关。

（4）妇科内分泌疾病：诸多研究证实，子宫内膜异位症（endometriosis，EMs）是子痫前期的重要危险因素。30%~50%EMs 女性合并不孕症，需通过 ART 获得妊娠；EMs 是否增加 ART 妊娠患者子痫前期的风险仍不确定，需要更多大样本研究证实。近年研究发现多囊卵巢综合征患者出现妊娠期并发症（如子痫前期）的风险明显增加。PCOS 的一些特征如高雄激素血症、肥胖、胰岛素抵抗和代谢异常均为子痫前期发病的高危风险。PCOS 是无排卵性不孕的常见原因，多需通过促排卵及 IVF 等技术获得妊娠。研究认为，PCOS 患者经 IVF-ET 妊娠后发生子痫前期风险增加。

（5）尚不明确的因素：既往研究认为双绒毛膜双胎妊娠子痫前期的发生率高于单绒毛膜双胎，然而在不同人群中绒毛膜性对子痫前期发病的影响差异较大。此外，受精卵卵型与 PE 发生的相关性也颇有争议。这两方面的相关性，仍需大样本数据进一步研究证实。

3. 辅助生殖技术对双胎妊娠妊娠期高血压疾病发生风险的研究

(1)体外受精-胚胎移植(IVF-ET)会增加双胎妊娠 PE 的发病风险。既往研究发现辅助生殖妊娠众多因素均参与子痫前期的发生、发展,使辅助生殖治疗的女性面临更高的子痫前期风险。有研究显示 IVF-ET 为双胎妊娠子痫前期的独立危险因素。可能机制为:①早期胚胎绒毛膜形成过程在体外进行而缺乏未知的调控机制,进而导致胎盘功能异常、促进子痫前期发生;②精子细胞介导的特异性免疫耐受可能参与妊娠期高血压疾病发生;③辅助生殖技术在诱发排卵过程中使用大量人绒毛膜促性腺激素、激活肾素-血管紧张素-醛固酮系统,可能与妊娠期高血压疾病发生有关;④孕妇受孕及妊娠过程中的精神因素可诱发妊娠期高血压疾病发生。

(2)一些研究认为,辅助生殖技术并不增加妊娠风险。ART 本身并非妊娠期高血压疾病发生的独立因素,而初产妇、年龄、导致不孕的基础疾病等增加双胎孕妇发生子痫前期风险。

(3)另有研究认为辅助生殖助孕组子痫前期的发生率低于自然受孕组。可能的原因为 ART 组孕妇依从性较好,妊娠期经过体重管理、血压监测等规范的围产期保健相对降低了妊娠期高血压疾病的发生。

4. 辅助生殖妊娠并发子痫前期的相关因素

(1)孕妇自身因素:高龄、肥胖、合并内科疾病等情况。

(2)不孕因素:子宫内膜异位症、存在 PCOS 等排卵障碍者,均增加子痫前期发生风险。

(3)不同类型的助孕技术:①前期研究认为卵母细胞捐赠是子痫前期发生的独立危险因素。在双胎妊娠中卵母细胞捐赠妊娠发生子痫前期风险高于自体卵母细胞 IVF 和非 IVF 双胎妊娠,可能的机制为接受捐赠者失去免疫耐受机制以及胚胎冷冻保存可能会诱导胚胎和滋养细胞基因表达变化,进而导致 PE 发生。②冻融冷冻胚胎移植比新鲜胚胎移植有更高的发生子痫前期风险。③ ICSI 技术增加妊娠期高血压发病风险:与常规 IVF 相比,ICSI 操作带来的胚胎损伤可能导致着床后滋养层浸润障碍,影响内膜血流进而参与子痫前期发生。④控制性超排卵(controlled ovarian hyperstimulation,COH)相关的母体内源性激素环境参与子痫前期发生:研究认为促性腺激素刺激的多卵泡发育和产生的超生理水平类固醇激素可能是导致子痫前期风险增加的独立危险因素。雌激素(estradiol,E_2)在绒毛滋养细胞的形态和功能分化以及调节子宫胎盘血流中发挥关键作用,妊娠早期 E_2 水平较低可能是细胞滋养细胞侵袭子宫螺旋动脉的正常进展所必需条件。若 HCG 给药当天 E_2 峰值升高,可能导致螺旋动脉畸形重构和滋养细胞异常侵袭,导致子痫前期。HCG 是由胎盘滋养细胞合成,同时 HCG 刺激滋养细胞侵袭和胎盘发育。孕妇妊娠早期血清 HCG 浓度低可能提示滋养细胞增殖或侵袭异常,导致胎盘发育受损,从而参与子痫前期的发生。此外,孕激素可能为子痫前期发生的保护性因素,ART 后孕早期补充孕酮可以降低子痫前期的风险。

总之,辅助生殖过程中诸多因素以及不孕、双胎均是子痫前期的危险因素。对于此类子痫前期发病高危人群,世界卫生组织(world health organization,WHO)等健康促进组织建议对具有子痫前期高危因素的孕妇进行早期干预,包括加强妊娠监督和使用小剂量阿司匹林(low dose aspirin,LDA)。因此,为防范双胎妊娠尤其辅助生殖技术双胎子痫前期及其不良妊娠结局发生,应建立基于全面评估、风险预测为中心的个体化围产保健模式,提升产前检查内容和质量的同时,探索针对中国双胎人群小剂量阿司匹林干预的有效性。

(三) 早产

早产是全球新生儿死亡的首要原因,已成为我国 5 岁以下儿童死亡的第 1 位死因,是威胁儿童健康的主要因素之一。双胎早产率是单胎妊娠的 12 倍,早产中双胎妊娠占比达 10%,而小于孕 32 周早产中双胎妊娠占比高达 23%。双胎妊娠母亲产前、产后并发症发病率显著增加;早产新生儿增加,并发呼吸器官发育异常、脑瘫和肺炎;单卵双胎胎儿发生与单胎胎儿及双卵双胎胎儿不同的各种异常,如连体畸形、双胎输血综合征、胎儿生长受限等。在此基础上,辅助生殖增加相应风险及发生率。因此,双胎早产的防治以及辅助生殖其影响已日益受到产科医师的重视,成为围产保健的重点和难点。目前国内外学者对双胎早产的危险因素、辅助生殖对其影响及防治相关策略等进行了较多的临床研究。现就以上各方面进行总结,为生殖与产科工作者的临床处理提供参考。

1. 早产的危险因素 双胎妊娠早产往往是多种因素导致的,总体可分为三大原因:自发性早产、胎膜早破、医源性早产。国内研究资料表明，双胎妊娠早产中 47% 为自发性早产、25% 为胎膜早破、27.0% 为医源性早产。

（1）自发性早产：自发性早产是双胎妊娠早产的主要原因。与单胎妊娠共有的高危因素主要为：①社会生物学因素：孕妇年龄（青少年、母亲年龄过大）、经产、孕妇身材（矮小、体重过轻）、低社会经济背景、种族、吸烟和药物滥用、紧张、环境压力过大；②产史：早产史、自然流产史、流产治疗史、先天生殖道畸形、宫颈功能不全、宫颈手术史（锥切术史）、宫颈损伤史（分娩裂伤）；③此次妊娠伴发：子宫肌瘤、羊水过多、产前出血（任何孕周的出血）、产前检查完或无产前检查、母体感染因素（无症状菌尿、肾盂肾炎、生殖道感染、肺炎等）、母体内科基础疾病（高血压、糖尿病、甲状腺疾病、哮喘、尤其自身免疫疾病）、腹部手术、外伤、胎儿畸形、胎先露过早衔接宫颈手术史；④遗传易感性：有研究者发现，有自发性早产史的孕妇硒蛋白 S 上的 G-105A 基因多态性过度表达，提示携带该基因是自发性早产的危险因素。早产与遗传有一定关系，是受多组基因调控且易受环境因素影响的多基因遗传性疾病。对于双胎妊娠，双胎子宫容量显著增加（子宫容量有限，可能会限制双胎胎儿的宫内生长，从而导致早产）、双胎胎盘较大，分泌的促肾上腺皮质激素释放激素和胎儿肺部分泌的表面活性蛋白 A 会刺激子宫收缩，诱发早产。因此，如合并以上危险因素，自发早产的风险将进一步增大。

（2）医源性早产：原因主要为产科并发症或妊娠合并内外科疾病，继续妊娠将严重危及母婴安全，需要提早终止妊娠者。相关疾病包括妊娠期高血压疾病、妊娠合并内外科疾病、前置胎盘、胎盘早剥、妊娠肝内胆汁淤积症、胎儿窘迫、瘢痕子宫及羊水过少等。此外，单绒毛膜双羊膜囊双胎出现选择性胎儿生长受限（selective fetal growth restriction，sFGR）或双胎输血综合征（twin to twin transfusion syndrome，TTTS）等。辅助生殖引起以上其他妊娠并发症的增加，最终使医源性早产发生率有所升高。

（3）胎膜早破：胎膜早破是指在临产前胎膜自然破裂。孕龄 <37 孕周的胎膜早破是双胎妊娠早产主要因素之一。国内研究数据显示，双胎妊娠胎膜早破未足月胎膜早破的发生率为 12.89%。相比单胎妊娠，双胎妊娠胎膜早破的风险更高且发生孕周更早。胎膜早破高危因素：感染、既往宫腔手术操作史、宫内压力增大或不均、非双头位、宫颈功能不全、孕妇性交或外伤等相关。也有学者认为，胶原蛋白的降解，某些基因的多态性与早产胎膜早破密切相关。

2. 辅助生殖技术对双胎早产的影响

（1）前期多项研究表明，辅助生殖技术为双胎妊娠发生早产的一个主要因素。研究认为辅助生殖技术导致双胎妊娠新生儿早产发生率明显增高，尤其是极早产（即 <32 周）。可能的原因为：①不孕人群的基本状况：高龄孕妇因子宫及宫颈肌纤维弹性差，在子宫腔容积增大、压力增高时子宫肌纤维过度伸展，易发生早产；不孕妇女既往多有不良孕产史及宫腔操作史导致子宫内膜的形态和功能发生一系列变化，如子宫内膜容受性下降可导致早产发生。②治疗过程中，控制性促排卵影响子宫内膜容受性、胚胎 - 子宫内膜界面；异常的雌、孕激素水平增加早产、极早产发生。

（2）另有一些回顾性研究认为，ART 并不增加早产的风险。分析各研究存在差异的原因，可能为以下因素：①研究对象中早产的原因不尽相同；②不同孕周，研究对象存在早产危险因素不同：双胎妊娠 $32\sim33^{+6}$ 周早产的危险因素是单绒毛膜双胎、子痫前期、未足月胎膜早破和早产临产；而双胎妊娠 $34\sim36^{+6}$ 周早产的危险因素是单绒毛膜双胎和子痫前期。鉴于单绒毛膜双羊膜囊双胎特殊的胎盘胎膜性质和特有的复杂性双胎并发症（如双胎输血综合征、选择性胎儿生长受限等），绒毛膜性对早产，尤其 34 周之前早产的影响可能远大于辅助生殖技术对早产的作用。

（四）单绒毛膜双羊膜囊双胎

1. 辅助生殖技术增加单卵双胎以及单绒毛膜双羊膜囊双胎发生率　单卵双胎在自然妊娠中的发生率约为 0.42%，而辅助生殖技术助孕后其发生率增长了 2~5 倍，甚至更高。一项涵盖 40 项研究关于辅助生殖技术导致单卵双胎发生危险因素的系统评价，结果表明对比卵裂期胚胎移植，囊胚期胚胎移植增加了单卵双胎、单绒毛膜双胎发生的风险（OR 2.16）。传统体外受精（in vitro fertilization，IVF）较单精子卵胞质注射（intracytoplasmic sperm injection，ICSI）及辅助孵化（assisted hatching，AH）增加单卵双胎的发生率。在辅助生殖技术助孕过程中，与新鲜胚胎相比较，冻融胚胎移植可增加单卵双胎发生风险。

2. 辅助生殖技术增加单卵双胎发生的风险因素

(1)母体年龄因素:随着年龄增加,母体卵子透明带变稀薄,多个部位有溶解可能。在受精后,受精囊胚发生嵌顿,分裂的可能性增加,导致单卵双胎。

(2)促排卵药物的使用:氯米芬进行促排卵治疗后,单卵双胎发生概率显著增高。受到排卵药物刺激时,卵巢部分具有特殊自我分裂能力的卵母细胞数量将显著增加。促排卵药物引起透明带发生不均匀硬化和胚胎植入延后也是单卵双胎的发生机制之一。

(3)涉及透明带操作的助孕技术:ICSI/胞质内选择性单精子注射(intracytoplasmic-sperm-injection,IMSI)以及辅助孵化都要进行透明带的操作。透明带是卵子外的一层阻止精子穿透和内细胞团扩张的一种黏多糖物质。透明带不适当的溶解缺口导致囊胚嵌顿,从而分裂为两部分,导致单卵双胎。

(4)囊胚移植:囊胚移植过程中会显著增加胚胎的体外培养时间,透明带硬化提高内细胞团在变硬的透明带上嵌顿率,导致单卵双胎的发生率增加。

(5)体外培养条件:囊胚移植中序贯培养法比培养液更易导致单卵双胎发生。

辅助生殖技术增加单卵双胎、单绒毛膜双羊膜囊双胎发生,使得相应复杂性双胎、早产、极低体重儿的发生风险均有相应增加。但研究显示,对比两种不同受孕方式(辅助生殖技术和自然受孕)的单绒毛膜双羊膜囊双胎,其妊娠结局如胎儿及妊娠丢失率、<32 周早产及 <37 周早产发生率均无明显差异。即辅助生殖技术并未增加单绒毛膜双羊膜囊双胎并发症及不良妊娠结局发生。

二、促排卵并发症

(一)卵巢过度刺激综合征

卵巢过度刺激综合征(ovarian hyperstimulation syndrome,OHSS)是不孕妇女行 IVF 过程中应用促性腺激素促排卵所导致的严重并发症,是典型的医源性疾病。其发生发展取决于促排卵后多个卵泡暴露于外源的和 / 或内源的绒毛膜促性腺激素(HCG)。

1. **发生率** 轻度 OHSS 发生率为 5%~10%,重度 OHSS 的发生率约为 1%。

2. **主要特点** 卵巢来源的血管活性因子参与了血管通透性的增加和新生血管的生成,表现为卵巢囊性增大,血管通透性增加使大量血管内液体进入腹腔、胸腔、心包腔和组织间隙,继而出现腹水、胸腔积液甚至心包积液,因血液浓缩可出现少尿甚至无尿、水电解质紊乱、凝血功能障碍、血栓形成、多器官功能受损甚至衰竭。

3. **高危因素** 低龄、低体重、基础卵巢体积大、窦前卵泡数目多,血清 E_2 水平高,过敏体质和免疫高敏状态、多囊卵巢综合征或卵巢多囊样改变。

4. **OHSS 与妊娠结局的研究现状** 现有文献研究结果价值有限,缺乏确凿的研究证据揭示 OHSS 本身与妊娠不良结局的相关性。然而,较为明确的是妊娠可加重 OHSS 患者病情,尤其是多胎妊娠;多胎妊娠体内血 β-HCG 水平的进一步增高使血管活性物质的分泌增多,间接地激发和加重了 OHSS 临床症状,从而使得多胎妊娠比单胎妊娠的 OHSS 患者症状更重,治疗时间更长。OHSS 患者较高的着床胚胎数在黄体期及妊娠早期可导致流产率增高,也增加围产期并发症如早产、胎膜早破、低体重出生儿等的发生率。

5. **预防措施** 对 OHSS 的处理,预防重于治疗。研究显示,冷冻胚胎移植可减少 OHSS 发生率和严重程度;降低 OHSS 患者子痫前期发病率及低于胎龄儿出生率;避免孕酮(P)值升高对胚胎着床的负面影响;避免由于控制性卵巢刺激(COS)导致的子宫内膜容受性下降时移植胚胎。全胚冻存是预防晚发型OHSS 的最有效措施,不仅有满意的临床妊娠率,且有更好的产科安全性。因此,对 OHSS 高危人群推荐选择性全胚冻存和解冻移植方案。

(二)复合妊娠

复合妊娠(heterotopic pregnancy,HP)指宫内妊娠与异位妊娠同时存在的妊娠性疾病。

1. **发生率** 在自然妊娠状态下发病率仅为 1:30 000~1:7 000,极为罕见;而辅助生殖助孕后其发生率明显升高,可达 1.0%~2.9%,可能与此类患者往往有输卵管不孕因素、雌孕激素水平高、卵母细胞或移植的胚胎数多有关。

2. 高危因素　①盆腔输卵管病变:输卵管损伤史、异位妊娠病史;②与辅助生殖技术相关;③其他可能的危险因素包括年龄 <35 岁、吸烟、宫内己烯雌酚暴露、使用宫内节育器等。研究显示,绝大多数复合妊娠患者为具有盆腹腔手术史或炎症史的 IVF-ET 受孕者,输卵管切除手术史是发生输卵管间质部复合妊娠的高危因素。

3. 临床表现　阴道流血为最常见症状,但更应警惕腹腔内出血和由此引发的并发症。

4. 诊断　育龄期妇女,结合病史(盆腹腔手术或炎症史,尤其是辅助生殖技术助孕者)、临床症状(不规则阴道流血、腹痛等),尽早排除异位妊娠。辅助检查主要依靠敏感度较高的经阴道超声检查。

5. 复合妊娠具有几个特点　①异位妊娠约 95% 位于输卵管,以输卵管壶腹部最为常见,其他好发部位包括输卵管间质部、子宫角、子宫颈、残角子宫、剖宫产术后子宫瘢痕部位、子宫肌层、卵巢、阔韧带及腹腔。②宫内、外妊娠的胚胎发育时序有差异,明确宫内妊娠并不意味着排除异位妊娠。③确认 1 个或 2 个部位妊娠并不意味着排除其他部位妊娠。④对于既往剖宫产史者,需警惕宫内妊娠合并剖宫产术后子宫瘢痕妊娠(cesarean scar pregnancy,CSP)。CSP 是指受精卵或胎盘等妊娠物着床于既往子宫切口的瘢痕处,是一种少见而危险的异位妊娠。阴道超声检查作为首选的检查方法。

6. 治疗目标　安全清除异位妊娠的同时尽量维持宫内妊娠并获得良好的围产结局。应依据异位妊娠的部位、包块大小、孕周、是否活胎、有无内出血、生命体征及宫内妊娠发育情况综合判断采用腹腔镜或开腹手术、减胎术或期待治疗,实施个体化治疗方案。

三、其他围产期并发症

(一) 前置胎盘与胎盘植入

既往研究显示多胎妊娠是前置胎盘、胎盘植入的危险因素,尤其是影响发生胎盘植入凶险程度的重要高危因素。辅助生殖双胎妊娠较自然受孕,此两种并发症发生率有所增高,原因可能有以下几点:①年龄因素:随着年龄的增长,子宫血管老化、弹性变差,子宫肌层和胎盘的血液供应受限,胚胎着床过程中为获得更好的血液供应,在宫腔内游走的时间增加,导致着床位置下移,进而导致前置胎盘的发生。②辅助生殖过程中宫腔操作以及孕妇既往宫腔操作史(人工流产、清宫)均有可能损伤子宫内膜基底层,如并发宫腔感染、宫腔粘连、宫腔形态失常,影响子宫内膜血管形成;此类因素均可导致前置胎盘、胎盘粘连或胎盘植入发生。③促排卵药物的使用、胚胎移植过程、胚胎植入的位置、移液量、推注速度都与前置胎盘的发生密切相关。④不孕症本身与胎盘植入存在同源的高风险因素。

(二) 妊娠肝内胆汁淤积症

妊娠肝内胆汁淤积症(intrahepatic cholestasis of pregnancy,ICP)病因及发病机制尚不清楚,可能与以下两方面因素有关:①性激素作用:雌激素的急剧增加为主要致病因素。既往研究显示,双胎妊娠 ICP 发生率为单胎妊娠的 2 倍,可能与高水平雌激素水平影响胆酸代谢、遗传、环境、药物等因素有关。②遗传因素:本病可能对雌激素的促胆汁淤积作用有易感性,此易感性具有遗传性。鉴于 ART 助孕与 ICP 的相关研究较少,其对 ICP 发生的相关性仍需进一步研究证实。

(三) 产后出血

辅助生殖双胎产后出血发生率较自然受孕有所增高,可能的原因为:①宫缩乏力:高龄产妇子宫肌纤维弹力减低,容易产后子宫收缩乏力;辅助生殖助孕者常规使用大剂量的孕激素进行保胎,而双胎妊娠其应用量及时间均相应增加。孕激素的使用降低了子宫平滑肌的缩复作用及敏感性。②凝血功能异常:辅助生殖助孕者妊娠期抗凝药物的使用,可增加产后出血风险。③胎盘因素:辅助生殖过程中宫腔操作以及既往宫腔操作史对子宫内膜的影响,增加前置胎盘、胎盘粘连或胎盘植入的发生概率,致使分娩过程中胎盘剥离不全导致产后出血风险增加。

四、围产儿并发症

当前,全世界试管婴儿的数量已经突破 550 万。在发达国家,试管婴儿出生比例已占到新出生人口的

1%~4%。试管婴儿已经是我国新出生人口中重要的组成部分,尤其两孩政策放开后,这一状况更为明显。ART 所涉及的各个环节,包括父母的不孕背景和大量非生理性干预,如超促排卵、配子和胚胎体外培养、胚胎移植、胚胎显微操作等步骤均有可能改变生命早期的发育,从而影响子代甚至再下一代的健康。面对目前人们对 ART 子代健康的担忧以及未来可能潜藏的更多危险,对 ART 围产儿不良结局的评估有助于临床改进 ART 操作、改善 ART 结局以及预防和治疗妊娠并发症提供依据。如将围产儿不良妊娠结局定义为:早产(妊娠不满 37 周进行分娩)、极早产(妊娠不满 32 周进行分娩)、低出生体重(出生时体重 <2 500g)、极低出生体重(出生时体重 ≤ 1 500g)、胎儿生长受限、小于胎龄儿(出生体重在相同胎龄平均体重的第 10 个百分位以下)、先天畸形、围产期死亡(死胎、死产及早期新生儿死亡)及新生儿呼吸窘迫综合征。前期多个研究已明确 ART 受孕较自然受孕增加单胎妊娠围产儿不良妊娠结局风险并经 Meta 分析评价此风险的可靠性。近期一项辅助生殖技术双胎受孕后不良妊娠结局风险评价的 Meta 分析明确了 ART 双胎受孕对早产、低出生体重、极低胎儿体重及先天畸形的影响,而对其他不良结局风险影响不明显。

（一）早产儿及低出生体重儿风险增高

既往多数研究(前瞻性、人群队列研究)均证实辅助生殖技术与早产、低出生体重儿的相关性,在双胎妊娠此相关性更强。有关辅助生殖技术双胎受孕后不良妊娠结局风险评价的 Meta 分析结果表明,ART 双胎受孕较自然双胎受孕早产、低出生体重、极低出生体重分别增加 8%、5%、12%。关于 ART 造成早产儿、低出生体重儿出生率增加的原因,目前无统一认识。可能为以下几方面单独影响或者综合作用的结果:

1. **潜在的不孕因素**　如多囊卵巢综合征、子宫内膜异位症等。

2. **ART 技术本身**　①卵巢刺激后所致的雌激素过高水平,持续至早孕期并影响胎儿发育。②配子发育及植入前胚胎发育阶段是配子及胚胎表观遗传重编程阶段。ART 治疗时,其操作主要是在受精到胚胎植入前这一阶段。这一阶段机体处于甲基化的动态重编程阶段,容易受到 ART 体外操作和培养的外界因素的干扰,引起胚胎的甲基化异常,导致后续的生长发育可能出现改变。③新鲜胚胎移植后出生子代的平均体重低于冻融胚胎移植后出生子代,提示新鲜周期中超促排卵伴随的母体宫内环境改变可能导致 ART 子代的低出生体重。④胎盘大小以及结构、功能发生相应改变:低出生体重和胎盘相对增大主要是由于体外培养环境造成,这些变化是对体外培养环境作出的适应性改变。动物研究发现,胎盘结构以及功能也有相应变化,宫内胎盘营养转运体表达下调,转运效率降低。⑤体外培养时间长短、培养液成分可能增加早产、低出生体重的发生风险。⑥ART 子代中与生长发育相关的基因表达降低。

（二）ART 子代出生缺陷发病风险增加

越来越多的证据显示,相比自然受孕儿,ART 子代出生缺陷的发病风险增加。ART 子代的出生缺陷主要表现为心血管、消化道和肌肉骨骼系统的缺陷。出生缺陷发生可能与遗传起源、不孕背景、IVF 技术本身(如超促排卵用药、体外操作与培养等)或 IVF 相关的不良产科结局等有关。

既往有关辅助生殖助孕与双胎不良结局相关性研究,结论有所差异。可能原因为既往研究多基于回顾性资料,回顾性研究存在难以解决的缺陷,难以避免的选择偏倚、信息偏倚以及混杂因素的影响。此外,各研究入选排除标准不完善、不同研究间异质性过大等。具体为以下几方面:①妊娠并发症高危人群在不同研究中占比差异;②不孕症原因及 ART 指征:排卵障碍、输卵管因素、子宫因素、子宫内膜异位症、男方因素、原因不明不孕等,或者存在多种因素;③辅助生殖技术的不同方式:人工授精、体外受精-胚胎移植、卵胞质内单精子显微注射、胚胎冷冻及解冻、胚胎植入前的遗传学筛查等技术;④不同绒毛膜性双胎在各研究中比例不同;⑤不同医疗机构、不同级别医院、不同国家围产期保健及处理水平的差异:目前对双胎妊娠的孕期管理和干预多基于接诊医师的个人经验或者少数专家共识,不同医疗机构对双胎孕产妇的孕期管理和诊疗行为各不相同,没有统一的标准;⑥各研究样本量不同。

虽然辅助生殖助孕对双胎妊娠母儿并发症是否存在影响及程度如何尚无定论,但辅助生殖人群自身不孕的因素、各种不孕治疗手段涉及的药物、操作等以及孕妇此期间精神紧张、焦虑、来自社会与家庭的压力均是客观存在且不容忽视的。生殖医学与围产医学应各自提升技术水平,同时做到从 ART 到孕期保健的"接力"协作,紧密衔接,以保障母体和胎儿安全为目标,探索并实践针对不同个体最适宜的全生育周期的母婴保健体系。

五、未来展望

双胎妊娠母胎近远期并发症风险远高于单胎。然而,普通大众对双胎妊娠母胎危险性认识仍较为匮乏和狭隘,对双胎早产儿、生长受限儿可能出现儿童期患病率增加及成年期慢性疾病发生尚缺乏深入了解。因此,从根源上应大力宣传多胎妊娠母婴并发症的相关知识,重视普及知识的广度和深度,使人们就多胎妊娠对家庭和社会的不良影响有更为深刻的认识。对于辅助生殖及围产保健工作者,应以降低双胎妊娠在 ART 妊娠者中的比率为努力方向,多角度、多方面改进单胚胎移植安全性、提高母胎围产保健质量,最大程度维护母胎健康为最终目标。

(一) 辅助生殖角度

辅助生殖实施过程中,严格控制 ART 适应证、积极推行单胚胎移植;综合评估、合理应用各种助孕技术;探索不同助孕技术与母婴不良结局的相关性,指导 ART 技术改进与不良结局防范。

1. **单胚胎移植** IVF 最终目的是单个健康活婴出生。前期研究表明,选择性单囊胚移植既能提高累积妊娠率,又能降低多胎妊娠风险。传统移植策略采用移植多个胚胎提供妊娠率但同时导致多胎及 OHSS 等并发症发生,明显增加母婴不良结局风险。双胎妊娠作为辅助生殖技术(ART)的并发症,最为有效且根本的应对策略就是预防性地对妊娠率较高、胚胎良好的年轻患者选择性地单胚胎移植,降低双胎妊娠在 ART 妊娠者中的比率,可显著减少双卵双胎发生,达到预期目的。关于选择新鲜单囊胚移植或冷冻复苏单囊胚移植,近期陈子江教授及其团队发表在 *Lancet* 上的研究结果为此提供循证依据。该研究表明,与传统新鲜单囊胚移植比较,全胚冷冻后的单囊胚移植可显著提高胚胎着床率、妊娠率及活产率以及单胎新生儿的出生体重;但其母体妊娠并发症子痫前期风险略有增加。不容忽视,单胚胎移植也增加高风险的单绒毛膜性单卵双胎发生,甚至可诱发单绒毛膜性双卵双胎。虽目前尚缺乏有效的预防策略,但如通过妊娠早期超声对单绒毛膜性双胎进行早期识别、及时转诊至有经验的胎儿医学中心进行规范化监测与诊疗,必要时实施妊娠早期或中期减胎术,最终亦能保障较好的围产结局。

2. **综合评估、合理应用各种助孕技术** 陈子江教授及其团队通过开展两项多中心随机对照试验,为冷冻与新鲜胚胎移植利弊提供循证证据。在排卵功能正常的不孕患者中,冷冻胚胎移植无法改善妊娠和新生儿结局,但能够降低卵巢过度刺激综合征的发病风险。因此,对于有适应证人群,例如卵巢过度刺激高风险(如 PCOS 患者)、孕酮水平提前升高、子宫内膜因素或者输卵管积水不能接受鲜胚移植的患者,可酌情使用冷冻胚胎移植,以降低卵巢过度刺激的发生风险并改善部分妊娠结局。对于多囊卵巢综合征不孕患者,与新鲜胚胎移植相比,首次冷冻胚胎移植可提高活产率及降低卵巢过度刺激综合征的发生风险;但冷冻胚胎移植增加了母体子痫前期发生风险。以上研究结果指导临床应用时,尚需结合不同患者的临床特点,选择个体化的移植方案及围产保健策略。

(二) 围产保健方面

对于双胎妊娠尤其辅助生殖助孕者,应采用“倒金字塔”管理模式,实施双胎妊娠规范化诊疗和管理,将围产保健关口及重点前移。

1. **围产医学与生殖医学紧密衔接** 从受孕 - 妊娠早期多个阶段建立防控医源性多胎评估管理体系;通过辅助生殖双胎前瞻性队列研究,将辅助生殖各因素与妊娠并发症高危因素结合,建立产科不良妊娠结局预测模型;有助于提高辅助生殖安全性及围产保健质量。

2. **多学科共同参与围产保健** 针对不同高危因素孕妇,联合多学科如内分泌、心内科、妇科、核磁、遗传学、精神心理科等共同参与围产期母胎风险预警与分类管理;预防与治疗并重,疾病早期识别、适时干预为先。

3. 建立健全辅助生殖孕妇及其子代跟踪随访的网络登记系统,开展辅助生殖人群及其子代以生命历程为基础的长期纵向调查研究;评估现有的各类辅助生殖技术操作及生殖障碍性疾病遗传背景对妊娠期、围产期并发症发生及出生子代发育、行为等影响,为提高辅助生殖技术安全性提供依据。

六、管理流程

双胎妊娠为高危妊娠,辅助生殖双胎集"多重复杂性、多种高危因素"于一身,理应作为围产保健的重点对象。实施妊娠风险预警评估及分级管理制度,自妊娠早期进行双胎妊娠孕妇高危因素筛查和评价,重视绒毛膜性的确定,多方面、多层面进行风险评估及分级管理、预警,并随妊娠进展进行动态随访评估风险,开展贯穿妊娠全过程、全方位、个体化围产保健模式。

(一)不同绒毛膜性双胎妊娠风险预警评估及分级分类管理制度

1. 风险预警初筛 目前我国多地区已制定了《孕产妇妊娠风险评估分类表》,各医疗保健机构在孕妇进行初次产前检查时即开始进行妊娠风险评估。对于双胎妊娠,尤其辅助生殖双胎妊娠应尽可能在妊娠早期进行风险预警初筛。

2. 医疗机构分级管理 双绒毛膜双羊膜囊双胎妊娠且不合并内科疾病等合并症者为黄色预警;应在二级及以上医疗保健机构进行产前监护及随访,动态评估妊娠风险,如风险升级应及时转诊。如有妊娠合并症或妊娠并发症者升级为橙色预警;原则上应在二级及以上医疗保健机构进行产前监护及随访,直至分娩。其中,妊娠合并内科疾病,病情较重的,原则上应在二级以上综合性医疗机构进行产前监护及随访,直至分娩。如有严重合并症、病情难以控制者升级为红色预警;疾病严重,继续妊娠可能危及孕妇生命,原则上应在三级综合性医疗机构诊治。病情危重者需及时转当地危重孕产妇救治中心。对于单绒毛膜双羊膜囊双胎,则为红色预警;建议及早转诊至有胎儿医学诊断和处理能力的三级医院。

(二)双胎妊娠规范化诊疗和全流程管理制度

1. 制定并实施双胎妊娠规范化诊疗和管理制度

(1)动态评估风险因素、实施分级分类管理:针对不同风险因素及风险类别的双胎孕妇,由不同级别医师、不同专业团队进行高质量管理。对于双绒毛膜双羊膜囊双胎,应由高年资产科专家进行围产保健;对于单绒毛膜双羊膜囊双胎及单绒毛膜单羊膜囊双胎,尤其复杂性双胎,则由胎儿医学产科医师全程负责。

(2)围产期全程一体化管理:自妊娠早期至产褥期由固定的产科专家或胎儿医学专家进行全程的围产保健管理,以上风险预警动态评估及分级分类管理应贯穿整个妊娠期、围产期。

(3)构建固定且经专业培训的胎儿医学团队:以从事胎儿医学亚专科的产科医师、有妇产科背景的超声医师为主体,结合生化筛查、临床遗传、新生儿科、新生儿外科等相关专业人员。

(4)胎儿医学团队专业能力的定期培训及提升:对胎儿医学专科医师及相关专业人员进行规范化培训,包括双胎妊娠早期绒毛膜性的判断、非整倍体的产前筛查策略、中孕期结构畸形超声筛查质量、复杂性双胎诊断与监测的准确性、孕期随访、分娩时机及分娩方式的选择、分娩时胎盘绒毛膜性的确认及产后新生儿随访等。

(5)防范母体 - 胎盘 - 胎儿相关并发症的监测管理。

2. 构建不同绒毛性双胎妊娠风险预警评估体系 该体系围绕胎儿并发症的筛查(包括非整倍体筛查及超声筛查)、母体并发症的预测、胎盘植入相关疾病的诊断监测及双胎妊娠规范化监护几个方面进行风险评估。风险分级:黄色预警者为低风险,橙色或红色预警者均归属高风险。依据风险分级,动态评估、分类管理,采取相应干预与治疗措施。对辅助生殖双胎,母体方面应更为关注不孕原因相关因素、助孕技术类别及过程等。对于瘢痕子宫史,警惕合并剖宫产瘢痕妊娠、胎盘植入、子宫破裂风险。胎儿方面,依据2015 年中华医学会妇产科学分会产科学组发布的"双胎妊娠临床处理指南"进行管理。

(1)全面的病史采集:双胎孕妇自身、家庭背景、病史采集对于母体 - 胎盘 - 胎儿相关危险因素的评估提供重要参考价值。尤其对于辅助生殖助孕者,应从以下多角度识别高危因素:

1)父母不孕背景,尤其孕妇的社会生物学因素:高龄、孕妇身材(矮小、体重过轻、超重或肥胖)等。

2)助孕过程的各因素、各环节:不孕原因,对配子和早期胚胎的多种实验室干预措施,助孕历程(不孕年限、多次移植失败史),辅助生殖前及期间用药情况(促排卵方案、抗凝药物)等。

3)孕产史:不良孕产史,包括胚胎停育及胚胎染色体异常情况、生化妊娠及自然流产(早期或中期)、早产史及是否存在宫腔感染;前次妊娠并发症发生类别以及相应治疗情况及结局(子痫前期类型及结局、胎死宫内及原因、妊娠期糖尿病及胰岛素应用等);前次分娩方式及经过:重点是否为剖宫产、剖宫产指征、分娩母儿并发症(产后出血、感染等)。

4) 妇产科相关疾病及手术治疗情况:卵巢相关疾病及治疗史(卵巢肿瘤及治疗手术史、多囊卵巢综合征)、输卵管疾病及治疗情况、子宫方面(手术史、子宫肌瘤、子宫内膜、子宫腺肌症)、盆腔子宫内膜异位。尤其关注子宫手术操作史,如前次剖宫产、子宫肌瘤剔除史、宫腔操作史将直接影响本次妊娠母儿预后。

5) 内外科相关疾病:心血管系统及呼吸系统、消化系统、泌尿系统、血液系统、内分泌系统、免疫系统及性传播疾病等。

6) 遗传病家族史。

(2) 母体方面风险评估:应在妊娠早期开始围绕以下几方面进行风险评估,且应随妊娠进展,贯穿于整个围产期。

1) 瘢痕子宫的超声与磁共振评估:具体了解既往手术情况,针对性进行超声检查,视严重情况,制定超声监测的频率和内容。必要时,需结合磁共振全面评估子宫破裂风险性。①剖宫产史,注意胎囊与瘢痕位置关系,首要明确是否存在剖宫产术后子宫瘢痕妊娠(CSP)。②对于其他妇科手术如腹腔镜子宫肌瘤剔除术、经腹子宫肌瘤剔除术;宫腔镜手术等,超声评估子宫手术区域瘢痕的厚度、连续性及血流情况,判断是否存在肌层缺失或连续性中断等易发生破裂的危险因素。视手术高危因素及超声情况,评判风险度,拟定妊娠期超声监测频率及内容。

2) 母体并发症的预测:各并发症预测,均依据各种并发症的高危因素、相关症状、体征,辅助检查与检验结果等情况,综合评估预测风险。对于辅助生殖助孕者,尚需结合不孕原因、助孕技术类别及助孕过程等综合因素,用于妊娠并发症预测。

3) 母体合并症的多学科联合评估:针对不同合并症,请相关科室专家共同参与动态评估病情变化。

(3) 胎盘方面:胎盘植入是产科最为棘手的严重并发症。由于缺乏特异性的临床表现及体征,目前超声检查被公认为是胎盘植入诊断、胎盘植入类型及凶险程度预测的首选方法。只有在妊娠早期、中期及早诊断、预测严重程度,才能做到有的放矢地干预管理,将母婴风险降至最低。

1) 对于凶险性前置胎盘(既往有剖宫产史、本次妊娠为前置胎盘且胎盘覆盖到既往子宫切口处)或具有胎盘植入高危因素者,应在妊娠中期行超声检查明确是否存在胎盘植入。胎盘植入的诊断及凶险等级评估可依据北京大学第三医院设计且应用于国内多家医院的"产前超声检查预测胎盘植入评分表"。后续的诊疗可根据评分情况进一步分级管理、动态监测。

2) 磁共振检查:当胎盘位于子宫后壁或子宫角时,超声诊断困难,容易漏诊,可辅助磁共振检查明确诊断。

(4) 胎儿方面:

1) 超声随访:双胎妊娠早期超声筛查决定后续诊断与处理,规范化超声检查是双胎妊娠围产保健的重要保障。胎儿产前筛查及诊断、复杂性双胎早期识别及规范诊治、胎盘谱系疾病开展,前两者可参照2016年《国际妇产超声学会临床应用指南:双胎妊娠超声诊断规范解读》。

A. 妊娠早期:鉴于辅助生殖助孕双胎妊娠,早孕期行阴道超声排除异位妊娠,警惕复合妊娠。妊娠 11~14 周超声检查确定孕周、胎儿数目及发育情况以及绒毛膜性。胎儿颈后透明层厚度(nuchal translucency,NT)作为双胎产前筛查最重要的指标,NT 异常增厚是胎儿染色体非整倍体软指标之一。妊娠 11~14 周超声评估 2 个胎儿的 NT、冠 - 臀长(crown-rump length,CRL)、羊水量的差别,作为警惕 TTTS、sFGR 或 IUFD 发生的早期征象。

B. 胎儿结构筛查:妊娠中期(18~24 周)超声检查用于筛查胎儿解剖结构异常,同时提供胎儿染色体异常的超声"软指标"。对于双胎妊娠来说,结构畸形尤其是心脏畸形发生率高于单胎妊娠;双绒毛膜性双胎和单绒毛膜性双胎妊娠胎儿畸形的发生率分别为单胎妊娠的 2 倍和 3 倍。此外,任何 ART 技术都可能增加胎儿先天性结构异常的风险。因此,对于双胎妊娠尤其辅助生殖助孕者,应更为重视此阶段胎儿结构筛查情况。

C. 妊娠中晚期超声监测方案:依据不同绒毛膜性,超声监测的内容及频率也有所不同。

a. 双绒毛膜双胎：孕 28 周前，每 4 周 1 次；孕 28~34 周，每 3 周 1 次；孕 34 周后，每周 1 次。随访内容包括两胎儿生长发育、羊水、脐动脉血流多普勒检测等。

b. 单绒毛膜双胎：注意复杂性双胎早期识别及个体化监测诊治，可通过两个时期(妊娠 11~14 周及妊娠 16 周)超声监测窗口预测并识别复杂性双胎。妊娠 16 周超声主要评估胎儿生长发育是否一致、羊水量是否均等；注意每个胎儿脐带插入胎盘的位置和胎盘份额。异常的脐带插入和过小的胎盘份额往往提示单绒毛膜双胎容易发生 sFGR、IUFD 等。妊娠 16 周后至少每两周行超声检查，随访内容同双绒毛膜双羊膜囊双胎，但仍需警惕复杂性双胎发生。

2)非整倍体产前筛查与诊断：对于双胎妊娠，尚无最佳的非整倍体筛查方案。目前较为公认的筛查方案为妊娠早期双胎的 NT 联合鼻骨的筛查，不建议独立使用血清学筛查。无创产前筛查用于双胎筛查仍需更多研究数据。经 ICSI 获得的妊娠染色体畸变的风险增加，建议行产前诊断。

（三）风险分类与妊娠期干预管理

1. 子宫破裂风险

(1)高危因素：既往子宫破裂史、既往有子宫手术(剖宫产术，其他妇科手术如腹腔镜子宫肌瘤剔除术、经腹子宫肌瘤剔除术、宫腔镜手术等)、催产、引产、难产、孕妇高龄、多胎、多产等。目前在我国，瘢痕子宫再次妊娠者，此次通过辅助生殖受孕且为双胎妊娠，其发生子宫破裂的风险将进一步增加。

(2)评估与处理：一项对全国多中心(13 个省、直辖市的 21 家医院)在 2014 年 1 月 1 日~2015 年 12 月 31 日子宫破裂现状调查显示，子宫破裂共计发生 84 例，其中既往有剖宫产术史和既往有其他妇产科手术史是主要原因，占子宫破裂总数的 87% 左右。虽然目前尚无确切公认的风险评估标准，但对于子宫手术史双胎孕妇，详细了解既往手术相关因素、子宫瘢痕愈合情况等，全面评估双胎妊娠风险基础上瘢痕破裂的风险。

1)妊娠早期或中期：对于子宫破裂高风险者，与孕妇及家属充分沟通、交代破裂风险严重性等，建议妊娠早期选择性减胎，必要时终止妊娠。如拒绝减胎要求继续妊娠者，随妊娠进展，需通过超声评估子宫手术区域瘢痕的厚度、连续性及血流情况，判断是否存在肌层缺失或连续性中断等易发生破裂的危险因素。

2)妊娠中晚期监测：对风险较高者建议在妊娠 28 周后每 2~4 周动态监测子宫瘢痕的厚度、连续性及血流情况。必要时行核磁检查。此外，作为严重或极严重高危管理，妊娠期应严密监测伴子宫张力增加的妊娠并发症的发生，实施计划分娩。对于根据病史、妊娠并发症、超声检查等综合判断存在发生子宫破裂危险因素者，应高度重视其临床表现和体征，注意腹部局部疼痛的主诉及查体体征，关注胎心率异常。

3)妊娠中晚期终止妊娠：在临床不能完全除外子宫破裂，而估计胎儿已成熟或可存活时，应积极终止妊娠；如高度怀疑子宫破裂或已明确子宫破裂危及孕妇生命安全者，均启动产科快速救治团队，尽快备血、开放静脉通路下积极剖宫产终止妊娠。

2. 妊娠并发症高风险 按照妊娠并发病种分类，制订个体化围产保健监测管理计划。随妊娠进展，动态评估、严密监测，尽量做到"早识别、早诊断、早干预"。

3. 妊娠合并症 依据不同合并症，与相应学科联动共同管理。

4. 胎盘植入 对于瘢痕子宫(剖宫产史者)，如通过辅助生殖助孕双胎妊娠者，妊娠早期超声检查中应警惕宫内妊娠合并剖宫产术后子宫瘢痕妊娠(CSP)。如明确诊断，则可行瘢痕部位妊娠病灶穿刺抽吸减胎术等。如妊娠早期未明确诊断继续妊娠至中晚期，则发生胎盘植入风险。对于明确胎盘植入，依据植入评分评估凶险等级，及时转诊；妊娠期及围手术期管理依据"中华医学会妇产科学分会产科学组编写的胎盘植入诊治指南(2015)"进行。

5. 胎儿异常

(1)胎儿染色体或结构异常：依据异常程度酌情选择性减胎或终止妊娠。双绒毛膜双羊膜囊双胎与单绒毛膜双羊膜囊双胎减胎方式及减胎术后的监测有明显区别。此外，对于母体凝血功能及存活儿生长发育的监测尤为重要。

(2)生长发育受限：对于双绒毛膜双羊膜囊双胎两胎儿生长不一致，首先明确原因：在产前诊断中心进行详细的胎儿结构筛查以及胎儿遗传学检查的必要性；其次，通过严密监测生长受限儿宫内情况(超声脐动脉多普勒频谱、羊水指数、胎心监护、胎动等)。如以上指标存在异常,综合考虑胎儿估测体质量、孕周、母体情况等因素,选择适宜的分娩时机。对于 sFGR,按照复杂性双胎诊治指南进行。

(3)胎儿窘迫:一胎儿或者两胎儿发生在妊娠晚期的胎动异常、胎心监护异常等多为慢性胎儿窘迫。首先明确原因:多与胎盘功能、母体合并症或并发症有关。其次针对原因,如妊娠并发症特点及严重程度,结合孕周、胎儿成熟度及胎儿缺氧程度综合判断,拟定处理方案。

6. 复杂性双胎妊娠　具体诊治策略参照本书后面章节。

(四)围产期(手术期)计划及管理

遵循围产期全程一体化管理,门诊围产保健的高年资产科专家或胎儿医学医师负责围产期管理。依据是否存在妊娠并发症及严重程度、妊娠合并症是否病情难以控制、胎盘植入等风险以及孕妇自身状况、胎儿宫内情况(孕周、生长发育情况、潜在风险)等多种因素决定分娩时机、分娩方式。视分娩前不同风险因素和分娩并发症发生可能性、分娩孕周等请新生儿科、麻醉科等相关科室共同参与拟定详尽分娩预案。

1. 分娩前评估、准备　对母胎情况全面评估讨论,相关物品与人员配备,产科和新生儿科与孕妇及其家属充分沟通与风险告知等。

2. 分娩期管理　剖宫产或阴道分娩过程中孕妇需重点监测指标及防范并发症的措施、负责双胎新生儿窒息复苏的人员及设备、紧急剖宫产手术预案等。

3. 分娩后管理　胎盘检查确认绒毛膜性,尤其对于复杂性双胎胎盘的详细检查;母体重点监测指标及治疗策略;双胎新生儿状况严密监测、并发症的早期识别与防范等。

综上,双胎妊娠围产期管理需要全面综合动态评估,尽量做到"早识别、早诊断、早干预"(表 2-2-1)。对辅助生殖双胎孕妇,遵循以上管理流程基础上,更应该逐层揭开"辅助生殖技术本身及其潜在风险因素"层层面纱,进行综合母体、胎儿、绒毛膜性等多角度、全方位、个体化的围产保健。对于双胎妊娠尤其辅助生殖助孕者,围产保健任重道远,亟待需要以下几方面加强:①围产医学应与生殖医学紧密衔接:从受孕-妊娠早期多个阶段建立防控医源性多胎技术体系;②多学科共同参与,提高围产保健质量:如内分泌、心内科、妇科、核磁、遗传学、精神心理科等各学科发挥专长,共同管理;③预防与治疗并重,及早识别高危因素;④临床与科研并行:开展切实可行的前瞻性队列研究,从辅助生殖实施前、实施中和围产期以及新生儿及婴儿期进行跟踪长期随访监测,为双胎妊娠母婴的健康管理和诊疗干预提供循证医学证据;为辅助生殖技术改善、降低此部分人群的母婴并发症、子代近远期健康提供精准、可靠的临床依据。

表 2-2-1　双胎妊娠围产期管理流程

双胎妊娠孕妇风险预警与分级管理	
风险预警初筛 《孕产妇妊娠风险评估分类表》进行妊娠风险评估	
医疗机构分级管理	
• **黄色或橙色预警** 二级及以上医疗保健机构或 二级以上综合性医疗机构	• **橙色和红色预警** 三级综合性医疗机构
• **单绒毛膜双胎和 / 或有严重妊娠合并症且病情难以控制者为红色预警** ↓ 有胎儿医学诊断和处理能力的三级综合医院 双胎妊娠规范化诊疗和全程管理制度	
1. **构建不同绒毛膜性双胎风险预警评估体系**	1. 多角度:母体 - 胎盘 - 胎儿 2. 多因素、多方面 3. 多手段:超声、核磁、多学科会诊等综合评估

续表

双胎妊娠孕妇风险预警与分级管理	
2. 风险分类与妊娠期干预管理	1. 子宫破裂:①选择性减胎;②终止妊娠;③严密监测下继续妊娠 2. 妊娠并发症高风险:按照妊娠并发症病种分类,实施个体化围产保健监测管理 3. 妊娠合并症:多学科联动共同评估,动态监测管理 4. 胎盘植入:①宫内妊娠合并剖宫产术后子宫瘢痕妊娠,行瘢痕部位病灶减胎术或终止妊娠;②妊娠中晚期诊断与监测处理,按照胎盘植入诊治指南进行监测管理 5. 复杂性双胎:遵循"双胎妊娠临床处理指南"中复杂性双胎妊娠的管理 6. 胎儿异常:主要为胎儿染色体或结构异常、生长发育受限、胎儿窘迫;结合严重程度及孕周决定处理方式
3. 围产期计划及管理	1. 分娩前评估、准备 2. 分娩期管理 3. 分娩后管理

七、参考病例

患者王某,32 岁。

主诉:停经 39 周,瘢痕子宫(右侧宫角修补术后)要求终止妊娠。

现病史:患者平素月经规律,5/28 天。末次月经 2019 年 04 月 11 日,预产期为 2020 年 01 月 18 日。因"输卵管因素"于 2019-04-26 行 IVF-ET 移植鲜胚 2 枚,均存活,移植后 14 天查血 HCG 阳性。停经 6 周于笔者医院产科建档,停经 7^{+5} 周。B 超提示宫内孕双胎(双绒毛膜双羊膜囊)。复习病史,患者 3 年前因右侧输卵管间质部妊娠行腹腔镜下右侧输卵管切除 + 右侧宫角修补术。详细了解既往手术记录并向患者及家属告知,既往子宫角手术,此次妊娠子宫破裂风险大,而双胎妊娠明显增加子宫破裂风险,建议行减胎术。患者及家属充分了解相关风险,要求减胎术。于停经 13 周行经腹部氯化钾减胎术。手术顺利。停经 18 周行羊水穿刺产前诊断,FISH 及胎儿染色体核型均未见异常。孕 24^+ 周行 OGTT,结果分别为 5.6、9.2、7.3mmol/L,诊断为妊娠期糖尿病,饮食运动控制血糖可。现宫内孕 39 周,无腹痛,无阴道出血及排液,自数胎动好。因"瘢痕子宫(右侧宫角修补术后)"为终止妊娠收住入院。孕期体重增加 18kg。

既往史:2017 年因右侧输卵管间质部妊娠行腹腔镜探查 + 右侧输卵管切除 + 宫角修补术。否认高血压、心脏病史,否认糖尿病、脑血管疾病、精神疾病史;否认手术史,否认外伤、输血史,否认食物、药物过敏史。

婚育史:G_1P_0,2017 年因右侧输卵管间质部妊娠行腹腔镜探查 + 右侧输卵管切除 + 宫角修补术。手术记录详见补充资料。

查体:T 36.8℃,P 88 次 /min,BP 124/76mmHg,R 18 次 /min。神清语明,无贫血貌。心肺听诊未闻及异常,腹软,无压痛,无宫缩。产科查体:宫高 33cm,腹围 102cm,胎心率 140 次 /min;胎心监护:NST 反应型。消毒内诊:外阴发育正常,阴道畅,宫颈质中,居中,消 50%,宫口未开。骨及软产道未见明显异常。

辅助检查:产科彩色超声(入院当日):胎儿头位,双顶径 9.12cm,头围 32.07cm,腹围 32.27cm,股骨长 7.2cm,羊水指数 9.8cm,脐动脉 S/D 2.10,胎盘后壁。

入院诊断:①宫内孕 39 周,G_2P_0,头位;②双胎妊娠(双胎之一减胎术后);③瘢痕子宫(右侧宫角修补术后);④妊娠期糖尿病;⑤腹腔镜下右侧输卵管间质部妊娠术后。

治疗:孕妇于妊娠 39^{+1} 周因瘢痕子宫(右侧宫角修补术后)行剖宫产。术中见:子宫下段形成好,羊水清,量中,以 LOA 位娩出壹活婴,Apgar 评分均 10 分。胎盘胎膜自然娩出。右侧卵巢及右侧宫角与周围组织粘连致密,右侧宫角部可见瘢痕。

补充资料:本患者 2017 年因右侧输卵管间质部妊娠的诊治经过。

患者因"停经 57 天,阴道少量出血 1 天"于 2017 年 3 月 28 日入院。患者平素月经规律,5/28 天。末次月经 2017 年 2 月 2 日。停经 30 天自测尿 HCG 阳性,无明显恶心、呕吐早孕反应。停经 57 天,阴道少量出血,无腹痛,无头晕、心慌、肛门坠胀,急诊就诊。超声提示右附件区包块,输卵管间质部妊娠不除外。于当日收入院。既往史、个人史、月经婚育史及家族史均无特殊。

入院查体:生命体征平稳,腹软,无压痛、反跳痛及肌紧张;专科查体无阳性体征。

辅助检查:术前本院超声:子宫前位,宫颈长 2.5cm,子宫体 4.4cm×4.4cm×4.1cm,内膜厚 1.0cm,右侧卵巢大小 3.2cm×2.1cm,其上方探及边界清的低回声 3.7cm×3.3cm,内可探及中强回声 3.4cm×2.8cm,其内可探及无回声 1.3cm×1.0cm,周边血流信号较丰富,包块与右侧宫角关系密切。左侧卵巢大小 3.2cm×1.6cm,直肠子宫陷凹探及无回声,深约 3.0cm。超声诊断:右附件区包块 - 宫外孕可能,间质部妊娠不除外,盆腔积液(图 2-2-1、2-2-2)。

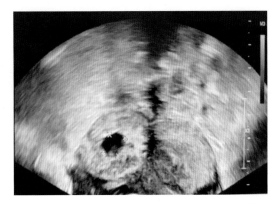 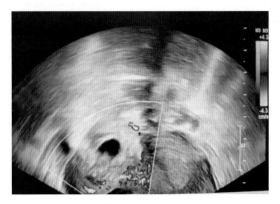

图 2-2-1　右侧输卵管间质部妊娠二维超声图像　　　图 2-2-2　右侧输卵管间质部妊娠彩色多普勒超声图像

治疗经过:考虑异位妊娠,入院当日急诊行腹腔镜探查,术中见子宫前位,正常大小、活动可,右侧输卵管间质部膨大直径约 4cm,表面呈紫蓝色,右侧卵巢未见异常;左侧卵巢输卵管未见异常。遂行右侧输卵管间质部切开取胚缝合并行右侧输卵管切除 + 宫角修补术。术后抗生素预防感染。术后 2 天,恢复可。予以出院。术后监测血 HCG 至正常。

(杨 静　赵扬玉)

参 考 文 献

1. Luke, Barbara, Brown, et al. Factors associated with monozygosity in assisted reproductive technology pregnancies and the risk of recurrence using linked cycles. Fertil Steril, 2014, 101 (3): 683-689.

2. Hviid, K, et al. Determinants of monozygotic twinning in ART: a systematic review and a meta-analysis. Hum Reprod Update, 2018, 24 (4): 468-483.

3. 胡琳莉,黄国宁,孙海翔,等 . 多胎妊娠减胎术操作规范 (2016). 生殖医学杂志 , 2017, 26 (03): 193-198.

4. 孙贻娟,黄国宁,孙海翔,等 . 关于胚胎移植数目的中国专家共识 . 生殖医学杂志 , 2018, 27 (10): 940-945.

5. 舒黎,张园,王菁 ,等 . 体外受精 / 卵胞质内单精子显微注射双卵双胎减胎后妊娠结局的病例对照研究 . 中华生殖与避孕杂志 , 2017, 37 (09): 743-745.

6. 李满超,艾细雄,梁晓燕 . IVF-ET 后双绒毛膜双羊膜囊双胎妊娠经腹部减胎术后的妊娠结局分析 . 国际生殖健康 / 计划生育杂志 , 2018, 37 (01): 54-56.

7. Silva SG, Silveira MF, Bertoldi AD, et al. Maternal and child-health outcomes in pregnancies following Assisted Reproductive Technology (ART): a prospective cohort study. BMC Pregnancy Childbirth, 2020, 20 (1): 106.

8. van Beijsterveldt C, Bartels M, Boomsma D I. Comparison of naturally conceived and IVF-DZ twins in the Netherlands Twin Registry: a developmental study. J Pregnancy, 2011: 517614

9. 李善玲,王谢桐,李红燕,等 . 对三胎妊娠孕妇实施减胎术后双胎或单胎的妊娠结局及流产发生风险的分析 . 中华妇产科杂志 , 2015 (4).

10. Martin A S, Monsour M, Kissin D M, et al. Trends in severe maternal morbidity after assisted reproductive technology in the

United States, 2008-2012. Obstetrics & Gynecology, 2016, 127 (1): 59-66.

11. Wei D, Liu JY, Sun Y, et al. Frozen versus fresh single blastocyst transfer in ovulatory women: a multicentre, randomised controlled trial. Lancet. 2019; 393 (10178): 1310-1318.

12. Shi Y, Sun Y, Hao C, et al. Transfer of Fresh versus Frozen Embryos in Ovulatory Women. N Engl J Med, 2018, 378 (2): 126-136.

13. Chen ZJ, Shi Y, Sun Y, et al. Fresh versus frozen embryos for infertility in the polycystic ovary syndrome. N Engl J Med, 2016, 375 (6): 523-533.

第三章

孕期管理

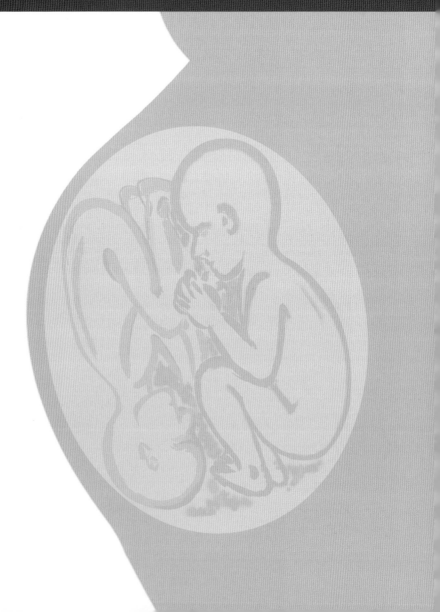

双胎妊娠时母体的妊娠期生理改变较单胎妊娠时更为明显。除了巨大儿和过期妊娠,几乎每种产科并发症在双胎妊娠中都更为常见,临床表现也更为严重。双胎妊娠的围产儿风险也明显增高。因此,双胎妊娠应按照高危妊娠进行管理。与单胎妊娠的孕期管理相比,双胎妊娠需要进行更多次的产前检查和超声监测。当出现并发症时,双胎妊娠的孕期管理将变得更为复杂。

第一节 双胎妊娠孕期保健

关键点

1. 双胎妊娠的诊断依靠超声,妊娠早期确定绒毛膜性对双胎的孕期管理至关重要。
2. 双胎妊娠的产科并发症及围产儿死亡率、发病率明显升高,应按照高危妊娠进行管理。
3. 双胎妊娠的孕期保健计划应根据绒毛膜性制定。与双绒毛膜双羊膜囊相比,单绒毛膜双羊膜囊双胎的产前检查更频繁,且需要产科医师与超声医师的密切合作。

双胎妊娠时,几乎所有潜在妊娠并发症的发病率都高于单胎妊娠(除外过期妊娠和巨大儿),其中风险最高的为自发性早产。自发性早产是导致双胎围产儿死亡率升高以及短期和长期并发症增加的主要原因。胎儿生长受限及胎儿发育畸形也是导致双胎妊娠出现不良结局的主要原因。此外,双胎妊娠存在的一些特有并发症,如双胎输血综合征、选择性生长受限等,可导致严重的围产儿并发症,甚至死亡。因此,双胎妊娠的孕期保健明显不同于单胎。这种不同不仅仅表现在产前检查和超声监测次数的增加。当出现某些并发症时,需要经验丰富的临床医师根据具体情况制定个体化的产前管理策略,这将是一项极大的挑战。本节将对双胎妊娠的常规孕期保健进行阐述,针对复杂性双胎妊娠的具体产前管理将在相应章节进行阐述。

一、双胎妊娠的诊断

双胎家族史、既往分娩双胎史、使用诱导排卵药物、体外受精等病史可为双胎妊娠的诊断提供线索。体格检查中测量子宫大于相应孕周、晚期腹部触诊到多个胎头也提示我们双胎妊娠可能。但是,总体来说,仅仅依靠病史及临床检查诊断双胎妊娠是很困难的。产前超声对双胎妊娠的早期诊断至关重要。在常规实施产前超声检查之前,很多双胎妊娠直至妊娠晚期甚至分娩时才得到明确诊断。

超声检查是确诊双胎妊娠唯一安全、可靠的方法。从末次月经第一天算起,妊娠5周经阴道超声就能识别单独的孕囊及单独的卵黄囊。在妊娠第6周可以看到胚胎的心脏搏动。超声检查时应该在两个垂直的平面上分别辨别每个胎儿的头部,避免将一个胎儿的横断面误认为另一个胎儿的头部。最理想的状态应该是在一个超声平面中同时显示两个胎儿的头部或者腹部,从而避免将同一个胎儿重复扫描两次而将单胎错误判断为双胎。此外,绒毛膜下积血、积液或者形态显著的卵黄囊不可与双胎妊娠混淆。另外一个可能与双胎妊娠混淆的单胎妊娠是在双角子宫或者双子宫内单独出现假孕囊。超声医师需要仔细检查整个宫腔,避免出现双胎妊娠的漏诊或者误诊。

(一)确定孕龄

双胎妊娠在早孕期进行超声检查时,应通过测量胎儿冠 - 臀长确定孕龄。CRL 为 45~84mm 时确定孕龄相对准确。早孕期双胎儿大小通常相差不大。如果早孕期双胎儿大小存在差异,建议根据较大胎儿的大小来确定孕龄,以减少妊娠后期漏诊胎儿生长受限的可能性。辅助生殖技术后的双胎妊娠通过取卵日或胚胎移植日确定孕龄。如果孕妇首次超声检查为妊娠14周之后,则利用双胎中较大的头围值来进行推算。

(二)绒毛膜性及羊膜性的判定

在妊娠早期准确判定双胎妊娠的绒毛膜性及羊膜性对孕期管理至关重要。所有的双胎妊娠必须在超声诊断时进一步区分绒毛膜性。

1. 妊娠早期判定绒毛膜性及羊膜性　在妊娠早期确定绒毛膜性最为简单可靠。双胎绒毛膜性及羊膜性的判定应在妊娠 14 周之前进行,判定的同时应该保存相关的超声图像。

在妊娠 6~10 周,计数孕囊的数量和评估分隔羊膜的厚度是确定绒毛膜性的最可靠的方法,准确率几乎为 100%。双绒毛膜双羊膜囊双胎(dichorionic diamniotic twins,DCDA)的超声特征是:两个独立的孕囊,每个孕囊内各有一个胚胎,且羊膜囊间隔较厚(图 3-1-1)。单绒毛膜双羊膜囊双胎(monochorionic diamniotic twins,MCDA)的超声特征是:仅有一个孕囊,两个胚胎位于不同的羊膜腔,羊膜囊间隔较薄(图 3-1-2)。单绒毛膜单羊膜囊双胎(monochorionic monoamniotic twins,MCMA)的超声特征是:仅有一个孕囊,不存在羊膜隔,一个羊膜腔包含 2 个胚胎。由于 MCDA 和 MCMA 双胎的结局截然不同,因此仔细鉴别羊膜隔是否存在非常重要。对于羊膜隔缺失的鉴别具有技术挑战性,可通过脐带缠绕(采用彩色或脉冲多普勒识别到两种不同的心率)或短期超声检查随访来确认。卵黄囊数量可以协助判定羊膜囊性,但不是绝对准确的指标。建议将 MCMA 双胎妊娠转诊至三级胎儿医学中心(表 3-1-1)。

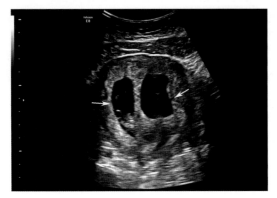

图 3-1-1　双绒毛膜双羊膜囊双胎
可见两个独立的孕囊

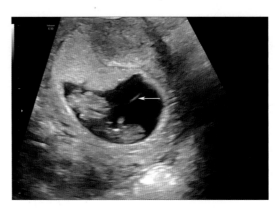

图 3-1-2　单绒毛膜双羊膜囊双胎
仅见一个孕囊,可见羊膜囊间隔

表 3-1-1　妊娠 6~10 周绒毛膜性和羊膜性的判定

绒毛膜及羊膜性	孕囊 / 个	羊膜腔 / 个
双绒毛膜双羊膜囊双胎(DCDA)	2	2(羊膜间隔厚)
单绒毛膜双羊膜囊双胎(MCDA)	1	2(羊膜间隔薄)
单绒毛膜单羊膜囊双胎(MCMA)	1	1

妊娠 10~14 周,超声评估双胎间羊膜的底蜕膜处,检查“λ”征(或双胎峰)、“T”征或隔膜厚度,评估胎盘的数量,这些都是判断绒毛膜性的可靠依据。在判定绒毛膜性时,建议联合使用多个超声特征而不是某一个特征。此妊娠孕周评估绒毛膜性的准确性为 99.8%。“λ”征或双胎峰指的是胎盘组织融合处延伸超过绒毛膜面,在羊膜间隔层之间形成的三角形突起结构(图 3-1-3)。这一结构仅存在于双绒毛膜妊娠,因此当超声发现“λ”征或双胎峰时,则提示双绒毛膜双胎。“T”征是指由两层羊膜构成较薄的双胎间隔膜与胎盘呈 90° 角(图 3-1-4)。当双胎间隔膜呈“T”征,则提示单绒毛膜双胎。双绒毛膜双胎的羊膜间隔由双绒毛膜 / 双羊膜共 4 层膜构成,即绒毛膜和羊膜各 2 层;而单绒毛膜 / 双羊膜囊妊娠时,其双胎间隔膜仅由 2 层羊膜构成,因此双绒毛膜双羊膜囊双胎的羊膜间隔比单绒毛膜双羊膜囊双胎厚。但目前厚膜与薄膜间临界值的问题尚未达成一致,准确性不佳。此外,当超声评估为 2 个胎盘时,为 DCDA 双胎的可能性大。

2. 中孕期及之后判定绒毛膜性及羊膜性　妊娠 14 周后,仍采用上述方法判断绒毛膜性。但未见双胎峰不能排除双绒毛膜双胎。因为随着双胎间隔膜变薄、“λ”征消失、胎盘融合,确定绒毛膜性和羊膜性的准确度降低,需要使用多种方法来进行评估。如果双胎儿性别不一致,则判定为 DCDA 双胎。如果为独立的两个胎盘,也说明为 DCDA 双胎可能。

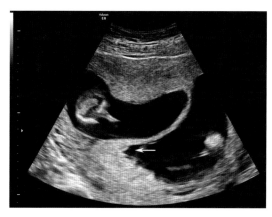

图 3-1-3　"λ"征

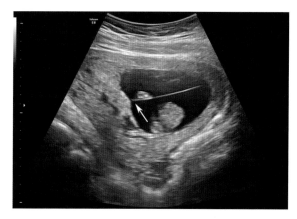

图 3-1-4　"T"征

3. 无法判定绒毛膜性　如果在当地医院无法明确绒毛膜性,应转诊至三级胎儿医学中心明确诊断。如果三级胎儿医学中心仍无法明确绒毛膜性,则按照单绒毛膜双胎处理。

（三）双胎的标记

对双胎儿进行标记十分重要。这涉及对双胎进行产前管理时能准确区分两个胎儿,从而使整个孕期保健中对胎儿的生长发育评估能够准确针对同一胎儿。同样,在产前诊断、宫内干预及处理新生儿时,双胎标记能使得这些措施可以准确针对某个胎儿。双胎的超声标记应遵循可靠及持续的策略。根据胎儿的位置进行双胎标注是一种常用的方法,但这种方法可能会发生双胎位置改变。因此,除了标注胎儿位置以外,还应结合每一胎儿的特征,比如性别、脐带插入胎盘的位置、胎盘附着位置等,以提高标记的准确性。双胎的标记应在孕妇的产检记录中准确描述。

（四）早期超声检查的其他重要信息

除了确定孕龄、绒毛膜性的判定及进行双胎标记以外,针对双胎的早期超声检查还可以检测出与不良妊娠结局有关的其他异常情况。如重大胎儿畸形、CRL 不一致[与非整倍体异常、双胎输血综合征(TTTS)相关]和颈项透明层厚度增加[与非整倍体异常、先天性畸形和双胎输血综合征(TTTS)相关]。具体信息将在相关章节阐述。

二、双胎妊娠的常规孕期保健

因为双胎妊娠的母体生理变化较单胎更为明显,产科并发症的发生率较单胎升高,围产儿死亡率及发病率也明显升高。因此对双胎妊娠应按照高危妊娠进行管理,在妊娠期应加强对母胎状态的监测。

（一）双胎妊娠的孕期母体监测

因产科并发症发生率升高,因此双胎妊娠中针对母体的孕期监护频率将增加。目前针对双胎母体监测,仅有频率上的增加。在有更多循证医学证据之前,双胎妊娠孕期针对母体的检查项目与单胎妊娠相同。针对妊娠期糖尿病、妊娠期肝内胆汁淤积症、妊娠合并 B 族链球菌感染等筛查项目的孕周及筛查方法也与单胎妊娠相同。

由于生理需求增高,双胎妊娠的妇女对热量较单胎妊娠孕妇高出 10%。为了满足较高的能量,双胎妊娠孕期所需要的热量和体重增加较单胎妊娠是增高的。双胎孕妇总体重的增加和体重增加的时间对优化胎儿出生体重及改善围产结局十分重要。Luck 等研究显示,双胎妊娠孕妇在妊娠 28 周前体重增加情况对胎儿出生体重的影响可达 80%。因此建议双胎孕妇在妊娠 20 周前增加的体重为单胎妊娠的 2 倍,妊娠 20~28 周的体重增加比单胎妊娠高 50%,妊娠 28~38 周的体重增加比单胎妊娠高 25%。双胎妊娠早期的体重增加可以改善母体的营养储备,为妊娠后期胎儿需求量升高作好准备。适宜的体重增加及营养储备可能可以更好地促进胎盘的生长发育。2009 年,美国医学研究院(Institute of Medicine,IOM)根据 Luke 等发表的数据,对 BMI 类别做出调整,并推荐了双胎妊娠孕妇孕期体重增加的指南。随后的一系列研究发现达到该推荐体重增加标准的孕妇妊娠结局有所改善,新生儿出生体重更高,分娩孕周更晚,自发性早产和总体早产率均降低。但 IOM 指南未列出孕前体重过低的双胎妊娠孕妇的体重增加标准。双胎妊娠基于 BMI 的增重标准见表 3-1-2(结合 Luke 发表数据及 IOM 指南)。

表 3-1-2	基于 BMI 的双胎孕妇体重增加推荐		
孕前 BMI		BMI/kg·m^{-2} WHO 标准	孕期体重增加 /kg
低体重		<18.5	23.0~28.0
正常体重		18.5~24.9	18.0~25.0
超重		25~29.9	14.0~23.0
肥胖		≥30.0	11.0~19.0

由于生理需求增高,双胎妊娠的妇女对热量、蛋白质、维生素、矿物质和必需脂肪酸的需要量较单胎妊娠更多(见第三章第三节)。

双胎妊娠时母体的血流动力学改变与单胎妊娠相比更为明显。双胎妊娠血容量较单胎多增加 500ml。虽然双胎妊娠时,母体的红细胞总数也有所增加,但总体比例减少。由于母体血容量显著增加,且母体对铁和叶酸的需要量额外增加,双胎妊娠更容易发生母体贫血(见第三章第四节)。

双胎妊娠时发生围产期并发症和死亡的最主要原因是自发性早产。双胎的孕期保健应根据每一个孕妇进行个体化的早产风险评估(见第五章第四节)。

(二) 双胎妊娠的胎儿结构异常筛查

双卵双胎的先天畸形发生率与单胎相同。单卵双胎妊娠的先天畸形发生率是单胎的 3~5 倍,并且单绒毛膜单卵双胎较双绒毛膜单卵双胎高。双胎并不会倾向于发生某种特定的先天畸形,但先天性心脏病更常见于单绒毛膜双胎,尤其是患双胎输血综合征(TTTS)的双胎中。双胎在早期妊娠的超声检查中应开始评估胎儿是否存在重大畸形。推荐在妊娠 18~22 周进行胎儿超声结构筛查。有条件的医院可进行系统产前超声检查及胎儿心脏超声检查。双胎妊娠的结构畸形筛查内容与单胎相同,但由于双胎位置影响,筛查更加困难(见第十章)。

(三) 双胎妊娠的产前筛查

双胎妊娠中染色体异常的风险明显升高。双胎儿均能对母体血清中指标的浓度产生影响,且多胎妊娠时早期丢失胚胎也可影响指标水平。双胎儿中各胎儿所产生的细胞游离 DNA 的量都低于单胎妊娠,且两个胎儿所产生的量可能差异很大。因此,与单胎相比,双胎妊娠的产前筛查及对结果的解读难度更大(见第四章第一节)。

(四) 双胎妊娠的孕期胎儿监测

1. 双胎生长发育的评估　双胎妊娠时,对胎儿生长的评估非常重要。因为与单胎妊娠相比,生长受限和早产是双胎妊娠时围产儿并发症发生率和死亡率增高的主要原因。对双胎妊娠进行胎儿生长发育评估可及时发现双胎生长不一致、选择性胎儿生长受限等并发症并给予及时处理。

针对双胎妊娠胎儿在妊娠早期和中期,双胎的生长速度与单胎相比没有显著差异。妊娠 30~32 周开始,在没有合并症的情况下,双胎妊娠的生长速度慢于单胎妊娠。虽然超声并不是评估胎儿体重的理想手段,但它是目前唯一能评估双胎妊娠中每一个胎儿生长的方法。

目前有研究者专门针对双胎绘制了生长曲线,但其作用有限,因为这个曲线是基于小样本人群得出,且没有考虑双胎的绒毛膜性及结局。适用于双胎胎儿体重的专用超声计算公式也已有报道,但尚未证实这些公式优于目前常用的标准单胎公式。因此,目前各指南建议使用正常的单胎的生长曲线来代替双胎,同时参考多个生物测量参数。表 3-1-3 及表 3-1-4 分别为双绒毛膜双胎和单绒毛膜双胎的出生体重百分数(表格数据均来自 Alexander G R)。

表 3-1-3　双绒毛膜双胎的出生体重百分数

孕周 / 周	胎儿体重百分数 /g				
	5th	10th	50th	90th	95th
23	477	513	632	757	801
24	538	578	712	853	903
25	606	652	803	962	1 018
26	684	735	906	1 085	1 148
27	771	829	1 021	1 223	1 294
28	870	935	1 152	1 379	1 459
29	980	1 054	1 298	1 554	1 645
30	1 102	1 186	1 460	1 748	1 850
31	1 235	1 328	1 635	1 958	2 072
32	1 374	1 477	1 819	2 179	2 306
33	1 515	1 630	2 007	2 403	2 543
34	1 653	1 778	2 190	2 622	2 775
35	1 781	1 916	2 359	2 825	2 989
36	1 892	2 035	2 506	3 001	3 176
37	1 989	2 139	2 634	3 155	3 339
38	2 079	2 236	2 753	3 297	3 489
39	2 167	2 331	2 870	3 437	3 637
40	2 258	2 428	2 990	3 581	3 790
41	2 352	2 530	3 115	3 731	3 948

表 3-1-4　单绒毛膜双胎的出生体重百分数

孕周 / 周	胎儿体重百分数 /g				
	5th	10th	50th	90th	95th
23	392	431	533	648	683
24	456	501	620	753	794
25	530	582	720	875	922
26	615	676	836	1 017	1 072
27	713	784	970	1 178	1 242
28	823	904	1 119	1 360	1 433
29	944	1 037	1 282	1 559	1 643
30	1 072	1 178	1 457	1 771	1 867
31	1 204	1 323	1 637	1 990	2 097
32	1 335	1 467	1 814	2 205	2 325
33	1 457	1 601	1 980	2 407	2 537
34	1 562	1 716	2 123	2 580	2 720
35	1 646	1 808	2 237	2 719	2 866
36	1 728	1 899	2 349	2 855	3 009
37	1 831	2 012	2 489	3 025	3 189
38	1 957	2 150	2 660	3 233	3 408
39	2 100	2 307	2 854	3 469	3 657
40	2 255	2 478	3 065	3 726	3 927
41	2 422	2 661	3 292	4 001	4 217

双胎生长应通过连续超声检查进行监测。尽管超声准确识别双胎生长异常和不良围产期的能力有限。但根据宫高测定确定双胎妊娠是否存在生长异常方面并不敏感。如果超声监测发现双胎生长不一致或其中任何一胎生长受限,应该同单胎妊娠一样进行更严密的胎儿监测。

2. 双胎宫内状况评估　双胎妊娠的胎盘功能不全,选择性胎儿生长受限和死胎的发生风险增加,因此需要定期对双胎进行宫内状况的评估。

无应激试验(non-stress test,NST)和胎儿生物物理评分(biophysical profile,BPP)都是单胎妊娠中常用的评估胎儿宫内状况的方法。回顾性研究表明,NST 和 BPP 均可有效监测双胎妊娠的宫内状态,且判定方法与单胎相同。但是目前所有的监测方案都是基于专家意见,并无前瞻性数据支持。在临床应用中应注意,必须对每个胎儿分别进行仔细的评估。

单胎妊娠中,多普勒超声评价血管阻力等方法可作为评估胎儿宫内健康状况的一种方法。双胎的多普勒参考值与单胎一致,因此可以将多普勒超声测定用于监测双胎宫内状况。然而,与单胎妊娠一样,将多普勒超声应用于双胎妊娠仍存在争议。

3. 羊水量的测定　对于双羊膜囊双胎,羊水量的测定是总体评估的重要部分。测量羊水量的最好的方法技术尚不确定。对于双胎妊娠,在监测每个胎儿羊水量情况时,应测量每个羊膜囊的最大羊水深度。

三、基于绒毛膜性的产前管理

绒毛膜性是影响妊娠结局的主要决定因素,也是制订妊娠期产前管理计划的关键。与双绒毛膜双胎相比,单绒毛膜双胎需要更加密切的产前监测,才能早期发现其特有的并发症,如双胎输血综合征。本章节主要介绍无合并症的双胎妊娠的产前管理,对于有合并症的双胎妊娠的管理,详见相关章节。

(一)双绒毛膜双羊膜囊双胎

双绒毛膜双羊膜囊双胎(DCDA)应按照高危妊娠进行管理,因此与单胎妊娠相比需要进行更多次的产前检查和超声监测。与单绒毛膜双羊膜囊双胎(MCDA)相比,DCDA 双胎的产前管理相对更为简单,因为没有必要监测有无双胎输血综合征和双胎贫血 - 红细胞增多序列征等特有并发症。

1. 早孕期　进行第一次产检时,应行超声检查(确定胎儿数量、确定孕周、判断绒毛膜性、进行双胎标记等)。应进行胎儿非整倍体疾病的初步检查。评估孕妇营养状态、血红蛋白,根据 BMI 制定特有的体重增加目标。同时告知妊娠风险、可能结局及孕期处理。

2. 中孕期　建议 DCDA 双胎在妊娠中期,至少每月进行一次产前检查。产前检查内容应包括母体状况监测、早产监测、随访体重增加情况及超声评估(包括:胎儿生长发育、胎儿血流多普勒超声检测和羊水量测量)。

3. 晚孕期　由于 DCDA 双胎的妊娠期并发症发生率高于单胎妊娠,建议在妊娠晚期适当增加产前检查次数。建议妊娠晚期酌情增加对胎儿的超声评估次数,至少每月一次,便于进一步发现双胎生长发育可能存在的差异,并准确评估胎儿宫内健康状况。从妊娠 32~34 周开始每周一次常规进行 NST 或 BPP 以评估胎儿宫内状况。无并发症及合并症的 DCDA 双胎可期待至 38 周时再考虑分娩。表 3-1-5 为无合并症的 DCDA 双胎妊娠的孕期保健速查表。对于有合并症的双绒毛膜双胎妊娠应根据疾病的具体情况及严重性,超声监测及产前监测应该更早开始且更为频繁。

表 3-1-5　DCDA 的孕期保健速查表

内容	6~13^{+6} 周	16 周	20 周
常规保健内容	1. 建立孕期保健手册 2. 确定孕周、推算预产期 3. 评估孕期高危因素 4. 血压、体重与体重指数 5. 妇科检查 6. 胎心率(妊娠 12 周左右)	1. 分析首次产前检查的结果 2. 血压、体重 3. 宫底高度、腹围 4. 胎心率	1. 血压、体重 2. 宫底高度、腹围 3. 胎心率

续表

内容	6~13^{+6}周		16周	20周
必查项目	**常规项目：** 1. 血常规 2. 尿常规 3. 血型（ABO和Rh） 4. 空腹血糖 5. 肝功和肾功 6. 乙型肝炎表面抗原 7. 梅毒螺旋体 8. HIV筛查	**双胎特殊项目：** 1. 确定胎儿数量 2. 确定是否存活 3. 核实孕周 4. 确定绒毛膜性 5. 早孕期非整倍体筛查 6. 进行双胎标记 7. 必要时转诊		1. 胎儿系统超声筛查（18~24周） 2. 血常规 3. 尿常规
备查项目	1. HCV筛查 2. 抗D滴度（Rh阴性者） 3. 75g OGTT 4. 地中海贫血筛查 5. 甲状腺功能筛查 6. 血清铁蛋白（Hb<105g/L者） 7. 宫颈细胞学检查（孕前1年未检查者） 8. 宫颈分泌物检测淋病奈瑟球菌和沙眼衣原体 9. 细菌性阴道病的检测 10. 早孕期超声检查（确定宫内妊娠和孕周）			宫颈评估（超声测量宫颈长度）（早产高危者）
健康教育及指导	1. 流产的认识和预防 2. 营养和生活方式的指导 3. 避免接触有毒有害物质和宠物，慎用药物 4. 孕期疫苗的接种 5. 改变不良生活方式；避免高强度的工作、高噪音环境和家庭暴力 6. 保持心理健康 7. 继续补充叶酸0.4~0.8mg/d至3个月，有条件者可继续服用含叶酸的复合维生素 8. 告知双胎妊娠的风险（流产、早产、胎儿畸形、妊娠高血压、ICP、胎膜早破等），可能结局及注意事项		1. 流产的认识和预防 2. 妊娠生理知识 3. 营养和生活方式的指导 4. Hb<105g/L，补充元素铁60~100mg/d 5. 开始补充钙剂，600mg/d	1. 早产的认识和预防 2. 营养和生活方式的指导 3. 胎儿系统超声筛查的意义

内容	24周	28周	32周	34周	36周	37~38周
常规保健内容	1. 血压、体重 2. 宫底高度、腹围 3. 胎心率	1. 血压、体重 2. 宫底高度、腹围 3. 胎心率	1. 血压、体重 2. 宫底高度、腹围 3. 胎心率	1. 血压、体重 2. 宫底高度、腹围 3. 胎心率	1. 血压、体重 2. 宫底高度、腹围 3. 胎心率	1. 血压、体重 2. 宫底高度、腹围 3. 胎心率 4. 宫颈检查（Bishop评分）
必查项目	1. 75g OGTT 2. 超声评估胎儿生长 3. 尿常规 4. 血常规	1. 超声评估胎儿生长 2. 尿常规 3. 抗D滴度复查（Rh阴性者）	1. 超声评估胎儿生长 2. 尿常规	1. 超声评估胎儿生长 2. 尿常规	1. 超声评估胎儿生长 2. 尿常规 3. NST检查	超声检查（每次产检）

续表

内容	24 周	28 周	32 周	34 周	36 周	37~38 周
备查项目			超声测量宫颈长度	1. 肝功能、血清胆汁酸检测(32周) 2. NST 检查(32~34 周开始)	GBS 筛查(35~37 周)	
健康教育及指导	1. 早产的认识和预防 2. 营养和生活方式的指导 3. 妊娠期糖尿病筛查的意义		1. 分娩方式指导 2. 开始注意胎动 3. 母乳喂养指导 4. 新生儿护理指导	1. 分娩前生活方式的指导 2. 分娩相关知识 3. 新生儿疾病筛查 4. 抑郁症的预防	1. 分娩相关知识 2. 新生儿免疫接种 3. 产褥期指导 4. 胎儿宫内情况的监护	37 周后须分娩

(二) 单绒毛膜双羊膜囊双胎

与 DCDA 双胎相比,单绒毛膜双羊膜囊双胎(MCDA)具有更高的围产儿发病率和死亡率。因此,其产前检查频率更高,且需要产科医师和超声医师的密切合作。

1. 早孕期　进行第一次产检时,应行超声检查(确定胎儿数量、确定孕周、判断绒毛膜性、进行双胎标记等)。应进行胎儿非整倍体疾病的初步检查。评估孕妇营养状态、血红蛋白,根据 BMI 制定特有的体重增加目标。同时告知妊娠风险、可能结局及孕期处理。

2. 中孕期　从妊娠 16 周开始,应至少每 2 周进行一次超声检查。单绒毛膜双羊膜囊双胎的超声检查应该由有经验的超声医师进行。评估内容与 DCDA 双胎相比更多,包括双胎的生长发育、羊水分布、胎儿膀胱、胎儿脐动脉血流、双胎大脑中动脉收缩期血流峰速(middle cerebral artery peak systolic velocity, MCA-PSV)及静脉导管血流。单绒毛膜双羊膜囊双胎的特有并发症主要依靠超声诊断。通过评估双胎的羊水分布和胎儿膀胱可以早期发现双胎输血综合征,通过测量双胎的 MCA-PSV 可以早期发现双胎贫血 - 红细胞增多序列征。

3. 晚孕期　由于双胎的妊娠期并发症发生率高于单胎妊娠,建议在妊娠晚期适当增加产前检查次数。因 MCDA 双胎特有并发症在晚孕期仍有发病可能,因此仍应至少每 2 周进行一次超声检查,检查内容与中孕期相同。因 MCDA 围产期死胎风险高,因此建议从妊娠 32 周开始每周一次常规进行 NST 或 BPP 以评估胎儿宫内状况。对于无并发症及合并症的 MCDA 双胎可以在严密监测下至妊娠 37 周分娩。表 3-1-6 为无合并症的单绒毛膜双羊膜囊双胎妊娠的孕期保健速查表。如果在孕期保健发现了异常,建议及早转诊至有条件的产前诊断中心或胎儿医学中心。对于复杂性双胎妊娠,有经验的医师应根据具体病情制订管理计划。

(三) 单绒毛膜单羊膜囊双胎

单绒毛膜单羊膜囊双胎(MCMA)有较高的围产儿发病率和病死率。一旦诊断为 MCMA,由于脐带缠绕风险较高,孕期需加强监测。相关孕期保健及终止妊娠孕周见第八章第六节。

四、双胎妊娠专科门诊

在双胎妊娠专科门诊,双胎孕妇由同一个产科团队定期随访,这种门诊有几个明显的优点。门诊的医护人员专门跟踪随访双胎妊娠孕妇,可以逐渐积累经验,为双胎患者提供更好的服务。目前已经有一些研究证实双胎专科门诊的效果,并显示妊娠结局得到改善。虽然这些研究不是前瞻性随机设计,但是提示我们加强宣教、多学科治疗以及母胎监测可以改善双胎妊娠的妊娠结局。

表 3-1-6　MCDA 的孕期保健速查表

内容	6~13^{+6} 周		16 周	18 周	20 周
常规保健内容	1. 建立孕期保健手册 2. 确定孕周、推算预产期 3. 评估孕期高危因素 4. 血压、体重与体重指数 5. 妇科检查 6. 胎心率(妊娠12周左右)		1. 分析首次产前检查的结果 2. 血压、体重 3. 宫底高度、腹围 4. 胎心率	1. 血压、体重 2. 宫底高度、腹围 3. 胎心率	1. 血压、体重 2. 宫底高度、腹围 3. 胎心率
必查项目	**常规项目:** 1. 血常规 2. 尿常规 3. 血型(ABO 和 Rh) 4. 空腹血糖 5. 肝功和肾功 6. 乙型肝炎表面抗原 7. 梅毒螺旋体 8. HIV 筛查	**双胎特殊项目:** 1. 确定胎儿数量 2. 确定是否存活 3. 核实孕周 4. 确定绒毛膜性 5. 早孕期非整倍体筛查 6. 进行双胎标记 7. 必要时转诊	超声筛查双胎输血综合征(fetal-fetal transfusion syndrome,FFTS)		1. 胎儿系统超声筛查(18~24 周) 2. 超声筛查 FFTS 3. 血常规 4. 尿常规
备查项目	1. HCV 筛查 2. 抗 D 滴度(Rh 阴性者) 3. 75g OGTT 4. 地中海贫血筛查 5. 甲状腺功能筛查 6. 血清铁蛋白(HB<105g/L 者) 7. 宫颈细胞学检查(孕前 1 年未检查者) 8. 宫颈分泌物检测淋病奈瑟球菌和沙眼衣原体 9. 细菌性阴道病的检测 10. 早孕期超声检查(确定宫内妊娠和孕周)				
健康教育及指导	1. 流产的认识和预防 2. 营养和生活方式的指导 3. 避免接触有毒有害物质和宠物,慎用药物 4. 孕期疫苗的接种 5. 改变不良生活方式;避免高强度的工作、高噪音环境和家庭暴力 6. 保持心理健康 7. 继续补充叶酸 0.4~0.8mg/d 至 3 个月,有条件者可继续服用含叶酸的复合维生素 8. 告知双胎妊娠的风险(流产、早产、胎儿畸形、妊娠高血压、ICP、胎膜早破等),可能结局及注意事项		1. 流产的认识和预防 2. 妊娠生理知识 3. 营养和生活方式的指导 4. Hb<105g/L,补充元素铁 60~100mg/d 5. 开始补充钙剂,600mg/d 6. 告知超声筛查 FFTS 的意义		胎儿系统超声筛查的意义

内容	22 周	24 周	26 周	28 周	30 周	32 周	34 周	36 周
常规保健内容	1. 血压、体重 2. 宫底高度、腹围 3. 胎心率	1. 血压、体重 2. 宫底高度、腹围 3. 胎心率	1. 血压、体重 2. 宫底高度、腹围 3. 胎心率	1. 血压、体重 2. 宫底高度、腹围 3. 胎心率	1. 血压、体重 2. 宫底高度、腹围 3. 胎心率	1. 血压、体重 2. 宫底高度、腹围 3. 胎心率	1. 血压、体重 2. 宫底高度、腹围 3. 胎心率	1. 血压、体重 2. 宫底高度、腹围 3. 胎心率 4. Bishop 评分

续表

内容	22周	24周	26周	28周	30周	32周	34周	36周
必查项目	超声筛查FFT	1. 75g OGTT 2. 超声筛查FFTS+评估胎儿生长 3. 尿常规 4. 血常规	超声筛查FFTS+评估胎儿生长	1. 超声筛查FFTS+评估胎儿生长 2. 尿常规 3. 抗D滴度复查(Rh阴性者)	超声筛查FFTS+评估胎儿生长	1. 超声评估胎儿生长 2. 超声筛查FFTS 3. 尿常规	1. 超声筛查FFTS 2. 超声评估胎儿生长 3. 尿常规	1. 超声筛查FFTS 2. 超声评估胎儿生长 3. 尿常规
备查项目		宫颈评估(超声测量宫颈长度)(早产高危者)			超声测量宫颈长度	超声测量宫颈长度 肝功、血清胆汁酸检测 NST检查	NST检查	GBS筛查
健康教育及指导		1. 早产的认识预防 2. 营养和生活方式的指导 3. 妊娠期糖尿病筛查的意义		1. 分娩方式指导 2. 开始注意胎动 3. 母乳喂养指导 4. 新生儿护理指导	胎儿宫内情况的监护	1. 分娩前生活方式的指导 2. 分娩相关知识 3. 新生儿疾病筛查 4. 抑郁症的预防	37周后须分娩	

（段　然　漆洪波）

第二节　双胎妊娠孕期用药

关键点

1. 因双胎妊娠的母体生理改变大于单胎妊娠,将影响孕期药物代谢及副作用的发生率。

2. 孕期用药相关信息可参考美国食品药品监督管理局(Food and Drug Administration,FDA)妊娠期药物安全性分类及致畸物信息数据库。

3. 对于孕期药物意外暴露后咨询应参考多方数据谨慎给出建议,并告知风险及未来可能面临的问题。

4. 目前双胎孕期常用药物的使用剂量、频率与单胎一致。针对双胎孕妇,药物使用是否需要做出调整还需要更多研究及循证依据支持。

人类发育畸形可以由遗传因素、环境因素或未知因素引起。明确由遗传因素引起的畸形约占25%,近65%致畸原因是未知的,而接触药物致畸仅占2%~3%。目前尚无研究证实,药物致畸作用在双胎妊娠和单胎妊娠中有所不同。双胎妊娠的母体生理变化较单胎妊娠更为明显,这一现象可导致同一种药物的副作用在双胎妊娠中发生率更高,需要更为严密的母体监测。总体来说,双胎妊娠的并发症较单胎升高,导致孕期用药的可能性增高。药物在双胎妊娠的孕期使用需要更为慎重。

很多药物的成分可通过胎盘到达胎儿。脂溶性成分很容易通过胎盘,水溶性成分则随着分子量的增加,透过胎盘的量越来越少。药物与血浆蛋白结合的程度也影响其通过胎盘的量。实际上,除了大分子物质比如肝素和胰岛素外,几乎所有的药物均可不同程度地通过胎盘。虽然应尽可能地避免胎儿药物暴露,但妊娠期间通常都会用到药物。妊娠合并其他疾病的孕妇在妊娠期需要继续应用药物控制病情。双胎妊娠的孕期并发症发生率升高,比如早产、子痫前期,导致双胎妊娠的孕妇在孕期使用相关药物的可能性增加。但是,关于药物对孕妇或胎儿的已知或潜在不良反应及孕期所需剂量调整的相关的信息非常有限。据估计,自1980年以来,在美国FDA批准的药物中,不到10%的药物有充分的信息可确定其相关的出生缺陷风险,因为在药物安全性和有效性研究中通常不会纳入妊娠女性。虽然FDA要求所有处方药物都需要在动物模型中进行试验,但是药物的致畸作用有明显的种属特异性,因此动物模型的结果可能并不适用于人类。药物与出生缺陷之间关联的资料主要来自于暴露患者的病例报告,但是这些数据也并不是总能确定致畸性,还需要流行病学研究来证实。

双胎妊娠的母体生理改变总体来说是大于单胎妊娠的。其中变化较大的是心血管系统。与单胎妊娠相比,双妊娠孕妇的心率和每搏输出量增加,从而增加心排血量。除了心脏的相关变化,双胎妊娠孕妇的血容量和液体总量也显著增加。这种变化可导致胶体渗透压降低,临床上更容易出现水肿和肺水肿。与单胎妊娠相比,双胎妊娠的肝脏清除能力下降更多。因为体内液体量增加更多,肝脏合成血清蛋白减少更明显,与单胎妊娠相比,双胎妊娠孕妇的血清蛋白浓度更低。这些双胎妊娠的母体生理变化都将影响到孕期药物使用的代谢及其副作用的发生率。

一、双胎妊娠的孕期用药原则

双胎妊娠的孕期用药原则与单胎妊娠基本相同。

1. 尽可能避免胎儿药物暴露,尤其是处于妊娠早期。妊娠早期是胎儿器官发生发育的主要时期,此阶段的药物暴露可能会引起严重的出生缺陷。但是胎儿在妊娠后期暴露于药物仍有可能导致较轻微的形态学异常、功能异常和生长障碍。

2. 当需要使用某种药物时,应当详细查阅妊娠期使用该药物的相关信息,并告知孕妇用药或者不用药的风险与获益。

3. 将药物的使用限制在明显利大于弊的情况下。开具药物时,选择安全性最好的药物并尽量减少服用药物的种类。在保证治疗效果的情况下,使用最低的剂量和最短的治疗持续时间。因为关于新药在妊娠期应用的相关数据通常很少甚至没有,因此建议使用有良好安全记录的、妊娠期应用相关数据较多的旧药。

4. 对患者进行安全教育,告知如果对当前使用的药物有任何担忧、开始使用新的药物或是停用某种药物之前,都应该咨询医师。

5. 因双胎妊娠的母体生理变化更为明显,副作用发生率升高,决定使用某种药物之后应当对母体进行更为严密的监测。

二、孕期用药相关信息的获取

(一) FDA 妊娠期药物安全性分类系统

为了提供妊娠期用药指导,美国FDA曾制定了妊娠期药物安全性分类系统。这个妊娠期药物安全性分类系统针对临床医师,将妊娠期间使用药物的风险-获益进行描述,并利用字母标识进行等级评定。该分类为五分类法,从A~X提示风险逐步增加而获益逐步降低,如表3-2-1所示。FDA妊娠期药物安全性分类系统是目前我国产科临床医师最熟悉也是最常用的妊娠期用药参考。

根据FDA妊娠期用药安全分级,仅有不到1%的药物属于A类,比如推荐剂量的左甲状腺素、补钾剂和维生素。而约有60%的药物属于C类,比如用于哮喘患者的沙丁胺醇、用于人类免疫缺陷病毒感染治疗的齐多夫定和拉米夫定,以及许多抗高血压药物,比如β受体阻滞剂和钙离子通道阻滞剂。属于X类的药物比较少,包括一些虽然没有证据显示导致胎儿受损,但应该尽量避免妊娠期使用的药物,比如风疹疫苗、紧急避孕药。

表 3-2-1	FDA 妊娠期药物安全性分类
A 类	妊娠期妇女中的研究显示在妊娠的早期(中期、晚期或整个孕期)摄入该类药物没有增加胎儿出现异常的风险,对于胎儿造成的可能损害是微小的
B 类	经过动物实验,且动物实验显示没有造成生殖缺陷或胎儿受害。必须把实验动物的种类和与人类的剂量比较写入说明书 在动物实验中已经发现了不良影响,但在样本量足够或设立合理对照组的妊娠期女性中并未发现在妊娠早期及其余阶段摄入该类药物增加胎儿出现异常的风险
C 类	动物生殖研究证实该药物存在致畸性(或胚胎致死性或其他不良影响),且没有足够样本量或设立合理对照组的妊娠期妇女实验。必须把实验动物的种类和与人类的剂量比较写入说明书 没有动物生殖研究试验,亦没有足够样本量或设立合理对照组的妊娠期妇女实验
D 类	妊娠期妇女服用该类药物会对胎儿造成损害,在妊娠期妇女或将要怀孕的妇女中使用该类药物,需要告知对胎儿的潜在危害
X 类	该类药物在妊娠期妇女及即将怀孕的女性中属于禁忌类药物。其可能会导致胎儿受损。如果要在妊娠期妇女或将要怀孕的妇女中使用该类药物,需要告知对胎儿的潜在危害

但是经过临床长时间的使用,现认为该分类系统并不理想。①许多药物的级别分类基于动物实验或数据有限的个案报道。②这种字母分类法会让人产生一种错觉,即同等级的药物会产生大致相同的风险。但不同风险等级的药物可能存在相同的致畸风险。将这些药物分为不同类别主要是基于不同的风险 - 获益考虑。③该系统过于简单化,无法针对具体的病例做出判断。

2015 年,美国 FDA 不再使用这种分类法来标注妊娠期用处方药的安全性,而是改用妊娠与哺乳期标注规则(Pregnancy and Lactation Labeling Rule,PLLR)。PLLR 要求提供以下信息:有关人和动物研究的详细信息、不良事件、孕期和哺乳期用药的风险概要、对支持该概要数据的讨论及孕期和产后期用药剂量调整的相关信息。该标注规则能更好地帮助医师决定是否开具药物并提供孕期用药咨询的相关信息。

（二）致畸物信息数据库

因 FDA 妊娠期药物安全性分类存在重大缺陷,2015 年进行标注规则修改后很多药物的相关信息尚未完善。因此,对某种疾病孕期用药相关信息也可参考该疾病的诊疗指南,如我国 2018 版《肺血栓栓塞症诊治与预防指南》中对妊娠期用药作出了相关推荐。此外还可参考一些专业书籍及致畸物信息数据库,相关资源如下:

1.《妊娠期与哺乳期用药》。

2. 美国生殖毒理学中心（Reproductive Toxicology Center,REPROTOX）。

3. 畸形学信息服务机构（Organization of Teratology Information Services,OTIS）。

三、孕期药物意外暴露后咨询

往往有孕期意外暴露于某种药物后的孕妇前来产前保健门诊进行咨询。对于孕期药物意外暴露后的安全性评价是非常困难的,因为药物在孕期使用的相关信息有限。而药物宫内暴露的远期影响可能要在很多年之后才显露出来。根据既往研究发现,胚胎的基因型将影响对致畸药物的敏感性。而妊娠的孕周、不同的药物剂量、药物暴露的持续时间、摄入药物的途径等不同都将影响药物的致畸效应。

（一）全或无效应和致畸敏感期

从受精至胚胎植入的 2 周,这一时期若接触致畸剂所产生的是全或无的效应。假设一个妇女的月经周期为 28 天,全或无效应则发生在从怀孕后到第 31 天之前的这段时间(排卵后的 17 天内)。全或无效应指的是如果胚胎暴露于某种致畸剂,结局通常是胚胎死亡,或者胚胎继续存活并且完全没有导致畸形产生。产生这一效应的原因是,胚胎早期细胞数目有限,即使致畸剂只引起几个细胞不可修复的损坏也足以导致胚胎死亡。然而,如果胚胎能够存活下来,细胞自身的修复或替代作用可以使胚胎继续正常发育,而不会出现结构畸形。

从第 2 周至第 8 周的胚胎期,也就是末次月经后的第 31~71 天(月经周期 28 天)之间的这段时间,是胚胎器官形成的关键时期。每个器官系统结构在发育进程中存在着关键时期,关键时期暴露于致畸药物可导致出生时可见的结构畸形。各个器官发育的关键时期如图 3-2-1。过了这个时期,即便暴露于致畸剂也不会导致严重的结构畸形。

受精 8 周后至分娩前,胎儿各个器官基本已经分化完毕,此阶段胎儿各个器官将逐步发育,功能不断完善。此阶段若接触致畸药物,将可能影响器官功能完善,导致生长发育受限,但很少发生明显结构畸形。

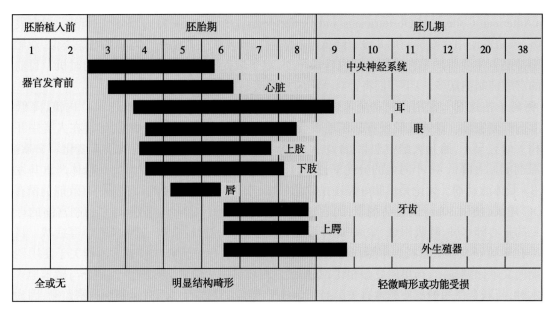

图 3-2-1　各个器官发育的关键时期

(二) 暴露药物孕期使用相关信息的获取

对药物暴露进行安全性评估时,该药物在妊娠期使用的信息的参考价值很大。前面已经讲述了如何获取药物在孕期使用的相关信息。但需要注意的是,FDA 妊娠期药物安全性分类系统不太适用于药物暴露问题。FDA 进行药物风险分类的初衷是作为临床医师开具处方的参考,而不是用于解决药物意外暴露的安全性评价问题。比如,目前研究尚未证实紧急避孕药有任何致畸风险,但因为在妊娠期使用紧急避孕药不会带来任何获益,FDA 进行风险 / 获益评估之后将其分为 X 类。例如孕妇因为无意中服用紧急避孕药前来进行药物暴露咨询,若采用 FDA 妊娠期药物安全性分类作为参考信息,将会给出错误的咨询结果。药物暴露安全性评估建议参考妊娠期用药相关书籍及致畸物信息数据库。

在面对孕期药物意外暴露后的安全性评价时,即便是经验最丰富的医师,经过最充分的评估,也可能会给出 "风险不确定" 这一结论。特别是暴露药物孕期使用的相关信息少,而使用时刚好处于致畸敏感期时。当无法给出准确建议时,应当与孕妇及其配偶讨论可能存在的风险及未来可能面临的问题。若孕妇选择继续妊娠,应该在妊娠 18~20 周时接受胎儿结构畸形的筛查及超声心动图检查。

四、双胎孕期常用药物

双胎妊娠孕期并发症较高,特别是自发性早产及子痫前期的风险较单胎明显增加。因此有必要对双胎妊娠期常用药物的母儿安全性进行探讨。目前双胎孕期常用药物的使用剂量、频率与单胎一致。针对双胎孕妇,药物使用的剂量和频率是否需要做出调整还需要更多研究及循证依据支持。

(一) 阿司匹林

阿司匹林是非甾体抗炎药物。2018 年美国妇产科医师协会发表了 "妊娠期低剂量阿司匹林的应用" 指南。该指南中建议子痫前期高危女性从 12 周至 28 周开始每天预防性使用低剂量阿司匹林。双胎妊娠是子痫前期的危险因素,双胎妊娠中子痫前期的发病率至少为 8%(不合并其他危险因素时),为了预防子痫前期,建议有高危因素的双胎妊娠孕妇孕期需使用低剂量阿司匹林。低剂量阿司匹林用于中期和晚期妊娠的安全性已经得到充分证实。但妊娠早期使用低剂量阿司匹林的安全性存在质疑,有研究发现会增加阴道出血或胎儿腹裂的风险。指南中纳入的研究应用了不同剂量的阿司匹林,但建议的阿司匹林使用剂量为81mg/d。单胎妊娠和双胎妊娠中,阿司匹林预防子痫前期所使用的剂量一致。目前也没有研究发现在药物使用副作用方面单胎与双胎存在差异。

（二）宫缩抑制剂

早产是双胎妊娠的最常见的并发症,双胎妊娠早产的风险是单胎妊娠的6倍。2016年美国妇产科医师协会（American College of Obstetricians and Gynecologists,ACOG）发表的"早产的管理"指南表示对于双胎妊娠,预防性使用宫缩抑制剂并没有降低早产风险或改善新生儿结局。与单胎妊娠类似,双胎妊娠中使用宫缩抑制剂主要目的是在较短时间内延长孕周,以争取促胎肺成熟及宫内转运的时机。目前临床可供选择的宫缩抑制剂众多,以下我们将针对不同的宫缩抑制剂进行详细阐述。

1. 钙离子拮抗剂　常用药物是硝苯地平,其可通过减少子宫平滑肌细胞外 Ca^{2+} 内流,降低细胞内 Ca^{2+} 浓度而抑制宫缩。动物实验发现硝苯地平会减少子宫血流及胎儿氧饱和度,但是在人类中并未得到证实。相关研究显示,胎儿大脑中动脉、肾动脉、动脉导管、脐动脉及母体血管均没有变化。文献报道,钙通道阻滞剂能显著降低48小时内的分娩率;在延长孕周、降低新生儿严重并发症及母体严重并发症等方面优于 β_2-受体激动剂。无论是单胎妊娠还是双胎妊娠,用于抑制宫缩时硝苯地平的有效剂量没有最佳推荐,ACOG建议,使用30mg的负荷剂量,而后每4~6小时给予10~20mg。硝苯地平抑制宫缩的母体副作用最常见的是心肺水肿、呼吸困难、缺氧,此外可能会发生恶心、潮红、头痛、眩晕及心悸等症状。目前对于硝苯地平在单胎妊娠和双胎妊娠中副作用发生率是否有不同,相关研究比较少。一篇关于使用硝苯地平抑制宫缩的文献回顾显示,与单胎妊娠相比,双胎妊娠更容易发生急性肺水肿。大部分与硝苯地平相关的急性肺水肿,与联合使用糖皮质激素有关。当硝苯地平与硫酸镁联合使用时也需要严密监测,因为两种药物可以起到协同抑制肌肉收缩的作用,可造成呼吸抑制。此外也有硝苯地平与硫酸镁一同使用导致严重低血压的病例报告。禁忌证:低血压、左心功能不全、充血性心力衰竭、对硝苯地平过敏者。

2. β_2-肾上腺素能受体兴奋剂　利托君（ritodrine）能够与子宫平滑肌细胞膜上 β_2-肾上腺素能受体结合,抑制子宫平滑肌收缩。利托君可通过胎盘,胎儿可出现心动过速、低血糖。在产前胎儿发育的关键时期,长时间 β 受体激动剂过度刺激可能会导致交感神经-副交感神经张力的平衡发生永久性改变,但目前的人类和动物回顾性研究都不支持这一关联。无论是单胎妊娠还是双胎妊娠,使用利托君均是根据经验给药,并没有最佳剂量推荐。常规使用一般将利托君稀释为0.2mg/ml的溶液,开始时应控制滴速使剂量为0.05mg/min,每10分钟增加0.05mg/min,直至达到预期效果,通常保持在0.15~0.35mg/min,待宫缩停止,继续输注至少12~18小时。使用过程中观察心率和主诉,如心率超过120次/min,或心前区疼痛则需停药。有相关研究对单胎与双胎使用利托君的药代动力学进行了研究,发现双胎妊娠中利托君的半衰期较短,为了达到抑制宫缩的效果,使用剂量是单胎妊娠的2倍。但该研究样本量小,所得结论存在很大局限性。利托君的副作用常见且多样化,母体方面主要有恶心、头痛、鼻塞、低血钾、心动过速、胸痛、气短、高血糖、肺水肿,偶有心肌缺血等;胎儿及新生儿方面主要有心动过速、低血糖、低血钾、低血压、高胆红素,偶有脑室周围出血等。禁忌证:甲状腺功能亢进、心脏病、快速心律失常、糖尿病控制不满意。因妊娠生理变化更为明显,与单胎妊娠相比,双胎妊娠使用利托君更容易发生肺水肿。既往研究显示,双胎妊娠中若长时间使用利托君将明显增加肺水肿的发生率。近期有一项研究探讨了双胎妊娠中不同剂量的利托君与肺水肿的关系,发现肺水肿的总发生率约13.7%。此外研究显示,利托君的使用时间长短与肺水肿发生率无关,利托君的总使用剂量（截断值1 872mg）与肺水肿的发生具有相关性。此外研究还发现,合并妊娠期高血压的双胎妊娠,使用利托君总剂量超过1 872mg时,发生肺水肿的风险更高,可达80%。其他也有研究发现,利托君与糖皮质激素和静脉补液联合使用时发生心肺并发症的风险将进一步增加。液体过剩、心功能不全和毛细血管通透性增加可能是肺水肿发生的主要致病因素。

3. 缩宫素受体拮抗剂　阿托西班（atosiban）是一种选择性缩宫素受体拮抗剂,作用机制是竞争性结合子宫平滑肌、蜕膜的缩宫素受体,抑制子宫收缩。研究发现,在双胎中的效果不如在单胎中显著。用法用量:阿托西班应以起始量为 6.75mg 单次快速静脉输注,随后再以 300μg/min 的速度持续输注 3 小时,再以 100μg/min 的速度连续输注最多达 45 小时。目前关于阿托西班对母儿的不良反应报道较少,主要母体副作用是超敏反应和注射部位反应。目前尚没有研究证实阿托西班会引起新生儿心血管或者酸碱状态的改变。虽有研究显示使用阿托西班的患者有胎儿 - 新生儿死亡率增高的趋势,但该研究设计本身存在一定缺陷。因此认为阿托西班的使用尚无绝对禁忌证。使用阿托西班的女性其副作用的总体发生率显著低于任何其他抑制早产临产的药物,与其他药物联合使用时副作用发生率也明显更低。理论上,阿托西班应当在孕龄较大时更为有效,因为缩宫素受体的浓度以及子宫对缩宫素的反应都随着孕龄的增大而增加。但是,阿托西班费用昂贵,对于存在其他宫缩抑制剂禁忌证且经济条件良好的孕妇可选择使用。

4. 前列腺素合成酶抑制剂 推荐药物是吲哚美辛,该类药物通过抑制环氧化酶(Cox)(包括 Cox-1 和 Cox-2),阻止花生四烯酸转化成前列腺素,降低前列腺素水平,从而降低细胞内钙离子浓度,减少子宫收缩。Meta 分析显示其抑制宫缩作用与利托君相似,且母体不良反应少。研究表明,吲哚美辛能降低孕 37 周前的出生率,延长孕周继而增加出生体质量。用法:主要用于妊娠 32 周前的早产,吲哚美辛起始剂量为 50~100mg,经阴道 / 直肠给药或口服,然后每 6 小时给 25mg,维持 48 小时。母体副作用主要为消化道症状,包括胃肠道刺激症状和直肠炎等;胎儿对其耐受性则较差,考虑与其抑制 Cox-1 的作用与围产儿死亡率升高有关,包括影响胎儿肾脏功能,导致羊水减少,增加坏死性小肠结肠炎、脑室出血、动脉导管早闭等的发生。使用前需与患者及家属充分沟通。在临床实践中,当孕龄超过 32 周时不推荐作为一线药物应用,并且应用时限不超过 48 小时。如妊娠 32 周后用药,需要监测羊水量及胎儿动脉导管宽度。当发现胎儿动脉导管狭窄时立即停药。禁忌证:母体血小板功能不良、出血性疾病、肝功能不良、活动性胃溃疡、对阿司匹林过敏的哮喘。近年来,相关研究正开发探索一些特异性针对 Cox-2 的前列腺素合成酶抑制剂,预期这类药物在减少胎儿副作用方面有一定优势。

两种或两种以上宫缩抑制剂联合使用可能增加不良反应的发生,因此,应尽量避免联合使用。

(三)硫酸镁

研究显示硫酸镁对早产儿有神经保护作用,因此也是双胎妊娠的孕期常用药物之一。已有多个研究显示,硫酸镁对于 <32 周早产的双胎妊娠具有胎儿脑神经保护作用。硫酸镁的神经保护机制尚不清楚,与早产儿小脑出血的减少有关。镁离子可以通过胎盘,胎儿和母体的血药浓度相当。目前对于硫酸镁的应用时机和具体剂量,尚无定论。短时间的使用一般不会导致严重的新生儿并发症,但如果用药时间超过 7 天可导致新生儿骨骼异常。通常以静脉给药、持续 20 分钟的方式给予硫酸镁 6g 负荷剂量,而后以 2g/h 的速度持续输注。能够起到神经保护作用的最短持续给药时间还不清楚。硫酸镁的严重副作用发生率不高,胸痛和肺水肿发生率与 β 受体激动剂类似。硫酸镁与硝苯地平的联合使用对抑制肌肉收缩可起到协同作用,引起严重副作用。

(四)皮质类固醇

对有早产风险的孕妇产前给予皮质类固醇治疗可以降低新生儿呼吸窘迫综合征的发病率和严重程度,并降低新生儿死亡率。目前相关研究并未发现皮质类固醇会增加胎儿不良结局的风险。长期随访也未见对儿童期和成人期有潜在的远期影响。皮质类固醇的副作用主要是一过性高血糖。一篇 2017 年的系统评价中,产前皮质类固醇试验纳入的多胎妊娠女性数量少,这使得在多胎妊娠女性中进行类固醇治疗的效果或最佳剂量方面无法得出确定性结论。理论上,多胎妊娠可能需要更高的产前皮质类固醇剂量从而使胎儿得到最大程度的药物暴露。然而,一项随机试验发现单胎妊娠和多胎妊娠的母体血及脐带血的倍他米松水平相近。一项前瞻性药物代谢动力学研究也报道称,单胎妊娠及多胎妊娠的药物代谢动力学相同。因此目前比较统一的意见是,如无禁忌,可按单胎妊娠的处理方式进行糖皮质激素促胎肺成熟治疗(即倍他米松,一剂 12mg,共两剂,间隔 24 小时肌内注射;或者地塞米松,一剂 6mg,共 4 剂,间隔 12 小时肌内注射)。皮质类固醇和宫缩抑制剂的联合使用是比较常见的,已有研究发现这种联合使用可导致肺水肿风险升高。

总体来说,与单胎妊娠相比,双胎妊娠中宫缩抑制剂的使用应更加谨慎,特别是多种宫缩抑制剂联合使用或宫缩抑制剂与皮质类固醇联合使用时,因为已有多项研究报道或发现双胎妊娠中药物副作用的发生率更高,最常见的并发症为肺水肿。关于双胎妊娠中药物使用的禁忌、剂量及持续时间,需要进一步的研究。

(段　然　漆洪波)

第三节 双胎妊娠营养管理

关键点

1. 要保证胎儿生长发育的需要。
2. 营养素合理补充降低各类妊娠并发症的风险。
3. 延长分娩孕周,降低双胎早产风险。
4. 避免孕妇体重过度增加及产后体重潴留。

妊娠期是生命早期 1 000 天机遇窗口的起始,而营养作为诸多环境因素中的重要部分,对母子近期和远期的健康都将产生至关重要的作用。按照健康和疾病发育起源学说(Developmental Origins of Health and Disease,DOHaD)理论,妊娠期热量过量或不足、三大营养素的失衡以及铁、叶酸等各种微量营养素缺乏,都可以通过改变胎儿下丘脑-垂体-肾上腺素轴应答、氧化应激状态、表观遗传学等机制,永久改变后代对疾病的变化,增加成年慢性疾病的发生风险。孕期母体子宫、乳腺等器官的发育,胎儿的生长发育;产后哺乳期必要的储备都需要足够的营养支撑,而双胎又被认为需要更多的营养。

一、孕期妇女膳食指南

在任何营养管理中,均衡饮食都是必须遵循的原则,对于双胎妊娠的母亲同样如此,中国居民平衡膳食宝塔和膳食指南是一个符合中国居民膳食习惯的,营养学上理想的膳食模式推荐。目前各国都没有专门针对双胎的膳食指南和膳食宝塔,对于普通健康的双胎女性,推荐可以大部分沿用常规孕期女性的膳食指南。

膳食指南关键推荐:

1. 补充叶酸,常吃铁丰富的食物,选用碘盐。
2. 孕吐严重者,可少量多餐,保证摄入含必要碳水化合物的食物。
3. 孕中晚期适量增加奶、鱼、禽、蛋、瘦肉的摄入。
4. 适量身体活动,维持孕期适宜增重。
5. 禁烟酒,愉快孕育新生命,积极准备母乳喂养。

二、双胎妊娠的营养代谢变化与需要量

有科学研究认为,双胎妊娠常常意味着胎儿间及母胎之间营养素的竞争关系,进而使得母体营养储备更容易被消耗,究竟应该怎样保证双胎妊娠的营养状况?目前,营养学界仍然倾向于使用常规的孕期膳食指南和膳食营养素推荐为主体,根据孕妇的具体情况,进行营养管理,而非单纯地将普通妊娠的营养素推荐摄入量乘以 2。但对于某些容易过量或是配比不合理的宏量营养素以及某些特殊的、容易发生缺乏的微量营养素需要给予足够的关注,并在必要时对摄入量进行调整。

(一)能量

对于双胎妊娠来说,孕妇的血液、子宫、胎儿体重、胎盘等组织的增加更多,孕期女性体重增加也较单胎孕妇更多,所以能量的摄入也会随之增加。静息能量消耗作为基础代谢率的指标,可以用来评估每天的能量需要。相较于单胎妊娠,双胎妊娠的静息能量消耗增加 10%,现有的主流观点认为相较于单胎妊娠,

双胎孕妇整个孕期等量摄入需增加 35 000kcal,按此推论,双胎孕期至少需要每天额外增加 150~200kcal 热量,一般建议孕中期开始,双胎孕妇每天能量摄入增加 200~300kcal。来自西方的一些研究建议将每天能量的摄入增加至 3 000~3 500kcal/d(孕前正常体重人群),甚至 4 000kcal/d(孕前低体重人群),但显然地域人种差异、饮食习惯不同是不可忽视的因素,所以并不推荐将此能量摄入直接应用于国人。当然所有的能量摄入都必须建立在体重管理基础上,进行相应调整。

1. **碳水化合物** 由于双胎孕期激素水平变化多于普通的单胎妊娠,碳水化合物的代谢也快于单胎妊娠,故双胎妊娠较单胎妊娠血糖水平更低,更易发生酮症,同时这也意味着糖的消耗更快,脂肪的囤积也更快。酮症被认为可能是早产的危险因素,尤其对于双胎和多胎妊娠来说更是如此。因此保证碳水化合物的摄入,对于双胎妊娠很有必要,现在认为每天碳水化合物的供能比应在 50%~65%,并尽量选择低血糖生成指数(glycemic index,GI)的碳水化合物。此外,在早孕阶段,即使有妊娠反应,碳水化合物的每天推荐摄入量不应少于 175g。

在碳水化合物的供能比上,有研究认为低碳饮食对于血糖控制有效,但此讲法仍然存在争议,因为也有研究认为,严格控制碳水化合物可能会导致脂肪供应增加,反致营养过剩风险增加。而随着脂肪的增加,如果饱和脂肪酸也增加还可能会刺激胰岛素抵抗,引发血糖上升。因此过低碳水化合物供能比并不适合泛泛的推而广之。

2. **蛋白质** 氨基酸是胎儿生长发育的重要营养素。对于双胎孕妇来说,组织增加较多,这也就意味着需要更多的蛋白质。对于单胎孕妇的研究显示,孕期女性需要储存约 925g 的蛋白质(其中胎儿 400g,胎盘 100g,母体 425g),在此基础上,按照膳食营养素推荐摄入量,孕中期和孕晚期蛋白质摄入量分别增加 15g 和 30g,而双胎的增加并非单纯的乘以 2,虽然目前没有明确的建议和指南,但在双胎妊娠的营养管理中,建议按照总能量的 15%~20% 来摄入蛋白质,即孕中期每天保证 90~120g/d 蛋白质,而孕晚期可以考虑增加到 95~127g/d 蛋白质(表 3-3-1)。

蛋白质摄入不足的情况一般在孕中晚期多见,常见的蛋白质摄入不足的原因包括:饮食摄入不足,蛋白质质量较差(选择高脂肉类或是素食主义者多见)以及三大产能营养素比例不佳。如蛋白质摄入不足常伴随着胎儿可利用氨基酸不足,影响胎儿的生长发育,并且还可能会限制胎盘的生长,进一步加重胎儿蛋白质缺乏的情况。因此保证优质的蛋白质摄入,需要在饮食中保证如瘦肉、去皮禽类、鱼虾、蛋类,豆制品等食物的摄入。

3. **脂肪** 脂肪的供能比不应超过 30%,其中饱和脂肪酸不超过 1/3,且单不饱和脂肪酸的摄入比例应高于多不饱和脂肪酸。所以可以按照总能量的摄入来计算脂肪的供给。ω-3 多不饱和脂肪酸作为人体无法合成,需要通过食物获得以满足人体需要的必需脂肪酸之一,ω-3 多不饱和脂肪酸包括 α- 亚麻酸(α-linolenic acid,ALA)、二十碳五烯酸(eicosapentaenoic acid,EPA)和二十二碳六烯酸(docosahexaenoic acid,DHA),其中 ALA 是膳食中最主要的 ω-3 多不饱和脂肪酸,EPA 和 DHA 可以由 ALA 在体内转化而来,因此对于普通人群只有 ALA 的推荐摄入量。但考虑到 ALA 的转化率有限,近年来,营养界也开始关注特殊人群的 EPA 和 DHA 的营养状况。一些针对孕期女性 ω-3 多不饱和脂肪酸的研究显示补充富含 ω-3 多不饱和脂肪酸可以增加胎儿的出生体重,降低早产的风险,且对胎儿的神经及大脑发育存在益处。

我国采用欧盟食品安全委员会(European food safety authority,EFSA)的建议,将孕妇的 DHA+EPA 的适宜摄入量(adequate intake,AI)定为 250mg(其中 DHA 200mg,EPA 50mg)。一般每周至少 2 次,总共 12 盎司(约 340g)的水产品,如虾、小型吞拿鱼、三文鱼、鳕鱼可以保证充足的 ω-3 多不饱和脂肪酸的摄入。

饮食中,通过深海鱼可以获得 DHA,但深海鱼也可能存在重金属残留的问题,研究发现高剂量的重金属暴露可能会导致包括小头畸形、癫痫、脑瘫的风险增加。但亦有不同的观点提出,每天都摄入含有重金属的深海鱼的人群,也未观察到不良妊娠结局及出生后的神经发育迟缓的发生率上升。根据美国环保署的建议,孕期需要避免的高重金属含量的深海鱼包括鲨鱼、剑鱼、大王马鲛鱼、方头鱼等,并不包含之前提到的小型吞拿鱼、鳕鱼等。

表 3-3-1　2013 版孕期女性膳食营养素参考摄入量表（dietary reference intakes，DRIs）

	能量需要量/kcal·d⁻¹	宏量营养素可接受范围				RNI
		总碳水化合物/%	添加糖/%E	总脂肪/%E	饱和脂肪酸 U-AMDR/%E	蛋白质
孕早期	1 800	50~65	<10	20~30	<10	55
孕中期	2 100	50~65	<10	20~30	<10	70
孕晚期	2 250	50~65	<10	20~30	<10	85

注：①双胎孕妇每天能量摄入在单胎的基础上增加 200~300kcal；②蛋白质按照总能量的 15%~20% 来增加；③其他比例可以考虑沿用上表

4. 矿物质与维生素　关于维生素和矿物质的推荐摄入量，并没有针对双胎的指南，所以原则上仍然使用单胎孕期的推荐，但对于某些缺乏风险较高的维生素和矿物质，临床必须警惕不足的风险。

（1）铁的生理作用

1）参与体内氧的运送和组织呼吸过程：铁为构成血红蛋白、肌红蛋白、细胞色素及其某些呼吸酶的组成成分，参与体内氧的运送和组织呼吸过程。

2）维持正常的造血功能：铁与红细胞的形成和成熟有关，红细胞中约含机体总铁的 2/3。铁在骨髓造血组织中进入幼红细胞内，与卟啉结合形成正铁血红素，后者再与珠蛋白合成血红蛋白。

3）与铁 - 硫基团相关的功能：含有铁 - 硫基团的铁硫蛋白参与一系列的基本生化反应，包括调节酶活性、线粒体呼吸作用、核糖体生物合成、辅助因子生物合成、基因表达调节和核苷酸代谢。

4）其他：铁可以催化 β- 胡萝卜素转化为维生素 A，参与嘌呤与胶原的合成、抗体的产生、脂类在血液中的转运以及药物在肝的解毒等。此外还有研究认为，铁可以增加中性粒细胞和吞噬细胞的吞噬功能，增强机体的抗感染能力。

孕期的铁需要除了基本的铁损失外，还包括：随胎儿生长增加的铁储备；向胎盘、脐带中的铁储备量；随循环血量及红细胞量增加 Hb 中蓄积的铁。正常情况下，孕期铁丢失在双胎、单胎基本相同，而双胎胎儿生长及胎盘中的铁储备，循环血量及红细胞增加在孕早期变化不大，主要集中在孕中及孕晚期。表 3-3-2 常规孕早、中、晚期铁的推荐摄入量（recommended nutrient intake，RNI）分别为 14mg/d、24mg/d、29mg/d，孕妇铁的可耐受最高摄入量（tolerable upper intake level，UL）为 42mg/d，考虑双胎妊娠孕中孕晚期铁的摄入量接近 30mg/d 是安全合理的。但考虑到铁的吸收利用可能会受到膳食中多种影响因子的影响，因此需要根据个体情况调整铁的摄入。

表 3-3-2　单胎妊娠和双胎妊娠铁需要量比较

	单胎 /mg	双胎 /mg
日常丢失（0.68 × 280 天）	190	190
胎儿成长的铁储备	270	540
胎盘脐带铁储备	80	120
随循环血量及红细胞量的增加 Hb 中蓄积的铁	300	383
总增加需要量	840	1 233
月经停止后节约的铁	−364	−364
总计	476	869

在食物选择上，补充剂并不一定是必需品，保证红色肉类、动物内脏、血制品摄入可以保证充足的铁。

（2）钙的生理作用

1）构成骨骼和牙齿的主要成分：体内 99% 以上的钙存在于骨骼和牙齿中，钙占骨骼重量的 25% 和总灰分的 40%。

2）参与维持多种生理功能：

A. 钙离子与钾、钠和镁离子的平衡，共同调节神经肌肉的兴奋性，包括骨骼肌、心肌的收缩，平滑肌及非肌肉细胞的活动和神经兴奋性的维持。

B. 钙离子参与调节生物膜的完整性和通透性，对细胞功能的维持、酶的激活等都起着重要的作用。

C. 细胞内钙离子参与调节多种激素和神经递质的释放，作为细胞内第二信使，介导激素的调节作用，如调节消化、能量及脂肪代谢相关激素的产生等。

D. 作为辅助因子，参与血液凝固多个过程，有助于止血与伤口的愈合。

E. 与调节血压、铁的跨膜转运等生理功能有关。

对于孕妇来说，孕期充足的钙摄入有助于增加产后骨密度，减少骨转化和骨吸收。和传统认知不同的是，虽然孕期骨密度可能会降低，但在产后 1~2 年内，骨密度完全可以恢复甚至超过孕前水平。妊娠对妇女晚年骨健康无负面影响，甚至当钙摄入量达到或接近普通人推荐量时，生育次数越多骨密度也越高，骨承受力越强，骨质疏松性骨折风险越低。

除了骨骼的健康以外，多项研究表明，孕期补钙还可以降低早产风险，尤其是在低钙膳食组和青少年孕妇中，意义尤为明显，这对于双胎妊娠女性来说也具有一定实际意义。

但对于正常钙摄入者（即钙摄入量达到普通成人钙摄入推荐量），孕妇可以通过自身调节，即大幅增加钙吸收率以适应钙需求的增长，孕前钙吸收大约为 35.8%，早期增加至 40.3%，中期和晚期增幅加大，分别达到 56% 和 62%。虽然孕期尿钙的排出也会较孕前增加（孕早、中、晚期分别增加 27mg/d、55mg/d、75mg/d），但钙潴留量仍然较孕前增加，增加量分别为 10mg/d、69mg/d 和 83mg/d，且钙摄入的增加并不能改善母体和婴儿骨质，也不能提高母乳钙含量，按照钙代谢和要因加算结果推荐钙摄入为 1 000mg，较非孕期增加 200mg/d。乳制品、豆制品、虾皮、小鱼都是钙含量比较丰富的食物（表 3-3-4）。

（3）碘的生理作用是通过甲状腺素完成的，具体包括：

1）促进生长发育：甲状腺素与生长激素具有协同作用，调控生长发育。促进蛋白质的合成和维生素的吸收利用，活化 100 多种重要的酶，促进生物氧化和代谢。但此类作用仅在发育期起作用。

2）参与脑发育：在脑发育的关键期（从妊娠至出生后 2 岁），神经系统的发育必须依赖于甲状腺激素的存在。而脑发育障碍一旦错过了该关键期，再补充碘或是甲状腺激素也不可逆转。

3）调节新陈代谢：通过促进物质的分解代谢，增加氧耗量，产生能量，影响基础代谢率，从而增强能量代谢，维持新陈代谢和保持体温。

4）对其他器官系统功能的影响：甲状腺激素是维持机体基础性活动的激素，因此一旦异常对机体几乎所有系统都有不同程度的影响，如心血管系统、神经系统、消化系统及肌肉等。

孕期碘的推荐摄入量一般按照胎儿碘蓄积加上非妊娠期妇女碘的平均需要量（EAR）来估计出孕期的 EAR。按照每日接近 100% 的碘都会被转化，估计每日碘蓄积量为 75μg/d，计算 RNI 应在非孕期的基础上增加约 110μg/d（75μg/d×1.4），即 230μg/d，对于双胎目前没有针对性的指南推荐，有人担心过量的碘摄入可能会导致甲状腺功能减退、甲状腺肿大、自身免疫性甲状腺疾病的危险性，但考虑碘的最高可耐受摄入量 UL 为 600μg/d，所以对于双胎可以考虑适当增加碘摄入，只要低于 UL，其安全性仍然是有保障的。

碘盐作为国家政策层面预防碘缺乏的国民健康政策，其作用近年来有被质疑，但对于孕期女性来说，碘盐仍然是重要的营养来源，按照国标，碘盐的碘含量在 20~39mg/kg，6g 碘盐的含碘量在 120~234μg，而烹饪的损失率约为 20%，综合考虑实际摄入约 96~187μg，因此除碘盐外，仍建议每周至少 2 次富碘的食物，如海带、紫菜、海鱼等（表 3-3-4）。

（4）锌：锌在人体内广泛存在和细胞内高浓度的性质使其具有三大基本功能，即催化功能、结构功能和调节功能。通过这三大功能，锌在人体发育、行为认知、创伤愈合、味觉和免疫调节等方面发挥着重要的作用。

虽然锌缺乏并不常见，但对于孕期女性来说，可能会导致包括胎儿畸形、生长发育障碍等问题，在孕晚期，锌缺乏还可能导致胎儿出生后大脑功能及行为发育的异常。对于孕期究竟应该摄入多少锌，研究报道不多,对于双胎的研究就更少了。孕期锌的RNI采用美国医学研究所的标准,为9.5mg/d。贝类、红色肉类、动物内脏、干酪、虾、燕麦、花生酱都是锌的良好来源(表3-3-4)。

(5)叶酸:叶酸在肠壁、肝脏及骨髓等组织细胞中,经叶酸还原酶作用,还原成具有生理活性的四氢叶酸。其作用包括:

1)参与核酸和蛋白质合成:参与嘌呤和胸腺嘧啶的合成,进一步合成DNA和RNA;参与氨基酸之间的相互转化;参与血红蛋白和其他重要的甲基化合物合成,如肾上腺素、胆碱、肌酸等。

2)参与DNA甲基化:DNA甲基化能引起染色质结构、DNA构象、DNA稳定性及DNA与蛋白质相互作用方式的改变,从而控制基因表达。

3)参与同型半胱氨酸代谢:叶酸与维生素B_6和维生素B_{12}一起共同作用,是体内同型半胱氨酸代谢的重要因子。如果缺乏可能会导致高同型半胱氨酸血症。

作为孕期十分重要的维生素,在备孕期及孕早期,缺乏可能会导致神经管畸形已经被广泛重视,整个孕期的叶酸推荐摄入量均为600μgDFE/d(膳食叶酸当量,dietary folate equivalent,DFE)。叶酸广泛存在于各种动植物性食物中,动物肝脏、豆类、酵母、坚果、深绿色叶菜的叶酸含量较高,但考虑到食物来源的天然叶酸吸收率较低,因此仍应注意口服补充叶酸制剂。孕中晚期,叶酸的需求量并未下降,但叶酸的受重视程度常常有所下降,此时期叶酸缺乏可能会导致巨幼红细胞性贫血及高同型半胱氨酸血症,诱发胎儿生长受限、子痫、胎盘早剥。对于双胎是否需要增加叶酸的摄入量,IOM明确建议,单胎和双胎的叶酸补充量一致。

(6)维生素A的生理作用

1)视觉功能:视网膜上的杆状细胞含有的视紫红质,是由11-顺式视黄醛与视蛋白结合而成,其对暗光敏感。当维生素A缺乏时,常导致暗适应时间延长。

2)维持皮肤黏膜完整性:维生素A是调节糖蛋白合成的一种辅酶,对上皮细胞的细胞膜起稳定作用,维持上皮细胞的形态完整和功能健全。全身各组织的上皮细胞都会受其影响,如结膜、角膜、泪腺上皮细胞、皮肤毛囊、皮脂腺、汗腺、味蕾、呼吸道和肠道黏膜、泌尿和生殖道黏膜等。

3)维持和促进免疫功能:类视黄醇对维护免疫功能是必需的。其通过核受体对靶基因的调控,可以提高细胞免疫功能,促进免疫细胞产生抗体,以及促进T淋巴细胞产生淋巴因子等。

4)促进生长发育和维持生殖功能:通过对细胞增殖、分化的调控实现此功能。

5)其他功能:维生素A与骨质代谢存在密切关系;拥有纠正多种病理状态的调节作用;增加多种营养素缺乏性贫血人群的血红蛋白和血细胞计数。

传统中式饮食习惯使维生素A缺乏的风险相对较高,且研究显示,维生素A和铁代谢之间存在相关性,维生素A缺乏亦可导致贫血,保证充足的维生素A可以提高铁营养水平。孕期维生素A的推荐摄入量制定,是基于成年妇女维生素的EAR,考虑妊娠期胎儿体内维生素A的蓄积量而确定的。新生儿体内维生素A总量为3 600μg,主要在最后90天累计,按照维生素A的吸收和储备效率平均达到70%的水平,单胎孕妇孕晚期维生素A的需要量增加为57μg/d,双胎则为114μg/d。

我国现有指南建议孕中晚期女性维生素A的RNI较孕前均增加70μg/d,为770μg/d,考虑到脂溶性维生素可储存的特性,提前从孕中期开始增加维生素A的推荐摄入量可以更好地保证良好的维生素A的营养状况。对于双胎孕妇,也可以正好满足其增加的营养需求。不过,保险起见,对于双胎妊娠孕妇也可以从孕中期开始即额外增加50~70μg/d的维生素A(表3-3-4)。

在讨论膳食维生素A的摄入时,考虑到植物性食物的维生素A原类和动物性食物的类视黄醇活性不同,计算单位应采用视黄醇活性当量(retinol activity equivalents,RAE)来取代传统可能存在高估的视黄醇当量(retinol equivalent,RE)。具体RAE的计算方式为:RAE= 膳食或补充剂来源全反式视黄醇(μg)+1/2补充剂纯品全反式β-胡萝卜素(μg)+1/12膳食全反式β-胡萝卜素(μg)+1/24其他膳食维生素A原类胡萝卜素(μg)。

在传统中式膳食中,由于植物来源比例较高,其活性当量普遍较低,不如动物性食物,需要引起足够重视(表3-3-3)。

表 3-3-3　常见食物维生素 A 含量

食物	视黄醇 /μg·100g⁻¹	维生素 A 原类胡萝卜素 /μg·100g⁻¹			RE/ μg·100g⁻¹	RAE/ μg·100g⁻¹
		α-胡萝卜素	β-胡萝卜素	β-隐黄质		
羊肝	20 972	0	0	0	20 972	20 972
猪肝	4 972	0	0	0	4 972	4 972
鸡心	910	0	0	0	910	910
奶油	297	0	107	0	315	306
鸡蛋	234	0	10	9	236	235
胡萝卜	0	3 477	8 285	125	1 681	841
南瓜	0	515	3 100	2 145	738	369
芒果	0	17	445	11	77	38
番茄	0	101	449	0	83	42

(7)维生素 D 的生理功能

1)维持血液钙和磷稳定。

2)参与某些蛋白质转录的调节。

3)发挥其激素样作用参与体内免疫调节。

维生素 D 和钙营养状况密切相关,当维生素 D 营养状况不佳时,低体重初生儿、子痫的风险都会增加,研究显示孕期维生素 D 的需要量并没有不同于非孕妇,因此双胎妊娠的维生素 D 的需要量也是一致的。但仍需考虑到一些影响维生素 D 营养状况的因素:如地理位置(一般认为北纬 45° 以南可以通过阳光获得充足的维生素 D)、季节(冬季易缺乏,我国东北一年有 1/3 时间无内源性维生素 D 合成)、气候(雨季,南方梅雨季节易缺乏)、空气污染(紫外线不足,户外活动减少)、其他因素(服饰、防晒用品、肤色等均有关)等。

维生素 D 的 RNI 为 400U/d(10μg/d),在需要时可以通过补充剂来保证维生素 D 的摄入。对于双胎妊娠来说,研究显示即使是 1 000U/d(25μg/d)的补充量也不会导致过量的不良反应(表 3-3-4)。

表 3-3-4　中国居民膳食矿物质推荐摄入量(RNI)

人群	钙 /mg·d⁻¹	磷 /mg·d⁻¹	钾 /mg·d⁻¹	钠 /mg·d⁻¹	镁 /mg·d⁻¹	氯 /mg·d⁻¹	铁 /mg·d⁻¹
	RNI	RNI	AI	AI	RNI	AI	RNI
孕早	800	720	2 000	1 500	370	2 300	20
孕中	1 000	720	2 000	1 500	370	2 300	24
孕晚	1 000	720	2 000	1 500	370	2 300	29

人群	碘 /μg·d⁻¹	锌 /mg·d⁻¹	硒 /μg·d⁻¹	铜 /mg·d⁻¹	氟 /mg·d⁻¹	铬 /mg·d⁻¹	锰 /mg·d⁻¹
	RNI	RNI	RNI	RNI	AI	AI	AI
孕早	230	9.5	65	0.9	1.5	31	4.9
孕中	230	9.5	65	0.9	1.5	34	4.9
孕晚	230	9.5	65	0.9	1.5	36	4.9

续表

人群	维生素 A /μgRAE·d⁻¹	维生素 D /μg·d⁻¹	维生素 E /mgα-TE·d⁻¹	维生素 K /μg·d⁻¹	维生素 B₁ /mg·d⁻¹	维生素 B₂ /mg·d⁻¹	维生素 B₆ /mg·d⁻¹
	RNI	RNI	AI	AI	RNI	RNI	RNI
孕早	700	10	14	80	1.2	1.2	2.2
孕中	770	10	14	80	1.4	1.4	2.2
孕晚	770	10	14	80	1.5	1.5	2.2

人群	维生素 B₁₂ /μg·d⁻¹	泛酸 /mg·d⁻¹	叶酸 / μgDFE·d⁻¹	烟酸 /mgNE·d⁻¹	胆碱 /mg·d⁻¹	生物素 /μg·d⁻¹	维生素 C /mg·d⁻¹
	RNI	AI	RNI	RNI	AI	AI	RNI
孕早	2.9	6.0	600	12	420	40	100
孕中	2.9	6.0	600	12	420	40	115
孕晚	2.9	6.0	600	12	420	50	115

注:维生素和矿物质的 RNI 在计算时已经计算了变异系数,所以按照此推荐来摄入,双胎妊娠者发生营养素摄入不足的风险也并不高,但对于某些特殊的营养素的摄入,必须引起足够重视

三、双胎妊娠的体重管理

营养状况对于双胎妊娠的妊娠结局有着十分重要的作用,而母体孕前体重和孕期体重增加同样有重要的作用。在体重管理中,营养是最重要的影响因素,两者相辅相成,又互相独立。

（一）孕前体重

众所周知,孕期体重增加与妊娠结局有关,事实上,孕前体重水平就可能影响妊娠结局。对于孕前低体重者和肥胖者,应尽早干预,保证营养状况和体重的正常增加。

（二）双胎妊娠孕妇的体重增加

孕期体重的增加量以及体重增加的时期对于胎儿的理想生长是十分关键的。在普通的单胎妊娠中,孕期体重增加与胎儿出生体重、低体重儿的风险都存在相关性,这已经是一个共识了。通常来说,对于体重增加范围的推荐制定应是基于孕前体重水平、降低 LBW 风险,实现最佳胎儿生长,并保证母体没有过多增重的前提下。

双胎妊娠和普通的单胎妊娠相比,体重增加的总量和模式是有差异的。研究发现,双胎妊娠的体重增长开始得更早（大约 8 周左右）,也更快。国外研究提示双胎妊娠从孕中期开始,每周的体重增加在 0.75kg 左右,整个孕期的体重增加则在 16~20.5kg（表 3-3-5）。在生长时机上,有研究显示,如在 24 周时增重 24 磅（约 10.8kg）,胎儿的出生体重 >2 500g 概率更大;如果在 24 周前体重增加较慢,在 24 周以后追赶性生长达标,胎儿仍有较大可能发生宫内生长受限以及早产。理论上来说,早期体重增加能保证母体的营养储备,这对于应对后期胎儿生长营养需要的增加,保证能量供应有积极的意义。当然体重增加过快的风险不能忽视,当体重增加超过 IOM 的推荐速率时,产后肥胖和代谢性疾病的风险显著增加。

表 3-3-5　美国 IOM 2009 孕期适宜体重增长值及增长速率

孕前 BMI/kg·m⁻²	双胎总增重范围 /kg	单胎总增重范围 /kg
孕前低体重（<18.5）	暂无推荐范围	12.5~18
孕前正常体重（18.5~24.9）	16.7~24.3	11.5~16
孕前超重（25.0~29.9）	13.9~22.5	7~11.5
孕前肥胖（≥ 30.0）	11.3~18.9	5~9

考虑到人种、地域的差异,体重增加的标准也可能存在差异,表 3-3-6 为上海交通大学医学院附属国际和平妇幼保健院对双胎妊娠孕妇体重增重情况的研究结果。

表 3-3-6 上海交通大学医学院附属国际和平妇幼保健院不同孕周双胎妊娠孕妇孕期增重的百分位数值 /kg

孕周	P_{10}	P_{25}	P_{50}	P_{75}	P_{90}
24	6.0	7.5	9.2	11.5	13.3
28	8.0	9.9	12.0	14.5	17.0
32	10.0	12.4	14.7	17.5	20.0
34	11.4	14.1	16.5	19.4	22.1
36	12.6	15.5	18.0	21.2	24.4

双胎妊娠孕妇,孕期体重总增重和妊娠结局存在密切相关性,这种相关性表现在早产、低体重出生儿等风险。当体重增加在理想范围内时,双胎新生儿 Apgar 评分有积极影响,孕妇发生妊娠期并发症,如糖尿病、妊娠期高血压疾病、子痫前期的风险也较低。

(三) 体重的监测和管理

对于双胎妊娠孕期体重管理,定期的监测很重要。一般来说,孕早期体重变化不大,可每月测量 1 次。孕中、晚期应每周测量体重,并根据体重增长速率调整能量摄入和身体活动水平。

在体重测量时,除了使用校正准确的体重秤,还要注意每次称重前均应排空大、小便,脱鞋帽和外套,仅着单衣,以保证测量数据的准确性和监测的有效性。在产检常规监测的基础上,应建议孕妇每周自行监测体重,并使用表单或软件记录。

(四) 体重控制的营养原则

碳水化合物:占总能量的 50%~60%,控制单糖双糖(单糖如葡萄糖、果糖,双糖如蔗糖等),并兼顾个人喜好。

蛋白质:占总能量的 15%~20%,其中动物性蛋白(优质蛋白)至少占 1/3。

脂肪:占总能量的 25%~30%,应限制饱和脂肪酸,如动物油脂、椰奶、全脂奶制品。

膳食纤维:对于控制体重人群,可以增加饱腹感,但需注意过量的膳食纤维可能会干扰微量元素及维生素的吸收,导致消化道不耐受。所以一般控制在 25~5g/d。

餐次安排:少食多餐更利于避免低血糖以及因为过饥导致的过食,减少消化道的刺激;一般建议每日 5~6 餐,餐间隔在 2~4 小时为宜;供能比参考早餐 + 早点(30%),午餐 + 午点(40%),晚餐(30%)。

在体重控制的过程中尤其应该注意避免酮症的发生,保证碳水化合物的摄入,并注意监测。研究认为高蛋白低碳水化合物的饮食模式在短期内虽然可以使体重减轻,但远期效果未知。碳水化合物的选择,应尽量选择 GI 较低的食物,增加膳食纤维的摄入。研究提示这种控制血糖的膳食模式对于体重的控制及降低巨大儿的风险都有积极意义。

(五) 双胎妊娠的运动

运动或者体力活动对于孕期女性健康的好处是毋庸置疑的。但对于双胎妊娠女性,选择运动前应咨询医师或专业人士的建议,以避免早产、流产的风险,运动的选择应以舒缓的运动为宜,如散步、孕妇体操和瑜伽等。而对于那些容易失去平衡和伤及胎儿的运动则要注意避免。

合理的运动可以帮助控制体重,尤其是体重增加过快是十分重要的,在双胎妊娠的过程中,不应该对运动过于抵触,相反应该更加个性化地制订运动方案,并及时调整,在安全的前提下,达到最佳效果。

四、未来展望

1. 对于孕前低体重者和肥胖者,应尽早干预,保证营养状况和体重的正常增加。

2. 目前国内外没有针对双胎的膳食指南,期待整合全国大数据研究双胎孕妇能量供给及各营养素补充量。

3. 营养素的补充不能仅依靠各种营养素补充剂,最主要是均衡饮食。

4. 控制孕期体重合理增长,可以减少妊娠并发症的发生,但不应过于严格控制碳水化合物摄入量。

(程蔚蔚　朱亦清)

参 考 文 献

1. 国家卫生和计划生育委员会公益性行业科研专项《常见高危胎儿诊治技术标准及规范的建立与优化》项目组,解丽梅,廖姗姗,等. 双胎妊娠超声检查技术规范(2017). 中国实用妇科与产科杂志, 2017 (08): 43-46.

2. Khalil A, Rodgers M, Baschat A, et al. ISUOG Practice Guidelines: role of ultrasound in twin pregnancy. Ultrasound in Obstetrics & Gynecology, 2016, 47 (2): 247-263.

3. 孙路明,赵扬玉,段涛. 双胎妊娠临床处理指南(第二部分): 双胎妊娠并发症的诊治. 中华围产医学杂志. 2015. 18 (09): 641-647.

4. 孙路明,赵扬玉,段涛. 双胎妊娠临床处理指南(第一部分): 双胎妊娠的孕期监护及处理. 中华围产医学杂志. 2015. 18 (08): 561-567.

5. Society for Maternal-Fetal Medicine. ACOG Practice Bulletin No. 144: Multifet-algestations: twin, triplet, and higher-order multifetal pregnancies [J]. Obste-t Gynecol, 2014, 123 (5): 1118-1132.

6. Alexander GR, Kogan M, Martin J, et al. What Are the Fetal Growth Patterns of Singletons, Twins, and Triplets in the United States?. Clinical Obstetrics and Gynecology, 1998, 41 (1): 114-125.

7. ACOG Committee Opinion No. 743: Low-Dose Aspirin Use During Pregnancy. Ob-stet Gynecol, 2018, 132: e44-e52.

8. American College of Obstetricians and Gynecologists'Committee on Practice Bulletins—Obstetrics, Practice Bulletin No. 171: Management of Preterm Labor. Obstet Gynecol, 2016, 128: e155-164.

9. Shinohara Satoshi, Sunami Rei, Uchida Yuzo, et al. Association between total dose of ritodrine hydrochloride and pulmonary oedema in twin pregnancy: a retrospective cohort study in Japan. BMJ Open, 2017, 7: e018118.

10. 中国营养学会. 中国居民膳食指南(2016 版). 北京: 人民卫生出版社, 2016: 174-182.

11. Brown JE, Carlson M. Nutrition and multifetal pregnancy. Journal of the American Dietetic Association, 2000, 100 (3): 343-348.

12. Rosello-Soberon M, Fuentes-Chaparro L, Casanueva E, Twin Pregnancies: eating for three? Maternal nutrition update. Nutr Rev. 2005 Sep; 63 (9): 295-302.

13. Metzger, B. E, Buchanan, T. A, Coustan, D. R, et al. Summary and recommendations of the fifth international workshop-conference on Gestational Diabetes Mel-litus. Diabetes Care. 2007, 30: S251-S260.

14. 张玢琪,刘小华,程蔚蔚. 双胎妊娠妇女适宜孕期增重及其与妊娠结局的关系. 中华围产医学杂志. 2017. 20 (02): 115-119.

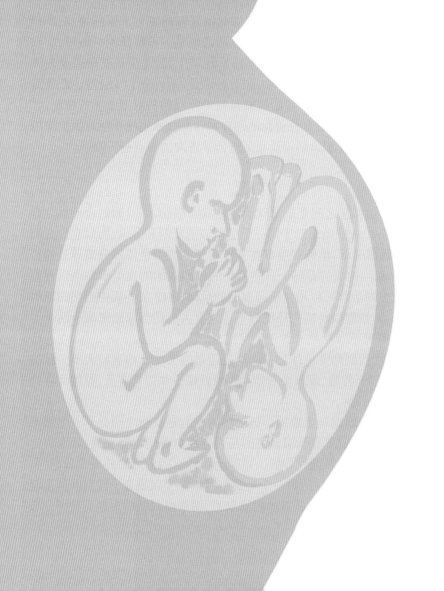

第四章

产前筛查与诊断

如同单胎妊娠一样,双胎妊娠也需要关注胎儿是否存在某些常见或相对罕见的遗传性疾病,包括唐氏综合征等常见的非整倍体异常,染色体微小缺失重复综合征甚至一些单基因疾病等。由于双胎存在一定的遗传异质性,双胎的穿刺遗传诊断也更加困难和复杂,所以双胎妊娠的筛查诊断成为围产期管理的一个重要和棘手的问题,值得受到关注和思考。双胎的伦理问题也是如此,由于两胎的存在,诊断和治疗过程中经常存在相互矛盾和需要平衡的情况,在这种情况下,知情选择,趋利避害和尊重患者(包括胎儿)这些伦理原则也显得更为重要和实际。

第一节　双胎妊娠的产前筛查诊断和遗传咨询

关键点

1. 双胎妊娠由于其合子性的不同,相互之间遗传差异的认定有所不同,临床判断双胎的合子性非常重要,但也常常较为困难。

2. 对于单胎妊娠所适用的产前筛查模式,双胎妊娠也同样可以进行。但由于双胎的特殊性,各种不同筛查模式对双胎妊娠来说存在不同的优势和局限性。作为临床医师需要对此有深入的了解。

3. 双胎妊娠产前诊断的操作较为复杂和困难,双胎的正确标示以及特殊的穿刺流程是最重要的。

4. 双胎的产前筛查和诊断以及后续的减胎处理都有许多需要进行遗传咨询和临床咨询的内容,临床医师需要对于这些咨询的内容有全面的了解和掌握,并应用于临床实践。

随着高龄妊娠的比例增加以及人工辅助生殖技术的应用,近年来双胎妊娠的发生率不断增加,2014年美国的双胎妊娠率达到高峰,约为33.9‰,近5年基本保持稳定。双胎妊娠是一种特殊的妊娠形式,双胎妊娠时相关多种妊娠并发症的发病率较单胎均显著升高,特别是自发性早产、胎儿生长受限以及先天性畸形等,此外单绒毛膜双胎妊娠还存在一些特有的并发症风险,如双胎输血综合征(TTTS)等。此外双胎的产前遗传学疾病诊断也是一个不容忽视的问题。由于双胎妊娠存在单卵双胎和双卵双胎的情况,其遗传学异质性有所不同,遗传咨询和临床处理均较复杂,此外双胎的筛查和诊断技术也比单胎妊娠更加困难,所以值得更加关注。本章主要就双胎的产前筛查和诊断以及相关遗传学咨询的要点进行阐述。

一、双胎妊娠的合子性和绒毛膜性

双胎妊娠的遗传学诊断首先必须明确双胎相互之间是单卵双胎还是双卵双胎,即双胎的合子性。合子性决定了双胎的遗传是同质性还是异质性,单卵双胎来源于同一个受精卵的复制和分裂,所以它们之间的遗传物质组成是基本上相同的。在极少数情况下,单卵双胎存在合子后突变或染色体不分离导致遗传物质组成不一致,从而产生表型和染色体-基因构成的差异。自然发生的单卵双胎的发生率在全世界范围内非常稳定,约4‰。针对不孕症的辅助生殖治疗可以增加单卵双胎的风险2~12倍。其中确切的原因仍然不是很清楚,可能与妊娠早期胚胎的人工处理以及宫内环境的不适宜有关。而当双胎来源于两个不同的受精卵受精而成,称为双卵双胎,这种情况下双胎均来源于同父同母,但是相对独立的个体,在遗传层面可视为同胞但存在较大的遗传异质性,从性别到染色体数目结构乃至基因突变上均有较大不一致的可能。双卵双胎的发生率差异很大,与孕妇年龄、种族、家族史和辅助生殖妊娠干预等均有关,总体而言约66%的双胎妊娠是双卵双胎,其余33%是单卵双胎。

而对于临床管理来说,双胎妊娠的绒毛膜性确定是重要的。绒毛膜性指的是双胎之间共享一个绒毛膜还是由独立的绒毛膜组成。绒毛膜性的不同决定了双胎胎盘之间是否存在血管的吻合交通,从而决定了许多双胎特有的并发症(如双胎输血综合征等)的可能性差异。单绒毛膜性双胎的妊娠并发症较高,临床不良妊娠结局的发生率也较高。判断双胎的绒毛膜性的另一个重要作用是作为双胎合子性判断的重要依据。根据双胎胚胎的发生机制,双卵双胎一定是双绒毛膜双羊膜囊双胎,而单卵双胎则根据受精卵分裂发生阶段不同,可以依次发展成双绒毛膜双羊膜囊双胎,单绒毛膜双羊膜囊双胎或单绒毛膜单羊膜囊双胎甚至连体双胎。一般临床早期的超声检测可准确判断双胎的绒毛膜性,理想情况下最好在妊娠前 3 个月进行超声检查评估,其准确性为 96%~100%,而在妊娠中期则约为 80%。同上所述,如果超声发现是不同性别的双绒毛膜双羊膜囊双胎一定可以判断为双卵双胎,但同性别、胎盘融合一起的双绒毛膜双羊膜囊双胎只能通过遗传学诊断来确定为双卵还是单卵双胎。

二、双胎妊娠的产前筛查

(一) 双胎妊娠的染色体非整倍体异常风险

总体而言,双胎妊娠的非整倍体风险高于单胎妊娠。这主要是由于双胎妊娠孕妇的高龄比例更大。单绒毛膜双胎具有较高的结构异常风险,包括先天性心脏病、神经管缺陷和颅脑异常、唇腭裂以及胃肠道和前腹壁缺陷,但染色体非整倍体异常的风险似乎与单胎妊娠的风险相似或更低。双胎或多胎妊娠的唐氏综合征风险计算很复杂,首先它受到妊娠的合子性的影响,即一胎的染色体异常风险是否与另一胎相同还是需要进行分别评估取决于双胎的合子性。在单卵妊娠中,两个胎儿的遗传物质组成被认为很大程度上是一致的,即都受影响或都不受影响,只有极少数的例外。而在双卵妊娠中,每个双胎的非整倍体风险或多或少与另一个胎儿的风险无关。按照我国的相关政策和规范,预产期年龄 >35 岁的孕妇应建议行侵入性的产前诊断以排除胎儿为唐氏综合征等常见染色体非整倍体异常,而目前有些研究已建议修改双胎妊娠中建议进行侵入性诊断的产妇年龄阈值。Rodis 等人提出了相关公式用于计算同卵双胎和单卵双胎中胎儿非整倍体异常的概率。从这些计算得出的结果可用于确定与年龄相关的双胎胎儿非整倍体异常风险。该研究得出 31 岁孕妇双胎妊娠但未知合子性的情况下与单胎妊娠 35 岁妇女有相同的胎儿染色体非整倍体风险。研究据此得出结论,应该为所有 31 岁以上双胎妊娠的妇女提供侵入性产前诊断。但上述研究结论尚未被国际学术界广泛接受。

(二) 双胎妊娠的胎儿颈后透明带筛查

妊娠 11~14 周期间进行的胎儿 NT 筛查是重要的胎儿染色体异常特别是非整倍体异常产前筛查的方法。由于研究显示双胎妊娠和单胎妊娠之间的颈后透明带厚度分布没有显著差异,因此双胎妊娠利用 NT 测量的方法进行唐氏综合征筛查的检出率与单胎妊娠相似。此外,单独的测量每个胎儿的 NT 厚度可以为每个双胎分别确定相应的唐氏综合征风险值。因此,NT 测量结合产妇年龄已成为双胎产前非整倍体异常筛查的首选方法。然而,绒毛膜性和合子性均可影响双胎患唐氏综合征的风险,所以风险判读需要进一步的细化。在单绒毛膜双胎中,每个胎儿罹患唐氏综合征的风险均相同,并且总体风险与单胎妊娠相同。因此可将每个胎儿的 NT 测量值取平均值,对照权威的单胎妊娠 NT 正常值及对应的风险值来计算整个妊娠的胎儿染色体异常风险估计值。双绒毛膜双胎妊娠中的每个胎儿都应单独进行风险评估,并通过使用 NT 值的中位数计算每个胎儿的染色体异常风险。由于每个胎儿都有独立的风险,因此在双绒毛双胎妊娠中的整体风险计算可以以每个胎儿特定的风险来表示,或者依据其中一个较高的胎儿风险值来代表。尽管大约有 10% 的双绒毛膜双羊膜囊双胎实际上是单卵双胎,但混入这一较小比例的人群并未影响整体双绒毛膜双羊膜囊妊娠人群的总体筛查准确性。Sebire 等依据孕早期 NT 的测量和产妇年龄,计算了 448 对双胎妊娠中每对双胎患唐氏综合征的具体风险。当假阳性率为 7.3% 时检出率为 88%。Vandecruys 等在对 769 个单绒毛膜双胎的研究中发现,使用平均 NT 而不是双胎对中测得的最高或最低 NT 可获得最佳的筛查性能,研究显示当假阳性率为 4.2% 时检出率可以达到 100%,目前这也是国际权威机构英国胎儿医学基金会推荐的方法。在双绒毛膜双胎妊娠中,每个胎儿的筛查检出率和假阳性率与单胎妊娠筛查相似,并且以单独每个胎儿的特异性风险来表示。

(三) NT 和血清学联合筛查

早孕期单胎妊娠的 NT 与血清学联合筛查一般为结合孕妇的年龄与 NT 测量值,以及孕妇血清中游离 β-HCG 与 Papp-A 的测定值结合孕周进行胎儿染色体异常风险值的判读。在双胎妊娠中,与孕中期一样,早孕期孕妇上述血清标志物的正常水平约为单胎妊娠中的 2 倍。所以无法直接按照单胎妊娠的标准来进行风险计算。Spencer 等在一项针对 1 914 对双胎筛查的研究中计算了不同绒毛膜性双胎对早孕期血清标志物的影响。研究结论是在双胎中进行血清学筛查需要调整各指标的中位数值,以消除双胎与单胎的差异。对于游离 β-HCG 来说矫正后的中位数倍数值可以通过按照单胎计算的中位数倍数除以 2.023 得到。对于 PAPP-A 来说,这个转换系数双绒毛膜双羊膜囊双胎为 2.192,单绒毛膜双羊膜囊双胎为 1.788。在联合 NT 筛查和早孕期血清学筛查的效率方面,Spencer 和 Nicolaides 等报告了 206 例双胎妊娠中使用 NT 和早孕血清标志物的唐氏综合征筛查,检出率为 75%,假阳性率为 9%,与仅通过 NT 测量结合产妇年龄的筛查模式检出率相似。Wald 等人的研究也发现,对于 5% 假阳性率水平下,单绒毛膜双羊膜囊双胎进行单独 NT 筛查或与早孕血清学筛查相结合的模式下,其检出率分别为 73% 和 84%,对于双绒毛膜双胎的筛查检出率分别为 68% 和 70%,对于所有双胎妊娠的检出率分别为 69% 和 72%。从筛查效率看两者差别不大,是否进行推荐 NT 及早孕期血清学联合筛查的模式还需要更大样本的前瞻性研究。

此外,还可以开展包括早孕期 NT 在内的早中孕期血清学联合筛查模式。但该模式和孕中期的孕妇血清学筛查一样,由于双胎妊娠的遗传异质性(特别是在双卵双胎中),以及双胎妊娠对于血清学指标正常值的巨大影响,总体上血清学筛查用于双胎妊娠的产前筛查目前存在较多的质疑。同时,许多双胎妊娠来自辅助生殖技术,而辅助生殖技术对早孕期或中孕期血清标志物的影响还需要进一步评估。

（四）孕妇的中孕期血清学筛查

总体而言,在双胎妊娠中仅进行母体血清筛查存在许多导致结果不准确的因素。首先,双胎妊娠的中孕期血清标志物正常水平约为单胎妊娠的 2 倍,但由于纳入研究的病例和对照的数量远小于单胎妊娠,因此具体正常值的差异不同的研究之间存在很大差异。其次,通过血清学标志物的风险计算是包括了双胎的整体风险而不是区别两个胎儿的特异性风险,而超声标志物(例如 NT)是特定对应于每个双胎个体。第三,合子性和绒毛膜性也会对双胎妊娠的风险评估起到影响的作用,与其在 NT 筛查中的作用相类似。在一项对 274 例双胎妊娠的孕中期孕妇血清筛查的前瞻性研究中,显示筛查的假阳性率为 5%,但由于在研究人群中没有唐氏综合征病例,因此无法进行检出率评估。而通过使用统计模型进行预测,作者估计单卵双胎的检出率应为 73%,双卵双胎的检出率为 43%,如果维持 5% 假阳性水平,则总检出率为 53% 左右。Spencer 等人在双胎的中孕期筛查的研究中提出,在评估了 420 例双胎和 19 例三胎妊娠中的游离 β-HCG 和 AFP 水平后,平均而言,双胎妊娠的标志物水平高出单胎妊娠的 2 倍,同时作者估计,使用预测模型风险计算方法,预测在假阳性率为 5% 的情况下,总体双胎妊娠的唐氏综合征检出率应为 51%。Muller 等评估了 3 292 例双胎妊娠进行中期孕妇血清筛查的结果,评估不同孕周双胎孕妇血清 AFP 和游离 β-HCG 的分布情况和筛查效率。其中在研究组中发现 4 个双胎妊娠,其两胎都患有唐氏综合征,而在其他 7 个病例中,只有 1 个胎儿患唐氏综合征。研究结果提示在双绒毛膜双胎和单绒毛膜双胎中,中孕期 AFP 的中位数相似,而单绒毛膜双胎妊娠的游离 β-HCG 水平较高。对于筛查效率而言,如果仅考虑孕妇年龄,唐氏综合征的检出率和筛查阳性率分别为 27.3% 和 6.6%,而采用绒毛膜性校正后的孕妇年龄,检出率和阳性率分别为 54.5% 和 24.6%,使用实际检测到的 AFP 和游离 β-HCG 除以 2 所得的检出率和阳性率分别为 54.5% 和 7.75%,通过使用从全球双胎研究中观察到的中位数时,检出率和阳性率分别为 54.5% 和 8.05%,在此基础上使用针对单绒毛膜和双绒毛膜双胎所特有的中位数的情况下,检出率和阳性率为 54.5% 和 7.75%。作者得出的结论是,对于中孕期的双胎妊娠进行唐氏综合征筛查是可行的,比仅基于产妇年龄的产前筛查模式要准确。

而在迄今报道的双胎中孕期筛查研究中,标本量最大的一次研究采用了使用血清 AFP 和 β-HCG 进行二联筛查的模式,该研究纳入了 11 040 例双胎妊娠(30.3% 是高龄妊娠),其中包括 27 例患有唐氏综合征的妊娠,对照组包括 64 815 例单胎妊娠,其中 86 例为唐氏胎儿。研究使用 1/250 高危截断值,在此设定下双胎妊娠的总唐氏综合征检出率为 63%(17/27),假阳性率为 10.8%。此外,当两胎都为唐氏综合征时,其检出率为 71%,而只有一个为唐氏综合征时,检出率为 60%。而在单胎妊娠中,唐氏综合征检出率为 74.4%(64/86)。

综合以上的研究结果表明,在传统产前筛查的领域,早孕期 NT 检测结合产妇年龄可能是评估双胎妊娠患者唐氏综合征风险的最佳方法。但是,如果无法进行 NT 检测或由于就诊孕周较大而错过了早孕期筛查(孕 14 周后),可考虑在双胎妊娠中进行孕中期血清学筛查,可有 50% 以上的检出率,但假阳性率较高。

（五）双胎妊娠早中孕期的联合筛查

针对单胎妊娠已经发展出成熟的整合早孕及中孕期筛查的联合筛查模式,该模式基于早孕期 NT 及血清学筛查的基础上,再结合中孕期血清学筛查(三联或四联筛查),以达到最佳的检出率和较低的假阳性率。但迄今为止,尚无关于双胎早中孕期联合筛查性能的大型前瞻性研究。Wald 和 Rish 发表了一项研究针对双胎妊娠进行联合筛查性能的假设性评估。他们针对联合筛查,估计固定假阳性率为 5% 时,单绒毛膜双胎的总体检出率为 93%,双绒毛膜双胎为 78%。针对所有双胎的总体检出率为 80%。但总体而言该领域还需要更多的前瞻性研究来加以论证其筛查的效率。

（六）中孕期超声筛查双胎妊娠的非整倍体异常

尽管针对单胎妊娠,目前已经有了较多的成熟经验,通过借助遗传超声检查发现的超声软指标来进行唐氏综合征等常见染色体异常的风险提示。但是很少有研究评估了双胎中孕期软指标的检测情况以及预测的准确性。在一项研究中,研究者在双胎之一为唐氏综合征的两组病例中检查了软指标是否存在的情况。研究发现颈后厚度(NF)可以正确筛查出 9 个唐氏综合征胎儿中的 5 个,而其他软指标的预测效果明显较差。提示双胎妊娠中最重要的中孕期软指标为 NF。

（七）双胎妊娠的 NIPT 筛查

通过孕妇外周血中的来源于特定染色体的胎儿游离 DNA 含量的改变来预测胎儿存在常见的染色体非整倍体的方法称为胎儿游离 DNA 产前筛查(non-invasive prenatal testing,NIPT)。NIPT 用于单胎妊娠的唐氏综合征、18 三体综合征及 13 三体综合征的筛查可以取得较传统的超声及血清学产前筛查更加高的检出率和极低的假阳性率。Gil 等的 Meta 分析提示 NIPT 对于单胎妊娠中唐氏综合征的检出率达 99%,假阳性率低于 0.1%。目前 NIPT 筛查已经成为单胎妊娠中精准度最高的产前筛查方法,尤其是极低的假阳性率避免了很多不必要的介入性产前诊断以及相关的流产情况。

虽然通过孕妇外周血中胎儿游离 DNA 检测进行筛查在双胎妊娠中是可行的,但其筛查的性能可能比单胎妊娠较差。因为同前所述在双胎妊娠中,胎儿游离 DNA 的检测更为复杂,两个胎儿可能是单卵双胎,因此他们在基因层面上是相同的,或者是双卵双胎,在这种情况下,每一个胎儿可能具有其特异性的染色体非整倍体异常风险。有证据表明,在同卵双胎中,每个胎儿可向母体循环中贡献不同量的胎儿游离 DNA,其含量差异可能接近 2 倍。因此,在双卵双胎妊娠中,由于非整倍性不一致,异常胎儿所贡献的游离 DNA 含量可能低于可成功进行胎儿游离 DNA 检测的阈值(一般为 4%)。而正常胎儿的游离 DNA 含量贡献较大,导致双胎妊娠总体胎儿游离 DNA 含量是超过检测阈值的(>4%)。这可能导致 NIPT 判读错误的结果,即得出双胎的非整倍性异常的风险均很低。为了避免这种潜在的错误,建议在双胎妊娠中进行胎儿游离检测时,应在评估非整倍性风险时估算两个胎儿的较低游离 DNA 浓度,而不是总胎儿游离 DNA 浓度。能够实现双胎每一胎的特异性游离 DNA 含量分别测定是最佳的。但是,这种策略必然会带来双胎的 NIPT 筛查检测失败率(no call)比单胎妊娠要高。在 Gil 等人的研究中,双胎妊娠 21 三体的检出率为 93.7%,假阳性率为 0.23%。而在 Taylor-Phillips 等人的 Meta 分析中,双胎妊娠的检出率也低于单胎妊娠,其中 21 三体综合征降低了 9%,18 三体综合征降低了 28%,13 三体综合征降低了 22%。在 Gil 等近期的一篇针对双胎妊娠 NIPT 筛查的多中心 Meta 分析中,纳入了 56 对 21 三体和 3 718 对非 21 三体性双胎妊娠病例,合并加权检出率和假阳性率分别为 98.2% 和 0.05%。对于 18 三体综合征,在总共 18 例 18 三体综合征和 3 143 例非 18 三体综合征的双胎妊娠中,合并加权检出率和假阳性率分别为 88.9% 和 0.03%,此外对于 13 三体综合征,只有 3 例相关病例,其中 NIPT 筛查检测到其中 2 例(检出率 66.7%),假阳性率为 0.19%(5/2 569)。该研究的结论是双胎妊娠中针对 21 三体综合征的 NIPT 筛查效率与单胎妊娠中报道的性能相似,并且优于孕早期联合筛查或孕中期血清学筛查。由于病例数过少,目前还无法准确评估 NIPT 预测 18- 及 13 三体综合征的筛查效率。同期另一项研究也总结出早孕期 NIPT 筛查失败率单胎妊娠为 3.4%(798/23 495),双绒毛膜双羊膜囊妊娠为 11.3%(91/806),单绒毛膜双羊膜囊妊娠为 4.9%(6/122)。双胎总体的检测失败率均高于单胎妊娠。

三、双胎妊娠的介入性产前诊断

当包括双胎妊娠在内的孕妇存在高龄、产前筛查高风险或其他提示胎儿染色体或基因异常性疾病可能性上升时，须进行侵入性的产前诊断穿刺操作。通过穿刺获得胎儿或胎盘的相应细胞组织，进行细胞培养或 DNA 提取，获得相应胎儿遗传物质的分析和检测结果，来诊断或排除胎儿染色体或基因疾病。目前临床常用的侵入性诊断操作包括绒毛穿刺、羊水穿刺以及脐血穿刺。其中最常用的方式是羊水穿刺和绒毛穿刺。脐血穿刺由于目前临床应用不多故不在本章的讨论范围内。

由于侵入性的产前诊断具有一定的母胎并发症发生的概率，双胎妊娠所具有的特殊性，以及遗传诊断有其自身的不确定性或意外发现，对于建议进行侵入性检查的双胎妊娠患者需要展开非指向性的咨询。咨询的内容应包括根据既往病史或妊娠相关检测结果所提示胎儿染色体异常风险或基因病异常的可能，发生该风险的原因，对应疾病的情况，诊断的过程、必要性和产生相关风险事件的可能，发生相关并发症的应对处置，以及其他的选择所对应的益处和风险。在对于双卵双胎病例的咨询中，很重要的是要提到双胎之一发生染色体或基因病异常的可能性以及后续的处理选择。不同的夫妇面对侵入性产前诊断的态度和选择会有很大差异，通过使用辅助生殖技术实现双胎妊娠的夫妇和自然双胎妊娠的夫妇，他们的态度和选择可能也会有所不同，对此应充分理解和尊重。

针对双胎妊娠进行侵入性产前针对之前，必须进行完善的超声检查评估。特别是绒毛膜性的判断一定要进行复核确认。同时必须正确识别和标记每对双胎的超声表现和胎儿位置。具体包括绒毛膜性的判断，胎儿在子宫的方位，胎儿性别，胎盘的相应位置和脐带插入胎盘的位置，以及双胎其他的超声异常表现。需通过文字和 / 或图表清楚地记录下来。这些标记和记录对于确保穿刺诊断标本的来源以及针对检测结果的诊断和处理至关重要。在少数情况下，双胎之一因胎儿异常需要选择性终止，此时这些信息对于确保对正确的胎儿执行减胎的处置至关重要。在一些无法确定合子性的双胎妊娠诊断中，需要通过分子遗传学检测来对双胎的合子性进行准确的评估，这对于双胎之一生长发育异常等复杂性双胎的临床处置有重要的意义。

（一）羊膜腔穿刺术

羊膜腔穿刺手术是目前临床上应用最多的侵入性产前诊断方法，该操作简便易行，学习曲线较短，并发症较低，不容易出现母血污染，孕产妇的接受度也较高。羊膜腔穿刺术是在超声引导下通过穿刺针经腹部穿刺入羊膜腔内，避开胎盘和胎儿，在无菌环境下抽取羊水，在实验室进行离心得到其中的胎儿脱落细胞，可经过细胞培养进行核型分析或 FISH 检测，或提取 DNA 进行分子遗传学的分析和诊断。目前尽管缺乏针对多胎妊娠早期（孕 15 周之前）羊膜腔穿刺术安全性的大型系统研究，但由于单胎妊娠早期羊膜腔穿刺手术的相关风险有所增加，所以针对双胎妊娠通常选择在妊娠 16 周或之后进行羊膜穿刺术。由于双胎妊娠绒毛膜性与合子性的关联度存在不确定性，超声判断绒毛膜性也存在一定的误差可能，以及考虑到单卵双胎也存在一定合子后的染色体改变的情况，所以不管临床判断单绒毛膜双羊膜囊还是双绒毛膜双羊膜囊双胎，我们均建议对于每一胎都分别进行遗传学诊断。所以，为取到不同胎儿的羊水组织，双胎妊娠的羊膜腔穿刺可分为两次穿刺手术或单次穿刺操作手术两种。下面具体介绍：

1. **两次穿刺操作**　目前临床上多采用两次穿刺手术操作，即使用 2 个不同的穿刺针在双胎的隔膜两侧 2 个不同的位置进行 2 次的先后穿刺（在超声引导下在双胎隔膜的每一侧各穿刺一次）。该操作方法不适用于单绒毛膜单羊膜囊双胎。为保证第二次穿刺没有穿入第一次同一个羊膜腔内，在完成第一个羊膜腔穿刺时，需在拔穿刺针前进行微量（一般为 0.5~1ml）染料的羊膜腔内注射。随后在进行第二个羊膜囊穿刺时，先观察穿出的羊水性状，如果未出现染料的颜色即说明是在不同的羊膜腔进行穿刺，如果出现染色，则考虑可能在同一羊膜腔内，建议更改穿刺部位直到穿出的羊水性状未染色即可。染料的选择最初使用亚甲蓝，但由于有研究认为存在与小肠闭锁和胎儿死亡相关的风险上升而目前已较少使用。取而代之的是靛蓝胭脂红，目前使用该种染料导致胎儿先天性异常没有比预期的背景风险增加的报道。虽然目前也有研究认为在超声引导下可不需使用染料进行羊膜腔的区分，但也有研究认为不使用染料的情况下，双胎羊水穿刺采样来自同一羊膜囊的可能性大约在 1.8%。

2. 单次穿刺操作　　另一种羊膜穿刺术是单次穿刺操作,即在超声引导下将穿刺针头插入双胎隔膜附近,先从第一个羊膜囊中抽出羊水样本,然后在超声引导下使针头穿过隔膜进入第二个羊膜囊。抽取羊水后丢弃第一个 1ml 羊水,以减少第一个羊膜腔污染的风险,然后从第二个羊膜腔中抽取足够的羊水。该技术优势在于减少了一次穿刺,从理论上减少了穿刺相关的并发症的出现,但也存在较多的问题,包括进针进入第二个羊膜囊有时会存在一定的困难,可能会被第一个羊膜囊的羊水所污染,更重要的是可能会产生医源性单绒毛膜单羊膜囊的可能,而此类双胎妊娠是胎死宫内或早产并发症风险最高的类型。由于上述风险的存在,目前该技术尚未得到广泛认可。

关于单卵双胎是否需要针对每个胎儿进行穿刺诊断,目前存在一定的争议。单鉴于有许多病例报道了染色体核型不一致的单绒毛膜双胎,以及在以后的临床处理中需要进行合子性的再评估但已难以进行的情况,所以许多学者主张单绒毛膜双羊膜囊也应对两个羊膜囊进行分别采样和遗传诊断。特别是当双胎之一存在胎儿异常结构,NT 测量不一致或胎儿之一生长受限等情况时,或者在妊娠 14 周之前错过评估绒毛膜性的时机时,这样的做法特别有用。

一般来说,单胎妊娠进行羊膜腔穿刺的一周流产率在 0.5% 左右,由于双胎妊娠有着较高的自然流产率,所以在评估双胎妊娠穿刺流产率时必须将双胎的羊膜穿刺术相关胎儿流失率与双胎的自然流失率进行比较后得出。比较客观的情况下还应该区别绒毛膜性的不同,因为单绒毛膜双胎妊娠的自然流失率较双绒毛膜双胎更高。最近的研究报告可归因的胎儿流失率从 0.3% 到 2.2% 不等。2006 年发表的加拿大回顾性队列研究估计,双胎妊娠孕 24 周前流产的总风险为 1% 或 1.6%。许多研究表明,当双胎妊娠伴随有胎儿流产的情况下,接受羊膜穿刺的病例似乎没有比那些无羊膜穿刺的但胎儿自发流产的双胎妊娠有更大的流产风险(总胎儿流失率在 8.1% 和 12.5%;无统计学差异)。

对单胎妊娠的研究表明,由于孕 15 周之前的羊膜腔穿刺会带来更高的先天畸形和流产的风险增加,因此不应在 15^{+0} 周之前进行羊膜膜穿刺术。随后越晚的羊膜腔穿刺手术会有越低的流产风险。尽管延迟的羊膜腔穿刺手术对于减少双胎穿刺流产的好处显而易见,但操作人员必须考虑后期需要减胎、引产结束妊娠或在早产分娩前得到诊断结果的必要性,以及与延迟手术相关的心理问题。此外,孕 25 周后的羊水细胞核型分析的难度也会进一步增加。一般建议双胎妊娠的羊膜腔穿刺手术和单胎妊娠一样,在 22^{+6} 周之前实施。

(二)绒毛穿刺操作技术操作概述

绒毛穿刺产前诊断,是早孕期($11\sim13^{+6}$ 周期间)实施的产前诊断操作。一般分为经腹绒毛穿刺与经阴道绒毛取材手术两种,目前国内基本开展的是经腹绒毛穿刺手术。该手术操作在超声引导下,经腹实施套管活检针穿刺入胎盘绒毛边缘,拔出针芯,将活检针经引导套针内送入胎盘绒毛组织。连接含 2~4ml 生理盐水的 20ml 注射器,保持负压高度 10~15ml 上下移动活检针以吸取绒毛组织。如一次活检的绒毛量不够,可再次将活检针送入引导套针内进行抽吸,直到获取需要量的绒毛标本。与羊膜腔穿刺手术相比,绒毛穿刺手术的手术操作流产率相近,但实施周期更早,更加有利于异常胎儿的后续临床处置,且穿刺不进入羊膜腔,相关胎儿并发症较低。缺点在于胎盘绒毛细胞的染色体往往有 1% 的概率与胎儿不同,称之为局限性胎盘嵌合,有时需要再次进行羊膜腔穿刺以确定胎儿的染色体核型情况。此外,与单胎妊娠相比,对双胎妊娠进行绒毛取材具有更大的复杂性。这其中包括对胎盘在子宫内的精确定位(位置和植入部位)及其与每个胎儿的关系定义要非常清晰,以及要做到对每个胎盘要远离胎盘边缘尽量靠近脐带根部进行精确采样。同时还应考虑到由于穿刺的孕周较小,在后期子宫及胎盘的相对位置还会发生较大的变化,带来诊断结果对于每个胎儿的对应性关系造成误判。所以专家建议在绒毛取材之后和出诊断结果之前需定期(每周一次)超声检查,以明确记录子宫的位置的改变,进而确定胎盘和胎儿的相对位置的改变。对于早孕期胎盘位置完全位于子宫后壁的胎盘,经宫颈绒毛取材的方法可以很好地完成手术取材。对于单绒毛膜双胎,根据前述的原因,还是建议对双胎各自脐带根部的胎盘进行分别的取材。

双胎妊娠绒毛取材手术后的胎儿流失率很难确定。有研究表明手术组的总流失率似乎与配对对照组的流失率相似。总体绒毛穿刺操作后的胎儿流产率与双胎妊娠羊膜腔穿刺手术相近。在一项对总共 614 例双胎妊娠进行绒毛取材的 Meta 分析的回顾性研究中,报告 22 周前的总胎儿流失率为 3.1%,至分娩前的总流产率约为4.8%。

对于双胎妊娠进行绒毛穿刺的一个最主要顾虑是对于胎盘融合的双胎进行取材时容易出现取样的错误。当出现核型分析的性别是一致的，而出生后性别是不一致的双胎出生时，可以用来准确评估绒毛穿刺取样错误的风险。较早的研究表明，双胎妊娠进行绒毛取材时此类错误的发生率最高为6%，而最近的研究则报告为2%~4%。利用荧光原位杂交分析来确定胎儿-胎儿污染的发生频率则更高达11.5%。为了降低采样错误的风险，Jenkins和Wapner建议在胎盘脐带插入附近进行采样，避免分隔膜，并采用经腹和经宫颈联合取材的方式加以改进。

对于在双胎妊娠的产前诊断选择羊膜腔穿刺还是绒毛膜穿刺这个问题时，一般来说，在双胎妊娠需要产前诊断情况下，进行绒毛穿刺诊断能够更早地完成遗传诊断，对于异常结果可以更早地进行妊娠终止。然而，绒毛穿刺相关的技术挑战以及较高的采样误差风险使得医务人员更倾向于羊膜穿刺术。van den Berg等人在一项研究中比较了286例羊膜穿刺术和159例CVS术对双胎妊娠的诊断准确性。研究表明采用2次以内完成穿刺的标准成功完成了99.3%的羊膜穿刺术和99.7%的绒毛穿刺。其中7例绒毛穿刺（7例中有5例考虑存在胎盘局限性嵌合）的结果无确定的结论，但羊膜穿刺术可用于阐明该7个不确定的绒毛取材病例的胎儿染色体结果。有两项研究比较了双胎妊娠中羊膜穿刺术和绒毛穿刺术的胎儿丢失率。研究报告了双胎妊娠中绒毛穿刺（3.2%~4.5%）和羊膜穿刺术（2.9%~4.2%）的总体流失率相似。综合这些研究的结果，当这些穿刺操作都由熟练和经验丰富的医务人员来完成时，两者之间的流产风险没有明显差异。

四、双胎之一染色体异常的处理

（一）术前咨询

与单胎妊娠一样，在双胎妊娠中面临胎儿核型异常并伴有或不伴有解剖结构异常的情形，应以无指向性和尊重知情选择的原则提供术前的咨询，包括：产前诊断的结果，相应的胎儿疾病的具体信息，生后的表型，治疗的方式和短期及长期预后，目前的不同选择（包括选择性减胎、继续妊娠或全部终止妊娠）及其对应的益处和风险。尊重其价值观并接受对生活质量的不同看法，以及回答孕夫妇所有的相关问题。

（二）选择性减胎相关技术操作

技术方面最重要的问题是确定哪个双胎具有染色体异常。此确认过程在进行侵入性产前诊断的过程中就已经开始，包括详细的胎儿胎盘位置描述以及表型的记录。当诊断后发现不一致的核型时必须仔细重新评估。如果存在任何诊断对应胎儿的不确定性都应通过有创检测和快速核型或FISH检测确定重新评估。对于双绒毛膜双胎妊娠，选择性减胎通常通过胎儿心腔KCl注射来完成。具体操作为超声引导下确认好异常胎儿后，通过穿刺在胎儿心脏中插入20或22号穿刺针并注射缓慢氯化钾或利多卡因3~5ml直至确认心搏停止，许多专家建议确认心搏停止后至少观察5分钟，或在手术后24~48小时内再次超声确认。减胎后在继续妊娠的同时，减胎胎儿仍留在子宫内并且通常在最后终止妊娠时与存活胎儿同时娩出。建议择期终止妊娠的时间在正常双胎妊娠终止孕周之前数天到1~2周。Lynch等报道，双胎之一减胎后，存活胎发生早产的相对危险度为4.1（95%置信区间1.4-12.3）。单绒毛膜双胎由于胎盘之间存在较多的血管交通，减胎一般需要通过脐带射频消融手术或胎儿镜下脐带电凝术来完成，具体见本书的其他相关章节。

（三）双胎之一选择性减胎后的妊娠结局

一些基于多个研究的Meta分析纳入了402例病例的研究结果，得出选择性减胎后总胎儿丢失率为8.2%，在妊娠开始时为三胎或更多的孕妇减胎后胎儿丢失率最高，而双绒毛膜妊娠的胎儿丢失率为7.9%。然而，另一项针对单个中心的200例选择性减胎的研究报告显示绒毛膜双胎妊娠的流失率为2.4%，而3或4胎的流产则为11.1%。根据上述研究结果，一般认为双绒毛膜双羊膜囊之一选择性减胎后存活胎发生流产的风险在10%以下。

（四）选择性减胎的适宜孕周

相关Meta分析研究报道指出，随着孕周的增加，胎儿丢失率有增加的趋势（从9~12周的5.4%增加至 13~18 周的 8.7%，以及 19~24 周的 6.8%），但无统计学意义。此外也有一些研究提出了相反的意见，如孕 20 周前选择性减胎手术的胎儿丢失率为 5.9%，而孕 20 周后为 1.3%。同样这种差异在统计学上并不显著。目前认为减胎适宜孕周的确定需要更多地考虑诊断完成的孕周、咨询后决策的时机和社会心理层面问题以及当地的政策法律要求。

五、遗传咨询

（一）双胎妊娠的产前筛查相关咨询要点

1. 告知孕妇孕期应进行胎儿唐氏综合征等常见染色体异常疾病的筛查和诊断，介绍相关目标疾病的主要表现、发生原因、发生率以及相应的产前筛查 - 诊断的流程。

2. 告知孕妇直接产前诊断的相关指征，以及除外直接产前诊断指征之外的孕妇应建议产前筛查。

3. 告知双胎妊娠对于各种产前筛查模式的效率均低于正常单胎妊娠。双胎妊娠进行 NIPT 筛查的指征属于慎用类型。

4. 介绍双胎妊娠的合子性与绒毛膜性的相关知识，以及不同合子性的双胎之间的遗传学状态的不同。

5. 根据所处的孕周介绍不同的筛查模式的选择。早孕期可供选择的筛查模式有早孕期 NT 筛查、NT 联合早孕期血清学筛查以及早中孕期联合筛查和 NIPT 筛查。

6. 如果错过早孕期的时机，在中孕期可供选择的筛查模式有中孕期血清学筛查和 NIPT 筛查，若孕 20^{+6} 周之后进行筛查的可选择 NIPT 筛查模式。

7. 应详细告知不同的筛查模式用于双胎妊娠的不同的检出率、假阳性率、费用、出报告周期的不同，并提出相应建议。

8. 告知筛查高风险后的产前诊断是必要的，同时告知在单纯血清学筛查或 NIPT 筛查无法给出每个胎儿特异性风险值的情况下，总体筛查高风险建议对两个胎儿均行穿刺诊断，且不论之前超声判读为单绒毛膜双羊膜囊还是双绒毛膜双羊膜囊双胎。

9. 简要介绍产前诊断与筛查的不同点，以及产前诊断的过程和主要存在风险。

10. 回答孕妇及丈夫关于产前筛查的相关问题。

11. 签署相关产前筛查的知情同意书，有直接产前诊断指征的孕妇如果拒绝产前诊断需签署单独的拒绝产前诊断知情同意书。

12. 完成筛查后，需根据书面的筛查结果对孕妇及丈夫进行咨询，若筛查结果为低风险，应告知不能完全排除胎儿罹患目标疾病的可能，还需要结合后续的产前检查的结果特别是中孕期超声检查的结果，必要时再考虑穿刺诊断。若结果为高风险结果建议穿刺产前诊断明确胎儿有无常见的染色体异常疾病。

（二）双胎妊娠的产前诊断相关咨询要点

1. 根据相应的产前诊断指征告知建议该孕妇进行产前诊断的原因，介绍相关目标疾病的主要表现、发生原因、发生率以及相应的产前诊断流程。

2. 根据所处的孕周介绍不同产前诊断方法的选择，以及不同产前诊断操作的过程、优点和局限性，并给出建议。

3. 重点介绍产前诊断对于胎儿染色体异常疾病的诊断意义以及操作的主要并发症及发生的概率，做到知情同意。

4. 介绍完成穿刺操作后相应遗传学诊断方法的选择及相关优缺点、局限性和特性，并给出建议。

5. 告知产前诊断出现相关预期结果或不确定结果的情况，以及必要时需要进行扩展型检测的可能。

6. 孕妇接受有创性产前诊断操作前需完善书面知情同意的签署。

7. 如果产前诊断结果为致病性遗传疾病诊断时，应出具书面正式报告，并据此和孕妇及丈夫告知诊断的结果，所诊断疾病的详细表型，残疾的类型及严重程度，近期及远期预后，生后可能的治疗或康复的方案及预期效果，必要时可转诊至儿科相关专科门诊咨询。

8. 针对异常产前诊断结果的咨询还应包括所诊断疾病发生的原因,产生机制,目前可进行的妊娠选择(终止妊娠或继续妊娠和监测,选择性减胎等),不同选择的获益和局限性考虑,下次妊娠的再发风险,以及下次妊娠前及妊娠后的相关医嘱(如完善相关遗传诊断,进行产前诊断而非产前筛查等)

9. 特别是对于双胎之一胎儿异常的情形,依据诊断的孕周以及所诊断的疾病,在可能的情况下应给出孕妇可供选择的处置方案包括选择性减胎等,特别是孕妇及家人有相应意愿的情况下。此时应详细介绍选择性减胎的方法,近期及远期并发症发生的概率以及应对的临床处置方案,以及不选择减胎所面临的问题。做好知情同意由孕妇及家人作出决定。

10. 由于遗传疾病的诊断或排除是无法穷尽的,且有很强的诊断技术依赖性,所以若产前诊断结果未见异常,应出具书面诊断报告,并在报告中体现针对遗传诊断所选用的方法所具有的诊断优势和局限性,尤其是依据该诊断结果可以排除的遗传性疾病以及所不能完全除外的相关遗传性疾病,做好知情同意。

六、管理流程(表 4-1-1)

表 4-1-1 管理流程

产前筛查	□ 绒毛膜性鉴定	□ 妊娠 8 周之前鉴定
		□ 妊娠 $11\sim13^{+6}$ 周鉴定
	□ NT 筛查	□ 妊娠 $11\sim13^{+6}$ 周鉴定
	□ 早孕期可提供筛查的咨询	□ NT 单独的筛查
		□ NT+ 早孕期血清学筛查
		□ NT+ 早中孕期血清学序贯筛查
		□ NIPT 筛查
	□ 中孕期可提供筛查的咨询	□ 中孕期血清学筛查
		□ NIPT 筛查
产前诊断	□ 产前筛查高风险或有直接产前诊断的指征	□ 绒毛穿刺
		□ 羊膜腔穿刺
干预	□ 双胎之一染色体异常	□ 咨询
		□ 选择性减胎
		□ 继续妊娠观察
		□ 双胎均终止妊娠

七、未来展望

由于双胎妊娠侵入性产前诊断的困难性和复杂性,对于双胎妊娠的产前精准筛查变得更加重要,也是将来该领域发展的重点方向。综合目前双胎妊娠的各种筛查模式,基于孕妇外周血中游离胎儿 DNA(cff-DNA)检测的技术应用于双胎妊娠前景广阔,目前已经成为许多研究的热点方向。由于是通过高通量测序技术进行全基因组层面的检测,NIPT 除了最为成熟的检测整个染色体的非整倍性异常外,还具有检测较小的染色体片段不平衡(重复或缺失)的潜力,从而可以实现染色体微缺失 / 微重复综合征的产前筛查。虽然目前 NIPT 已经可以通过一些商业实验室用于检测一定数量的微缺失 / 微重复综合征,但仍需要进一步的验证研究。此外,利用胎儿游离 DNA 进行胎儿某些显性或隐性单基因遗传病的产前检测目前也是一个已经启动的,但同时需要开展临床验证研究的热点方向。有理由相信,最终利用胎儿游离 DNA 检测技术将完整构建双胎胎儿从染色体非整倍体异常到单基因病异常的筛查和诊断,即实现非侵入性的双胎胎儿分别的全基因组图谱的构建。

八、参考病例

主诉:宫内妊娠 21^{+5} 周,高龄妊娠产前诊断提示胎儿之一染色体异常。

唐某,42 岁,G$_2$P$_1$,末次月经 2019 年 9 月 15 日。既往体健,育有一子,目前 4 岁,健康。家族史(−)。本次妊娠属自然妊娠,早孕期平顺,停经 8 周超声显示宫内可见两个孕囊,中间隔膜较厚,考虑为双绒毛膜双羊膜囊双胎。12^{+3} 周外院行超声检查提示 CRL 5.6/5.8cm,NT 1.2/1.6mm,17^{+1} 周因高龄双胎妊娠转诊笔者医院咨询,笔者医院建议羊膜腔穿刺产前诊断。孕妇及家人知情同意后拒绝羊膜腔穿刺,要求行 NIPT 筛查。19^{+3} 周笔者医院 NIPT 筛查结果提示 T21/T18/T13 三体低风险,但提示性染色体 X 增多(检测提示存在 Y 染色体)高风险。召回孕妇后进行遗传咨询,告知目前筛查结果常见常染色体三体综合征均低风险,但不除外双胎之一或双胎均为 47,XXY 或其他 X 相关的性染色体异常。在充分知情同意的情况下,孕妇同意行羊膜腔穿刺进行产前诊断。于 19^{+4} 周笔者医院行双胎产前羊膜腔穿刺诊断。穿刺前超声显示双胎位于左下及右上,胎盘均为前壁融合,两胎均为男性外观,胎心搏动均好。右上胎儿脐带边缘性插入胎盘位置,左下胎儿脐带插入胎盘位置正常。穿刺过程顺利,分别于两个羊膜腔进行羊水穿刺各抽取羊水 25ml,行 FISH 及核型分析检查。20^{+3} 周 FISH 检查结果回报左下胎儿染色体提示为 47,XXY,右上胎儿染色体检查未见异常(46,XY)。21^{+2} 周双胎的核型分析结果回报同 FISH 结果。考虑双胎之一属于克氏综合征(47,XXY)。昨日召回孕妇后告知产前诊断的结果,告知左下胎儿为克氏综合征,生后男性外观,智力及体格发育基本正常,读写能力较同胞稍有下降约 10%,但也多在正常范围内,青春期后主要表现生殖器发育幼稚,睾丸及阴茎偏小,体毛发分布稀疏,偶有男性乳腺发育。成人后精子数量及活力差,男性不育可能性较大。有一定的内分泌治疗方法。该胎儿的染色体病属于偶发的情况较常见,下次妊娠再发风险 <1%。建议完善夫妇外周血核型分析。另一胎染色体正常。交代胎儿染色体疾病的情况后孕妇经与家人充分讨论,对相关情况及风险知情同意后要求选择性减胎。故完善知情同意签字后今日 21^{+5} 周行超声引导下行 KCl 选择性减胎手术。术前血常规和体温均正常,穿刺前仔细核对胎儿位置、胎盘脐带插入位置以进行区别,反复确认后超声引导下取 20G 穿刺针穿入左下胎儿心腔,缓慢注射 15% KCl 3ml,观察 3 分钟后胎儿心跳搏动停止,再观察 3 分钟胎心未恢复,另一胎儿胎心搏动好,停止手术,10 分钟后再次复查减胎成功。嘱孕妇回当地医院继续正常产检,注意胎动及宫缩,1 个月后笔者医院门诊复诊。

思 考

1. 产前诊断的适应证。
2. 产前咨询的要点。

（蒋宇林　刘俊涛）

第二节　双胎妊娠临床诊治过程中的医学伦理问题

关键点

1. 医学伦理学归属于应用伦理学范畴,它所研究的对象是人类。其所探讨的问题涉及多方面,比如健康和疾病的概念、医患关系、生殖技术、生殖控制、遗传与优生、死亡与安乐死、医疗资源分配与卫生政策等。

2. 母体是胎儿的载体,双胎妊娠的临床诊治中关乎三个生命。

3. 依据医学伦理学,在双胎妊娠的产前筛查、产前诊断、宫内治疗等处理中,应该充分知情同意,必要时需要夫妻双方共同知情同意。

4. 遇有对母胎存在过大风险的临床选择时,应该提请医院或相关机构的医学伦理委员会讨论,并获得批准后方可执行。

　　随着母胎医学以及遗传学、基因检测技术、影像技术、手术器械的飞速发展,人们在产前筛查、产前诊断以及胎儿宫内治疗方面取得了迅速和长足的发展。随之而来的是对于胎儿的社会属性、胎儿的权利等一系列与胎儿相关的医学伦理方面的讨论。这也是胎儿医学在自身的发展过程中尊重生命的体现。

　　在针对母胎的医学活动中,会涉及更为复杂和有争议的医学伦理问题。如今我国在医学教育、医学行为、医学科研方面,越来越重视伦理问题。相比西方国家,我们在这一领域的研究起步较晚。尤其在母胎医学领域,在我国更是刚刚起步。在 2020 年初国家卫生健康委员会颁布的《开展产前筛查技术医疗机构基本标准》和《开展产前诊断技术医疗机构基本标准》中均强调两种医疗机构中均应建立医学伦理委员会。

一、医学伦理学简介

　　伦理学(ethics)是对人类道德生活进行思考和研究的一门科学,是现代哲学的学科法制。它是理解与考察道德生活的各种方法的总称。道德是关于人的行为正当与否的规范。也就是说,伦理和道德是方法与内容的关系。伦理是属于针对社会的道德规范,更侧重于客观方面,是指社会人际的"应然"关系。而我们平时所说的道德更侧重于个体,更强调内在操守方面,指主体对道德规范的内化和实践,是主体的德性和德行。

　　医学伦理学归属于应用伦理学范畴,它所研究的对象是人类。其所探讨的问题涉及多方面,比如健康和疾病的概念、医患关系、生殖技术、生殖控制、遗传与优生、死亡与安乐死、医疗资源分配与卫生政策等。医学伦理学的主要观点包含生命神圣论、生命质量观和价值观、人道观和权利观。公元前四世纪《希波克拉底誓言》被认定为医学伦理学的最早文献,其中就提到医师应根据自己的"能力和判断"采取有利于患者的措施,保守患者的秘密。至今最早的医学伦理相关的法典,是世界医学联合会通过的 1948 年《日内瓦宣言》和 1949 年《医学伦理学法典》。生物医学伦理的原则非常重要,其包括尊重自主原则、不伤害原则、有利原则和公正原则。尊重自主原则是指尊重自主者,最低限度地承认这个人有权持有自己的观点、做出选择以及根据自己的个人价值和信念采取行动。被尊重的不仅仅是态度,过程也应被尊重。比如当(也许仅当)一个人有行为能力、获得充分告知的信息、理解所告知的信息、自愿行动、同意医疗干预的行为能力时,这个人就做出了关于这个医疗干预的知情同意。在医学伦理实践过程中知情同意是非常重要的核心内容。不伤害原则确立了不伤害他人的义务,不伤害义务有时比有利义务更严格;在某些情况下,不伤害义务可以压倒有利义务,即使有利行为会带来最大的效用后果。有利原则是不仅要求我们自主待人和避免伤害他人,而且要求我们增进他人的福利。公平原则则指没有人以不应得到的有利特性为基础获取社会利益(因为没有人能为这些特性负责),同时也没有人因不应得到的不利特性而被拒绝给予社会利益(因为同样也没有人能为这些特性负责)。比如功能性缺陷的残疾人(如果他们对自身残疾没有责任)需要医疗手段来帮助其拥有更强的功能并在生活中拥有平等的机会。

　　对人的生命下定义可以说属于哲学范畴。依据不同的视角,目前存在着不同的定义,比如生理学定义、新陈代谢定义、生物化学定义、遗传学定义、热力学定义等。从医学伦理学角度,认为生命是自觉和理性的存在,是生物属性和社会属性的统一体。对于生命标准的评价包括生物学标准、意识标准和社会标准。在母胎医学中更需要明确的是对生命的起始的定义。在此问题上有不同的定义方法,比如"受孕开始""合子植入时""脑电波出现时""母体感到胎动时""胎儿在子宫外可存活时"等。从临床实践上讲,在不同的国家和地区,一般会建议从围产期开始算起,比如我国通常是从妊娠 28 周开始进入围产期。但随着医学技术的进展,尤其是新生儿危重症救治技术的日趋成熟,不断出现更小胎龄的"极早"早产儿救治成功的案例。由此,简单的围产儿定义和有机生儿定义就会存在冲突,在临床处置过程中就会面临伦理选择问题。笔者比较倾向采用"胎儿在子宫外可存活时"的定义方法,该定义在一定程度上可以缓和上述的矛盾冲突。

二、双胎妊娠的特点

　　随着生殖辅助技术的开展,双胎妊娠在妊娠中的占比呈上升的趋势。目前胎儿医学对于双胎的管理,按照绒毛膜性进行管理,包括双绒毛膜性双胎和单绒毛膜性双胎,后者又分为单绒毛膜双羊膜囊性双胎和单绒毛膜单羊膜囊性双胎。单绒毛膜性双胎因两胎儿间可能存在的胎盘血管吻合交通(包括动脉—动脉、动脉—静脉、静脉—静脉间)的原因,更容易发生复杂性双胎,比如双胎间输血综合征、双胎一胎无心畸形、多血质综合征、选择性一胎生长发育受限等。双胎还可以出现胎儿发育异常、一胎胎死宫内、早产儿等并发症。由于双胎妊娠,还可以引发母体并发症发生概率增加,比如早产、子痫前期、贫血、糖代谢异常、妊娠肝内胆汁淤积症、难产、产后出血等。

由此,在双胎的管理过程中,会面临与单胎妊娠相同以及不同的医学伦理问题。在双胎妊娠比较突显的问题包括:

1. 生殖辅助过程,比如供精、供卵、代孕的合法性、植入前胚胎选择、植入前诊断等)。

2. 当发现胎儿结构异常时,尤其是其中一胎出现严重畸形,涉及有创性产前诊断、产前咨询、宫内干预时。

3. 当面临减胎可能,就医学伦理咨询涉及至母体以及另一希望存活的胎儿。

4. 由于母胎因素需要终止妊娠,其终止的时机有可能对母体和共存胎儿造成额外的风险。

三、人类生殖辅助技术中的医学伦理问题

人类生殖辅助技术包括人工授精、体外受精 - 胚胎移植技术(IVF-ET)、精子库、卵子库和胚胎库、代孕母亲和无性生殖等,其给人类,尤其是不能生育的家庭带来了福音,有着非常积极的意义,从本身科学技术的价值、解决不孕不育临床问题、胚胎移植前遗传诊断、生殖保险等方面都能充分体现。但是,从人类生殖辅助技术研发及被认可,到应用到临床上,面临及克服了许多伦理问题,也只有不断解决了医学伦理问题,才能使其合法化。由人类生殖辅助技术引发的伦理问题包括赠精、赠卵、代孕、植入胚胎的选择(特别是针对性别的选择)、多余胚胎的处置(废弃、捐赠等)、配子和合子的角色地位、植入前诊断后胚胎选择、有可能出现的人伦关系等问题。此外,由于将受孕"移出"体外,是否有损于人类"尊严"等也是重要的伦理问题。

因此,在人类生殖辅助技术开展的过程中,要有严格的伦理监督,要遵守相关的法律和法规,以避免有可能带来的损害,比如对母胎安全风险问题、"错用"问题、"滥用"问题等。同时,恪守伦理原则,包括患者的知情同意、对患者有利原则、保密原则、保护后代、对社会有积极利益、严格掌握适应证以严防商业化。

四、产前筛查和产前诊断中的医学伦理问题

产前筛查和产前诊断是围产保健中的重要项目。产前筛查包括唐氏综合征的血清学筛查和超声对于胎儿的结构性检查。前者主要是针对低危人群,比如现行开展的唐氏综合征的血清学筛查;后者针对所有人群。而产前诊断则是通过直接或间接的方法对胎儿发育及健康状况进行检测,包括胎儿超声诊断以及有创性产前诊断方法,后者目前尚处于有创性介入诊断阶段,获取胎儿细胞、组织、体液等的方法包括绒毛活检、羊膜腔穿刺、脐血穿刺或胎儿镜等,可能会增加母体、胎儿受到伤害的风险,比如流产、早产、出血、感染、胎儿损伤、胎儿丢失等,也有可能发生无法获得体外实验结果的风险。

1. 在产前筛查过程中的医学伦理问题

(1)产前筛查前咨询:应完整、全面地进行告知。应充分告知被检测者不同种类筛查方法的原理、检出率、漏检率、可能失败的原因和筛查的局限性。比如,目前针对唐氏综合征的筛查有血清学筛查[孕早期、孕中期、孕早中期序贯筛查以及妊娠 $11 \sim 13^{+6}$ 周与超声检测胎儿颈后皮下透明带厚度(NT)的联合筛查]和无创性胎儿 DNA 检测等。在被检测者充分知情、理解完整信息的前提下,选择其自主决定的产前筛查的方法,并在知情同意书上签字;如果不选择,则告知其所存在的潜在风险。任何人无权对任何人进行强制性筛查,哪怕是免费检测。对于双胎而言,无论其绒毛膜性如何,目前针对唐氏综合征的筛查(包括妊娠早期联合筛查、妊娠中期血清学筛查以及无创胎儿 DNA 检测),其准确性均不及单胎妊娠,此点必须在做筛查前进行充分知情同意。相比较之,早期联合胎儿颈后透明带厚度(NT)、血人绒毛膜促性腺激素(HCG)、妊娠相关抗原(pregnancy associated plasma protein-A,PAPP-A)对双胎儿分别进行推测风险更具有个性化。

目前 NIPT 检测尚不能分清两个胎儿各自的风险,因为就其检测原理是假设母血中两个胎儿的 DNA 是等量的。

(2)产前筛查后咨询:筛查主要是针对所筛查疾病的风险性的判断,医师应该完整地解释报告结果。对于"低风险"结果,要告知潜在的漏检风险,以及产前筛查方法对于双胎妊娠异常检出的局限性。对于"高风险"者,建议其进一步进行产前诊断。理由一是在进行产前筛查前,检测者已经认可如果出现"高风险"则进行有创性产前诊断,如果不同意后续诊断,就失去了产前筛查的意义。理由二是我国法律对此有相关的规定,例如母婴保健法第十七条就赋予了医务人员一个法定义务:"经产前检查,医师发现或者怀疑胎儿异常的,应当对孕妇进行产前诊断。"

(3)从医学伦理的角度讲,医师在向孕妇介绍不同产前筛查方法时,不应具有任何倾向性推荐,更不允许存在"利益性"推荐或指定。

2. 在产前诊断过程中的医学伦理问题

(1)产前诊断必须有明确的诊断指征,禁止通过产前诊断来实施非道德目的的行为。

(2)必须采用自愿原则,一方面不能强制进行,一方面也不能因其个人原因拒绝其进行诊断。由于产前诊断的有创性,原则上应由夫妻双方共同商定。

(3)在无医学指征的前提下,禁止做胎儿性别鉴定。

(4)明确解释和告知产前诊断结果,是否终止妊娠不是由医师决定,而是由夫妻双方共同决定,尤其要尊重孕妇的意见。

(5)根据产前诊断结果,要进行遗传咨询。尤其是双胎妊娠中以一胎儿存在异常,对于针对此胎儿的产前诊断,无论对母体和另一胎儿都会存在潜在的风险,应明确告知。

(6)产前诊断要具有公平性,不应考虑其他的"利益",不论贫富,只提供给具有产前诊断指征者。

五、基因检测及基因诊断中的医学伦理问题

目前由于生物医学检测技术的发展,从 20 世纪 60 年代开始的人类染色体数目检测,到目前可以进行基因诊断。基因诊断是以探测基因的存在、分析基因的类型和缺陷以及表达功能是否正常,从而达到诊断疾病的一种办法。其结果更为特异、准确,具有检测范围广、取材量少的优势。如今,此项技术在产前诊断中已经逐渐开展起来。在基因诊断的过程中,要非常关注医学伦理问题。基因检测有不同目的的检测方法,因此检测对象不能扩大化,往往是针对家族史明确的病例;而且最好先证者与此胎儿在同一基因检测中心进行诊断,以便进行基因比对认证。注意基因检测结果的保密性。检测过程不额外增加患者的伤害风险。对于有基因缺陷者权利保障,不会增加保险、就业或歧视的风险。基因缺陷异常有可能有家族异常倾向时,应该告知被检测者有义务告知相关人员。但是否告知,应由被检测者最终决定。

对于目前不可治疗或治愈的疾病的基因携带者进行基因检测,要评估是否符合对检测者利益最大化的需求。由于人类基因表达研究尚未完成,故检测项目应该趋于"靶向化",否则检测结果中出现的许多不确定的结果,会增加检测者的恐慌和不安。

六、遗传咨询中的医学伦理问题

遗传咨询是通过咨询医师与求咨者共同商讨求咨者提出的各种有关遗传学问题,并在医师指导和帮助下寻找解决问题的过程。遗传咨询是产前诊断过程中非常重要的一个步骤,因为遗传咨询关乎所检测胎儿的性命,也有可能影响到相关的家族,所以必须注重医学伦理问题。

(一) 尊重原则

求咨者相对处于知识方面弱势的一方,尊重原则的关键是咨询医师对任何求咨者(无论其有何种心理、生理或知识方面的缺陷)予以尊重,以获取求咨者的信任。在遗传咨询中,由于多是针对胎儿疾病的咨询,所以,建议对夫妻双方共同咨询,以保证信息的一致性,并能在沟通中达到最大的理解程度。如果是比较复杂的问题,可以分次分段进行咨询。咨询环境应该比较安静,注意保护隐私,为了便于理解,可以采用

图片、模具、照片、视频等方式。对双胎妊娠的咨询中,有时是针对一个胎儿问题的,但由此胎儿所带来的问题,必须充分与夫妻双方沟通,一方面是异常胎儿自身的问题,包括宫内风险、分娩时风险、新生儿以及后期的风险;另一方面,也要介绍对于另一个所谓"健全儿"有可能带来的风险,比如流产、早产、死亡等。

(二)知情同意原则

保证求咨者的知情同意权、签署书面知情同意。咨询后,面对严重遗传性疾病、严重出生缺陷、非严重遗传性疾病或严重出生缺陷等,夫妻双方自主选择决定。如孕妇缺乏认知能力,则由其近亲亲属代为选择;涉及伦理问题,应提交医学伦理委员会。

(三)保密原则

主要体现在对求咨者隐私权的保护,包括为求咨者保密、对求咨者保密和保守咨询医师的秘密。为求咨者保密,分为几个层面:包括仅限求咨者知道的隐私、应当与配偶共享的隐私、可以与家人共享的隐私、必须与相关亲属共享的隐私。对求咨者保密为一种医疗保护性措施,目的是对一些特殊的咨询者实行医疗保护的措施。而保守咨询医师的秘密也很重要,因为医学具有不确定性,尤其是一些罕见的病例,对其处理尚无医学指南或共识;或者对于诊断、治疗方面的新技术的开展等,在讨论的过程中,医师之间会有不同的建议,但讨论最终要形成共识性结论给咨询者。所以,不要无原则将全部讨论内容告知求咨者,否则有损同行的职业威信和自尊,违背最基本的同行间的信用原则,在一些西方国家,例如德国,法律则明确规定诋毁同行属于不正当行为。

(四)负责原则

所做出的每一项医学建议必须是科学的、负责的。遇到不懂的情况,应该通过查阅文献、采取多学科会诊商讨等,获取全面信息后进行咨询。

七、出生缺陷以及严重缺陷新生儿处置过程中的伦理问题

出生缺陷包括躯体结构和功能的缺陷,严重缺陷一般无法存活,或生后无法生活自理,且已知的现代医学手段无法治愈和矫正。随着产前筛查和产前诊断的开展,二级预防措施(比如超声影像、血清学筛查、介入性产前诊断等)可能发现某些严重缺陷和不严重缺陷,但是不可能在胎儿期做到100%的发现,只能在新生儿出生后的体检(也就是三级预防)时诊断。面对"不完美"的胎儿和新生儿这一不可回避的现实,尤其是对于严重缺陷儿的处置,除了医学问题,还有伦理问题。

我国于1995年6月1日颁布的《母婴保健法》第十八条明确规定,胎儿的严重遗传性疾病、胎儿的严重缺陷等严重疾病目录由国务院卫生行政部门规定。2006年,我国《产前诊断技术管理办法》第二十四条规定,在发现胎儿异常的情况下,经治医师必须将继续妊娠和终止妊娠可能出现的结果以及进一步处理意见,以书面形式明确告知孕妇,由孕妇夫妻双方自行选择处理方案,并签署知情同意书。若孕妇缺乏认知能力,由其近亲属代为选择。涉及伦理问题的,应当交医学伦理委员会讨论。近年来,我国新生儿外科及矫形外科技术有了很大的发展,故根据出生缺陷的类型和严重程度,会决定对非严重出生缺陷的治疗方案,包括是否手术干预、手术时机等。目前已进入围产期而非严重的出生缺陷的胎儿本着尊重生命的原则,无须终止妊娠;特殊情况须提请医学伦理委员会讨论决定。

在某些情况下,允许有严重缺陷的新生儿自然死亡,是道德允许的,没有违背不伤害原则。当生命质量极为低下、侵入性医疗干预或重症监护给患者带来的伤害大于福利,对围产期胎儿、新生儿和婴儿不给予或撤除治疗是合理的,比如死婴、出生窒息引起的严重脑损伤、家族性黑蒙性痴呆症、无脑儿等。但是唐氏综合征胎儿或新生儿本身并不是终止妊娠以及允许新生儿死亡的充分条件。

八、胎儿宫内治疗中的医学伦理问题

目前国内胎儿宫内治疗主要是针对复杂性双胎的治疗,是借助胎儿镜完成减胎、TTTS吻合血管射频或激光阻断等,胎儿手术尚在探索阶段。宫内治疗较有创性产前诊断对母胎更具有风险性和不确定性,所以,必须夫妻双方共同签字后方可执行。从宫内治疗方案的决定、实施以及术后治疗的过程中,要秉承母

胎安全原则、知情同意原则、保密原则和伦理监督原则。比如在临床实践过程中 TTTs 治疗,当负责任评估后,能尽量保全两个胎儿的生命,更优于简单的减胎术,这就是一个很明显的医学伦理问题。我们应该给患者提供更安全更获益的治疗手段。

九、母胎医学相关科研工作中的伦理问题

医师本人有时是双重身份,既是临床医师,又是研究者。前者责任是要求根据患者的最佳利益行事,指向已知的、当前的患者;后者的行为是发现科学知识,造福于未来的患者,指向未知的、未来的患者。妊娠期间母胎"同体",母亲是胎儿的载体,绝大多数对母体的研究或治疗会影响到胎儿,同时针对胎儿的治疗性或非治疗性研究,必须通过母体完成。因此,从医学伦理的角度上讲,针对孕妇及胎儿的科学研究的风险性原则上应该不大于最小风险。最小风险的一般是指,研究中能预见的风险或不适发生的可能性和程度,不高于受试者日常生活、常规体检或心理学检查检验中的风险或不适。任何关于人体的研究,在科研设计方案完成后,必须提交给相应级别的医学伦理委员会,审查对受试者的风险。最主要的是阐述风险、预防风险以及发生风险后的对策。对胎儿的研究在兼顾对胎儿的风险的同时,也要兼顾母体的风险。如果是探索性研究,风险增加,应该送交至省级以上或国家级伦理委员会审定。对人体的研究,不能只强调预期的结果,更应该关注对人体可能的损害或危险。在某种程度上讲,研究方案的不科学、不严谨,就是不讲医学伦理。

胎儿研究一般不存在伦理学的困难,但是胎儿不具有自卫能力、主动表达是否自愿参加研究的能力,所以在某些情况下是否剥夺了他们的生命权等权益,一直是争论不休的问题。尤其是对不可存活的活胎进行宫外的研究,应该持有非常慎重的态度,否则就有可能导致"人工终止妊娠"指征的放宽,不当"刺激"胎儿成为受试者的行为。对于死胎及其组织的研究则一般异议不大。而针对宫内胎儿的研究必须要权衡治疗效果、预知经验、知识获取的可能、孕妇的安全以及胎儿的安全等因素,必须在父母双方充分的知情同意后进行。

近年来,人类基因组计划,在某种程度上使人类有能力更有效地在出生前对胎儿进行基因改造,删除"不良"基因,增加"优秀"基因等,同样面临非常严肃的基因选择的伦理问题,在计划研究以及实施阶段都应该在充分解决伦理问题后才能是人类获得最大的利益。

十、未来展望

目前无论在科学研究和医学实践中,医学伦理问题越来越被重视。在围产保健中,产前筛查和产前诊断中,均涉及相关问题;特别是复杂性双胎的处理过程中,是当今不可回避的挑战之一。在临床处置过程中充分知情同意是至关重要的,也是必须严格执行的。但是,亟待解决且积极呼吁的是国家层面出台医学伦理相关法规和行业规范,从而能更好地保护医患双方。

(陈 倩)

参 考 文 献

1. Hamilton BE, Martin JA, Osterman MJ, et al. Births: Final Data for 2014. Natl Vital Stat Rep. 2015; 64 (12): 1-64.

2. Hall JG. Twinning. Lancet 2003, 362: 735-743.

3. Aston KI, Peterson CM, Carrell DT. Monozygotic twinning associated with assisted reproductive technologies: a review. Reproduction 2008, 136: 377-386.

4. Morin L, Lim K, Diagnostic Imaging Committee, et al. Ultrasound in twin pregnancies. J Obstet Gynaecol Can. 2011; 33 (6): 643-656.

5. Hannelius U, Gherman L, Mäkelä VV, et al. Large-scale zygosity testing using single nucleotide polymorphisms. Twin Res Hum Genet. 2007, 10 (4): 604-625.

6. Cleary-Goldman J, D'Alton ME, Berkowitz RL. Prenatal diagnosis and multiple pregnancy. Semin Perinatol 2005, 29: 312-320.

7. Summers AM, Langlois S, Wyatt P, et al. Prenatal screening for fetal aneuploidy. J Obstet Gynaecol Can. 2007, 29 (2): 146-161.

8. Vandecruys H, Faiola S, Auer M, et al. Screening for trisomy 21 in monochorionic twins by measurement of fetal nuchal translucency thickness. Ultrasound Obstet Gynecol 2005, 25: 551-553.

9. Spencer K, Kagan KO, Nicolaides KH. Screening for trisomy 21 in twin pregnancies in the first trimester: an update of the impact of chorionicity on maternal serum markers. Prenat Diagn 2008, 28: 49-52.

10. Garchet-Beaudron A, Dreux S, Leporrier N, et al. Second-trimester Down syndrome maternal serum marker screening: a prospective study of 11 040 twin pregnancies. Prenat Diagn. 2008, 28 (12): 1105-1109.

11. Malone FD, Canick JA, Ball RH, et al. First-trimester or second-trimester screening, or both, for Down's syndrome. N Engl J Med 2005, 353: 2001-2011.

12. Wald NJ, Rish S. Prenatal screening for Down syndrome and neural tube defects in twin pregnancies. Prenat Diagn 2005, 25: 740-745.

13. Galeva S, Gil MM, Konstantinidou L, Akolekar R, Nicolaides KH. First-trimester screening for trisomies by cfDNA testing of maternal blood in singleton and twin pregnancies: factors affecting test failure. Ultrasound Obstet Gynecol. 2019, 53 (6): 804-809.

14. Delisle MF, Brosseuk L, Wilson RD. Amniocentesis for twin pregnancies: is alpha-fetoprotein useful in confirming that the two sacs were sampled？Fetal Diagn Ther. 2007, 22: 221-225.

15. Shalev SA, Shalev E, Pras E, et al. Evidence for blood chimerism in dizygotic spontaneous twin pregnancy discordant for Down syndrome. Prenat Diagn. 2006, 26: 782-784.

16. Weisz B, Rodeck C. Invasive diagnostic procedures in twin pregnancies. Prenat Diagn. 2005, 25: 751-758.

17. Millaire M, Bujold E, Morency AM, et al. Mid-trimester genetic amniocentesis in twin pregnancy and the risk of fetal loss. J Obstet Gynaecol Can. 2006, 28: 512-518.

18. Evans M, Ciorica D, Britt DW, et al. Update on selective reduction. Prenat Diagn 2005; 25: 807-813.

19. 李伦. 生命医学伦理原则. 5 版. 北京：北京大学出版社, 2014.

20. 沈铿, 马丁. 妇产科学. 3 版. 北京：人民卫生出版社, 2015.

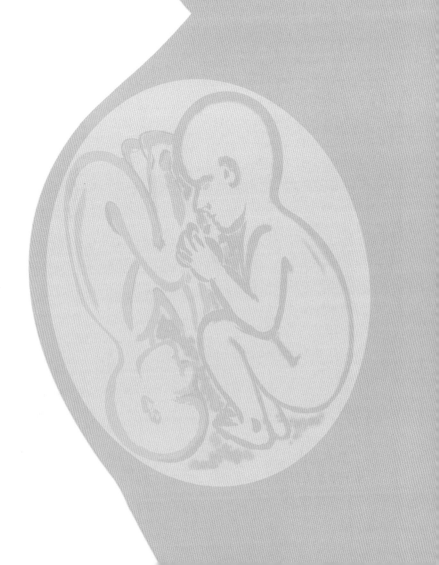

第五章
双胎妊娠并发症

鉴于优胜劣汰的原则,人类并非 100% 可以妊娠到足月分娩,有一定流产率是自然规律。双胎妊娠也是一样。双胎妊娠属于高危妊娠范畴,并发症多于单胎妊娠。就流产而言,双胎妊娠的流产率约为单胎妊娠的 2~3 倍,甚至更高,发生一胎脑瘫的机会也多见。妊娠不足 28 周、胎儿体重不足 1 000g 而终止者,称为流产(abortion)。发生在妊娠 13 周之前称为早期流产。妊娠 13 周或之后称为晚期流产。

第一节 双 胎 流 产

关键点

1. **筛查与诊断** 早期妊娠流产主要依据主诉症状,有阴道流血及腹痛,部分胚胎停育者可以没有临床症状;晚期流产主要依据加剧的腰腹痛,阴道流血、排液。特殊的还有一胎胎死宫内的状况。尤其应当注意宫内外同时妊娠的情况。

2. **辅助检查** 主要为血清 HCG 检查,尤其是辅助生殖技术受孕者。B 型超声对于早、晚期流产各有特点,尤其是晚期流产更应及时做出宫颈长度评价。

3. **处理方法** 不同临床类型进行相应处理。尤其不宜盲目保胎和警惕弥散性血管内凝血的发生。依据当地的条件决定晚期流产的胎儿是否抢救。

4. **预防** 充分备孕,做好孕前检查与保健,B 型超声监测子宫颈管长度、适时子宫颈管环扎术及选择性减胎术,有利于妊娠延续。

【概述】

双胎妊娠胚胎着床后 31% 发生自然流产,其中 80% 为早期流产,早期流产 50%~60% 与胚胎染色体异常有关。晚期流产较单胎妊娠多见,常见为宫腔容量问题、宫颈异常等。双胎的自然流产率是单胎的 2~3 倍。

目前无单独的定义双胎妊娠流产的标准,使用的仍然为单胎的标准,以妊娠不足 28 周、胎儿体重不足 1 000g 而终止称为流产。发生在妊娠 13 周前称为早期流产,而发生在妊娠 13 周或之后称为晚期流产。26 周单胎妊娠流产的新生儿已经是有生机儿,双胎妊娠有生机儿的定义尚不明确,临床所见似乎小孕周也有存活的,但缺乏大宗病历流行病学调查的结论。本节讲述的为疾病相关的双胎妊娠自然流产。

人群中双胎妊娠的发生率并不高,辅助生殖技术的开展,使得双胎妊娠有上升的趋势。发生在月经期前的早期流产约 2/3,称为隐性流产(clinically silent miscarriages)或生化妊娠(chemical pregnancy)。在 11~24 周间单绒毛膜双胎发生流产的风险率 10%,双绒毛膜双胎 2%。双胎妊娠中还有一个特殊状况就是双胎妊娠中一胎宫内死亡(single intrauterine fetal death,sIUFD),发病率 0.54%~6.8%。单绒毛膜性双胎明显高于双绒毛膜性双胎,约占 60%。妊娠早期有两种情况,一类是已经诊断为单胎妊娠,产后有纸样儿或在胎盘看见有小压痕。早期妊娠超声证实双胎囊,但复查后仅见一个或另一为空胎囊,称为胎囊消失综合征(vanishing sac syndrome,VSS),单绒毛膜性双胎发生 sIUFD 时,存活胎儿的围产期死亡、脑损伤、晚期流产等风险明显高于双绒毛膜性双胎。存活胎儿同时死亡的风险为 4%,发生神经系统后遗症风险为 1%。

(一)病因

双胎妊娠流产常见的是胚胎因素、绒毛膜因素、母亲激素异常,加之环境的污染、双亲各种因素等。下列因素在双胎有特殊性:

1. **胚胎因素** 双胎妊娠流产多为空孕囊或已退化的胚胎。少数至妊娠足月可能有一胎娩出畸形儿,一胎正常、纸片胎儿或有代谢及功能缺陷。此外,除与单胎妊娠类似的染色体数目和结构异常遗传因素外,感染、药物等因素也可引发胚胎染色体异常。

2. **绒毛膜因素** 决定双胎流产及预后的主要因素为绒毛膜性。研究认为单绒毛膜性双胎妊娠的流产率高于单胎妊娠,而且晚期流产的风险是双绒毛膜双胎的 1.82 倍。

3. 宫腔压力因素　双胎妊娠宫腔压力大,尤其在子宫畸形或高龄妊娠时。子宫畸形容受性欠佳,胎儿体积增大对胎囊压力逐渐增大,影响胎儿正常发育,胎盘血流受阻,容易诱发子宫收缩。也可致一胎宫内死亡。此外,也较单胎妊娠更容易发生胎膜破裂、胎盘早剥。同时增加的宫腔压力影响胎盘供氧供血,易于诱发子痫前期等产科并发症的发生。

4. 外力因素　外伤,尤其是车祸伤,羊膜带综合征,脐带及血管异常,母亲 RH 阴性血等均有一胎宫内死亡的可能。

5. 其他多种因素　双胎妊娠流产其他因素有环境污染、毒物接触、噪声等;女性妊娠早期性交过频、不良刺激、食物的不良嗜好、过量吸烟、酗酒、吸食毒品及有毒物质的接触等;激素代谢异常、并发严重的内外科疾患、传染病、无症状的 TORCH 感染等。此外,子宫发育异常与疾病既会影响胚胎着床发育,也容易造成晚期空间不足。子宫颈功能不全主要引发晚期自然流产。不明原因复发性流产与免疫功能以及自身免疫功能异常相关。来自父亲的因素主要是精子的染色体异常。

（二）病理

妊娠早期可以有单个胚胎的底蜕膜出血并与胚胎绒毛分离,一胎妊娠物可以排出,也有滞留宫腔内的,尤其在双绒毛膜双胎,并不影响另一胎儿发育。

流出物病理检查时,还可见局部的炎症细胞浸润以及白细胞的聚集。随着分子生物学、分子病理学和产前诊断技术的进展,采用高通量测序(next generation sequencing,NGS)技术检测流产胚胎组织,可以有助于寻找流产的病因,指导下次妊娠。如果已做过胚胎植入前诊断者可以忽略。

妊娠 13 周以后晚期流产,胎盘已完全形成,流产时可以出现腹痛,然后排出胎儿及其附属物。可因血红蛋白被吸收而形成肉样胎块或胎儿钙化后形成石胎(lithopedion)。双胎一胎死亡时,可见压缩胎儿、纸样胎儿、浸软胎儿等病理表现。胎盘局部可见炎性变并钙化,供血不足。也有病理检查未发现明显异常者。

【临床表现】

主要为停经后阴道流血和腹痛。其特征在早期流产与晚期流产各有差异。

早期妊娠流产表现为先有阴道流血,后有腹痛。妊娠物排出前胚胎已死亡的早期流产,由于绒毛与蜕膜剥离、血窦开放,多数先有阴道流血,胚胎的剥离和宫腔出血刺激子宫收缩,排出胚胎及妊娠物,引发阵性子宫收缩,下腹部疼痛。当胚胎及妊娠物完全排出后,血窦闭合、出血停止,腹痛减轻。

晚期妊娠流产则表现为先有阵发性子宫收缩(腹痛),后有阴道流血。因子宫解剖异常的晚期流产,胚胎或胎儿排出前后往往有生机,少数流产前胚胎或胎儿已死亡。晚期妊娠流产的临床过程与早产类似,胎儿、胎盘娩出后,出血不多。原因多与胎儿严重发育异常、自身免疫异常、血栓前状态、宫内感染、子宫弹性差或有水肿等非解剖因素有关。

按自然流产发展的不同阶段区分的临床类型与单胎妊娠一致,包括先兆流产(threatened abortion),临床经过与单胎妊娠无别,仅见子宫大小与停经月份不相符或稍大,多数可经治疗及休息后症状消失可继续妊娠。保胎不成功流产不可避免,则在先兆流产基础上,发生不可避免的流产称为难免流产(inevitable abortion)。下腹痛加剧,阴道流血增多或胎膜破裂,胚胎组织或胎囊堵塞于宫颈口内。随着子宫收缩的增强,胚胎或胎儿自行完全排出称为完全流产(complete abortion),腹痛渐消同时阴道流血停止,子宫小于停经孕周。应当引起注意的是妊娠物部分排出宫腔,有部分组织、胎盘滞留于宫腔内,子宫收缩差有大量出血,甚至发生休克称为不全流产(incomplete abortion),不论发生在早期,尤其是晚期,应当引起重视。

另有一些情况形成了流产的特殊类型:

（一）双胎之一宫内停育

主要表现为阴道血性分泌物、阵发腹痛,少数患者可自觉胎动减少。并发子痫前期时可有头痛、头晕,继发感染可出现发热甚至出血倾向。还可能出现发生率极低的双胎妊娠中特殊情况——镜像综合征(mirror syndrome):胎儿、胎盘、孕妇有"三肿"现象,但血小板在正常范围。B 型超声监测发现,孕早期 sIUFD 胎囊可以完全吸收,对存活胎一般不会影响。孕中晚期 sIUFD 后可成为纸样儿或自然娩出。分解产物或血栓可通过胎盘吻合的血管进入活胎体内,导致其脑、肾、肝等重要脏器多发性栓塞。出现 DIC 伴发凝血机制障碍。自然娩出时多会造成存活胎的流产,对母胎威胁较大。

（二）复发性流产

复发性流产（recurrent spontaneous abortion,RSA）定义明确为同一性伴侣连续发生 3 次及 3 次以上的自然流产。育龄妇女中发病率达 2%~3.5%。双胎妊娠中,尤其是在 IVF 中的流产率更高,原因与偶发性流产（sporadic abortion）基本一致,所占比例各异,但 40%~60% 的患者无确切病因,称为不明原因 RSA。严重影响妇女身心健康。RSA 患者的染色体异常率高出普通人群 10 倍,平衡易位最常见。无论单胎还是双胎,RSA 发病率呈逐年上升趋势。

复发性流产多数发生在早期,少数为晚期。双胎妊娠的发生状况与单胎相近似,早期复发性流产常见原因为胚胎染色体异常、免疫功能异常、黄体功能不全、甲状腺功能减退等;晚期复发性流产常见原因为子宫解剖异常、自身免疫异常、血栓前状态等。目前多数专家认为连续发生 2 次流产即应重视并评估,再次发生的风险与 3 次接近。英国皇家妇产科医师协会（RCOG）则将复发性流产定义为与同一性伴侣连续发生 3 次或 3 次以上并于妊娠 24 周前的胎儿丢失;美国生殖医学学会的标准是 2 次或 2 以上妊娠失败。RSA 患者易产生沮丧、焦虑情绪,影响了夫妻感情、家庭幸福和社会稳定,同时还要面临下一次妊娠结果的不确定性,多数有心理创伤,甚至抑郁。IVF 双胎时患者及家属的思想与心理负担更重,增加了流产的风险。

（三）其他特殊类型

稽留流产（missed abortion）,又称过期流产。胚胎或胎儿死亡后滞留宫腔里。早孕反应及先兆流产症状消失,子宫缩小及感胎动消失。妇科检查子宫小于停经月份。流产合并感染（septic abortion）阴道流血时间长,有组织残留于宫腔内或非法堕胎时发生率增加,常为厌氧菌及需氧菌混合感染,严重感染可扩展至盆腔、腹腔甚至全身,并发盆腔炎、腹膜炎、败血症及感染性休克。

【辅助检查】

（一）血尿实验室检查

可做尿妊娠实验或测定血 HCG 水平,正常妊娠 6~8 周时,其值两天增长速度 <66%,提示妊娠预后不良。测定血孕酮水平,尤其是对辅助生殖技术受孕时,协助判断先兆流产的预后。血清孕酮在 25ng/ml 以上,胚胎发育良好,当不足于 5ng/ml 时 99% 妊娠无法存活,同时应当警惕有异位妊娠可能。

（二）B 型超声检查

对疑为先兆流产者,根据双妊娠囊的形态,有无胎心搏动,确定胚胎或胎儿个数以及是否存活。若妊娠囊形态异常或位置下移,预后不良。sIUFD 时可见死胎头软化变形呈现双环像和叠瓦征,脊柱呈直线,胎儿呈球形。水分吸收胎囊被活胎挤至子宫的一侧。

【诊断】

根据病史及临床表现,少数需行辅助检查可以确诊。据临床类型实施处理方法。

（一）病史

仔细询问此次为自然还是其他方法受孕,有无停经和反复流产史,妊娠反应、阴道流血并询问阴道流血量及持续时间,阴道排液及妊娠物排出。询问腹痛部位、性质、程度。了解有无发热、阴道分泌物性状及有无臭味等。

（二）体格检查

测量生命体征,有无贫血及感染等征象。外阴消毒后行妇科检查,注意宫颈口是否扩张,有无妊娠物堵塞于宫颈口内,羊膜囊是否突出;子宫大小与停经月份是否一致;有无下腹部压痛、附件区增厚或包块。

（三）以下应疑诊宫颈功能不全

1. 有不明原因晚期流产、早产或未足月胎膜早破史,且分娩前或破膜前无明显宫缩。

2. 非孕期妇科检查发现宫颈外口明显松弛,内口可通过 8 号宫颈扩张器。

3. B 型超声测量宫颈内口宽度 >15mm,妊娠 24 周前宫颈长度 <25mm,妊娠期无明显腹痛而宫颈内口开大 2cm 以上,宫颈管缩短并软化。

【鉴别诊断】

主要是流产的类型,早期自然流产应与异位妊娠、葡萄胎、异常子宫出血及子宫肌瘤等相鉴别。鉴别诊断要点见表 5-1-1。

表 5-1-1   流产类型的鉴别诊断

类型	病史			妇科检查	
	腹痛	阴道流血	组织排出	宫颈口	子宫大小
先兆流产	无或轻	少	无	紧闭	>妊娠月份
难免流产	加剧	中	无	扩张	相符或稍小
不全流产	中等	多	部分	扩张或组织嵌顿	<妊娠月份
完全流产	无	少	全部	关闭	正常大小

【治疗】

依不同类型的自然流产进行相应处理,与单胎妊娠基本项类似。

(一)先兆流产

适度卧床休息,禁房事,保持营养均衡,补充叶酸以促进胚胎发育,防止神经管畸形。如果食欲不佳时,可补充适量果糖、氨基酸和能量合剂等。必要时给予镇静剂。

当孕激素低于 25ng/ml 时,除外胎儿畸形的风险,可补充孕激素。肌内注射黄体酮 10~20mg,1 次 /d,孕妇接受度差。口服制剂无明显类似雄、雌激素的致畸作用,有黄体酮胶囊 100mg,2 次 /d。与天然黄体酮的结构较为接近、生物学活性和临床特性相似地屈孕酮 10mg,3~4 次 /d。ART 时运用普遍的肌内注射 HCG 2 000U,隔天或每天 1 次,有促进雌、孕激素分泌,为孕卵着床和孕卵发育,提供稳定的子宫内膜局部内环境。还可用阴道给黄体酮凝胶 90~180mg,2~3 次 /d;软胶囊 200mg,3 次 /d。

治疗 2 周后,B 型超声检查提示胚胎存活,可继续妊娠。出现阴道流血增加,腹痛加剧或 B 型超声检查随访中,发现胚胎发育不良,无胚芽或胎血管搏动,核实孕周属实,HCG 持续不升或下降,应终止妊娠。

孕激素补充治疗改善早期妊娠结局尚存在争议,2015 年《黄体支持与孕激素补充共识》中认为,孕激素补充应当慎重。对黄体功能正常,无先兆流产症状及非辅助生殖等异常病史的单纯低孕酮水平孕妇不宜滥用孕激素,而且黄体支持和孕激素补充用于预防自然妊娠的流产无效。滥用黄体酮治疗可能增加稽留流产及血糖代谢异常等风险。

针对病因治疗与内科医师共同监管,甲状腺功能减退者应当口服小剂量左甲状腺素,应在孕前及整个孕期用药。糖尿病患者孕前调控血糖达标后再怀孕,怀孕后通过饮食控制使血糖维持达标,保证胎儿正常发育。不能达标者应用胰岛素控制血糖。

双胎妊娠流产儿预后与分娩孕周密切相关,发生在 24 周前的先兆流产及孕妇应给予宫缩抑制剂延长孕周。目前常用宫缩抑制剂有多种,注意妊娠 20 周后可选美国食品药品监督管理局(Food and Drugs Administration,FDA)唯一批准,也列入我国《国家基本药物目录》治疗药物盐酸利托君。药物在孕妇心率 120 次 /min 时发挥作用,因此,国内外研究显示部分孕妇不能耐受药物的不良反应,尤以心血管事件最为突出,使用时应注意控制液体入量,检测尿量和注意补钾。但目前国内外尚缺乏宫缩抑制剂治疗双胎妊娠晚期流产的证据。ACOG 认为因宫缩抑制剂对单胎妊娠短期保胎治疗有效,推荐对于双胎妊娠晚期流产同样适用。与单胎妊娠相比,双胎妊娠容易有妊娠合并症和水钠潴留,应用宫缩抑制剂的相关风险会有不同程度的增加,在使用保胎药物应更谨慎。

此外,心理治疗和控制负面情绪的影响,顺其自然和情绪安定,不过于纠结和关注是否可以保胎成功,家庭成员的疏导增强孕妇信心,对于保胎成功也是十分重要的。

(二)其他类型流产

流产不可避免有三种情况,即难免流产、不全流产和完全流产。流产的物质应仔细检查,目前常用的是病理学检查,有条件的应当做分子病理和染色体核型分析为再次怀孕时提供参考,双胎妊娠如在胚胎植入前已经完成诊断的可以忽略。

难免和不全流产应据情及时行刮宫、钳刮术或清宫术。双胎妊娠流产后,子宫腔仍大,尤其是晚期流产时,子宫出血多,手术前,应当备血,建立静脉通道,可将缩宫素 10~20U 加入生理盐水 500ml 中静脉滴注,也可宫颈注射缩宫素 10U,边抢救休克边实施清宫术。术毕检查胎儿及胎盘是否完整,同时给予抗生素预防感染。完全流产无需特殊处理。应关注 HCG 下降的状况。

【双胎中特殊类型流产的处理】

(一) 双胎之一宫内死胎处理

与胎儿死亡孕周和双胎类型相关。孕早期双胎妊娠而另一胎正常,死亡的孕囊可逐渐被自行吸收,对母体和胎儿无不良影响可继续妊娠。孕中期一胎死亡时,死胎组织水分和羊水可被完全吸收成为纸样儿。双绒毛膜双胎胎盘间不存在吻合血管,对存活儿无影响,不必立即处理。可期待存活胎儿成熟后再考虑终止妊娠。而单绒毛膜双胎在孕 20 周后发生一胎死于宫内,死亡后的分解产物和血栓可通过胎盘吻合血管进入存活儿体内,引起多发性栓塞,存活儿经胎盘血管吻合支向死亡儿输血,导致存活儿多脏器缺血,胎儿窘迫,流产机会增多。继续妊娠时应当密切关注母亲凝血功能的变化和感染发生的可能,并做好详细的沟通。

妊娠中晚期双胎妊娠一胎死亡是产科非常棘手的问题,当出现双胎之一胎儿稽留流产时,对死胎处理正确与否直接关系到存活胎的预后,一般与死胎的死亡时间有关。应尽量延长存活胎儿宫内生存时间,促进各脏器成熟,减少流产、早产、低体重儿及呼吸窘迫综合征的发生。单卵双胎一胎儿宫内死亡高于双卵双胎。单卵双胎一胎死亡的原因多见脐带缠绕、打结、畸形及双胎输血综合征。双卵双胎可能为胎儿发育不良。单卵双胎一胎死亡对另一胎儿影响较大,一旦胎儿成熟,应当终止妊娠。双胎之一胎死宫内的病例,在确保母体安全的前提下,尽量延长存活胎儿宫内生存时间,可提高新生儿的生存质量。

(二) 复发性流产

RSA 病因复杂且不同病因预后差异很大,针对 RSA 的病因研究提示预防是关键。已知染色体异常夫妇,应当在孕前进行遗传咨询,确定是否可以妊娠。夫妇一方或双方有染色体结构异常,其胎儿有可能遗传异常的染色体,必须在孕中期行产前诊断。

影响妊娠的子宫异常应当处理,黏膜下肌瘤应在宫腔镜下行摘除术,肌壁间肌瘤 >5cm 可考虑行剔除术。子宫中隔、宫腔粘连应在宫腔镜下行中隔切除、粘连松解术。宫颈功能不全应在孕 14~18 周行宫颈环扎术,术后定期随访,治疗失败有流产征象时,应当及时拆除缝线。

抗磷脂抗体阳性者在确定妊娠后,可使用小剂量阿司匹林 50~75mg/d 和 / 或皮下注射低分子肝素 5 000U,1~2 次 /d。甲状腺功能减退和黄体功能不全参照先兆流产用药。原因不明的复发性流产妇女,尤其是怀疑同种免疫性流产者,可行淋巴细胞主动免疫或静脉免疫球蛋白治疗,有引起交叉感染等风险,应用受限,常用全血输注法、白细胞输注法、淋巴细胞皮内注射、精浆免疫法。有一定疗效,但仍有争议。费用也较高。

(三) 其他类型

双胎妊娠稽留流产时处理,与单胎一样有一定的难度。机化的胎盘组织与子宫壁紧密粘连,致使刮宫手术困难。最好先口服炔雌醇 1mg 2 次 /d,连用 5 天或其他雌激素,也可苯甲酸雌二醇 2mg 肌内注射,2 次 /d,连用 3 天,提升子宫肌对缩宫素的敏感性。子宫在 3 个月内大小者可行刮宫术。子宫超过 3 个月孕者,可先使用米非司酮加米索前列醇药物流产,促使胎儿、胎盘排出后,再据情况决定是否需要清宫术。处理前需要查血常规及凝血功能,作好输血准备。术前建立静脉通道,术中静脉或肌内注射缩宫素,避免子宫穿孔等手术并发症。出现胎盘粘连一次不能刮净,可以一周内再次刮宫。应当特别注意凝血功能变化,尤其是稽留时间过长,出现凝血功能障碍,引发弥散性血管内凝血(disseminated intravascular coagulation,DIC)。当出现凝血功能障碍时,应尽早使用肝素、纤维蛋白原及输红细胞、新鲜冰冻血浆等,待凝血功能纠正后,再行刮宫术,宫内刮出物应当送病理检查。流产合并感染处理原则为在控制感染的同时尽快清除宫内残留物,做好分泌物的培养和清除宫内残留物送病理检查。病情允许,阴道流血不多,生命体征平稳,应当先用广谱抗生素 2~3 天,控制感染后再行刮宫。阴道流血量多,静脉滴注抗生素及输血的同时,先用卵圆钳将宫腔内残留大块组织夹出减少出血,切不可用刮匙全面搔刮宫腔,防止造成感染扩散。术后继续用广谱抗生素,待感染控制后再行彻底刮宫。已经合并感染性休克者,应积极进行抗休克、抗感染治疗,病情稳定后,先用卵圆钳将宫腔内残留大块组织夹出,待足量抗生素使用 3 天后,一周内再行彻底刮宫。感染严重或盆腔脓肿已经形成,应行及时手术引流,必要时切除子宫。

【预防】

双胎妊娠流产由于疾病的特殊性,孕前和孕期保健十分重要,医务人员应当做好指导。

（一）B 型超声测量

无创重复性高,指标客观,可早期预测流产。宫颈内口宽度 >15mm,妊娠 24 周前宫颈长度 <25mm,流产概率增加。动态观察宫颈长度可以更准确地预测流产包括晚期流产,阴道超声检查时宫颈长度 ≤2cm,宫颈内口宽度 >1cm 为双胎妊娠 32 周前早产预测最佳临界值。传统的阴道检查,因检查人员主观性强,对同一孕妇的检查结果各异,对宫颈软硬度及开大程度的判断无法量化,重复性差,宫颈管口未开时,无法了解宫颈内口的变化。超声测量宫颈形态有经腹部途径、经会阴途径及经阴道途径。经腹部测量宫颈显示率仅为 46%,虽充盈膀胱显示度适度增加但延长了宫颈长度,影响结果准确。经会阴途径测量,20% 孕妇因探头距宫颈内口较远常显示不清。经阴道测量不必膀胱充盈,且宫颈显示率高,但动作应当轻柔。

（二）宫颈环扎术

正常情况下,妊娠中晚期为保护胎膜避免自然流产与胎膜早破,宫颈内口为关闭状态。解剖可见子宫颈无真正的括约肌结构,妊娠期宫颈内口封闭宫腔起类似括约肌的作用,不至于发生流产。多胎妊娠子宫高度膨胀,羊膜囊或胎先露使宫腔压力逐渐增大,重力作用压迫子宫下段形成反射,刺激下丘脑的垂体释放缩宫素,子宫收缩使子宫下段延长,宫颈口逐渐扩张,形态改变似宫颈功能不全。

宫颈环扎术的最佳时间是妊娠 14~18 周。此术虽可预防多胎妊娠流产的发生,但随着孕周的延长,环扎线也难以承受负荷,对控制晚期流产效果有限。13 周前手术易导致流产,此后宫颈已扩张,手术效果差,还容易引起晚期流产或破膜。

（三）选择性减胎术

自然双胎妊娠率 1/90,助孕目的是在母亲安全情况下有健康的子代,随着两孩政策放开,以及辅助生殖技术的日益成熟,双胎妊娠比例超过 1/45。我国 ART 多胎妊娠率高达 30%~40%。研究显示三胎妊娠流产率 >25%,早产 >90%。双胎妊娠流产率及早产率也显著上升,带来孕妇的妊娠和产时的风险,影响新生儿的健康。

为降低孕产妇的风险和提高新生儿的生活质量,国家已经对 ART 促排卵药物的应用和优质胚胎植入数目进行了一定的限制。对于多胎妊娠者实施选择性减胎术（multifetal pregnancy reduction,MFPR）,MFPR 作为降低多胎妊娠的流产率和早产率并发症的补救措施,改善了 ART 及促排卵药物的妊娠结局,为孕妇安全提供了保障。

孕妇实施 MFPR 前,应当充分知情沟通并签署同意书,完成常规检查,包括血及白带常规、凝血功能、心电图、传染病检测等,阴道超声确定孕囊数目、位置、绒毛膜类型、有无宫腔积血等。

MFPR 原则:孕 8~9 周为手术最佳时间;选择穿刺风险最小的胚芽;三胎及以上多胎妊娠如存在单绒毛膜双胎者优先选择减灭单绒毛膜双胎。术后需继续黄体支持一周,可以口服,也可以肌内注射黄体酮。一周后复查 B 型超声再次确认减胎是否成功或已自然流产,有无宫腔积血;妊娠中期、妊娠晚期及产后电话随访。对于孕周超过 10 周 MFPR 者术后应当复查孕妇凝血功能。

【未来展望】

双胎妊娠基本处理与单胎妊娠原则相同,但双胎妊娠有其特殊性,子宫大、复旧慢,孕妇可能有合并症,手术时,应当注意防控出血,注意备血和尽量建立静脉通道。特殊类型的流产,应充分评估自身的救治能力,如条件不允许,为了孕产妇安全,应当尽量转诊上级医疗机构处理。

不明原因的流产在诊断和治疗都较为棘手,针对不明原因的流产近年来有了较多进展,发病机制中均可见潜在的免疫功能障碍,主要与胎儿 - 母体免疫耐受失败有关。国内外大量研究显示免疫因素在妊娠过程中起着十分重要的作用,且育龄双胎妊娠孕妇不明原因的流产多数都存在免疫异常,约 80%RSA 患者与自身免疫有关。RSA 相关的自身抗体主要包括非器官特异性抗体,主要有抗磷脂抗体（antiphospholipid antibody,APA）、抗核抗体（antinuclear antibody,ANA）、抗糖蛋白 1（抗 β2-GP-1Ab）抗体等;器官特异性抗体主要包括抗心肌抗体(heart reactive antibody,HRA)、抗平滑肌抗体(anti-smooth muscle antibody,SMA)、抗甲状腺抗体(antithyroglobulin antibody,ATA)等。

这些抗体的长时间存在,是造成多次妊娠早期和晚期流产、早产、胎盘功能不足、死胎以及胎儿宫内窘迫等众多并发症的诱因。尽管母胎免疫耐受破坏是导致病理妊娠的重要因素,其原因还待深入研究,因此,自身相关抗体的分泌和淋巴细胞亚群及其相关细胞因子的表达异常与不明原因 RSA 的关系已经成为未来治疗复发性流产的突破口。

【管理流程】(表 5-1-2)

表 5-1-2 双胎流产的管理流程

先兆流产	□ 适度卧床休息 □ 禁房事 □ 必要时给予镇静剂 □ 保持营养均衡 □ 补充叶酸类复合维生素	
	免疫功能异常引起主要采用主动免疫疗法	
	恰当给予外源性激素支持	
难免流产	□ 早期	及时行清宫术,细查妊娠物并送病理检查
		争取做绒毛染色体核型分析
	□ 晚期	缩宫素 10~20U 加于生理盐水 500ml 中静脉滴注
		胎儿及胎盘排出后检查是否完全,必要时刮宫以清除宫腔内残留的妊娠物
		给予抗生素
不全流产	确诊后应尽快实施刮宫术或钳刮术	
	阴道大量出血伴休克时,输血输液同时使用抗生素	
完全流产	无流产症状,B 型超声证实宫腔内无残留物,无感染征象,可观察	
稽留流产	子宫 <12 孕周	□ 行刮宫术,术中运用缩宫素 □ 避免子宫穿孔 □ 一次手术有残留时,5~7 天后再次刮宫
	子宫 >12 孕周	口服米非司酮加米索前列醇,或静脉滴注缩宫素,促使排出胎儿及胎盘。若有凝血功能障碍,纠正后再行刮宫

【参考病例】

患者汪某,38 岁。

主诉:辅助生殖胚胎植入 45 天,阴道少量出血 3 天。

现病史:末次月经:2018 年 8 月 1 日。预产期:2019 年 5 月 8 日。停经 35 天时检查妊娠试验阳性。近 1 周出现轻微恶心、呕吐,不思饮食、乏力等早孕反应。未治疗。3 天前无明显诱因出现少量阴道流血。因曾有 3 次自然流产病史辅助生殖技术怀孕,而入院做进一步治疗。患者现有阴道少许出血,色暗红,无腹痛及腰部不适,无发热。

既往史:G_4P_0,否认心脏病、糖尿病及高血压病史。

查体:体温 36.8℃、脉搏 80 次 /min、呼吸 20 次 /min、血压 110/70mmHg,发育正常,营养中等,神志清。妇科检查:外阴发育正常,阴道口有少许血污,宫颈光滑,未见组织嵌顿,未做双合诊检查。

辅助检查:血红蛋白 115g/L,红细胞 4.1×10^9/L,白细胞 5.6×10^9/L,中性 0.60、淋巴 0.38,血小板 165×10^9/L,血型 B 型。尿常规正常。尿妊娠试验阳性。血人绒毛膜促性腺激素(HCG)750U/L,血孕酮 20ng/ml,肝肾功能正常。夫妇双方染色体正常,丈夫血型 A 型,双方 Rh 血型抗体为阴性;巨细胞病毒、风疹病毒、弓形虫、疱疹病毒抗原 IgM 以及支原体,衣原体检查结果均为阴性,抗心磷脂抗体阳性。甲状腺功能及血糖正常,盆腔 B 超检查提示子宫 10cm×7cm×5cm,宫内妊娠,隐约可见双胎心搏动。

入院诊断:①先兆流产(复发性流产);②双胎妊娠?③辅助生殖术后。

治疗:入院后给予休息,配合进行心理治疗。口服维生素 E,阴道给药微粒化黄体酮 200mg 3 次 /d 治疗。口服中成药滋肾育胎丸。小剂量激素及阿司匹林治疗,口服泼尼松 5mg/d,加阿司匹林 25mg/d。治疗 5 天后阴道流血停滞,第 10 周停用黄体酮。15 天后复查抗心磷脂抗体转阴性,免疫治疗逐渐改为隔天一次。1 次 /3d 至 12 周停止免疫治疗。盆腔 B 超检查提示:宫内妊娠 12 周两个孕囊,双活胎。患者无不适出院。

预后:出院后医嘱注意休息,加强营养,14 周 B 型超声检查为双绒毛膜双胎,定期检查未发现异常。孕 39 周剖宫产分娩男女各一婴。男体重 3 100g,女体重 2 500g,母儿平安出院。

病例分析:

复发性流产,双胎妊娠,ART,诊断明确,连续发生 3 次或 3 次以上自然流产者,称为复发性流产。复发性流产的病因及治疗是近年来国内外学者的热门课题,特别对于免疫性因素引起的流产更受重视。复发性流产常每次发生于同样妊娠月份,其流产的过程与一般流产相同。复发性流产的原因有:染色体异常,内分泌因素,自身免疫因素,环境因素,感染因素,解剖因素等。早期流产的原因多为染色体异常,染色体异常有数量及结构上的异常,数量上的异常有单体、三体、多倍体;结构异常有缺失、易位、倒置及重叠,其中易位及倒置在流产物的染色体结构异常中最为常见。至于染色体异常为何致胚胎早期死亡并流产,其机制尚不完全清楚。

自身免疫因素与流产有密切关系,愈来愈引起人们的重视。过去认为原因不明的复发性流产,现认为与免疫因素有关。检查主要包括抗心磷脂抗体、抗核抗体、狼疮抗凝物、抗 β_2- 糖蛋白 I 抗体、抗甲状腺球蛋白抗体、抗甲状腺过氧化物酶抗体等免疫抗体破坏胎盘、胎儿组织,而致发生流产。复发性流产的病因及病理机制非常复杂,需要进行全面检查来寻找病因,对有复发性流产史的患者,再次怀孕前应做以下相关检查:染色体核型分析,内分泌功能测定(基础体温、有关性激素、甲状腺功能测定子宫内膜活组织检查等)、子宫及输卵管造影、子宫腔及子宫颈的微生物检查、免疫学检查等。并应注意患者的生存环境、情绪等方面,以便在怀孕前找出病因并给予相应治疗,针对病因进行治疗,如果未发现流产的原因。需要根据临床经验进行综合治疗。

保胎采用阴道给药,同时运用小剂量激素及阿司匹林治疗,控制免疫引起的流产,效果满意。

思　考

1. 复发性流产的检查要点。
2. 复发性流产的孕期用药及监测。

(李　力　郭建新)

第二节　双胎妊娠宫颈功能不全与宫颈环扎术

关键点

1. 评估患者流产、早产风险　临床治疗过程中应需动态监测和积极寻找病因并分析既往妊娠史,根据患者具体情况进行个体化治疗。

2. 术前严格把握宫颈环扎术手术指征　不应以双胎妊娠作为指征而行预防性宫颈环扎术。

3. 宫颈环扎术后管理　控制好宫缩、感染以及动态监测宫颈长度变化。

4. 高危群体　加强孕前宣教及孕期保健指导和教育。

【概述】

双胎妊娠是早产的风险因素之一,更多的早产是在足月前表现出较频繁的宫缩和/或宫颈形态变化,也有的是在妊娠早中孕期。宫颈环扎术是针对宫颈的一种临床干预手段。当双胎妊娠存在因宫颈自身机能不全和/或足月前存在某些不良因素诱发宫颈形态出现变化时,宫颈环扎术如同在单胎妊娠临床应用一样,仅是物理性加固宫颈结构的抗早产措施之一。

手术操作大同小异,不过,双胎妊娠与早产、宫颈功能不全、宫颈环扎术又有不同于单胎妊娠之处和临床注意特点。双胎妊娠较单胎妊娠有更复杂的宫颈功能变化的复杂背景,若不了解这些问题,单一的宫颈环扎术并不能起到抗早产作用,也就失去环扎术的意义,所以需要全方位认识和多重管理。

双胎妊娠和多胎妊娠都较单胎妊娠更容易出现孕期宫颈形态变化,表现出宫颈功能不全。宫颈功能不全是妊娠后达足月前宫颈展平、变薄、宫颈口扩张、颈管变宽等形态变化,是导致中期妊娠丢失或早产原因之一。可以是宫颈自身功能问题,也可以是母体各种复杂因素诱发或促使宫颈缩短或形态扩张,故后者又称为短宫颈综合征,是各种因素走向早产的最后通路。但要排除感染、出血、胎盘早剥等因素导致的流产。双胎妊娠本身膨大的子宫和宫内压力可以促发宫颈形态变化,也存在与单胎妊娠相同诱发宫颈功能不全的不良因素。

宫颈环扎术可以仅仅单方面只就宫颈功能不全而言的机械性宫颈加固手术,也可以宽泛地试用于各种不同原因导致的宫颈缩短和宫口开放的其他多重情形。目前国外关于宫颈环扎术的研究报道多仅限于宫颈功能不全,而我们在早产临产(有明显的规律性宫缩)及母体基础疾病导致的宫颈扩张如自身免疫性疾病的宫颈变化都附加采用必要的宫颈环扎术和多重阻断措施,获得良好的抗早产效果。

【宫颈功能不全临床表现】

1. **病史**　表现在 1 次或多次与宫颈功能相关的中期妊娠流产或早产史。

2. **妊娠期**　出现典型宫颈功能不全临床表现:妊娠中晚期无明显宫缩、进行性宫颈缩短和颈管扩张,伴或不伴胎膜早破,阴道窥器检查可见宫颈阴道段缩短、消失展平,宫口扩张或见胎囊膨出。

3. **妊娠期超声**　显示宫颈功能不全表现,宫颈长度和形态发生变化。动态超声测量宫颈缩短和观察宫颈形态变化是评估妊娠期宫颈功能的较可靠方法,一般认为妊娠 24 周前无其他干扰因素的不明原因宫颈长度 <25mm 时提示有发生宫颈功能不全的风险。

【宫颈功能不全诊断】

对于宫颈功能不全尚无统一诊断标准。目前应用的临床诊断方法包括非孕期和孕期。但均不能作为客观诊断"金标准"。目前主要综合病史、典型临床表现及超声检查结果三方面作出临床诊断。

1. **非孕期**　子宫输卵管造影测定宫颈管宽度、非孕期 8 号宫颈扩张棒无阻力通过宫颈管、非孕期经宫颈峡部牵拉球囊或 Foley 导尿管的施力评估;在辅助生殖助孕检查中发现宫颈松弛。

2. **孕期**　中孕或晚孕期,体检发现无痛性宫颈缩短和变化;规律和/或不规律中弱宫缩(大多数为无痛性)伴宫颈缩短或宫口扩张;或经超声宫颈缩短和扩张。可以有腹紧、下坠感、阴道分泌物增多等。

【常用宫颈环扎术式】

环扎术式在双胎妊娠与单胎妊娠无异。有孕期环扎和孕前环扎之分,孕前环扎仅适用于不适合孕期实施环扎术者;手术方式有经阴道环扎及经腹环扎,经阴道环扎是常用术式,经腹环扎主要用于不适合经阴道手术者。

1. **经阴道环扎术式**　常用 Shirodkar 环扎及 MacDonald 环扎,两种效果无差异。Shirodkar 环扎是在膀胱下缘 1cm 处,切开宫颈黏膜,在宫颈内口水平进行缝扎。McDonald 环扎术是不切开阴道黏膜,在相当于宫颈内口处行环扎,方法简单效果良好,当宫颈内口进行性开大时,多进行此术式。理论上宫颈功能不全是宫颈内口松弛表现,预防性环扎应当首选在此水平进行,但经阴手术达此高度不仅有难度,尤其治疗性环扎在宫口已经开大胎囊突出到阴道内下 2/3~1/3 时,达到内口的环扎几乎不可能,临床以尽可能"高"环扎为原则。

2. 经腹宫颈环扎术　是指在子宫颈峡部进行环扎,分为开腹环扎及腹腔镜下环扎。适用于宫颈极短或严重损伤的宫颈结构缺陷难以施行孕期阴道手术的患者,或者经有经验医师判断经过阴道环扎术失败不适合再行阴道环扎术的病例。

经腹环扎在非孕妇女及妊娠妇女均可进行。优点:孕期可以在最接近宫颈内口水平或非孕期子宫峡部水平环扎,减少缝线移动风险,阻止了宫颈漏斗形成;无阴道内操作过程,减少感染风险;可以留缝线在原处,对以后妊娠有好处。缺点:创伤性较大,由于线带或者缝线植入问题,需要剖宫产分娩。若胎儿畸形,则需拆除缝线,可经阴道拆线。

【宫颈环扎术指征和类别】

双胎妊娠与单胎妊娠一样,会遇到各种类别环扎术:针对不同病情实施的预防性环扎和治疗性环扎;根据手术紧迫性又有紧急环扎术或急症环扎;根据环扎术效果进行再次环扎术的援救环扎术;根据环扎线又有单道线环扎和双重线环扎。

1. 预防性(选择性)环扎　主要环扎对象是有指征者或孕前明确宫颈功能不全者,在妊娠早中期(13~16 周)进行;双胎妊娠或多胎妊娠并非预防性环扎术指征。

指征:存在宫颈损伤或已经丧失正常解剖结构者,必要时尚需在孕前进行宫颈修补术;有 ≥ 1 次的排除胎盘早剥或其他因素与宫颈功能相关的中期妊娠丢失或早产史者;有不明原因无痛性宫颈扩张导致的中孕期流产及早产史;在孕前已经有宫颈功能不全的明确诊断者或存在宫颈功能损伤者有孕前经宫颈检查确诊的宫颈功能不全者。

2. 治疗性环扎　当妊娠期宫颈发生变化或已经发生早产临产时所采取的以干预为目的环扎,针对有孕期检查指征或超声指征宫颈功能不全者。

(1)孕期检查指征:应是紧急或急症环扎术对象。是指在孕期体检时发现宫颈口开大、胎囊突出宫颈外口者;但实际上存在伴或不伴有高风险因素的无宫缩的宫颈变化者,也存在伴或不伴有高风险因素的有宫缩的宫颈变化者,相互间存在明显的病情程度和病因方面的差异;此外注意无痛感频繁宫缩与明显痛感宫缩不同,分娩紧迫性不同,前者可以提供阻抑早产机会,但是,除了宫颈环扎术外还需要积极抑制宫缩并查找诱因。

(2)超声指征:多在妊娠中期经阴道超声发现宫颈长度变短,对宫颈长度 <25mm 者而行的宫颈环扎术,注意,单一宫颈 <25cm 并非是环扎术指征。

3. 紧急和急症环扎　宫颈功能不全者宫颈已经开大或胎囊突入阴道者;当早产临产者宫颈进行性开大或胎囊突入阴道内并伴有规律宫缩时采取紧急环扎。应为治疗性环扎的一种紧急状态下的手术,是迫于病情的手术时间选择问题。一般在入院 24 小时内完成宫颈环扎术为宜。

4. 援救环扎(rescue cerclage)　Kimberly 在 2006 年的报道中提出"援救环扎"的定义:B 超监测宫口扩张 1.5cm 以上或者胎胞突向阴道时采取的环扎。显然这个概念是针对病情紧急状态而言的援救,但这样未能很好地将援救环扎与紧急环扎区分开来。我们提出的"援救环扎"定义应为本次妊娠中第一次环扎失败以后的再次补救环扎,此时的"援救"是针对"环扎手术"而言,也是重复环扎术。援救环扎可以是 1 次,也可以是 2 次、3 次以上的补救环扎。

5. 双重线环扎　当宫颈处瘢痕较坚硬不易拉紧环扎线时,可酌情行第二道线加固缝扎;或者宫颈口已经开达 6~7cm 时胎囊突入阴道且张力较大,尤其宫颈已经变得很薄,缝线过紧很易损伤宫颈组织,不够紧则术后胎囊有可能再次膨出形成大的水滴状囊,故此时需要双重线环扎。

【手术禁忌证】

胎儿畸形,胎盘早剥,绒毛膜羊膜炎,存在所有不适宜继续妊娠的并发症和合并症。

【术前评估及术前准备】

无论是单胎妊娠还是双胎妊娠都要作好术前评估和术前准备。

1. 术前评估胎儿发育,有无胎儿畸形,术后继续监测。双胎妊娠尤其注意胎儿超声心动图检查,宫内治疗时如发现存在宫颈环扎指征,可同时行宫颈环扎术。

2. 查找导致以往中孕期流产及早产潜在问题立即给予相应治疗。

3. 有早产高危因素者推荐进行超声监测，出现宫颈变化时行治疗性环扎；对于妊娠期宫颈缩短或有宫颈漏斗形成者，谨慎决定紧急环扎术；注意，单纯的宫颈缩短至 2.5cm 不是紧急环扎的指征；中期妊娠宫颈在 1.0~1.5cm，应更密切观察，有宫颈进展趋势需适时宫颈环扎。

4. 在胎儿有存活能力前出现进行性宫颈功能不全变化者，应予紧急环扎术；在妊娠期间通过超声和 / 或体检发现宫颈功能不全证据，宫颈进行性变短、宫颈口开大或胎囊突出宫颈外口者，应予紧急环扎术。

5. 手术前排除炎症存在。

6. 妊娠中晚期是否进行宫颈环扎术以能够将妊娠维持到新生儿最佳生存胎龄时限原则，提高胎儿成熟度、减少 NICU 住院费用以及减少早产儿近远期并发症。

7. 医患沟通交流获得知情同意，尤其对于宫口开大胎囊已经突入阴道者需要强化沟通。

8. 人员技术准备，对于胎囊突入阴道较深及宫口开大病例由高年资医师和有经验医师操作。

【宫缩抑制剂的应用】

在术前没有宫缩，术后出现的宫缩与手术和缝线刺激有关，一般在手术后 24~48 小时应用宫缩抑制剂。如有宫缩再次给予宫缩抑制剂。术前已经存在规律宫缩尤其是宫口开大者，术前、术后都需要强有力的宫缩抑制剂压抑宫缩。完成宫缩抑制后停用宫缩抑制剂，如有宫缩，再次给予宫缩抑制剂。宫缩剂选择以医师熟悉程度和药物可获得性为原则，无一线宫缩抑制剂可言。

【手术步骤】

1. **麻醉选择和注意事项**　可以选择全身麻醉或者脊髓麻醉；可以连续硬膜外麻醉，也可以是单次脊椎麻醉。注意避免麻醉后恶心和呕吐，以免增加腹压使已经突入阴道的胎囊张力更大，增加手术难度或致胎膜破裂丢失手术机会；估计难度大和操作艰难手术不宜选单次脊椎麻醉；对于阴道松弛者的预防性环扎术可采取局部麻醉方法：1% 利多卡因 8~10ml 宫颈旁注射，深度 1cm，回抽无血后每侧注入 4~5ml。也可以采取局部双侧阴部神经阻滞麻醉。避免药物注入血管内。

2. **经阴道宫颈环扎术**　膀胱截石位。消毒外阴、阴道和宫颈，对于宫口开大并胎囊突入阴道的病例在窥器直视下消毒阴道和宫颈及穹窿；阴道和宫颈管的细菌普通培养和厌氧菌培养（对于宫口开大或胎囊突出的病例，宫颈管环境视同阴道环境）。采用局部麻醉可在术前自行排空小便；采用局域麻醉病例行导尿，并了解膀胱底位置。

（1）MacDonald 手术：用单叶阴道拉钩暴露宫颈，用卵圆钳或宫颈钳夹持宫颈前唇轻轻向下牵拉，靠近阴道穹窿部宫颈内口水平自宫颈 11 点处进针，出针处在 9~10 点处，继而环宫颈缝绕数针，最后在 1 点处出针，逐渐将环绕宫颈的缝线收紧，将宫颈管缩小到 5~10mm，在阴道前穹窿部打结扎紧（图 5-2-1）。

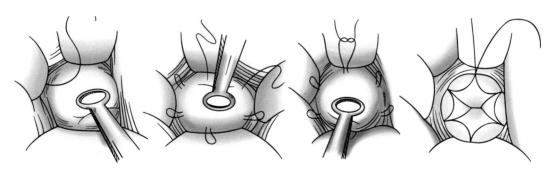

图 5-2-1　MacDonald 手术

（2）改良 Shirodkar 手术：用单叶阴道拉钩暴露宫颈后，横行切开宫颈前唇的阴道黏膜，上推膀胱，切开宫颈后唇的黏膜，用卵圆钳或 Allis 钳将宫颈前后唇拉近，从切开的黏膜下由前向后进针，再由后向前进针，从切开的黏膜下出针打结，连续缝合黏膜并包埋线结（图 5-2-2）。

（3）若胎囊突入阴道堵塞于阴道（图 5-2-3），不能见到宫颈，可以用小块生理盐水纱布附于胎囊之上略加遮盖，以一单叶阴道拉钩单向拉开部分阴道，得以暴露一个象限（9°~12°）的宫颈边缘，再用无齿卵圆钳夹住此处宫颈略加牵拉，同时在 9°~12° 区间进针和出针，依次暴露依次进针。胎囊脱出较大较深者、宫颈较薄者，针间距离酌情调整在 1.5cm 左右，行针漂浮，避免穿透宫颈，也要避免进针时刺穿胎膜。依据宫颈开大情况环宫颈缝绕数针，最后在 1 点处出针。胎囊脱出较大较深者，注意抑制宫缩减轻胎囊张力，同时取头低脚高位，轻轻牵拉缝线，必要时可轻轻施力推送胎囊，逐渐收紧缝线和打结。对于胎囊脱出较大较深者，有时宫颈缩紧后较短，可以在此线水平之上再环扎一道，成两道双重线环扎。

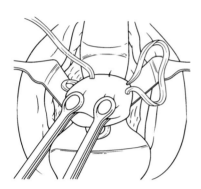

图 5-2-2　改良 Shirodkar 手术

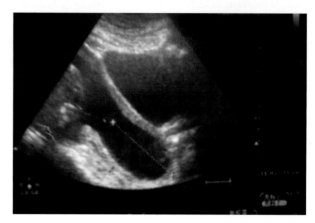

图 5-2-3　胎囊突入阴道堵塞阴道

局域麻醉术后留置导尿管；观察宫颈色泽有无变化。听胎心，观察宫缩，宫缩抑制剂；抗感染及相应的感染指标监测。处理同时存在的母体诱发因素。

3. 经腹宫颈环扎术（开腹术式或腹腔镜）　术前准备同上。消毒和适当的麻醉选择。进入腹腔后，打开子宫膀胱前筋膜，稍下推膀胱，暴露宫颈峡部。非孕期手术在子宫峡部水平，孕期手术选择在相当于子宫颈内口水平，在子宫动脉下方，采用宽带线（如 5mm 宽慕丝线），贴近宫颈组织，由一侧从前向后进针，另一侧由后向前进针，注意在将线带放置平顺后逐渐收紧打结。两端带针可以分别从两侧由后向前进针，不利之处是收紧线带时会行走较长路线，对组织造成损伤可能性大。对于宫颈口开大的病例，注意进针水平、角度和深度，避免损伤胎膜，导致胎膜破裂。线带抚平顺，避免其像刀具样割裂组织。

术后注意事项：抗感染及相应的感染指标监测；注意胎儿监测；必要的宫缩抑制剂。

【缝针和缝线选择问题】

对于在早中孕期实施的预防性宫颈环扎术，尤其存在瘢痕者，选择角针为宜；对于宫口开大胎囊已经突入阴道者，选择圆针为宜；针的曲度和长度适宜在狭窄的阴道内回旋有余为宜，可以避免损伤或划破胎囊（图 5-2-4）。

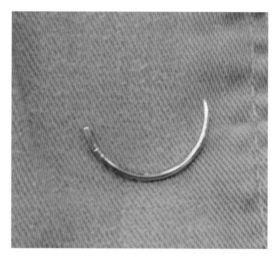

图 5-2-4　缝针图

缝线有多种选择，有 10 号丝线、2 号尼龙线双股或丝带线及慕丝线等。最好的缝线以有涩度而不滑，宽度适中易固定而不损伤组织为佳。笔者在临床中采用 2 号不可吸收的聚酯或尼龙线 2 根穿过胖圆针或胖角针由 4 股编织成 2mm 宽的带状线，使得穿过组织的针道线道吻合，同时线带涩而不滑，宽度适中易固定，尤其对于宫口开大宫颈组织很薄且有宫缩的病例有很小的切割力，对组织创伤小，保证宫颈环扎术保胎的成功，现在已经在临床广泛应用（图 5-2-5）。

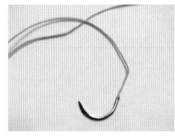
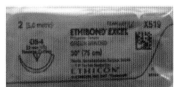
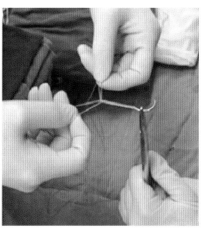
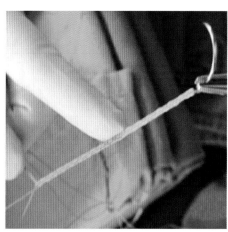

图 5-2-5　缝线图

【术后管理和并发症防治】

无论是单胎妊娠还是双胎妊娠,宫颈环扎术并发症有:感染、绒毛膜羊膜炎、胎膜破裂、缝线异位、宫颈裂伤、膀胱尿道损伤、早产临产和早产分娩。

术后给予广谱抗生素预防感染。注意监测宫内感染的各项指标。术后注意超声监测,发现缝线易位,必要时进行重复环扎或是援救环扎,避免膀胱尿道损伤。宫颈超声监测频度可以1周一次,也可以2周、4周一次,依据个案情况而定。注意动态监测优于单次检查,及时援救环扎。

掌握拆除缝线时机避免宫颈裂伤,注意宫缩监测及时抑制宫缩,超声监测,注意营养,保证胎儿生长体重在第75百分位数上。

对存在的母体潜在或已知的病理性诱发因素,注意多重管理干预。

双胎妊娠预防性环扎术可在妊娠达35~36周时拆除缝线;对于宫颈口开大和胎囊脱入阴道较深的紧急宫颈环扎术在妊娠达35周后,有宫缩随时拆除环扎线避免宫颈损伤;早产临产者进入不可逆转阶段;难免流产阶段;出现临床感染征象立即拆线,并且实施引产或催产,酌情及时剖宫手术结束分娩;出现胎儿宫内窘迫应当拆除缝线结束妊娠。

胎膜破裂本身不是拆除环扎线的指征。对于孕龄不足32~34周发生胎膜早破,可以带线保胎,但要监测感染指标和预防感染,进行促胎肺成熟,一旦发现临床感染征象立即拆除环扎线。也有研究表明,建议完成促胎肺成熟后拆除环扎线。

双胎妊娠1胎娩出后,可以依据具体情况行宫颈环扎术延迟2胎分娩。术后严密监测宫颈、宫缩、感染等母体整体状况。

【未来展望】

关于宫颈环扎术在双胎妊娠方面的临床应用,研究的争议和进展主要突出在2方面。一方面是双胎是否需要宫颈环扎术预防早产,虽然国内为此问题争执不断,笔者的临床研究和实践都显示不需要用预防性环扎术来预防双胎妊娠早产;但是,在存在宫颈功能不全或存在孕期宫颈功能不全表现者需要预防性或治疗性宫颈环扎术;双胎妊娠本身不是宫颈环扎术的指征。另一方面是宫颈缩短问题,单纯的宫颈<25mm宫颈缩短不是宫颈环扎术指征,重要的是看临床进展以及母体其他因素,如宫缩或基础疾病或孕期不良影响因素问题,需要动态监测、全面评估、对症干预;如果在监测和/或干预下有进展性变化可以实施宫颈环扎术阻抑宫颈变化。

短宫颈综合征越来越获得认可,宫颈变化可以由不同因素引发,早产也存在多种风险因素,宫缩和宫颈变化是最终行经过程,宫颈环扎术可以用于单纯的宫颈自身问题导致的宫颈功能不全,宫颈环扎术更可以是不同因素导致宫颈变化的机械性宫颈加固手段,不过分限制应用,也不过度滥用,是提升宫颈环扎术的临床价值的关键,是多重管理中扩展抗早产综合措施之一。

【管理流程】(表 5-2-1)

表 5-2-1　双胎妊娠宫颈功能不全的管理流程

孕前	□ 孕前风险因素评估 □ 既往中期妊娠丢失和 / 或早产史病因分析 □ 宫颈功能检查 □ 母体基础疾病治疗 □ 宫颈裂伤必要的修补术
孕期	□ 早产风险因素筛查评估 □ 风险因素宫颈功能监测 □ 体检、超声、孕妇监测 □ 动态监测
术前、术中	□ 超声监测:□ 胎心 □ 宫缩抑制剂 □ 宫颈环扎术:□ 预防性 　　　　　　　□ 治疗性 　　　　　　　□ 紧急性
术后	□ 宫缩抑制剂 □ 抗感染 □ 母体基础疾病治疗 □ 超声检测宫颈变化

【参考病例】

患者海某某,32 岁,妊娠 28 周,双胎妊娠,因宫颈功能不全,宫口扩张见胎囊,由进行规律产前检查的外院急诊转入本院。

孕妇为 G_1P_0,此次 IVF-ET 助孕成功,接受规律产前检查。感觉下腹坠胀发紧半天,阴道分泌物增多,立即赶到产前检查的医院,查体,"双胎心好,胎心监护显示有不规律宫缩,阴道窥器检查见"宫口扩张,见胎囊",立即与笔者医院联系拟转院保胎,电话和转诊记录均告知和写明"宫口开大 1~2cm,见胎囊"。

孕妇 10 余分钟后平卧送达笔者医院,检查双胎心好,胎心监护显示宫缩规律,弱,间隔 3~5m,阴道窥器检查显示胎囊膨大,突出阴道内达下 1/3 段,查看宫颈开大 5~6cm,故电话询问原医院的医师,至此告知实情,在该院时"宫口已经开大 3cm""唯恐我院不接受才说开了 1~2cm"。

得知此种病情发展,立刻找家属谈话。与孕妇及其家属深度交谈后,孕妇愿意进一步尝试保胎治疗接受紧急宫颈环扎术。随后在强力抑制宫缩同时行紧急宫颈环扎术,术后继续强力抑制宫缩和预防感染等,保胎到孕 36 周后拆除环扎线,随后自然分娩 2 子,均健康。

附此临床实例,旨在临床医师注意个案处理,此例涉及宫口开大程度、宫缩存在与否、孕周相关所在。此外,要与患方良好沟通深度交流,共同努力。

思　考

1. 双胎宫颈环扎术的适应证。
2. 双胎宫颈环扎术手术时机。

(杨　孜)

第三节　复 合 妊 娠

关键点

1. 接受辅助生殖妊娠的妇女复合妊娠发生率为 1.5/1 000，当超声在辅助生殖妊娠中见到宫内妊娠，仍必须仔细探查可能的异位妊娠部位，如输卵管、卵巢和宫颈。

2. 复合妊娠的症状主要包括腹痛、附件包块、腹膜刺激及子宫增大，超声下的表现是附件或宫颈见混合性孕囊样包块伴或不伴盆腔积液。

3. 异位妊娠的治疗应根据植入部位确定，并应采用侵袭性最小的治疗方法，以尽可能保留同时存在的宫内妊娠。

4. 对于同时存在输卵管妊娠的宫内宫外同时妊娠，腹腔镜下输卵管切除术是推荐的手术方案。对于可见胎心搏动且未破裂的异位妊娠，也可选择在超声引导下妊娠囊内局部注射氯化钾减胎。

【概述】

复合妊娠（heterotopic pregnancy，HP）是指宫内妊娠（intrauterine pregnancy，IUP）与异位妊娠（ectopic pregnancy）同时存在的一种妊娠性疾病。绝大多数异位妊娠发生在输卵管（90%），现亦有在子宫颈、卵巢、输卵管间质部（宫角）、腹腔及既往剖宫产瘢痕处种植的报道。随着辅助生殖技术的广泛开展，复合妊娠的发生率呈上升趋势，整体发生率由过去的 1/30 000 上升至 1/3 900。对 1999—2002 年美国所有登记的辅助生殖妊娠进行分析发现，复合妊娠的发生率为 1.5/1 000。这可能与辅助生殖人群中存在输卵管疾病、高水平雌二醇及孕酮、胚胎移植或排出卵母细胞数高有关。另外，盆腔炎性疾病史也是复合妊娠的一个重要高危因素。

【临床表现】

复合妊娠的临床表现与先兆流产及其他异位妊娠的症状高度相似，其症状主要包括阴道出血、腹痛。若接受 ART 并可见 IUP 的女性有腹痛和出血，则其发生异位妊娠的风险与未接受 ART 且无 IUP 的腹痛和出血患者类似，均约 1%。

（一）阴道出血

阴道出血的症状存在差异，出血可能表现为少量的咖啡色分泌物，也可能表现为鲜红色出血。出血通常是间歇性的，但也有可能为单次出血或持续出血。在回顾性文献中，约 1/3 的复合妊娠出现阴道出血症状，因此发现宫内妊娠合并阴道流血并不是复合妊娠的排除诊断依据，如同时有高危因素如腹痛、里急后重或辅助生殖妊娠等需排除可能存在的复合妊娠。

（二）腹痛

疼痛通常位于盆腔。疼痛可能为弥漫性或者局限于某一侧。在有腹腔内血液抵达上腹部的情况中或在罕见的腹腔妊娠情况中，疼痛可能位于中腹部或上腹部。如果腹腔内血液达到横膈，可能引起肩部的牵涉痛。血液淤积在直肠子宫陷凹（Douglas 腔）则可能引起强烈的便意（里急后重感）。腹痛的发生时间、特征和严重程度各有不同，疼痛发作可能突然或缓慢出现，可能为持续发作，也可能为间歇性发作。其中异位妊娠部位为输卵管，破裂可能导致突然出现剧痛，但也可能仅表现为轻度或间歇性胀痛。在实际临床工作中，当超声检查发现宫腔内妊娠时，通常更容易忽略其他部位的异位妊娠，因此该类患者确诊时的孕龄常常大于单纯的异位妊娠。由于复合妊娠的早期诊断较单纯异位妊娠更加困难，对于已经诊断宫内妊娠的患者出现显著腹痛，应考虑存在复合妊娠的可能性。

（三）休克表现

患者就诊时异位妊娠部位破裂的发生率较高，破裂可导致腹腔内出血和血流动力性休克。表现为面色苍白，脉搏细数，四肢厥冷。

【辅助检查】

（一）超声多普勒检查

以下 2 种显影均能提示诊断：同时可见异位妊娠和 IUP；或者在发现 IUP 的同时，直肠子宫陷凹部存在强回声液性暗区。与自然受孕女性相比，接受 ART 的女性发生复合妊娠的风险增加。当超声在 ART 妊娠中识别出 IUP，仍必须仔细探查可能的异位妊娠部位，如输卵管、卵巢和宫颈，有效提高复合妊娠的检出率和早期诊断。对于确认有 IUP 且出现腹痛或阴道出血的女性，建议经阴道超声检查进一步排除并发异位妊娠的可能，必要时需间隔一周复查。

（二）血清人绒毛膜促性腺素（HCG）检测

由于 HCG 的分泌主要来源于宫内妊娠，对于同时存在的宫内妊娠和异位妊娠，连续 HCG 浓度监测可能没有帮助。

（三）阴道后穹窿穿刺

在临床考虑腹腔内出血时进行，可见不凝血性液体。

【诊断】

复合妊娠的早期诊断常因无明显症状而忽略。识别高危因素，特别是对于接受了 ART 且出现腹痛或阴道出血的患者，应考虑到复合妊娠的可能。

（一）体征

对于复合妊娠中出现异位妊娠破裂内出血的患者，查体时会出现腹肌紧张、肌抵抗，甚至板状腹；双合诊可探及子宫呈妊娠增大，附件区压痛或反跳痛。病史及临床表现可作为参考，诊断主要依靠超声检查。超声探及异位妊娠部位的妊娠囊或胎芽可作为复合妊娠的诊断依据。

（二）手术评估

在复合妊娠的诊断中，手术评估是最终诊断的金标准。某些患者表现为剧烈疼痛或血流动力学不稳定，在这种情况下，需要进行手术评估和治疗。对于病情稳定的患者，腹腔镜具有微创评估的优势，并且可减少对宫内妊娠胎儿的影响，可作为首选手术方式。

【鉴别诊断】

在妊娠早期阶段，阑尾炎、肾结石和泌尿道感染也可能表现为腹痛，需与之鉴别。而这些疾病通常有其特征性的疼痛症状和体征，相对易于鉴别。更重要的是，在早期妊娠出现腹痛初步排除上述疾病后，需要考虑到复合妊娠的可能。此外，妊娠早期出现腹痛的难免流产也是复合妊娠的排除诊断，有文献报道在难免流产清宫术后 2 周内超声及手术诊断的合并输卵管妊娠的复合妊娠。

【治疗】

复合妊娠的治疗目标是安全清除异位妊娠的同时尽量维持宫内妊娠并获得良好的妊娠结局。应依据异位妊娠的部位、包块大小、孕周、是否活胎、有无内出血、生命体征及宫内妊娠发育情况等制订个体化治疗方案。在宫内妊娠胎儿存活的情况下，禁忌使用全身性药物（如甲氨蝶呤）进行治疗。

（一）腹腔镜或剖腹探查手术

输卵管切除术是复合妊娠中存在输卵管妊娠的最常用手术治疗。如果患者的血流动力学稳定，首选腹腔镜下的手术方法。对于合并输卵管壶腹部或伞端妊娠者，可行患侧输卵管切除术；对于合并输卵管间质部妊娠或子宫角妊娠，可行子宫角（或部分子宫角）切除术；对于合并卵巢或腹腔妊娠可行病灶清除术；对于合并残角子宫妊娠，可行残角子宫切除术。腹腔镜手术的优点在于对妊娠子宫的牵扯和刺激轻微，对盆腔内环境的干扰小。在妊娠早期应用的安全性已得到越来越多研究数据的证实。剖腹探查术对于血流动力学不稳定、需迅速止血者、伴有盆腔炎的特殊部位异位妊娠如腹腔、子宫角或输卵管间质部妊娠者有其优越性。

（二）减胎治疗

减胎治疗指通过在异位妊娠病灶局部注射药物或抽吸胚芽杀灭胚胎，其优势在于创伤小，适用于生命体征稳定、孕周早、异位妊娠未破裂、异位妊娠囊定位清晰且穿刺路径便捷者。超声引导下妊娠囊内局部注射是一种有效的治疗方法。用于注射的药物应具备疗效好且对共存宫内妊娠胎儿的毒性低的特点。目前常用的两种药物是氯化钾（KCl）和高渗葡萄糖。一篇文献回顾性研究纳入了 11 例接受 KCl 注射治疗的宫内宫外同时妊娠的病例,发现 6 例(55%)治疗失败,需进行手术干预。另有文献报道,1 例接受 KCl 注射治疗宫颈妊娠的病例并发延迟出血,通过宫颈固定缝合(stay sutures)使出血得到了控制,同时存在的宫内妊娠持续至足月。也有报道同时存在宫内妊娠和剖宫产瘢痕妊娠的患者通过超声引导下异位妊娠囊吸引进行选择性减胎治疗获得了成功。对于选择性减胎的病例,我们建议对异位妊娠囊内可见胎心搏动者使用 KCl 局部注射疗效更为明确。

（三）期待治疗

复合妊娠的宫外妊娠也有自然流产的可能,因此少数学者认为,部分无症状患者可采用期待疗法,但应严格选择患者,包括生命体征平稳,异位妊娠没有探及胎心搏动或未见胚芽,能严密随访者。需特别强调,血清 HCG 及孕酮水平不能完全反映合并异位妊娠的状态,监测上述指标意义有限,应重点询问患者的自觉症状,观察生命体征、血红蛋白波动、超声下异位妊娠包块的变化等,动态评估期待治疗的安全性,必要时及时手术治疗。

（四）分娩方式的选择

复合妊娠宫内妊娠的分娩时机和分娩方式依据异位妊娠治疗方式和分娩前的母儿情况综合评估后决定。对子宫角存在手术瘢痕者,子宫破裂风险较大,建议胎儿成熟后行剖宫产术分娩;输卵管间质部复合妊娠且腹腔镜手术中切除并缝合涉及宫角者宜选择剖宫产术分娩。手术孕周应结合宫内活胎儿的数量、子宫尤其是特殊部位手术后手术部位子宫肌层厚度、有无妊娠合并症及并发症等综合评估,一般认为,对于子宫角肌层连续且无早产征象者可严密监护至妊娠足月。

【预后】

相对于单纯的宫内妊娠,复合妊娠的宫内妊娠的自然流产、早产等风险增加。近 10 年来不同文献报道的复合妊娠宫内胚胎总体流产率波动在 15% 左右。不同研究观察的宫内妊娠的活产率约 60%~80%,早产率波动较大,约 4%~65%。

【未来展望】

目前,随着早孕期产前超声的发展,复合妊娠的诊断孕周也有前移倾向。对于超声的早期诊断标准是目前的研究热点,例如通过对宫角妊娠和子宫瘢痕妊娠的超声诊断指标的细化和规范,希望能够早期更精准地预测其妊娠结局,更好地指导临床监测和治疗方案。随着胎儿医学的迅猛发展,各类减胎技术的逐渐成熟,同样为复合妊娠的治疗提供了更多改进可能。

【管理流程】(表 5-3-1)

表 5-3-1　复合妊娠的管理流程

复合妊娠诊断	□ 临床表现	□ 停经史,ART 史
		□ 腹痛
		□ 阴道出血
	□ 辅助检查	□ 超声多普勒检查
复合妊娠治疗	□ 选择治疗方案	□ 腹腔镜或开腹手术
		□ 减胎治疗
		□ 期待治疗
	□ 术后监护	□ 并发症治疗
		□ 监测感染指标
		□ 宫内妊娠活胎监护
复合妊娠宫内活胎儿围产期	□ 分娩管理	□ 分娩时机
		□ 分娩方式

【参考病例】

患者于某,28 岁。

主诉:胚胎移植术后 30 天,发现右附件包块半天。

现病史:患者 2018 年 7 月 18 日移植鲜胚 2 枚,移植后常规予以地屈孕酮及黄体酮保胎治疗,8 月 11 日~8 月 16 日期间少量阴道出血,自行停止,偶有下腹隐痛,未予重视,未就诊。今日常规超声检查提示:宫内早孕(胚芽测量值相当于 6$^+$ 周),右侧附件区混合性包块 28mm×28mm×27mm,内见妊娠囊,见胚芽,见胎心,见直肠子宫陷凹积液。患者现无明显腹痛,无阴道出血,无肛门坠胀感。

既往史:G$_2$P$_0$,1 次孕 8$^+$ 周自然流产史,否认慢性病史,否认手术史。

查体:体温 36.5℃,脉搏 80 次/min,血压 107/65mmHg,呼吸 20 次/min。神清语明,无贫血貌。心肺听诊未闻及异常,腹部平软。

妇科查体:消毒内诊:外阴发育正常,阴道畅,见少量药渣,未见活动性出血,宫颈光滑,宫口闭,无举痛。宫体:前位,稍饱满,未及压痛。右侧附件区略增厚,无明显压痛,左侧(-)。

辅助检查:B 超(2018 年 8 月 17 日,笔者医院):宫腔内见妊娠囊,大小 16mm×19mm×15mm,囊内见 8mm 长胚芽,见胎心搏动。右侧附件区见 28mm×28mm×27mm 混合性回声,内见妊娠囊,大小 11mm×11mm×9mm,见胚芽,见胎心搏动(图 5-3-1)。直肠子宫陷凹见 29mm×34mm×28mm 液性暗区,内见光点。提示:宫内早孕(妊娠囊测量值相当于 6$^+$ 周)(图 5-3-2),右侧附件区见妊娠囊及胎心搏动,直肠子宫陷凹积液。

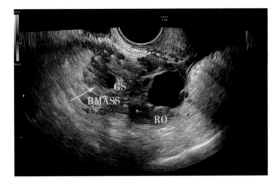

图 5-3-1 右侧附件区混合性包块
黄色箭头指向右侧附件区妊娠囊,内见胎心搏动

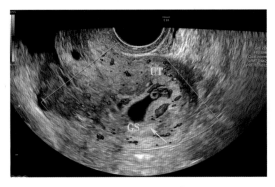

图 5-3-2 宫内妊娠胎儿
黄色箭头指向宫内孕囊

入院诊断:①复合妊娠;②孕 1 产 0,妊娠 6 周;③体外受精胚胎移植术后。

治疗:完善术前检查,于 08-18 行腹腔镜下右侧输卵管切除术,术中见盆腔积血,约 50ml,子宫增大,表面光滑,色泽正常,左侧输卵管及卵巢未见异常,右侧输卵管壶腹部增粗膨大约 3cm×2cm 大小。术后右侧输卵管及绒毛组织送病理检查。术后病理:符合输卵管妊娠。

预后:术后 3 天,患者无明显不适出院,超声提示宫内活胎,继续妊娠。

思 考

1. 应用辅助生殖技术的妊娠患者应警惕此疾病的发生。
2. 妊娠应与先兆流产进行鉴别,以免延误诊治。

(郑明明 胡娅莉)

第四节 双胎妊娠早产

关键点

1. 双胎妊娠早产发生率高,近50%,是双胎围产儿死亡的主要原因。据报道,脑瘫的发生率可达7%,但目前尚无预测双胎早产的有效方法。

2. 双胎妊娠早产与单胎的发病机制可能不同,很多在单胎预防早产有效的方法如阴道用孕酮、宫颈环扎等对双胎无效,因此,预防双胎妊娠早产根本的方法是减少多胎妊娠的发生。

3. 先兆早产甚至早产临产者,34周之前应该使用糖皮质激素促胎肺成熟,32周之前应该使用硫酸镁脑保护等措施,以改善早产儿预后。

4. 根据第一胎儿先露、有无妊娠合并症及并发症、早产儿救治条件,综合考虑分娩方式,做好产程管理。

【概述】

双胎妊娠早产(preterm birth)的定义与单胎妊娠早产相同。在我国采用妊娠满28周至不足37周分娩者的定义。早产是导致新生儿死亡的首要原因,约占所有新生儿死亡的27%,每年全球早产儿死亡人数超过100万。根据原因不同,早产可分为自发性早产和治疗性早产。自发性早产包括未足月分娩和胎膜早破(premature rupture of membranes,PROM)后早产;治疗性早产即医源性早产,是因妊娠合并症或并发症,为母儿安全需要提前终止妊娠者。

近年来,随着我国两孩政策放开,高龄孕妇增加和辅助生殖技术的广泛应用,双胎妊娠发生率明显增加,约占分娩总量的2%~3%。双胎妊娠围产期的风险显著高于单胎。而早产是双胎妊娠最主要的并发症之一,文献报道,双胎妊娠中,约50%在37周前分娩,其中约10%分娩发生在32周前。双胎的早产率是单胎妊娠的12倍(56.6% *vs.* 9.7%;*OR* 12.8;95% *CI* 12.6-12.9)。

【临床表现】

双胎妊娠早产的临床表现与单胎早产表现类似,主要表现为子宫收缩,起初为不规则宫缩伴少量阴道流血或血性分泌物,进而发展为规律的子宫收缩、颈管进行性消退、宫口扩张。临床上可分为先兆早产和早产临产两个阶段:先兆早产为妊娠满28周且<37周,孕妇虽有上述规律宫缩,但宫颈尚未扩张,而经阴道超声测量宫颈长度≤20mm。早产临产则为妊娠满28周且<37周,出现规律宫缩(指≥4次/20分钟或≥8次/60分钟),同时宫颈管进行性缩短(宫颈缩短≥80%),伴有宫口扩张。早产过程与足月临产相似,胎膜早破较足月临产多。

【病因】

1. 双胎妊娠时,宫腔压力增大,子宫平滑肌细胞过度伸展,从而促进前列腺素及缩宫素的生成与释放,导致子宫平滑肌细胞收缩,引起自发性早产及未足月胎膜早破(preterm premature rupture of membrane,PPROM)早产。

2. 泌尿生殖道感染、细菌性阴道病、无症状性菌尿等均可使炎症因子产生增加,促进前列腺素及缩宫素的生成,导致平滑肌细胞收缩,引起早产。

3. 产妇既往有早产史,是双胎妊娠早产的独立危险因素:既往有早产史的孕妇其早产的再发风险是普通孕妇的2倍,前次早产孕周越小,再次早产风险越高。如果早产后有过足月分娩,再次单胎妊娠者不属于高危人群。

4. 双胎妊娠并发症相对较多,如:重度子痫前期、子痫、妊娠肝内胆汁淤积症、贫血、羊水过多;单绒毛膜双羊膜囊的双胎还有一些特殊并发症,如选择性胎儿生长受限、双胎输血综合征、连体双胎、无心畸胎序列征等,有时不得不提前终止妊娠,造成医源性早产。据统计,约1/3的双胎早产是由于医源性干预导致。

5. **其他**　如有子宫颈手术史者、子宫畸形者、孕妇年龄过小或过大者、妊娠间隔过短者、过度消瘦者、辅助生殖技术助孕者、胎儿及羊水量异常者、吸烟、嗜酒、吸毒者等。

【辅助检查】

(一) 宫颈长度

在无症状的双胎妊娠妇女中,孕 20~24 周宫颈长度 ≤ 20mm 能预测 <32 周和 <34 周的早产,但其灵敏度仅分别为 39% 和 29%,特异度为 96% 和 97%。英国的一项 Meta 分析包含 12 项临床试验也证实,在 <18 周时检测宫颈长度 ≤ 30mm 可预测 <28 周的早产,>22 周检测宫颈长度可预测 28^{+1}~36 周的早产,并建议从 18 周开始通过检测宫颈长度预测早产。但是,目前对预测双胎早产宫颈长度的切割值存在争议。另一项 Meta 分析包含 14 项临床试验,涉及 4 398 名孕妇,结果显示宫颈长度随孕周逐渐缩短,对于预测早产的准确性非常有限。

(二) 胎儿纤维连接蛋白

目前,在无症状的双胎孕妇中,英国健康与保健研究院(National Institute for Health and Care Excellence,NICE)并不推荐通过检测胎儿纤维连接蛋白(fetal fibronectin)的方法预测早产。2010 年,Conde-Agudelo A 报道了一项 Meta 分析,该分析综合分析了 11 项关于检测胎儿纤维连接蛋白来预测双胎妊娠早产的研究。结果显示,在无症状的双胎孕妇中,胎儿纤维连接蛋白预测早产的价值非常有限。但是,在有先兆早产症状的双胎孕妇中,胎儿纤维连接蛋白则可预测 7 天内的早产(阳性和阴性似然比分别为 85% 和 75%)。

【诊断与鉴别诊断】

双胎妊娠早产的诊断同单胎,即妊娠满 28 周至不足 37 周间分娩者。此时娩出的新生儿称为早产儿。根据早产的原因可分为 3 类,即自发性早产、未足月胎膜早破早产、治疗性早产。早产需与孕晚期出现的生理性子宫收缩相鉴别:生理性子宫收缩一般为不规则、无痛感,且不伴宫颈管进行性消退和宫口扩张,也称假早产。

【预防】

总体上说,在单胎妊娠中证明有效的预防方法,对预防双胎妊娠早产效果均不佳。

(一) 宫颈环扎术

根据宫颈环扎术实施时的情形,可分为预防性宫颈环扎、挽救性宫颈环扎术,前者仅有宫颈缩短,而后者宫颈已张开,羊膜囊可能暴露于阴道内。根据手术方式的不同,宫颈环扎术可分为经阴道宫颈环扎术和经腹宫颈环扎术。2005 年的一篇 Meta 分析发现:宫颈环扎术可显著减少单胎妊娠 ≤ 35 周的早产(*RR* 0.74；95% *CI* 0.57-0.96),在有先兆早产症状的孕妇中效果更加明显;但是,宫颈环扎术对双胎妊娠的早产无预防效果,且可能增加不良妊娠结局的风险。该项研究还发现,双胎妊娠中,宫颈环扎术可增加早产风险、增加围产儿死亡率。同样,2014 年的一篇回顾性研究也发现,宫颈环扎术不能降低双胎妊娠 ≤ 34 周早产的风险。2014 年美国妇产科医师协会(ACOG)指南也认为宫颈环扎术会增加双胎早产风险。因此,宫颈环扎术不适用于双胎妊娠早产的预防。

(二) 经阴道使用特殊孕酮

虽然关于孕激素是否可预防早产目前尚有争议,但是,已有循证证据表明,有前次早产史的单胎妊娠或者妊娠中期宫颈缩短的单胎妊娠,经阴道使用微粒化孕酮或天然孕酮凝胶能预防 40% 左右的早产。然而,多项研究发现,双胎妊娠妇女经阴道使用天然孕酮凝胶不能降低早产风险。

(三) 宫颈托

在双胎孕妇中,对妊娠中期宫颈缩短者可使用宫颈托。目前关于宫颈托的作用机制说法不一,如改变宫颈管的倾斜角度以分担宫颈内口承受的压力、降低胎膜对机械压力、感染及炎症引起的相关损害的敏感性、保护宫颈黏液栓、阻止上行感染等。宫颈托的放置时间通常在 18~22 周,36 周之前取出。孕期使用宫颈托是否能减少双胎妊娠的早产发生率研究结果不一致。2013 年 *Lancet* 杂志报道了一例多中心临床研究,其将 2009 年 9 月—2012 年 3 月荷兰 40 家医院孕 12~20 周的 808 例双胎妊娠孕妇随机分为宫颈托组(401例)和对照组(407例),结果显示,宫颈缩短的双胎孕妇使用宫颈托可降低37周前早产发生率;但是,对于中孕期宫颈长度≤25mm的双胎妊娠孕妇使用宫颈托,未观察到显著改善双胎妊娠的围产期结局。目前,虽然有研究认为宫颈托在双胎宫颈短的妇女的早产治疗上有效,但大样本随机对照试验较少,仍需进一步研究评估其益处。

（四）其他方法

在过去,卧床休息是预防单胎和双胎妊娠早产的方法,但是循证证据表明,卧床休息保胎虽不会增加早产率,但是不能预防早产。因此,全球指南不推荐多胎孕妇常规住院和卧床休息。

与单胎相比,很多在预防单胎早产中证实有效的方法如阴道用孕酮、宫颈环扎等对预防双胎早产起效甚微,有些甚至有害。尽管有研究表明宫颈托可能在预防双胎早产中起作用,但效果甚微。因此,要从根本上预防双胎妊娠早产,是减少多胎妊娠的发生。减少不必要的通过辅助生殖技术的妊娠、控制胚胎移植数目、规范促排卵药物的使用等均可减少多胎妊娠的发生;此外,适当利用选择性减胎术也是控制多胎妊娠发生的重要方法。

【治疗】

双胎妊娠早产的处理主要包括产前糖皮质激素、宫缩抑制剂和硫酸镁的使用以及分娩方式选择及产程的处理。

（一）产前糖皮质激素促胎肺成熟

主要药物是倍他米松和地塞米松。对先兆早产或早产临产者,无论是单胎还是双胎,产前使用糖皮质激素可减少新生儿死亡、呼吸窘迫综合征、颅内出血、坏死性小肠结肠炎等新生儿不良事件的发生。一个疗程的糖皮质激素使用可减少新生儿神经系统不良结局,且糖皮质激素使用后一周内分娩者,新生儿死亡率明显降低。全球多个指南推荐,无论是单胎还是双胎妊娠,孕24~34周内并且可能在7天内分娩者均应使用糖皮质激素促胎肺成熟治疗。所有妊娠28~34周的先兆早产应给予1个疗程的糖皮质激素:倍他米松12mg肌内注射,24小时重复一次,共2次;地塞米松6mg肌内注射,12小时重复一次,共4次。

（二）硫酸镁

如果预计孕妇会在32周以前分娩,产前静脉使用硫酸镁不但能降低早产儿脑瘫风险,而且能减轻32周早产存活儿脑瘫的严重程度,这个结论对双胎和单胎同样有效。近期奥克兰大学Liggins研究所"一项基于个体资料Meta分析"包括5个RCT(5 493名孕妇和6 131名新生儿)得出结论:对于即将早产患者产前给硫酸镁能减少围产儿死亡、降低脑瘫发生率,不论何种早产原因、不论哪个早产孕周,这种受益均存在。中华医学会妇产科学分会产科学组的早产指南和SOGC、ACOG等指南均推荐32周前的早产临产,宫口扩张后常规使用硫酸镁作为胎儿中枢神经系统的保护剂,负荷剂量4.0g静脉点滴,30分钟内滴完,然后以1g/h维持至分娩。

硫酸镁使用禁忌证:母体肌无力、肾衰竭。硫酸镁应用前或过程中应密切监测呼吸、膝反射、尿量(同妊娠期高血压疾病),24小时总用药量不超过25g。

（三）宫缩抑制药物

宫缩抑制剂具体药物及用法用量详见第三章第二节双胎妊娠孕期用药。

（四）抗生素

尽管生殖道感染与早产的发病机制相关,但尚无循证证据表明抗生素可预防早产。除非患者为B族链球菌携带、未足月胎膜早破或有证据证明患者存在绒毛膜羊膜炎的可能以及无症状菌尿者,否则,均不推荐对胎膜完整的早产孕妇使用抗生素。

（五）选择合理的分娩方式

对于双胎妊娠分娩方式的选择需综合多方面因素,分娩前产科医师应充分评估孕妇和胎儿的情况,结合本院新生儿救治水平,充分告知孕妇及家属不同分娩方式可能的风险和益处,谨慎权衡利弊,医患共同决定分娩方式。双胎妊娠的分娩方式应根据绒毛膜性、胎方位、孕产史、妊娠期合并症及并发症、子宫颈成熟度及胎儿宫内情况等因素综合评估后决定。复杂双胎的分娩方式及时机详见第十一章第一节分娩时机和分娩方式。

1. 无并发症双胎妊娠的分娩方式 2014 年的一项 RCT 研究表明,孕 32~38⁺⁶ 周、第一胎为头先露的双胎孕妇,与阴道分娩相比,择期剖宫产并不能改善新生儿的预后。对于无并发症的 DCDA 和 MCDA 双胎妊娠,若第一胎儿为头先露,无论第二胎儿为何种胎方位,在孕妇充分了解风险及知情同意、接生者的技巧和经验足够的情况下可以考虑阴道试产;若第一胎为非头位,则提前剖宫产可降低新生儿死亡率。但是,双胎妊娠分娩时,产科医师需作好阴道助产、急诊剖宫产的准备;MCMA 双胎妊娠为剖宫产绝对指征:由于 MCMA 双胎妊娠围产儿死亡率高(约为 8%),MCMA 双胎不仅共享一个胎盘,而且同处一个羊膜腔内,脐带缠绕的风险高,分娩过程中可能导致突发性胎死宫内,因此建议剖宫产术终止妊娠。分娩时机:根据中华医学会制定的《双胎妊娠临床处理指南》,对于无并发症和合并症的 DCDA 双胎可至孕 38 周再考虑分娩,对于无并发症和合并症的 MCDA 双胎可至孕 37 周后再考虑分娩,而对于 MCMA 双胎,建议孕 32~34 周考虑剖宫产分娩。ACOG 指南对无并发症的 MCDA 双胎推荐分娩孕周为 34~37⁺⁶ 周;RCOG 指南则建议 MCDA 双胎在 36 周后计划分娩,且应当在分娩前给予糖皮质激素促胎肺成熟。

2. 瘢痕子宫双胎妊娠的分娩方式 ACOG 指出,既往有一次子宫下段横切口剖宫产史、其他方面符合阴道分娩的双胎妊娠,可考虑阴道试产。小样本量研究表明,既往一次子宫下段横切口剖宫产史的双胎妊娠妇女,经阴道试产不仅未增加子宫破裂、产妇死亡及发热等风险,而且还可缩短住院时间。但是,美国一项全国性抽样调查研究了 4 705 例剖宫产和 1 850 例阴道试产的孕妇,结果表明,在有一次剖宫产史的双胎妊娠孕妇中,阴道试产发生子宫破裂的风险高于择期剖宫产(0.9% *vs.* 0.1%),但与有一次剖宫产史的单胎妊娠孕妇阴道试产时子宫破裂的风险(0.8%)相当。子宫破裂起病急、出血多、死亡率高,一旦发生易出现不良预后,因此产科医师对瘢痕子宫双胎妊娠考虑阴道试产时,应充分认识自身医疗水平和条件、评估并告知风险、建立个体化应激预案、随时作好抢救准备。

(六) 产程管理

物品及设备、地点及人员:设备齐全、能随时中转剖宫产的分娩间、临床经验丰富的产科医师及助产士、麻醉医师、新生儿医师及能迅速行急诊剖宫产手术的医疗团队;设备及药品:连续监测两个胎儿的监护仪器、便携式超声仪、产钳及负压吸引器、紧急剖宫产的麻醉设备及手术器械、预防及治疗产后出血的药物。

1. 第一产程 可参照单胎的产程管理。

2. 第二产程 如果第一胎儿为头位,其分娩过程基本同单胎妊娠。MCDA 双胎可能因胎盘之间的交通血管导致急性的双胎相互输血,因此,第一胎娩出后需注意尽快断脐,以防第二胎失血。

在双头位的双胎分娩过程中,第一胎娩出时需于孕妇腹部固定第二胎,尽可能保持为纵产式。如第二胎为横位者,可行外倒转或内倒转为头位或臀位,如纠正胎位失败,则应立即剖宫产终止妊娠。尽管两个胎儿分娩间隔时间现在还没有统一标准,但一般认为,双胎分娩间隔时间不应超过 30 分钟。

分娩过程中密切监测胎心及宫缩情况,及时发现脐带脱垂、胎盘早剥等异常情况,如发生,则迅速结束分娩。如无异常发生,则人工破膜、调整宫缩,等待自然分娩。

3. 第三产程 第二胎儿前肩娩出或臀位胎头娩出后,立即给予缩宫素肌内注射或静脉点滴,亦可长效缩宫素静脉推注。仔细检查胎盘完整性和产道完整性。正确测量出血量,产后观察产妇面色、生命体征、全身情况,对宫底及子宫收缩的强度进行检查。

【未来展望】

近些年,随着辅助生殖技术的发展,双胎妊娠发生率随之增加,早产亦随之增加。虽然,目前对于早产的治疗仍有很多局限性,缺乏预测的金标准和有效的治疗措施,但是,越来越多高质量临床研究的开展将为双胎早产的防治提供更多的循证医学证据,规范早产管理,减少过度干预,改善早产预后,提高产科质量。

【管理流程】(表 5-4-1)

表 5-4-1 双胎妊娠早产管理流程		
孕期	□ 确定绒毛膜性	
	□ 早产预测	□ 宫颈长度
		□ 早产或晚期流产史
	□ 早产预防 减少双胎发生	
产时	□ 糖皮质激素促胎肺成熟	
	□ 硫酸镁应用	
	□ 宫缩抑制剂	□ 钙通道阻断剂
		□ 前列腺素抑制剂
		□ β_2- 肾上腺素能受体兴奋剂
		□ 缩宫素受体拮抗剂
	□ 合理应用抗生素	
	□ 分娩方式	□ 经阴道试产
		□ 剖宫产
产后	□ 预防产后出血	
	□ 早产儿救治	

【参考病例】

患者周某,34 岁。

主诉:胚胎移植术后双绒毛膜妊娠停经 6 个月余,不规则下腹紧缩感半日。

现病史:患者因"男方因素"辅助生殖中心移植冻胚两枚,早孕期超声提示双绒毛膜双羊膜囊,孕期发现亚临床甲状腺功能减退,口服左甲状腺素治疗。患者昨日晚间出现不规则下腹紧缩感伴少量褐色分泌物,无阴道排液,无头晕、头痛,无胸闷、憋喘,无视物不清,双下肢无水肿。急诊胎心监护示宫缩约 30s/5min,宫颈管缩短,宫口未开,拟"双胎、先兆早产"收住入院。

既往史:生育史 G_5P_1,2016 年试管婴儿双胎孕 27^{+3} 周于当地医院顺产一男一女,男健存,女夭折;2 次计划外妊娠早孕人工流产史。否认心脏病、糖尿病及高血压病史。

查体:体温 36.9℃,脉搏 89 次 /min,血压 105/57mmHg,呼吸 18 次 /min,身高 165cm,体重 77kg。神清语明,无贫血貌。心肺听诊未闻及异常,腹膨隆,无压痛,偶触及宫缩,强度弱。产科查体:宫高 30cm,腹围 94cm,胎心率 140~153 次 /min;消毒内诊:外阴发育正常,阴道畅,少量褐色分泌物,无液池,宫颈质中,后位,颈管长 1.5cm,宫口未开。骨及软产道未发现明显异常。入院后床旁超声示第一胎儿先露臀。

辅助检查:彩超(本院超声,入院前 11 天):胎儿一:胎位 RSA,双顶径 73.8mm,头围 267.6mm,股骨 54.8mm,腹围 236.4mm。估计胎儿体重 1 234g(双胎体重差 9%)。胎盘位于后壁,边缘位于宫腔中段, Ⅰ级,最大羊水池深度 67mm。胎儿二:胎位 LOA,双顶径 73.8mm,头围 266.6mm,股骨 51.6mm,腹围 231.1mm。估计胎儿体重 1 123g(双胎体重差 9%)。胎盘位于宫底及前壁中段,边缘位于宫腔中段,Ⅰ级,最大羊水池深度 88mm。

入院诊断:①孕 4 产 1,妊娠 29^{+4} 周,RSA/LOA(双绒毛膜双羊膜囊双胎),先兆早产;②妊娠合并亚临床甲状腺功能减退;③ IVF-ET 术后。

治疗:

1. 入院后予硝苯地平片 10mg 口服 3 次 /d,持续 48 小时,宫缩消失。

2. 入院当天给地塞米松 6mg q.12h. 肌内注射 4 次促胎肺成熟。

3. 每天胎心听诊 3 次,观察宫缩及见红、阴道排液。

4. 期待至孕 33 周,胎膜自破,12 小时临产,臀位助娩第一胎儿,10 分钟后人工破膜,第二胎儿以头位娩出。在第二胎儿前肩娩出后即静滴卡贝缩宫素 100μg,宫缩仍欠佳,即给卡前列素氨丁三醇 0.25mg 促子宫收缩后好转,同时给氨甲环酸 2g 静脉点滴。共计出血 1 300ml,产后予输红细胞 2U、输血浆 400ml。生命体征一直平稳。产后检查软产道,无撕裂伤,两个胎盘分别完整娩出。

预后:产妇产后一周出院,新生儿 1 体重 2 000g,1 分钟 Apgar 评分 8 分,5 分钟 Apgar 评分 9 分;新生儿 2 体重 1 900g,1 分钟 Apgar 评分 9 分,5 分钟 Apgar 评分 10 分,体检未发现异常,吸吮好,生命体征正常,与母同时出院。

思 考

1. 宫颈环扎术治疗双胎妊娠先兆早产手术指征。
2. 双胎妊娠先兆早产的治疗用药。

(李秀君　胡娅莉)

第五节 双胎之一滋养细胞疾病

关键点

1. 临床表现与体征　孕期不规则阴道出血,子宫异常增大。

2. 超声　超声用于孕中期的产前鉴别诊断是可靠的。CMCF 超声常显示为一个和孕周相符、无结构异常的活胎及正常的胎盘与葡萄胎胎块相邻。PMCF 能通过超声探查到 1 个或 2 个胎儿,超声常显示一些三倍体胎儿的特征,如对称性的胎儿生长受限、结构缺陷(如巨脑室、心脏畸形、面部和四肢的异常)等。

3. 母亲血清 HCG 水平　患者血清 HCG 水平异常升高,但这对产前鉴别诊断是不可靠的。

4. 细胞遗传学分析　细胞遗传学分析是三倍体可提示 PHM 或 PMCF,虽有胎儿、胎盘发育,但胎儿几乎不可能存活到妊娠中晚期,建议终止妊娠。二倍体染色体核型提示 CMCF,妊娠可以继续并有很大可能产生健康的新生儿。

5. 病理检查及 DNA 多态性分析　很多学者认为,传统的诊断方法如超声、大体和病理结果,胎儿染色体核型的细胞遗传学分析对 CMCF 的正确诊断是不够的,还需要 DAN 多态性分析,尤其是合并正常胎儿时。在组织学检查同时检查染色体或 DNA 多态性,能提高葡萄胎诊断的准确性。

【概述】

妊娠滋养细胞疾病(gestational trophoblastic disease,GTD)是一组与妊娠相关的不常见疾病,可以分为良性葡萄胎(hydatidiform mole,HM)及恶性妊娠滋养细胞肿瘤(gestational trophoblastic neoplasm,GTN),前者分为部分性和完全性葡萄胎,后者包括较常见的侵蚀性葡萄胎(invasive mole,IM)、绒毛膜癌(choriocarcinoma,CC),以及较为少见的胎盘部位滋养细胞肿瘤(placental site trophoblastic tumor,PSTT)和上皮样滋养细胞肿瘤(epithelioid trophoblastic tumor,ETT)。其中侵蚀性葡萄胎全部继发于葡萄胎妊娠,而绒癌、PSTT、ETT 则可来源于任何一种妊娠形式,如葡萄胎、流产、异位妊娠、足月妊娠等。恶性 GTD 也称为妊娠滋养细胞肿瘤(GTN)。

妊娠合并滋养细胞疾病发生率低,临床上非常罕见,一般分为妊娠合并葡萄胎、妊娠合并胎盘部位滋养细胞肿瘤及妊娠合并绒毛膜癌(绒癌),三者均可与胎儿共存,但在细胞遗传学、组织病理学、临床表现、临床处理及母儿预后上有明显区别。妊娠合并胎盘部位滋养细胞肿瘤发病机制不明确,往往缺乏特征性临床表现,常在产后经过病理检查方可确诊。妊娠合并绒毛膜癌指宫内妊娠和绒癌并存,极为罕见,仅见极少数个案报道,发病机制可能是双胎之一完全性葡萄胎病灶发展成绒癌,或妊娠合并部分性葡萄胎胎盘部位病变进一步发展成绒癌,也有可能为正常单胎妊娠其胎盘某一部分发生绒癌病变,即妊娠期胎盘内绒癌。临床表现缺乏特异性,因发生罕见,容易被误诊,多以转移病灶为首发。这两种疾病极罕见,仅可见个案报道,在本节内容中不做详述。

双胎之一葡萄胎是妊娠合并滋养细胞疾病的一种特殊类型,葡萄胎与胎儿共存占葡萄胎总数的 5% 左右,临床上可分为两种类型,双胎之一完全性葡萄胎(a twin pregnancy consisting of a complete mole and coexisting fetus,CMCF)和双胎之一部分性葡萄胎(a twin pregnancy consisting of a partial mole and coexisting fetus,PMCF),该病发病率低,目前认为双胎之一葡萄胎与卵子质量异常有关,辅助生殖及促排卵技术可能导致多个卵泡经过募集而成熟、释放,增加了不成熟卵泡的发生率。

双胎之一完全葡萄胎(CMCF)实际为双胎妊娠,其中之一为 CHM,另一为正常胎儿,从目前的统计来看,CMCF 是罕见且风险高的妊娠,发生率为妊娠总数的 1/100 000~1/22 000,为双胎妊娠的 $(1{\sim}2)\times/10^5$。其发病原因尚不完全清楚,目前研究倾向于由 2 个卵子单独受精,其一正常发育成活胎,另一因卵子质量问题出现空卵受精。CMCF 自然流产风险高,发生子痫前期、甲亢、肺水肿等母体并发症的几率要高很多,孕妇有发生持续性滋养细胞疾病(persistent gestational trophoblastic disease,pGTD)的风险。CMCF 中有约 40% 患者最终可获得活产。

双胎之一部分性葡萄胎(PMCF)临床罕见,大多数是个案报道,目前临床上对 PHM 与胎儿共存的发病因素的相关资料较少。研究发现 90% 以上的 PHM 为三倍体或多倍体,通常认为是由一个看似正常的单倍体的卵细胞和两个单倍体的精子受精或与一个减数分裂缺陷的 46,XY 2 倍体精子受精形成,多余的父源性基因物质导致部分葡萄胎滋养细胞增生。伴有 PHM 的胚胎通常在妊娠第 10 周前死亡,罕有活胎能生存到妊娠中、晚期。过去常常认为,PMCF 一经诊断应立即终止妊娠。目前则认为,B 超检查发现的双胎之一部分性葡萄胎的孕妇,产前鉴别诊断十分重要,最可靠的是行染色体核型分析。如存活胎儿为三倍体,则需立即终止妊娠;如为二倍体,可在产科医师严密监测下继续妊娠,特别是年龄较大、经诱导排卵和辅助受孕技术受孕的患者。

PHM 与 CHM 合并正常妊娠时,发生 pGTD 的风险分别为 4%~14% 和 20%。CMCF 有更大的风险发展成为 pGTD,但可能会有健康的新生儿;而 PMCF 发展成为 pGTD 的风险不高,但获得存活胎儿的可能性很小。因此,产前明确诊断对决定是否继续妊娠及判断预后十分重要。

双胎之一葡萄胎,胎儿能否存活取决于以下条件:①胎儿染色体核型;②异常水泡样胎盘面积大小;③水泡样胎盘变性的速度;④是否有胎儿贫血或其他产科并发症。

【临床表现】

1. 母体表现

(1)阴道出血:是最常见的临床表现,发生时间不同,出血量有个体差异,严重者甚至会出现大量阴道出血,导致贫血、感染,甚至休克。完全性葡萄胎与胎儿共存的双胎妊娠病例引起的母体阴道流血,如出现在妊娠较晚期者,胎儿往往可以健康存活。

(2)子宫异常增大:部分患者可出现子宫异常增大,明显大于同孕龄子宫大小,可能是葡萄胎增长速度过快及宫腔内发生积血所致。但该表现无特异性。

(3)子痫前期表现:发生子痫前期提示预后较差,而重度子痫前期则提示发生 pGTD 风险升高。

(4)妊娠剧吐症状。

(5)甲状腺功能亢进症状:可表现为心动过速、呼吸急促等。

(6)卵巢黄素化囊肿:绒毛滋养细胞过度增生,产生大量的 HCG,进而刺激卵泡颗粒细胞及卵泡膜细胞黄素化反应的形成。囊肿常发生在双侧,少数发生在单侧,其大小不等,小的只能在显微镜下见到,大者可达 20cm 以上,囊肿表面光滑,壁薄,切面为多房性。

2. 胎儿表现　主要表现为胎儿生长受限、胎儿窘迫、胎死宫内等。有证据显示部分性葡萄胎与胎儿共存时,胎儿畸形和生长受限发生率均较高。

总体来说,CMCF 的母体症状比 PMCF 出现早,程度重。PMCF 临床表现中,子宫增大、阴道流血等表现不明显,胎儿附属物胎盘绒毛部分水泡样变,可有或无胎儿伴随,一般胎儿在孕早期即死亡,发展到妊娠中晚期病例罕见。患者在孕期发生产科并发症的风险较 CHM 低,发生 pGTD 的概率远低于 CHM,一般不发生肺转移。

【辅助检查】

1. **B 超**　B 超是诊断双胎之一合并葡萄胎的最有效的影像学手段,经济、方便且特征鲜明。

典型的 CMCF 超声表现为宫腔内一个与孕周相符、无结构异常的活胎及正常胎盘,同时邻近有落雪状或蜂窝状异常回声,部分合并双侧卵巢黄素化囊肿。CMCF 早期超声中,宫腔内正常胚胎外,同时可见不规则不均质的团块状低回声或中等回声,多呈类似宫腔积血或胚胎停育的声像图表现,如同时合并宫腔积血,诊断更加困难,易漏诊或误诊为早孕合并宫腔积血或双胎之一胚胎停育。随着孕周的增加,葡萄胎体积的增大,水泡样回声的增多、增大而逐渐呈现典型的葡萄胎声像图。CMCF 孕 11~13 周,超声声像图特征表现为,宫腔内正常发育的胎儿、胎盘,另可见胎盘旁葡萄胎声像图,葡萄胎多与正常胎盘相邻,边界多清晰。但部分病例合并宫腔积血时,边界常不清晰,应加以鉴别。

PMCF 在超声下可见 1 个或 2 个胎儿与发生部分性葡萄胎病变的胎盘共存,较为罕见。超声的表现多不典型。正常胎盘与异常胎盘之间理论上有明显的分界线,但若两者所占比例不明确,超声下也会表现不明显,导致漏诊或误诊。若部分性葡萄胎在临床孕中或晚期发现,常常合并有羊水过多、胎儿多发畸形、胎盘增大和 / 或肥厚,通过彩超对胎盘进行详细检查,可见有胎盘局部呈水泡样改变。其中一个胎儿大部分已死亡,如都存活,其中之一胎儿常表现出一些三倍体胎儿的特征,如对称性胎儿生长受限、结构缺陷(巨脑室、心脏及四肢面部畸形)等。

目前超声为孕中期产前鉴别诊断的最常用方式,但超声仅能诊断 68% 的 CMCF,尤其是在早孕期,在超声难以对胎儿结构进行观察的期间,细胞遗传学检查、胎儿染色体核型分析在产前诊断是必不可少的。

2. **血清 β-HCG 异常升高**　血清 β-HCG 测定在葡萄胎中是一项重要的辅助检查手段,对后续发生 pGTD 患者的诊断和治疗都具有重要的意义。发生葡萄胎时,滋养细胞增生活跃,大量的 HCG 被分泌到血清中,其数值远远高于相应正常孕周。仅血清 β-HCG 异常升高的应用价值是有限的,且 CMCF 及 PMCF 都可出现血清 β-HCG 值的异常增高,无法根据这种差异进行鉴别诊断。

3. **组织病理学检查**　组织病理学检查为诊断及鉴别诊断最常用的方法之一。

4. **DNA 多态性分析**　有报道称,对超声、大体外观和组织病理诊断为 PHM 的标本,经过 DNA 多态性分析后修正为 CMCF。也有学者报道,对绒毛膜标本进行 DNA 多态性分析,可以达到类似的效果。利用组织病理学联合 DNA 多态性分析进行检查能大大提高葡萄胎诊断的准确性,特别适合那些合并正常胎儿的患者。

5. **染色体核型分析**　细胞遗传学研究表明,CHM 的染色体核型为二倍体,均来自父系,其中 90% 为 46,XX,另有 10% 核型为 46,XY,多倍体极罕见。PHM 其核型 90% 以上为三倍体,如果胎儿同时存在,其核型一般也为三倍体。常见核型多为 69,XXY,其余为 69,XXX、69,XYY,也有极个别非三倍体报道。目前认为 PHM 为 1 个正常单倍体卵子和两个正常单倍体精子受精而成,或由 1 个正常单倍体卵子(精子)和 1 个减数分裂缺陷的双倍体精子(卵子)受精而成,多余的染色体均来自于父亲。

CMCF 胎儿的核型均为二倍体,往往可见一正常胎儿,如母体无严重产科并发症,则允许继续妊娠;PMCF 有时可见两个胎儿,PHM 胎儿的核型多为三倍体,胎儿方面常表现为多发畸形、宫内生长受限、胎死宫内等,但通常不典型。必须对超声下所见胎儿的染色体核型进行鉴别,从而指导进一步的处理。如胎儿染色体正常,水泡样变局限于胎盘的小范围,且变性速度慢,无严重产科并发症,则胎儿尚能存活。

常用的方法为 B 超引导下经腹绒毛活检和羊膜腔穿刺,联合两者间期细胞 FISH 检查方法确定胎儿核型。如存活胎儿为二倍体可继续妊娠,如为三倍体或多倍体则应终止妊娠。

【诊断】

与单纯葡萄胎相比,无论 CMCF 还是 PMCF,患者的子宫更大,HCG 更高,并发症更多,它的诊断可能会被延迟,需综合临床症状、超声检查和细胞遗传学检测来作出正确诊断。

1. **临床表现**　不同程度的阴道出血,子宫异常增大,程度严重的妊娠剧吐,并可能出现早发型子痫前期、甲状腺功能亢进症等相关症状,出现卵巢黄素化囊肿等。

2. 血清 β-HCG 异常升高。

3. B 超下见到正常胎儿与异常胎盘回声,有时可见卵巢黄素化囊肿回声。

4. 病理检查及 DNA 多态性分析。

5. 细胞遗传学检查,包括染色体核型分析。分析胎儿染色体核型或检查 DNA 多态性能提高诊断的准确性。

【鉴别诊断】

1. **双胎之一完全性葡萄胎与部分性葡萄胎**(CMCF 与 PHM)　B 超检查发现胎儿与另一异常胎盘共存,诊断较为棘手。尤其在早孕期诊断 CMCF 很困难。高分辨率超声可能漏诊高达 40% 病例的胎盘处水泡样改变,这些异常通常被误诊为血肿。此时有两种可能:一是 PHM 的胎儿尚存活;二是 CMCF,另一个胎儿良好生存,即为 PHM 和 CMCF。这两者之间的鉴别最重要且最困难,尤其孕早期超声缺乏特征性声像图。

必须要明确,CMCF 为双胎妊娠,而 PHM 为单胎妊娠。

在孕 11~13 周,双胎之一完全性葡萄胎常可见无明显结构异常的正常胎盘及胎儿,部分性葡萄胎常存在异常胎儿且葡萄胎声像常不典型,与正常部分的胎盘无分界,甚至散在其内。根据上述超声征象可进行鉴别,但部分病例超声检查难以鉴别是部分性葡萄胎胎儿尚存活还是完全性葡萄胎而另一个胎儿生存良好,且有时因双胎之一完全性葡萄胎的形态学改变不典型,常易将其误诊为部分性葡萄胎,因此,最终应行染色体核型分析及分子细胞水平的检测,在产前明确诊断,以决定下一步治疗方案。

2. **双胎之一完全性葡萄胎与双胎之一部分性葡萄胎**(CMCF 与 PMCF)　双胎之一部分性葡萄胎的发生十分罕见,如果可以通过超声探查到 2 个胎儿,并且看到部分胎盘水泡样改变,则不难鉴别;如只能探查到 1 个胎儿,则 B 超下鉴别困难,更可靠的方法是通过染色体核型进行鉴别。目前已有证据显示部分性葡萄胎与胎儿共存时,胎儿畸形和生长受限发生率均较高。因此胎儿核型检测对决定是否继续妊娠和妊娠预后具有关键作用。

3. **双胎之一胚胎停育后绒毛水肿**　完全性葡萄胎时肉眼观水泡状物似葡萄,无胎儿或其附属物,病理镜检除有绒毛间质水肿、间质血管消失的特点外,最具诊断意义的是滋养层细胞不同程度的增生。水肿时由于胚胎早期死亡,绒毛内血管停止发育,由绒毛膜上皮自母血吸收的水分不能经绒毛内血管运给胎儿利用而潴留于绒毛间质内,致绒毛肿大、水泡形成,并且血管供应区可发生灶性出血、纤维素样渗出及梗死。绒毛肿大明显时可形成葡萄状水泡。

【治疗】

治疗以对症治疗为主。如出现妊娠剧吐、子痫前期或甲亢等相应症状时,给予相应对症治疗。如出现阴道出血,应视出血的程度、贫血的程度给予纠正贫血治疗,甚至输血,如阴道出血不能控制,应考虑终止妊娠。

产前一旦发现胎儿与葡萄胎共存,应立即进行 CMCF 和 PHM、PMCF 的鉴别,决定是否继续妊娠,需采取个体化原则。

CMCF 患者,妊娠是否继续有赖于孕妇和胎儿多重因素,必须充分考虑到患者的意愿、医疗随访条件和胎儿存活的可能性。在母体并发症控制良好、胎儿发育正常、无胎儿畸形、染色体异常、无胎儿窘迫的情况下允许继续妊娠。妊娠可以在严密监测下继续,直至胎儿具备存活能力。2017 年,Manaphat S 等报道 204 名 CMCF 孕妇,其中 126 名孕妇因并发症而终止妊娠,78 例成功分娩活胎(37.86%)。

PMCF 患者,以往认为一经诊断应立即终止妊娠。目前则认为,B 超检查发现的双胎之一部分性葡萄胎的孕妇,产前鉴别诊断十分重要,最可靠的是行染色体核型分析。如为二倍体,可在产科医师严密监测下继续妊娠,特别是年龄较大、经诱导排卵和辅助生殖技术受孕的患者;如为三倍体,则需终止妊娠。

孕早期患者若选择终止妊娠,终止妊娠方法与单纯葡萄胎一样,首选清宫术。但应向患者及家属告知相关风险,一旦术中发生大出血,需备急症手术的可能。

　　孕中晚期患者若选择终止妊娠,是否用依沙吖啶羊膜腔注射引产存在争议。推荐在阻断子宫动脉后再进行上述操作,减少出血风险。

　　CMCF 或 PMCF 活胎的分娩方式多选择剖宫产。如葡萄胎状胎盘经常位于子宫下段,阴道流血风险较大,在手术前可预防性应用子宫动脉球囊导管或髂内动脉球囊预防产后出血。

【预后】

　　妊娠终止后,应密切随访患者,目前尚无明确的随访指标,有部分学者认为术后随访同葡萄胎,监测血清 β-HCG,胸片及阴道检查,尽早发现 pGTD 或转移性病灶。

　　CMCF 是罕见且风险高的妊娠,通过目前大量研究及临床观察,现已形成一定的共识,认为这类孕妇可以选择继续妊娠。但是应告知患者获得正常胎儿的概率 <50%。CMCF 患者在妊娠过程中,产科并发症较多,如出血、卵巢黄素化囊肿、妊娠期高血压疾病、滋养叶细胞栓塞、甲状腺功能亢进等,严重的并发症甚至可能危及患者生命,使妊娠被迫终止。同时,该类患者存在发展成 pGTD 的高风险,终止妊娠并不减少发展成 pGTD 的风险度。若不存在并发症(如甲亢、妊娠期高血压疾病等)或并发症控制良好、遗传学检查正常,可以在超声严密监测下,继续妊娠。过程中需严密的监测,如监测胎儿生长发育,注意有无胎儿生长受限、宫内窘迫、多发畸形等,监测血 HCG 水平、胎盘功能,定期彩超检查了解胎盘病变范围等,同时注意患者有无咳嗽、咯血等考虑可疑肺转移的临床征象,必要时行胸部 X 线片以明确诊断。如孕期过程顺利,胎儿预后一般良好。

　　资料显示,早孕和中孕期终止妊娠的患者与晚孕期结束妊娠的患者相比,pGTD 的发生率无显著差异。无需为了减少 pGTD 的发生而提前终止妊娠。

　　有报道 CMCF 发展为持续性滋养叶细胞疾病的概率与单纯 CHM 相似,因此对 CMCF 产前诊断明确者,虽然有可能顺利分娩,但需意识到有发生妊娠滋养叶细胞肿瘤的高风险。

　　CMCF 及 PMCF 分娩后需严密随访,随访方案暂时无统一标准,方案可参照单纯 CHM 终止妊娠后的随访。

　　CHM 的血 HCG 恢复正常的时间大约需要 14 周,PHM 仅需 8 周。

　　每周应随访血 HCG 或 β-HCG,滴度应呈对数下降,8~12 周恢复正常。正常后再随访血 HCG 3~4 次,之后应该每个月监测 1 次,至少 6 个月。此外,每月检查 1 次血常规和甲状腺功能,每 3 个月 X 线检查胸部 1 次以排除转移。另外,还需行盆腔检查,有利于早期发现转移灶。Wee 等推荐超声和 HCG 水平每个月至少检查 2 次,也有建议对血 β-HCG 的检测及随访应持续 2 年。

【未来展望】

　　从目前的病例报道分析,双胎之一滋养细胞疾病,重要的是产前诊断,分析胎儿染色体核型或检查 DNA 多态性能提高诊断的准确性。正确的诊断对妊娠是否继续至关重要。

　　目前常用的产前诊断手段有超声检查、母亲血 HCG 水平、染色体核型分析及新开展的 FISH 技术和基因水平的诊断技术等。先进技术手段的应用,有利于疾病的早期产前诊断。

　　现在已发现异常的印记基因与葡萄胎的发生密切相关,特别是对 p57kip2 的研究取得了显著的进展。研究发现,在 CHM 的细胞滋养细胞和绒毛基质细胞中 p57kip2 表达率相当低,而在 PHM 中表达率接近100%。利用这种机制,可使得 p57kip2 免疫组化分析成为 CHM 和 PHM 的鉴别诊断工具,特别是对于孕早期的葡萄胎患者。

　　短串联重复 DNA 序列(short tandem repeat,STR),又称为微卫星 DNA。现在市场上已经有了商品化的 STR 分析试剂,可以通过对多个 STR 位点的多态性分析,鉴别出是单倍体还是二倍体,其来源是双精子受精还是单精子受精。此外,使用带有荧光标记的标准引物分别对人不同染色体上用于多态性监测的 STR 位点的 DNA 进行 PCR 扩增,并对扩增产物进行长度片段检测,按葡萄胎及其双亲为单位进行分组分析,从而确定葡萄胎的遗传学起源。随着其临床的广泛应用,可成为用于葡萄胎的诊断和分类的强有力手段。

【管理流程】(表 5-5-1)

表 5-5-1　双胎之一滋养细胞疾病的管理流程

孕早期	□ B 超	□ 每 1 周超声监测
	□ 血清 β-HCG	□ 每 1 周监测
	□ 鉴别 CMCF 或 PMCF	□ 经腹绒毛穿刺行染色体核型分析
	□ 母体严重并发症	□ 无
		□ 有
孕中晚期	□ 鉴别诊断 CMCF 或 PMCF	□ B 超监测
		□ 羊水穿刺行染色体核型分析
	□ 合并活胎终止妊娠	□ 合并活胎:剖宫产
		□ 新生儿科抢救
产后	□ 分娩管理	□ 监测血清 β-HCG、血常规、甲状腺功能
		□ 胸部摄片、阴道检查

【参考病例】

患者朱某,36 岁。

主诉:停经 5 个月余,发现血压升高 2 天。

现病史:末次月经 2018 年 10 月 22 日,预产期 2019 年 7 月 29 日,平素月经正常,早孕反应不明显,停经 16 周左右自觉胎动至今,未定期产检,停经 19$^+$ 周,在外院唐氏筛查示,胎儿 21 三体高风险。于停经 20^{+4} 周至笔者医院复查唐氏筛查示:游离 HCG MOM 49.55。年龄风险 1/250,21 三体风险 1/120,18 三体风险 1/19 300。B 超示:部分性葡萄胎可能。行羊膜腔穿刺查胎儿染色体,结果显示胎儿染色体核型正常,46,XN。HCG>1 000U/L。2019 年 4 月 6 日再次来院产检,测血压 197/100mmHg,建议住院治疗,患者拒绝,要求回当地医院。故予硝苯地平口服。今停经 23^{+6} 周,今日出现头昏不适,无眼花,无视物模糊,无阵发下腹痛,无阴道流血、排液,胎动正常入院就诊。病程中无头痛眼花、视物模糊。本次妊娠为 ICSI 术后,对胎儿期望值高,孕妇及家属坚持继续妊娠。

既往史:G1P0,否认心脏病、糖尿病及高血压病史。因"原发性不孕",在笔者医院曾做过 1 次 IVF-ET、1 次 ICSI,均失败。本次妊娠为第二次 ICSI 术后。

查体:体温 37℃,脉搏 80 次/min,呼吸 18 次/min,血压 178/110mmHg,一般情况可,无贫血貌,心肺听诊未闻及明显异常,腹膨隆,中孕腹型,肝脾肋下未及,下肢水肿。产科检查:宫高 17cm,腹围 80cm,胎方位 LOA,胎心 140 次/min,胎膜未破。

消毒内诊:外阴发育正常,阴道畅,宫颈质韧,居中,未消,宫口未开。骨、软产道未见明显异常。

辅助检查:

B 超(2019 年 3 月 23 日)头位,BPD 52.4mm,AC 151mm,FL 32.1mm,AFI 35mm,胎盘后壁,部分胎盘呈蜂窝状,双侧卵巢黄素囊肿。

甲状腺功能检测:促甲状腺素:<0.005μU/ml;游离 FT$_3$:11.0pg/ml;游离 FT$_4$:37.8ng/dl;三碘甲状腺原氨酸:4.5nmol/L;甲状腺素:263.7nmol/L;甲状腺球蛋白:39.20μg/L。

入院诊断:①双胎之一滋养细胞疾病;②重度子痫前期;③甲状腺功能亢进;④ G$_1$P$_0$,妊娠 23^{+6} 周;⑤ ICSI 术后。

治疗:患者 4 月 8 日入院,入院后予降压解痉等处理,完善相关检查,血清 β-HCG>200 000U/L。眼底检查提示动静脉比约 1:2,未见动静脉交叉征,无出血、渗出。入院后给予降压、解痉等对症处理,并予

PTU 口服控制甲状腺功能亢进。定期复查血常规、β-HCG 及产科 B 超。

患者在院期间,夜间有间断咳嗽,脓痰伴血丝,查胸部 CT 及头颅 CT 均提示无转移病灶。胸部 CT:心包少量积液,两侧胸腔少量积液,左侧胸膜局限性肥厚,肝周少量积液。

4 月 13 日复查 B 超示:正常胎盘处厚度为 25mm,大部分胎盘呈蜂窝状,厚度为 70mm,脐动脉舒张末期血流 S/D 4.0,估计胎儿体重 470g;双侧卵巢黄素囊肿。

因患者出现鼻腔少许出血及咯血,予动态监测血常规、凝血功能及生化,发现其血小板呈进行性减少,伴 LDH、尿酸的进行性升高,转氨酶上升,考虑 HELLP 综合征,不宜继续妊娠。于 4 月 14 日在全身麻醉下行"剖宫取胎术"。患者家属要求放弃抢救新生儿。患者术前输红细胞悬液 3U,血小板 10U。术中破膜羊水清,量 150ml。于 17 :08 助娩一女婴,重 520g,1 分钟 Apgar 评分 2 分(心率 +1,肤色 +1),5 分钟 Apgar 评 2 分(心率 +1,肤色 +1),10 分钟 Apgar 评 1 分(心率 +1)。胎盘胎膜人工剥离,见 6cm × 8cm 大小正常胎盘组织,其旁可见 15cm × 15cm 水泡状胎块,大量葡萄样组织,两者间分界清,胎盘组织送病检,同时取正常胎盘组织少许及水泡状胎块组织少许,行染色体核型分析。检查双侧卵输卵管未见异常,双侧卵巢均显著增大,大小均约 6cm × 8cm × 3cm。术程顺利,术中出血 200ml,尿量 150ml,色清,输血小板悬液 20U,血浆 600ml。

术后予抗感染、降压、缩宫等对症治疗,监测血压逐渐稳定,血 β-HCG 进行性下降,4 月 27 日血清 β-HCG 1 541.0U/L。术后复查甲状腺功能:促甲状腺素 <0.005μU/ml,游离 FT_3 :2.7pg/ml,游离 FT_4 :17.3ng/dl。内分泌会诊后考虑低 T_3 综合征,嘱暂不用药,随诊。复查胸部 CT 未见转移灶,右上肺炎较前好转。

胎盘病理提示:见到正常胎盘及水泡状胎块,伴滋养细胞中度增生。

染色体核型分析结果:患者妊娠期间羊水培养染色体核型为 46,XX;术后胎盘、水泡状胎块处组织 FISH 检查染色体核型,提示均为两倍体,46,XX。

最终明确诊断为:双胎之一完全性葡萄胎。

预后:患者一般情况好,无特殊不适主诉,无咳嗽咳痰,无阴道出血,体温正常,血压平稳,心肺听诊无异常,双乳不胀,宫缩好,宫底耻上未及,少许淡红色恶露,无异味,腹部切口干燥,愈合 Ⅱ/ 甲。

思 考

1. 妊娠合并滋养细胞疾病产前咨询及产前诊断的要点。
2. 妊娠合并滋养细胞疾病终止妊娠的指征。

（孙丽洲　瞿 琳）

第六节　双胎妊娠与妊娠期高血压疾病

关键点

1. 双胎妊娠并发子痫前期的发病率较单胎妊娠高。
2. 双胎妊娠并发子痫前发病早、程度重、容易出现心肺并发症及子痫,医源性早产明显增加。
3. 双胎妊娠合并子痫前期的不良妊娠结局包括心功能衰竭、肺水肿、胎盘早剥、产后出血、胎膜早破、早产,剖宫产率和新生儿重症监护病房转入的发病率比单胎妊娠合并子痫前期高。
4. 双胎妊娠合并子痫前期孕妇孕期体重、血容量增加明显,心肺负荷重,循环压力大,更易出现低蛋白血症,水钠潴留更严重,更易发生心肺并发症,硫酸镁、白蛋白使用要注意剂量和输液速度。

【概述】

妊娠期高血压疾病(hypertension in pregnancy)是妊娠与血压升高并存的一组疾病。发病率5%~10%。该组疾病严重影响母婴健康,是孕产妇和围产儿病死率升高的主要原因,包括妊娠期高血压(gestational hypertension)、子痫前期(preeclampsia)、子痫(eclampsia),以及慢性高血压合并妊娠(chronic hypertension complicating pregnancy)和慢性高血压并发子痫前期(chronic hypertension with superimposed preeclampsia)。子痫前期及子痫是妊娠期高血压疾病的常见类型,常导致不良妊娠结局的发生。双胎妊娠并发子痫前期的发病率较单胎妊娠高2~3倍,妊娠期高血压的发病率与单胎相似,因此本节重点讲述双胎妊娠并发子痫前期。

1. **高危因素**　流行病学调查发现,双胎妊娠并发子痫前期的研究中,高龄、子痫前期病史及家族史(母亲或姐妹)、抗磷脂抗体阳性、慢性肾炎、糖尿病、初次产检体重指数(BMI)≥ 35kg/m², 多胎妊娠、首次妊娠、妊娠间隔时间≥ 10年、孕早期收缩压≥ 130mmHg和/或舒张压≥ 80mmHg等高危因素与单胎妊娠相同,除此之外,双胎妊娠并发子痫前期特有的高危因素包括体外受精-胚胎移植(in vitro fertilization-embryo transfer,IVF-ET)、非白种人,绒毛膜性、受精卵卵型尚有争议。

2. **病因**　至今病因和发病机制尚未完全阐明,针对双胎妊娠的发病机制研究较少,可能与子宫螺旋小动脉重铸不足、炎症免疫过度激活、血管内皮细胞受损、遗传因素、营养缺乏等有关。但双胎妊娠有其独有特点,双胎妊娠由于宫腔压力大及胎盘缺血缺氧,造成绒毛间隙白细胞活化和脂质过氧化,加重免疫损伤与氧化应激,导致血管内皮细胞结构损伤与功能障碍等,极易引起妊娠期高血压疾病,尤其是子痫前期。研究指出,双胎妊娠并发子痫前期的发生机制与单胎妊娠不同,双胎妊娠中子痫前期发生风险的增加可能与胎盘血流灌注不足无关,主要与胎盘质量增加所引起的血管生成因子增多有关。

3. **病理生理**　本病的基本病理生理变化是全身小血管痉挛。由于小动脉痉挛,造成管腔狭窄,周围阻力增大,内皮细胞损伤,通透性增加,体液和蛋白质渗漏。全身各器官组织因缺血和缺氧而受到损害。

(1)脑:脑血管痉挛,通透性增加,脑水肿、充血、局部缺血、血栓形成及出血等。患者可出现昏迷、视力下降、视物模糊、头痛等症状。

(2)肾脏:肾小球扩张,内皮细胞肿胀,纤维素沉积于内皮细胞。血浆蛋白自肾小球漏出形成蛋白尿,蛋白尿的多少标志着疾病的严重程度。由于血管痉挛,肾血流量及肾小球滤过量下降,血尿酸浓度升高,血肌酐上升。肾功能严重损害可致少尿、肾衰竭。

(3)肝脏:肝细胞受损,各种转氨酶水平升高。肝脏的特征性损伤是门静脉周围出血,严重时门静脉周围坏死。肝包膜下血肿形成,亦可发生肝破裂危及母儿生命。临床表现为上腹不适,重症者右上腹疼痛。

(4)心血管:血管痉挛,血压升高,外周阻力增加,心排出量减少,心血管系统处于低排高阻状态,加之内皮细胞活化使血管通透性增加,血管内液进入细胞间质,导致心肌缺血、间质水肿、心肌点状出血或坏死、肺水肿,严重者心力衰竭。

(5)血液:

1)血容量:血液浓缩,血细胞比容上升。当血细胞比容下降时,多合并贫血或红细胞受损或溶血。

2)凝血异常:子痫前期常伴有凝血因子激活或变异所致的高凝血状态,特别是重症患者可发生微血管病性溶血。

(6)内分泌及代谢:水钠潴留,加之低蛋白血症,出现水肿。子痫者可有酸中毒。

(7)子宫胎盘血流灌注:血管痉挛致胎盘灌注下降,滋养细胞侵入子宫螺旋动脉重铸不足,加之胎盘血管急性动脉粥样硬化,使胎盘功能下降,胎儿生长受限,胎儿窘迫。若胎盘床血管破裂致胎盘早剥。

4. **并发症**　双胎妊娠合并子痫前期的不良妊娠结局包括心功能衰竭、肺水肿、胎盘早剥、产后出血、胎膜早破、早产,剖宫产率和新生儿重症监护病房转入的发病率比单胎妊娠合并子痫前期高。

(1)心功能衰竭:与单胎相比,双胎妊娠的血容量增加,心排血量增加20%,每搏量增加15%,心率升高了3.5%,孕妇长期前负荷增高,处于高循环动力状态,左心室代偿性肥厚,同时双胎妊娠子宫增大,膈肌上移,机械性增加心脏负荷。孕妇发生心力衰竭的风险大大升高。

(2)肺水肿:与单胎妊娠相比,双胎妊娠孕妇发生肺水肿的风险显著升高,与双胎孕妇血容量增加、心肌收缩功能减退有关,同时双胎妊娠易发生贫血、低蛋白血症,增加了肺水肿的诱发风险。

(3)胎盘早剥:双胎妊娠时增大的子宫更容易压迫下腔静脉,影响子宫胎盘的血流灌注,加重底蜕膜螺旋小动脉的痉挛、硬化以及胎盘的缺血情况,形成或加重胎盘后血肿,导致胎盘从子宫剥离。分娩时,第一胎儿娩出过快,宫腔内压力骤减,胎盘与子宫壁易错位。

(4)产后出血:双胎孕妇子宫肌纤维过度伸展、胎盘附着面积增大、羊水总量多等因素,产后子宫收缩力差,发生产后出血的风险显著升高。

(5)胎膜早破:与单胎妊娠相比,双胎妊娠时胎膜早破发生风险升高的主要原因为子宫过度膨胀、宫腔压力增大、压力不均衡有关,生殖道感染也是胎膜早破最主要的发病原因之一。

(6)早产:约50%双胎妊娠并发早产,是单胎妊娠的7~10倍,胎膜早破和妊娠并发症及合并症有关。

(7)剖宫产:与单胎妊娠相比,剖宫产率明显升高,这可能与家庭期望值、剖宫产手术指征中明确规定双胎妊娠合并严重并发症者需要尽快终止妊娠有关。

【临床表现】

双胎妊娠并发妊娠期高血压疾病与单胎妊娠分类和临床表现相同(表5-6-1)。

表 5-6-1　妊娠期高血压疾病分类和临床表现

分类	临床表现
妊娠期高血压	妊娠20周后出现高血压,收缩压≥140mmHg和/或舒张压≥90mmHg(两次间隔至少4h),于产后12周恢复正常;尿蛋白阴性。收缩压≥160mmHg和/或舒张压≥110mmHg为重度妊娠期高血压
子痫前期	
	妊娠20周后出现收缩压≥140/90mmHg和/或舒张压≥90mmHg;24小时尿蛋白≥0.3g或随机尿蛋白(+)。 无蛋白尿但伴有以下任何一种器官或系统受累:心、肺、肝、肾等重要器官,或血液系统、消化系统、神经系统的异常改变,胎盘-胎儿受到累及等
重度子痫前期	子痫前期出现以下任何一个表现: ①血压持续升高:收缩压≥160mmHg和/或舒张压≥110mmHg。②持续性头痛、视觉障碍或其他中枢神经系统异常表现。③持续性上腹部疼痛及肝包膜下血肿或肝破裂表现。④肝酶异常:血丙氨酸转氨酶(ALT)或天冬氨酸转氨酶(AST)水平升高。⑤肾功能受损:尿蛋白>2.0g/24h;少尿(24h尿量<400ml或每小时尿量<17ml)或血肌酐>106μmol/L。⑥低蛋白血症伴腹水、胸腔积液或心包积液。⑦血液系统异常:血小板计数呈持续性下降并低于100×10⁹/L;微血管内溶血[表现有贫血、黄疸或血乳酸脱氢酶(LDH)水平升高]。⑧心功能衰竭。⑨肺水肿。⑩胎儿生长受限或羊水过少、胎死宫内、胎盘早剥等
子痫	子痫前期孕妇抽搐不能用其他原因解释。 子痫发生前可有不断加重的子痫前期,但子痫也可发生于血压升高不显著、无蛋白尿病例。通常产前子痫较多,子痫发生于产后48小时者约25%
慢性高血压并发子痫前期	高血压孕妇妊娠20周前无尿蛋白,妊娠20周后出现蛋白尿;或妊娠前有蛋白尿,妊娠后尿蛋白明显增加,或血压进一步升高,或血小板减少<100×10⁹/L,或出现其他肝肾功能损害、肺水肿、神经系统异常或视觉障碍等严重表现
妊娠合并慢性高血压	妊娠前或妊娠20周前收缩压≥140mmHg,或舒张压≥90mmHg(除外滋养细胞疾病),妊娠期无明显加重;或妊娠20周后首次诊断高血压并持续到产后12周后

【辅助检查】

1. 妊娠期高血压应定期进行以下常规检查:血常规、尿常规、肝功能、肾功能、心电图、超声检查。

2. 子痫前期和子痫患者视病情发展和诊治需要,应酌情增加以下有关的检查项目:眼底检查、凝血功能、血电解质、超声等影像学检查,肝、胆、胰、脾、肾等脏器,动脉血气分析,超声检查胎儿发育,脐动脉、子宫动脉等血流指数,必要时行头颅 CT 或 MRI 检查。

3. 双胎妊娠孕妇心肺负荷重,尤其注意心功能检查,包括心脏彩超、心电图、心功能测定等。

【诊断】

1. **病史**　注意询问妊娠前有无高血压、肾病、糖尿病、免疫性疾病等病史,了解患者此次妊娠后高血压、蛋白尿等症状出现的时间和严重程度;根据早中孕情况,了解双胎绒毛膜性;注意询问本次妊娠孕期有无胸闷、心慌、咳嗽、呼吸困难、夜间有无憋闷等异常情况,注意评估心肺功能;了解双胎儿发育情况;了解有无妊娠期高血压疾病家族史。

2. **高血压的诊断**　与单胎妊娠相同。血压的测量:测量血压前被测者至少安静休息 5 分钟。测量取坐位或卧位,注意肢体放松,袖带大小合适。通常测量右上肢血压,袖带应与心脏处于同一水平。

妊娠期高血压定义为同一手臂至少 2 次测量的收缩压 ≥ 140mmHg 和 / 或舒张压 ≥ 90mmHg。对首次发现血压升高者,应间隔 4 小时或以上复测血压,如 2 次测量均为收缩压 ≥ 140mmHg 和 / 或舒张压 ≥ 90mmHg 诊断为高血压。严重高血压孕妇收缩压 ≥ 160mmHg 和 / 或舒张压 ≥ 110mmHg 时,间隔数分钟重复测定后即可以诊断。

3. **尿蛋白检测和蛋白尿的诊断**　所有孕妇每次产前检查均应检测尿蛋白或尿常规。尿常规检查应选用中段尿。可疑子痫前期孕妇应检测 24 小时尿蛋白定量。尿蛋白 ≥ 0.3g/24h,或随机尿蛋白 ≥ (+) 定义为蛋白尿。应注意蛋白尿的进展性变化以及排查蛋白尿与孕妇肾脏疾病和自身免疫性疾病的关系。

【鉴别诊断】

1. 妊娠期高血压、子痫前期主要与慢性肾炎鉴别,妊娠期发生急性肾炎者较少见。妊娠前已存在慢性肾炎病变者,妊娠期常可发现蛋白尿,重者可发现管型及肾功能损害,伴有持续性血压升高,眼底可有肾炎性视网膜病变。隐匿型肾炎较难鉴别,需仔细询问有关病史,如果年轻孕妇在中期妊娠时即发现有持续性蛋白尿,应进一步做肾小球及肾小管功能检查。

2. 子痫应与癫痫、癔症、尿毒症、蛛网膜下腔出血和脑卒中鉴别,通过询问病史及检查,一般不难鉴别。

【预测和预防】

1. **生化指标**　包括可溶性酪氨酸激酶 -1(soluble Fms-like tyrosine kinase-1,sFlt-1)、胎盘生长因子(placental growth factor,PLGF)、胎盘蛋白 13(placental protein 13,PP13)、可溶性内皮因子(soluble endoglin,sEng)等。生化指标联合高危因素,有一定预测价值。

2. **子宫动脉多普勒血流检测**　子宫动脉搏动指数和阻力指数持续升高或出现子宫动脉舒张早期切迹等病理波形,有一定预测价值。

对低危人群目前尚无有效的预防方法。对高危人群可能有效的预防措施有:①适度锻炼:妊娠期应适度锻炼,合理安排休息,以保持妊娠期身体健康。②合理饮食:孕期不推荐严格限制盐的摄入,也不推荐肥胖孕妇限制热量摄入。③补充钙剂:低钙饮食(摄入量 <600mg/d)的孕妇建议补钙。正常钙摄入的高危孕妇推荐预防性补充钙剂,每天口服 1.5~2g。④阿司匹林抗凝预防:2011 年英国国家卫生与临床优化研究所《多胎妊娠指南》建议,有以下高危因素(初产妇、年龄 ≥ 40 岁、两次怀孕间隔时间 ≥ 10 年、初次就诊 BMI ≥ 35kg/m² 和子痫前期家族史)的双胎孕妇,从孕 12 周开始每天服用 75mg 阿司匹林直至婴儿出生,预防子痫前期发生。2015 年我国妊娠期高血压疾病诊治指南建议从妊娠早中期(12~16 周)开始服用 50~100mg 阿司匹林,可维持至孕 28 周。2019 年美国妇产科医师学会(ACOG)公布的妊娠期高血压疾病妇产科医师临床管理指南建议,孕妇在妊娠 12~28 周(最好妊娠 16 周前)服用低剂量阿司匹林(每天 81mg)直到分娩,预防子痫前期。

【治疗】

由于双胎妊娠子痫前期的病情变化快,发展难以预测,高质量的产前检查和监测对延缓子痫前期病情发展极其重要。要适当增加产检次数,重视观察母体有无头痛、眼花、血压和尿量等变化,注意胎心监护和胎儿生长发育情况的超声监测,另外还要进行眼底、凝血功能和重要器官功能的检查等。

1. **评估和监测**　子痫前期的病情复杂、变化快,分娩和产后的生理变化以及各种不良刺激等均可导致病情加重。对产前、产时和产后的病情进行密切监测和评估十分重要,目的在于了解病情轻重和进展情况,及时合理干预,早防早治,避免不良妊娠结局的发生。

(1)基本监测:注意头痛、眼花、胸闷、上腹部不适或疼痛及其他消化系统症状,检查血压、心率、体重、尿量变化、血常规和尿常规,注意胎动、胎心等监测。

(2)孕妇的特殊检查:包括眼底、凝血功能、重要器官功能、血脂、血尿酸、尿蛋白定量和电解质等检查,心脏超声、心电图等心脏功能监测。

(3)胎儿的特殊检查:包括胎儿电子胎心监护、超声监测胎儿生长发育、羊水量,如可疑胎儿生长受限,应进行胎儿多普勒血流评估。

2. 孕期监测

(1)血压监测:对于多胎妊娠,子痫前期的预防重于治疗,指导孕妇自我监测,如每天清晨空腹排尿后测量体重、每天早晚两次测量血压,做好监测记录供产前检查医师参考,以便出现异常倾向时能够尽早发现。每周定期产检。

(2)胎儿宫内情况监测:妊娠早、中期(妊娠 6~14 周)超声检查判断绒毛膜性,在妊娠 6~9 周,可通过孕囊数目判断绒毛膜性。妊娠 10~14 周,可以通过双胎间的羊膜与胎盘交界的形态判断绒毛膜性。单绒毛膜双胎羊膜分隔与胎盘呈"T"征,而双绒毛膜双胎胎膜融合处夹有胎盘组织,胎盘融合处表现为"双胎峰"。单绒毛膜双羊膜囊双胎建议自妊娠 16 周开始,至少每 2 周进行 1 次超声检查。双绒毛膜双胎至少每月进行 1 次胎儿生长发育的超声评估和脐血流多普勒检测。

3. 治疗

(1)一般治疗:①妊娠期高血压或无严重表现子痫前期患者可在家或住院治疗,伴严重表现子痫前期及子痫患者应住院治疗。②应注意休息并取侧卧位,但子痫前期患者住院期间不建议绝对卧床休息。保证充足的蛋白质和热量。不建议限制食盐摄入。③保证充足睡眠,必要时可睡前口服地西泮 2.5~5mg。

(2)降压治疗:

1)降压目的:预防子痫、心脑血管意外和胎盘早剥等严重母胎并发症。收缩压 ≥ 160mmHg 和 / 或舒张压 ≥ 110mmHg 应降压;收缩压 ≥ 140mmHg 和 / 或舒张压 ≥ 90mmHg 也可降压治疗。

2)降压药物选择的原则:对胎儿无毒副作用,不影响心搏出量、肾血流量及子宫胎盘灌注量,不致血压急剧下降或下降过低。

3)目标血压:孕妇未并发器官功能损伤,收缩压应控制在 130~155mmHg 为宜,舒张压应控制在 80~105mmHg;孕妇并发器官功能损伤,则收缩压应控制在 130~139mmHg,舒张压应控制在 80~89mmHg。为保证子宫胎盘血流灌注,血压不建议低于 130/80mmHg。在出现严重高血压,或发生器官损害如急性左心室功能衰竭时,需要紧急降压到目标血压范围,注意降压幅度不能太大,以平均动脉压(mean arterial pressure, MAP)的 10%~25% 为宜,24~48 小时达到稳定。

4)常用的口服降压药物:拉贝洛尔、硝苯地平短效或缓释片、肼屈嗪。如口服药物血压控制不理想,可使用静脉用药:拉贝洛尔、尼卡地平、酚妥拉明、肼屈嗪。孕期一般不使用利尿剂降压,以防血液浓缩、有效循环血量减少和高凝状态。不推荐使用阿替洛尔和哌唑嗪。禁止使用血管紧张素转换酶抑制剂(ACEI)和血管紧张素 Ⅱ 受体拮抗剂(ARB)。硫酸镁不可作为降压药使用。

A. 拉贝洛尔(labetalol):为 α、β 肾上腺素能受体阻断剂,降低血压但不影响肾及胎盘血流量,并可对抗血小板凝集,促进胎儿肺成熟。该药显效快,不引起血压过低或反射性心动过速。用法:50~150mg 口服,3~4 次 /d。静脉注射:初始剂量 20mg,10 分钟后若无有效降压则剂量加倍,最大单次剂量 80mg,直至血压控制,每天最大总剂量 220mg。静脉滴注:50~100mg 加入 5% 葡萄糖 250~500ml,根据血压调整滴速,待血压稳定后改口服。

B. 硝苯地平(nifedipine):为二氢吡啶类钙离子通道阻滞剂,可解除外周血管痉挛,使全身血管扩张,血压下降。其降压作用迅速,紧急时舌下含服 10mg,起效快,但不推荐常规使用。用法:10~20mg,每天 3~4 次口服,24 小时总量不超过 60mg。缓释片 30mg 口服,1~2 次 /d。其副作用为心悸、头痛,与硫酸镁有协同作用。

C. 尼莫地平(nimodipine)：为钙离子通道阻滞剂，其优点在于选择性地扩张脑血管。用法：20~60mg 口服，2~3 次/d；静脉滴注：20~40mg 加入 5% 葡萄糖溶液 250ml，每天总量不超过 360mg，该药副作用为头痛、恶心、心悸及颜面潮红。

D. 尼卡地平(nicardipine)：二氢吡啶类钙离子通道阻滞剂。用法：口服初始剂量 20~40mg，3 次/d。静脉滴注 1mg/h 起，根据血压变化每 10 分钟调整剂量。

E. 酚妥拉明(phentolamine)：α- 肾上腺素能受体阻滞剂。用法：10~20mg 溶入 5% 葡萄糖 100~200ml，以 10μg/min 静脉滴注。

F. 甲基多巴(methyldopa)：可兴奋血管运动中枢的 α 受体，抑制外周交感神经而降低血压，妊娠期使用效果较好。用法：250mg 口服，每天 3 次。根据病情酌情增减，最高不超过 2g/d。其副作用为嗜睡、便秘、口干、心动过缓。

G. 硝酸甘油(nitroglycerin)：作用于氧化亚氮合酶，可同时扩张动脉和静脉，降低前后负荷，主要用于合并心力衰竭和急性冠脉综合征时高血压急症的降压治疗。起始剂量 5~10μg/min 静脉滴注，每 5~10 分钟增加滴速至维持剂量 20~50μg/min。

H. 硝普钠(sodium nitroprusside)：强效血管扩张剂，扩张周围血管使血压下降。该药对胎儿有毒性作用，不宜在妊娠期使用。妊娠期仅适用于其他降压药物应用无效的高血压危象孕妇。产前应用时间不宜超过 4 小时。用法：50mg 加入 5% 葡萄糖溶液 500ml，以 0.25~5μg/(kg·min) 静脉缓滴。用药期间，应严密监测血压及心率。

(3)解痉：硫酸镁是子痫治疗的一线药物，也是重度子痫前期预防子痫发作的重要用药。需要注意的是，双胎妊娠孕妇孕期体重及血容量增加明显，在使用硫酸镁预防子痫发作时需充分评估利弊，筛查有无肺水肿等高危因素后，密切监测下谨慎用药。

1)用药指征：①控制子痫抽搐及防止再抽搐；②预防伴严重表现子痫前期发展成为子痫；③伴严重表现子痫前期患者临产前用药，预防产时子痫或产后子痫。

2)用药原则：①预防和控制子痫的硫酸镁用药方案相同；②分娩前未使用硫酸镁者，分娩过程中可使用硫酸镁，并持续至产后至少 24~48 小时；③注意保持硫酸镁血药浓度的稳定性。

3)用药方案：①控制子痫抽搐：静脉用药负荷剂量为 4~6g，溶于 10% 葡萄糖溶液 20ml 静脉推注(15~20 分钟)，或 5% 葡萄糖溶液 100ml 快速静脉滴注，继而 1~2 小时静脉滴注维持。或者夜间睡眠前停用静脉给药，改用肌内注射，用法为 25% 硫酸镁 20ml+2% 利多卡因 2ml 臀部肌内注射。24 小时硫酸镁总量 25~30g。②预防子痫发作：适用于重度子痫前期和子痫发作后，负荷剂量 2.5~5.0g，维持剂量与控制子痫抽搐相同。用药时间长短根据病情需要调整，一般每天静脉滴注 6~12 小时，24 小时总量不超过 25g；用药期间每天评估病情变化，决定是否继续用药；引产和产时可以持续使用硫酸镁，若剖宫产术中应用要注意产妇心脏功能；产后继续使用 24~48 小时。③若为产后新发现高血压合并头痛或视力模糊，建议启用硫酸镁治疗。④硫酸镁用于重度子痫前期预防子痫发作以及重度子痫前期的期待治疗时，为避免长期应用对胎儿(婴儿)钙水平和骨质的影响，建议及时评估病情，病情稳定者在使用 5~7 天后停用硫酸镁；在重度子痫前期期待治疗中，必要时间歇性应用。

4)注意事项：治疗子痫前期和子痫的有效血清镁离子浓度为 1.8~3.0mmol/L，超过 3.5mmol/L 即可出现中毒症状。首先表现为膝反射减弱或消失，继之出现全身肌张力减退、呼吸困难、复视、语言不清，严重者可出现呼吸肌麻痹，甚至呼吸停止、心脏停搏，危及生命。使用硫酸镁必备条件：①膝腱反射存在；②呼吸 ≥ 16 次/min；③尿量 ≥ 17ml/h 或 ≥ 400ml/24h；④备有 10% 葡萄糖酸钙。镁离子中毒时停用硫酸镁并静脉缓慢推注(5~10 分钟)10% 葡萄糖酸钙 10ml。如患者同时合并肾功能不全、心肌病、重症肌无力等，则硫酸镁应慎用或减量使用。有条件时，用药期间可监测血清镁离子浓度。

(4)镇静：镇静治疗可缓解孕产妇精神紧张、焦虑症状，改善睡眠，当应用硫酸镁无效或有禁忌时可用于预防并控制子痫。

1)地西泮(diazepam)：具有较强的镇静、抗惊厥、肌肉松弛作用，对胎儿及新生儿的影响较小。用法：2.5~5mg 口服，每天 3 次或睡前服用；10mg 肌内注射或静脉缓慢推入(>2 分钟)可用于预防子痫发作。1

小时内用药超过 30mg 可能发生呼吸抑制,24 小时总量不超过 100mg。

2)冬眠药物:可广泛抑制神经系统,有助于解痉降压,控制子痫抽搐。冬眠合剂由哌替啶 100mg、氯丙嗪 50mg、异丙嗪 50mg 组成,通常以 1/2 量肌内注射,或加入 5% 葡萄糖 250ml 内静脉滴注。

3)苯巴比妥钠:具有较好的镇静、抗惊厥、控制抽搐作用,用于子痫发作时 0.1g 肌内注射,预防子痫发作时 30mg 口服,每天 3 次。由于该药可致胎儿呼吸抑制,分娩前 6 小时宜慎重。

(5)利尿治疗:子痫前期患者血液浓缩、有效循环血量减少和高凝状态,不能常规应用利尿剂。仅当患者出现全身性水肿、肺水肿、脑水肿、肾功能不全、急性心力衰竭时,可酌情使用呋塞米等快速利尿剂。甘露醇主要用于脑水肿,该药属高渗性利尿剂,患者心力衰竭或潜在心力衰竭时禁用。严重低蛋白血症有腹腔积液者应补充白蛋白后,再应用利尿剂。

双胎妊娠孕妇孕期营养需求量大,较单胎孕妇更易出现低蛋白血症,水钠潴留更严重,因此在补充白蛋白或血浆的同时需控制输液速度和输液量,慎用利尿剂。

(6)促胎肺成熟:孕周 <35 周的子痫前期患者,预计 1 周内可能分娩者均应接受糖皮质激素促胎肺成熟治疗。方案同单胎妊娠。用法:地塞米松 6mg,肌内注射,每 12 小时 1 次,连续 4 次;或倍他米松 12mg,肌内注射,每天 1 次,连续 2 天。不推荐反复、多疗程产前给药。如果在较早期初次促胎肺成熟后又经过一段时间(2 周左右)保守治疗,但终止孕周仍 <34 周时,可以考虑再次给予同样剂量的促胎肺成熟治疗。

(7)终止妊娠时机和方式:子痫前期患者经积极治疗母胎状况无改善或者病情持续进展时,终止妊娠是唯一有效的治疗措施。

1)终止妊娠的时机:终止妊娠的时机是临床争议较多的问题,需综合评估孕周及母体 - 胎盘 - 胎儿的病情程度。妊娠期高血压、子痫前期、妊娠合并慢性高血压:单绒毛膜双胎可于孕 36~37 周时终止妊娠;双绒毛膜双胎可于孕 37 周终止妊娠;单绒毛膜单羊膜囊双胎建议于孕 32~34 周时终止妊娠。重度子痫前期患者:妊娠 <24 周经治疗病情不稳定者建议终止妊娠;孕 24~28 周根据母胎情况及当地母儿诊治能力决定是否期待治疗;孕 28~34 周,如病情不稳定,经积极治疗 24~48 小时病情仍加重,促胎肺成熟后终止妊娠;如病情稳定,可以考虑继续期待治疗,并建议提前转至早产儿救治能力较强的医疗机构;妊娠 ≥ 34 周患者应考虑终止妊娠。子痫:子痫控制且病情稳定,应尽快终止妊娠。

2)分娩方式的选择:需综合考虑母亲病情、胎龄、胎儿受损情况、宫颈条件以及对后代的期望值。如无产科剖宫产指征,原则上考虑阴道试产。但如果不能短时间内阴道分娩、病情有可能加重,可考虑放宽剖宫产指征。目前研究表明,双胎妊娠并发子痫前期患者的剖宫产率较单胎妊娠高,这可能与家庭期望值、剖宫产手术指征中明确规定双胎妊娠合并严重并发症者需要尽快终止妊娠有关。因此,对于双胎妊娠并发子痫前期的患者,择期剖宫产终止妊娠仍然是最常用的分娩方式。

(8)分娩期间的注意事项:注意观察自觉症状变化;监测血压并应继续降压治疗,应将血压控制在 <160/110mmHg;监测胎心变化;积极预防产后出血;产时不可使用麦角新碱类药物。

(9)产后处理:产后子痫多发生于产后 24 小时直至 10 天内,故产后不应放松子痫的预防。

重度子痫前期患者产后应继续使用硫酸镁 24~48 小时预防产后子痫。产后 3~6 天是产褥期血压高峰期,应每天监测血压及尿蛋白。哺乳期可继续应用产前使用的降压药物,禁用 ACEI 和 ARB(卡托普利、依那普利除外)。患者在重要脏器功能恢复正常后方可出院。

(10)子痫处理:子痫是妊娠期高血压疾病最严重的阶段,是妊娠期高血压疾病导致母儿死亡的最主要原因,应积极处理。处理原则:控制抽搐,纠正缺氧和酸中毒,控制血压,抽搐控制后终止妊娠。

1)紧急处理:立即左侧卧位减少误吸,开放呼吸道,建立静脉通道,维持呼吸和循环稳定。

2)控制抽搐:25% 硫酸镁 20ml 加入 10% 葡萄糖 20ml 静脉推注(15~20 分钟),继之以 2~3g/h 静脉滴注,维持血镁浓度,同时应用有效镇静药物,控制抽搐;子痫患者产后需继续应用硫酸镁 24~48 小时。20% 甘露醇 250ml 快速静脉滴注降低颅压。

3)血压过高时给予降压药。

4)纠正缺氧和酸中毒:吸氧,适时给予 4% 碳酸氢钠纠正酸中毒。

5)终止妊娠:抽搐控制后即可考虑终止妊娠。

6）护理：保持环境安静，避免声、光、触动等刺激诱发抽搐；吸氧；用缠以纱布的压舌板，置于上下磨牙之间，以防咬伤舌头；防止跌落；严密监测血压、脉搏、呼吸、体温、神志及尿量（记出入量）等。

7）密切观察病情变化：定时定期作尿常规、血生化、眼底、心电图、凝血系统等，及时发现胎盘早剥、心力衰竭、肺水肿、HELLP 综合征、DIC、脑出血及急性肾衰竭，并采取积极的相应处理。

【未来展望】

在病因方面，单胎妊娠子痫前期目前公认的病因为"二阶段"学说，双胎妊娠与单胎不同，双胎妊娠并发子痫前期可能胎盘质量增加所引起的血管生成因子增多有关，但针对双胎妊娠的发病机制研究较少，仍需要深入探索。

目前国内外尚没有关于双胎并发妊娠期高血压疾病的预测及诊疗共识，多根据现有的单胎妊娠期高血压疾病的诊治指南及专家共识，结合双胎妊娠的临床特点，制订个体化治疗方案。随着双胎妊娠增多，制定针对双胎妊娠并发妊娠期高血压疾病的诊治指南是亟待解决的临床问题。

【管理流程】（表 5-6-2）

表 5-6-2　双胎妊娠与妊娠期高血压疾病管理流程

孕期	□ 每周产检	□ 测量血压、体重、心率
		□ 筛选高危因素者，孕 12~16 周予小剂量阿司匹林口服
	□ 产科 B 超	□ 根据病情及绒毛膜性，每 2~ 4 周超声监测
	□ 辅助检查	□ 常规检查：血常规、尿常规、肝功能、肾功能、心电图
		□ 视病情发展和诊治需要，增加的检查项目：眼底检查、凝血功能、血电解质、超声等影像学检查、动脉血气分析，必要时行头颅 CT 或 MRI 检查
	□ 治疗	□ 一般治疗、降压、解痉、镇静、促胎肺成熟、有指征的利尿和扩容、适时终止妊娠
围产期	□ 终止妊娠指征	□ 妊娠期高血压、子痫前期、妊娠合并慢性高血压：单绒可于孕 36~37 周；双绒可于孕 37 周；单绒建议于孕 32~34 周
		□ 重度子痫前期患者：<24 孕周经治疗病情不稳定者建议终止；孕 24~28 周根据母胎情况及当地母儿诊治能力决定是否期待治疗；孕 28~34 周，如病情不稳定，经积极治疗 24~48 小时病情仍加重，促胎肺成熟后终止；如病情稳定，可考虑继续期待治疗，转至早产儿救治能力较强的医疗机构
		□ 子痫：子痫控制且病情稳定，尽快终止
	□ 终止妊娠方式	□ 阴道分娩
		□ 剖宫产
	□ 液体管理	□ 防止发生急性心衰
	□ 治疗	□ 解痉、降压、抗炎等治疗
		□ 并发症治疗
产后	□ 分娩管理	□ 新生儿复苏
		□ 产妇生命体征监测

【参考病例】

患者杨某，29 岁。

主诉：停经 6 个月余，血压升高 7 周余。

现病史：平素月经规律，末次月经 2018 年 10 月 5 日，预产期 2019 年 7 月 12 日。此次妊娠因"男方弱精症"行 IVF-ET,种植胚胎 2 枚。孕早期无明显恶心、呕吐等早孕反应。早孕 B 超提示双绒毛膜双羊膜囊双胎。孕 12 周有"扁桃体炎"口服"头孢克洛"治疗。否认病毒感染史及放射线接触等有害毒物接触史。孕 16 周始自觉有胎动至今。孕期外院建卡,定期产检,NIPT 检查:低风险。胎儿系统检查及 OGTT 未做。自孕 20^{+3} 周产检血压 144/96mmHg,尿蛋白(+),予以监测血压,未用药治疗。孕 24^{+3} 周产检血压 160/106mmHg,尿蛋白 +++,予以阿司匹林 75μg q.d.、拉贝洛尔 50mg t.i.d. 口服,定期监测血压,自诉平稳,具体血压情况不详。于 2019-04-09 因出现咳嗽、少量咳痰当地医院拟诊"子痫前期,上呼吸道感染"住院治疗,停用阿司匹林,予以"拉贝洛尔、硝苯地平"降压、"硫酸镁"解痉治疗 3 天,以及"蒲地蓝"抗病毒治疗,4 月 14 日在当地医院 B 超检查发现孕妇双侧胸腔少量积液、腹腔积液、心包积液,转入笔者医院就诊,收入院。孕妇目前孕 27^{+2} 周,仍有咳嗽,痰少,无胸闷、心慌,无上腹不适,无头晕、眼花,无鼻塞,无腹痛腹胀,无阴道流水流血,自感胎心胎动正常。

既往史:否认"高血压、糖尿病、心脏病"等病史,否认"肝炎、梅毒、结核"等病史,否认有手术史及重大外伤史,否认输血史,否认有药物过敏史,否认有食物、药物过敏史。婚育史:26 岁结婚,丈夫,31 岁,体健,职员。生育史:G_1P_0。家族史:否认家族性遗传病史。

查体:体温 37.1℃,脉搏 78 次/min,呼吸 18 次/min,血压 156/96mmHg,身高 166cm,体重 80kg,一般情况可,神清,颜面部略水肿,心肺未闻及明显异常,腹膨隆,中孕腹型。双下肢水肿(+)。产科检查:宫高 24cm,腹围 103cm,胎方位 L0A/RSA,胎心音 135、142 次/min,胎膜未破。

辅助检查:

B 超(2019-04-14,外院):宫内见双胎儿影像,胎儿头位、臀位,双顶径 68、67mm,一侧股骨长度 45、43mm。羊水深度 49、47mm。脐血流:S/D 2.5、2.5。胎盘位置:后侧、前壁,后壁胎盘距宫颈内口约 26mm。超声提示:双活胎,双绒毛膜双羊膜囊。

入院诊断:①重度子痫前期;②孕 1 产 0,妊娠 27^{+2} 周,LOA/RSA(双绒毛膜双羊膜囊双胎);③ IVF-ET 术后。

入院后诊治过程:完善相应检查,血尿常规、凝血、心电图等检查;监测胎心胎动情况;吸氧、左侧卧位;予地塞米松促进胎肺成熟,拉贝洛尔 100mg p.o.q.8h.,拜新同 30mg p.o.q.12h. 降压治疗;监测血压变化;监测出入量情况。

入院后病情:孕妇咳嗽,偶有咳痰,夜间可平卧或侧卧,无胸闷、气喘,活动后无气喘,无头晕、眼花,无胸闷、心慌症状,无明显腹痛、腰酸,无阴道流血排液,监测胎心正常,孕妇自觉双胎儿胎动正常。查体:体温 36.5℃,脉搏 82 次/min,呼吸 16 次/min,收缩压波动在 121~140mmHg,舒张压波动在 80~98mmHg,鼻导管吸氧 3L 状态下,脉氧波动在 95%~98%,脱氧时脉氧 93%~94%,一般情况可,高血压面容,面部略水肿,心肺未闻及明显异常,腹膨隆中孕腹型,肝脾肋下未及,脊柱四肢无畸形,双下无水肿。出入量:出超。

辅助检查:血常规测定:白细胞 $8.49×10^9$/L,中性粒细胞百分比 67.10%,红细胞 $3.72×10^{12}$/L,血红蛋白 115g/L,血小板 $213×10^9$/L;尿常规:尿蛋白 +++;24 小时尿蛋白定量:2 420.26mg;心肌标志物组套:肌红蛋白 135μg/L(参考值 0~46μg/L),B 型利钠肽前体 385.9↑ pg/ml(参考值 1~125pg/ml),超敏肌钙蛋白 T 12.48ng/L(参考值 0~14ng/L);生化全套:丙氨酸氨基转移酶 10.3U/L,天门冬氨酸氨基转移酶 19.1U/L,乳酸脱氢酶 209U/L,肌酸激酶 186U/L,总胆红素 8.1μmol/L,直接胆红素 1.2μmol/L,间接胆红素 6.9μmol/L,总胆固醇 8.40mmol/L,甘油三酯 5.02mmol/L,高密度脂蛋白胆固醇 1.74mmol/L,总蛋白质 43.7g/L,白蛋白 22.1g/L,葡萄糖 3.84mmol/L,尿素 6.1mmol/L,肌酐 58.1μmol/L,尿酸 519μmol/L;甲状腺功能:游离甲状腺素 10.31pmol/L,游离三碘甲状腺原氨酸 2.87pmol/L,促甲状腺激素 10.4mU/L,过氧化物酶抗体 9.6U/ml;产科超声示:B 超(2019-04-15,笔者医院):宫内见双胎儿影像,两胎儿之间见分隔。左上胎儿臀位,双顶径 68mm,头围 244mm,腹围 207mm,一侧股骨长度 39mm,肱骨长 37mm。胎儿心率 132 次/min,羊水深度 45mm,MCA:PI 1.34,RI 0.71,S/D 3.51,PSV 31cm/s。UA:舒张期血流缺失。胎儿颈部见 U 形压迹。胎盘:前壁,分级Ⅰ级,厚 20mm。右下胎儿头位,双顶径 68mm,头围 246mm,腹围 195mm,一侧股骨长度 46mm,肱骨长 46mm。胎儿心率 128 次/min,羊水深度 43mm,MCA:PI 2.22,RI 0.86,S/D 7.40,PSV 37cm/s。

UA:PI 45,RI 0.81,S/D 5.15。胎盘位置:右侧壁、后壁,分级Ⅰ级,厚22mm,腹腔未见明显游离暗区,盆腔见深约30mm游离暗区。超声提示:双活妊娠,左上胎儿脐动脉舒张期血流缺失,大脑中动脉RI 0.71,左上胎儿股骨相当于22周5天,肱骨长相当于22周6天,盆腔积液;眼底A:V=2:3,无渗出、水肿、出血。心脏二维超示:先天性心脏病:左冠状动脉-肺动脉瘘,少量心包积液;双下肢超声示:双侧下肢深静脉未见明显血栓形成;腹部超声示:肝胆胰脾未见明显异常;双肾、膀胱未见明显异常;双侧输尿管不扩张;胸部B超:左侧胸腔积液,右侧胸腔未见积液。

入院后沟通:

1. 孕妇孕27^{+2}周,有咳嗽、心包积液、胸腔积液、盆腔积液、双下肢水肿,脉氧92%~94%(不吸氧情况),患者重度子痫前期,病情重,待产过程中且随时有病情恶化,发生子痫、HELLP综合征、胎盘早剥、肺水肿、心力衰竭等可能,危及孕妇生命可能。

2. 胎儿发育落后于孕周,双胎儿之一舒张期血流缺失,四肢发育落后,胎儿染色体病及单基因病等可能,有产前诊断指征,可行经皮脐带血穿刺染色体、微缺失、微重复、单基因病等检测,但目前胎儿宫内情况不良,穿刺过程中,有死胎可能,且鉴于目前检测手段的局限,检测阴性,亦不能排除胎儿发育异常,是否产前诊断,由孕妇及家属决定。

3. 双胎儿发育落后,一胎儿脐带血流舒张期缺失,一胎儿或双胎儿死胎可能。

产妇及家属了解病情后表示,现要求继续待产,拒绝行产前诊断学检查,如待产过程中双胎之一胎死宫内,另一胎儿存活,要求继续妊娠。

终止妊娠:孕妇孕28^{+4}周,夜间咳嗽加剧,少量见红,无腹胀,无下腹痛,孕妇自觉左侧胎儿胎动减少。产科超声示:双胎儿,一胎儿脐动脉舒张期血流缺失,另一胎儿脐动脉舒张期血流反向,孕妇腹腔见游离液性暗区,深48mm,胸部超声示:双侧胸腔积液。孕妇病情加重,胎儿宫内情况不良,予剖宫产终止妊娠。

患者因"重度子痫前期,胎儿生长受限,双胎之一胎儿窘迫"在硬麻下行子宫下段剖宫产术,术中:腹水1 000ml,娩一男婴,新生儿重900g,1分钟Apgar评分8分(肌张力、肤色各扣1分),5分钟Apgar评分9分(肤色扣1分),羊水Ⅰ°,量500ml;再次破膜,羊水少,约50ml,色清,臀位,足先露,牵引双足助娩一女婴,立刻交由新生儿医师台下抢救。胎盘有3cm×4cm凝血块压迹,胎盘胎膜自娩完整。

双胎之大子,转新生儿科治疗后,治愈出院。双胎之小女,出生后心跳微弱,立刻予保暖,清理呼吸道,再予气管插管,正压通气,胸外按压,使用肾上腺素,抢救40分钟,新生儿对抢救无反应,与家长沟通后,家长要求放弃抢救,停止抢救,新生儿心跳停止。新生儿体重700g,家长拒绝尸检及染色体和基因检查。

预后:产妇术后无咳嗽、咳痰,夜间偶有胸闷不适,查体:体温36.7℃,脉搏78次/min,呼吸18次/min,血压104~150/90~104mmHg。一般情况可,颜面部无水肿,心肺无异常,乳房不胀,初乳,量少,腹软,腹部切口敷料干燥,切口无红肿硬结,宫底脐下二指。恶露量中,色暗红,无臭味。尿管在位,引流通畅,尿色清,双下肢无水肿。24小时出入量:出超。予以硫酸镁解痉治疗,继续给予抗炎、静脉白蛋白及利尿、促宫缩等治疗。术后第7天治愈出院。

思 考

1. 双胎妊娠合并重度子痫前期终止妊娠的时机选择。

2. 双胎妊娠合并重度子痫前期发生胎儿生长受限时如何安排后续产前诊断及临床诊疗?

(孙丽洲　杨娜娜)

第七节　双胎妊娠合并妊娠期糖尿病

关键点

1. 随着辅助生殖技术的发展及高龄孕妇的增多、生活水平的提高及生活方式的改变,双胎妊娠合并妊娠期糖尿病的发生率逐年上升。

2. 基本病理生理变化是妊娠中晚期孕妇胰岛素抵抗加重,而胰岛素代偿性分泌量不足,血糖水平升高,从而发生妊娠期糖尿病。

3. 临床表现不典型,75g 口服葡萄糖耐量试验是主要的诊断方法。

4. 处理原则是适当控制孕妇血糖,预防母儿合并症的发生。

5. 目前的诊治策略均参考单胎妊娠合并妊娠期糖尿病,但实际上两者需有所区别。

【概述】

妊娠期糖尿病(gestational diabetes mellitus,GDM)发病率逐年攀升,据文献报道,我国的发病率高达 19.8%。随着辅助生殖技术的发展及高龄孕妇的增多,双胎妊娠的发生率逐年上升。由于双胎妊娠孕妇的年龄、胎盘面积及孕期体重增长均较单胎妊娠高,故双胎妊娠较单胎妊娠发生 GDM 的风险高,GDM 的发病率高达 23.7%。虽然双胎 GDM 的发病率高,但国内外关于 GDM 的绝大部分研究均是围绕着单胎妊娠展开的,聚焦于双胎妊娠的研究相对较少,双胎 GDM 的诊治多数参照单胎 GDM,但缺乏循证医学证据。

【临床表现】

因 GDM 患者的糖代谢异常的程度相对比较轻微,双胎妊娠合并 GDM 患者多数无明显的临床表现,仅表现为血糖的升高。若合并糖尿病,则可能出现三多症状(多饮、多食、多尿),或外阴阴道假丝酵母菌感染反复发作,孕妇体重较高,并发羊水过多、大于胎龄儿。

【辅助检查】

(一) 血浆葡萄糖(血糖)测定

血糖升高是诊断 GDM 的依据,也是评价疗效的主要指标。目前多用葡萄糖氧化酶或己糖激酶法测定血糖。静脉全血、血浆和血清葡萄糖测定在医疗机构进行,小型血糖仪测定毛细血管全血葡萄糖。

血糖监测方法:

1. **自我血糖监测**　采用微量血糖仪自行测定毛细血管全血血糖水平。新诊断的 GDM 孕妇、血糖控制不良或不稳定者以及妊娠期应用胰岛素治疗者,应每天监测血糖 7 次,包括三餐前 30 分钟、三餐后 2 小时和夜间血糖;血糖控制稳定者,每周应至少行血糖轮廓试验 1 次,根据血糖监测结果及时调整胰岛素用量;不需要胰岛素治疗的 GDM 孕妇,在随诊时建议每周至少监测 1 次全天血糖,包括末梢空腹血糖及三餐后 2 小时末梢血糖共 4 次。

2. **连续动态血糖监测**　可用于血糖明显异常而需要加用胰岛素的 GDM 孕妇。大多数 GDM 孕妇并不需要该方法,不主张将该方法作为临床常规监测糖尿病孕妇血糖的手段。

(二) 糖化血红蛋白 A1c 和糖化白蛋白测定

糖化血红蛋白 A1c(hemoglobin A1c,HbA1c)在总血红蛋白中所占的比例能反映取血前 8~12 周的平均血糖水平,与点值血糖相互补充,作为血糖控制的监测指标。多用于 GDM 初次评估。应用胰岛素治疗的 GDM 孕妇,推荐每 2 个月检测 1 次。糖化白蛋白(glycated albumin,GA)与白蛋白的百分比可以反映取血前 2~3 周的平均血糖水平,目前尚缺乏 GA 与 GDM 相关的大样本、前瞻性研究,目前还没有将 GA 写入妊娠合并糖尿病诊治指南。

（三）尿酮体测定

尿酮体有助于及时发现孕妇碳水化合物或能量摄取的不足，也是早期糖尿病酮症酸中毒（diabetes mellitus ketoacidosis，DKA）的一项敏感指标，孕妇出现不明原因恶心、呕吐、乏力等不适或者血糖控制不理想时应及时监测尿酮体。

（四）尿糖测定

由于妊娠期间尿糖阳性并不能真正反映孕妇的血糖水平，不建议将尿糖作为妊娠期常规监测手段。

（五）其他

严重的糖代谢异常伴有微血管病变合并妊娠者应在妊娠早、中、晚期3个阶段分别进行肾功能、眼底检查和血脂的检测。在妊娠中期应用超声对胎儿进行产前筛查。妊娠早期血糖未得到控制的孕妇，尤其要注意应用超声检查胎儿中枢神经系统和心脏的发育，有条件者推荐行胎儿超声心动图检查。若孕妇宫高增长过快，或子宫张力增大，及时行B超检查，了解羊水量。在双胎妊娠监护的基础上适当加强对胎儿生长发育的监护。

【诊断】

目前，双胎妊娠GDM的诊断完全参考单胎妊娠，即最常用的75g口服葡萄糖耐量实验（oral glucose tolerance test，OGTT）方法，诊断界值亦完全相同（服糖前及服糖后1、2小时，3项血糖值分别为5.1、10.0、8.5mmol/L，任何一项血糖值达到或超过上述标准即诊断为GDM）。但研究发现，GDM诊断界值在单双胎妊娠中或许应有差异，因为GDM对单双胎妊娠结局的影响不同。有的研究甚至表明GDM会对双胎妊娠产生"保护作用"，例如通过增加对胎儿的能量供应，降低SGA的发生率。迫切需要证据级别更高的临床研究确定双胎孕妇最佳的GDM诊断界值，使双胎妊娠GDM的孕妇及其子代获得最大的受益，同时避免对双胎妊娠孕妇的过度诊疗。

【鉴别诊断】

该病需与糖尿病合并妊娠相鉴别。鉴别要点：

1. 妊娠前已确诊为糖尿病的患者诊断为糖尿病合并妊娠。

2. 妊娠期血糖升高达到以下任何一项标准应诊断为糖尿病合并妊娠：①空腹血浆葡萄糖（fasting plasma glucose，FPG）≥ 7.0mmol/L；② 75g OGTT，服糖后2小时血糖 ≥ 11.1mmol/L；③伴有典型的高血糖症状或高血糖危象，同时随机血糖 ≥ 11.1mmol/L；④ HbAlc ≥ 6.5%，但不推荐妊娠期常规用HbAlc进行糖尿病筛查。

【治疗】

基本治疗方案遵循"五驾马车"的原则，即糖尿病教育、医学营养治疗、运动治疗、药物治疗及糖尿病监测。因对双胎妊娠合并GDM的相关研究尚少，双胎GDM的治疗基本参照单胎GDM。血糖控制目标：应控制在餐前及餐后2小时血糖值分别 ≤ 5.3、6.7mmol/L，夜间血糖不低于3.3mmol/L，HbAlc宜<5.5%。经过饮食和运动管理，妊娠期血糖达不到上述标准时，应及时加用胰岛素或口服降糖药物进一步控制血糖。考虑到单双胎妊娠孕妇能量需求的不同，产科医师对双胎GDM孕妇的血糖管理较单胎妊娠宽松。

【预后】

GDM患者糖代谢多数于产后能恢复正常，但产妇及其子代将来患2型糖尿病的风险增加。所有GDM妇女在产后6~12周应进行随访。

【未来展望】

由于双胎孕妇与单胎孕妇的胰岛素抵抗程度、能量需求、胎儿生长空间等的差异，双胎妊娠合并GDM的诊疗理论上应与单胎妊娠有所区别。但因对双胎妊娠合并GDM的相关研究较少，双胎妊娠GDM的最佳筛查和诊断界值、严格控制双胎GDM孕妇的血糖水平是否可以改善围产结局以及GDM对双胎子代的远期影响成为双胎妊娠合并GDM领域急需解决的问题。

【管理流程】(表 5-7-1)

表 5-7-1 双胎妊娠合并妊娠期糖尿病管理流程

孕前	对于有 GDM 高危因素者:包括肥胖、一级亲属患 2 型糖尿病、GDM 史或巨大儿分娩史、多囊卵巢综合征等	在计划妊娠前行 OGTT,如血糖正常,也仍需在妊娠 24~28 周再行 OGTT
孕期	孕妇血糖监测	包括自我血糖监测、HbA1c、GA、尿酮体及尿糖
	胎儿监测	在双胎妊娠期监护的基础上,加强胎儿生长发育、宫内状况的评估,必要时促胎肺成熟等
分娩期及围手术期	孕妇	包括能量供应、胰岛素的停用、血糖及尿酮体的监测、做好阴道手术助产及剖宫产的准备等
	新生儿	加强胎心监护、呼叫儿科医师到场、做好新生儿抢救准备
产后	孕妇	监测血糖、警惕产后出血、鼓励母乳喂养、进行产后随访
	新生儿	均按高危儿处理,尤其是在母体内发生并发症时,必要时转入儿科。监测血糖,警惕新生儿呼吸窘迫综合征的发生

【参考病例】

患者,28 岁。主因"停经 30 周,发现血糖控制不满意 1 周余"入院。患者因"不孕症"行 IVF-ET 术,推算末次月经 2019 年 6 月 3 日,预产期 2020 年 3 月 10 日。NT 超声提示双绒毛膜双羊膜囊双胎妊娠,孕 26 周行 OGTT,结果为:5.46-10.43-8.87mmol/L,诊断 GDM,平素予饮食、运动控制血糖,1 周前查 HbA1c 5.9%,考虑血糖控制不满意,收入院降糖治疗。既往:体健,无特殊疾病史,无糖尿病家族史,G_0P_0。入院后进行医学营养治疗及运动指导,同时监测餐前后血糖,依据孕前 BMI 24.8kg/m²,制定每天总热量 1 800kcal。通过饮食管理和运动,监测该患者血糖如下:餐前血糖 5.2~6.2mmol/L,餐后血糖 5.3~7.8mmol/L,睡前血糖 6.0mmol/L。考虑患者血糖仍不理想,加用胰岛素治疗,逐步调整门冬胰岛素用量为午餐前 12U,晚餐前 8U,睡前予地特胰岛素 4U 皮下注射。患者于孕 38 周因"双胎双臀位"行子宫下段剖宫产术,娩出一女婴,3 070g,娩出一男婴,3 200g,无新生儿并发症,母儿分娩 5 天后出院。建议产后 6~12 周复查 OGTT,重新评价糖代谢情况。

思 考

1. 双胎妊娠患者孕期如何进行血糖监测。
2. 双胎妊娠患者孕期如何饮食指导。

(杨慧霞)

第八节 双胎妊娠与贫血

关键点

1. 在妊娠期外周血常规检查血红蛋白浓度 <110g/L 及血细胞比容 <0.33 时,即可诊断为妊娠合并贫血(双胎与单胎妊娠标准一致)。

2. 双胎妊娠合并重度贫血可导致母体妊娠期高血压疾病、贫血性心脏病、失血性休克和产褥期感染,继而引起胎儿生长受限、低出生体重、早产、胎儿缺氧和死产。同时双胎妊娠贫血导致妊娠不良结局风险较单胎更为普遍。

3. 在首次产前检查时(最好在妊娠 12 周以内)检查外周血血常规,尤其是双胎妊娠更应及时监测血指标,及早发现及纠正贫血。

【概述】

贫血是妊娠期常见的合并症之一,根据世界卫生组织(WHO)及我国 2014 年妊娠期铁缺乏和缺铁性贫血诊治指南(以下简称 2014 年指南),当妊娠期血红蛋白(hemoglobin,Hb)浓度 <110g/L 及血细胞比容 <0.33 时,即可诊断为妊娠合并贫血。根据 Hb 水平又可分为轻度贫血(100~109g/L)、中度贫血(70~99g/L)、重度贫血(40~69g/L)和极重度贫血(<40g/L)。

生理性贫血是妊娠期最常见的母体血流动力学改变。生理性贫血的原因有两个:一是由于肾素活性增加及心房利钠肽水平的下降,血浆容量增加近 50%;二是机体高代谢及胎盘激素(如绒毛膜促性腺激素和孕激素)的影响导致促红细胞生成素上升,引起了红细胞量增加 25%~30%。血浆容量的显著上升而红细胞量的适度增加导致 Hb 浓度的下降,产生了生理性贫血。这在中孕晚期和晚孕初期达到高峰。

已有文献报道双胎妇女的血浆容量较单胎增加更多,达 10%~20%,而总的红细胞量的增加却与单胎相同。因此,双胎妊娠 Hb 浓度降低更加显著,发生生理性贫血较单胎更为普遍。在双胎妊娠晚孕期生理性贫血发生率可达 45%。当孕妇分娩后,Hb 水平波动,然后上升至孕前水平。产褥期早期增加的幅度是由怀孕期间增加的 Hb 量和分娩时失血量所决定。双胎妊娠分娩时失血量平均较单胎多,因此产后贫血也更普遍。

【临床表现】

(一) 母体症状

临床症状与贫血程度相关。疲劳是最常见的症状,贫血严重者有脸色苍白、乏力、心悸、头晕、呼吸困难和烦躁等表现,在妊娠合并缺铁性贫血的孕妇,由于 Hb 下降之前储存铁即可耗尽,故尚未发生贫血时也可出现疲劳、易怒、注意力下降及脱发等铁缺乏的症状。同时在妊娠早期,因血液中 HCG 水平较高,多胎妊娠妇女妊娠剧吐发病增加,双胎妊娠超过单胎妊娠。在整个妊娠期,重度贫血时母体妊娠期出现高血压、贫血性心脏病、胎膜早破、失血性休克、产褥期感染和产后抑郁的发生率增加。不仅如此,妊娠期贫血还是母体将来长期心血管疾病的独立危险因素。单胎妊娠的孕期并发症约占 25%,而在多胎妊娠中早产、胎膜早破、胎儿生长受限、死胎、妊娠期糖尿病和妊娠期高血压疾病的比例高达 80% 以上,另外,双胎妊娠中母体贫血还是需要输血的高危因素。

(二) 胎儿症状

轻度贫血时胎儿缺铁程度不会很严重,但当母体重度贫血时,胎盘的营养物质不足以补充胎儿生长所需,引起胎儿生长受限、低出生体重、胎儿缺氧、死产、早产和新生儿窒息。特别是早产和低出生体重儿,在双胎妊娠较单胎更为常见,但目前贫血对双胎妊娠中早产和低出生体重的风险加剧的程度尚不明确。妊娠早期母体的严重贫血还会增加胎儿的畸形率,如叶酸的缺乏导致胎儿神经管缺陷、智力低下等多种畸形。同时,双胎妊娠中,单绒毛膜双胎与双绒毛膜双胎相比,其贫血和胎儿生长受限的发生率均明显升高,分娩时胎龄和出生体重均较低,妊娠结局也较差。

【辅助检查】

(一) 血常规

妊娠期缺铁性贫血(iron deficiency anemia,IDA)患者的 Hb<110g/L 即为贫血;其他指标如血细胞比容 <0.33、红细胞平均体积(mean corpuscular volume,MCV)<80fl、红细胞平均血红蛋白浓度(mean corpuscular hemoglobin concentration,MCHC)<0.32。而白细胞计数及血小板计数尚在正常范围内。血涂片表现为低色素小红细胞以及典型的"铅笔细胞"。

(二) 血清铁蛋白

能较准确地反映铁储存量,是评估铁缺乏(iron deficiency,ID)最有效和最容易获得的指标。根据我国 2014 年指南,IDA 根据储存铁水平分为 3 期:铁减少期:体内储存铁下降,血清铁蛋白 <20μg/L,转铁蛋白饱和度及 Hb 正常。缺铁性红细胞生成期:红细胞摄入铁降低,血清铁蛋白 <20μg/L,转铁蛋白饱和度 <15%,Hb 正常。IDA 期:红细胞内 Hb 明显减少,血清铁蛋白 <20μg/L,转铁蛋白饱和度 <15%,Hb<110g/L。血清铁蛋白 <30μg/L 即提示铁耗尽的早期,需及时治疗。但在炎症的急性反应期,血清铁蛋白会出现反应性升高,可检测 C 反应蛋白以鉴别诊断。

（三）促红细胞生成素

妊娠期促红细胞生成素与分娩时的 Hb 间存在高度相关性,促红细胞生成素的增加与贫血、铁缺乏和缺氧有关。且不受孕产妇感染的影响,因此在妊娠期间筛查促红细胞生成素是否升高,有助于确定分娩时发生贫血风险较高的妇女,但目前该指标在临床应用较少。

（四）骨髓铁

骨髓铁染色是评估铁储存量的金标准,但该方法有创。因此诊断困难时可做骨髓检查,骨髓象为红细胞系统增生活跃,中、晚幼红细胞增多。

（五）其他

其他实验室血液学检查包括血清叶酸、维生素 B_{12}、血红蛋白电泳检查等。

【诊断】

1. 病史与临床表现　妊娠期 IDA 或 ID 患者既往有月经过多等慢性失血性疾病史;多次妊娠史或胃肠功能紊乱导致的营养不良等病史。临床表现与贫血严重程度相关,轻者无明显症状,或者仅表现为睑结膜或者皮肤黏膜的苍白。严重者有头晕、乏力、心慌、腹胀、胸闷、呼吸短促和烦躁等表现。

2. 根据实验室血常规、血清铁蛋白、促红细胞素及骨髓象等血液学检查可以帮助明确诊断。

【鉴别诊断】

双胎妊娠合并贫血,按贫血原因分类,可分为获得性和遗传性两大类,其中获得性以 IDA 最常见,另还包括巨幼红细胞性贫血、再生障碍性贫血、溶血性贫血和急性失血引起的贫血等,而遗传性包括地中海贫血和镰状细胞疾病血红蛋白病等。双胎妊娠合并贫血鉴别诊断主要是病因学鉴别诊断。

（一）双胎妊娠合并缺铁性贫血

缺铁性贫血(iron deficiency anemia,IDA)是指由于妊娠期胎儿生长发育及妊娠期血容量增加对铁的需要量增加,而孕妇对铁摄取不足或吸收不良所致的贫血,Hb 浓度 <110g/L。ID 目前尚无统一诊断标准,2014 年指南推荐血清铁蛋白浓度 <20μg/L 可诊断为缺铁性贫血。

据最新调查,我国孕妇 IDA 患病率为 13.9%,ID 的患病率为 48.2%,妊娠早、中、晚期 IDA 患病率分别为 2.0%、8.4% 和 17.8%。ID 是妊娠期贫血的最常见原因,胎儿生长发育需铁 250~350mg,妊娠期血容量增加需铁 650~750mg,故整个妊娠期需铁约 1 000mg,每天需铁 4mg。但每天饮食中含铁 10~15mg,吸收率仅 10%,即 1~1.5mg,无法满足正常的生理需求。因此,妊娠期容易耗尽体内存储的铁而出现 ID,更进一步则发生 IDA。目前,有关双胎妊娠的铁状态和贫血情况的研究显示:双胎妊娠较之单胎妊娠,胎儿生长发育及血容量增加对铁的需求更为明显,孕妇在孕早期和孕中期的 Hb 水平更低,ID 和 IDA 的发生率较单胎更高。也因此,婴儿出生后 6 个月内 IDA 的风险增加,新生儿 IDA 的发生率比单胎妊娠高 2.4~4 倍。

（二）双胎妊娠合并巨幼红细胞性贫血

巨幼红细胞性贫血(megaloblastic anemia)表现为大细胞正血红蛋白性贫血,其特征是 MCV>100fl。巨幼红细胞性贫血的原因包括叶酸和 / 或维生素 B_{12} 缺乏以及恶性贫血。其发病率国内文献报道为 0.7%。由叶酸缺乏引起的巨幼细胞性贫血,在双胎妊娠中发病率是单胎的 8 倍,而妊娠期维生素 B_{12} 缺乏引起的巨幼细胞性贫血较为罕见。

本病多半发生于妊娠中、晚期,以产前 4 周最多。发生于妊娠早期者,多与双胎妊娠、感染或摄入不足有关。叶酸和 / 或维生素 B_{12} 缺乏的临床症状和血象相似,但维生素 B_{12} 缺乏常有神经系统症状,这与叶酸缺乏症不同。临床上可有头晕乏力、胸闷心悸、恶心呕吐、腹胀等表现,皮肤黏膜苍白。神经系统症状可有末梢神经炎表现,出现肢端麻木、针刺感,严重者甚至出现共济失调、行走困难,精神淡漠、嗜睡等表现。

实验室检查:最早的生化证据是血清叶酸和维生素 B_{12} 浓度降低,因此当检测血清叶酸值 <6.8mmol/L 可以确诊。若叶酸值正常,应常规检测血清维生素 B_{12},若维生素 B_{12}<74pmol/L 则提示维生素 B_{12} 缺乏。血象显示:MCV>100fl,中性粒细胞过度分裂和新形成的大细胞性红细胞,随着贫血的加剧,会出现有核红细胞。骨髓象:红细胞系统呈巨幼细胞增多,占细胞总数的 30%~50%。

（三）双胎妊娠合并地中海贫血

地中海贫血(thalassemia)是我国最常见的一种血红蛋白病,也是最常见的遗传性溶血性疾病。根据受影响的球蛋白链进行分类,最常见的类型为 α- 地中海贫血和 β- 地中海贫血。

地中海贫血的实验室检查为小细胞低色素性贫血。易发生地中海贫血的少数民族孕妇如患有小细胞低色素性贫血,应进行筛查诊断。对于有 α- 地中海贫血或 β- 地中海贫血风险的患者,建议检测 MCV 水平。MCV<80fl 的患者可能患有地中海贫血,建议行血红蛋白电泳。因小细胞低色素性贫血也可能患有 IDA,建议同时检测血清铁蛋白水平。

血红蛋白电泳检查:β- 地中海贫血与 HbF 升高(正常值 0~2.5%)及 HbA2 升高(正常值 0~2.5%)有关。而血红蛋白电泳和溶解度测试均无法识别具有 α- 地中海贫血特征的个体,只有通过分子遗传学检测可以识别。如果 MCV 低于正常值,排除了 IDA,并且血红蛋白电泳与 β- 地中海贫血性状不一致(即 HbA2 或 HbF 没有升高),则应使用基于 DNA 的基因检测具有地中海贫血特征的 α- 珠蛋白基因缺失。

我国广东、广西、海南、湖南、湖北、四川及重庆等地中海贫血高发地区,应在首次产前检查时常规筛查地中海贫血。如果地中海贫血被确诊,需要对孕妇伴侣筛查地中海贫血的基因,评估胎儿遗传该疾病的风险。诊断策略通常基于对伴侣双方的全血细胞计数和 Hb 结果。对那些有机会分娩重度地中海贫血胎儿的孕妇需要进行产前诊断。当胎儿被诊断为重型地中海贫血时,建议终止妊娠。

较之单胎,双胎妊娠生育遗传疾病的风险更高。在双胎妊娠的产前诊断之前先通过超声明确绒毛膜性和羊膜性,根据结果,决定进行单次或两次采样。对双胎妊娠行侵入性产前检查,其流产风险也高于单胎妊娠的流产风险。双胎妊娠的另一个问题是胎儿的位置可能会改变,且异卵双胎的基因型可能不同,因此双胎的产前诊断和治疗比单胎妊娠更为复杂。

α- 地中海贫血中一种最严重的类型是 HbBart 型,其与胎儿水肿和死胎有关。HbBart 胎儿水肿型需与双胎输血综合征导致的水肿胎相鉴别。前者是由于第 16 号染色体上的 4 个 α- 珠蛋白基因全部缺失,导致 γ- 珠蛋白链自身聚合成四聚体 γ4。其对氧亲和力极强,难以在组织中释放出氧,致胎儿在出生前就窒息死亡。同时,胎儿可继发颅面部畸形,发生不同程度的唇腭裂、眼耳缺陷及四肢远端缺如。而 TTTs 导致的水肿胎首先符合 TTTs 的诊断:在单绒毛膜性双胎超声检查中,一胎儿出现羊水过多(孕 20 周前羊水最大深度 >8cm,孕 20 周后羊水最大深度 >10cm),同时另一胎儿出现羊水过少(羊水最大深度 <2cm)。

(四)双胎妊娠合并镰状细胞疾病

镰状细胞疾病(sickle cell disease,SCD)是一种常染色体显性遗传的血红蛋白病,因 β- 肽链第 6 位氨基酸谷氨酸被缬氨酸所代替,构成镰状血红蛋白,取代了正常血红蛋白。临床表现为溶血、贫血、易感染和血管闭塞性并发症,出现急性胸痛综合征,输血风险大。SCD 妊娠期母儿并发症风险增加,如妊娠期高血压疾病、肾功能不全、静脉血栓栓塞、早产及小于胎龄儿。若 SCD 合并双胎妊娠,则母儿发病风险显著增高,如疼痛危机、先兆子痫、心搏骤停甚至孕产妇和围产儿死亡。

(五)双胎妊娠合并再生障碍性贫血

再生障碍性贫血是由多种原因引起的骨髓造血干细胞增殖与分化障碍。它的特征是全血细胞(红细胞、白细胞、血小板)减少和明显的骨髓抑制。主要临床表现是进行性贫血,起病常常缓慢,贫血呈正常细胞型,血象三系减少。骨髓象检查可见增生低下,多细胞减低,幼红细胞、幼粒细胞、巨核细胞均减少。

(六)双胎妊娠合并自身溶血性贫血

自身免疫性溶血性贫血因产生自身抗体如热活性自身抗体,冷活性抗体或组合抗体而引起贫血,抗体产生异常的原因尚不清楚。由于潜在疾病或其他因素,可分为原发性或继发性。继发性溶血性贫血包括继发于淋巴瘤和白血病、结缔组织疾病、感染、慢性炎性疾病和药物诱导了抗体产生。外周血涂片的特征是球形细胞增多和网状细胞增多。通常,直接和间接抗球蛋白测试均为阳性。免疫球蛋白 M(immunoglobulin M,IgM)抗体不会穿过胎盘,因此胎儿红细胞不受影响。对于自身免疫性溶血性贫血,溶血在妊娠期可能会明显加速。

(七)双胎妊娠急性失血引起的贫血

双胎妊娠产前产后出血引起的贫血也较常见,例如双胎妊娠合并前置胎盘的发生率增加,双胎出现胎盘早剥以及宫内手术机会增加,都可能导致急性失血引起贫血,血常规检查可以帮助了解贫血严重情况。

(八)与其他疾病相关的贫血

有些慢性疾病与贫血有关,其特征有虚弱、体重减轻和面色苍白。在妊娠期间,许多慢性疾病包括肾功能不全、化脓、炎症性肠炎、系统性红斑狼疮、感染肉芽肿、恶性肿瘤和类风湿性关节炎,可能会导致中度甚至更严重的贫血。这些贫血尽管在机制上彼此略有不同,但这些贫血具有相似的特征,骨髓细胞形态没有改变,血清铁浓度降低,铁蛋白水平通常升高,红细胞生成减少。治疗上必须确保足够的铁存储。在妊娠合并慢性肾功能不全的患者中,当血细胞比容约为 20% 时,通常考虑使用重组促红细胞生成素。

另外,有研究报道,严重 TTTs 患者在进行胎儿镜下激光凝固术后会出现一过性的母体贫血,持续 24 小时~2 周后自发恢复正常,其可能与羊水减量后出现了一过性血流动力学变化导致血液稀释有关。

【治疗】

双胎妊娠合并贫血的治疗,由于导致贫血的病因不尽相同,在临床治疗上需要根据不同病因选择不同的方法进行治疗。

(一)双胎妊娠合并缺铁性贫血的治疗

补充铁剂可降低分娩时母体贫血的患病率,能明显改善双胎妊娠的胎儿生长,同时延长分娩孕周。铁缺乏和轻、中度贫血者以口服铁剂治疗为主,并改善饮食,进食富含铁的食物,同时可服维生素 C 促进铁的吸收。重度贫血者口服铁剂或注射铁剂治疗,还可以少量多次输注浓缩红细胞。极重度贫血者首选输注浓缩红细胞,待 Hb 达到 70g/L、症状改善后,可改为口服铁剂或注射铁剂治疗。

1. **补充铁剂**　妊娠期母体需要大约 1 000mg 的铁,500~600mg 用于红细胞的形成,300mg 用于胎儿和胎盘,剩下的用于子宫的生长。因为很多妊娠期妇女铁贮备不足,饮食本身不能供给孕妇每天所需的铁量,因此建议在孕期就通过含铁饮食及口服铁剂来预防 IDA。我国 2014 年指南及美国妇产科医师协会(ACOG)并未将多胎妊娠列为高风险人群,亦并未建议提供多胎妊娠的妇女额外的铁摄入,故推荐其使用和单胎同样剂量的铁剂(30mg 铁元素)。WHO 建议针对高风险人群每天补铁 60~100mg 来预防 IDA。

对于诊断明确的 IDA 孕妇应补充元素铁 100~200mg/d,治疗 2 周后复查 Hb 评估疗效。铁剂治疗 3~4 天网织红细胞开始上升,2 周左右 Hb 开始上升。若无效者应进行鉴别诊断,检查是否存在药量不足、吸收障碍、依从性差、继续失血超过补充量或诊断不正确等情况。

口服铁是一种廉价、有效和相对安全的一线用药,铁氨基酸螯合物具有较好的生物利用度和功效,副作用较小,已被用于预防和治疗 IDA。而对于患有炎性肠病、胃肠道吸收不良、胃搭桥手术后、妊娠呕吐、依从性差或口服铁不耐受者可选择注射铁剂,注射铁剂可更快地恢复铁储存,升高 Hb 水平,但需注意其不良反应。同样是静脉内给药,蔗糖亚铁比右旋糖酐铁更安全。

2. **输血**　Hb<70g/L 者可考虑输血,Hb 在 70~100g/L 之间,除非有失血引起的血容量不足并必须对贫血患者进行手术分娩时,如前置胎盘、胎盘早剥和 HELLP 综合征等,特别是在生命体征不稳定的情况下,需考虑输注浓缩红细胞,但要警惕发生急性左心衰竭。由于贫血孕妇对失血耐受性低,如产时出现明显失血应尽早输血。有出血高危因素者应在产前备血。

3. **产时处理**　IDA 的孕妇临产时,备血并酌情给维生素 K₁、维生素 C 等。应采取措施,如剖宫产术中积极给予宫缩剂,以防产后出血。出血多时应及时输血。储存铁减少的孕妇分娩时,延迟 60~120 秒钳夹脐带,可提高新生儿储存铁,有助于降低婴儿期和儿童期铁减少相关后遗症的风险。早产儿延迟 30~120 秒钳夹脐带,可降低输血和颅内出血的风险。

(二)双胎妊娠合并巨幼红细胞性贫血的治疗

治疗应包括富含营养的饮食及叶酸和铁的补充。建议叶酸 10~20mg 口服,一天 3 次,直到症状消失血象正常,后改为预防性剂量维持。若叶酸值正常或出现神经精神症状,应及时检测及补充维生素 B₁₂。维生素 B₁₂ 的治疗剂量为每天 100μg 肌内注射,连续 14 天,其后每周 2 次,并监测维生素 B₁₂ 的水平。

(三)双胎妊娠合并地中海贫血的治疗

如无铁缺乏,不建议进行补铁治疗。由于孕妇铁螯合疗法的安全性尚未确定,因此通常停用去铁胺、

轻微的 β- 地中海贫血通常为轻度无症状性贫血。对重型 β- 地中海贫血在妊娠期间,输血时 Hb 水平应保持在达到或接近 100g/L。应通过超声检查监测胎儿的生长情况,如果胎儿生长不理想,应加强胎儿监护。分娩方式应个体化,剖宫产用于有产科适应证的情况。

(四) 双胎妊娠合并镰状细胞疾病的治疗

目前缺乏有效治疗方法,以对症支持治疗为主。输血风险大,多数需剖宫产终止妊娠。预防措施:产前每天 4mg 叶酸的补充,阿司匹林预防先兆子痫,对血栓高风险者予抗凝药物预防血栓形成。应为患有该疾病风险的夫妇提供遗传咨询。

(五) 双胎妊娠合并再生障碍性贫血的治疗

治疗原则取决于胎龄、疾病的严重程度以及是否接受过治疗。若妊娠早期考虑行人工流产。妊娠中晚期密切监护病情,予支持性护理,包括持续的感染监测、及时的抗菌治疗和少量多次输血。仅在感染期间才输注粒细胞。给予红细胞以改善症状性贫血,并常规地将血细胞比容维持在 20%。有出血倾向者,予糖皮质激素治疗,年轻患者的最佳疗法是造血干细胞移植。骨髓移植后予免疫抑制疗法。

(六) 双胎妊娠合并溶血性贫血的治疗

对于自身免疫性溶血性贫血,溶血在妊娠期可能会明显加速。糖皮质激素通常有效,用泼尼松治疗,每天口服 1mg/kg。对于药物引起的溶血性贫血,通常为轻度 - 中度的慢性溶血。症状的严重程度取决于溶血程度。在大多数情况下,停药后症状逆转,并且可以通过避免使用此类药物来预防再次发生。

(七) 双胎妊娠急性失血引起的贫血的治疗

大出血需要立即输血治疗。如果中度贫血的妇女(Hb>70g/L),生命体征平稳,血流动力学稳定,能够轻松走动而没有不良症状,且没有败血症,则不建议输血,而应采用补铁疗法治疗至少 3 个月。

【预后】

对于妊娠合并缺铁性贫血,一项针对 IDA 的 Meta 分析研究显示适量的补充铁剂可以降低妊娠缺铁性贫血和低体重出生儿的风险,缺铁性贫血经治疗后预后良好。而对于双胎妊娠合并再生障碍性贫血,急性再障预后差,往往死于颅内出血和感染。年轻患者骨髓移植后予免疫抑制疗法,大多数患者反应良好,生存率高。自身免疫性溶血性贫血,应用糖皮质激素预后良好。药物引起的溶血性贫血,停药后病情逆转。

【未来展望】

目前,对于妊娠期贫血的诊断 WHO 及我国 2014 年指南均未就双胎妊娠给出额外定义,仍采用和单胎妊娠一致的诊断标准即 Hb<110g/L。已有的一些研究建议重新定义单胎和双胎妊娠贫血的诊断标准,推荐在孕中期预测病理性贫血的 Hb 界值分别为 100g/L(单胎妊娠)和 97g/L(双胎妊娠),未来通过进一步研究明确双胎妊娠的诊断标准可以有助于双胎妊娠合并贫血的研究和治疗。

IDA 与低出生体重、早产和围产期死亡风险增加有关。其三种潜在机制为低氧、氧化应激和感染。孕妇 Hb 水平低于 60g/L 的重度贫血与胎儿氧合异常有关,导致胎心率不稳定、羊水量减少、胎儿脑血管扩张和胎儿死亡。但至今 ID 是否影响不良母儿结局仍有争议。虽然很多报道提示,ID 与不良结局有关,但另外一些研究得到的结果却与之相反。可能由于 ID 的早期监测导致了早期的诊断和治疗,因此避免了严重不良结局的发生。

目前就双胎妊娠妇女预防 IDA 所需补充铁的剂量仍存在争议,双胎妊娠合并缺铁性贫血是否需要补充双倍铁剂,不同的文献报道存在不同的意见,有研究指出其需要的铁接近单胎妊娠妇女的 2 倍,考虑这是由于双胎妊娠向胃肠道输送的绝对血容量增加,雌孕激素的作用使胃肠道的运输时间增加,最终导致更大的铁吸收。也因此,较之单胎,双胎妊娠对铁的需求更多。而另外的随机对照研究却表明,给予双倍剂量铁剂与单倍剂量铁剂效果相当,但副作用增多,对非贫血双胎妇女每天补充单倍剂量铁剂(30mg 铁元素)就足以满足母体和胎儿的需要。因此未来可以进行针对双胎妊娠铁剂补充剂量的多中心大样本研究。

【管理流程】（表 5-8-1）

表 5-8-1　双胎妊娠合并贫血管理流程

孕期 12 周常规检查血常规和铁蛋白	□ 正常	□ 定期随访	
	□ 铁缺乏、轻度、中度贫血	□ 铁剂口服、改善饮食 □ 2 周后复查血常规	□ 正常、定期随访
			□ 贫血，鉴别诊断、病因学治疗（药量不足、依从性差、继续失血、其他原因）
	□ 重度贫血	□ 口服 / 注射铁剂或多次少量输注浓缩红细胞 □ 复查血常规	□ 正常或好转、继续治疗、定期随访
			□ 治疗无效，鉴别诊断、病因学治疗（药量不足、依从性差、继续失血、其他原因）
	□ 极重度贫血	□ 输注浓缩红细胞 □ 复查血常规	□ Hb>70g/L，口服 / 注射铁剂 □ 复查血常规，正常或好转，继续治疗
			□ 治疗无效，鉴别诊断、病因学治疗（药量不足、依从性差、继续失血、其他原因）

【参考病例】

患者李某,27 岁。

主诉:停经 8 个月余,头晕眼花 2 小时。

现病史:平素月经规则,末次月经 2018 年 10 月 20 日,预产期 2019 年 7 月 27 日,停经 40 天,尿妊娠试验阳性,B 超提示宫内早孕,双孕囊、双胚芽,系双绒毛膜双胎妊娠,孕 4 个月自觉胎动,早孕期产检发现贫血血常规 Hb 108g/L,间断口服铁剂补铁治疗。孕 30 周产检发现血压升高,140/95mmhg,尿蛋白(−),口服降压药降压治疗,其后未产检就诊,血压控制情况不详。现孕 35^{+2} 周,入院前 2 小时出现头晕眼花不适,急诊血压 160/105mmHg,尿蛋白 ++,水肿 ++,血常规 Hb 86g/L,拟 "G2P1,孕 35^{+2} 周,双胎妊娠,子痫前期重度,中度贫血" 收入院。

既往史:G_2P_1,2015 年顺产,前次妊娠时有妊娠期高血压史及妊娠期糖尿病史,分娩后血压及血糖复查正常。否认心脏病、肾病史。

入院查体:体温 37℃,脉搏 100 次 /min,呼吸 20 次 /min,血压 160/105mmHg,睑结膜苍白,一般状况可,腹隆,宫高 40cm,胎儿一 LOA,胎心 150 次 /min;胎儿二 LST,胎心 140 次 /min。未及宫缩。水肿 ++。

辅助检查:

血常规:血红蛋白 86g/L,血细胞比容 0.23,红细胞平均体积 60fl,白细胞计数 11.3×10^9/L,血小板 109×10^9/L。

血清铁蛋白:14μg/L。

尿蛋白:++。

凝血功能:凝血酶原时间 12.3 秒,活化部分凝血活酶时间 40.7 秒,凝血酶时间 22.3 秒。

肝肾功能:谷丙转氨酶 30U/L,谷草转氨酶 35U/L,肌酐 79μmol/L,尿酸 330μmol/L,尿素氮 4.4mmol/L。

B 超:双胎妊娠,头 / 臀位,胎儿一 LOA,双顶径 87mm,股骨长 55mm,胎心胎动好,羊水量正常;胎儿二 LST,双顶径 86mm,股骨长 55mm,胎心胎动好,羊水量正常。胎盘后壁。

入院诊断:

①重度子痫前期。②中度缺铁性贫血。③孕 2 产 1,妊娠 35^{+2} 周;LOA/LSA（双绒毛膜双羊膜囊双胎）。

治疗:解痉,降压,铁剂纠正贫血治疗的同时,行剖宫产术终止妊娠。

预后： 手术顺利，术后一般状况好，无不适主诉。术后血压维持 120~135/80~85mmHg，血常规 Hb 88g/L，择日出院，并继续铁剂治疗。

思 考

1. 双胎妊娠贫血的诊断及分类。
2. 双胎缺铁性贫血孕期补铁策略。

（程蔚蔚 王彦林）

参 考 文 献

1. Hady EH, Vincent C, Pascale MP, et al. Recurrent pregnancy loss: current perspectives. International Journal of Womens Health, 2017, Volume 9: 331-345.
2. 李莉，乔杰，王海燕. 不明原因复发性流产免疫学发病机制的研究进展. 中华生殖与避孕杂志，2017, 37 (2): 160-165.
3. Egerup P, Lindschou J, Gluud C, et al. The effects of immunotherapy with intravenous immunoglobulins versus no intervention, placebo, or usual care in patients with recurrent miscarriages: a protocol for a systematic review with meta-analyses, trial sequential analyses, and individual patient data meta-analyses of randomised clinical trials. Syst Rev, 2014, 3: 89.
4. Grimstad, Frances, Krieg, et al. Immunogenetic contributions to recurrent pregnancy loss.. J Assist Reprod Genet, 2016, 33 (7): 833-84.
5. Ruffatti A, Tonello M, Hoxha A, et al. Effect of Additional Treatments Combined with Conventional Therapies in Pregnant Patients with High-Risk Antiphospholipid Syndrome: A Multicentre Study. Thromb Haemost. 2018; 118 (4): 639-646.
6. Saccone G, Berghella V, Maruotti GM, et al. Antiphospholipid antibody profile based obstetric outcomes of primary antiphospholipid syndrome: the PREGNANTS study. Am J Obstet Gynecol 2017; 216: 525. e1-12.
7. Brown R, Gagnon R, Delisle MF. No. 373-Cervical Insufficiency and Cervical Cerclage. J Obstet Gynaecol Can. 2019; 41 (2): 233-247.
8. Ahmed R, Samardzic D, Santos MA, et al. Just a mirage: heterotopic intrauterine and twin ectopic pregnancy mimicked by mirror imaging on ultrasound. Radiol Case Rep, 2017, 12 (2): 422-426.
9. Dendas W, Schobbens JC, Mestdagh G et al. Management and outcome of heterotopic interstitial pregnancy: Case report and review of literature. Ultrasound, 2017, 25 (3): 134-142.
10. Liu CH, Jiang H, Ni F, et al. The Management of Heterotopic Pregnancy with Transvaginal Ultrasound-Guided Local Injection of Absolute Ethanol. Gynecol and Minimally Invasive Therapy, 2019, 8: 149-154.
11. Su RN, Zhu WW, Wei YM, et al. Maternal and neonatal outcomes in multiple pregnancy: A multicentre study in the Beijing population. Chronic Dis Transl Med. 2015. 1 (4): 197-202.
12. Foeller ME, Zhao S, Szabo A, et al. Neonatal outcomes in twin pregnancies complicated by gestational diabetes compared with non-diabetic twins. J Perinatol. 2015. 35 (12): 1043-1047.
13. Shinar S, Shapira U, Maslovitz S et al. Redefining normal hemoglobin and anemia in singleton and twin pregnancies. Int J Gynaecol Obstet, 2018; 142 (1), 42-47.
14. Shinar S, Skornick-Rapaport A, Maslovitz S. Iron Supplementation in Twin Pregnancy—The Benefit of Doubling the Iron Dose in Iron Deficient Pregnant Women: A Randomized Controlled Trial. Twin Res Hum Genet. 2017, 20 (5), 419-424.
15. Ali MK, Abbas AM, Abdelmagied AM. et al. A randomized clinical trial of the efficacy of single versus double-daily dose of oral iron for prevention of iron deficiency anemia in women with twin gestations. Matern Fetal Neonatal Med. 2017; 30 (23), 2884-2889.
16. Suksai M, Suwanrath C, Kor-Anantakul O, et al. Complete hydatidiform mole with co-existing fetus: Predictors of live birth. Eur J Obstet Gynecol Reprod Biol, 2017, 212: 1-8.
17. Nobuhara I, Harada N, Haruta N, et al. Multiple metastatic gestational trophoblastic disease after a twin pregnancy with complete hydatidiform mole and co-existing fetus, following assisted reproductive technology: Case report and literature review. Taiwan J Obstet Gynecol, 2018, 57 (4): 588-593.
18. Amir A, Kristine GM, Christopher S, et al. The role of placental malperfusion in the pathogenesis of preeclampsia in

dichorionic twin and singleton pregnancies. Placenta, 2018, 70: 41-49.

19. Francisco C, Wright D, Benk Z, et al. Hidden high rate of pre-eclampsia in twin compared with singleton pregnancy. Ultrasound Obstet Gynecol, 2017, 50 (1): 88-92.

20. American College of Obstetricians and Gynecologists; Society for Maternal-Fetal Medicine. ACOG Practice Bulletin No. 144: Multifetal gestations: twin, triplet, and higher-order multifetal pregnancies. Obstet Gynecol, 2014, 123 (5): 1118-1132.

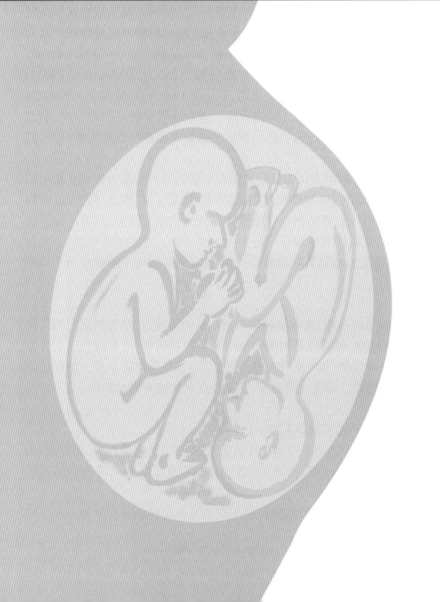

第六章
附属物疾病

胎盘是介于母体与胎儿之间复杂的重要器官,进行物质交换、营养代谢、分泌激素和抵御外来微生物侵入,从而保证胎儿正常发育。胎膜是胚胎发育中的辅助结构,具有保护、营养及与母体进行物质交换的作用,虽不参与形成胎儿身体组织器官,但为胚胎发育不可缺少。若胎盘胎膜自身因素或外界原因导致发育异常或造成不良损害时,则可引起病理的发生,如胎膜早破、前置胎盘等。

第一节 双胎胎膜早破

关键点

1. **筛查与诊断**   双胎胎膜早破与单胎胎膜早破筛查与诊断的方法基本一致,可通过临床表现、阴道检查或产科 B 超确诊。患者有阴道排液表现、阴道窥开检查见液体自宫口流出或后穹窿积液,阴道液 pH 试纸变蓝,或产科 B 超提示羊水量减少可辅助诊断。

2. **处理方法**   目前国内外对双胎胎膜早破患者的处理尚无统一指南。无生机的胎膜早破(<24 周)的处理,个体化综合考虑处理;对于远离足月(24~32 周)的双胎胎膜早破,临床处理与单胎妊娠相似;胎膜早破发生在 32~34 周,根据胎肺发育成熟情况,可单疗程糖皮质激素促进胎肺成熟后终止妊娠;妊娠 34 周之后发生的胎膜早破,多建议终止妊娠。

【概述】

近年来,随着辅助生殖技术广泛运用与发展,双胎妊娠发生率有逐渐上升的趋势。双胎妊娠属于高危妊娠,胎膜早破(premature rupture of membrane,PROM)为双胎妊娠常见并发症。胎膜早破是指临产前发生胎膜破裂,依据发生的孕周分为足月 PROM 和未足月 PROM(preterm premature rupture of membrane,PPROM)。文献报道双胎妊娠 PROM 发生率约为 7.1%~13.9%,是单胎妊娠的 2~3 倍,92.1% 双胎 PROM 病例为 PPROM。双胎 PPROM 破膜时间至分娩时间间隔较单胎更短,平均为 10.1 天,研究提示 50%~75% 的双胎 PPROM 将在破膜后 48 小时内分娩,超过 75% 将在 1 周内分娩。双胎胎膜早破可引起早产、胎盘早剥、脐带脱垂、胎儿窘迫和新生儿脑瘫、呼吸窘迫综合征,孕产妇和胎儿感染率和围产儿死亡率升高,其发生的孕周越小,围产儿的预后越差。

目前,虽然导致胎膜早破病因尚不明确,但多数学者认为其导致胎膜早破的原因为多因素相互作用的结果。以往研究发现,双胎胎膜早破的危险因素有母体和胎儿因素、维生素、微量元素、感染、酶类、细胞凋亡、双胎的绒毛膜性质等多种因素,此外宫腔内压力增高则是双胎胎膜早破公认相关因素,双胎妊娠子宫容量大,宫腔压力增高,覆盖于宫颈内口处的胎膜成为薄弱环节易发生胎膜早破。宫腔压力增高,盆腔血管受压,诱发宫缩易发生胎膜早破。并且双胎胎位也是影响因素之一,胎位异常导致前羊膜囊受力不均亦导致胎膜破裂。

【临床表现】

双胎胎膜早破临床表现与单胎胎膜早破患者一致,患者突感较多液体从阴道流出,增加腹压时阴道排液增多。上推胎儿先露部时,见液体从阴道流出,有时可见到流出液中有胎脂或胎粪,呈黄绿色。如并发明显羊膜腔感染时,则阴道流出液有臭味,并伴发热、母儿心率增快、子宫压痛等急性感染表现。隐匿性羊膜腔感染,虽无明显发热,但常出现母儿心率增快。患者在排液后,常很快出现宫缩及宫口扩张。

【辅助检查】

1. 阴道窥开检查时可见液体自宫口流出或阴道后穹窿积液。

2. **阴道液酸碱度测定**   正常阴道液 pH 值为 4.5~6.0,羊水 pH 值为 7.0~7.5。胎膜破裂后,阴道液 pH 值升高即 pH ≥ 6.5 时可协助诊断,但子宫颈炎、阴道炎、血液、肥皂、尿液、精液或防腐剂可能会出现假阳性。

3. **阴道液涂片**   取阴道后穹窿积液涂于玻片上,干燥后显微镜下观察见羊齿状结晶提示为羊水。精液和宫颈黏液可造成假阳性。

4. 超声检查　超声提示羊水量较前明显减少，同时孕妇还有过阴道排液的病史，在排除其他原因导致的羊水过少的前提下，应高度怀疑胎膜早破。

5. 生化指标检测　对于上述检查方法仍难确定的可疑胎膜早破患者，可采用生化指标检测。临床应用最多是针对胰岛素样生长因子结合蛋白 1（insulin-like growth factor-binding protein-1，IGFBP-1）、胎盘 α - 微球蛋白 1（placental α-microglobulins 1，PAMG-1）及可溶性细胞间黏附分子 -1（soluble intercellular adhesion molecule-1，sICAM-1）。以上生化指标不受精液、血液、尿液或阴道炎症的影响，但是在有规律宫缩且胎膜完整者中有高达 19%~30% 的假阳性率，所以主要应用于难确诊且无规律宫缩的可疑胎膜早破患者。

【诊断】

（一）双胎胎膜早破的诊断

可根据临床表现、辅助检查可确诊。

（二）绒毛膜羊膜炎的诊断

1. 临床表现　①母体体温 ≥ 38℃；②阴道分泌物异味；③胎心率增快（胎心率基线 ≥ 160 次 /min）或母体胎心率增快（心率 ≥ 100 次 /min）；④母体外周血白细胞计数 ≥ 15×10⁹/L；⑤子宫呈激惹状态、宫体有压痛。母体体温升高的同时伴有上述② ~ ⑤妊娠一项表现可诊断绒毛膜羊膜炎。

2. 辅助检查　①超声引导下羊膜腔穿刺抽取羊水检查，检查的指标有：羊水涂片革兰氏染色检查、葡萄糖水平测定、白细胞计数、细菌培养等，但临床较少使用；②胎盘、胎膜或脐带组织病理检查：如结果提示感染或炎症，有助于绒毛膜羊膜炎的诊断。

【鉴别诊断】

（一）压力性尿失禁

患者腹压增加时不自主地排尿，阴窥检查未见羊水从阴道口排出，后穹窿无积液，但腹压增加时尿道口可见液体流出，即可排除。

（二）阴道炎溢液

阴道炎分泌物较为黏稠，且阴道炎会出现外阴瘙痒、阴道分泌物等其他异常情况，结合阴窥见宫颈口羊水流出及辅助检查可鉴别。

【治疗】

双胎妊娠是胎膜早破高危因素，其诊断与单胎胎膜早破无明显差异。双胎合并 PROM 涉及宫内双胎的安全，临床上处理这类患者时，要根据孕周大小，加强监测胎儿宫内情况、产妇的感染情况，特别是结合自身医院新生儿的抢救情况，平衡利弊，综合判断，给予适当的临床处理，同时做好患者沟通。

（一）双胎未足月胎膜早破的处理

双胎未足月胎膜早破发生率为 7%~8%，发生胎膜早破的平均孕周为 30~32 周。双胎合并 PPROM 的处理类似单胎合并 PPROM 的处理。包括期待疗法、宫缩抑制剂应用、抗生素预防感染和促胎肺成熟的治疗以及硫酸镁保护胎儿神经系统。然而双胎还有特殊性，首先，胎儿可能较同期的单胎妊娠发育更小、宫内耐受性差，所以娩出后的早产相关问题更要引起重视。另外，双胎发育的特点，特别是双卵双胎，发生 PPROM 时可能仅涉及其中一个羊膜腔，所以要加强监护，注意已经破膜的羊膜腔的羊水量，预防感染，防止累及另一羊膜腔。

无论单胎或者多胎合并未足月胎膜早破患者，应用宫缩抑制剂延迟分娩仍然存在争议。尽管宫缩抑制剂可抑制宫缩，但它对延长孕周、改善早产儿作用并不确定。有指南指出不推荐未足月胎膜早破治疗性使用宫缩抑制剂。宫内感染与未足月胎膜早破相关，两者互为因果。单胎未足月胎膜早破应用抗生素治疗已被深入研究且证实益处良多。但对于双胎未足月胎膜早破应用抗生素治疗的相关研究相对较少。研究发现双胎合并 PPROM 的孕妇，采用了宫缩抑制剂 + 预防性抗生素治疗方案，是延长破膜至分娩间隔的有效手段之一。但是目前还没有大规模的临床试验研究以及延长了这段间隔后，新生儿近远期并发症是否有降低。然而临床处理上的矛盾是延长破膜至分娩间隔，增加感染概率，例如绒毛膜羊膜炎、新生儿各种感染性疾病,特别是产妇败血症。所以亦有学者不支持过多地使用宫缩抑制剂,认为及早终止妊娠,有利于母儿安全。

关于糖皮质激素已被证实在单胎早产中可改善新生儿结局,降低围产儿病死率、新生儿呼吸窘迫综合征及脑室内出血。研究报道 500 例的极低出生体重儿双胎病例对照研究表明产前应用糖皮质激素可显著降低单胎及双胎的新生儿死亡、肺发育不良及脑室内出血的风险。硫酸镁可作为神经保护剂,在无禁忌证的前提下,可对可能分娩的双胎未足月胎膜早破应用硫酸镁保护胎儿神经系统预防脑瘫。

不管是单胎还是多胎,指南均推荐权衡早产与继续妊娠的宫内感染、脐带脱垂、胎盘早剥等风险,建议34 周终止妊娠。妊娠 34 周之前发生胎膜早破,推荐继续妊娠,除非能证明胎儿肺成熟。尽管对于保胎药是否应用于双胎胎膜早破,尚无一致看法,但单疗程糖皮质激素促胎肺成熟与抗生素推荐用于 24~34 周。

(二) 双胎足月胎膜早破的处理

足月胎膜早破明确诊断后,应评估母胎状况,排除胎儿窘迫、绒毛膜羊膜炎、胎盘早剥、胎位异常、母体合并症等。随着破膜时间延长,宫内感染的风险显著增加。双胎足月胎膜早破宜终止妊娠。分娩方式应遵循产科指征。

(三) 双胎胎膜早破终止妊娠时机

一般来说,双胎妊娠的平均分娩孕周为 36 周,50% 双胎妊娠者在孕 37 周前分娩。指南指出与同孕周单胎妊娠相比,孕 31~32 周的双胎妊娠胎盘成熟早,卵磷脂 / 鞘磷脂比值提前达到成熟标准,提示双胎妊娠胎儿肺发育成熟明显早于单胎,因此双胎终止妊娠时间应不同于单胎妊娠,但应注意的是,双胎妊娠两胎儿肺的成熟度经常是不一致的,需要综合评估两个胎儿各自的情况。

妊娠 34 周之后发生的胎膜早破,围产期并发症主要是绒毛膜羊膜炎和脐带受压所致的胎死宫内,所以多建议终止妊娠;胎膜早破发生在 32~34 周,若证实胎儿肺发育成熟,可选择终止妊娠;若胎肺不成熟,使用单疗程糖皮质激素促进胎肺成熟后可选择终止妊娠。对于远离足月 (24~31 周)的双胎 PPROM,临床处理与单胎妊娠相似。鉴于 32 周前分娩,新生儿发病率和死亡率较高,在除外胎儿窘迫、绒毛膜羊膜炎、脐带脱垂、胎盘早剥等前提下,推荐保守治疗使孕周延长,单疗程使用糖皮质激素,预防性使用宫缩抑制剂和抗生素。对于无生机的胎膜早破(<24 周)的处理,双胎妊娠目前没有规范方案,应对此类患者详细告知风险及利弊,取得知情同意后,根据母胎状况、围产中心和 NICU 医疗水平及孕妇本人和家属的意愿等方面进行决策。

(四) 双胎胎膜早破终止妊娠方式

关于双胎分娩方式,目前没有足够证据支持剖宫产优于阴道分娩,未足月胎膜早破不是剖宫产指征。双胎剖宫产指征详见第十九章第一节,双胎阴道分娩详见第十一章第一节。

【预后】

双胎合并 PROM 的预后主要取决于孕周、母胎情况及当地新生儿科救治水平,而患者和家属新生儿意愿及家庭经济条件的支持也是影响新生儿预后的重要因素。

【未来展望】

目前双胎妊娠合并胎膜早破患者的处理则未有统一指南,且目前研究有限。双胎未足月胎膜早破以及双胎之一胎膜早破则是临床决策的挑战。双胎之一合并 PPROM,目前还没有这方面的临床对照研究以及明确的诊疗常规,仅见少量病例报道。有学者认为,双胎之一胎膜破裂,如果第一胎保胎失败,经娩出宫腔后,有些患者自发子宫收缩将缓解,如果第二胎胎膜没有破裂的话,完全可以继续第二胎的保胎综合治疗,这时可以高位结扎第一胎的脐带还纳于宫腔及宫颈缝扎。然而临床上却发现,大部分的双胎患者,一旦分娩发动,往往双胎都娩出。继续第二胎的保胎治疗,主要的并发症是母儿的各种感染情况,治疗期间要加强对母儿的监护,但此种治疗仍需进一步研究。

【管理流程】（表 6-1-1）

表 6-1-1　双胎胎膜早破管理流程

孕期	□ 绒毛膜性鉴定	□ 妊娠 8 周之前鉴定
		□ 妊娠 $11\sim13^{+6}$ 周鉴定
围产期	□ <24 周	□ 个体化选择
	□ 24~31 周	□ 期待治疗,孕周延长,单疗程使用糖皮质激素,预防性使用宫缩抑制剂和抗生素
	□ 32~33 周	□ 若肺发育成熟,终止妊娠
		□ 若胎肺不成熟,使用单疗程糖皮质激素促进胎肺成熟后终止妊娠
	□ ≥ 34 周	□ 终止妊娠
产后	□ 分娩管理	□ 新生儿复苏

【参考病例】

患者曾某,29 岁。

主诉:停经 7 个月余,阴道排液 1 小时。

现病史:患者孕期定期产检,早期超声检查提示单绒毛膜双羊膜囊双胎妊娠。患者 1 小时前出现阴道排液,色清,量中,无异味,无阴道流血,无伴规律下腹坠痛,急诊拟"胎膜早破,单绒毛膜双羊膜囊, G_3P_0 ,孕 29^{+6} 周双活胎"收入院。患者孕期无畏寒、发热,无头晕,无视物模糊,无心悸胸闷,无呼吸困难等不适。

既往史: G_3P_0 ,否认心脏病、糖尿病及高血压病史。

查体:体温 36.0℃,脉搏 127 次 /min,血压 102/58mmHg,呼吸 20 次 /min。神清语明,无贫血貌。心肺听诊未闻及异常,腹隆,无压痛,未触及宫缩。产科查体:宫高 32cm,腹围 101cm,胎心率 153~157 次 /min;消毒内诊:胎膜已破,后穹窿见液池,见清亮液体自宫颈管流出,行 pH 试纸变蓝色。宫颈居后,宫颈质硬,宫颈管消退 0%,宫口未开,先露 S-4,宫颈 Bishop 评分 0 分。骨及软产道未见明显异常。

超声检查:彩超(本院超声,就诊前 2 周检查)示宫内妊娠,双活胎,胎重 975/1 142g,双顶径 70.4/70.6mm,头围 256.1/252.7mm,腹围 215.7/239mm,股骨长 50.5/51.4mm。胎盘位于子宫底后壁,颈后脐带影 0 周。羊水最大区 4.9/4.5cm。

入院诊断:①胎膜早破(未足月);② G_3P_0 ,孕 29^{+6} 周,LOA/LSA(单绒毛膜双羊膜囊双胎)。

治疗:予卧床、抗感染、促胎肺成熟、脑保护治疗等对症支持治疗,动态复查感染指标及产科 B 超。入院 1 周后复查产科 B 超提示:宫内妊娠,双活胎,头 / 臀位,胎重 1 632/1 376g,双顶径 80.3/76.0mm,头围 267.5/271.3mm,腹围 269.5/235.1mm,股骨长 58.2/60.0mm。胎盘位于子宫底后壁,颈后脐带影 1/2 周。羊水最大区 2.5cm/ 无羊水。若继续妊娠随时可能出现胎儿窘迫甚至胎死宫内等情况,遂行剖宫产术终止妊娠。术中出血 300ml,两新生儿出生 Apgar 评分均为 10-10-10 分,大儿体重 1 550g、身长 41cm、头围 28cm,小儿体重 1 390g、身长 39cm、头围 29cm。术后 3 天患者恢复好,伤口愈合良好,予出院。

思　考

1. 双胎妊娠胎膜早破终止妊娠时机。
2. 双胎妊娠胎膜早破终止妊娠方式。

（陈敦金　孙　雯）

第二节 双胎妊娠前置胎盘

关键点

1. **筛查与诊断** 经阴道超声检查是诊断双胎前置胎盘的首选方法,若怀疑胎盘植入,可行磁共振检查;采用超声方法筛查和诊断双胎前置胎盘时应评估胎盘的位置、形态及与胎先露和宫颈内口的关系,有助于确定前置胎盘的类型。另一方面,临床医师可根据患者病史、临床表现等评估患者发生前置胎盘的危险因素。

2. **处理方法** 双胎前置胎盘与单胎前置胎盘处理原则基本一致,包括抑制宫缩、纠正休克、预防感染、适时终止妊娠。临床医师应根据阴道出血量、前置胎盘类型、孕周、胎儿宫内状况、是否临产及当地医疗条件等进行综合评估,给予相应治疗。

3. **围手术期管理** 术前应积极救治贫血、预防感染、充分备血;手术时应由有经验的麻醉医师和产科医师实施,并请新生儿科医师在旁作好抢救新生儿的准备;术后要作好处理产后出血的准备。

【概述】

前置胎盘(placenta previa)的诊断指妊娠 28 周后,胎盘位置位于子宫下段、低于胎儿先露部、下缘达到或覆盖宫颈内口。按胎盘下缘与宫颈内口的关系,将前置胎盘分为 4 类:完全性前置胎盘、部分性前置胎盘、边缘性前置胎盘、低置胎盘。妊娠中期超声检查发现胎盘接近或覆盖宫颈内口时,称为胎盘前置状态。无论分类方法如何,前置胎盘是导致妊娠中晚期阴道流血最常见原因,严重影响母儿生命安全,是妊娠期危重症之一。

随着辅助生殖技术广泛运用,双胎妊娠发生率逐年增加,与之相关的前置胎盘发生率也随之增加。一项 Meta 分析显示,经 ART 受孕的患者其双胎妊娠前置胎盘发生率较自然受孕者明显增高(OR 1.5,95% CI 1.26-1.74)。文献报道,国内前置胎盘发生率约在 0.24%~5% 之间,其在单胎妊娠中的发生率为 2.8‰,而双胎妊娠前置胎盘发生率则升高至 3.9‰(单绒毛膜双羊膜囊:RR 3.29,95% 置信区间 1.32-8.21;双绒毛膜双羊膜囊:OR 1.54,95% CI 1.15-2.06),且双胎妊娠合并前置胎盘的产后出血发生率为 18%,平均出血量约为 867ml,多于单胎合并前置胎盘患者。因此,对于双胎妊娠前置胎盘患者,产科医师应予以高度重视。

然而双胎妊娠合并前置胎盘的原因尚不明确,高龄与辅助生殖技术可能是双胎妊娠前置胎盘的主要高危因素。2019 年,Lee 等收集了 1 936 例双胎妊娠患者临床资料,并根据患者年龄将其分为 <25 岁组、25~29 岁组、30~34 岁组、35~40 岁组及 ≥ 40 岁组,结果显示,双胎妊娠前置胎盘发生率随着患者年龄的增加而增加。

【临床表现】

(一)症状

妊娠晚期或临产后突然出现无诱因、无痛性反复阴道流血是前置胎盘的典型症状,阴道出血发生孕周、出血量多少以及出血次数多与前置胎盘类型相关,与妊娠胎数关联较小。

(二)体征

患者一般情况与出血量及出血速度密切相关。反复出血可呈贫血貌,急性大量出血可出现失血性休克表现。

【辅助检查】

(一)专科检查

主要包括腹部检查及阴道检查。腹部检查:子宫软,无压痛,轮廓清楚,子宫大小符合妊娠周数,胎先露高浮或伴有胎位异常。阴道窥开检查时可见血液自宫口流出或阴道后穹窿积血。

（二）影像学检查

超声检查具有安全、准确、无创的特点，是诊断前置胎盘的首选方法。目前认为，经阴道超声的准确性优于经腹部超声，特别对于后壁型前置胎盘。当经阴道超声不可用或患者拒绝时，可改用经腹或经会阴。另外，三维超声有助于提高前置胎盘诊断的准确性。当怀疑胎盘植入或超声诊断不清时，尤其对于后壁胎盘，可联合使用磁共振检查。

（三）生化指标

患者血清甲胎蛋白（alpha fetal protein，AFP）与前置胎盘、胎盘植入有一定关联，该检查简便易行，但特异性差，临床应用价值有限。

【诊断】

双胎妊娠合并前置胎盘的诊断可通过询问病史、临床表现、专科检查及辅助检查来诊断。

（一）询问病史并进行高危因素识别

如剖宫产史、多次人工流产史、宫腔操作史、高龄、辅助生殖技术受孕等。

（二）临床表现

妊娠晚期或临产后突然出现无诱因、无痛性反复阴道流血。

（三）超声诊断

评估胎盘的位置、形态及与胎先露和宫颈内口的关系，有助确定前置胎盘类型。根据胎盘下缘与宫颈内口的关系，将前置胎盘分为：①完全性前置胎盘：胎盘组织完全覆盖宫颈内口；②部分性前置胎盘：胎盘组织部分覆盖宫颈内口；③边缘性前置胎盘：胎盘下缘达到宫颈内口，但未超过宫颈内口；④低置胎盘：胎盘附着于子宫下段，边缘距离宫颈内口 <2cm。对于妊娠 28 周前超声检查发现胎盘前置者，应称为胎盘前置状态。孕期可根据病情多次复查超声。⑤若患者既往有剖宫产史，本次妊娠超声检查提示胎盘前置且胎盘附着在子宫瘢痕部位，造成胎盘局部植入，这种情况可诊断为凶险性前置胎盘。通过超声检查评估胎盘位置、胎盘厚度、胎盘内血窦情况、胎盘后间隙是否消失、胎盘基底部血流信号、胎盘与膀胱关系、胎盘与宫颈关系、宫颈形态和长度及剖宫产次数等指标进行评分，根据评分预测胎盘植入的类型：①评分 ≤ 5 分：预测为无植入或粘连型胎盘植入；②评分 6~10 分：预测为植入型；③评分 ≥ 10 分：预测为穿透型胎盘植入。评分越高，出血风险越高，子宫切除可能性越大。

（四）磁共振诊断

当怀疑胎盘植入或超声诊断不清时，可联合使用磁共振检查。

【鉴别诊断】

产前出血的原因很多，且病因复杂。双胎妊娠合并前置胎盘所致产科出血可能是附着于子宫下段 / 宫颈内口的胎盘部分与其附着部位错位分离，继而血窦破裂出血。但宫颈水平以上部位的子宫出血，也可能是胎盘早剥、胎盘边缘血窦或前置血管破裂出血引起。此外，双胎妊娠合并前置胎盘所致产科出血还需与阴道血管破裂或宫颈病变出血等宫颈水平部位以下的产前出血相鉴别。根据病史、症状、体征，结合超声检查及实验室检查，不难作出诊断。

【治疗】

双胎妊娠合并前置胎盘的管理与单胎患者基本一致，当出血不多且胎儿未成熟时，其治疗原则为抑制宫缩、纠正贫血、预防感染及适时终止妊娠。

目前认为，双胎妊娠前置胎盘治疗个性化治疗方案（tailor antenatal care）的选择，主要依据患者病情及当地医疗条件而定。一般来讲，双胎妊娠前置胎盘患者处置总体原则有以下几种情况：

1. 胎儿未成熟，但尚无绝对终止妊娠指征者（阴道出血不多），可期待治疗，<34 周者，促胎肺成熟、硫酸镁脑保护。

2. 胎儿成熟，若母胎一般情况良好、出血量小、无临产征象者，以密切观察为主，其终止妊娠时机需要结合孕妇 / 胎儿的具体情况及前置胎盘类型制订个体化分娩方案；若出现胎儿窘迫等其他产科指征时，可行急诊手术。

3. 已临产的患者，若出血量较多，预计短时间内不能分娩者，也应终止妊娠。

4. 若患者出血量大,为挽救患者生命,不论胎儿是否成熟,应立即终止妊娠。国际上对无症状双胎妊娠合并前置血管孕妇的最佳分娩时机尚未形成广泛统一的共识,现能明确的是在临产前计划性剖宫产终止妊娠可大大改善围产儿结局。

分娩方式的选择同样也需根据患者阴道流血量、孕周、胎儿情况及前置胎盘类型等综合判断。阴道分娩仅适用于边缘性前置胎盘、低置胎盘、阴道流血少,预计短时间内能分娩的患者;而剖宫产则适用于所有前置胎盘患者。需要注意的是,双胎妊娠合并前置胎盘患者决定手术时,应作好充分的术前准备如积极救治贫血、预防感染、充分备血等,实施手术者应当由经验丰富、技术娴熟的产科医师及麻醉医师操作,并请新生儿科医师在旁作好抢救新生儿的准备。无论选择阴道分娩还是剖宫产,均应积极防治产后出血,必要时可行子宫切除术。

【预后】

双胎妊娠合并前置胎盘是妊娠中晚期阴道流血的最常见病因,可导致产后出血、贫血、上行性感染、早产、胎儿生长受限、新生儿窒息甚至围产儿死亡等不良妊娠结局。

【未来展望】

目前,国内外关于双胎妊娠合并前置胎盘的孕期管理策略尚缺乏统一共识,包括糖皮质激素的使用时机以及最佳终止妊娠时机。双胎妊娠合并前置胎盘患者早产风险极大,对于妊娠 <34 周的患者给予糖皮质激素可以改善早产儿的预后已经有肯定结论,但对 $34\sim36^{+6}$ 周分娩患者是否给予糖皮质激素,目前尚无定论。特别对于双胎妊娠合并凶险性前置胎盘患者,产科学界对于此类患者何时入院给予促胎肺成熟、胎儿脑保护治疗亦无统一方案。另一方面,双胎妊娠合并前置胎盘孕期管理目的是在确保母胎生命安全的前提下尽量延长孕周,避免与双胎妊娠或前置胎盘有关的潜在并发症,以提高围产儿结局。但目前关于双胎妊娠合并前置胎盘管理的建议都是在单胎前置胎盘的基础上提出的,缺乏大样本临床研究或局限于单一组织机构。未来的工作重心应着力于开展多中心大样本的临床研究,建立一套针对多胎妊娠合并前置胎盘的标准化管理模式。

【管理流程】(表 6-2-1)

表 6-2-1　双胎妊娠前置胎盘管理流程

孕期	□ 妊娠 <28 周前诊断为胎盘低置 / 前置状态患者	□ 常规产检
	□ 妊娠 28~34 周前置胎盘、无症状患者	□ 注意休息,避免劳累,常规产检,适时终止妊娠
	□ 妊娠 28~34 周后前置胎盘、阴道流血少患者	□ 促胎肺成熟、胎儿脑保护,适时终止妊娠
	□ 妊娠 >34 周,胎儿成熟者	□ 终止妊娠
	□ 不论孕周,若患者阴道流血多、生命体征不平稳	□ 立即终止妊娠
	□ 凶险性前置胎盘患者	□ 建议妊娠 34 周适时入院
产时	□ 术前准备	□ 完善相关检查,如 B 超 /MRI 检查明确胎盘前置类型,是否植入 □ 多学科会诊,如麻醉科、输血科、介入室、泌尿外科、新生儿科等 □ 术前备血
	□ 术中	□ 由经验丰富的医师主持,术中注意止血,必要时行子宫切除术
产后		□ 预防感染、预防产后出血

【参考病例】

患者王某,35 岁。

主诉:双胎妊娠停经 8 个月余,无痛性阴道流血 1 天。

现病史:患者平素月经规律,末次月经 2018 年 2 月 6 日,推算预产期 2018 年 11 月 13 日。患者孕期定期产检,早期超声提示双绒毛膜双羊膜囊双胎妊娠。患者孕期定期产检,胎儿、无创 DNA、三级排畸超声、OGTT 未见明显异常。孕 31$^+$ 周产科超声提示:边缘性前置胎盘,宫内双活胎。患者 1 天前出现无痛性阴道流血,色鲜红,较月经量少,无阴道排液,胎动无明显异常。患者孕期无畏寒发热,无头晕,无视物模糊,无心悸胸闷,无呼吸困难等不适,精神食欲佳,睡眠好,大小便正常。

既往史:G_1P_0,既往体健,无心脏病、高血压、糖尿病病史,否认手术史,否认食物药物过敏史。

查体:体温 36.6℃,脉搏 88 次 /min,呼吸 20 次 /min,血压 115/72mmHg。神志清楚,无贫血貌。心肺听诊未闻及异常,腹膨隆,无压痛,未扪及明显宫缩。产科检查:宫高 40cm,腹围 101cm。胎心音 132 次 /min,143 次 /min,胎心规则。阴道窥察示:阴道见暗红色积血,约 10ml,宫颈居中,宫颈质中,宫颈管未消退,宫口未开,未见活动性出血。骨产道、软产道未见异常。

产科超声(入院当日):

胎儿 1:双顶径约 79.6mm,头围约 296.9mm,腹围约 303.0mm,股骨长约 66.7mm,胎儿体重约 2 301g,胎心 142 次 /min,胎位横位,胎盘后壁下缘达到子宫内口,羊水最大经线 4.0cm,脐动脉 PI 0.93,RI 0.59。

胎儿 2:双顶径约 80.8mm,头围约 300.2mm,腹围约 298.8mm,股骨长约 65.3mm,胎儿体重约 2 233g,胎心 131 次 /min,胎位横位,胎盘前壁,羊水最大经线 4.4cm,脐动脉 PI 0.95,RI 0.64。

入院诊断:①前置胎盘;② G_1P_0 妊娠 34^{+1} 周,LOA/LSA(双绒毛膜双羊膜囊双胎)。

治疗:患者入院后完善相关检查,血常规、凝血常规、肝功、生化等检查未见明显异常。患者入院后生命体征平稳,胎心监护反应好,予预防感染、安胎延长孕周。患者安胎期间病情平稳,无感染征象,予孕 37 周行剖宫产终止妊娠。

思　考

1. 双胎妊娠前置胎盘保胎治疗策略。
2. 双胎妊娠前置胎盘终止妊娠的时机。

(陈敦金　张慧丽)

参考文献

1. Sentilhes L, Lorthe E, Marchand-Martin L, et al. Planned Mode of Delivery of Preterm Twins and Neonatal and 2-Year Outcomes. Obstet Gynecol. 2019, 133 (1): 71-80.

2. Lorthe E, Torchin H, Delorme P, et al. Preterm premature rupture of membranes at 22-25 weeks' gestation: perinatal and 2-year outcomes within a national population-based study (EPIPAGE-2). Am J Obstet Gynecol. 2018, 219 (3): 298. e1-298. e14.

3. Myrick O, Dotters-Katz S, Grace M, et al. Prophylactic Antibiotics in Twin Pregnancies Complicated by Previable Preterm Premature Rupture of Membranes. AJP Rep. 2016, 6 (3): e277-e282.

4. 郑文佩,张志涛,庄艳艳,等.2013 年全国多中心双胎胎膜早破临床分析.中国实用妇科与产科杂志,2017, 33 (2): 191-194.

5. 中华医学会妇产科学分会产科学组.胎膜早破的诊断与处理指南 (2015).中华妇产科杂志,2015, 50 (1): 161-167.

6. Ruiter L, Eschbach SJ, Burgers M, et al. Predictors for emergency cesarean delivery in women with placenta previa. Am J Perinatol 2016, 33: 1407-1414.

7. 杨晓燕,周玮.双胎妊娠产后出血相关危险因素临床分析.重庆医学,2018, 47 (23): 3105-3107, 3111.

8. Lee YJ, Kim MN, Kim YM, et al. Perinatal outcome of twin pregnancies according to maternal age. Obstet Gynecol Sci. 2019, 62 (2): 93-102.

9. Karami M, Jenabi E, Fereidooni B. The association of placenta previa and assisted reproductive techniques: a meta-analysis. J Matern Fetal Neonatal Med. 2018, 31 (14): 1940-1947.

10. Luke B, Gopal D, Cabral H. et al. Adverse pregnancy, birth, and infant outcomes in twins: effects of? maternal fertility status and infant gender combinations; the Massachusetts Outcomes Study of Assisted Reproductive Technology. Am J Obstet Gynecol. 2017, 217 (3): 330. e1-330. e15.

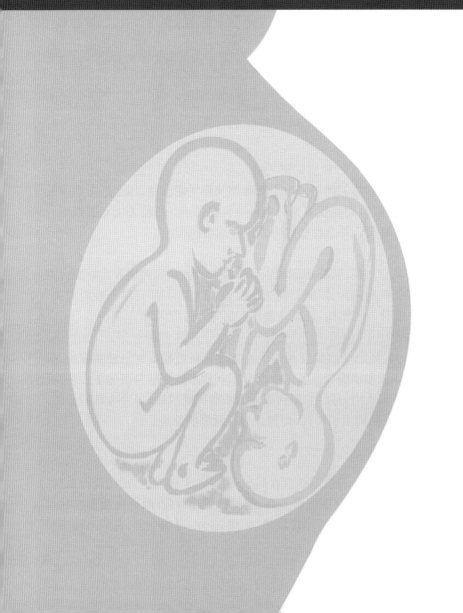

第七章

妊娠合并症

双胎妊娠合并症包括外科合并症和内科合并症。外科疾病可分为心脏外科、腹部外科、头颈外科等，由于妊娠引发的生理性改变以及妊娠晚期双胎随孕周增大而占据腹腔较多的空间，盆腹腔脏器位置及功能的改变可导致外科疾病症状不典型，容易与产科疾病相混淆，因此，本章着重阐述双胎合并腹部外科和盆腔妇科的相关内容，尤其是急腹症的鉴别诊断及诊治要点，主要包括急性胰腺炎、急性胆囊炎、急性阑尾炎和卵巢疾病。内科疾病可分为循环系统、呼吸系统、消化系统、泌尿系统、血液系统和免疫系统等，双胎妊娠的孕产妇的心肺功能、肝肾功能和血液成分等都可能发生很大的改变，甚至失代偿而出现病理性改变，本章节主要叙述孕期常见的循环系统、血液系统、消化系统、泌尿系统等主要疾病。

第一节　双胎妊娠合并外科疾病

一、双胎妊娠合并急性胰腺炎

关键点

1. 急性上腹痛为主要临床表现。血清及尿液淀粉酶的测定是急性胰腺炎最常用的诊断方式。增强 CT 是诊断急性胰腺炎有效的检查方法，Balthazar CT 评级可作为炎症反应及坏死程度的判断，磁共振的影像学表现及分级同 CT。

2. 根据我国《急性胰腺炎诊治指南(2014)》提出临床上符合以下 3 项特征中的 2 项即可诊断：①与急性胰腺炎相符合的腹痛；②血清淀粉酶和 / 或脂肪酶活性至少高于正常上限值 3 倍；③腹部影像学检查符合急性胰腺炎影像学改变。

3. 双胎妊娠合并急性胰腺炎的治疗原则与非孕期急性胰腺炎的处理原则相同。终止妊娠可能改善疾病，但需结合孕周、胎儿等产科因素综合考虑。

4. 急性胰腺炎更强调多学科协作，加强母儿的管理和胎儿的监护。

【概述】

急性胰腺炎是指不同原因引起的胰酶激活，继而以胰腺局部炎症反应为主要特征的疾病。病情严重者可引发全身炎症反应综合征，同时可伴有多脏器功能障碍。由于妊娠期胰腺代谢改变，加之妊娠期间的高凝及高脂状态，因此，妊娠合并急性胰腺炎是妊娠期间较多见的外科急腹症之一。目前关于双胎妊娠合并急性胰腺炎的报道较少，故而仅可参考单胎妊娠合并急性胰腺炎的相关诊治内容。

(一) 病因

急性胰腺炎的发病原因包括胆道疾病、高脂血症、胰腺解剖和生理异常、药物、胰腺肿瘤等。妊娠合并急性胰腺炎以高脂血症型为多见，部分为胆道疾病来源，以胆石症为主要致病因素，与胆道结石梗阻有关。过多的高脂饮食、增大的子宫机械性压迫致胰管内压增高、妊娠高血压疾病等为高危因素。

(二) 病理生理

急性胰腺炎按照病情的严重程度可分为轻症急性胰腺炎及中重症急性胰腺炎和重症急性胰腺炎，按照病理改变过程可分为间质水肿型胰腺炎、坏死型胰腺炎。其中大部分以间质水肿型胰腺炎为主，胰腺炎性水肿引起胰腺肿大，CT 或 MRI 表现为胰腺实质均匀强化，但胰腺周围脂肪间隙模糊，可伴有胰周积液。少部分患者可进一步加重，伴有胰腺实质和 / 或胰周组织坏死，即转化为坏死型胰腺炎。

【临床表现】

(一) 母体症状

以急性发作的上腹部剧烈疼痛为主要表现，多于进食油腻饮食后出现，以左上腹为主，常向背部放射，亦可伴有恶心、呕吐等其他消化道症状。而妊娠期子宫底逐渐升高，胰腺位置相对较深，因此腹部症状可不典型。体征上轻症者常表现为上腹部轻压痛。重症者可出现发热、心悸、少尿、呼吸急促，进而出现多脏器功能衰竭表现。体征上可出现腹膜刺激征,腰部及脐周皮肤瘀斑征(Grey-Turner 和 Cullen 征)。腹胀,肠鸣音减弱或消失,排便、排气停止。

（二）胎儿症状

母体循环障碍或脏器功能损伤可导致胎儿严重缺氧、胎心异常、胎死宫内、流产及早产等,病程较长者胎儿生长受限等。

【辅助检查】

（一）实验室检查

血清及尿液淀粉酶的测定是急性胰腺炎最常用的诊断方式。血清淀粉酶在发病数小时内即可升高,24 小时达高峰,48 小时开始下降,4~5 天可降至正常;尿淀粉酶在发病后 24 小时升高,48 小时达高峰,1~2 周可恢复正常。但若胰腺广泛坏死时,淀粉酶也可不增高,因此,当血清淀粉酶正常时,亦不能完全排除急性胰腺炎。血清脂肪酶一般在起病后 24~72 小时升高,持续 7~10 天,其特异性和敏感性优于淀粉酶。有研究通过对 65 例妊娠合并急性胰腺炎患者(轻症 32 例,中重症 21 例,重症 12 例)的临床特征及预后进行分析后发现,55.38%(36/65)患者血淀粉酶高于正常值上限的 3 倍,63.08%(41/65)患者血脂肪酶高于正常值上限的 3 倍。

（二）影像学检查

B 超检查提示胰腺局限性或弥漫性增大,坏死型胰腺炎可见粗回声,胰周渗液,但由于妊娠状态及肠道胀气往往影响诊断效果。增强 CT 是诊断急性胰腺炎有效的检查方法,Balthazar CT 评级可作为炎症反应及坏死程度的判断(表 7-1-1)。在《急性胰腺炎诊治指南(2014)》中提示磁共振的影像学表现及分级同 CT。妊娠妇女谨慎做增强 CT,但磁共振是安全的检查手段。

表 7-1-1 Balthazar CT 表现(注:MRI 同 CT)

CT 分级	Balthazar CT 表现
A 级	胰腺正常
B 级	胰腺局部或弥漫性肿大,但胰周正常
C 级	胰腺局部或弥漫性肿大,胰周脂肪结缔组织炎症性改变
D 级	胰腺局部或弥漫性肿大,胰周脂肪结缔组织炎症性改变,胰腺实质内或胰周单发性积液
E 级	广泛的胰腺内、外积液,包括胰腺和脂肪坏死、胰腺脓肿

【诊断】

根据我国《急性胰腺炎诊治指南(2014)》提出临床上符合以下 3 项特征中的 2 项即可诊断:①与急性胰腺炎相符合的腹痛;②血清淀粉酶和 / 或脂肪酶活性至少高于正常上限值 3 倍;③腹部影像学检查符合急性胰腺炎影像学改变。

【鉴别诊断】

（一）急性胆囊炎

可以有上腹痛和血尿淀粉酶的轻度升高,但急性胆囊炎是一种表现为持续性右上腹严重疼痛、发热、心动过速、与胆囊炎症相关的急腹症,通常与胆石症有关。体检 Murphy 征可呈阳性。B 超可提示胆囊壁增厚,另可见高回声样或泥沙样结石。

（二）消化道溃疡穿孔

妊娠前即有消化道溃疡病史。主要表现包括恶心、呕吐、上腹部疼痛,通常在夜晚和餐后加重。如突然出现剧烈的弥漫性腹痛,应怀疑溃疡穿孔。影像学检查可见膈下游离气体。

【治疗】

目前双胎合并急性胰腺炎的治疗原则与非孕期急性胰腺炎的处理原则相同。但需充分结合孕周、胎儿等产科因素进行诊治。

（一）保守治疗

包括禁食、禁水、胃肠持续减压、液体复苏、维持水电解质平衡和加强监护治疗是早期治疗的重点，防止休克发生。及时使用抑制胰酶、抑酸的药物，如生长抑素、H₂受体抑制剂或质子泵抑制剂等。但药物能通过胎盘，需在与家属充分沟通利弊后使用。止痛药物可选择哌替啶。与此同时可加用抗生素进行抗感染治疗。

（二）手术治疗

外科治疗主要针对胰腺局部并发症继发感染或产生压迫症状，如消化道梗阻、胆道梗阻等，以及胰瘘、消化道瘘、假性动脉瘤破裂出血等其他并发症。胰腺及胰周无菌性坏死积液无症状者无需手术治疗。

（三）产科处理

治疗期间应密切监测胎儿宫内情况。对终止妊娠及手术时机、指征的选择目前尚无统一意见。轻症患者可适当予以宫缩抑制剂预防早产，中重症患者并且孕晚期，评估胎儿已可存活，剖宫产终止妊娠有助于胰腺功能的恢复和进一步诊治，必要时术中请外科医师台上会诊。继续妊娠者因母亲较长时间禁食，要关注胎儿生长情况，及时补充静脉营养。

【预后】

妊娠期急性胰腺炎产妇死亡率为33.3%，非孕期死亡率为22.2%。近年来早期诊断、早期治疗和适时终止妊娠，孕产妇死亡率明显下降。疾病病情越重，胎死宫内率越高，新生儿5分钟Apgar评分越低。

【未来展望】

妊娠合并急性胰腺炎病理机制尚不明确。孕期急性胰腺炎的CT诊断和药物治疗的胎儿安全性有待深入研究，但母亲安全第一，考虑重症胰腺炎有着较高的死亡率，因此仍然需要及时诊治。外科源性急性胰腺炎，妊娠中期腹腔镜手术比较安全。终止妊娠时机尚无定论，要严格把握终止妊娠的适应证和时机，开腹手术有导致感染加重的风险，要加强抗感染治疗。

二、双胎妊娠合并急性胆囊炎

> **关键点**
>
> 1. 右上腹急性疼痛为主要临床表现。腹部超声是最直接的诊断方法，其表现为胆囊壁增厚（>4mm），胆囊增大（测量长轴>8cm、短轴>4cm），胆囊壁水肿呈现"双边征"。囊内可见结石样强回声。CT及MRI也可协助诊断。
>
> 2. 根据我国《急性胆道系统感染的诊断和治疗指南（2011版）》提出确诊急性胆囊炎，症状和体征及全身反应中至少各有1项为阳性；疑似急性胆囊炎，仅有影像学证据支持。
>
> 3. 双胎合并急性胆囊炎的治疗原则与非孕期急性胰腺炎的处理原则相近。但需充分结合孕周、胎儿等产科因素进行诊治。
>
> 4. 急性胆囊炎更强调多学科协作，加强母儿的管理和胎儿的监护。对于妊娠合并急性胆囊炎患者首选保守治疗，对于病情严重患者，建议手术治疗。

【概述】

急性胆囊炎是胆囊管梗阻和细菌感染引起的炎症性疾病。超过90%的急性胆囊炎患者合并胆囊结石，其余患者与结石无关，成为非结石性胆囊炎。

（一）病因

急性结石性胆囊炎初期的炎症与结石直接损伤受压部位的胆囊黏膜相关，继而在胆汁淤滞的状况下出现细菌感染。胆囊结石可堵塞胆囊管或嵌顿于狭窄的胆囊颈，结石直接损伤黏膜，导致胆汁排出受阻，胆汁淤滞、浓缩。高浓度的胆汁酸盐具有细胞毒性，引起细胞损害，继而加重黏膜的炎症、水肿甚至坏死。另一方面，细菌从胆道逆行进入胆囊或经血液循环进入胆囊，造成感染。妊娠期高雌、孕激素导致胆囊平滑肌松弛,胆囊收缩力下降,胆囊容量增大2倍,胆囊排空延迟。加之胆汁中胆固醇含量增高,胆固醇和胆盐的比例改变,胆汁黏稠度增加,因此易发生胆囊炎。双胎妊娠子宫增大压迫胆囊也容易诱发胆囊炎。

（二）病理

病变开始时,结石造成胆囊管梗阻,胆囊黏膜充血、水肿,胆囊内胆汁淤积,胆囊逐渐肿大。经治疗后可解除梗阻,缓解炎症。若病情进一步加重,病变可累及胆囊壁全层,囊壁增厚,血管扩张,发展成化脓性胆囊炎。

【临床表现】

（一）母体症状

主要于夜间发作,饱餐、进食油腻食物常诱发。疼痛位于上腹部,早期仅有上腹胀痛不适感,逐渐发展至呈阵发性绞痛,可放射至右侧肩背部。伴恶心、呕吐、厌食等消化道症状。患者常有轻中度发热,无寒战,如出现寒战高热,表明病变加重,需考虑胆囊穿孔、坏疽等,少数患者可出现轻度黄疸。体格检查:右上腹胆囊区域压痛,程度个体有差异,可伴（或无）Murphy征阳性。

（二）胎儿症状

炎症可导致胎儿严重缺氧、胎儿生长受限、胎死宫内、流产及早产等。

【辅助检查】

（一）实验室检查

超过80%的患者可出现白细胞升高,血清谷丙转氨酶、碱性磷酸酶升高,可伴有胆红素及淀粉酶的升高。

（二）影像学检查

腹部超声是最直接的诊断方法,其表现为胆囊壁增厚（>4mm）,胆囊增大（测量长轴>8cm、短轴>4cm）,胆囊壁水肿呈现"双边征"。囊内可见结石样强回声。CT及MRI也可协助诊断。CT可见胆囊周围液体聚集、胆囊增大、胆囊壁增厚、胆囊周围脂肪组织出现条索状高信号区。MRI检查的诊断依据为:胆囊周围高信号、胆囊增大、胆囊壁增厚。

【诊断】

根据我国《急性胆道系统感染的诊断和治疗指南（2011版）》提出确诊急性胆囊炎,症状和体征及全身反应中至少各有1项为阳性;疑似急性胆囊炎,仅有影像学证据支持（表7-1-2）。

表 7-1-2 急性胆囊炎的诊断标准

诊断依据	诊断标准
症状和体征	右上腹疼痛（可向右肩背部放射）,Murphy征阳性、右上腹包块/压痛/肌紧张/反跳痛
全身反应	发热,CRP升高（≥30mg/L）,白细胞升高
影像学检查	超声、CT、MBI检查发现胆囊增大,胆囊壁增厚,胆囊颈部结石嵌顿、胆囊周围积液等表现

根据疾病严重程度的不同,可将急性胆囊炎分为轻、中、重度三级（表7-1-3）。

表 7-1-3 急性胆囊炎严重程度

严重程度	评估标准
轻度	胆囊炎症较轻,未达到中、重度评估标准
中度	1. 白细胞>18×10⁹/L $ 白细胞>18 \times 10^9/L $
	2. 右上腹可触及包块
	3. 发病持续时间>72h
	4. 局部炎症严重:坏疽性胆囊炎。胆囊周围脓肿,胆源性腹膜炎,肝脓肿

续表

严重程度	评估标准
重度	1. 低血压,需要使用多巴胺 >5μg/(kg·min) 维持,或需要使用多巴酚丁胺
	2. 意识障碍
	3. 氧合指数 <300mmHg
	4. 凝血酶原时间国际标准化比值 >1.5
	5. 少尿(尿量 <17ml/h),血肌酐 >20mg/L
	6. 血小板 <10 × 10^9/L

注:中度胆囊炎:符合中度评估标准1~4 项中任何 1 项;重度胆囊炎:符合重度评估标准1~6 项中任何 1 项

【鉴别诊断】

(一) 急性胰腺炎

以急性发作的上腹部剧烈疼痛为主要表现,多于进食油腻饮食后出现,以左上腹为主,常向背部放射,亦可伴有恶心、呕吐等其他消化道症状。体征上轻症者常表现为上腹部轻压痛。重症者可出现低钙血症、少尿、呼吸急促,进而导致多脏器功能衰竭表现,体征上可出现腹膜刺激征,腰部及脐周皮肤瘀斑征(Grey-Turner 和 Cullen 征)。B 超检查提示胰腺局限性或弥漫性增大,坏死型胰腺炎可见粗回声,胰周渗液。

(二) 妊娠急性脂肪肝

好发于妊娠晚期。起病急,以恶心、呕吐、上腹痛、背痛为主要表现,可伴有不同高血压、水肿、蛋白尿。严重者可出现黄疸进行性加深,短期内出现肝、肾衰竭。实验室检查可见血小板减少,血清总胆红素等均升高,尿胆红素阴性,持续低血糖,DIC,血清肝炎病毒标志物阴性。B 超或 CT 扫描发现脂肪肝征象。肝组织活检可确诊。

(三) 妊娠期高血压疾病合并肝包膜血肿

子痫前期的重度表现之一,发病罕见。以突发性右上腹痛为主要表现,严重者可出现失血性休克,病死率极高。孕前无高血压病史,孕 20 周后出现血压升高,可伴随蛋白尿或其他脏器损伤。

【治疗】

目前,双胎妊娠合并急性胆囊炎原则上与成人急性胆囊炎的治疗原则相似,但需进行多学科会诊,且需充分结合孕周、胎儿等产科因素进行诊治。

(一) 保守治疗

轻度急性胆囊炎,往往症状较轻,炎症反应不严重者,在止痛、解痉的同时应予以口服抗生素,抗菌药物治疗首选针对革兰氏阴性菌,如头孢菌素类。中度急性胆囊炎患者则需禁食、输液、营养支持,纠正水电解质平衡的同时予以静脉抗生素治疗。因双胎妊娠患者无法直接进行胆汁的培养,因此可选择经验性用药,首选含 β- 内酰胺酶抑制剂的复合制剂、第二代头孢菌素或者氧头孢烯类药物。如果首选药物无效,可改用碳青霉烯类药物。

(二) 手术治疗

急诊外科治疗主要针对保守治疗无效或者病情恶化者;有胆囊穿孔、弥漫性腹膜炎、并发急性化脓性胆管炎、急性坏死性胰腺炎等并发症。

(三) 产科处理

治疗期间应密切监测胎儿宫内情况,根据胆囊炎的疾病情况进行评估,无产科因素,不考虑同时终止妊娠。

【预后】

急性胆囊炎是外科的常见病种,仅次于阑尾炎,占第 2 位。妊娠合并急性胆囊炎可发生于妊娠各期,妊娠晚期和产褥期多见,发生率约为 0.8‰,绝大多数患者经保守治疗病情好转继续妊娠。

【未来展望】

对于妊娠合并急性胆囊炎的诊治研究较少,孕期急性胆囊炎的腹腔镜手术的母胎安全性和手术疗效需要增加病例研究。

三、双胎妊娠合并急性阑尾炎

关键点

1. 急性阑尾炎是妊娠期间最常见的外科问题。

2. 妊娠期因阑尾位置改变而急性阑尾炎表现不典型,还需要与子宫收缩痛相鉴别。

3. 建议对怀疑有阑尾炎的妊娠女性行分级加压超声检查。如果观察到右下腹存在不可压缩的盲端管状结构,且最大直径超过 6mm 即可诊断为阑尾炎。

4. 诊断明确者积极手术治疗。高度怀疑急性阑尾炎者,一时难以确诊者,观察病情进展者,放宽探查指征,及时手术治疗。

【概述】

急性阑尾炎是妊娠期最常见的外科合并症。疑诊率为 1/1 000~1/600 例妊娠,确诊率为 1/1 500~1/800 例妊娠,以妊娠中期发病率较高。由于妊娠期子宫增大、阑尾位置发生变化、妊娠期生理性白细胞增多,妊娠期急性阑尾炎的诊断具有挑战性。

与单胎妊娠相比,双胎妊娠子宫增大,将腹壁与发生炎症的阑尾分开,降低局部防御能力,盆腔血液及淋巴循环更为旺盛,毛细血管通透性强,炎症更不易被包裹局限,常发生阑尾穿孔和弥漫性腹膜炎而临床表现不典型,特别是晚期妊娠中常见,导致孕妇和围产儿病死率增高。

【临床表现】

在妊娠的不同时期,临床表现有明显差异。

(一) 妊娠早期

症状及体征与非妊娠期相似。常以发热和腹痛为首发症状,典型表现为转移性右下腹痛,最初在脐周,随着炎症进展而转移至右下腹,可能伴随恶心、呕吐、发热,及右下腹压痛、反跳痛及腹肌紧张等。

(二) 妊娠中、晚期

临床症状多不典型。有发热和腹痛,多无明显的转移性右下腹痛,随着子宫不断增大,阑尾的位置会向头侧移位几厘米,因此妊娠晚期,疼痛可能局限于右中腹甚至右上腹,故压痛点位置常较高。因增大的子宫将壁腹膜远离阑尾,故压痛、反跳痛、腹肌紧张常不明显。同时,也可伴胃肠不适症状,如胃灼热、排便不规律、肠胃气胀不适或腹泻等。

【辅助检查】

(一) 白细胞计数

非妊娠阑尾炎患者约 80% 会出现白细胞增多(白细胞计数 $>10 \times 10^9$/L)且分类计数中有核左移,妊娠女性存在生理性轻度白细胞增多现象,少数孕妇晚期妊娠时白细胞可达 16.9×10^9/L,所以白细胞计数 $>15 \times 10^9$/L 需警惕急性阑尾炎,但不是特异性感染指标,更要关注白细胞中性比值、C 反应蛋白和降钙素原等感染指标。

(二) 超声检查

妊娠期阑尾的初步首选诊断性影像学检查方法为分级加压超声。超声发现右下腹存在不可压缩的盲端管状结构且最大直径超过 6mm 则支持疑似阑尾炎的临床诊断。

(三) 磁共振成像

对于超声检查不能确证阑尾炎的妊娠女性,下一步可考虑 MRI 检查,MRI 对诊断妊娠期阑尾炎具有较高的敏感性和特异性。MRI 可提示阑尾扩张、阑尾结石、游离液体和脂肪条纹等征象。

（四）计算机断层扫描

CT 方便、易行，但孕妇慎用。CT 下阑尾炎的主要表现为右下腹炎症、一个扩大且无造影剂填充的管状结构和 / 或阑尾结石。改良的 CT 方案估计的胎儿辐射暴露量限定至 <3mGy，这远低于已知的可能导致胎儿不良反应的剂量。

【诊断】

急性阑尾炎是一种组织学诊断。对具有下列典型表现的妊娠女性应强烈怀疑阑尾炎的临床诊断：恶心、呕吐、发热、转移性右下腹痛、右下腹压痛以及白细胞增多伴核左移。因妊娠妇女常无典型表现，可借助影像学协助诊断。

【鉴别诊断】

（一）泌尿系结石

妊娠合并肾结石多发生于中晚期妊娠，90% 以上患者有急性腰痛，放射至腹股沟或下腹部，可伴有血尿、发热。大多数情况下，B 超可以协助诊断。必要时可行 MRI 尿路造影或低剂量 CT 检查。需辨别妊娠期生理性肾盂积水和梗阻引起的病理性肾盂积水。

（二）子宫破裂

大多数子宫破裂发生在既往有剖宫产史或经子宫肌层子宫手术史（如肌瘤切除）的临产女性中，若出现胎心监护图形异常或显示死胎、子宫压痛、腹痛、腹膜刺激征、阴道出血、休克和胎儿先露部消失等症状，需警惕子宫破裂的发生。子宫有瘢痕的女性也可能在非临产状态下出现自发性子宫破裂。无瘢痕的子宫临产时很少发生破裂，破裂的危险因素包括多产次、难产（先露异常和巨大儿）、产科操作（臀牵引、子宫器械操作和胎头倒转术）及使用宫缩药。

【治疗】

妊娠期急性阑尾炎，尤其是中晚期，可以抗生素保守治疗，但不主张一味地保守治疗，因为症状出现后若延迟手术超过 24 小时会增加穿孔的风险，根治手术是阑尾切除术。高度怀疑急性阑尾炎者，一时难以确诊，特别是病情继续进展者，应放宽探查指征，及时手术治疗。围术期抗生素的选择应覆盖革兰氏阴性和革兰氏阳性菌及厌氧菌。

妊娠早期可取麦氏切口，若诊断不能肯定时，行下腹正中纵切口；亦可行腹腔镜手术。妊娠中、晚期宜取右侧腹直肌旁切口。术中将手术床向左倾斜约 30°，使子宫左移，便于暴露阑尾。术中操作应轻柔，尽量避免刺激子宫。

除非有产科急诊指征，原则上仅处理阑尾炎而不同时行剖宫产。如果术中暴露阑尾困难、阑尾穿孔并发弥漫性腹膜炎、子宫已有感染征象或近预产期、胎儿基本成熟，可先行剖宫产，后行阑尾切除术，也可以先行阑尾切除术，后自然分娩。

【预后】

妊娠合并急性阑尾炎，可能导致早产和流产，但妊娠期行阑尾切除术的女性，早产或其他并发症的风险似乎并不会增高，但数据仅限于小型观察性病例系列研究。因子宫增大，部分患者腹部伤口 II 期愈合。目前关于后代的远期结局信息不足。

【未来展望】

孕期阑尾炎辅助检查手段受限，除超声检查外，MRI 检查无电离辐射，是首选的二线影像学检查，MRI 对诊断妊娠期阑尾炎具有较高的敏感性和特异性。CT 检查的必要性和射线安全性有待讨论。

【管理流程】(表 7-1-4)

表 7-1-4　双胎妊娠合并急性阑尾炎管理流程

孕期	□ 急性腹痛的鉴别	□ 急性左上腹痛
		□ 急性右上腹痛
		□ 急性右下腹痛
	□ 保守治疗	□ 抗生素抗感染治疗
		□ 胃肠功能支持
		□ 炎性指标监测
		□ 母亲生命体征监测
		□ 胎儿宫内状态监测
	□ 手术治疗	□ 孕早、中期外科手术 + 保胎治疗 + 继续妊娠
		□ 孕晚期外科手术 + 继续妊娠 + 阴道分娩
		□ 孕晚期剖宫产 + 外科手术
围产期		□ 继续抗感染治疗
		□ 重点伤口愈合情况
		□ 关注是否存在围产儿感染

【参考病例】

患者赵某,30 岁。

主诉:双胎妊娠停经 24 周,恶心、呕吐伴腹痛 4 天,高热 1 天。

现病史:孕期定期产检,无特殊。4 天前无明显诱因下出现右下腹痛,伴恶心、呕吐、低热,今体温 38.9℃,腹痛加重,否认停止排便、排气。自然受孕,单绒毛膜双羊膜囊双胎。无阴道出血、排液。

既往史:G_1P_0,否认心脏病、高血压等慢性病史。

查体:体温 38.4℃,脉搏 96 次/min,血压 120/76mmHg,呼吸 20 次/min。神清语明,无贫血貌。心肺听诊未闻及异常,腹膨隆,张力大,有右侧腹部压痛,无肌抵抗和反跳痛。肝、脾肋下未及,双肾区无叩痛。双下肢水肿。膝反射正常。产科查体:宫高 35cm,腹围 98cm,胎心率 1:140 次/min;胎心率 2:150 次/min;消毒内诊:外阴发育正常,阴道畅,宫颈未消,宫口未开。

辅助检查:

血常规:白细胞计数 19.8×10^9/L,N90%,血红蛋白 120g/L,血小板计数 233×10^9/L。CRP 90mg/L,PCT 1.0ng/L。

生化检查:肝肾功能、淀粉酶(−)。

腹部超声:右下腹肿块充满,周围渗出明显,急性阑尾炎?

入院诊断:①急性阑尾炎;②G_1P_0,妊娠 24 周,单绒毛膜双羊膜囊双胎。

治疗:入院后完善检查,急诊手术治疗,术中见阑尾坏死穿孔,术后抗生素治疗。伤口愈合不佳,换药一周,二次张力缝线缝合,10 天后好转出院。孕 36 周行剖宫产得 2 活婴。

思 考

1. 双胎妊娠合并急性阑尾炎诊断要点。
2. 双胎妊娠合并急性阑尾炎手术指征及手术时机。

(庄 旭 林建华)

第二节 双胎妊娠合并内科疾病

一、双胎妊娠合并心脏病

关键点

1. 结合基本病史、体格检查和辅助检查明确心脏病诊断。
2. 根据心脏病妊娠风险分级决定是否能够继续妊娠，严重心脏病需要多学科联合管理。
3. 加强围产期管理，降低严重心血管并发症的发生。

【概述】

妊娠合并心脏病是导致孕产妇死亡的重要原因之一，其疾病发生率达 0.2%~4%，近年来我国孕产妇死亡率统计，心脏病所致的孕产妇死亡成为产科间接死亡原因的首位。妊娠合并心脏病主要包括结构异常性心脏病和功能异常性心脏病，前者常见先天性心脏病、瓣膜性心脏病和心肌病等，后者主要是各种心律失常，如房/室性期前收缩、房室传导阻滞等，也有少数妇女既往没有心脏病病史，是妊娠期新发生的心脏疾病，如妊娠期高血压性心脏病和围产期心肌病等。

近几年来，我国促排卵技术以及辅助生殖技术飞速发展，多胎妊娠发生率随之升高，其中双胎妊娠占据多数。正常妊娠分娩过程孕妇心血管系统呈高排低阻状态，妊娠期心排血量增加，总血管阻力降低，由于妊娠期外周阻力下降，回心血量增多，心脏容量负荷过重，使心脏结构和功能发生一系列变化。孕妇循环血容量于孕 6~8 周开始增加，随着孕周增长逐渐增加，至孕 32~34 周达高峰。心脏病患者在妊娠分娩过程中能否承受血流动力学改变，取决于心脏病的种类和心功能的代偿能力，双胎妊娠再合并心脏病，孕妇孕晚期横膈抬高、胸廓扩张受限、血流动力学变化更加明显，血容量增加、心排血量和心率均随孕周增加而增长，更易发生心血管并发症，严重者可以危及母亲生命，因此加强双胎妊娠合并心脏病患者的监测尤为重要。

【临床表现】

（一）症状

病情轻者可无症状，重者有易疲劳、活动后乏力、气促、心悸、胸闷、呼吸困难、咳嗽、胸痛、咯血、水肿等表现。

（二）体征

不同种类的心脏病孕产妇有其不同的临床表现，如发绀型先天性心脏病患者口唇发绀、杵状指/趾；有血液异常分流的先天性心脏病者有明显的收缩期杂音；风湿性心脏病者可有心脏扩大，瓣膜狭窄或关闭不全者有舒张期或收缩期杂音；心律失常者可有各种异常心律（率）；金属瓣换瓣者有换瓣音；肺动脉压明显升高时右心扩大，肺动脉瓣区搏动增强和心音亢进；妊娠高血压性心脏病有明显的血压升高，而围产期心肌病以心脏扩大和异常心律为主；部分先天性心脏病修补手术史者可以没有任何阳性体征；心力衰竭时心率加快、第三心音、两肺呼吸音减弱、可闻及干湿啰音、肝颈静脉逆流征阳性、肝大、下肢水肿等。

【辅助检查】

辅助检查包括心脏结构和功能检查，其中心电图和 24 小时动态心电图检查患者心脏是否有电生理传导异常，心脏超声综合评估患者心脏结构、功能和血流动力学的变化，进一步了解心室收缩舒张功能、心脏瓣膜功能、是否存在肺动脉高压等基本情况。根据病情可以选择性进行 X 线、CT、MRI、心导管及心血管造影等影像学检查。实验室检查例如血常规、出凝血、脑利钠肽、心肌酶谱、动脉血气等可以辅助心功能判断。

【诊断】

诊断主要依靠临床表现、体格检查和辅助检查。

（一）临床表现

首先详细询问心脏病史，明确患者心脏疾病基本类型和是否有胸闷、气促、乏力、咳嗽等自觉症状进行性加重以及孕前心功能分级等。患者孕前有心脏手术史，要详细询问手术时间、手术方式、手术前后心功能的改变及用药情况。孕期诊断心脏病多见漏诊的结构性心脏病、功能性心律失常以及孕期新发的心脏病如妊娠期高血压性心脏病或围产期心肌病。

（二）体格检查

口唇发绀、杵状指/趾、听诊心率和心律，异常心音（如心音亢进、金属开瓣音），舒张期或收缩期杂音。

（三）辅助检查

心电图、24 小时动态心电图、心脏超声以及实验室检查等。

【鉴别诊断】

（一）妊娠生理性变化

双胎妊娠患者在妊娠及分娩期血液循环系统发生很大的生理改变，例如血容量的增加、心率增快、心排量的增加、子宫增大导致横膈抬高等，临床上孕晚期往往有心动过速、胸闷气促等改变，与妊娠合并心脏病患者的心功能下降难以鉴别，孕产妇是否有心脏病病史，结合体格检查、辅助检查明确诊断，尤其是超声下明确心脏泵功能和动态监测 BNP 可以明确是心脏疾病加重还是生理性改变。

（二）哮喘

同样表现为咳嗽咳痰、胸闷及呼吸困难，严重哮喘发作时常有呼吸费力、大汗淋漓、发绀、胸腹反常运动、心率增快、奇脉等体征。但既往有哮喘病史和体格检查听诊多数有广泛的呼气相为主的哮鸣音，呼气延长。辅以超声心动、肺功能检查等可以鉴别，尤其是胸部 X 线平片检查，在哮喘发作时可见两肺透亮度增加，呈过度充气状态。

（三）急性肺水肿和胸腔积液

双胎孕产妇容易发生子痫前期和低蛋白血症，严重者因低蛋白血症而出现胸腔积液和肺水肿；双胎多发先兆早产，不恰当过多使用 β 受体兴奋剂（如利托君）可以诱发肺水肿。临床表现为气促、心悸、胸闷、呼吸困难等，肺部可闻及湿啰音，严重者发生低氧血症，对症处理后可以好转。

【治疗】

严重心脏病患者不宜双胎妊娠，有条件者建议减胎。产科处理由多学科管理经验的妊娠心脏团队行妊娠期、分娩期和产后管理，孕期定期进行心功能综合评估，共同制订个体化原则的分娩计划，包括分娩方式、麻醉计划、产后注意事项。

（一）产前检查

频率同正常双胎妊娠，进行常规产前检查。参考 2016 年我国《妊娠合并心脏病诊治专家共识》妊娠风险分级管理方案，妊娠风险增加者，缩短产前检查的间隔时间，增加产前检查次数。除常规的产科项目外，还应注重心功能的评估，定期复查心脏超声、心电图和 BNP 等。

（二）分娩方式

根据患者妊娠周数、疾病严重程度、子宫颈成熟度、绒毛膜性、胎方位以及胎儿宫内情况综合考虑终止妊娠的时机和方式，制订个体化的指导方案。妊娠风险分级 Ⅰ～Ⅱ级且心功能 Ⅰ级者，按双胎的产科原则选择分娩时机和方法，妊娠风险分级 ≥Ⅲ级且心功能 ≥Ⅱ级者，或者有产科剖宫产手术指征者，建议提前终止妊娠，剖宫产术终止妊娠。

（三）围产期需要严密心电监护

术后严格控制每天液体入量和静脉输液速度，在分娩的最初 3 天建议出量大于入量，随后逐渐出入量平衡，注意电解质平衡，预防心血管并发症的发生。

心脏病患者妊娠期易发生心力衰竭、肺高压危象、恶性心律失常、感染性心内膜炎等严重心血管并发症，其治疗原则包括：

1. 心力衰竭治疗原则 是在严密的血流动力学监测下积极开展各项抢救措施，包括利尿和扩血管治疗减轻心脏前后负荷、增强心肌收缩力、去除诱发因素、治疗原发心脏病。

2. 肺高压危象治疗原则　是按保证氧合、维持血压、降低肺高压,如果经上述措施患者循环仍不能恢复稳定,有条件者进行 ECMO 心肺支持。

3. 严重心律失常治疗原则　首先针对发生的诱因、类型、血流动力学变化对母儿的影响、孕周综合决定,孕期使用药物必须权衡使用抗心律失常药物的治疗获益与潜在的毒副作用。

4. 感染性心内膜炎治疗原则　根据血培养和药物敏感试验选用有效的抗生素,坚持足量(疗程 6 周以上)、联合和应用敏感药物为原则,同时应及时请心脏外科医师联合诊治,结合孕周、母儿情况、药物治疗的效果和并发症综合考虑心脏手术的时机。

【预后】

随着治疗技术的不断进步,妊娠风险分级 Ⅰ～Ⅱ级且心功能 Ⅰ级的患者预后较好,妊娠风险分级 ≥Ⅲ级且心功能 ≥Ⅱ级者发生心血管并发症风险增加。但需要强调的是双胎明显增加心脏负担,加重妊娠风险,不建议心脏病患者双胎妊娠。提供辅助生殖的医护人员要加以重视和认真进行术前评估。

【未来展望】

根据我国 2016 年《妊娠合并心脏病诊治专家共识》提供的妊娠风险分级,全面评估育龄妇女患者孕产妇的心脏疾病的严重程度和预后情况,掌握好妊娠禁忌证,可以提高妊娠安全性。但产科医师需要增加心脏病相关的内外科知识,要认真掌握妊娠风险评估技能。对于心脏病患者妊娠期发生心血管并发症的预测模型不断更新,例如 Carpreg 评分、ZAHARA 评分系统等。相信随着研究不断深入,将减少妊娠期心血管并发症的发生。近年来,通过生物组学的方式探索血液生物标志物与心脏病情相关的研究受到越来越多的重视。随着分子生物学的进展和产前诊断的发展,心脏病的遗传性越来越得到重视,要加强胎儿的产前诊断。

【管理流程】(表 7-2-1)

表 7-2-1　双胎妊娠合并心脏病管理流程

孕前	□ 评估心脏病严重性,判断是否能妊娠
	□ 告知妊娠加重心脏负荷的风险
	□ 咨询胎儿心脏病的遗传性
孕期	□ 多学科管理,根据妊娠风险级别选择恰当的医院进行产前检查
	□ 孕早期,严重心脏病需要终止妊娠
	□ 孕期定期评估心脏功能和定期复查心脏病
	□ 产前筛查和产前诊断,胎儿遗传学评估
	□ 关注胎儿生长,严重心脏病患者,双胎建议减胎
分娩期	□ 根据心脏疾病严重性选择恰当的终止妊娠时机和方法
	□ 选择合适的麻醉方法
	□ 分娩时控制补液量和补液速度,保护心功能
产褥期	□ 分娩时控制补液量和补液速度,保护心功能
	□ 预防产后出血
	□ 预防感染

【参考病例】

患者王某,30 岁。

主诉:双胎妊娠,孕 34 周,咳嗽 1 周,胸闷心悸 1 天,气促不能平卧 3 小时。

现病史:患者孕期定期某专科医院产前检查,早期超声检查提示双绒毛膜双羊膜囊双胎妊娠。患者近 1 周有咳嗽,少量白痰,昨天开始出现胸闷、心悸,今晨感觉呼吸困难,大口喘气,不能平躺,咳粉色泡沫。无腹痛及下腹紧缩感,胎动正常。

既往史:G_1P_0,否认糖尿病及高血压病史。

查体：体温 36.8℃，脉搏 124 次 /min，血压 124/76mmHg，呼吸 30 次 /min，SpO_2 91%。神清语明，面色灰白、口唇无发绀、大汗、烦躁、半卧位。心前区心尖冲动向外移动，闻及 SM Ⅲ级杂音，肺部有显著哮鸣音、湿啰音，腹膨隆，张力大，无压痛，未触及宫缩。产科查体：宫高 36cm，腹围 98cm，胎心率 1：148 次 /min；胎心率 2：153 次 /min；消毒内诊：外阴发育正常，阴道畅，宫颈质软，居中，消 50%，宫口未开。骨及软产道未见明显异常。双下肢水肿（++）。

辅助检查：

心脏超声：继发孔型房间隔缺损 1cm，轻中度三尖瓣反流，右房内径增大，EF50%，肺高压 83mmHg。

心电图：心率 128 次 /min，ST-T 发生变化。

X 线检查：肺野可见大片融合阴影，肺淤血，心脏明显扩大。

NT-proBNP：1 020pg/ml；BNP：460pg/ml；TNI 0.04。

血气分析：pH 7.30，PCO_2 38.6，PO_2 91.4%，HGB 13.1，SO_2 93.5%，K^+ 3.8mmol/l，Na^+ 134mmol/L，Cl^- 109mmol/L，HCO_3^- 21mmol/L，Lac 1.8mmol/L，ABE −4.1，SBE −4.1。

血常规、出凝血功能正常。

产科超声检查：胎儿 1：双顶径 85mm，头围约 300mm，腹围 276mm，股骨长约 60mm，AFI130mm，胎儿心率 1：140 次 /min。胎儿 2：双顶径约 83mm，头围约 280cm，腹围 280mm，股骨长约 58mm，AFI 120mm。胎儿心率 2：142 次 /min。胎盘附着在子宫后壁，胎盘厚度约 25mm。成熟度 Ⅱ～Ⅱ$^+$ 级。

入院诊断：① G_1P_0，妊娠 34 周，LSA/LOA，双胎妊娠；②妊娠合并先天性心脏病（房间隔缺损）；③重度肺高压；④心功能不全Ⅳ级。

治疗：患者取半卧位，及时予以患者面罩吸氧，静脉注射利尿剂呋塞米 20mg 以减轻肺水肿。静脉注射强心剂毛花苷丙 0.4mg，静脉滴注扩血管药物硝酸甘油 10mg 加入 5% 葡萄糖液 250ml，静脉滴注 5% 碳酸氢钠 125ml 纠正患者酸中毒症状以及头孢呋辛 1.5g b.i.d. 预防感染，并予能量合剂以营养心肌。完善各项检查，电解质正常，再次静脉注射利尿剂呋塞米 20mg。

预后：患者予利尿、强心、扩血管等对症治疗后气促症状好转，心率下降至 100~110 次 /min，术前准备行剖宫产终止妊娠，娩出二活胎 2 000g/2 100g，评分 10-10。术中及术后严密监测生命体征，控制补液量和补液速度，维持血压在正常范围。产后 72 小时内仍是心力衰竭的好发期，加强产后生命体征监护，控制补液量（<1 000ml/d）和补液速度（<80ml/h），减轻心脏负荷，继续使用抗心力衰竭药物，西地那非 33.3mg t.i.d.，预防感染治疗 7~10 天，顺利出院，心外科随访。

> **思　考**
>
> 1. 双胎妊娠合并心功能不全的诊断及分级。
> 2. 双胎妊娠合并先天性心脏病终止妊娠的时机。

二、双胎妊娠合并血液系统疾病

> **关键点**
>
> 1. 血常规是发现双胎妊娠合并血液系统疾病的初步筛查手段，妊娠期妇女定期进行血常规检验非常必要。
>
> 2. 骨髓穿刺术、肝肾功能、血清免疫指标及 Coombs 等实验室检验可进一步协助诊断，明确血液系统疾病病因。
>
> 3. 双胎妊娠合并不同血液系统疾病的孕产妇在妊娠期间的临床表现及生命体征会有所不同。重视主诉，典型的临床表现可协助诊断。
>
> 4. 双胎妊娠合并血液系统疾病的治疗通常以对症处理为主，防止孕产妇异常出血，保证母胎安全。

【概述】

随着辅助生殖技术的飞速发展,双胎妊娠发生概率也随之升高。妊娠期间孕产妇的循环血容量将增加50%,双胎妊娠的孕产妇血容量较单胎妊娠增加500ml左右,同时双胎胎儿铁需求量增加,因此血液稀释性贫血或者缺铁性贫血发生率增加。血液系统疾病可以导致胎儿生长发育的异常及孕产妇的异常出血,影响母胎安全。常见的妊娠合并血液系统疾病有:缺铁性贫血,巨幼红细胞性贫血、特发性血小板较少性紫癜(idiopathic thrombocytopenic purpura,ITP)、再生障碍性贫血(aplastic anemia)、骨髓异常增生(myelodysplastic syndrome,MDS)、血栓性血小板减少性紫癜(thrombotic thrombocytopenic purpura,TTP)等。如何明确血液系统疾病的具体病因是治疗的第一步。

(一) 病因

不同的血液系统疾病对应不同病因,例如:IDA通常由铁缺乏或急性大出血引起;孕期MA通常与叶酸缺乏密切相关;ITP是因自身免疫机制使血小板破坏而发病;再生障碍性贫血及MDS多由骨髓造血异常引起,而TTP的病因及发病机制尚不十分明确,目前认为免疫异常为主要病因。

(二) 病理生理

不同的血液系统疾病对应的病理生理变化也有不同。① ITP目前公认为是由于血小板结构抗原变化引起的自身抗体变化,产生血小板相关免疫球蛋白(platelet associated immunoglobulin,PAIg),血小板与异常抗体结合后被单核-巨噬细胞吞噬,使血小板减少;②再生障碍性贫血包括原发性和继发性,其病理生理是骨髓造血干细胞增殖与分化受阻引起全血细胞减少;③MDS是因造血干细胞中髓系细胞分化及发育异常造成无效造血、难治性血细胞减少、造血功能衰减,有极高风险向急性髓系白血病转化;④TTP的主要病理变化为全身多处小动脉和毛细血管出现广泛的透明样血栓,造成部分血管闭塞,内皮细胞肿胀和增生,引起局灶性坏死和出血;⑤IDA的发生主要是因为储存铁消耗过度,不能与足量红细胞合成血红蛋白,造成血红蛋白明显降低;⑥MA的病理生理主要由叶酸缺乏使红细胞DNA合成减慢,细胞分裂增殖速度下降明显致细胞体积增大,而其细胞核发育幼稚,成为体积增大的无效红细胞。因此,MA多表现为大细胞低色素性贫血。

妊娠并非引起大多数血液系统疾病的病因,但大多数妊娠可使原发病病情恶化或加重处于缓解期的原发病,双胎妊娠较单胎妊娠而言循环血量增加更多,血液相对稀释更严重,更易加重原有的血液系统疾病造成母胎不良结局。双胎妊娠除了循环血量增加以外,胎儿铁与叶酸的摄入也是单胎的2倍,因此IDA及MA在双胎中更加常见。

【临床表现】

(一) 母体表现

1. ITP　主要表现为浅表皮肤及黏膜出血,如鼻出血、瘀点、瘀斑、紫癜、视网膜出血等,极少造成深部出血,但严重的血小板减少可导致内脏出血,发生颅内出血可以危及母亲生命。当血小板 $<50 \times 10^9/L$ 时,孕产妇在分娩过程中用力屏气可诱发颅内出血、产道裂伤出血、血肿形成及产后出血。ITP的孕产妇自然流产和母婴死亡率均高于正常孕妇,双胎妊娠合并ITP的孕产妇不良结局的发生率更加高于单胎妊娠。

2. **再生障碍性贫血**　双胎妊娠孕妇血液相对稀释将加重贫血,易发生贫血性心脏病,甚至造成心功能不全。血小板下降后血管壁脆性及通透性增加,引起黏膜及内脏出血。粒细胞、单核细胞减少易诱发感染。易诱发子痫前期,加重病情。其中反复感染为再生障碍性贫血孕产妇的主要死亡原因。

3. MDS　主要以慢性贫血和血小板减少表现为主,如乏力、苍白、头晕等,部分患者可合并感染和出血,出血可表现为皮肤黏膜出血、牙龈渗血、月经量增多等,严重者可出现重要脏器出血。

4. TTP　典型表现为微血管病变形、溶血性贫血、血小板较少性紫癜、精神神经症状、发热、肾脏损害,40%的患者具有此五联症,75%的患者仅有前三项。溶血性贫血多为中重度,伴有黄疸。神经系统损害通常表现为一过性或反复多变性的头痛、呕吐、意识障碍、共济失调和抽搐。肾脏损害可表现为肉眼血尿。除此之外还可能引起呼吸窘迫心肌损害等。

5. IDA、MA　主要表现为如乏力、苍白、头晕等。

（二）胎儿表现

1. ITP 部分 ITP 尤其是血小板 $<50 \times 10^9/L$ 的孕产妇，其胎儿发生新生儿血小板减少的概率为 9%~45%，这是由于部分抗血小板抗体可以通过胎盘屏障，引起胎儿血小板破坏，但这种血小板减少为一过性，胎儿脱离母体一个月内，大部分胎儿由于抗体逐渐消失均可恢复正常。少部分新生儿恢复时间延长。

2. 妊娠更易导致血液系统疾病如 MDS、再生障碍性贫血、TTP、ITP 病情加重造成母体血液循环被破坏，胎儿无法及时从母体汲取充分的养料而导致胎儿宫内窘迫、胎儿生长受限，甚至导致胎儿死亡。双胎妊娠时胎儿所需营养为单胎的 2 倍，且双胎妊娠多发先兆早产，因此更易诱发胎儿不良结局。

【辅助检查】

（一）血常规

多数血液系统疾病初步表现均为血常规的异常变化。

（二）骨髓穿刺活检术

血常规无法明确病因时，骨髓穿刺活检术通过细胞形态学和分子生物学可进一步明确疾病病因，有助于鉴别诊断。孕期骨穿是安全检查方法。

（三）其他血清学指标

如血尿胆红素、外周血涂片、Coombs 等鉴别溶血性贫血；血清自身抗体和血小板抗体等免疫学指标可明确血液疾病是否继发于免疫系统疾病；铁蛋白的测定可助于 IDA 的诊断与鉴别；叶酸的测定有助于 MA 的诊断与鉴别。

【诊断】

（一）ITP

①至少 2 次血小板计数减少（$<100 \times 10^9/L$），血细胞形态无异常；②体检脾脏一般不增大；③骨髓检查巨核细胞数正常或增多，有成熟障碍；④排除其他继发性血小板减少疾病。

（二）再生障碍性贫血

①有贫血表现：如苍白、乏力、头晕等，血红蛋白下降；②外周血象提示正细胞型贫血，全血细胞减少；③骨髓检查见多部位增生障碍，有核细胞甚少，幼稚粒细胞、幼稚红细胞、巨核细胞减少，淋巴细胞相对增高。

（三）MDS

临床上对于 MDS 的诊断没有统一标准，这里采取维也纳标准。维也纳标准认为诊断 MDS 必须满足的 2 个条件和 4 个确定标准。必须满足的 2 个条件是：①持续 6 个月或以上一系或多系血细胞减少；②排除其他可以导致血细胞减少和病态造血的疾病。4 个确定标准分别为：①存在病态造血，骨髓涂片红细胞系、中性粒细胞系、巨核细胞系中任一系至少达 10%；②环状铁粒幼细胞占有核红细胞比例 ≥ 15%；③原始细胞在骨髓涂片中达 5%~19%，未达到或超过 20%；④染色体异常。

（四）TTP

①出现有微血管病变性溶血性贫血、血小板减少性紫癜、精神神经症状、发热、肾脏损害中前三种或全部五种临床表现。②外周血为正细胞正色素性贫血，高胆红素血症（>15mg/dl），Coombs 试验阴性；血小板 $\leq 50 \times 10^9/L$；骨髓中巨核细胞代偿性增生，伴成熟障碍；尿常规中出现尿蛋白、红细胞、白细胞、管型；出血时间延长，而 PT、APTT 多正常。

（五）IDA

①妊娠期血红蛋白 <110g/L，血清铁蛋白 <20μg/L；②可有苍白、乏力、头晕等表现。

（六）MA

平均红细胞容积、平均红细胞血红蛋白量增高，血清叶酸、维生素 B_{12} 浓度降低，外周血涂片中可见红细胞大小不等、中心淡染区消失，有大椭圆形红细胞、点彩红细胞等。

【鉴别诊断】

双胎妊娠合并血液系统疾病是个表现多样化的疾病，主要从以下几个方面鉴别：

1. **血常规** 某些疾病仅表现为单系血细胞异常，如单纯的 ITP，而某些则表现为多系血细胞的异常改变,如再生障碍性贫血。

2. 骨髓涂片　某些血液系统疾病有其典型的骨髓涂片表现如 MDS,以便与其他血液系统疾病鉴别。

3. 临床表现　不同的血液系统疾病有不同的临床表现,如单纯的 ITP 有明显的浅表皮肤及黏膜出血表现,但无肾脏损害,而无神经症状,但 TTP 则多伴有精神神经症状。

4. 其他　某些血液系统疾病有特殊的检验检查手段,如自身免疫性溶血性贫血多表现为 Coombs 试验阳性;地中海贫血需对血红蛋白进行电泳实验。

5. 子痫前期和 HELLP　妊娠中晚期出现血小板减少、溶血性贫血,但同时有高血压和蛋白尿,有肝酶升高。

【治疗】

(一) ITP

该病并非是终止妊娠的标志,只有当严重血小板减少,在妊娠 12 周前需用肾上腺皮质激素治疗者,可考虑终止妊娠。血小板 >50×10^9/L 的无症状孕妇可不治疗。一般治疗为避免外伤、禁用抗血小板药物。一线治疗为肾上腺皮质激素,血小板 <50×10^9/L,或有临床出血症状者,推荐泼尼松 0.5~2mg/(kg·d),病情缓解后逐渐减量至 10~20mg/d,推荐激素应使用至少 7~21 天,随后若血小板上升,可逐渐减少至最小剂量。对激素治疗无反应者可静脉滴注丙种球蛋白,400mg/(kg·d),5~7 天为一疗程,疗效可持续 2~3 周。对于血小板计数 <20×10^9/L 推荐联合使用激素及丙球治疗,同时对于血小板 <20×10^9/L 且有出血倾向者应输血小板治疗。激素治疗血小板无改善,有严重出血倾向,血小板 <10×10^9/L,可考虑脾切除。双胎妊娠若进行阴道分娩较单胎妊娠更易出现产程延长、产程中用力从而增加颅内出血风险及产科出血风险。因此建议双胎合并 ITP 的孕产妇尽量以剖宫产终止妊娠。围手术期可使用糖皮质激素,并备新鲜血及血小板。

(二) MDS

MDS 患者无有效治疗手段,应积极避孕,若已妊娠,孕早期建议行治疗性人工流产,人工流产时应作好输血准备。双胎合并 MDS 患者若已进行至孕中晚期,需在血液科专业医师指导下妊娠。

(三) TTP

是严重血液系统疾病,血浆置换术为首选治疗方法,同时肾上腺皮质激素与抗血小板凝集药物、免疫抑制剂应联合使用,以上方法无效可考虑脾切除。难治或复发型 TTP 患者可予环孢素 A 或大剂量静脉免疫球蛋白滴注治疗。由于 TTP 致死率高,孕早期确证 TTP,应考虑终止妊娠;孕中晚期确诊,应以支持疗法,适时终止妊娠。

(四) 再生障碍性贫血

再障患者两大风险是出血和感染,据报道死亡率可高达 50%。故在病情未缓解之前应避孕,若已妊娠,且 Hb<60g/L,应行治疗性人工流产,妊娠中晚期妇女因引产的出血风险更大,终止妊娠并不能减少死亡率,可在积极支持疗法的同时继续妊娠。治疗应与血液科密切配合。一般的抗贫血治疗对再障患者无效,故主要以输血、吸氧等支持疗法为主。出现明显出血倾向,可短期用肾上腺皮质激素。警惕感染发生,予抗生素预防感染,当粒细胞 <0.5×10^9/L 并明确感染时宜输注粒细胞并予特异性的抗菌治疗。

(五) IDA 及 MA

双胎妊娠为 IDA 及 MA 发病的高危因素。对于双胎妊娠但未有发病的孕妇可进行饮食指导和预防性补充铁剂。对于已确诊的孕产妇,可通过口服铁剂、叶酸及弥可保治疗。口服铁剂治疗效果不佳的 IDA 患者可行静脉滴注。血红蛋白 ≤ 70g/L,建议输血治疗。

有严重的血液系统疾病如 TTP、再生障碍性贫血、MDS 等育龄期妇女在原发病未治愈或未得到良好控制前不建议妊娠,双胎者有条件者建议减胎,病情严重者建议终止妊娠。辅助生殖医师需对患者原发病充分评估后决定患者是否适宜接受促排卵治疗或辅助生殖技术。

双胎妊娠合并血液系统并应由经验丰富的产科团队、血液科团队、风湿免疫科团队、麻醉团队及重症医学团队共同进行妊娠期、分娩期及产褥期的管理,孕期定期进行血常规的测定,制订个性化管理方案,包括原发病的控制、分娩方式、麻醉方式等。

【预后】

随着医疗技术的不断进步,多学科联合诊治的逐渐开展及育龄期妇女的健康宣教普及,双胎妊娠合并血液系统疾病的孕产妇救治成功率及胎儿存活率得到显著提高。多数血液系统疾病在终止妊娠后可减轻或治愈,但仍有某些血液系统疾病于终止妊娠后仍有加重风险,因此如何对患有血液系统疾病的育龄妇女开展产前咨询、如何在孕期更好地控制原发病仍是产科医师与血液科、风湿免疫科医师等需要共同解决的问题。

【未来展望】

目前,国内外对于双胎妊娠合并血液系统疾病的治疗方案普遍参照单胎妊娠和内科治疗方法或为临床总结经验,并无统一标准。激素用量和促进红细胞生成和血小板生成的药物安全性有待深入研究。

【管理流程】(表 7-2-2)

表 7-2-2 双胎妊娠合并血液系统疾病管理流程

孕前	☐ 完善检查,明确诊断
	☐ 告知妊娠可能加重疾病的风险
	☐ 病情稳定后妊娠
	☐ 慎行辅助生殖技术,慎用促排卵药物
孕期	☐ 多学科管理
	☐ 定期复查血常规,动态观察红细胞、白细胞和血小板变化
	☐ 孕期新发的疾病,完善全面辅助检查,如外周血涂片、血免疫指标和骨髓穿刺等
	☐ 药物治疗,尽量维持三系在近正常范围
	☐ 判断妊娠风险,严重疾病者需要终止妊娠
分娩期	☐ 分娩前尽量纠正贫血和低血小板
	☐ 预防产后出血
	☐ 纠正 DIC
	☐ 预防感染
产褥期	☐ 继续预防产后出血
	☐ 动态观察红细胞、白细胞和血小板变化,血液科随访

【参考病例】

患者王某,33 岁。

主诉:停经 33^{+2} 周,发现四肢散在出血点 3 天。

现病史:患者孕期定期产检,早期超声检查提示双绒毛膜双羊膜囊双胎妊娠。发现四肢无痛性散在出血点 3 天,进行性增多。

既往史:G_2P_0,否认心脏病、糖尿病及高血压病史。

查体:体温 36.8℃,脉搏 89 次 /min,血压 123/75mmHg,呼吸 16 次 /min。神清,精神可,无贫血貌。心肺听诊未闻及异常,腹膨隆,张力大,无压痛。皮肤及巩膜无黄染。四肢有瘀点,无瘀斑。肋下脾脏未触及。产科查体:宫高36cm,腹围118cm,未扪及规律宫缩,宫口未开,胎膜未破。胎心率1:146次/min;胎心率2:152 次 /min。

辅助检查:

入院当日血常规:白细胞计数 5.23×10^9/L,红细胞计数 3.78×10^{12}/L,血红蛋白 98g/L,血小板计数

$23 \times 10^9/L$。

入院第 8 天血常规：白细胞计数 $6.03 \times 10^9/L$，红细胞计数 $3.75 \times 10^{12}/L$，血红蛋白 99g/L，血小板计数 $19 \times 10^9/L$。

自身抗体：阴性。骨穿：三系细胞增生活跃。

入院诊断：①妊娠合并特发性血小板减少性紫癜；② G_2P_0，妊娠 33^{+2} 周，LOA/LSA（双绒毛膜双羊膜囊双胎）。

治疗：予甲泼尼龙 40mg 静脉滴注 7 天后复查血小板计数 $25 \times 10^9/L$，加用丙种球蛋白 20g/d 静脉滴注 5 天，复查血小板计数 $75 \times 10^9/L$，后改口服泼尼松片出院。口服剂量泼尼松 40mg/d，每隔一周复查血常规，血小板逐渐上升，泼尼松逐渐减量，每次减量 1/3。

预后：出院 2 周后患者血小板计数上升至 $90 \times 10^9/L$，激素递减，维持泼尼松每天 2 片晨服至分娩，新生儿未出现血小板减少。

思　考

1. 双胎妊娠合并特发性血小板减少性紫癜终止妊娠的时机及方式。
2. 双胎妊娠合并特发性血小板减少性紫癜围术期的管理。

三、双胎妊娠合并自身免疫性疾病

关键点

1. 自身免疫性疾病好发于育龄期女性，产科常见的包括系统性红斑狼疮、抗磷脂抗体综合征、干燥综合征、混合性结缔组织病等。起病隐匿，临床症状不典型。常见症状和体征包括发热、关节炎、皮损、浆膜积液等；反复早期流产或不明原因死胎、子痫前期和胎盘功能不全，应高度警惕存在自身免疫性疾病的可能。

2. 自身免疫性疾病诊断标准与非孕期相同，严格掌握妊娠适应证及禁忌证，孕期需由产科医师及风湿科医师共同管理。

3. 若临床表现或血清学检查提示有病情复发可能，或出现产科并发症时，应根据病情积极治疗或终止妊娠。

【概述】

自身免疫疾病虽不影响女性患者的生育能力，但疾病本身与妊娠之间有相互影响。双胎妊娠的并发症发生率高于单胎妊娠，包括妊娠期糖尿病、贫血、胎儿生长受限、妊娠期高血压疾病、胎膜早破、早产等，与自身免疫性疾病同时存在无疑增加了妊娠风险，孕期会出现病情复发或加重，增加产科并发症发生概率，危及胎儿及孕妇的安全。

自身免疫性疾病是一系列疾病的总称，好发于育龄女性，妊娠合并自身免疫性疾病主要包括以下几个主要疾病：

（一）系统性红斑狼疮

系统性红斑狼疮（systemic lupus erythematosus, SLE）是一种全身性的自身免疫性疾病，累及心、肺、肝、肾、脑等多种重要脏器。多发生于育龄期女性，病因尚不清楚，是一种包括遗传、性激素、环境、感染、药物及免疫反应等多因素参与的特异性自身免疫性疾病。

（二）抗磷脂抗体综合征

抗磷脂抗体综合征（antiphospholipid syndrome, APS）是一种由抗磷脂抗体，包括狼疮抗凝物、抗心磷脂抗体和抗 β_2-GP1 抗体等引起的自身免疫性疾病，以动静脉血栓形成、子痫前期和胎儿丢失等病理妊娠为主要表现。

（三）干燥综合征

干燥综合征（sjogren syndrome, SS）主要累及唾液腺和泪腺，表现为干燥性角膜炎、干燥性结膜炎以及口腔干燥症。也可与其他弥漫性结缔组织病并存，如系统性红斑狼疮、类风湿性关节炎、系统性硬化症等，称为继发性干燥综合征。

（四）类风湿性关节炎

类风湿性关节炎（rheumatoid arthritis, RA）是一种以对称性多关节炎症为主要表现的系统性、异质性的自身免疫性疾病。随着病情的进展，最终演变成关节和骨质的破坏、关节肿胀甚至畸形，甚至导致功能的丧失。好发于 20~40 岁且女性发病率较高。

（五）混合性结缔组织病

混合性结缔组织病（mixed connective tissue disease, MCTD）是具有多种自身免疫性疾病特征，包括雷诺现象、关节痛或关节炎、手指肿胀、食管功能障碍、淋巴结病变、肌炎和血管炎等，却无法单独诊断为其中某一疾病的临床综合征，预后相对较好，孕期病情较轻。

（六）其他

如强直性脊柱炎、系统性硬化症、多发性肌炎、皮肌炎等。

【临床表现】

自身免疫性疾病常可侵犯多系统脏器或组织，如皮肤、关节、肝脏、肾脏、心脏、肺、血液及神经系统。不同疾病类型有较为典型的临床特征。系统性红斑狼疮的症状可同时或先后发生，包括发热、皮疹、关节炎、水肿、肝肾损害、消化道症状及精神神经症状等。抗磷脂抗体综合征主要临床表现为深静脉血栓形成、血小板减少和习惯性流产、胎盘缺血引发子痫前期、胎儿死亡等病理妊娠。干燥综合征临床上主要表现为干燥性角膜炎、干燥性结膜炎、口腔干燥症。类风湿性关节炎表现为关节对称性疼痛、关节肿胀甚至畸形。

【对妊娠的影响】

母体产科并发症的风险取决于患者年龄、既往产科病史、怀孕时是否病情活动、使用药物等。妊娠合并 SLE 患者孕期病情恶化的风险更大，包括狼疮型肾性活动、血栓形成、感染和血小板减少、妊娠期高血压、HELLP 综合征等。相比之下，RA 患者在妊娠期的临床症状有所缓解。分娩后 62%~90% 的妇女疾病活动性增加，大部分病例发生在产后第 1 个月。而强直性脊柱炎、MCTD 等一般对妊娠不会有明显影响。

自身免疫性疾病影响妊娠的机制主要与免疫复合物沉积、炎症系统激活、血凝异常等引起的胎盘血管功能障碍有关。

（一）对母体的影响

导致孕妇本身病情加重及增加妊娠期高血压疾病的发生率；孕妇可能存在凝血、抗凝、纤溶之间的不平衡，加之双胎更容易导致凝血功能异常和产后出血；基础病变使得母体产后可能发生血管栓塞、肺栓塞、肺出血等。

（二）对胎儿的影响

流产、早产、胎儿生长受限及胎死宫内的风险增加。新生儿狼疮（neonatal lupus, NL）见于少数抗 SSA（抗 Ro）和 / 或抗 SSB（抗 La）抗体阳性的孕妇所分娩的婴儿。抗 SSA 与 SSB 抗体通过胎盘至胎儿，母亲体内有高滴度的 SSA 抗体与 NL 婴儿皮肤损害有相关性；母亲体内 SSB 抗体阳性与 NL 婴儿完全性心脏传导阻滞有相关性。这种新生儿完全性房室传导阻滞是不可逆的，一般终生需要起搏器替代。胎儿出生 6 个月内母体来源的抗体会完全降解，病情随之缓解。

【辅助检查】

（一）实验室检查

疾病类型需通过抗核抗体组合确定。患者需定期检测血常规、尿检、抗 ds-DNA、补体、血沉、免疫球蛋白定量、肝肾功能、24 小时尿蛋白定量、电解质、血糖、血尿酸。SLE 和 APS 患者还需补充狼疮抗凝物、抗磷脂抗体和抗 β_2-GP1 抗体。28 周前每 4 周 1 次随访，28 周后每 2 周 1 次随访，若提示有病情复发可能时，应缩短随访间隔。

(二)胎儿心脏超声

对于血清抗 SSA 或抗 SSB 抗体阳性,或前次胎儿发生心脏异常的患者,建议在妊娠 16~24 周间,每 2 周行 1 次胎儿心脏超声检查,监测胎儿心脏结构及传导情况;若无异常,建议在 24 周后每 3~4 周进行 1 次胎儿心脏超声检查。如果发现胎儿出现心脏异常或传导功能异常,建议每 1~2 周进行 1 次胎儿心脏超声检查,直至胎儿出生。

【诊断】

妊娠合并自身免疫疾病的诊断与非妊娠期无差别。

(一)系统性红斑狼疮

最经典的为 1997 年美国风湿协会(American Rheumatism Association,ARA)修订的 11 项诊断标准,具有其中任何 4 项,在除外感染、肿瘤和其他结缔组织病后,即可诊断 SLE(表 7-2-3)。

表 7-2-3 1997 年美国风湿协会修订的 SLE 诊断标准

颊部红斑	固定红斑,扁平或高起,在两颧突出部位
盘状红斑	片状高起于皮肤的红斑,黏附有角质脱屑和毛囊栓;陈旧病变可发生萎缩性瘢痕
光过敏	对日光有明显的反应,引起皮疹,从病史中得知或医师观察到
口腔溃疡	经医师观察到的口腔或鼻咽部溃疡,一般为无痛性
关节炎	非侵蚀性关节炎,累及 2 个或更多的外周关节,有压痛、肿胀或积液
浆膜炎、胸膜炎或心包炎	
肾脏病变	尿蛋白 >0.5g/24 小时或 +++,或管型(红细胞、血红蛋白、颗粒或混合管型)
神经病变	癫痫发作或精神病,除外药物或已知的代谢紊乱
血液学疾病	溶血性贫血,或白细胞减少,或淋巴细胞减少,或血小板减少
免疫学异常	抗 ds-DNA 抗体阳性,或抗 Sm 抗体阳性,或抗磷脂抗体阳性(后者包括抗心磷脂抗体或狼疮抗凝物阳性,或至少持续 6 个月的梅毒血清试验假阳性三者之一)
抗核抗体	在任何时候和未用药物诱发"药物性狼疮"的情况下,抗核抗体滴度异常
其中符合 4 项或 4 项以上者,在除外感染、肿瘤和其他结缔组织病后,即可诊断为 SLE	

2019 年欧洲抗风湿病联盟(EULAR)和 ACR 联合发布了 SLE 的最新诊断分类标准(表 7-2-4),新的分类标准以 ANA 阳性(≥1:80)为进入标准,增加了全身表现"发热"项目,为各项诊断标准赋予权重积分,有助于单脏器受累患者的诊断。同时对各项标准运用的细则进行了规定。

表 7-2-4 2019 ACR/EULAR SLE 分类标准

临床评价项目		权重
全身	发热	2
血液系统	白细胞减少	3
	血小板减少	4
	自身免疫性溶血	4
神经系统	谵妄	2
	精神症状	3
	癫痫	5

续表

临床评价项目		权重
皮肤	非瘢痕性脱发	2
	口腔溃疡	2
	亚急性皮肤型或盘状红斑狼疮	4
	急性皮肤狼疮	6
浆膜炎	胸腔积液或心包积液	5
	急性心包炎	6
肌肉关节	关节炎	6
肾脏	蛋白尿 >0.5g/24h	4
	肾脏活检示 II 型或 V 型狼疮肾炎	8
	肾脏活检示 III 型 IV 型狼疮肾炎	10
免疫学评价项目		
抗磷脂抗体	抗心磷脂抗体或抗 β_2-GP1 或狼疮抗凝物阳性	2
补体	低 C3 或低 C4	3
	低 C3 同时低 C4	4
高度特异性抗体	抗 ds-DNA 抗体或抗 Sm 抗体阳性	6
总分 ≥ 10 分可诊断 SLE		

进入标准:ANA 阳性(Hep2 免疫荧光法 ≥ 1∶80)

（二）抗磷脂抗体综合征

目前较为公认的 APS 诊断标准包括以下 2 个方面:

1. **临床症状** ①血管栓塞:任何器官或组织的动、静脉和小血管发生血栓不少于 1 次;②发生产科不良结局不少于 1 次,发生于妊娠 10 周或以上且无法解释的形态学正常胎儿死亡不少于 1 次;③发生于妊娠 34 周之前,因早发型重度子痫前期或胎盘功能不全所致、形态学正常的新生儿早产不少于 3 次;④发生于妊娠 10 周之前且无法解释的自发性流产,须排除母体生殖器异常或激素水平异常、双亲染色体异常。

2. **实验室检查** ①出现抗 β_2-GP1(IgG/IgM)抗体至少 2 次,间隔至少 12 周;②出现狼疮抗凝物阳性至少 2 次,间隔至少 12 周;③出现中 / 高滴度抗心磷脂抗体(IgG/IgM)至少 2 次,间隔至少 12 周。同时满足上述临床症状及实验室检查指标中的各 1 项,即可诊断为 APS。

（三）干燥综合征

根据美国风湿病协会与欧洲抗风湿病联盟 2016 年制定的新的原发性 SS 诊断标准,存在至少 1 项干燥症症状(3 个月以上眼干燥征临床表现、反复的眼磨砂感、使用人工泪液每天超过 3 次,3 个月以上口腔干燥症、吞咽干性食物时需饮水帮助),或者按照欧洲抗风湿病联盟干燥综合征疾病活动指数问卷,条目中有 1 条阳性;同时,结合以下各项检查进行评分:①唇腺活检存在灶性淋巴细胞涎腺炎,淋巴细胞灶 ≥ 1 个 $4mm^2$(3 分);②抗 SSA 抗体阳性(3 分);③至少一侧眼角膜染色 ≥ 5 点或 van Bijsterveld 评分 ≥ 4 分(1 分);④至少一侧眼 Schirmer 试验泪液分泌量 ≤ 5mm/5min(1 分);⑤自然唾液流率 ≤ 0.1ml/min(1 分)。分值 ≥ 4 分可诊断为原发性 SS。

（四）类风湿关节炎

2010 年 ACR 联合 EULAR 制定了新的 RA 分类标准,根据关节受累数目、血清学、滑膜炎的病程和急性象反应几项所得分值相加,结果 6 分或以上可以肯定 RA 的诊断(表 7-2-5)。

| 表7-2-5 | 美国风湿病学会联合欧洲抗风湿病联盟 2010 类风湿性关节炎分类标准 |

关节受累情况	评分	血清学	评分	滑膜炎病程	评分	急性象反应	评分
1 个中大关节	0	RF 和抗 CCP 均(−)	0	<6 周	0	CRP 或 ESR 正常	0
2~10 个中大关节	1	RF 或抗 CCP 低滴度(+)	2	≥6 周	1	CRP 或 ESR 增快	1
1~3 个小关节	2	RF 或抗 CCP 高滴度(+)	3				
4~10 个小关节	3						
>10 个关节(至少 1 个小关节)	5						

（五）混合性结缔组织病

目前临床最常用的是 Sharp 标准。

1. 主要指标　①重度肌炎；②肺部累及(二氧化碳弥散功能 <70%、肺动脉高压、肺活检示增殖性血管损害)；③雷诺现象/食管蠕动功能障碍；④手肿胀或指端硬化；⑤抗 ENA 抗体滴度 >1∶10 000 和抗 U1-RNP 阳性，而抗酸性核蛋白抗体(抗 Sm)阴性。

2. 次要指标　脱发；白细胞减少；贫血；胸膜炎；心包炎；关节炎；三叉神经病变；颊部红斑；血小板减少；轻度肌炎；手肿胀。

3. 确诊　4 条主要指标，同时抗 U1-RNP 抗体滴度 >1∶4 000，而抗 Sm 抗体阴性。可能诊断：符合 3 条主要指标；或 1、2、3 主要指标的任意 2 条，或具有 2 条次要标准，并伴有抗 U1-RNP 抗体滴度 >1∶1 000。

【鉴别诊断】

1. 其他类型自身免疫疾病。

2. 妊娠期生理性改变　也可有皮肤改变、轻度膝关节疼痛和关节积液、下背部疼痛、乏力、早孕反应、水肿以及轻度贫血、红细胞沉降率增加等妊娠期非特异性表现，应慎重解读检验报告和仔细鉴别排除其他疾病。

3. 子痫前期　妊娠中晚期，尤其双胎，子痫前期发生率增加，表现为高血压、蛋白尿、血小板减少、浆膜渗出、肾功能异常等。临床表现和 SLE 等自身免疫性疾病有很大的相似性，有时难以鉴别。血沉、补体和抗体滴度等辅助检查有助于鉴别。

【治疗】

主要是控制病情进展，预防产科并发症，及时终止妊娠。孕期用药的主要原则是以最小的剂量维持疾病的稳定状态，同时避免或尽量减少对胎儿的损害。

（一）糖皮质激素

是治疗自身免疫性疾病的一线药物，通过抑制中性粒细胞及单核细胞在炎症局部的聚集，降低毛细血管壁通透性，减轻充血与液体外渗，抑制肉芽组织形成等发挥抗炎作用。由于胎盘产生的 11β- 去氢酶能将泼尼松(龙)氧化成无活性的 11- 酮基物，避免药物对胎儿的伤害，因此母体治疗应该首先选择可的松或泼尼松(龙)。倍他米松和地塞米松可以穿过胎盘屏障，多次反复用药后可对胎儿产生不良反应，仅在以治疗胎儿为目的的，比如促胎肺成熟、预防先天性心脏传导阻滞、狼疮综合征等时使用。

孕期病情轻度活动的患者，可以将糖皮质激素加量至中等剂量的泼尼松 4 周，然后逐渐减量至泼尼松 15mg/d 以下维持。病情中、重度活动的患者，可采用大剂量泼尼松治疗或使用甲泼尼龙冲击治疗；使用大剂量糖皮质激素的时间应尽量短，快速控制病情后减至维持量。

（二）非甾体类抗炎药

对于过去有不良妊娠史、抗磷脂抗体阳性和有妊娠期高血压疾病史者，可适当应用小剂量阿司匹林，有利于血管舒张、抑制血小板积聚、改善子宫血供、预防血栓、胎死宫内，对改善胎儿预后有一定帮助。如果孕妇出现关节症状，关节内注射非甾体类抗炎药(non-steroidal anti-inflammatory drugs，NSAIDs)也是安全的。

（三）羟氯喹

羟氯喹（hydroxychloroquine，HCQ）主要作用机制是阻止 TOLL 样受体（toll-like receptor）激活，抑制 TNF-α、IL-1 等分泌。目前尚未发现治疗剂量可诱发胎儿 HCQ 相关的如耳毒性及眼疾。对于抗磷脂抗体阳性的患者，妊娠后使用 HCQ 可以减少血栓形成的危险，对于抗 SSA 或抗 SSB 阳性的 SLE 患者，可以降低胎儿心脏传导阻滞的发生率，推荐剂量为 200mg，每天 1~2 次，口服。

（四）免疫抑制剂

妊娠期间可以使用的免疫抑制剂包括硫唑嘌呤、环孢素 A、他克莫司。

1. **硫唑嘌呤**　大多数研究中心认为病情活动时，或者患者泼尼松剂量 >20mg/d，使用一个月以上仍无法控制病情，尤其是出现肾脏症状表现或血小板减少时，排除子痫前期及 HELLP 后，应加用硫唑嘌呤。孕妇用量不应超过 2mg/（kg·d）。

2. **环孢素 A**　可透过胎盘屏障，但孕期胎儿致畸率与普通人群无显著差异。

3. **他克莫司**　目前研究显示，他克莫司在妊娠期应用并不增加胎儿先天性疾病的发生风险。

4. **禁用的免疫抑制剂**　甲氨蝶呤、霉酚酸酯、来氟米特、环磷酰胺、雷公藤等。服用禁忌类免疫抑制剂需停药 6 个月以上再考虑怀孕。

5. **肝素或者低分子肝素**　有反复流产及胎盘血管梗死导致死胎史的患者可应用低分子肝素皮下注射，具有疏通循环、改善胎儿预后的作用，但需监护凝血功能。

6. **终止妊娠时机及分娩方式**　双胎并非剖宫产的绝对指征，美国妇产科医师协会多胎妊娠临床指南建议，在无并发症的前提下，双绒毛膜双胎妊娠可于孕 38 周、单绒毛膜双胎妊娠可于孕 34~37^{+6} 周进行阴道试产，单绒毛膜单羊膜囊双胎则应于妊娠 32~34 周剖宫产终止妊娠。合并自身免疫性疾病的患者，孕期需加强胎儿宫内监护，根据母儿病情决定终止妊娠的时间，分娩方式应根据病情及产科指征决定。

【未来展望】

妊娠合并自身免疫性疾病的诊断标准与非孕期相同，但由于孕期生理变化，非孕期的疾病活动评分无法完全适用。准确评定孕妇病情活动度对预防妊娠并发症和制订适当的治疗方案都非常重要。如针对妊娠合并 SLE 虽已制定 LAI-P 评分等，但其他类型疾病尚无被广泛采纳的评价体系。需严格掌握妊娠适应证及禁忌证，孕期需由产科医师及风湿科医师共同管理。自身免疫疾病用药的妊娠期及哺乳期药物安全性仍需大量临床资料证实。

【管理流程】（表 7-2-6）

表 7-2-6　双胎妊娠合并自身免疫性疾病管理流程

孕前	□ 充分沟通，使患者及其家属理解妊娠风险及可能出现的妊娠并发症
	□ 评价临床病情，直至疾病缓解期再妊娠
孕期	□ 与风湿免疫科共同协作，制订患者孕期诊疗计划
	□ 定期产检，评估疾病状态和筛查子痫前期、胎儿生长受限等妊娠并发症
	□ 抗 Ro 抗体和 / 或抗 La 抗体阳性者，定期进行胎儿超声心动图和胎儿心电图检查
	□ 评估胎儿耐受缺氧能力
分娩期	□ 根据母儿病情决定终止妊娠的时间和方法
	□ 预防感染
产褥期	□ 调整激素用量
	□ 评价临床病情
	□ 风湿科随访

【参考病例】

患者陈某,30 岁。

主诉:双胎妊娠 5 个月余,反复尿蛋白伴血压升高 10 天余。

现病史:患者孕期定期产检,早期超声检查提示单绒毛膜双羊膜囊双胎妊娠。患者孕 4 个月开始出现双颊蝶形红斑,近 1 个月加重,双手指尖指腹部出现红斑,伴疼痛,其余皮肤无明显异常,无关节肿痛等不适。最近产检发现血压升高 146/82mmHg,尿蛋白(++)。

既往史:G_1P_0,否认心脏病、糖尿病及高血压病史。

查体:心率 80 次/min,血压 150/80mmHg,体温正常。双颊蝶形红斑。双肺呼吸音清。腹膨隆,宫高 21cm,腹围 96cm,胎心 146/151 次/min,无压痛,无反跳痛,移动性浊音阴性。双下肢水肿(+)。

辅助检查:

血常规:WBC 10.8×10^9/L,Hb 120g/L,PLT 85×10^9/L。

24 小时尿蛋白:定量 3.29g。

抗体组合:ANA 核颗粒型 1:100,抗 U1-nRNP+,抗 Sm 抗体 +,抗 SSA 抗体极弱阳性,抗核糖体 P 蛋白 +,ANCA+,ds-DNA30。

B 超:双侧胸腔少量积液,左侧约 12mm,右侧约 9mm,腹水阴性。双侧肾脏、双侧输尿管目前未见明显异常。胆囊壁毛糙、增厚,肝脏、胰腺、脾脏目前未见明显异常。

心脏彩色超声:左心房稍大,左心室收缩功能未见明显异常。

产科 B 超:宫内双胎妊娠,两胎儿腹围、长骨长度均与孕周不符,脐动脉血流指数:舒张期逆向血流,大脑中动脉血流阻力指数偏低。

入院诊断:①双胎妊娠合并 SLE;②子痫前期;③胎儿生长受限;④ G_1P_0,妊娠 24 周,单绒毛膜双羊膜囊双胎。

治疗:该患者住院期间甲泼尼龙冲击治疗、硫唑嘌呤、丙种球蛋白治疗原发病,拉贝洛尔、硝苯地平降压,蛋白尿持续升高,血小板持续下降,考虑 SLE 活动,腹部估计每个胎儿体重不足 1 000g,围产儿存活率低,不适宜继续妊娠,予药物引产。同时请风湿科共同协诊,引产后予肾脏穿刺确定病理分型,继续予甲泼尼龙冲击、加用硫唑嘌呤,另予人体白蛋白补充低蛋白血症,头孢替安、奥硝唑抗感染,溴隐亭回乳,拜新同、拉贝洛尔降压。病情稳定后激素逐渐减量至口服剂量。

> **思 考**
>
> 1. 双胎妊娠合并系统性红斑狼疮终止妊娠时机的选择。
> 2. 双胎妊娠合并系统性红斑狼疮围手术期的管理。

四、双胎妊娠合并肝病

> **关键点**
>
> 1. 妊娠期急性脂肪肝是一种妊娠期特有的严重肝脏疾病,常发生于妊娠晚期,疾病进展快,孕产妇死亡率高,一旦明确诊断需要尽快终止妊娠。
> 2. 妊娠肝内胆汁淤积症特征为瘙痒和血清胆汁酸水平升高,对胎儿危害更大。治疗目标是降低胆汁酸和加强胎儿监护。
> 3. 妊娠期乙型肝炎病毒(HBV)感染,预防母婴垂直传播是关键。

【概述】

国外数据显示,约 3% 的妊娠女性可能在孕期发生肝胆疾病。双胎妊娠,肝脏负担更加加重,肝脏疾病发生率增加。妊娠期肝脏疾病大致可分为三类:①妊娠期特有的肝脏疾病,如妊娠肝内胆汁淤积症

(intrahepatic cholestasis of pregnancy,ICP)、妊娠期急性脂肪肝(acute fatty liver of pregnancy,AFLP)、妊娠剧吐(hyperemesis gravidarum)、子痫前期引起的肝脏功能异常即 HELLP 综合征(hemolysis,elevated liver enzymes,and low platelet syndrome,HELLP syndrome);②与妊娠无关,但于妊娠期首次发病的肝脏疾病,如甲型或者戊型急性病毒性肝炎;③在妊娠期前即存在的慢性肝脏疾病,如慢性乙型肝炎、肝硬化。因妊娠会给肝脏带来许多生理和解剖变化,妊娠期肝脏异常需要在预期的妊娠生理变化背景下作出诊断,诊断和治疗决策必须同时考虑到对母亲及胎儿的影响。因 AFLP、ICP 在双胎妊娠中发病率高、病情危重,我国病毒性肝炎发病率高,故本章将就这三大疾病展开讨论。

【临床表现】

(一)发病时间

AFLP 多发生于妊娠晚期、分娩之前,平均起病孕周 35~36 周。ICP 也常起于妊娠晚期,病毒性肝炎可发生于妊娠任何时期。

(二)母体症状

1. **皮肤瘙痒**　出现瘙痒通常预示着发生了 ICP,皮肤瘙痒为 ICP 首先出现的症状,手掌、脚掌、脐周常是首发部位且为主要部位,可逐渐加剧延及四肢、躯干、颜面部,四肢皮肤常可见抓痕。AFLP、病毒性肝炎通常不伴有瘙痒。

2. **黄疸**　ICP 患者黄疸发生率低,多数为轻度黄疸,于分娩后 1~2 周消退。AFLP 可以出现黄疸(15%~50%),呈进行性加深。病毒性肝炎患者也可出现皮肤巩膜黄染、尿色深黄。

3. **消化系统症状**　AFLP 最常见的初始症状是恶心、呕吐(70%),约 50% 的患者可有腹痛。少数 ICP 孕妇可有恶心、呕吐、食欲缺乏等消化系统症状。大部分急性病毒性肝炎患者会有食欲减退、恶心、呕吐、乏力、畏寒等消化系统症状,孕早期时需与早孕反应鉴别。

(三)胎儿症状

ICP 因高胆汁酸可导致胎膜早破、胎儿窘迫、早产,甚至不可预测的胎死宫内、新生儿颅内出血等,围产儿发病率和死亡率明显升高。AFLP 因起病急、病情危重,胎儿常出现宫内窘迫、死胎、新生儿死亡,围产儿死亡率高达 50%。因病毒性肝炎可通过胎盘屏障垂直传播而感染,所以婴儿容易成为慢性携带状态,以后易发展成为肝硬化、原发性肝癌。除此以外,可能引起早产概率增高。妊娠早期患病毒性肝炎,胎儿畸形发生率约升高 2 倍。

【辅助检查】

(一)实验室检查

1. **血清胆汁酸**　90% 以上的 ICP 孕妇可有血清总胆汁酸浓度升高,是 ICP 诊断最关键的实验室指标,可以先于瘙痒症状或转氨酶异常前升高,亦是判断 ICP 严重程度的重要指标,其水平越高,病情越重。

2. **生化检查**　大部分 ICP 患者可有天冬氨酸转氨酶(aspartate transaminase,AST)和丙氨酸转氨酶(alanine transaminase,ALT)轻 - 中度升高,在正常值 2~10 倍,分娩后 4~6 周肝功能可恢复正常,不遗留肝脏损害。血清胆红素也可轻 - 中度升高,以直接胆红素升高为主。AFLP 患者会出现 AST、ALT 水平轻 - 中度升高,鲜少超过 500U/L。血清碱性磷酸酶、胆红素明显升高,严重时可出现胆酶分离现象、血氨升高、低血糖。可以有血脂异常、急性肾损伤表现,尿酸、肌酐、尿素氮水平增高,严重者出现乳酸中毒。病毒性肝炎患者常有 ALT 升高,往往高于正常值 10 倍以上,持续时间较长。血清总胆红素在 17μmol/L 以上,尿胆红素阳性。

3. **血常规**　AFLP 白细胞可以显著升高,无特异性,血小板可能减少。ICP、病毒性肝炎患者血常规无特异改变。

4. **出、凝血系列**　AFLP 患者凝血因子减少,有低纤维蛋白原血症、凝血酶原时间延长、抗凝血酶Ⅲ减少,可以伴有弥散性血管内凝血的其他体征。ICP 患者凝血酶原时间通常是正常的,也有报道案例因使用胆汁酸螯合剂导致维生素 K 缺乏,从而使凝血酶原时间延长。病毒性肝炎患者可有凝血酶原时间延长、凝血功能异常、全身出血倾向。

5. 血清学及病原学检测

(1)甲型肝炎:急性期患者发病第 1 周血清抗 HAV-IgM 即可阳性,1~2 个月抗体滴度和阳性率下降,3~6 个月后消失,特异性高,对早期诊断很重要。

(2)乙型肝炎:HBsAg 阳性是 HBV 感染的特异性标志,其滴度随病情恢复而下降。HBeAg 阳性和滴度反映 HBV 的复制及传染性强弱,在慢性肝炎时 HBeAg 阳性提示 HBV 活动性复制。HBcAg 阳性表示 HBV 在体内复制,急性乙型肝炎可出现阳性,恢复后持续数年或更长,慢性感染者持续阳性。以下任何一项阳性可诊断为现症 HBV 感染:① HBsAg 阳性;②血清 HBV-DNA 阳性;③血清抗 HBc IgM 阳性;④肝内 HBcAg 和 / 或 HBsAg 阳性,或 HBV-DNA 阳性。

(3)丙型肝炎:血清或肝内可有抗 HCV 阳性、HCV RNA 阳性。

(4)丁型肝炎:血清抗 HDV IgM 阳性,HDV RNA 阳性。

(5)戊型肝炎:血清抗 HEV IgM 阳性,反转录聚合酶链反应法检测血清或粪便 HEV RNA 阳性。

(二) 影像学检查

1. 肝脏超声　AFLP 患者超声常显示弥漫性肝实质回声增强,呈现“亮肝”。ICP 患者的超声检查无异常(胆管未扩张、肝实质图像正常)。

2. CT、MRI　AFLP 患者图像显示肝脏密度改变,脂肪变性,MRI 是检测细胞质内少量脂肪的敏感方法。

3. 肝穿刺活检　肝活检具有诊断性,AFLP 特征性改变为肝细胞小泡样脂肪浸润,表现为微小的胞质空泡或弥漫性细胞质气球样变。ICP 组织学特征为不伴炎症的胆汁淤积,无大片的肝细胞坏死,肝小叶完整。肝活检属侵入性操作,因此很少进行。妊娠期行肝活检需非常谨慎,且应仅用于诊断存疑和正在适当延迟治疗(分娩)的妊娠女性。

【诊断】

根据病史、临床表现、辅助检查明确诊断。

(一) 妊娠肝内胆汁淤积症

ICP 的诊断是排他性诊断,诊断要点包括:①出现其他原因无法解释的皮肤瘙痒;②空腹血总胆汁酸 ≥ 10μmol/L;③胆汁酸水平正常,但有其他原因无法解释的肝功能异常,主要是 ALT、AST 轻 - 中度升高,可伴有谷氨酰转肽酶和胆红素水平升高,也可诊断为 ICP;④皮肤瘙痒和肝功能异常在产后恢复正常。ICP 由于肝活检并非诊断所必需的,极少进行组织病理学检查。

(二) 妊娠期急性脂肪肝

AFLP 诊断金标准是肝穿刺活检,但因其是侵入性操作,仅适用于产后肝功能不能恢复、临床诊断困难、在疾病早期未出现 DIC 需明确诊断作为终止妊娠指征的患者。故在缺乏病理诊断时,AFLP 可基于以下几点诊断:发病于妊娠晚期,无其他原因解释的肝功能异常,快速出现胆酶分离,凝血功能异常,肝肾综合征和肝性脑病等。与之相符的实验室和影像学检查结果,终止妊娠后可完全恢复。

(三) 病毒性肝炎

妊娠期病毒性肝炎的诊断与非孕期相同。①病史:有与病毒性肝炎患者密切接触史,6 个月内曾接受输血、注射血制品史;②与之相符的实验室检查及临床表现,尤其是血清学及病原学检测结果。重症肝炎诊断依据:出现黄疸、极度乏力,消化道症状明显,凝血酶原时间明显延长,消化道症状明显,凝血酶原活动度低于40%,黄疸迅速加深,每天上升 ≥ 17.1μmol/L 或血清总胆红素大于正常 10 倍,可有腹水或肝性脑病。

【鉴别诊断】

(一) 肝脏疾病间的鉴别诊断

首先要排除病毒性肝炎,要首先排除危及母亲生命的严重肝病。

(二) 妊娠剧吐

孕早期出现妊娠呕吐,并出现肝功能异常。

(三) 子痫前期合并 HELLP

除肝功能异常外,同时有高血压和尿蛋白等临床表现。

【治疗】

(一) 妊娠肝内胆汁淤积症

妊娠肝内胆汁淤积症(intrahepatic cholestasis of pregnancy,ICP)治疗目标为缓解瘙痒症状、降低血清胆汁酸水平、改善肝功能、延长孕周、改善妊娠结局。ICP治疗主要以药物治疗为主,现推荐熊去氧胆酸为首选药物,每天15mg/kg剂量分3~4次口服。二线药物可选择丁二磺酸腺苷蛋氨酸,静脉滴注每天1~2g,疗程12~14天;口服500mg,每天2次。因ICP孕妇发生胎死宫内的特点是突然发生、不可预测,故从孕32周起每周做1次无应激试验(NST)和脐动脉血流分析(S/D比值),重度者每周2次。轻度ICP可在孕38~39周终止妊娠;而对于重度ICP,建议37周以前甚至36周即可终止妊娠;药物治疗效果差者,可考虑提前终止妊娠时间。ICP孕妇可以放宽剖宫产手术指征,尤其是对于重度ICP、既往有ICP相关死胎、死产者或合并症较多者。若阴道试产,须行缩宫素激惹试验。产前使用维生素K_1可以减少出血风险。

(二) 妊娠期急性脂肪肝

一旦确诊,无论胎龄如何,稳定母体病情后,迅速终止妊娠,加强支持治疗,维持内环境稳定。AFLP患者多有凝血功能障碍,分娩前应先尽量纠正凝血异常。对于已临产、病情稳定、胎儿无宫内窘迫者,可以在严密监护下进行阴道试产,若估计不能短时间内经阴道分娩,应剖宫产终止妊娠。

(三) 病毒性肝炎

妊娠期急性肝炎处理原则与非孕期相同,注意休息,加强营养,补充高维生素、高蛋白、足量碳水化合物、低脂肪饮食。应用中西药物,积极进行保肝治疗,有黄疸者应立即住院,按重症肝炎处理。避免应用可能损害肝的药物,预防感染,产时严格消毒,使用广谱抗生素,以防感染诱发肝性脑病。妊娠期是否开始抗病毒治疗指征通常与非妊娠患者相同,对于乙型病毒肝炎,如果患者ALT持续升高超过正常上限的2倍,并且HBV DNA升高(HBeAg阳性者的HBV DNA>20 000U/ml或HBeAg阴性者的HBV DNA ≥ 2 000U/ml),推荐采用抗病毒治疗,现有的人体和动物试验数据尚未提示替诺福韦和替比夫定致畸。HBsAg阳性孕妇,在分娩时给予婴儿乙肝免疫球蛋白和乙肝疫苗,则可使HBV传播率降低至少95%。

【预后】

(一) 母体预后

AFLP大多数重症患者结束妊娠后可康复,大多数实验室指标可在分娩后7~10天恢复正常。但因其病情危重,孕妇并发症发病率和死亡率较高,也有需要肝移植的报道。2008—2012年上海市危重孕产妇疾病谱中,妊娠期急性脂肪肝为第5位(43例,6.92%)。在以后的妊娠中AFLP可能复发,然而确切的复发风险仍未知。

ICP患者瘙痒通常在分娩后几天消失,血清总胆汁酸等实验室指标也恢复正常。60%~70%ICP患者在后续妊娠时会复发ICP。相比首次妊娠,疾病复发的严重程度不一。

妊娠期急性病毒肝炎患者预后与非孕期类似,死亡率约0.1%~1%,对于无症状的慢性病毒感染患者,通常可平稳度过妊娠,而对于慢性肝炎急性发作患者,其预后取决于其肝脏功能、纤维化程度,尤其是有无门脉高压。

(二) 胎儿预后

AFLP围产儿死亡率高达50%,目前,及时终止妊娠改善了围产儿预后,死亡率已降至20%左右。因母体胆汁酸可通过胎盘并在胎儿及羊水中蓄积,所以相较于正常孕妇而言,ICP患者死产、自发性早产、医源性早产、羊水粪染、新生儿重症监护病房入住率较高。

妊娠期急性病毒性肝炎通常不严重,不会增加胎儿死亡率或致畸性,但急性乙肝病毒感染可导致母婴传播。对于慢性病毒携带患者,对新生儿的影响不明且相关数据不一。但对于肝硬化女性,围产期发生胎儿生长受限、宫内感染、早产和宫内死胎较高。

【未来展望】

胎儿线粒体脂肪酸氧化异常是AFLP发病的主导学说。长链3-羟酰基辅酶A脱氢酶(LCHAD)缺乏(一种线粒体脂肪酸β氧化遗传缺陷)可引起胎儿脂肪酸积聚并进入母体循环,使母体肝细胞脂肪沉积和肝功能受损,使该妊娠女性易患AFLP。国外建议所有AFLP女性及其子女都应接受LCHAD分子学检测,至

少需对最常见的 *G1528C* 基因突变做检测。如果未检测到这一突变,可考虑进行针对脂肪酸氧化中其他缺陷的检测。目前该基因检测在美国已经上市。严重肝衰竭的治疗,尤其人工肝和肝移植等临床新技术的开展有待发展。

【管理流程】(表 7-2-7)

表 7-2-7　双胎妊娠合并肝病管理流程

孕期	□ 常规筛查肝炎病毒
	□ 乙肝等患者要定期复查肝功能,必要时抗病毒治疗
	□ 重视孕晚期皮肤瘙痒,积极治疗 ICP
	□ 重视进行性加重的黄疸,及时评判凝血功能和肝肾功能
	□ 加强胎心监护
分娩期	□ 选择恰当的终止妊娠时机和方法
	□ 预防产后出血
	□ 预防和治疗 DIC
	□ 多学科联合治疗肝衰竭患者
产褥期	□ 肝功能异常者继续保肝治疗和多学科联合治疗
	□ 乙肝病毒阳性者新生儿及时应用乙肝免疫球蛋白

【参考病例】

患者高某,30 岁。

主诉: 双胎妊娠停经 35 周,恶心、呕吐伴皮肤黄染 4 天。

现病史: 患者因原发不孕 5 年行体外受精 - 胚胎移植术,得双绒毛膜双羊膜囊双胎儿,孕期定期产检,无创 DNA 筛查低风险,行口服葡萄糖耐量试验诊断为妊娠期糖尿病。4 天前无明显诱因下出现恶心、呕吐,呕吐物为胃内容物,伴上腹不适,否认停止排便排气。后症状逐渐加重,自觉皮肤发黄,来院就诊。

既往史: G_1P_0,否认心脏病、高血压等慢性病史。

查体: 体温 37.8℃,脉搏 106 次 /min,血压 138/94mmHg,呼吸 18 次 /min。神清语明,无贫血貌。双侧巩膜黄染,上腹部皮肤黄染,心肺听诊未闻及异常,腹膨隆,张力大,无压痛。肝脾肋下未及,双肾区无叩痛。双下肢水肿 +。膝反射正常。产科查体:宫高 34cm,腹围 98cm,胎心率 1 :150 次 /min;胎心率 2 :150 次 /min;消毒内诊:外阴发育正常,阴道畅,宫颈未消,宫口未开。

辅助检查:

尿常规:蛋白弱阳性。

血常规:白细胞计数 $12.8 \times 10^9/L$,血红蛋白 133g/L,血小板计数 $113 \times 10^9/L$。

生化检查:ALT 208.3U/L,AST 42.9U/L,总胆汁酸 92.20μmol/L,总胆红素 170.5μmol/L,直接胆红素 94.8μmol/L,碱性磷酸酶 521U/L,尿素 4.2mmol/L,肌酐 190μmol/L,总胆固醇 2.49,白蛋白 30.1g/L,乳酸脱氢酶 470U/L ↑,血钾 5.6mmol/L,空腹血糖 2.66mmol/L。

出凝血系列:凝血酶原时间不凝,国际标准化比率无法计算,纤维蛋白原不凝,部分凝血活酶时间 69.0 秒,凝血酶时间 60.8 秒,D- 二聚体 17.56DDU μg/ml,纤维蛋白(原)降解物 121.60μg/ml。

腹部 B 超:肝右叶低回声结节。餐后胆囊、胰腺显示不清,脾脏未见明显异常。

入院诊断: ①妊娠期急性脂肪肝;②妊娠期糖尿病;③ G_1P_0,妊娠 35 周,LOA/LSA(双绒毛膜双羊膜囊双胎);④ IVF-ET 术后。

治疗: 入院后即刻告病危,请多科会诊。在输注纤维蛋白原和凝血酶原复合物纠正出凝血异常后,当天入院 4 小时后于全身麻醉下行腹膜内子宫下段剖宫产术,术中娩出两活男婴,大儿,体重 2 300g,小儿,体重 2 100g,Apgar 评分均为 10 分,胎盘完整,脐带正常,羊水量中,Ⅲ度。术中子宫下段收缩欠佳,肌内注射卡前列素氨丁三醇一支。术中出血约 300ml。术毕血压 110/70mmHg,病员安返病房。术后予以输白蛋白、悬浮红细胞及冷沉淀支持治疗,输注纤维蛋白原及凝血酶原复合物纠正凝血治疗,同时辅以护肝治疗。

预后：患者术后密切监测肝功能及凝血功能,实验室指标逐渐好转,术后完善腹部 CT 平扫提示脂肪肝。术后 2 周好转出院。两早产儿转入新生儿病房,均存活。

思 考

1. 双胎妊娠急性脂肪肝的诊断。
2. 双胎妊娠急性脂肪肝的术后管理。

五、双胎妊娠合并泌尿系统疾病

关键点

1. 妊娠期增大的子宫压迫输尿管和膀胱,导致机械性梗阻性疾病常见。泌尿系统感染是妊娠最为常见的感染性疾病。慢性肾炎因妊娠,肾脏负担加重而疾病加重。
2. 双胎患者因解剖位置、病理生理改变,较单胎更易引起泌尿系统疾病发生、原有疾病加重,需要由产科及多学科共同管理。

【概述】

妊娠期孕妇及胎儿代谢产物增多,肾脏负担加重。肾血浆流量及肾小球滤过率在整个妊娠期间维持高水平,代谢产物尿素、尿酸、肌酸、肌酐等排泄增多。受孕激素影响,泌尿系统平滑肌张力降低。自妊娠中期肾盂及输尿管轻度扩张,输尿管增粗及蠕动减弱,尿流缓慢,且右侧输尿管受右旋子宫压迫,加之输尿管有尿液逆流现象,孕妇易患急性肾盂肾炎,以右侧多见。

双胎妊娠后解剖位置、病理生理变化明显,较单胎妊娠更为显著,更易引起泌尿系统疾病发生以及原有泌尿系统疾病变化,同时原发疾病加重亦可影响妊娠继续、胎儿生长以及母胎健康,常见疾病有：

（一）梗阻性疾病

妊娠中晚期增大子宫于骨盆入口处压迫输尿管,造成机械性梗阻,因为子宫右旋、压迫,以右侧输尿管扩张、肾积水为甚。增大的子宫将膀胱向上推移,导致排尿困难、尿潴留、尿液反流。双胎妊娠患者子宫增大更为明显,梗阻及压迫发生时间早、症状更为严重。

（二）感染性疾病

泌尿系统感染是妊娠最为常见的感染性疾病,70%~80% 患者为大肠埃希菌感染,其他常见细菌如肺炎克雷伯菌、变形杆菌等。妊娠期胎盘分泌大量雌、孕激素,肾盂、肾盏、输尿管扩张,双胎妊娠较单胎患者,雌孕激素分泌更加明显,扩张也更为显著;加之双胎患者更易发生肾积水、尿潴留、尿液反流等,更易加重泌尿系统感染发生。

（三）结石性疾病

由于上述原因,双胎较单胎易发生梗阻、感染,其结石发生率亦升高。

（四）免疫性疾病

主要讨论以肾小球病变为主的一组疾病,是因免疫复合物引起的一系列免疫性疾病,免疫机制是始发机制,在慢性进展过程中非免疫、非炎症机制共同作用。分为原发性肾小球肾炎和继发性肾小球肾炎,继发性多见于原发性高血压、系统性红斑狼疮、过敏性紫癜等。因双胎妊娠患者处于更高激素水平、高凝状态,血容量、母体及胎儿代谢产物显著增加,肾脏负担增加明显,更易导致疾病加重,引发肾功能不全、衰竭,并发子痫前期及子痫危险度也显著升高。

（五）肾移植

1958年首例肾移植患者妊娠成功分娩,随着移植技术及成功率提高,全身情况恢复良好、肾功能稳定者可考虑妊娠,但由于长期服用免疫抑制剂等原因,孕期易出现感染、早产、妊娠期高血压等,双胎患者更易出现上述并发症。

【临床表现】

轻症患者可无明显症状,但随疾病进展,不同病因可呈现不同临床表现:

（一）泌尿系统表现

尿路刺激症状:即尿频、尿急、尿痛,多见于泌尿系统感染,患者可同时伴有下腹部不适,急迫性尿失禁,患侧肾区叩击痛;肾绞痛多见于泌尿系统结石;尿液性状改变,如蛋白尿($\geq 0.3g/24h$)、血尿,可见于多数泌尿系统疾病患者,如感染、结石、肾小球病变等;尿量改变,如少尿($<400ml/24h$)或无尿($<100ml/24h$),可见于急慢性肾功能不全、肾衰竭;尿潴留多见于泌尿系统梗阻,尤其是下尿路梗阻患者。

（二）全身表现

如水肿、高血压、贫血,待严重肾功能损伤时,可出现恶心呕吐、食欲减退、腹胀腹泻;呼吸困难、咳嗽;心律失常、心力衰竭;意识障碍、抽搐、昏迷等一系列尿毒症表现。严重泌尿系统感染,如急性肾盂肾炎,可出现突发高热(可达40℃以上)、寒战,伴头痛、恶心呕吐、食欲缺乏等。

（三）分类

根据不同临床表现,肾脏疾病可分为五类常见综合征:肾病综合征(大量蛋白尿>3.5g/d、低蛋白血症、伴水肿和／或高脂血症);肾炎综合征(以肾小球源性血尿为主要特征,伴蛋白尿、高血压、肾功能损害为主要特点);无症状性血尿或蛋白尿;急性肾损伤;慢性肾脏病(肾脏损害和／或 GFR 下降至 $<60ml/min$,并持续 3 个月)。

【辅助检查】

（一）实验室检查

1. **尿液检查** 尿常规是早期判断有无肾脏疾病的主要依据,包括尿液外观,有无红细胞、白细胞、蛋白、尿管型等;尿相差显微镜判断血尿来源;24 小时尿蛋白定量;尿细菌培养可明确感染类型。

2. **肾功能检查** 血尿素氮、肌酐、尿酸可有不同程度升高;肾小球滤过率、内生肌酐清除率下降。

3. **其他** 血白细胞、CRP 升高提示感染,严重感染时血培养提示阳性;血浆白蛋白下降、血钾升高、血红蛋白下降等。

（二）影像学检查

超声检查可帮助了解肾脏大小、结构有无异常,肾盂分离、肾积水、尿路结石等发生情况;酌情考虑 X 线、CT、MR 检查。

（三）病理学检查

可明确肾脏疾病类型,指导后续治疗及评估预后,但需请肾脏内科医师配合及指导。

【诊断】

疾病诊断需结合病史、症状、体格检查、相关辅助检查结果。既往是否有肾脏疾病病史、肾移植手术史,并询问孕前及孕期病情变化及用药情况。是否存在腰痛、尿路刺激征、尿潴留、尿液性状、尿量改变等,以及发热、乏力等全身症状;肾区是否有叩击痛、全身水肿情况;结合尿液、肾脏功能、影像学等检查,可对疾病进行诊断。

【鉴别诊断】

1. 泌尿系统结石,或伴腰痛为主要表现的泌尿系统感染,需与急性胃肠炎、胆囊炎、阑尾炎等急腹症鉴别,后者主要表现为恶心呕吐等消化道症状,完善尿常规、腹部 B 超检查可有助于疾病鉴别。也应注意与先兆早产相鉴别。

2. 泌尿系统感染,如以高热为主要表现而无明显泌尿系感染症状患者,需与其他各类发热疾病,如胃肠炎、呼吸道感染等相鉴别,后两者可出现呕吐腹泻等消化道症状,咳嗽咳痰等呼吸道症状,行尿液、粪便、呼吸道细菌学检查可帮助鉴别。

3. **妊娠期高血压疾病**　孕 20 周后出现血压升高、蛋白尿等，终止妊娠后明显改善。对于既往有肾脏病史患者不难确诊，但孕期未行系统检查、无明确病史，孕中晚期上述症状时需注意，必要时可请相关肾脏专科医师协助鉴别。

【治疗】

(一) 孕前管理

对于既往肾脏疾病患者，需做好孕前评估，血压、蛋白尿、肾功能控制稳定者可考虑妊娠，必要时协同肾内科医师共同诊治；肾移植患者建议移植术后 2 年、无排斥反应、全身情况良好、肾功能稳定、免疫抑制剂维持剂量后再考虑妊娠，需要移植科医师参与评估。对于严重肾功能损害者、血压控制不稳定、大量蛋白尿者，不建议妊娠。

双胎妊娠患者疾病更易发生波动，肾脏疾病严重并且为孕早中期者建议减胎或者终止妊娠。允许继续妊娠者可酌情缩短产前检查的间隔时间、尽早建立完善的检查档案，联合多学科(肾脏内科、泌尿科、移植科医师)共同对母胎进行监护。孕期严密监测血压、血尿常规、肾功能等，密切监测双胎宫内生长发育情况。

(二) 孕期治疗

1. **非免疫性疾病**　梗阻、感染、结石三者往往相互关联、相互影响。双胎妊娠与单胎妊娠治疗相同，病情严重者应住院治疗。

(1)一般治疗：多饮水，可静脉补充液体，每天尿量保持 2 000ml 以上；持续高热患者，积极采用降温治疗；肾绞痛或叩击痛严重者，可给予解痉、止痛和抗感染；必要时给予保胎等抑制宫缩治疗。

(2)抗菌药物：必要时静脉给药，推荐根据尿培养、血培养药敏实验结果进行调整，如无药敏结果，建议使用第三四代头孢菌素、较新的广谱青霉素等，如 72 小时症状未见明显改善，应注意及时调整抗菌药物种类及剂量，当急性症状明显改善后，可酌情改为口服药物治疗；急性肾盂肾炎患者总疗程至少 2~3 周，治疗期间及停药后注意定期复查尿培养。

(3)其他：对于药物治疗保守治疗无效，出现急性肾衰竭者可考虑行手术治疗，如膀胱镜下双侧输尿管支架管植入术。

2. **免疫性疾病**

(1)免疫抑制剂：推荐孕期安全使用的免疫抑制剂包括糖皮质激素、羟氯喹、硫唑嘌呤等，根据疾病情况进行药物选择，孕期尽可能减少糖皮质激素剂量，但切忌停药。近年来研究显示钙调蛋白抑制剂(环孢素、他克莫司等)不增加致畸风险，孕期也可安全使用，对于肾移植患者，孕期应长期服用，定期监测血药浓度，由移植科医师调整药物剂量。

(2)降压药物：选择孕期安全的降压药物，如甲基多巴、拉贝洛尔、硝苯地平(长效)，目标血压控制于 130~140/80~90mmHg。

(3)其他药物治疗：酌情使用利尿剂；严重低蛋白血症者，可间断、小剂量补充白蛋白，白蛋白前后可加强利尿；对于贫血患者补充铁剂、EPO；碱化尿液，纠正酸中毒；可考虑抗凝治疗；对于继发性肾炎患者，需考虑原发疾病治疗；严重肾功能损伤者，应考虑短期内终止妊娠，必要时予肾脏替代治疗。

(三) 终止妊娠时机及方式

终止妊娠时机及方式需全面评估母儿情况，对于轻度蛋白尿，血压控制稳定、肾功能正常患者，一般可以耐受妊娠，可按双胎产科处理原则选择分娩时机及方式。对于短期内病情加重明显、血压控制不稳定、肾功能受损严重者，应酌情提前终止妊娠，分娩方式的决定多以剖宫产为主。

(四) 术后管理

术后注意血压、尿液检查、肾功能变化；加强体液管理，注意抗感染治疗，减少肾脏毒性药物应用。

【未来展望】

2017 年我国《慢性肾脏病患者妊娠管理指南》对部分肾脏疾病的诊治提供指导意见。孕期肾穿刺技术开展的安全性有待研究。

【管理流程】(表 7-2-8)

表 7-2-8 双胎妊娠合并泌尿系统疾病管理流程

孕前	□ 充分评估病情,必要时协同肾内科医师共同诊治,血压、蛋白尿、肾功能控制稳定者可考虑妊娠
	□ 充分告知患者及家属妊娠可能加重疾病及可能出现的并发症
孕期	□ 多学科管理,协同肾内科和风湿科等医师共同诊治
	□ 定期产检,密切注意患者尿蛋白、肾功能、血压等情况
	□ 急性泌尿系统感染根据药敏选择抗生素
	□ 免疫性肾病选择激素等药物治疗
	□ 双胎胎儿生长情况
分娩期	□ 选择分娩时机及分娩方式
	□ 选择合适的麻醉方法
	□ 预防产后出血
产褥期	□ 术后加强监护,药物调整,水、电解质、酸碱平衡等维持
	□ 选择肾毒性较小的抗生素
	□ 肾脏科随访

【参考病例】

患者王某,27 岁。

主诉:双胎妊娠 7 个月余,右侧腰痛 5 天、伴发热 2 天。

现病史:患者本次自然怀孕,早期超声提示双胎妊娠(单绒毛膜双羊膜囊),孕期定期产检,5 天前患者无明显诱因下出现右侧腰痛,后疼痛逐渐加重,2 天前出现发热,体温最高 39℃,伴寒战,未至医院就诊、自行服用退热药。今晨患者再次出现高热(40℃),伴右侧腰痛、尿频、寒战、头痛、食欲缺乏,至笔者医院就诊。

既往史:G_1P_0,否认高血压、糖尿病、心脏病等慢性疾病史。

查体:体温 40℃,心率 120 次 /min,血压 110/60mmHg,呼吸 20 次 /min。神清,精神萎,心肺听诊无殊。腹部膨隆,无压痛,未及宫缩。右侧肾区可及叩击痛、左侧(-),双下肢水肿(+/-)。

产科检查:宫高 32cm,腹围 110cm,FHR 170/175 次 /min。

辅助检查:

血常规:WBC $17×10^9$/L,N 88%,HGB 104g/L,PLT $145×10^9$/L,CRP 56mg/L,PCT 2.1ng/ml,Cr 45μmol/L。

出凝血、电解质:正常。

尿常规:WBC 135/HP,RBC 35/HP。

产科 B 超:宫内双胎妊娠(目前头位)。

肾脏 B 超:右侧肾积水(20cm)。

入院诊断:①急性肾盂肾炎;②轻度贫血;③ G_1P_0,妊娠 29^{+2} 周,LOT/ROT(单绒毛双羊膜囊双胎)。

治疗:患者入院后完善血、尿培养等相关检查,密切监测患者生命体征变化,记录每天尿量情况,定期复查血常规等相关指标,予头孢类抗生素抗感染治疗、降温、纠正贫血、加强补液支持等治疗,入院 1 天后腰痛症状明显好转,2 天后热平,第 3 天尿培养提示大肠埃希菌生长,继续原抗菌药物治疗,2 周后改为口服抗菌药物,复查尿培养阴性,医嘱出院后定期门诊产检。

思 考

1. 双胎妊娠合并肾盂肾炎的诊断。
2. 双胎妊娠合并肾盂肾炎的治疗。

（傅 勤 林建华）

参 考 文 献

1. 中华医学会外科学分会胰腺外科学组 . 急性胰腺炎诊治指南（2014）. 中华普通外科学文献（电子版），2015,(2): 86-89.
2. 袁景，孟飞，汤小伟，等 . 妊娠合并急性胰腺炎的临床特征与预后分析 . 临床肝胆病杂志 , 2019, 35 (1): 138-142.
3. Duke E, Kalb B, Arif-Tiwari H, et al. A Systematic Review and Meta-Analysis of Diagnostic Performance of MRI for Evaluation of Acute Appendicitis. American Journal of Roentgenology, 2016, 206 (3): 508-517.
4. Burke L M B, Bashir M R, Miller F H, et al. Magnetic resonance imaging of acute appendicitis in pregnancy: a 5-year multiinstitutional study. American Journal of Obstetrics and Gynecology, 2015, 213 (5): 693. e1-693. e6.
5. American College of Obstetricians and Gynecologists. Committee Opinion No. 723 Summary: Guidelines for Diagnostic Imaging During Pregnancy and Lactation. Obstet Gynecol, 2017, 130 (4): 933-934.
6. 中华医学会围产医学分会胎儿医学学组 , 中华医学会妇产科学分会产科学组。双胎妊娠临床处理指南 . 中华妇产科杂志 , 2015, 50 (8): 561-567.
7. American College of Obstetricians and Gynecologists. ACOG Practice Bulletin No. 207: Thrombocytopenia in Pregnancy. International Journal of Gynecology & Obstetrics, 2019, 133 (3): e181-e193.
8. Z. Alami, M. S. Agier, S. Ahid, et al. Pregnancy outcome following in utero exposure to azathioprine: A French comparative observational study. Therapie, 2018, 73 (3): 199-207.
9. Ovadia C, Seed PT, Sklavounos A, et al. Association of adverse perinatal outcomes of intrahepatic cholestasis of pregnancy with biochemical markers: results of aggregate and individual patient data meta-analyses. Lancet, 2019, 393 (10174): 899-909.
10. 南京总医院 . 慢性肾脏病患者妊娠管理指南 . 中华医学杂志 , 2017, 097 (046): 3604-3611.

第八章
复杂性双胎妊娠

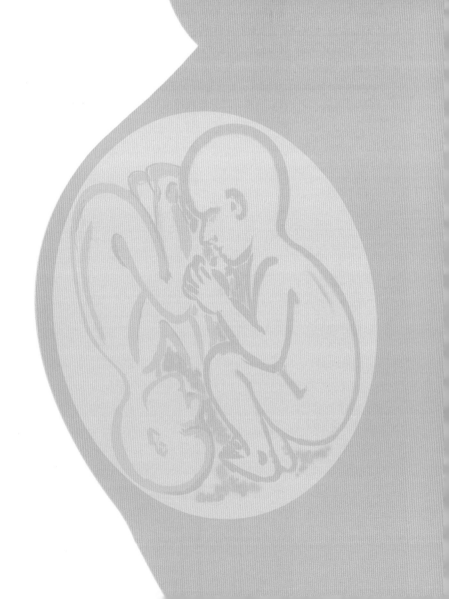

　　复杂性双胎妊娠是一系列双胎胎儿并发症,其中以单绒毛膜双胎并发症为主,其中主要包括双胎输血综合征、选择性生长受限、双胎反向灌注序列等。其中单绒毛膜双胎胎儿并发症的重要病理基础之一就是双胎共用一个胎盘,并且胎盘表面存在血管交通支,两个胎儿之间存在"第三循环"。当第三循环出现异常,就会直接或间接影响两个胎儿的循环系统有效灌注。常见症状就包括羊水量改变和胎儿生长异常。例如双胎输血综合征、选择性生长受限等。

第一节　双胎输血综合征

关键点

　　1. **筛查**　双胎超声是筛查和诊断双胎输血综合征的最主要手段,对于妊娠 16 周之后的单绒毛膜双胎而言,至少 2 周一次超声多普勒筛查非常重要;腹胀、腹部快速增大等也是不容忽视的临床症状,需要引起重视。

　　2. **诊断**　双胎输血综合征的诊断主要依靠超声,诊断标准为超声提示受血儿羊水最大深度 >8cm,同时供血儿羊水最大深度 <2cm。

　　3. **处理方法**　双胎输血综合征主要的方法是胎儿镜下胎盘血管交通支激光凝固术,此外在胎盘位置不理想或者胎儿濒死情况下行选择性减胎术或序列羊水减量术治疗。对于不适合手术治疗并且病情较轻者,可支持治疗并在严密观察治疗以期待延长孕周或等待手术时机。

　　4. **围手术期管理**　胎儿镜术后每 1~2 周进行超声多普勒胎儿血流监测是围产期管理的关键;此外,预防早产和早产胎膜早破的发生是改善治疗预后的重要措施。

【概述】

　　双胎输血综合征(twin to twin transfusion syndrome,TTTS)是单绒毛膜双羊膜囊双胎妊娠的严重并发症。大约有 10%~15% 的单绒毛膜多胎妊娠发生 TTTS。如果不适时进行干预,严重 TTTS 病死率高达 80%~100%。如何发现、诊断双胎输血综合征是治疗双胎输血的第一步。

　　1. **病因**　TTTS 的发病原因至今不明,目前认为遗传基因异常为主要病因,其他可能病因包括绒毛膜羊膜炎、脐带帆状附着等。

　　2. **病理生理**　TTTS 最主要的病理生理基础是共用胎盘的血管交通吻合支,主要包括动脉 - 动脉交通吻合支、动脉 - 静脉(静脉 - 动脉)交通吻合支和静脉 - 静脉交通吻合支(图 8-1-1)。由于这些血管交通支的存在,单绒毛膜双胎的两个胎儿之间存在血液的交换。而当异常的动静脉吻合支增多,并且由于血管内压力差导致吻合血管内对流量不均等,单向血流增加时。造成一个胎儿相对的持续向另外一个胎儿"输血",输出的胎儿被命名为供血儿(donor),接受的胎儿被命名为受血儿(recipient)。这种"持续输血"的状态会引起一系列的病理生理变化。供血儿渐渐处于低血容量、贫血、营养不良性生长受限、少尿及羊水过少。而受血儿则由于高血容量而发生多尿及羊水过多、右心室肥大及心力衰竭。

【临床表现】

　　1. **母体症状**　患者可能表现为在妊娠中晚期突然出现的腹胀并逐渐加重,有时会伴有宫缩。主要原因是因为双胎之一突然出现的羊水激增所引起的。但是并不是所有的 TTTS 病例均会出现羊水量急剧增加,因此许多病例发病隐匿,容易被临床忽略,因此规范的超声筛查尤为重要。此外,当出现镜像综合征时,母体还可能表现出胸腔积液、血压升高以及心包积液等类似受血胎儿的症状。

　　2. **胎儿症状**　主要为超声表现供血胎儿羊水过多、水肿、心脏结构改变;受血胎儿羊水过少、脐动脉血流改变、生长受限等。

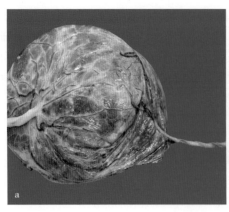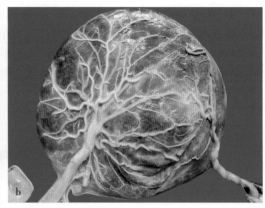

图 8-1-1　胎盘血管交通吻合支
a. 胎盘灌注前；b. 胎盘灌注后

【辅助检查】

1. **超声多普勒筛查**　双胎输血综合征基本发生在单绒毛膜双胎。因此妊娠早期鉴定绒毛膜性是诊断单绒毛膜双胎并发症，包括 TTTS 的基础。由于在妊娠早期和妊娠中期早期鉴定绒毛膜性最为准确，因此，如果错过鉴定时间，将会为之后诸多单绒毛膜双胎疾病的诊治带来阻碍。因此，除腹胀及宫缩症状明显病例之外，大多数病例是在双胎超声筛查时发现 TTTS。多数学者建议单绒毛膜双胎妊娠需要在妊娠 16 周之后至少 2 周行超声多普勒检查 1 次。主要进行胎儿生长发育监测、羊水量检查、胎儿血流多普勒检查等。

2. **超声多普勒监测**　无论是否进行手术治疗的双胎输血综合征患者均需要严密的超声监测，推荐每周至少进行一次超声监测，如接受手术治疗（例如胎儿镜下胎盘血管交通支激光凝结术、射频消融减胎术等），术后 24 小时需要复查超声检查，评估手术效果，术后每周至少进行一次超声监测，监测内容主要包括双胎生长发育情况、胎儿及脐带血管血流超声多普勒检查、羊水、胎盘以及宫颈情况（详见第十四章第一节）。

3. **胎儿磁共振**　胎儿磁共振主要用于胎儿神经系统发育的评估。对于接受治疗的 TTTS 病例，包括胎儿镜激光治疗和射频消融减胎治疗，建议均行胎儿头部磁共振评估胎儿神经系统的发育情况。尤其对于出现一胎宫内死亡的病例，无论是否接受胎儿镜激光治疗，都应注意另外一胎的神经发育情况，有研究显示，虽然胎儿镜激光治疗能够明显降低一胎胎死宫内对于存活胎儿的神经系统发育影响，但是并不能完全达到双绒毛膜双胎一胎胎死宫内的水平，因此胎儿神经系统磁共振检查尤为重要。

【诊断】

1. **诊断标准**　单绒毛膜双胎，超声提示受血儿羊水最大深度 ≥ 8cm，同时供血儿羊水最大深度 <2cm。

2. **TTTS 分期**　1999 年，美国医师 Quintero 首次提出将 TTTS 分为 5 期，即我们目前最常使用的 Quintero 分期（表 8-1-1）。但是，随着胎儿治疗的开展，Quintero 分期的局限性也逐渐显现出来。由于 Quintero 分期的制定主要依据疾病的严重程度，但不能反映疾病的预后，TTTS 的病情自然进程也不会按照该分期逐渐加重，许多病例可以呈跳跃式的进展，个别病例则可以维持在某一分期保持不变。并且 Quintero 分期缺少了对患儿心功能的评估。因此之后的学者有针对性地对这些局限性提出了新的评分或评估系统来补充完成 TTTS 的诊断和预后评估。其中以美国费城儿童医院（The Children's Hospital of Philadelphia，CHOP）的 Rychik 等提出的胎儿心功能的评分系统（CHOP 评分）使用最为广泛。CHOP 评分的主要评估指标有受血儿是否有心室壁肥厚、心脏扩张、右心室流出道狭窄，彩色多普勒是否有三尖瓣反流、静脉导管反流等（表 8-1-2）。此外，还有胎儿心脏整体评分（cardiovascular profile score，CVPS）系统、辛辛那提分期等。但随后的临床应用的开展，人们发现这些分期方法仍不能很好地评估 TTTS 的预后，尤其是在进行胎儿镜激光治疗的病例中不能很准确地用于术前对手术预后的评估。因此，依托新技术和新方法开发新的 TTTS 评估系统势在必行。

表 8-1-1　TTTS 的 Quintero 分期

分期	诊断标准
Ⅰ期	受血胎儿最大羊水池 ≥ 8cm（20 周以上 ≥ 10cm）
	供血胎儿最大羊水池 <2cm
Ⅱ期	供血胎儿膀胱不充盈
Ⅲ期	超声多普勒改变
	脐动脉舒张期血流缺失或反流
	静脉导管血流 a 波反向
	脐静脉血流搏动
Ⅳ期	一胎或双胎水肿
Ⅴ期	一胎或双胎胎死宫内

表 8-1-2　费城儿童医院胎儿心血管评分表

得分			0	1	2	3
受血胎儿						
心室功能	心脏扩大		无	轻度	>轻度	
	心室流出道肥厚		无	有		
	收缩功能障碍		无	轻度	>轻度	
瓣膜功能	三尖瓣反流		无	轻度	>轻度	
	二尖瓣反流		无	轻度	>轻度	
血流多普勒	三尖瓣血流		双峰	单峰		
	二尖瓣血流		双峰	单峰		
	静脉导管		同向	心房收缩下降	反向	
	脐静脉搏动		无	有		
大血管	流出道血管比较		PA>Ao	PA=Ao	PA<Ao	右心室流出道梗阻
	肺动脉灌注不足		无	有		
供血胎儿						
脐静脉多普勒			正常	舒张期血流下降	舒张期血流缺失或反向	

PA:肺动脉,Ao:主动脉

【鉴别诊断】

1. **选择性胎儿生长受限**（selective fetal growth restriction,sFGR）　sFGR 同样是单绒毛膜双胎常见的胎儿并发症。主要表现为双胎之一生长受限并伴或不伴胎儿血流异常,主要鉴别内容为羊水量的差异,即受血儿羊水最大深度 >8cm,同时供血儿羊水最大深度 <2cm。有 sFGR 并没有明显影响未发生生长受限胎儿的循环灌注,因此并未明显表现出羊水量的差异。但是 sFGR 可以发展成为 TTTS,甚至有时同时存在。

2. **双胎贫血 - 红细胞增多序列征**（twin anemia-polycythemia sequence,TAPS）　TAPS 主要症状为单绒毛膜双胎大脑中动脉 MOM 值差异增大,虽然致病原因也是胎盘表面的血管交通支异常血液交换,但是与 TTTS 不同的是没有双胎之间羊水量的差异。

【治疗】

目前国际公认的治疗双胎输血综合征的有效方法是胎儿镜胎盘血管激光凝固术。胎儿镜胎盘血管激光凝固术能够从病理层次治疗 TTTS,能够有效改善 TTTS 的预后,提高围产儿生存率。

1. **胎儿镜胎盘血管交通支激光凝结术**

(1)手术指征:目前胎儿镜治疗 TTTS 的指征主要是针对 Quintero 分期 Ⅱ~Ⅳ 期的病例;对于一些严重的 TTTS 和症状进行性加重的 Quintero 分期 Ⅰ 期的病例,目前也仅以行胎儿镜激光治疗。其中主要的症状包括羊水进行性增多、母体腹胀症状严重、同时伴有胎儿心功能异常等。

(2)手术时机:目前的手术时间主要集中在妊娠 18~26 周。不同病例根据个体情况可以前提至妊娠 17 周,或者延后至妊娠 28 周。但需要注意的是在妊娠 18 周之前进行胎儿镜介入性操作引起绒毛膜羊膜分离的风险较高。另外,随着孕周的增大,羊水的通透性可能会变差,胎儿在宫腔内的占比增大,这些都会影响胎儿镜手术操作。此外,由于许多 TTTS 病例病情发展迅速,因此仅以在诊断 TTTS 并确定手术指征之后,建议尽快实施胎儿镜激光治疗。

(3)胎儿镜激光治疗的手术方式:目前常见的胎儿镜激光治疗方法主要包括:非选择性血管交通支凝固术、选择性血管交通支凝固术和 Solomon 技术三种技术。这三种技术具体优劣尚有争议,建议根据具体情况及术者掌握技术情况选择手术治疗方式:

1)非选择性血管交通支凝固术:技术要点为使用激光凝固全部通过两胎儿之间隔膜的血管。

2)选择性血管交通支凝固术:技术要点为对经胎儿镜确定为双胎之间血管交通支的血管,根据其类型有序、依次进行激光凝固:首先是动脉-静脉交通支(供血儿动脉至受血儿静脉),然后是静脉-动脉交通支(供血儿静脉至受血儿动脉),最后是动脉-动脉交通支和静脉-静脉交通支。

3)Solomon 技术:在选择性血管交通支凝固术之上发展而来,在选择性血管凝固的基础上,对凝固点之间的胎盘区域进行连续线状激光凝固,并连接各个凝固点。

2. **选择性减胎术**　在抉择是否使用选择性减胎术之前,必须明确胎儿镜激光治疗是治疗双胎输血综合征的金标准。选择性减胎术是胎儿镜激光治疗的替代方案。选择性减胎术的目的是在一胎濒临死亡或者没有存活价值等情况下,强制终止一胎以求改善另外一胎生存条件、提高存活率以及降低脑损伤风险的一种治疗手段。常见的关于 TTTS 实施选择性减胎术的适应证包括:

(1)适应证选择:选择性减胎术对治疗 TTTS 没有明确的适应证,但是国内众多学者目前比较公认的使用选择性减胎治疗 TTTS 的情况包括:严重 TTTS 并且其中一胎合并严重心脏宫内异常或者中枢神经系统异常;双胎之一濒临死亡并且没有宫外存活能力;没有理想的胎儿镜手术操作空间(例如大面积的前置胎盘,供血胎儿遮挡血管交通区等);胎儿镜手术失败(术中减胎或术后减胎);母体过于肥胖。

(2)方式的选择:目前常见的选择性减胎术主要包括射频消融减胎术和胎儿镜脐带结扎术。其他方式例如胎儿镜血管凝结术结合氯化钾注射减胎等方法因为较为少见,本文就不做探讨了。目前这两种方式的成功率均在 70%~80% 左右,其主要的并发症是早产以及早产胎膜早破。对于两种方式的优劣目前尚无统一的观点,尚需要大样本的研究以确定。

3. **羊水减量**　对于妊娠 18~26 周的 TTTS 患者,目前主要使用胎儿镜激光治疗,同时进行羊水减量术治疗,但是对于胎盘位置不理想,无法进行胎儿镜治疗或者选择性减胎病例,序列羊水减量术仍是一种缓解病情的有效方法,并且在缓解病情的同时能够期待随着孕周的进展,出现新的手术穿刺窗口。

4. **非手术治疗**　对于 TTTS Ⅰ 期患者(非进展型)的病例可以选择非手术治疗,严密监测胎儿宫内情况的同时,可适当给予支持治疗,如低流量间断吸氧、补充维生素 C 等。

【预后】

1. **成功率和胎儿存活率**　随着胎儿镜宫内治疗技术的不断进步,在成熟的胎儿治疗中心,胎儿镜激光治疗术后 TTTS 的至少一胎存活率为 90% 左右,双胎存活率可达到 70%~80%。

2. **神经系统预后**　激光治疗术后的活产儿中发生严重脑损伤明显降低,但存活儿中仍有 6% 发生脑瘫,发生的原因主要与早产及 TTTS 本身的病理生理机制有关。如何进一步降低 TTTS 激光术后脑瘫的发生风险是今后最受关注的研究热点之一。

3. 早产　早产是胎儿镜及其他宫内治疗的常见术后并发症,目前胎儿镜术后的平均分娩孕周为妊娠 31 周左右。早产孕周被认为是 Quintero 分期之外,影响新生儿脑瘫的独立危险因素。

4. 早产胎膜早破　胎儿镜术后的早产胎膜早破(PPROM)是胎儿镜和其他宫内治疗后最常见的术后并发症之一。虽然目前胎儿镜激光电凝术(fetoscopic laser photocoagulation,FLP)的治疗成功率为 90% 左右,但是 PPROM 依然是影响妊娠结局,尤其是新生儿的结局的重要因素。虽然通过提高手术技巧能在初期降低术后 PPROM 的发生,但是 PPROM 的发生率依然达到 10%~20%。目前认为使用凝胶海绵栓能够减少 PPROM 的发生。

【未来展望】

我们知道无论是 Quitero 分期,还是 CHOP 等评分系统,都不能全面反映疾病的严重程度和预后情况。近年来,通过生物组学的方式探索羊水和血液中与 TTTS 病情相关生物标志物的研究受到越来越多的重视。关于 PPROM 的相关研究也转向到宫内环境的改变。此外,胎儿镜宫内治疗技术和诊断技术的发展也必然与新技术和新材料相结合,例如人工智能技术、炫彩超声技术等。同样,相信随着研究的不断深入,一定能够碰撞出胎儿医学新的火花。

【管理流程】(表 8-1-3)

表 8-1-3　双胎输血综合征管理流程

孕期	□ 绒毛膜性鉴定	□ 妊娠 8 周之前鉴定
		□ 妊娠 11~13^{+6} 周鉴定
	□ 单绒毛膜双胎超声监测	□ 每 2 周超声监测
	□ 诊断 TTTS	□ Quintero 分期
		□ CHOP 评分
围手术期	□ 选择治疗方案	□ 胎儿镜激光治疗
		□ 选择性减胎术
		□ 宫颈环扎术
		□ 保守治疗
	□ 术后超声监测	□ 每周 1 次
		□ 手术 2 周后每 1~2 周 1 次
	□ 胎儿头部磁共振检查	
围产期	□ 分娩管理	□ 新生儿复苏
		□ 胎盘灌注

【参考病例】

患者李某,24 岁。

主诉:双胎妊娠 5 个月余,腹胀伴进行性加重 1 周,胎动减少 3 天。

现病史:患者孕期定期产检,早期超声检查提示单绒毛膜双羊膜囊双胎妊娠。患者 1 周前开始出现腹胀,并逐渐加重,无腹痛及下腹紧缩感。并且自觉胎动减少 2 天。孕期无头晕、头痛,无胸闷、憋喘,无视物不清,双下肢无水肿。

既往史:G_1P_0,否认心脏病、糖尿病及高血压病史。

查体:体温 36.8℃,脉搏 110 次 /min,血压 124/76mmHg,呼吸 18 次 /min。神清语明,无贫血貌。心肺听诊未闻及异常,腹膨隆,张力大,无压痛,偶触及宫缩,强度弱。产科查体:宫高 30cm,腹围 98cm,胎心率 1 :150 次 /min;胎心率 2 :150 次 /min;消毒内诊:外阴发育正常,阴道畅,宫颈质软,居中,消 50%,宫口未开。骨及软产道未见明显异常。

辅助检查:彩超(本院超声,就诊当日,其中胎儿 1 为受血儿,胎儿 2 为供血儿)。

胎儿 1:双顶径约 5.4cm,头围约 24cm,股骨长约 2.1cm。胎心率 1:135 次/min。

胎儿 2:双顶径约 5.1cm,头围约 21cm,股骨长约 2.0cm。胎心率 2:136 次/min。

羊水深度 1:12.0cm。

羊水深度 2:1.0cm。

胎儿膀胱影像 1:可见。

胎儿膀胱影像 2:消失。

脐动脉 S/D 1:2.6。

脐动脉 S/D 2:舒张期血流反向(图 8-1-2)。

母体宫颈长度:2.0cm。

胎盘附着在子宫后壁,胎盘厚度约 2.0cm。成熟度 0 级。

入院诊断:①双胎输血综合征(Quintero 分期Ⅲ期);② G_1P_0,妊娠 22^{+1} 周,LSA/LOA,单绒毛膜双羊膜囊双胎;③先兆流产。

治疗:患者选择了胎儿镜胎盘血管交通支激光凝结术治疗,患者在脊髓联合阻滞麻醉下进行了手术,进行了选择性血管凝结术。患者前壁胎盘,使用了弧形胎儿镜进行手术操作。术中共凝结动脉 - 动脉交通支 3 对,动脉 - 静脉交通支 2 对,静脉 - 动脉交通支 2 对,静脉 - 静脉交通支 2 对。血管凝结术后行羊水减量术,恢复受血儿羊水深度至 7cm。患者先兆流产并且伴有宫颈形态改变,同时行宫颈环扎术。

预后:患者术后定期超声检测,与术后 2 天双胎羊水恢复正常。于妊娠 33 周因胎膜早破,并且胎先露为混合臀,行剖宫产终止妊娠。术后行胎盘灌注激光手术效果。

思考

1. 双胎输血综合征的诊断。
2. 双胎输血综合征行胎儿镜手术的指征。

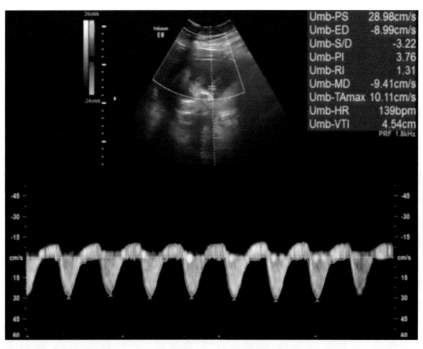

图 8-1-2　入院超声图

超声检查发现胎儿二脐动脉 S/D 舒张期血流反向

(尹少尉　刘彩霞)

第二节　双胎贫血 - 红细胞增多序列征

关键点

1. 诊断　双胎贫血 - 红细胞增多序列征发病率低、无明显的临床表现,只能通过序贯的超声检查发现及确诊。

2. 处理方法　双胎贫血 - 红细胞增多序列征需要通过超声多普勒检查进行确诊、分期及评估;目前的治疗方法主要包括胎儿镜下胎盘血管交通支凝固术、射频消融减胎术、宫内输血等。

3. 围手术期管理　胎儿镜下胎盘血管交通支激光凝固术是治疗双胎贫血 - 红细胞增多序列征的有效方法。

【概述】

双胎贫血 - 红细胞增多序列征是发生在单绒毛膜双羊膜囊双胎妊娠的严重并发症,表现为两胎儿间的慢性输血,导致胎儿间较大的血红蛋白差异,且不合并双胎羊水过少 - 过多序列征(twin oligo-polyhydramnios sequence,TOPS)。其中原发性 TAPS 在单绒毛膜双胎中的发生率为 3%~5%,而继发于 TTTS 激光治疗术后 TAPS 的发生率约为 2%~16%。TAPS 一般进展缓慢,其预后也好于 TTTS,但其起病隐匿,约 40%~63% 的病例在产前常常得不到确诊。因此,对于单绒毛膜双胎的规范化管理,是提高 TAPS 确诊率的有效途径。

【病因及病理生理】

1. **病因**　原发性 TAPS 的发病原因至今不明,但继发于 TTTS 激光治疗术后的 TAPS 被认为是与治疗技术的选择不当有关。

2. **病理生理**　与 TTTS 相同,TAPS 最主要的病理生理基础是两胎盘间胎盘的血管交通吻合支,而导致 TAPS 发生的是两胎盘间仅存的极少量的、极小的、直径 <1mm 的动静脉血管吻合支。血液便通过这些小的血管交通支,以 5~15ml/h 的速度,从一个胎儿流向另外一个胎儿,造成一个胎儿持续向另外一个胎儿输血,再加上 TAPS 的胎盘中又缺少足够的动脉 - 动脉吻合支进行代偿,最终导致一个胎儿贫血,另一个胎儿体内红细胞增多。两胎儿的命名与 TTTS 相同。而对于继发于 TTTS 激光治疗术后 TAPS,是由于行激光治疗后,遗留少许极细的动静脉血管交通支所导致。但之前的受血儿往往变成供血儿,而供血儿却变成了受血儿,对于这一有趣的现象,其机制尚未研究清楚,可能与原受血儿术后胎儿 - 胎盘循环的血流动力学改变相关。

在 TAPS 中,并不伴随 TOP 的发生,这与其长期慢性"输血"的病理生理特点相关。一方面,慢性输血使两胎儿有足够的时间做出血流动力学的代偿性改变;另一方面,慢性输血并未导致两胎儿体内激素水平不平衡的发生,尤其是受血儿体内的高肾素水平状态。最终,这一系列的病理生理改变,造成了 TAPS 不同于 TTTS 的病理特征,但具体的病因与病理生理过程还有待进一步研究。

【临床表现】

1. **母体症状**　TAPS 由于无 TOP 的发生,故母体通常无明显不适的临床变现,这也是 TAPS 不易早期发现的主要原因。

2. **胎儿症状**　疾病早期,通常超声检查,无羊水过多、胎儿异常等异常影像。随着疾病的进展,供血儿逐渐出现心功能受损,胎儿、胎盘水肿,甚至胎儿死亡等表现。而通过超声多普勒检查,可在疾病早期即可发现两胎儿大脑中动脉血流峰值速度的异常,从而作出诊断。

【辅助检查】

超声多普勒检查是诊断 TAPS 的有效手段。有 TAPS 在疾病早期母儿均无明显的临床及影像学表现,因此对于双胎妊娠者,尤其是单绒毛膜双胎妊娠(MC)者加强管理和监测是早期发现和诊断 TAPS 的有效途径。首先是妊娠早期的绒毛性鉴定,是诊断各类 MC 并发症发热的前提,如 TTTS、TAPS、sFGR 等。然后,对所有的 MC 者进行每 2 周一次的序贯超声检查,尤其是对两胎儿大脑中动脉血流峰值速度(MCA-PSV)的测量,是早期诊断 TAPS 的唯一指标。此外,序贯的 MCA-PSV 值测量,也是监测 TAPS 疾病进展和评估治疗效果的重要指标。对于进展期的 TAPS 而言,除测量 MCA-PSV 外,还需对供血儿的心脏结构和功能进行测量和评估,来明确 TAPS 的分期,进而选择合适的治疗方案。

【诊断】

1. **诊断标准**　对于 MC,受血儿的 MCA-PSV<1.0MoM 及供血儿的 MCA-PSV>1.5MoM,且不合并 TOP,即可初步确诊为 TAPS。但由于种种原因,TAPS 的漏诊率较高,约 1/2 的 TAPS 在分娩后才得到确诊。而产后确诊的 TAPS,除供血儿与受血儿的血红蛋白差异 >8g/dl 外,还需符合以下标准:①由于供血儿的网织红细胞计数增加,两胎儿间网织红细胞计数比 >1.7;②对分娩后的胎盘进行灌注及染色,在胎盘表面发现直径 <1mm 的血管交通支;③用数字图像测量胎盘的色差比(color difference ratio,CDR),如果 CDR>1.5 提示可能存在 TAPS。

2. **TAPS 分期**　TAPS 通常有产前与产后 2 种分期方法(表 8-2-1、表 8-2-2),主要用于指导产前评估病情及产后评估治疗效果。

表 8-2-1　TAPS 的产前分期

分期	超声检查结果
Ⅰ 期	供血儿 MCA-PSV>1.5MoM 且受血儿 MCA-PSV<1.0MoM,无其他胎儿异常
Ⅱ 期	供血儿 MCA-PSV>1.7MoM 且受血儿 MCA-PSV<0.8MoM,无其他胎儿异常
Ⅲ 期	在 Ⅰ 期及 Ⅱ 期的基础上,合并供血儿的心脏功能受损,即心脏血流异常
Ⅳ 期	供血儿水肿
Ⅴ 期	至少一胎胎死宫内

表 8-2-2　TAPS 的产后分期

分期	两胎儿的血红蛋白差异 /g·dl⁻¹
Ⅰ 期	>8.0
Ⅱ 期	>11.0
Ⅲ 期	>14.0
Ⅳ 期	>17.0
Ⅴ 期	>20.0

【鉴别诊断】

双胎输血综合征(TTTS):TTTS 也为两胎儿间输血的疾病,虽然表现为急性输血,但并不表示其病情进展比 TAPS 迅速,而其他超声指标如 MCA-PSV,胎儿心脏受累,胎儿水肿,胎死宫内等,在两者间都有可能发生,因此,只能通过是否合并 TOP 对其进行鉴别。

【治疗】

TAPS 的治疗原则主要是尽量延长孕周,挽救两胎儿生命,改善胎儿预后。目前胎儿镜下胎盘血管激光凝固术是公认的根治 TAPS 的有效方法,但根据 TAPS 的期别、孕周以及医院的医疗水平,还可考虑保守治疗、宫内输血(intrauterine transfusion,IUT)和 / 或部分血浆置换(partial exchange transfusion,PET)治疗以及选择性减胎术等。

1. **胎儿镜下胎盘血管交通支激光凝结术**　胎儿镜下胎盘血管激光凝固术是从病因上治疗 TAPS 的有效方法,即在胎儿镜下用激光将胎盘表面的血管交通支彻底切断,从根本上阻止病情的进展。其手术时机一般在 16~28 周为宜,主要针对于病情进展较快的 2 期病例及 3、4 期病例。虽然激光凝固术效果确切,但与 TTTS 比较,其在操作上难度要大得多。首先,TAPS 不像 TTTS 一样合并 TOP,导致跨膜的血管交通支不易准确观察;其次,由于 TAPS 的血管交通支数量少且直径小,因此在实施胎儿镜治疗时容易发生遗落,影响治疗效果。因此,在对 TAPS 实施激光治疗时,推荐实施 Solomon 技术,避免血管交通支遗漏。同时在对 TTTS 进行激光治疗时也推荐使用 Solomon 技术,以减少术后 TAPS 的发生。

2. **期待治疗**　对于 1、2 期的病例,可采取期待治疗的方法,即通过序贯的超声检查每 2 周对胎儿的 MCA-PSV 及心脏功能进行密切监测,但如果病情迅速从 1 期发展为 2 期者,需要考虑宫内治疗。

3. **宫内输血及部分血浆置换术**　IUT 主要用于改善供血儿的贫血状态,是一种保守治疗的方法,只能有限地延长孕周,并不能从根本上治疗 TAPS。IUT 有为血管内输血和腹膜内输血两种途径,一般采用腹膜内输血的方法,这样可以使红细胞缓慢地被供血儿所吸收,也阻止了输注的血液快速进入受血儿体内。但是 IUT 的一个最主要的副作用就是加重了受血儿的多血质状态,所以在有些病例中,还要对受血儿实施 PET。因此,IUT 主要应用于无法进行胎儿镜治疗及 28~32 周的病例中。

4. **选择性减胎术**　选择性减胎术是胎儿镜激光治疗的替代方案,仅应用于胎盘胎儿位置不佳无法实施胎儿镜激光治疗的病例及激光治疗后效果不佳的病例。但对于病情严重的 4 期 TAPS,也可以直接考虑减胎治疗。

5. **适时终止妊娠**　对于 32 周以上,病情进展迅速的 2 期及 3 期以上病例,可在促胎肺成熟后适时终止妊娠,以避免宫内治疗带来的感染、胎死宫内等副作用,提高胎儿存活率。

【预后】

一般来说,TAPS 的预后较好,通过期待治疗的 TAPS 两胎儿的存活率可达 75%,而成功实施胎儿镜下激光治疗的病例,两胎儿的存活率几乎可达 100%,但对于 5 期病例而言,共存胎儿的存活率仅为 33%。

【未来展望】

双胎贫血 - 红细胞增多序列征目前的研究观点是如何更好地实施宫内治疗,例如使用胎儿镜激光血管凝固技术的时机和适应证,由于两个患儿都存在正常量的羊水,胎儿镜仅进入一个羊膜腔无法探查完整的交通支情况,对完成胎儿镜治疗存在很大阻碍。如何在术前有效地探测血管交通支的情况,术前描绘血管交通支的分布情况,是胎儿医学医师研究的重点,目前走在探索前沿的技术主要包括功能磁共振、炫彩超声血管成像等。

【管理流程】(表 8-2-3)

表 8-2-3　双胎贫血 - 红细胞增多序列征管理流程

孕期	□ 绒毛膜性鉴定	□ 妊娠 8 周之前鉴定
		□ 妊娠 11~13^{+6} 周鉴定
	□ 单绒毛膜双胎超声监测	□ 每 2 周超声监测
	□ 诊断 TAPS	□ 产期分期
围手术期	□ 选择治疗方案	□ 胎儿镜激光治疗
		□ 期待治疗
		□ IUT 及 PET
		□ 选择行减胎术
	□ 术后超声监测	□ 手术 2 周后每 1~2 周 1 次
围产期	□ 分娩管理	□ 新生儿复苏
		□ 胎盘灌注

【参考病例】

患者甄某,25 岁。

主诉:双胎妊娠 5 个月余,超声检查提示一胎儿水肿。

现病史:患者孕期定期产检,早期超声检查提示单绒毛膜双羊膜囊双胎妊娠。患者行序贯超声检查提示,双胎之一头皮水肿,且有少量胸腹腔积液,遂入院。孕期无头晕、头痛,无胸闷、憋喘,无视物不清,双下肢无水肿。

既往史:G_1P_0,否认心脏病、糖尿病及高血压病史。

查体:体温 36.8℃,脉搏 110 次 /min,血压 124/76mmHg,呼吸 18 次 /min。神清语明,无贫血貌。心肺听诊未闻及异常,腹膨隆,张力大,无压痛,偶触及宫缩,强度弱。产科查体:宫底脐上 2 指,腹围 98cm,胎心率 1 :145 次 /min;胎心率 2 :152 次 /min;消毒内诊:外阴发育正常,阴道畅,宫颈质软,居中,未消未开。骨及软产道未见明显异常。

辅助检查:彩超(就诊当日,其中胎儿 1 为受血儿,胎儿 2 为供血儿)。

胎儿 1 :双顶径约 5.4cm,头围约 24cm,股骨长约 3.1cm。胎儿心率 1 :143 次 /min。

胎儿 2 :双顶径约 5.3cm,头围约 23cm,股骨长约 3.0cm。胎儿心率 2 :151 次 /min,头皮水肿,胸腹腔内可见少量积液,约 0.2cm。

羊水深度 1 :5.0cm。

羊水深度 2 :4.0cm。

胎儿膀胱影像 1 :可见。

胎儿膀胱影像 2 :可见。

多普勒结果 1 :MCA-PSV 0.5MoM。

多普勒结果 2 :MCA-PSV 2.0 MoM,心胸比增大,可见三尖瓣重度反流。

母体宫颈长度:3.5cm。

胎盘附着在子宫后壁,胎盘厚度约 2.0cm。成熟度 0 级。

入院诊断:① TAPS 4 期;② G_1P_0,妊娠 22^{+1} 周,LSA/LOA,单绒毛膜双羊膜囊双胎。

治疗:患者入院后给予胎儿镜下激光凝结术治疗,在脊髓联合阻滞麻醉下进行血管交通支凝结术,术中共凝结动脉 - 静脉交通支 3 条。

预后:患者术后定期超声检测,两胎儿 MCA-PSV 值逐渐恢复,接近正常。供血儿水肿状态于术后 1 周消失,术后 4 周供血儿心功能有所好转。患者于妊娠 36 周产程发动,自然分娩,两胎儿均存活。术后行胎盘灌注。

> ### 思　考
>
> 1. 双胎贫血 - 红细胞增多序列征的诊断及分期。
> 2. 双胎贫血 - 红细胞增多序列征的治疗方法。

（张志涛　刘彩霞）

第三节　双胎反向动脉灌注序列

关键点

1. **超声筛查**　是发现双胎反向动脉灌注序列征的主要手段,在妊娠早期11~14周即可发现及明确诊断。

2. **诊断**　双胎反向动脉灌注序列征在超声下,表现为双胎之一发育失去正常形态且无胎心搏动,无心胎体内或可探及血流信号及伴有胎体水肿等表现。

3. **处理原则**　主要为宫内干预和期待治疗。其中宫内干预主要措施是选择性减胎术,最常用的技术是超声引导下的射频消融术。

4. **围手术期管理**　对于双胎反向动脉灌注序列征而言,不论采用何种治疗措施,每1~2周的序贯超声监测是改善泵血儿预后的关键。

【概述】

双胎反向动脉灌注序列(twin reversed arterial perfusion sequence,TRAPS),或称无心胎(acardiac twinning),表现为双胎之一发育失去正常形态且无胎心搏动,是发生在单绒毛膜多胎妊娠中的一种严重的并发症。其在妊娠中的发生率在1/35 000左右,约占单绒毛膜双胎妊娠的1%。未经过治疗的TRAPS中,发育正常胎儿的死亡率可高达50%~70%,而随着各种治疗手段的出现,其死亡率可下降到50%~10%。

1. **病因**　TRAPS的发病原因至今不明,目前存在两种假说。第一种假说认为,在胚胎形成早期,胎盘血管形成异常,即形成"动脉-动脉"血管交通支,大量的低氧和血液从泵血儿流至受血儿,仅能维持受血儿局部组织(下半身)的形成与发展,从而使受血儿发育成为无心胎;第二种假说认为,在胚胎形成早期,双胎之一原发心脏形成异常,即无心胎,而为了保证其继续发育及发展,胎盘继发地形成了"动脉-动脉"血管交通支,以维持无心胎的血液供应。

2. **病理生理**　TRAPS最主要的病理生理基础是共用胎盘的"动脉-动脉"血管交通吻合支,以及无心胎单脐动脉的形成(图8-3-1)。由于这些血管交通支的存在,两个胎儿之间存在血液的交换,其中形态异常且无胎心搏动的胎儿通常被称作无心胎,而持续向无心胎提供血液输注的共存胎儿通常被称作泵血儿(pump twin)。在无心胎中,大多数脐带血管为单脐动脉,而少数虽然存在三条血管,但是其中一条脐动脉中通常有血栓形成,造成动脉堵塞,在影像检查中不显影。这种"窃血"状态的持续存在会对泵血儿造成一系列的病理变化,如心功能不全、生长受限、羊水过多甚至死亡。而无心胎的发展发育则取决于脐带血管的供血情况,如果供血良好,无心胎则过度发育,其体积可达泵血儿的数倍;如果供血不良,甚至脐带血管闭塞,无心胎则停止发育、萎缩、钙化。

3. **分类**　按照无心胎的形态,双胎反向动脉灌注序列征可分为以下4种类型:

(1)无心无躯干型:占5%,特征是仅见胎头发育。

(2)无心无脑型:占8%,特征是有部分颅骨,面部发育不完全,可以有躯干、肢体的发育,但无心脏可见。

(3)无定形无心型:占25%,特征为球形或无定形的难以辨认的肉团,上覆以皮肤及毛发,包含肌肉、骨骼、软骨和其他组织。

(4)无心无头型:最常见,占62%,特征是无头、胸部及上肢的发育,腹腔内可有发育不完全的各种脏器,通常下肢发育良好。

【临床表现】

1. **母体症状**　一般无明显症状,只在少数合并羊水过多的病例中,可能出现逐渐加重的腹胀症状。

2. **胎儿症状**　主要表现为在超声下失去正常形态的无心胎以及可能伴有心功能不全、羊水过多、生长受限,甚至胎死宫内的泵血儿。

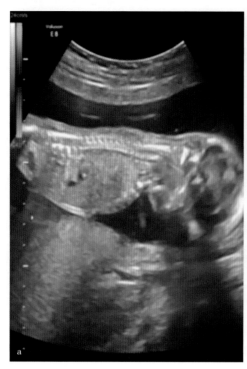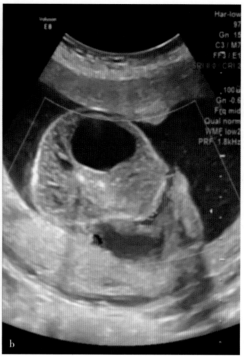

图 8-3-1　双胎反向动脉灌注序列

a. 泵血胎；b. 无心胎

【辅助检查】

1. **超声检查**　超声是诊断 TRAPS 的常用且有效的辅助检查。但是在妊娠早期，尤其是 10 周以前，不易明确诊断，仅表现为"单胎妊娠"，或一正常胎心胎芽与囊状结构，或一正常的胎心胎芽与一胎芽及伴不典型的胎心搏动。TRAPS 最早可在 11 周通过超声确诊，超声下可见一发育正常且符合孕周的胎儿，还可见一形态不规则且无明确胎心搏动的无心胎。对两胎儿进行多普勒检查可以发现，在泵血儿中，脐动脉血流的方向是由胎儿流向胎盘；而无心胎中，通常显示为单脐动脉，脐动脉的血流方向是由胎盘流向胎儿，两者脐动脉的血流方向正好相反，因此被命名为"双胎反向动脉灌注序列征"。这里值得一提的是，在有些病例中，由于无心胎泌尿系统发育不完善，其妊娠囊中无明显羊水，给诊断带来一定困难；另外 TRAPS 并不只在双胎中发生，也可发生于三胎及以上多胎妊娠中的任意两单绒毛膜胎儿之间。

2. **序贯的超声监测**　对于采取保守治疗的 TRAPS 病例，一般建议每 2 周进行超声检查。泵血儿的检查项目包括：胎儿一般生长发育情况，心脏情况（有无心脏扩张或心包积液），羊水量等物理指标，以及有无三尖瓣反流、静脉导管血流反向、脐静脉搏动、大脑中动脉血流峰值增加等异常多普勒信号。对于无心胎，主要监测有无体积增大及其体内的血流情况。对于宫内干预术后的病例，除通过上述指标评估手术效果外，还需注意羊水性状及宫颈长度的变化，可能对早产与感染有一定的提示。

3. **胎儿磁共振**　胎儿磁共振可以比超声更准确地明确无心胎的类型，但对于临床诊断、治疗及预后评估并不优于超声检查。

4. **产前诊断**　在 TRAPS 中，由于"窃血"状态的持续存在，大约 5%~10% 的泵血儿存在结构异常，主要以心血管系统异常为主。另外，TRAPS 中染色体异常的发生率可达 9%，如 21 三体综合征、Klinefelter 综合征等。因此，对于 TRAPS 病例，建议完善心脏超声及胎儿染色体检查。

【诊断】

1. **诊断标准**　超声下表现为双胎之一发育失去正常形态且无胎心搏动，无心胎体内或可探及血流信号及伴有胎体水肿等表现。

2. **评估**　由于 TRAPS 的预后与无心胎的体积及血流供应情况密切相关，因此应用超声对其严重程度进行准确的评估，更显得尤为重要。

(1)2005年,Wong等根据双胎反向动脉灌注序列征的临床特点制定了临床分期标准(表8-3-1)。该分期方法通过评估无心胎与泵血儿腹围比值及泵血儿的受累情况,对TRAPS进行分期,从而选择合适的临床治疗方法,简单易行,但需注意的是,要每2周进行重新评估。

表8-3-1 双胎反向动脉灌注序列征的临床分期

分期	无心胎与泵血儿腹围比值	*泵血儿受累症状	处理
Ⅰa	<50%	不存在	2周后重新分期;如果分型无变化,但无心胎体积增大或持续存在明显的血流,考虑给予治疗
Ⅰb	<50%	存在	2周后重新分期;如果分型无变化,但无心胎体积增大或持续存在明显的血流,限期给予治疗
Ⅱa	≥50%	不存在	迅速给予治疗
Ⅱb	≥50%	存在	立即给予治疗

注:*定义为二维超声下的物理指标(中-重度的羊水过多,心脏扩张或心包积液)或异常的多普勒信号(三尖瓣反流、静脉导管血流反向、脐静脉搏动、大脑中动脉血流峰值增加)

(2)通过对比无心胎与泵血儿的体重来评估预后。如果比率>70%,则早产、羊水过多及泵血儿发生充血性心力衰竭的概率分别为90%、40%和30%;如果<70%,早产、羊水过多及泵血儿发生充血性心力衰竭的概率则分别为75%、30%和10%。在超声下无心胎的体重可以通过下面2种方法进行计算:$(1.2 \times$ 最长径限$^2) - (1.7 \times$ 最长径限),或测量其长径、横径以及前后径(mm),计算出无心胎的体积,1ml按1g换算。然后,通过与泵血儿体重的比率,来评估其预后情况。

【鉴别诊断】

1. **双胎输血综合征** 2期以上TTTS的供血儿通常表现为羊水过少,与不能产生羊水的无心胎易发生混淆,但有无正常的心脏结构及胎心搏动,是两者的主要区别。

2. **双胎之一结构异常** 尤其是多发结构异常或先天性心脏病的病例,易与无心胎发生混淆,因此需要通过比较两者特有脐动脉血流方向加以鉴别。TRAPS中,泵血儿与无心胎的脐动脉血流方向相反;而双胎之一结构异常中,两胎儿脐动脉血流方向一致。

3. **双胎之一胎死宫内** 易与无血流供应的无心胎相混淆,需要通过妊娠早期的超声检查,明确存活胎儿的数目加以鉴别。

【治疗】

TRAPS的治疗目的是尽量延长孕周,改善泵血儿的预后。

目前对于TRAPS的治疗时机及方法尚未统一,可以分为期待治疗与宫内治疗。宫内治疗方法主要旨在阻断无心胎的血流供应,主要分为两类:一类是阻断无心胎脐带血流的方法,如脐带双极电凝术、脐带套扎或结扎术、脐带或胎盘血管的激光凝固术等;另一类是阻断胎儿体内段脐带血流的方法,如射频消融凝固术、乙醇注射凝固术、热凝术、激光凝固术、微波凝固术等,其中应用最多的为射频消融凝固术和脐带双极电凝术。

1. **期待治疗** 根据TRAPS的临床分期,可对Ⅰa期的病例采取期待治疗的方法,即对其进行每2周一次的序贯超声监测,病情无进展者,可期待至足月分娩。但对于Ⅰa期病例而言,即使无心胎内未探及血流供应者,也有在期待治疗过程中,发生泵血儿死亡的情况,大多发生在妊娠早期。对于无条件实施宫内干预的医院,也可对Ⅰb~Ⅱa期的病例进行期待治疗,序贯超声监测的间隔,尤其是≥28周的病例,可能需要缩短至每周1次,甚至住院观察。对于泵血儿生长受限的病例,可给予营养、间断吸氧等对症治疗。对于有存活能力的胎儿,可在促胎肺成熟后,适时考虑终止妊娠,以降低泵血儿的死亡率。但对于Ⅱa期以上期别的病例,仍推荐进行宫内干预,可以提高泵血儿的存活率。

2. **宫内干预治疗** 主要针对Ⅰb期以上或体重比>70%的病例,手术时机大多选择在15~26周。

(1)射频消融选择性减胎术:在超声的引导下,将射频消融经皮穿刺到胎儿体内的脐带基底部,用热凝的方法阻断无心胎的血液灌注,总体泵血儿存活率在 77%~85% 左右。但对于 19 周以下行射频消融减胎术者,可能会增加泵血儿胎死宫内的风险。由于无心胎位置相对固定,故射频消融减胎术较易实施,且有微创、并发症少等优点。但其操作也易受到胎盘位置的限制。

(2)双极电凝选择性减胎术:在胎儿镜或超声引导下,利用双极电凝的方法阻断无心胎体外段的脐带血流,从而达到阻断无心胎血流灌注的目的。胎儿镜介导的双极电凝选择性减胎术也是较常用的减胎方法,与射频消融减胎术相比,泵血儿的存活率及术后并发症的发生率大致相同。但在许多病例中,无心胎由于羊水过少或脐带过短,给手术操作带来一定的困难。近年来,国内外也有学者可以在超声引导下完成双极电凝选择性减胎术,并取得较好的预后,但此操作要求有丰富的宫内介入操作经验,难度较大。

(3)胎内激光阻断选择性减胎术:在超声的引导下,将激光一套管针经皮穿刺到胎儿盆腔内,再将激光导丝沿套管针置于胎儿体内的脐带基底部,用热凝的方法阻断无心胎的血液灌注。与妊娠晚期治疗相比,泵血儿的存活率虽无明显差异,但其可在 13~16 周实施,可以降低早产及流产率。

(4)其他:选择性减胎术应用较少,但在一些特殊情况下,也有其适应证。如酒精消融术,消融费用低,技术要求低,容易实施,但是导致泵血儿死亡的风险较高,一般只在其他介入治疗技术难以实施时,才考虑应用。另外,还有高强度聚焦超声消融技术,是一种无创消融技术,但还有一些关键性的技术需要解决和改进。

【预后】

1. **手术成功率和泵血儿胎儿存活率**　TRAPS 的选择性减胎术较易实施,对不同类型的病例因地制宜地选择适合的手术方法,随着操作者技术的不断提高,泵血儿的总体存活率一般在 85% 左右。

2. **母体预后**　接受射频治疗后母体有发生高白细胞血症、高钾血症、凝血功能异常等并发症的可能,但发生率极低。另外,以往还有母体因实施射频消融减胎术而导致Ⅱ度烧伤的报道,但近年来随着手术器械的不断改进,已杜绝此并发症的发生。

3. **早产及胎膜早破**　是宫内介入手术最常见的术后并发症之一,目前没有有效的方法加以预防,只能通过不断地改进手术器械,提高实施者的技术水平和经验,尽量减少手术创伤,从而达到降低该并发症发生的目的。

【未来展望】

目前,对于 TRAPS 的发病原因尚未研究清楚,临床监测及评估系统也尚无统一标准。对于 TRAPS 的处理时机及选择的宫内介入治疗的方法是国际上争论的焦点问题,但 TRAPS 的治疗最终会向着微创甚至无创、高效及病因治疗的方向发展。

【管理流程】(表 8-3-2)

表 8-3-2　双胎反向动脉灌注序列管理流程

术前	□ 诊断 TRAPS	□ 超声评估
围手术期	□ 治疗方案选择	□ 选择性减胎术
		□ 保守治疗
		□ 每 1~2 周 1 次
围产期	□ 分娩管理	□ 新生儿复苏
		□ 胎盘检查

【参考病例】

患者李某,24 岁。

主诉:双胎妊娠 4 个月余,超声检查提示双胎之一失去正常结构 1 周。

现病史:患者孕期定期产检,早期超声检查提示单胎妊娠。患者正常产检,行彩超检查提示宫内见 2

胎儿影像,其一发育正常复查孕周,另一胎儿呈高度水肿状态失去正常结构,未见胎心,可探及血流信号,动脉血流方向与正常胎儿相反,提示 TRAPS。羊水穿刺提示核型未见异常。孕期无头晕、头痛,无胸闷、憋喘,无视物不清,双下肢无水肿。

既往史:G_1P_0,否认心脏病、糖尿病及高血压病史。

查体:体温 36.8℃,脉搏 110 次 /min,血压 124/76mmHg,呼吸 18 次 /min。神清语明,无贫血貌。心肺听诊未闻及异常,腹膨隆,张力大,无压痛,偶触及宫缩,强度弱。产科查体:宫底脐下 2 横指,腹围 80cm,胎心率 150 次 /min;消毒内诊:外阴发育正常,阴道畅,宫颈质软,居中,未消未开。骨及软产道未见明显异常。

辅助检查:彩超提示胎儿 1 双顶径约 4.5cm,股骨长约 2.2cm,腹围 18cm,胎儿心率 145 次 /min;胎儿 2 水肿,无正常结构,最大长径 10.0cm,横径 7.5cm,腹围 24cm,其内可探及明显血流信号,动脉血流方向与正常胎儿相反。羊水深度 5.0cm。母体宫颈长度 3.5cm。胎盘附着在子宫后壁,胎盘厚度约 2.2cm。成熟度 0 级。

入院诊断:①双胎反向动脉灌注序列征;② G_1P_0,妊娠 18^{+1} 周。

治疗:患者选择射频消融选择性减胎术治疗。患者在腰硬联合麻醉下进行手术,成功阻断了无心胎的血流供应。

预后:患者术后行序贯超声监测,无心胎体积逐渐减小,泵血儿发育正常。于妊娠 39 周成功分娩一足月儿及纸样胎儿。

思　考

1. 双胎反向动脉灌注序列征的诊断。
2. 双胎反向动脉灌注序列征的手术治疗时机选择。

(张志涛　刘彩霞)

第四节　选择性胎儿生长受限

关键点

1. 选择性胎儿生长受限指单绒毛膜双胎之一胎儿宫内生长受限,主要原因是胎盘和血管的分配不均。

2. 根据小胎儿的脐动脉多普勒频谱波形和舒张末期血流模式,sIUGR 可分为 3 型。

3. 一旦诊断为 sIUGR,应积极寻找原因,建议羊水穿刺排除染色体异常。应 2 周随访一次生长情况,每周随访一次多普勒血流。此疾病易增加围产期风险,建议转至胎儿医学科有经验的专家接受评估和处理。

【概述】

选择性胎儿生长受限(selective growth restriction,sIUGR),大多数指南是指单绒毛膜双胎之一胎儿宫内生长受限。这是一种常见的由于胎盘份额分配不均导致的单绒毛膜双胎并发症,它不同于双绒毛膜双胎和单胎时由于子宫胎盘灌注不足导致的胎儿宫内生长受限。单绒毛膜双胎时,双胎生长不一致是一个独立的围产期不良预后的风险因子,和围产儿的发病率和死亡率风险显著增加有关,总的围产期胎儿丢失率增加 7.3 倍。

【发生率】

10%~15% 的单绒毛膜双胎会发生 sIUGR。

【病因与病理生理】

单绒毛膜双胎时,两胎儿共享一个胎盘,沿着血管吻合支可以划出一条假想线,根据这条"血管赤道"可以用来估计每个胎儿分配到的胎盘份额。选择性胎儿生长受限最常见的原因是胎盘分配不均,sIUGR胎儿胎盘份额较小。而如果两个胎儿宫内生长均迟缓则可能由于多因素导致,比如母体因素导致整体子宫胎盘灌注不足。

此外,脐带边缘或帆状附着在单绒毛膜双胎中很常见,这也是导致双胎胎儿生长不一致的原因。脐带帆状附着,损伤小胎儿获得胎盘营养的能力,30% 的单绒毛膜双胎可能会发现帆状胎盘,和 sIUGR 及双胎生长不一致(双胎体重估计相差 >25%)有很强的相关性(*OR* 值分别为 9.24 和 6.81)。

最后,当胎盘份额不同时,两胎儿之间血管吻合支的数量、大小和类型也是不同的,影响两胎儿之间血容量、氧气和营养物质的交换。胎盘血管吻合支是影响 sIUGR 临床转归的关键因素,这些吻合血管有代偿和保护作用,而在小胎儿状况恶化时有损害作用。胎盘分配不均越明显,双胎之间的血流网形成越多,导致更多独立的血液循环建立,这将影响该病的自然进程并导致其更不可预测性:临床的恶化进程往往比单胎或双绒毛膜双胎的 sIUGR 更慢。

【诊断】

单绒毛膜性双胎出现两胎儿的体重差异,应怀疑 sIUGR。由于 sIUGR 的转归呈多样性及复杂性,建议转诊到有经验的产前诊断中心或胎儿医学中心接受专业的评估及咨询。

目前,尚无能被广泛接受的正常双胎估测体重的生长曲线,大多数国家的指南均使用正常单胎的生长曲线来代替双胎。双胎体重相差的计算公式为:(大胎儿体重 - 小胎儿体重)/ 大胎儿体重,胎儿的体重估计应联合双顶径(biparietal diameter,BPD)、腹围(abdominal circumference,AC)和股骨长(femur length,FL)。英国皇家妇产科医师协会(Royal College of Obstetricians and Gynaecologists,RCOG)2016 年"单绒毛膜双胎的处理"指南中指出,双绒毛膜双胎胎儿体重均值在 20~30 周与单胎接近,但 30 周后与单胎相比,均值显示下降;单绒毛膜双胎胎儿体重均值在整个孕期都低于双绒毛膜双胎。

sIUGR 的诊断尚未形成共识。中华医学会围产医学分会胎儿医学学组 2015 年"双胎妊娠临床处理指南"中推荐的诊断标准:单绒毛膜性双胎中,任一胎儿超声检查估测体重小于相应孕周的第 10 百分位,即考虑为 sIUGR。在单绒毛膜性双胎中,如果任一胎儿体重小于第 10 百分位,95% 以上同时会伴有两胎儿体重的不一致(相差 >25%)。

国际妇产科超声学会(International Society of Ultrasound in Obstetrics and Gynecology,ISUOG)2016 年"超声在双胎妊娠的作用"指南中提出的诊断标准为:sIUGR 应该定义为一胎体重小于第 10 百分位,且两胎儿体重相差 >25%。如果两个胎儿的体重均小于第 10 百分位,应该诊断为 SGA。该指南中关于 sIUGR 的诊断未区分单绒毛膜双胎和双绒毛膜双胎。笔者个人临床当中使用更多的是 ISUOG 的诊断标准。

2016 年 RCOG "单绒毛膜双胎的处理"指南中认为 sIUGR 是指单绒毛膜双胎中两胎儿估计体重相差 >20%。即使双胎估计体重均在第 10 百分位以上,仍有可能存在双胎体重明显不一致,体重相差 >20%与围产儿风险增加有关。

2019 年,Khalil 等根据胎儿生长测量、体重差别和脐动脉(umbilical artery,UA)多普勒指标,提出 sIUGR 新的诊断标准:

单绒毛膜双胎,其中之一胎儿估计体重小于第 3 百分位,或以下 4 项中起码两项:

(1)任一胎儿体重小于第 10 百分位。

(2)任一胎儿腹围小于第 10 百分位。

(3)两胎儿体重相差 ≥ 25%。

(4)小胎儿 UA 搏动指数大于第 95 百分位。

【鉴别诊断】

单绒毛膜双胎和双绒毛膜双胎的双胎生长不一致的病理生理和产前自然史是不一样的。一开始就作出 sIUGR 的准确诊断可能存在困难,因为轻度 TTTS 和 sIUGR 可能会存在"重叠"诊断。有很大一部分病例,sIUGR 同时合并 TTTS,TAPS 或不一致的胎儿结构异常,鉴别诊断见表 8-4-1。

表 8-4-1 TTTS、TAPS 和 sIUGR 超声检查的鉴别诊断

超声发现	TTTS	TAPS	sIUGR
羊水不一致	+++++ 羊水过多 - 羊水过少	–	++ sIUGR 胎儿羊水过少,AGA 胎儿羊水量正常
生长不一致 (>25%)	++ 50% 胎儿估计体重 <10th%	+	+++++ 100% 胎儿估计体重 <10th%
MCA 多普勒不一致 (供血儿 / 贫血儿 >1.5MoM,受 血儿 / 多血儿 <1.0MoM)	++	+++++	+
胎儿膀胱不一致	供血儿小膀胱 受血儿大膀胱	–	–
静脉导管异常	+++++	++	++
胎儿水肿	+++++	+	–
胎盘表现:供血儿侧胎盘高回 声和增厚,受血儿侧正常回声	++	+++++	–

【分型】

分型是一个非常重要的指标,与预后有关。可用于预测可能的临床进程和风险评估,并用来指导临床咨询和处理。sIUGR 的分型主要依据彩超对小胎儿脐动脉舒张期血流频谱的评估,共分为 3 型。

Ⅰ型:小胎儿脐动脉舒张末期血流持续前向,搏动指数正常或升高(图 8-4-1)。

Ⅱ型:小胎儿脐动脉舒张末期血流持续性的缺失或倒置(图 8-4-2)。

Ⅲ型:小胎儿脐动脉舒张末期血流间歇性的缺失或倒置(图 8-4-3)。

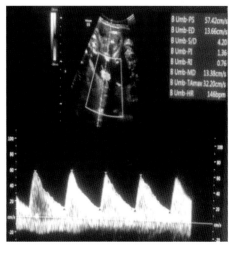

图 8-4-1 sIUGR Ⅰ型

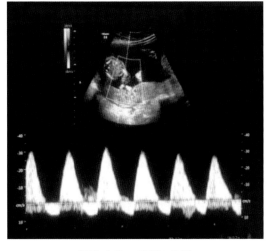

图 8-4-2 sIUGR Ⅱ型

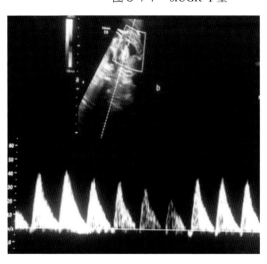

图 8-4-3 sIUGR Ⅲ型

(图片来自复旦大学附属妇产科医院)

【预后】

Ⅰ型 sIUGR 病情最稳定,预后良好,超过 90% 围产儿存活,平均分娩孕周为 35.4 周。2019 年的一项观察性 Meta 分析,包括 786 个并发 sIUGR 的单绒毛膜双胎,如期待治疗,Ⅰ型 sIUGR 发生不可预测的胎死宫内的比率最低为 3.1%(95% CI 1.1-5.9),完整生存率最高为 97.9%(95% CI 93.6-99.9)。晚发型 sIUGR(26 周后诊断)往往是Ⅰ型。尽管这些胎儿有一个良好的临床进程,但出生时血红蛋白差异(如双胎贫血 - 多血序列综合征)的风险增高,接近 38%。

Ⅱ型 sIUGR 的特征是小胎儿持续存在的脐动脉舒张末期血流缺失或反流,中孕期可能会发生生长受限胎儿的恶化,平均分娩孕周为 30.7 周。尽管Ⅱ型 sIUGR 可以预见到恶化的模式并且从诊断到恶化的时间可能比Ⅲ型 sIUGR 更长,但是因为其中之一发生胎死宫内和早产的显著风险,Ⅱ型 sIUGR 仍被认为预后最差。Ⅱ型 sIUGR,29% 的 sIUGR 胎儿发生宫内死亡和 / 或早产,30 周前分娩的胎儿神经系统后遗症的比率高达 15%。而在前述 Meta 分析中,Ⅱ型 sIUGR 如果期待妊娠,16.6% 会发生胎死宫内,新生儿死亡率为 6.4%。存活儿中,89.3%(95% CI 71.8-97.7)神经系统是正常的。

Ⅲ型 sIUGR 主要得益于胎盘表面存在大的动 - 动脉血管吻合支,可以代偿双向的血流。动 - 动脉吻合支使氧和营养物从大胎儿灌注到小胎儿的部分胎盘,因此,Ⅲ型与胎盘分配不均的关系最大。这些病例的临床进程是最不可预测的,并且可能在很短的间隔内,甚至在一个令人安心的超声评估之后,发生不可预测的胎死宫内。Ⅲ型 sIUGR 中,10%~20% 小胎儿发生不可预测的宫内死亡,即便是稳定的超声检查和 / 或数小时或数天前的正常的胎心监护(cardiotocograpgy,CTG),10%~20% 大胎儿神经系统损伤。在前述 Meta 分析中,如果期待妊娠,胎死宫内的发生率为 13.2%,新生儿死亡率为 6.8%。这些病例的神经系统发病率是最高的,尤其是大胎儿。目前报道只有 61.9% 的神经系统完整性,很大程度上可能与不稳定的血流动力学环境有关。

关于单绒毛膜双胎的 sIUGR 或双胎出生体重不一致的中枢神经系统发育远期预后,大胎儿围产儿发病率明显高于小胎儿(38% vs. 19%),尤其是新生儿呼吸窘迫综合征(32% vs. 6%)和脑瘫的发生率均高于小胎儿。2019 年一篇系统综述发现,sIUGR 存活者中枢神经系统损伤的风险增加,小胎儿的预后更差,但作者强调了获得的数据有限。远期中 - 重度神经系统发病率,sIUGR 胎儿为 3%~6%,大胎儿的比率为 1%~5%。

【孕期监测】

单绒毛膜双胎从 16 周开始至分娩应每 2 周超声检查一次。16~26 周主要为了筛查 TTTS(双胎输血综合征)的发生,26 周后主要是为了筛查 sIUGR 或一致的 sIUGR,以及更罕见的 TAPS(双胎贫血 - 多血序列综合征)或晚发型 TTTS。需告知父母,sIUGR 和 TTTS 病例(即使明显成功的治疗后)仍有发生急性输血事件的可能(这点既无法预测也无法预防),所以,尽管是规律的产前监测,仍有可能发生围产期不良预后。

ISUOG 指出,一旦诊断了 sIUGR,双绒毛膜双胎应 2 周超声随访一次多普勒血流,单绒毛膜双胎应 2 周超声随访一次生长情况,每周超声随访一次多普勒血流。多普勒血流监测主要是指脐动脉(UA)和大脑中动脉血流(MCA),如果脐动脉血流异常,应该增加静脉多普勒血流的监测,包括静脉导管和脐静脉。目的是尽量延长孕龄至新生儿能存活,同时避免单绒毛膜双胎之一发生胎死宫内,导致存活胎严重的后果。

孕期超声检查内容和频率见表 8-4-2。

【孕期评估】

诊断 sIUGR 之后,产前还应包括以下评估:

1. 第一步,详细的系统超声结构检查　一旦怀疑 sIUGR 或胎儿生长不一致,首先需要进行详细的系统超声结构检查,评估是否存在胎儿结构异常,其占单绒毛膜双胎的 7% 并会导致生长异常。病毒感染会导致一个或两个胎儿感染,并导致生长受限,所以需要额外调查母体的病史,建议母体血清学病毒感染指标的检查,比如 TORCH(主要是巨细胞病毒、风疹病毒、弓形虫)和细小病毒;同时关注病毒感染的超声指标,比如大脑中动脉收缩期流速峰值增高、肝脾大、钙化灶、侧脑室扩张、胎儿水肿等。罕见的,单绒毛膜双胎有核型的不一致,常见于不一致的胎儿结构异常病例中,当这些发现可能会影响临床决策时,建议行非整倍体筛查或诊断实验。

表 8-4-2　产前超声检查内容和频率

孕周	超声检查的目的和频率
11~14 周	1. 评估孕龄和预产期 2. 评估绒毛膜性 3. 测量颈项透明层厚度(NT)
16~18 周	1. 胎儿大小 2. 早期胎儿结构筛查,包括胎儿膀胱存在与否和大小 3. 羊水量检查(最大羊水池深度,DVP) 4. 多普勒测量大脑中动脉收缩期流速峰值(MCA-PSV) 5. 多普勒测量脐动脉(UA)舒张末期血流 6. 评估胎盘不协调回声(placental discordance echogenicity,PDE)
20 周	1. 胎儿大小 2. 详细的胎儿结构筛查,包括胎儿膀胱存在与否和大小 3. DVP 4. 胎儿心脏超声 5. 多普勒测量 MCA-PSV 6. 多普勒测量 UA 舒张末期血流 7. PDE
20~22 周	经阴道超声测量宫颈长度
22~32 周	1. 每 4 周检查一次胎儿生长情况 2. 每 2 周检查 　1)DVP 　2)胎儿膀胱存在与否和大小 　3)多普勒测量 MCA-PSV 　4)多普勒测量 UA 舒张末期血流 　5)PDE
32~36 周	1. 持续每 4 周检查一次胎儿生长情况 2. 每周检查 　1)生物物理评分(BPP) 　2)多普勒测量 MCA-PSV 　3)多普勒测量 UA 舒张末期血流 　4)PDE

　　2. **第二步,评估羊水量确定羊水过少/羊水过多序列**　建议超声检测两胎儿的羊水量,为了诊断或排除是否同时存在 TTTS。鉴别输血儿是否存在 TTTS 合并 sIUGR 还是单纯 sIUGR 很困难,因为两种情况下 SIUGR 儿都可能存在羊水过少。一旦针对 TTTS 羊水量的诊断标准(供血儿 DVP<2cm 和受血儿 DVP>8cm)存在,应考虑基于疾病分期的合适治疗,而不管是否同时存在 sIUGR 或双胎体重不一致。

　　3. **第三步,评估两胎儿的大脑中动脉收缩期流速峰值**　建议行两胎儿的大脑中动脉收缩期流速峰值的检测,以便诊断或排除并存的 TAPS。此外,单绒毛膜双胎的胎儿贫血也可能由于细小病毒感染,同种异源免疫、血红蛋白病(比如，重型 α- 地中海贫血)，或大量母胎输血导致。

【临床处理】

sIUGR 与围产期风险增加有关，因此此类妊娠应转至产前诊断或胎儿医学科有经验的专家接受评估和处理。处理的目标是权衡期待妊娠的安全性和胎儿干预的益处。风险评估和处理策略基于孕周、预后、技术的考虑和患者的价值观和意愿。目前尚无随机试验，因此处理策略基于个人经验、专家观点和观察性研究结果。可选择的治疗方案有三种：

1. 期待治疗伴随着早期分娩

(1)双绒毛膜双胎:sIUGR 的处理应参考单胎 sIUGR。期待治疗过程中，每 2 周随访一次超声多普勒血流。分娩时机的决定应基于风险 - 利益评估，根据父母的意愿，在产科和新生儿科咨询的引导下，一般不建议 32~34 周前分娩。在严重的早期生长差异双胎中，推荐以 sIUGR 胎儿自然死亡为代价，不干预从而最大化适于胎龄儿的生存机会。

(2)单绒毛膜双胎:并发 sIUGR 胎儿发生严重脑损伤的比率为 10%，和异常的脐动脉多普勒、双胎之一发生胎死宫内和低孕龄有关。期待治疗过程中，每 2 周随访一次生长超声，每周随访一次超声多普勒血流。终止妊娠的时机基于对胎儿健康状况、间歇生长、生物物理评分、静脉导管血流和 / 或 CTG 的综合评估。单绒毛膜双胎并发 sIUGR，如果脐动脉多普勒血流异常，应进一步测量静脉导管血流。异常的静脉导管血流(在心房收缩时反流)或 CTG 短期的改变，应启动分娩。但是，由于胎死宫内的风险增加，甚至应该在静脉导管多普勒或 CTG 异常变化明显之前就终止妊娠。

2. 选择性减胎　主动减去濒死的小胎儿，从而保护大胎儿。临床上可以采用脐带双极电凝或经胎儿腹部脐血管射频消融术以及脐带结扎术，手术方式的选择与孕周大小密切相关，需要制订个体化方案。

ISUOG 认为多普勒血流判定真的存在一胎 26 周前死亡的风险，为了保护正常生长的胎儿受到小胎儿胎死宫内的严重损害，应该探讨选择性终止妊娠的实施。

RCOG 指出早发性的 sIUGR，合并严重的胎儿生长受限和脐动脉多普勒血流异常，可以考虑选择性减胎作为一种选择方案。24 周前，如果小胎儿的生长速度明显减慢(每 2 周测量腹围的变化小于 1 个标准差)+ 脐动脉多普勒异常，一胎发生胎死宫内的风险显著增加。在这种情况下，为了保护适于胎龄儿，应考虑选择性减胎。

3. 胎儿镜下激光凝固术　手术难度大，目前世界上仅有少数医疗中心开展，疗效尚不确定。

胎儿镜下激光凝固术与 sIUGR 胎儿高死亡率有关，并且不能保证适于胎龄儿的存活，但是可能保护适于胎龄儿避免发生 sIUGR 胎儿死亡的后果。与治疗 TTTS 时的胎儿镜下激光凝固术相比，单纯 sIUGR 病例使用胎儿镜下激光凝固术更具有技术上的挑战，并且不是经常可行。如果实施了激光治疗，接下来的处理与双绒毛膜双胎类似。

不同分型的 sIUGR，具体临床处理意见如下：

Ⅰ型:大多数预后良好，建议期待治疗，如果胎儿生长速度满意和正常的脐动脉多普勒血流，计划分娩时机为 34^{+0}~35^{+6} 周。

26% 病例中观察到 sIUGR 胎儿 UA 多普勒恶化，但这可能需要数月才会进展到恶化，如果脐动脉血流始终是前向的话，严重胎儿恶化(静脉多普勒血流异常，低 BPP 评分或羊水过少)或死胎的可能性很低。

Ⅱ型:中 - 重度 sIUGR 的处理更加复杂，缺乏足够的循证医学证据来指导临床中心，平均分娩孕周为 28~30 周。不良预后尤其是胎儿宫内死亡的发生率增高，双胎之一发生胎死宫内会导致急性胎儿输血和血容量的转移，最终导致双胎胎死宫内或存活儿近 30% 的中枢神经系统损伤。

1. 介入性治疗　北美胎儿治疗网络(The North American Fetal Therapy Network，NAFTNet)关于"复杂性单绒毛膜双胎的处理"指南中指出：Ⅱ型 sIUGR 病例中，sIUGR 胎儿的脑损伤比率为 14.4%，完整存活率为 37%，同时接近 50% 的围产期死亡率；正常生长胎儿的脑损伤比率低于 3%，完整存活率为 55%。对于Ⅱ型 sIUGR 仍缺乏合适的治疗方案。激光治疗后，sIUGR 胎儿宫内死亡率高达 70%。因此 RCOG 和 NAFTNet 均认为早期诊断的Ⅱ型 sIUGR，可以考虑选择性减胎。

2. **期待治疗**　如孕妇和家属拒绝介入性治疗,则应期待治疗,RCOG 建议计划分娩时机为 32 周,除非胎儿生长速度显著异常或胎儿多普勒评估恶化。

单绒毛膜双胎的胎盘血管吻合支可能对于小胎儿是个保护,因为 A-A 吻合支,小胎儿受益于来自大胎儿的输血。与单胎多普勒血流异常相比,单绒毛膜双胎Ⅱ型 sIUGR,多普勒血流异常可以持续更长时间直至胎儿出现临床恶化的迹象。

Ⅲ型:NAFTNet 指出Ⅲ型 sIUGR 平均分娩孕周为 31~32 周。没有供参考的治疗意见。如果早期诊断,可以讨论选择性减胎或胎儿镜下血管凝固术。当孕妇和家属要求期待治疗时,随访频率与Ⅱ型 sIUGR 一致。

Ⅲ型 sIUGR 大多数胎儿的健康情况在孕 32~34 周之前仍然保持稳定,但存在胎儿突然死亡的风险和存活胎儿脑损伤的风险。RCOG 建议 32^{+0}~34^{+0} 周终止妊娠,根据产科指征决定是否需更早终止妊娠。

【管理流程】

Ⅰ型:中孕期开始每周一次超声监测(脐动脉、大脑中动脉),28~32 周还需要增加每周一次生物物理评分。如果脐动脉搏动指数 > 第 95 百分位数(95th)或大脑中动脉搏动指数(MCAPI)< 第 5 百分位数(5th),应增加监测频率至每周 2 次,同时需增加监测静脉导管(DV)波形是否异常。

Ⅱ和Ⅲ型:期待治疗时,应每周超声监测 UA、MCA 和 DV 多普勒血流,28 周后每周行 BPP 评分。如果多普勒血流结果保持稳定,BPP 正常,可以每周门诊监测直至分娩。如果多普勒血流结果恶化(比如 UA 多普勒血流恶化,包括进展的舒张末期血流反向或静脉导管搏动指数 >95th)或羊水过少,超声多普勒 / BPP 监测的频率应增加至每周 2~3 次,并且应考虑住院每天 NST 监测胎儿状况(表 8-4-3)。

表 8-4-3　选择性胎儿生长受限管理流程

孕期监测 (Ⅰ型)	□ 多普勒超声正常	□ UA,MCA,每周 1 次 □ BPP,28~32 周开始,每周 1 次
	□ UAPI>95th □ MCAPI<5th □ 进展为Ⅱ或Ⅲ型	□ UA,MCA,DV,每周 2 次 □ BPP,28 周开始,每周 1 次
孕期监测 (Ⅱ和Ⅲ型)	□ 多普勒超声正常	□ UA,MCA,DV,每周 1 次 □ BPP,28 周开始,每周 1 次
	□ DVPI>95th □ DV:a 波缺失或反流 □ sIUGR 胎儿羊水过少	治疗方案 □ 选择性减胎 □ 胎儿镜下激光凝固血管吻合支术 □ 期待治疗 监测 1. 选择性减胎:单胎随访 2. 胎儿镜下激光凝固血管吻合支术:双绒毛膜双胎 / 单胎随访 3. 期待治疗 □ UA,MCA,DV,每周 2~3 次 □ BPP,28 周开始,每天 1 次 □ NST,28 周开始,每天 1 次
终止妊娠时机	□ 稳定的多普勒血流 □ 安心的 BPP 评分	□ Ⅰ型 34^{+0}~35^{+6} 周分娩 □ Ⅱ型 32 周分娩 □ Ⅲ型 32^{+0}~34^{+0} 周分娩
	□ 胎儿指征(如不安心的 BPP 评分) □ 母体指征	□ 更早分娩

【产前糖皮质激素和硫酸镁】

如果估计 34 周前分娩或胎儿状况恶化,建议糖皮质激素促胎肺成熟,可使用倍他米松或地塞米松。如果估计 32 周前分娩,建议使用硫酸镁降低早产儿脑瘫的发生率。使用剂量和方式同单胎妊娠。

【未来展望】

目前关于 sIUGR 的研究均为观察性研究,尚无随机试验,因此需要多中心、大样本的随机对照试验,提供更高级别的循证医学证据来指导临床处理决策的制定。

【参考病例】

患者田某,26 岁。

主诉: 双胎妊娠 5 个月余,发现双胎生长发育不一致 1 天。

现病史: 患者孕期定期产检,早期超声检查提示单绒毛膜双羊膜囊双胎妊娠。患者 1 天前于当地医院超声检查提示双胎生长发育不一致。遂转入笔者医院进一步治疗。孕期无头晕、头痛,无胸闷、憋喘,无视物不清,无腹痛及下腹紧缩感,双下肢无水肿。

既往史: G_1P_0,否认心脏病、糖尿病及高血压病史。

查体: 体温 36.5℃,脉搏 89 次 /min,血压 121/76mmHg,呼吸 18 次 /min。神清语明,无贫血貌。心肺听诊未闻及异常,腹膨隆,无压痛,未触及宫缩。产科查体:宫高 25cm,腹围 98cm,胎心率 1 : 152 次 /min;胎心率 2 : 150 次 /min;消毒内诊:外阴发育正常,阴道畅,宫颈质软,居中,消 50%,宫口未开。骨及软产道未见明显异常。

辅助检查: 彩超(本院超声,就诊当日)。

胎儿 1 : 双顶径约 5.23cm,头围约 20.6cm,股骨长约 3.55cm。胎儿心率 1 : 157 次 /min。估计体重:470g。

胎儿 2 : 双顶径约 4.4cm,头围约 16cm,股骨长约 2.86cm。胎儿心率 2 : 160 次 /min。估计体重 261g。

羊水深度 1 : 6.3cm。

羊水深度 2 : 3.2cm。

胎儿膀胱影像 1 : 可见。

胎儿膀胱影像 2 : 可见。

脐动脉 S/D1 : 2.54。

脐动脉 S/D2 : 2.57。

母体宫颈长度: 2.98cm。

胎盘附着在子宫前壁,胎盘厚度约 2.9cm。成熟度 0 级。

入院诊断: ①选择性胎儿生长受限(Ⅰ期);②孕 1 产 0 妊娠 21^{+1} 周,LSA/LOA(单绒毛膜双羊膜囊双胎)。

治疗: 患者每周于门诊产检,超声检查监测胎儿生长速度及胎儿血流变化,发现两胎儿体重均能增长,但胎儿 2 体重增长较慢。

预后: 于妊娠 28 周时开始出现胎儿 2 舒张期血流间断消失,遂再次入院。入院后给予促胎肺成熟治疗及硫酸镁预防脑瘫治疗,同时继续监测胎儿血流,1 周后超声提示胎儿 2 出现脐静脉血流搏动。于妊娠 29 周行剖宫产终止妊娠,新生儿均成活于儿科继续住院治疗。

> **思 考**
>
> 1. 选择性胎儿生长受限的诊断及分期。
> 2. 选择性胎儿生长受限不同分期的治疗方案。

(熊 钰　李笑天)

第五节　双胎之一胎死宫内

关键点

1. 诊断要点　患者有阴道流血或胎动减少症状;多普勒超声仅闻一个胎心;超声检查双胎中一胎胎心消失。

2. 双胎之一胎死宫内后需要监测孕妇凝血功能,警惕弥散性血管内凝血的发生。存活胎儿死亡概率增加,需密切监护胎儿情况,超声监测存活胎儿血流、生长发育及结构异常情况。双胎之一胎死宫内后 3~4 周,完善胎儿头部磁共振检查评估存活胎儿脑发育情况,单绒毛膜双胎在存活胎儿相继死亡及脑损伤方面风险均大于双绒毛膜双胎。

3. 需要羊水或脐血穿刺排除是否存在染色体异常。

4. 双胎之一胎死宫内不是剖宫产指征,分娩方式选择应根据母体因素、胎位及胎儿大小选择。分娩后注意查找胎儿死亡原因。

【概述】

双胎之一胎死宫内(single intrauterine fetal death,sIUFD)是双胎妊娠两胎儿其中一胎死宫内,而另一胎存活。孕早期双胎妊娠的一个胎儿停止发育,称为"双胎之一消失综合征",孕早期发生双胎之一胎死宫内存活胎儿预后通常很好。妊娠 14 周以后发生双胎之一胎死宫内对存活胎儿影响较大,因此多数文献及指南针对妊娠 14 周以后发生双胎之一胎死宫内患者进行研究报道。这种疾病是可以发生在任何绒毛膜性双胎妊娠的一种并发症。有研究报道其发生率为 2.6%~6.2%。单绒毛膜双胎妊娠发生一胎胎死宫内的风险较双绒毛膜双胎妊娠明显增高。

1. **病因**　引起双胎之一胎死宫内的原因主要可分为以下几类:胎儿先天异常,胎儿附属物异常,母体妊娠合并症及并发症。

(1)胎儿因素:约 20% 的单绒毛膜双胎发生双胎之一胎死宫内是胎儿先天发育异常所致,主要是胎儿严重的结构畸形或染色体异常,胎儿结构异常可使此疾病发生率增加 2~4 倍,尤其是先天性心脏病胎儿。

(2)胎儿附属物异常:①脐带因素包括脐带帆状附着、扭转、缠绕、打结、脱垂等,脐带扭转和狭窄可使胎儿血运受阻而发生胎死宫内。单绒毛膜单羊膜囊双胎常发生因两胎儿脐带缠绕而致胎死宫内。②胎盘因素是重要的病理基础。单绒毛膜双胎(monochorionic twins,MCT)因其胎盘特征,其发生双胎之一胎死宫内的病因与双绒毛膜双胎(dichorionic twins,DCT)有所不同。单绒毛膜双胎胎盘表面存在广泛的血管吻合,吻合血管间的血流动力学不平衡及胎盘份额分配不均衡等因素引发一系列特殊并发症,导致双胎之一胎死宫内在单绒毛膜双胎妊娠中更易发生,如双胎输血综合征、选择性胎儿生长受限、双胎反向动脉灌注序列征、双胎贫血-红细胞增多序列征。双绒毛膜双胎胎盘因素包括胎盘早剥、胎盘梗死、胎盘血管瘤、早期胎膜早破及绒毛膜羊膜炎等。

(3)母体因素:母体存在妊娠合并症或者并发症,例如妊娠期高血压疾病、妊娠期糖尿病等为双胎妊娠较常见的并发症,可导致胎盘缺血缺氧、梗死钙化、胎盘早剥,胎膜早破可致脐带脱垂、胎儿宫内窘迫、继发母胎感染,可导致胎死宫内。

(4)医源性因素:减胎术后双胎之一胎死宫内,有研究提示单绒毛膜双胎行胎儿减胎术,存活胎儿术后发生宫内死亡者占 15%,多发生在术后 2 周内。

(5)其他不明原因:除上述因素外,临床及病理检查未发现明显异常的病例均归为原因不明。

2. **病理生理**　由于双绒毛膜双胎(dichorionic twins,DCT)之间多无血管吻合支,一胎发生宫内死亡时,一般不会影响存活儿的血流动力。然而,在单绒毛膜双胎(monochorionic twins,MCT)中,两胎儿之间存在血管吻合支,当发生一胎死亡时,存活胎发生急剧的血流动力学改变,导致存活胎儿向死胎胎儿急性输血,导致存活胎儿发生急性循环血量减少,各脏器低灌注及缺氧,神经血管损伤和终末器官受损。也有学者提出过双胎之一胎死宫内后血栓栓塞学说,但这个学说目前仍是有争议的。

【临床表现】

临床表现不典型,在早孕期可出现阴道流血等先兆流产症状,中晚孕期孕妇常感觉胎动减少,有时阴道有血性分泌物及阵发性宫缩等表现,多普勒超声仅闻一个胎心,大多数孕妇于产检行超声等检查时才发现。

【辅助检查】

1. 血常规及凝血功能　理论上,双胎之一胎死宫内后死胎滞留宫腔和部分胎盘梗死后缓慢释放组织凝血酶可能是影响母体凝血功能的因素,可能会发生 DIC,但在临床报道中罕见。尽管发生母体凝血功能异常的风险较低,但定期复查血常规、凝血功能及 3P 试验测定,有助于及时发现凝血相关异常并处理。

2. 超声

(1)胎心率:在孕早期的双胎之一胎死宫内,超声声像图表现为宫腔内两个妊娠囊,一个妊娠囊内可见胚芽,胎心搏动正常;另一妊娠囊内无法探及胎心搏动。在孕中晚期的双胎之一胎死宫内,超声声像图表现为双胎妊娠其中一胎胎心消失,另一胎胎心搏动正常。

(2)监测胎儿血流:监测存活胎儿脐血流、大脑中动脉和静脉导管血流评估胎儿宫内安危。对于单绒毛膜双胎,可通过超声检测存活胎儿大脑中动脉收缩期峰值流速判断其是否存在严重贫血。一般以大脑中动脉收缩期峰值流速 >1.5MoM 为预测值。但当胎儿缺氧进一步加重,出现脑水肿时,大脑中动脉血流阻力会再次上升。因此,动态监测大脑中动脉血流对判断胎儿宫内缺氧程度有一定帮助。

(3)胎儿发育情况:超声需动态监测存活胎儿的双顶径、股骨长度、腹围、羊水量、胎盘成熟度,了解其生长发育情况并注意有无胎儿水肿情况。

(4)胎儿结构异常:超声筛查存活胎儿是否伴发脑、心脏、肾脏等重要脏器结构宫内状态。

(5)动态监测:重点强调超声检查并非一次检查即可,而是需多次复查动态监测胎儿情况。

(6)绒毛膜性:绒毛膜性的判断对存活胎儿预后的评估十分重要,早孕期超声或中孕期 NT 超声需判定绒毛膜性,为双胎妊娠孕期病情变化的监测及评估做好铺垫。

3. 胎儿头部磁共振　存活胎儿面临着大脑损伤的风险。影像学最早发现存活胎儿大脑异常声像的时间为发生双胎之一胎死宫内后 1~2 周,最终形成为 4 周。另有研究显示,在双胎之一胎死宫内发生 3~4 周后行 MRI,6.6% 的存活胎儿可检测到胎儿大脑异常影像,与超声相比,可额外发现 23% 的异常,且 MRI 对大脑组织局部缺血及皮质改变的发现优于超声。根据 2015 年发表的《双胎妊娠临床处理指南》,发生胎死宫内后 3~4 周对存活胎儿进行头颅 MRI 扫描,可能比超声检查更早地发现一些严重的胎儿颅脑损伤。虽然正常的 MRI 不能完全排除脑部异常,但可提示非常积极的结局。

目前国内临床常用诊断胎儿颅内结构异常的磁共振为 1.5T,但最近有学者研究发现 3.0T 磁共振分辨率更高,能够更好地成像以及改进对胎儿解剖结构的评估。因此,2017 年 ISUOG 指南认可了磁共振 3.0T 在胎儿成像的理论优势。在对胎儿远期影响方面,最新 2019 年 Andre L Chartier 一项历时 7 年、收集 6 908 例病例的临床回顾性研究提出了 3.0T 磁共振对新生儿听力或胎儿生长没有不良影响。是否有其他影响目前仍在进一步研究中。

【诊断】

1. 病史　在早孕期可出现阴道流血等症状,中晚孕期孕妇常感觉胎动减少,有时阴道有血性分泌物及阵发性宫缩等表现。

2. 查体　部分患者可出现宫高增长缓慢情况,多普勒胎心监测仅闻一个胎心。

3. 辅助检查　早孕期超声可见 2 个妊娠囊,数周后再次复查仅见一个胎儿,则可诊断为双胎之一消失综合征。孕中晚期双胎妊娠发生双胎之一胎死宫内的诊断,包括胎儿超声声像显示胎心搏动与胎动消失,胎儿形态可无明显变化,亦可出现胎头软化变形、颅骨与头皮间的脂肪层分离而呈现双环像、颅骨重叠或塌陷,胎儿脊柱及肋骨变形。亦有在胎儿娩出后,检查胎盘见纸样胎儿。

【鉴别诊断】

双胎反向动脉灌注序列征是单绒毛膜多胎妊娠的严重并发症,表现为双胎中一胎为发育相对正常,并成为供血胎儿,另一胎为无心脏且严重畸形的受血胎儿。主要鉴别内容为无心畸胎存在严重的畸形。

【治疗】

1. 监测母儿安危

(1)母体监测:应定期监测患者的凝血功能,注意皮肤、黏膜有无瘀斑、瘀点及牙龈出血;监测有无妊娠相关并发症及合并症,如血压、尿蛋白等。部分循证医学证据显示,发生双胎之一胎死宫内后,孕妇妊娠期高血压相关疾病的发生率有所增高。

(2)存活儿宫内监测:根据2017年发表的《双胎妊娠超声检查技术规范(2017)》除对存活儿作全面的超声检查胎儿有无伴发异常外,每2~4周超声评估胎儿生长情况及羊水量,评估脐动脉及大脑中动脉血流(MCA/PSV)情况;双胎之一死亡后3~4周进行存活胎儿头部磁共振检查,观察是否存在脑室扩张、脑室周围异常回声、蛛网膜下腔增大、孔洞脑等脑损伤征象。

2. 孕期异常情况的处理

(1)宫内输血:对于存活胎儿,可以通过超声检测胎儿大脑中动脉的最大收缩期流速峰值判断胎儿是否存在严重贫血。如果存在严重贫血,可以通过对贫血胎儿进行宫内输血治疗以纠正贫血,延长孕周,降低存活胎儿发生神经系统损伤的风险,但也存在争议。

(2)糖皮质激素促胎肺成熟:对于孕24~34周考虑1周内会终止妊娠的患者,给予肌内注射单疗程的糖皮质激素。

(3)抑制宫缩:若34周前出现不规律宫缩,可进行抑制宫缩治疗,以延长妊娠孕周。

(4)抗感染:宫内治疗的孕妇监测母体感染指标,对于有感染指标异常或发热症状的患者可行抗感染治疗。

3. 终止妊娠时机及方式　双胎之一胎死宫内后如何选择存活胎儿的终止妊娠时机及方式是临床工作中棘手的问题。绒毛膜性、死胎发生的孕周及终止妊娠的孕周是影响妊娠结局的重要因素。分娩时机的选择需根据绒毛膜性、胎死宫内的可能原因、存活胎儿的生长情况及监测结果,个体化选择。

(1)对于双绒毛膜双胎:因两胎儿多为独立循环系统,死胎对存活胎多无明显影响,若存活胎儿监测良好,无其他异常,可期待至足月分娩。虽然预后相对良好,但仍存在相应风险,需与患者家属充分沟通。如果存活胎儿不存在高危因素或孕周远离足月,通常选择期待观察,大多数结局良好。

(2)对于单绒毛膜双胎:存活胎儿的损伤在死亡胎儿死亡之时就已经发生了,立即分娩会增加存活胎儿早产风险。对于未足月的单绒毛膜双胎患者,不建议因发生一胎胎死宫内而立即分娩存活胎儿。关于其终止妊娠时机尚有争议,应根据诊断此疾病时孕周和存活胎儿病情以及与患者及家属沟通不同治疗方案的利弊,并根据患者本人具体的情况个体化处理。

分娩方式选择应根据母体因素、胎位及胎儿大小选择。双胎之一胎死宫内不是剖宫产指征,若有阴道试产条件,可阴道试产。分娩时需对脐带血进行血气分析,同时跟踪随访评估新生儿生长和发育情况。

分娩时应注意预防产后出血和感染,分娩后仍需注意产妇体温以及感染相关化验检查,减少产褥感染的发生。

分娩后需要检查胎儿附属物,寻找死胎的原因。

【预后】

1. 对于双绒毛膜双胎,2015年我国双胎妊娠临床处理指南中提到存活胎儿同时死亡的风险为4%,发生神经系统后遗症的风险为1%,最主要的风险为早产。2016年英国皇家妇产科医师学会单绒毛膜双胎的处理指南要点解读中指出,经22篇高质量系统综述对两种不同绒毛膜性双胎进行比较,双绒毛膜双胎存活胎儿相继死亡的概率为3%,早产发生概率为54%,影像异常发生概率为16%,神经系统发育异常概率为2%。2019年*BJOG*发表的系统综述研究显示存活胎儿相继死亡的概率为22.4%,早产发生概率为53.7%,分娩后影像异常发生概率为21.2%,神经系统发育异常概率10%,新生儿死亡的概率21.2%。

2. 对于单绒毛膜双胎,2016年英国皇家妇产科医师学会单绒毛膜双胎的处理指南要点解读中指出存活胎儿相继死亡的概率为15%,早产发生概率为68%,影像异常发生概率为34%,神经系统发育异常概率为26%。2019年 *BJOG* 发表的系统综述研究显示存活胎儿相继死亡的概率为41%,早产发生概率为58.5%,分娩前影像异常发生概率为20%,分娩后影像异常概率为48%,神经系统发育异常概率为28.5%,新生儿死亡的概率为27.9%。与双绒毛膜双胎相比,单绒毛膜双胎存活胎儿的神经系统异常的发病率和死亡率均偏高。

影响存活儿预后的主要因素包括死胎发生孕周及绒毛膜性。双绒毛膜双胎存活儿的预后主要与孕周有关,单绒毛膜双胎主要危险在于存活儿因缺血造成脑损伤和存活胎儿死亡。目前研究发现单绒毛膜双胎在存活胎儿相继死亡及脑损伤方面风险均大于双绒毛膜双胎,因此绒毛膜性是决定存活儿预后及指导孕期管理的重要因素。

【未来展望】

双胎之一胎死宫内由于存在胎儿染色体异常的病因,进行产前诊断尤为必要,但是由于受早产、存活胎儿相继死亡等风险影响,临床实施过程中存在很多障碍,此类患者是否能够进行早期高通量测序技术进行筛查目前尚处在研究阶段。高通量测序技术因其无创快速的特点为评估胎儿非整倍体异常疾病风险提供了另一条路。但由于双胎其中一胎死亡,死亡胎儿的游离DNA仍存在于母体血清中,因此在双胎之一胎死宫内患者中应用高通量测序技术诊断存活胎儿非整倍体疾病风险存在很大误差。双胎之一胎死宫内后死亡胎儿在孕妇血清中胎儿游离DNA持续时间目前尚不明确。最近文献报道一胎死亡后15周在母体血清中仍能监测到死亡胎儿游离DNA。存活胎儿何时进行高通量测序技术评估染色体疾病风险目前国际上尚无定论。因此发生双胎之一胎死宫内后多久进行NIPT采血较为合适是需要进一步研究关注的问题。此外,人工智能及炫彩超声等新的影像学技术逐渐应用于临床研究中,随着这些研究不断成熟及深入,相信一定能绽放出胎儿医学的新花朵。

【管理流程】(表8-5-1)

表8-5-1 双胎之一胎死宫内管理流程

□ 病史	□ 现病史	□ 停经	□ 月经周期是否规律	
			□ 末次月经	
			□ 停经时间	
		□ 受孕方式	□ 自然受孕	
			□ 辅助生殖	□ 促排卵受孕
				□ 人工授精
				□ 卵细胞内单精子注射
				□ 体外受精-胚胎移植
		□ 早孕反应	□ 程度	
			□ 特殊处置	□ 用药治疗
				□ 住院治疗
		□ 孕期用药		
		□ 孕期不良物质接触史		
		□ 早孕期超声	□ 首诊超声	□ 卵黄囊
				□ 妊娠囊
			□ 11~14周超声	□ 绒毛膜性
				□ 羊膜性
				□ NT

续表

□ 病史	□ 现病史	□ 中孕期超声	□ 系统排畸超声	□ 绒毛膜性
				□ 羊膜性
				□ 胎儿附属物情况
				□ 胎儿生长发育情况
				□ 胎儿结构筛查
				□ 胎儿血流监测
			□ 胎儿心脏超声	
		□ 妊娠合并症及并发症	□ 发现孕周	
			□ 疾病类型	
			□ 妊娠期高血压疾病	
			□ 妊娠期糖尿病	
			□ 母儿血型不合	
			□ 其他	
		□ 孕期特殊情况	□ 发生孕周	
			□ TTTS	
			□ TRAP	
			□ 生长发育不一致	
			□ 胎儿血流异常	
			□ 胎儿结构异常	
			□ 宫缩情况	
			□ 其他	
			□ 治疗	
			□ 药物治疗	
			□ 胎儿治疗	
		□ 产前诊断	□ 检查孕周	
			□ 检查方法	□ 无创 DNA
				□ 羊水穿刺
				□ 脐血穿刺
		□ 发现胎死宫内情况	□ 发现胎死宫内孕周	
			□ 发现胎死宫内方式	□ 胎动改变
				□ 阴道流血
				□ 产前检查
			□ 发现时超声检查	□ 死亡胎儿有形态改变
				□ 存活胎儿生长发育情况
				□ 存活胎儿血流情况

续表

□ 病史	□ 现病史	□ 目前情况	□ 胎动
			□ 宫缩
			□ 阴道流血
			□ 阴道排液
			□ 其他不适症状
	□ 孕产史	□ 孕＿＿次	
		□ 产＿＿次	□ 前次分娩时间
			□ 前次分娩方式
		□ 流产次数:＿＿次	□ 自然流产＿＿次
			□ 人工流产＿＿次
			□ 药物流产＿＿次
		□ 不良孕产史	□ 胚胎停育
			□ 胎儿畸形
			□ 胎死宫内
			□ 胎儿染色体异常
			□ 其他
		□ 目前存活子女情况	
	□ 既往史	□ 高血压	
		□ 糖尿病	
		□ 心脏病	
		□ 其他	
		□ 病史:＿＿年	
□ 体格检查	□ 一般查体	□ 血压	
		□ 脉搏	
		□ 呼吸	
		□ 体温	
		□ 有无水肿	
		□ 皮肤黏膜有无出血点	
	□ 产科查体	□ 宫高	
		□ 腹围	
		□ 胎方位	
		□ 宫颈	
		□ 是否可扪及宫缩	
		□ 有无阴道流血	
		□ 有无阴道排液	

续表

□ 辅助检查	□ 血常规	□ 血型	
		□ 白细胞变化	
	□ 凝血五项		
	□ 尿常规		
	□ 肝功能、肾功能		
	□ 胎心率监测		
	□ 胎心监护	□ 反应型	
		□ 宫缩波	
	□ 胎儿医学超声评估	□ 胎儿生长发育	
		□ 羊水量异常	
		□ 胎儿结构异常	
		□ 胎儿附属物情况	□ 脐带异常
			□ 胎盘异常
		□ 有无双胎特有疾病	□ TTTS
			□ sFGR
			□ TAPS
			□ TRAPS
			□ 双胎生长发育不一致
		□ 胎儿血流监测	□ 脐动脉血流
			□ 脐静脉血流
			□ 静脉导管血流
			□ 大脑中动脉血流
		□ 胎儿心脏超声	
	□ 胎儿头部磁共振		
□ 治疗方案	□ 门诊治疗	□ 转诊至母胎医疗中心	
		□ 门诊随诊监测	□ 监测胎儿宫内安危
			□ 监测母体情况
	□ 住院治疗	□ 住院保胎治疗	□ 促胎肺成熟
			□ 抑制宫缩
			□ 抗凝治疗
			□ 抗感染治疗
			□ 支持治疗
			□ 其他
		□ 住院终止妊娠	□ 讨论分娩时机
			□ 选择分娩方式
	□ 产后新生儿随访		

【参考病例】

患者孙某,25 岁。

主诉: 双胎妊娠 6 个月余,胎动减少伴阵发性下腹痛 2 天。

现病史: 平素月经不规律,呈 13 岁 7/(30~60)日型,经量中等,无经期下腹痛,曾因月经不规律就诊,诊断为多囊卵巢综合征,本次通过促排卵成功妊娠。末次月经 2018 年 5 月 24 日,根据早期超声推算末次月经 2018 年 6 月 10 日,预产期 2019 年 3 月 17 日。NT 超声检查提示双绒毛膜双羊膜囊双胎妊娠。孕早期无明显早孕反应,无药物、毒物、放射线接触史。孕中期行无创 DNA 提示低风险。孕期定期产检,孕 24 周时行 OGTT 提示妊娠期糖尿病,通过饮食控制血糖,定期监测血糖,孕期血糖控制良好。2 天前开始出现胎动减少,伴有轻微阵发性下腹痛及腹部紧缩感,遂于当地医院超声检查提示双胎妊娠一胎儿胎死宫内。无发热,无头晕、头痛,无胸闷气短,无双下肢水肿。

既往史: G_1P_0,否认孕前心脏病、糖尿病及高血压病史。

查体: 体温 36.5℃,脉搏 80 次/min,血压 114/60mmHg,呼吸 18 次/min。神清,无贫血貌,心肺听诊未闻及异常,腹略膨隆,偶触及宫缩,强度弱,无阴道流血排液,四肢活动良。产科检查:呈纵产式腹型,宫高 25cm,腹围 92cm,胎心率 152 次/min,消毒内诊:外阴发育正常,阴道畅,宫颈质软,位置居后,消 50%,开大 1cm。骨软产道未见明显异常。

辅助检查: 超声(本院超声,就诊当日)宫腔内见双胎儿影像。A 胎儿双顶径约 6.3cm,头围约 22.1cm,腹围约 21.0cm,股骨长约 4.7cm,肱骨长约 4.3cm。胎儿心率约 134 次/min。脐动脉 S/D:1.7。羊水深度约 3.9cm。B 胎儿双顶径约 4.8cm,股骨长约 3.8cm,肱骨长约 3.2cm。羊水深度约 1.1cm。B 胎儿胎头形状不规则,胎心搏动消失。胎盘附着在子宫后壁,成熟度 0 级,厚约 3.5cm。胎盘下缘距宫颈内口约 3.4cm。超声提示:中期妊娠,双胎(B 胎儿胎死宫内)。

入院诊断: ①双胎之一胎死宫内;②妊娠期糖尿病;③ G_1P_0,孕 25^{+2} 周,LOA/ROA,双绒毛膜双羊膜囊双胎;④先兆流产。

检查及治疗: 入院后给予监测超声胎儿血流,存活胎儿血流良好,无脑保护,静脉系统未见异常。监测血常规、凝血五项、肝肾功未见异常。给予硫酸镁预防脑瘫,硝苯地平口服抑制宫缩保胎对症治疗。

预后: 住院治疗后宫缩明显好转顺利出院。出院后于门诊每 2 周监测胎儿多普勒超声,存活胎儿脐血流指标及大脑中动脉指标均正常,存活胎儿发育速度良好,未见明显结构异常。3 周后复查磁共振提示双胎妊娠,一胎符合死胎,存活胎儿头部 MR 平扫未见确切异常。出院后定期门诊随访,于妊娠 37 周因规律宫缩再次入院顺产一活婴。

(刘婧一　魏 军)

第六节　单绒毛膜单羊膜囊双胎妊娠

关键点

1. 单绒毛膜单羊膜囊双胎妊娠两胎儿共用一个羊膜腔,孕期易发生脐带缠绕,严重时发生胎死宫内。

2. 单绒毛膜单羊膜囊双胎妊娠孕期每 2 周 1 次超声监测胎儿生长情况、脐血流、羊水深度、大脑中动脉血流。

3. 单绒毛膜单羊膜囊双胎妊娠建议剖宫产终止妊娠,终止孕周在 32~34 周之间。

【概述】

单绒毛膜单羊膜囊双胎妊娠(monochorionic monoamniotic twin pregnancy),是指单卵双胎的受精卵在受精后第 9~13 天分裂,此时绒毛膜及羊膜囊均已形成,两个胎儿共存于一个羊膜腔内,两胎儿之间无隔膜,共用一个胎盘,简称单绒单羊(图 8-6-1、图 8-6-2)。此类型占单卵双胎的 1%~2%。此外,近年来,随着单绒毛膜双羊膜囊复杂性双胎宫内治疗病例广泛开展,单绒毛膜双羊膜囊宫内治疗后出现双胎之间隔膜破裂,成为医源性单绒单羊双胎。

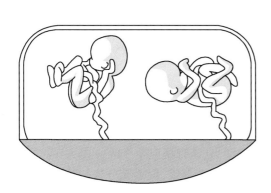

图 8-6-1 单绒单羊示意图

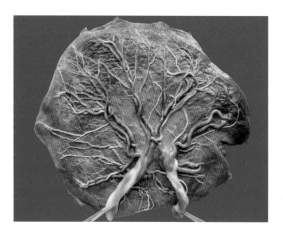

图 8-6-2 单绒单羊胎盘灌注后照片

【临床表现】

大多数产妇为正常的妊娠表现,罕见的当单绒单羊双胎妊娠并发双胎输血综合征或胎儿泌尿系统异常时,发生羊水过多、羊膜腔压力增大,产妇可能出现腹胀、腹痛等临床表现。此外,当脐带缠绕导致双胎之一或双胎均发生胎死宫内时,可能出现胎动异常或消失。

【辅助检查】

对于单绒单羊双胎妊娠目前认为最佳的诊断时机为妊娠 11~14 周。超声多普勒为单绒单羊诊断的最佳手段。超声检查包括早孕期筛查、14 周之后每 2 周一次的胎儿生长情况、羊水深度、脐血流、大脑中动脉血流监测,中晚孕期胎儿结构筛查。单绒毛膜双羊膜囊复杂性双胎宫内治疗后,超声检查需警惕医源性单绒单羊情况。

【诊断】

依靠超声诊断,单绒单羊双胎诊断标准:妊娠 6~9 周超声提示 1 个孕囊,内见 1 个卵黄囊 2 个胚芽,8 周之后超声未发现两胎儿之间隔膜,随访至妊娠中期见单一胎盘、2 个性别相同胎儿,且每个胎儿周围都有足量羊水、胎动不受限,两脐带插入点相距较近,且两胎儿间没有任何羊膜间隔。

【鉴别诊断】

单绒单羊的鉴别诊断主要依靠超声检查,在保证充分检查时间的基础上,需要与单绒毛膜双羊膜囊并发双胎输血综合征、连体胎儿鉴别。单绒毛膜双羊膜囊双胎输血综合征在供血儿无羊水情况下,胎膜包裹,容易与单绒单羊混淆,但是观察时间充足情况下,可见供血儿周围无羊水,活动受限,两胎儿脐带距离与单绒单羊有差距,如果合并膀胱等不可见情况,可以辅助鉴别。连体胎儿需要充分观察胎儿活动时两胎儿之间有无分离,单绒单羊脐带缠绕紧密的情况下,需要多次复查超声明确。

【治疗】

单绒单羊双胎易并发多种并发症,且有较高的围产儿发病率和病死率。因此,一经诊断,需为孕妇提供全面、客观的临床咨询。早中孕期明确诊断的单绒单羊双胎,需要充分告知夫妻双方单绒单羊双胎的预后情况,告知孕期因脐带缠绕带来两胎儿胎死宫内的风险、并发双胎输血综合征和选择性胎儿生长受限等复杂性双胎妊娠的风险,告知胎儿面临早产风险及处理方式的利弊。

合并双胎之一畸形、无心畸胎序列征或其他复杂性双胎并发症时,可行选择性减胎术减灭畸形胎儿。选择性减胎术对于单绒单羊双胎妊娠相对操作复杂,且术后仍然面临脐带缠绕、羊膜带综合征等并发症风险,因此在胎儿无结构异常情况下,是否推荐,尚未达成统一共识。目前国内外可应用的为射频或微波消融减胎、胎儿镜脐带结扎术,但多为个例报道。

期待妊娠的情况下,目前尚无统一的监测标准。目前有国内外学者认为超声为诊断单绒单羊双胎的最佳手段,但对于单绒单羊双胎宫内妊娠安危的监测目前并没有统一的认识,文献报道超过 50% 的胎儿死亡与脐带缠绕有关,建议使用综合方法检查,包括胎动、超声多普勒监测和胎心监护等手段进行宫内监测,但监测频率是否可以对突发的胎死宫内进行预测尚存争议。

国外有学者提出,一旦诊断为单绒单羊双胎,至少每 2 周行 1 次超声检查,重点监测胎儿生长发育是否均衡、胎儿脐带缠绕情况、羊水指数变化、脐带血流变化等指标;妊娠满 26 周后应接受密切监护,包括每天甚至持续行胎心监护或每天行 2~3 次胎心监护;28 周给予地塞米松促胎肺成熟,适时入院监护,32~34 周终止妊娠。即便如此,仍有 12% 的围产儿死亡不可避免。

考虑到我国围产期孕周界定在 28 周,并且各省市,尤其是农村与城市在新生儿救治水平方面存在差异,因此各助产机构可结合区域性胎儿医学中心进行转诊,同时基于我国国情、各胎儿医学中心对于不同胎龄新生儿的抢救能力、不同胎龄新生儿的存活概率及家属意愿等综合性因素考虑而制订监测方案。

目前国内外指南均推荐单绒单羊的分娩方式以剖宫产为宜,分娩时机以孕 32~34 周为宜。国内报道少数案例,在家属和产妇充分知情的情况下,严密监测至 36 周剖宫产分娩,但需充分告知等待期间胎死宫内不可预测的风险。

【预后】

单绒单羊有较高的围产儿发病率和病死率,有文献报道约 71% 的单绒单羊双胎存在脐带缠绕,50% 的胎儿死亡与脐带因素有关。此外,单绒单羊并发双胎之一畸形及双胎之一无心畸胎风险增加,单绒单羊双胎围产儿的病死率高达 30%~70%。近年来,随着产前诊断和新生儿救治水平的进步,可以在妊娠早期明确绒毛膜性及脐带缠绕情况,并对其加强监护,单绒单羊双胎围产儿的病死率已降至 10%~20%。

【未来展望】

单绒单羊在基础研究、流行病学方面尚无新的突破,在选择性减胎方面,国内学者尝试胎儿镜下脐带结扎及微波消融减胎术,取得了一定进展。对于管理模式还需要将来组织大样本随机对照研究进一步探讨。

【管理流程】(表 8-6-1)

表 8-6-1　单绒毛膜单羊膜囊双胎妊娠管理流程

孕期	□ 绒毛膜性鉴定	□ 妊娠 8 周之前鉴定
		□ 妊娠 $11\sim13^{+6}$ 周鉴定
	□ 单绒单羊监测	□ 每 2 周超声监测
	□ 早中孕期咨询	□ 优生优育引产
		□ 选择性减胎
		□ 期待妊娠
	□ 晚孕期监测	□ 2 周或 1 周超声监测
		□ 胎心监护
		□ 28 周地塞米松促胎肺成熟
围产期	□ 分娩管理	□ 儿科宫内会诊
		□ 新生儿复苏
		□ 胎盘灌注

【参考病例】

患者薛某,31 岁。

主诉:停经 5 个月余,发现双胎之一畸形 9 周。

现病史：产妇自然受孕,早孕期超声提示单绒毛膜单羊膜囊双胎妊娠,核对孕周准确,外院产检。16周行 NIPT 低风险。停经 13^{+3} 周 B 超提示宫内孕相当于 13^{+2} 周,单绒毛膜单羊膜囊双胎妊娠,一胎无心畸形、未探及血流信号,怀疑停止发育,孕 17 周无心畸胎体内可见血流信号,单脐动脉,脐动脉血流频谱为入胎血流,停经 22^{+6} 周,超声显示一胎儿相当于 22^{+3} 周,无心畸胎进行性增大,羊水过多;两脐带相距较近,相互缠绕 4 周可能,故转诊笔者医院进一步诊治。孕期无头晕、头痛,无胸闷、憋喘,无视物不清,双下肢无水肿。

既往史： G_1P_0,否认心脏病、糖尿病及高血压病史。

查体：体温 37.0℃,脉搏 78 次 /min,血压 126/70mmHg,呼吸 20 次 /min。神清语明,无贫血貌。心肺听诊未闻及异常,腹膨隆,无压痛。产科查体:宫高 28cm,腹围 100cm,胎心率:150 次 /min。

辅助检查：彩超(本院超声,见图 8-6-3)。

胎儿 1:头位,双顶径 5.1cm,肱骨长 3.5cm,股骨长 3.5cm。心率:146 次 /min。脐动脉 S/D:2.6。

胎儿 2:无心畸胎,胎块大小 7cm×6cm×6cm,胎体内可见血流信号,单脐动脉;两脐带相距较近,相互缠绕 4 周?

羊水深度 13cm,胎盘附着在子宫后壁,胎盘厚度约 3.0cm。

入院诊断：① G_1P_0,妊娠 22^{+6} 周,LOA/LOA(单绒毛膜单羊膜囊双胎);②双胎反向动脉灌注;③脐带缠绕;④羊水过多。

治疗：入院后完善术前检查无异常,与产妇及家属充分交代手术风险利弊,于 23^{+1} 周行胎儿镜下脐带电凝、结扎、剪断脐带,同时行脐带缠绕松解术。术后 1 天复查存活胎儿脐血流、羊水无异常,术后 3 天出院。

预后：笔者医院定期产检,后定期超声随访未见脐带缠绕情况,存活胎儿各项指标发育正常。于 38^{+3} 周自然分娩,体重 3 300g,无心畸胎同时娩出(图 8-6-4)。

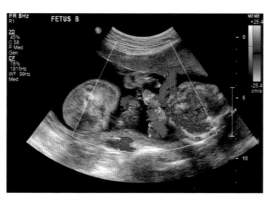

图 8-6-3　无心畸胎超声

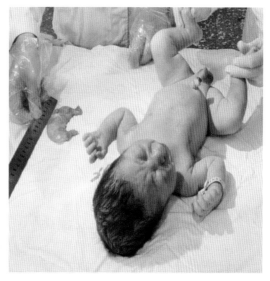

图 8-6-4　无心畸胎减胎后娩出新生儿

思 考

1. 单绒单羊双胎妊娠孕期管理要点。
2. 单绒单羊双胎终止妊娠的时机及方式。

(赵扬玉　王学举)

第七节　连 体 双 胎

【概述】

连体双胎的胚胎病因学仍然是一个未解之谜,但通常认为它们是单卵双胎的一种罕见且异常的形式。病理生理的两个主要竞争理论是裂变与融合理论(图8-7-1)。根据裂变理论,胚盘不完全分裂或在原

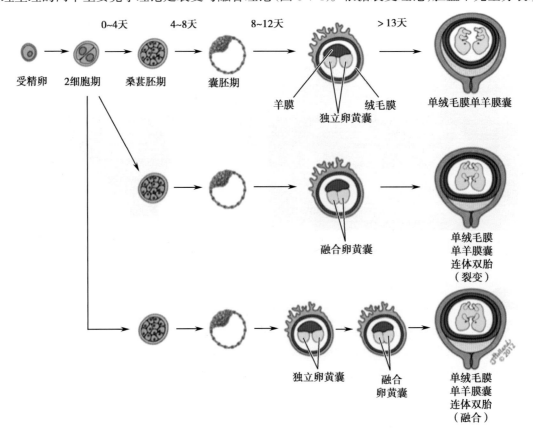

图 8-7-1　裂变与融合理论

条形成期间未完全分离,发生局部连接,形成连体。这一理论的支持者观察到连体双胎中,双胎结构镜像对称的发生率明显增加。分裂的细胞或细胞团保持镜像对称,因此该理论的支持者认为只有裂变才能解释这些现象。第二种理论主要是融合理论。这一理论表明胚胎在最初完全分离后会在易受伤害的部位重新连接。人们普遍认为,完整的皮肤永远不能与完整的皮肤融合,这也适用于外胚层。因此,在正常发育期间外胚层受损的部位必须发生融合。如果裂变理论是正确的,那么任何部位都有可能结合成连体双胎。然而,连体双胎几乎总是在少数几个特定部位结合。为了进一步支持融合理论,Spencer 提出了"球理论"。该理论提出,两个胚盘围绕球的背 - 腹侧轴或头 - 尾侧轴在球的表面运动并彼此接近。"球体"可以是羊膜囊或绒毛膜囊。这种三维模型解释了连体双胎在各个角度均可融合。按照 Spencer 的理论,结合程度和融合时间将决定解剖结构适应性改变的范围,这种适应分为两种类型。一是细胞分裂和转移,主要影响中线结构。由于完整的皮肤不能融合,这些结构通常通过分裂和结合到另一个孪生体的同源部分来适应,从而形成了对称性双胎。另一种是发育不全,主要影响矢状面和侧面解剖结构。在这种适应情况下,结合存在不对称性,导致两胎大小不一,其一结构发育超过另一个并导致其萎缩。

【临床表现】

连体双胎按照最突出的结合部位分类,一般分为腹侧融合和背侧融合两大类 8 种连体类型。腹侧融合约占 87%,包括:头部连胎(11%)、胸部连胎(19%)、脐部连胎(18%)、坐骨连胎(11%)、侧侧连胎(28%);背侧融合约占 13%,包括:头颅连胎(5%)、脊柱连胎(2%)和臀部连胎(6%)(图 8-7-2)。

1. **头部连胎**　从头部向下至脐带融合。除了沿相反方向的两个单独面外,共享颅骨和躯干。下腹部及骨盆不相连,有四条上肢和四条下肢。

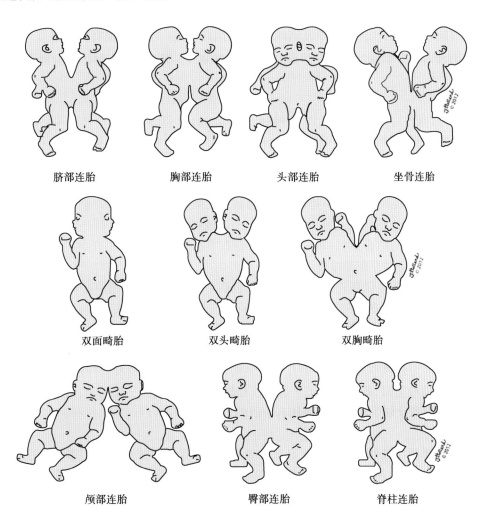

脐部连胎　　　　　胸部连胎　　　　　头部连胎　　　　　坐骨连胎

双面畸胎　　　　　双头畸胎　　　　　双胸畸胎

颅部连胎　　　　　臀部连胎　　　　　脊柱连胎

图 8-7-2　连体双胎分类

2. **胸部连胎**　从胸上部至脐带,面对面地结合在一起,往往有心脏受累。骨盆不相连,有四条上肢和四条下肢。

3. **脐部连胎**　胎儿是面对面结合的,主要在脐部。联合通常包括下胸部,但不累及心脏或只有单一的未闭心间血管相连。骨盆不相连,有四条上肢和四条下肢。

4. **坐骨连胎**　从脐下开始至骨盆联合,两个骶骨和两个耻骨联合。有四条上肢和四条下肢,外生殖器和肛门总是受累。

5. **侧侧连胎**　相邻侧面联合,一般在前外侧连接,通过闭合的脐部将腹部拉至一起。一般有一个尾测末端,头侧端有 2 个。

6. **头颅连胎**　除了脸部和枕骨大孔外,颅骨的任何部分都结合在一起。躯干不相连,有四条上肢和四条下肢。

7. **脊柱连胎**　在骶骨上方融合;可能包括枕骨和脊柱。

8. **臀部连胎**　共用骶尾部和会阴,通常是一个肛门,有 2 个直肠,有四条上肢和四条下肢。

【辅助检查】

影像学和放射学的发展使医师能够在早期发育阶段诊断和评估大多数连体双胎的融合程度。目前主要使用二维超声进行产前评估,同时增加彩色多普勒和三维超声,以帮助准确诊断。

1. 产前通常使用二维超声诊断连体双胎,可在妊娠 12 周进行。在妊娠 20 周时进行详细扫描可以充分地评估融合程度和其他结构问题。

2. 磁共振成像(magnetic resonance imaging,MRI)与胎儿超声心动图结合也为医师提供了极大的诊断信息。由于 MRI 具有分辨率较高、电离辐射少以及非侵入性的优点,产前胎儿 MRI 可以提供更多的信息来确定连体双胎之间的解剖连接关系及精确的异常,因而可以广泛用于观察解剖细节,特别是心血管系统。连体双胎的先天性心脏畸形患病率很高,在大多数情况下,预后实际上取决于心血管共享情况,尤其是对于胸部连胎。

【诊断】

1. 超声诊断已成为宫内诊断最安全、最可靠的方法。自从 20 世纪 70 年代末第一次报告以来,关于连体双胎的产前诊断报道越来越多。妊娠前 3 个月超声检查即可诊断连体双胎。在早期,如果胚胎极出现双叉,应该怀疑此诊断。另外,妊娠前 3 个月超声影像可疑连体双胎时,后续应进行影像学检查以明确诊断。

2. 连体双胎其他可能明显的超声特征包括:两胎儿之间总是保持一样的相互关系不发生改变、双胎肢体和皮肤轮廓密不可分、两胎儿之间无羊膜分隔、一个或两个胎头总是在同一水平面、一个胎盘和单根脐带且内伴 3 根以上血管;约有 50%~76% 的病例中存在羊水过多,但通常不在孕早期出现;重复和多次扫描中任何解剖部位连体持续存在都可确诊。

3. 对连体双胎的评估应包括详细的超声检查,包括 18~20 周的胎儿超声心动图,以确定共有器官的范围和排除其他畸形。即使在非共有器官中,相关畸形也并不少见。对共有器官的解剖认识和是否存在其他畸形是评估预后及产后计划性分离手术的关键。

4. 尽管二维超声是产前诊断连体双胎的重要工具,但由于连体双胎结构复杂因而很难精确分类。三维超声可能有助于界定连体双胎复杂的胎儿解剖结构,有助于早期诊断及选择性终止妊娠。当二维超声无法明确连体双胎的种类时,需经三维超声证实。相较于妊娠中期的三维超声,诸如 MRI 等其他成像技术可能会为产前咨询和计划手术提供准确和有价值的信息。

【治疗】

孕早期可以选择药物或外科手术终止妊娠。如果连体双胎活下来的机会很渺茫,且胎儿很小时经阴道分娩对母体损伤小,那么阴道分娩可能是更好的选择。18~20 周后,经阴道分娩终止妊娠将变得困难,若不能使用毁胎术,主要需外科手术终止妊娠,即子宫切开术或剖宫产术。

【预后】

连体双胎能否存活很大程度上取决于结合部位和所涉及的器官。14 例产前诊断的连体双胎中,28%

胎死宫内,54%在出生后立即死亡,只有18%存活。在双胎之一死亡或者双胎之一存在生命危险的情况下需进行紧急分离手术,在这些情况下,存活率约为30%~50%。而选择性分离手术通常在产后2~4个月的时候进行,术前准备包括:监测双胎生命体征平稳、解剖部位关系明确、诊断产前未识别的异常、制订详细的手术计划等。文献报道,选择性分离手术的成活率约为80%~90%。总的来说,预后取决于融合的类型和相关的结构畸形。

出生时,连体双胎是否需要手术干预分为以下三种情况:

1. 不进行手术分离 如果分离手术期间或之后双胎有生命危险,或双胎极有可能患有严重残疾,一般不建议手术分离。考虑到存在的风险,父母可能也不会同意进行手术。有人建议在某些情况下不要尝试分离:胸腹连体双胎合并复杂的心脏融合、头颅连体双胎合并广泛的大脑融合,分离会损害一个或两个婴儿的正常生理功能。

2. 立即手术分离 当双胎中任何一个的结构威胁到另一个胎儿的生存时,或者当双胎中的任何一个即将死亡时,可能需要立即分离来挽救其中一个或两个的生命。如果双胎共享心脏(如胸腹联合双胎),其中一个可能因无法得到适当的循环而在分娩不久后死亡。在这种情况下,垂死胎儿的毒素累积会增加另一胎儿的死亡风险,因此必须立即手术分离。

3. 延迟分离 当双胎的生命力稳定时,首选延迟分离。这使双胎能够在分娩后的关键时期生长,并在生理上变得稳定,以更好地承受重复性手术的危险。延迟分离的最佳时间为2~4月龄。最重要的是,延迟分离为医师提供了建立多学科团队的时间及进行广泛的术前研究,以描述解剖学关系和先天性异常,并为分离手术制定周密的策略。此外,也有足够的时间给父母提供知情同意书。

【未来展望】

1. 连体双胎的治疗 连体双胎的治疗是一个动态的、不断发展的过程。确定治疗目标、干预措施和护理计划时,主要因素是考虑保持连体还是向手术分离的方向发展。在保持连体和手术分离前的准备阶段,制作特定设备为联通双胎提供尽可能多的发育空间、优化姿势和承重,同时,刺激肌肉、视觉及听觉运动,促进感觉运动及躯干运动的发育十分重要。在手术治疗中,应由知识渊博的多学科团队来制订手术方案。这样的团队通常由整形外科医师、心脏病专家、麻醉专家、儿科和新生儿重症监护专家及护士组成。术前充分评估,术中准确分离,广泛关注麻醉、呼吸及止血问题,术后防止并发症。心血管和呼吸循环衰竭是连体双胎死亡的两个主要危险因素,应密切监护。同时,连体双胎的治疗存在许多伦理道德上的挑战,例如应被视为一个个体还是两个独立个体、其个性及社会发展都是我们需要关注的问题。

2. 生物伦理学、法律和医学 医师在实践中经常面临道德困境。然而,连体双胎却带来了独特的道德挑战。在最初诊断时,继续妊娠还是终止妊娠通常是一项困难的决定。但是,真正的挑战在于出生后是否决定进行手术分离。在许多情况下,连体双胎分娩后,会将分离手术定为主要目标。分离手术的主要目的不仅是挽救生命,而且还改善双胎的生活质量。然而,历史上有许多未分离的连体双胎例子,这些双胎过着成功而富有成效的生活。一些研究还表明,由于其一或双胎的死亡风险,许多双胎会选择拒绝手术。普遍的想法是,即使要以其中一个孩子的生命为代价,也要给剩下的孩子更多生存、维持正常生活的机会。但也有专家认为,没有人有权利决定应选择哪个胎儿生存和死亡。

一个重要且备受争议的伦理困境是,连体双胎应作为一个个体还是两个单独的个体。有人认为,具有双头和两个身体的连体双胎应被视为两个独立的人。因此,从伦理上讲,划定这种区别很重要。此外,一项对长期存活且未分离的双胎研究表明,双胎之间会发展出独特的个性和智力。这支持了两个单独个体的论点,因此要求对双胎给予同等的保护。提出的另一种论点是,一旦双胎的年龄足够大,可以自己作决定,则将决定权交给连体双胎。尽管是理想化的方案,但这种论点已经与较早进行连体双胎分离手术的事实相冲突,因为早期手术分离可以提高存活率和进行存活后新躯体的适应性训练。

【管理流程】(表 8-7-1)

表 8-7-1　连体双胎管理流程

孕期	□ 连体双胎的确定	□ 妊娠 12 周之前鉴定
	□ 超声监测	□ 超声监测 (2D/3D)
		□ MRI
		□ 胎儿超声心动
围产期	□ 分娩管理	□ 预防早产
		□ 择期剖宫产
		□ 关注母婴并发症
围术期	□ 评估	□ 新生儿复苏
		□ 多学科会诊
		□ 伦理,知情选择

【参考病例】

患者孙某,27 岁。

主诉:孕 3 个月余,发现连体双胎 5 天。

现病史:患者平素月经规律,自然受孕,孕早期无阴道出血保胎史,无感冒发热,于孕 13 周于笔者医院就诊行彩超检查,提示:连体双胎。现孕 13^{+5} 周,要求引产入院。

既往史:G_1P_0,体健。

辅助检查:就诊当日彩超(图 8-7-3)。

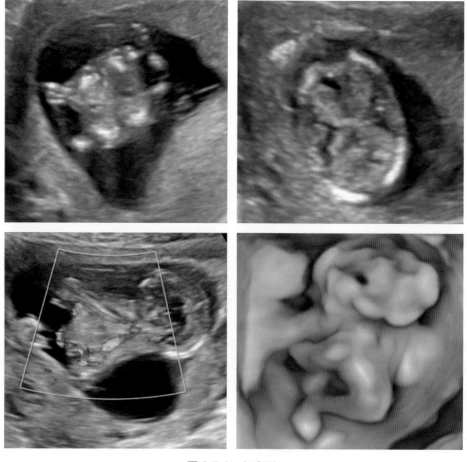

图 8-7-3　超声图

连体双胎:两胎儿头部及腹部可见融合,胎儿脑室可见融合,可见两个心脏,膀胱显示不清,躯体上各可见双上肢及双下肢。头围 111mm,腹围 99mm。

胎盘:前壁胎盘 I 级。

羊水量正常范围(最大深度 40mm)

入院诊断:G_1P_0,孕 13^{+5} 周,连体双胎(侧侧联合)。

治疗:入院后完善相关化验检查,查无手术禁忌,行药物引产及清宫治疗,娩出连体双胎。手术顺利,患者未诉特殊不适。

(常颖 陈叙)

第八节 双胎羊水增多和羊水减少

关键点

1. 双胎羊水评估方法为超声测量最大羊水池垂直深度,双胎妊娠中羊水量的正常范围与单胎妊娠相同。

2. 当发现双胎羊水量不一致时,最初每隔 2~3 天进行一次超声检查进行评估。若一周后羊水量差异仍保持稳定,则开始每周一次超声评估,直至分娩。

3. 若无其他提前分娩指征,双胎羊水量不一致的孕妇应选择在妊娠 35~37 周间终止妊娠。

4. 双胎羊水不一致发生双胎输血综合征和选择性胎儿生长受限的风险增高。

因双胎妊娠的先天性结构异常和染色体异常的风险增高,因此与单胎相比,其羊水异常的发生率更高。双胎羊水异常的表现多样,可以是双胎之一或双胎均出现羊水异常,也可出现双胎羊水量不一致。尽管已经在不同的人和动物模型中进行了 30 多年的研究,羊水异常的研究仍然是一项复杂的工作。双胎并羊水量异常进行产前管理时,其结构筛查及产前咨询更为困难,相关处理需评估考虑的因素也更多。双胎羊水量异常的处理可参考单胎妊娠,本章将不详细讨论。在单绒毛膜双胎妊娠中,羊水过多 - 羊水过少序列征提示双胎输血综合征,该疾病不在本章讨论范围内(见第八章第一节)。此外还存在双胎羊水量不一致的情况,本章节将对其临床意义及产前管理进行详细阐述。

一、双胎羊水量的超声评估

双胎妊娠的围产期死亡率是单胎妊娠的数倍。在双胎妊娠中,超声监测评估羊水量是孕期保健的重要组成部分。染料稀释法与分娩时收集羊水是研究中评估羊水量的参考标准,比超声更为准确。但临床上无法使用这些方法,因为染料稀释法为一项侵入性操作且过程烦琐;而分娩时收集羊水无法应用于双胎妊娠的孕期持续评估。超声检查是评估羊水量的唯一临床实用方法。

与单胎妊娠一样,目前已经通过使用染料稀释法确定了双羊膜腔双胎妊娠的正常羊水量。相关研究发现,双胎妊娠的每个羊膜囊中平均羊水量略高于相同孕周的单胎妊娠,超声测量通常会低估羊水量的异常。单胎妊娠中,评估羊水量的方法有超声测量最大羊水池垂直深度(maximum vertical pocket,MVP)和超声测量并计算羊水指数两种方法。双胎妊娠中,因为需要对每个胎儿单独进行羊水量的评估,因此无法采用羊水指数这种测量方法。双胎的羊水评估通常采用超声测量 MVP 这一方法。

研究显示使用 MVP 评估双胎羊水量时,第 2.5 百分位数和第 97.5 百分位数分别为 2.3cm 和 7.6cm,与定义单胎妊娠羊水过少和羊水过多的临界值 2cm 和 8cm 相近。因此目前在双胎妊娠中,羊水过少和羊水过多的诊断标准与单胎妊娠相同。

二、双胎羊水量不一致

【概述】

在对绒毛膜性为单绒毛膜双羊膜囊的双胎患者进行产前管理时,会发现一部分孕妇可表现出双胎羊水量不一致(moderate amniotic fluid discordance,MAFD)这样一种现象,即双胎儿间羊水量差异明显,但超声评估未达到双胎输血综合征的诊断标准。MAFD 可以合并双胎儿估计体重差 ≥ 25%,脐动脉舒张期血流异常等其他表现。目前比较普遍的观念是双胎羊水量不一致是 TTTS 发展的某个阶段。研究也发现,当出现羊水量不一致时,其后期发展为 TTTS 或选择性胎儿生长受限的风险增加。

【临床表现】

几乎所有患者并无特殊临床表现。因胎儿羊水量变化并不像 TTTS 那样急剧,因此很少会出现腹胀、腹痛等表现。胎儿可以没有其他任何可发现的异常,也可合并明显的体重差异、脐动脉舒张期血流异常等情况。

【辅助检查】

超声多普勒检查内容与 TTTS 相同。MAFD 基本发生在单绒毛膜双羊膜囊双胎妊娠。因缺乏临床表现,MAFD 基本都是在单绒毛膜双羊膜囊双胎进行常规超声监测时发现。除了评估两个胎儿的羊水量,同时应进行胎儿生长发育监测及胎儿血流多普勒检查等,以便产科医师根据这些数据制订产前管理计划及评估预后。除非超声检查提示胎儿脑部异常,一般不进行磁共振检查。

【诊断】

对于 MAFD 目前还没有统一的诊断标准。在不同的研究中,MAFD 的诊断标准也各不相同。有的定义为两胎儿 MVP 差(羊水增多胎儿 MVP- 羊水减少胎儿 MVP)≥ 3.1cm 或两胎儿 MVP 差≥ 4.0cm。也有的研究中将其定义为一胎儿 MVP ≤ 3cm,另一胎儿 MVP ≥ 7cm,但所有相关研究中这些患者都达不到 TTTS 的诊断标准(受血儿羊水 MVP ≥ 8cm,同时供血儿羊水 MVP ≤ 2cm)。综合现有相关文献且考虑到其与 TTTS 的关系,建议采用一胎儿 MVP ≤ 3cm,另一胎儿 MVP ≥ 7cm 作为诊断标准,但对于未达诊断标准却存在羊水量明显差异的双胎也应引起重视。MAFD 可以合并双胎儿估计体重差 ≥ 25%,脐动脉舒张期血流异常等其他表现。

【鉴别诊断】

双胎输血综合征:因两者均表现为双胎儿羊水存在明显差异,所以 MAFD 需与双胎输血综合征进行鉴别。虽然对于 MAFD 还没有统一的诊断标准,但有一点相同,那就是 MAFD 的羊水差异未达到双胎输血综合征的诊断标准(受血儿羊水 MVP ≥ 8cm,同时供血儿羊水 MVP ≤ 2cm)。现有研究认为 MAFD 可能是双胎输血综合征前状态,在超声随访中若达到双胎输血综合征的诊断标准,则应诊断为双胎输血综合征并进行相应管理。

【治疗】

当发现 MAFD 时,如何对这些患者进行产前管理?因研究显示此部分患者最后发展为 TTTS 的可能性大,因此大部分医学中心选择连续超声检查来进行随访。这加大了超声医师及胎儿医学专家的工作量,同时频繁的超声检查也让会患者感到十分焦虑。当 MAFD 持续稳定存在,这种连续超声检查需要持续多久,目前可用的循证证据较少。鉴于已有研究发现双胎羊水量不一致的患者发展为 TTTS 和 sIUGR 的风险升高,使用常规单绒毛膜双羊膜囊双胎超声筛查间隔时间(2 周)似乎并不合理。将现有的相关文献进行汇总后,我们认为此种管理方案可作为参考:当发现 MAFD 时,最初每隔 2~3 天进行一次超声检查进行评估。若一周后羊水量差异仍保持稳定,则开始每周一次超声评估,直至分娩。如果超声监测整个孕期都没有发展为 TTTS 或 sIUGR,且无其他提前分娩指征,则选择在妊娠 35~37 周间终止妊娠。这一种管理方案基于目前已有的循证医学证据,胎儿医学专家可根据具体病情对产前管理方案做出修改。

除非在监测期间进展为 TTTS 或 sIUGR,相关研究并未对 MAFD 持续稳定存在的患者进行胎儿镜下胎盘血管交通支激光凝固术或选择性减胎术。在有更多数据显示宫内干预可改善围产期结局之前,不建议进行积极干预。

【预后】

根据发现时的孕周、MVP 差异的大小、是否存在双胎估计体重差异 ≥ 25% 及脐动脉舒张期血流是否异常,我们可能可以对双胎羊水量不一致的预后进行预测。一项研究对 45 名双胎羊水量不一致的患者进行数据分析之后,建立了对于预后的预测模型,并在 52 名羊水量不一致的患者中进行了验证。研究发现妊娠 20 周之前羊水量差异 ≥ 3.1cm 时,发展为 TTTS 的可能性较大。也有研究发现当其中一胎合并生长受限时,进展为 TTTS 的风险升高。另一项研究发现,MAFD 的患者约有 1/2 最后进展为 TTTS。当 MAFD 合并有脐动脉舒张期血流异常时,预后较差,无论是否合并有 sIUGR。总体来说,MAFD 中,发生孕周早、合并有 sIUGR 和 / 或脐动脉舒张期血流异常的患者可能进展为 TTTS 或 / 和 sIUGR。单纯的 MAFD 未合并其他超声检查异常时,预后较好。

【未来展望】

MAFD 在单绒毛膜双羊膜囊双胎的患者中较常见,在随访过程中若发展为 TTTS 或 sIUGR,则应根据相应疾病进行管理。部分研究者认为 MAFD 与 TTTS 间可能存在一个重叠的临界状态。如何对未来会发展为 TTTS 的患者进行早期识别是当前研究的重点。目前已有研究者对此进行探索,尝试根据超声数据进行预测。此外,对评估未来有较高风险发展为 TTTS 的患者,进行早期的干预是否能改善预后,也需要更多的研究数据。

【管理流程】(表 8-8-1)

表 8-8-1 双胎羊水量不一致管理流程

孕期	□ 绒毛膜性鉴定	□ 妊娠 8 周之前鉴定
		□ 妊娠 11~13^{+6} 周鉴定
	□ 单绒毛膜双胎超声监测	□ 每 2 周超声监测
若诊断为 MAFD	□ 最初一周	□ 每 2~3 天随访超声
	□ 若羊水差异稳定	□ 每周 1 次随访超声
围产期	□ 分娩管理	□ 新生儿复苏
		□ 胎盘灌注

【参考病例】

患者郑某某,34 岁。

现病史:患者孕期于外院定期产检,早期超声检查提示单绒毛膜双羊膜囊双胎妊娠。孕期行无创 DNA 检查提示低风险。妊娠 22^{+4} 周于当地医院行超声检查提示双胎之一羊水过多。当地医院建议转诊至胎儿医学中心行进一步检查,遂就诊于笔者医院双胎门诊。

既往史:G_2P_1,既往顺产一女。否认心脏病、糖尿病及高血压病史。

辅助检查:多普勒超声(本院超声)。

胎儿 1:双顶径 56mm,头围 207mm,股骨长 37mm。估计胎儿体重:473g。胎心率:151 次 /min。

胎儿 2:双顶径 57mm,头围 209mm,股骨长 40mm。估计胎儿体重:571g。胎心率:142 次 /min。

羊水深度 1:30.0mm,分布局限,可见羊膜折叠,部分贴附于胎儿体表(图 8-8-1)。

羊水深度 2:104.3mm(图 8-8-2)。

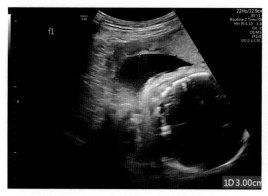

图 8-8-1　超声测量胎儿 1 羊水深度

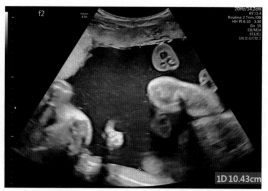

图 8-8-2　超声测量胎儿 2 羊水深度

胎儿膀胱影像 1：可显示。

胎儿膀胱影像 2：可显示。

脐动脉 S/D1：3.38。

脐动脉 S/D2：3.79。

大脑中动脉收缩期血流峰速 1：30.45cm/s。

大脑中动脉收缩期血流峰速 2：31.91cm/s。

脐带插入点 1：脐带插入部距胎盘边缘最短距离 49mm。

脐带插入点 2：脐带插入部位于胎盘中央。

胎盘位置：宫体前壁，胎盘厚度约 2.9cm。成熟度 1 级。

宫颈管长度：32mm。

诊断：①双胎羊水量不一致；② G_2P_1，妊娠 22^{+5} 周，单绒毛膜双羊膜囊双胎。

随访：胎儿医学中心分别于妊娠 23 周、23^{+3} 周和 23^{+5} 周进行超声随访。胎儿 1 羊水波动于 29~39mm，胎儿 2 羊水波动于 83~101mm。期间双胎儿膀胱均可见，脐血流及大脑中动脉血流多普勒超声未见异常。与患者沟通相关风险及可能出现的情况后，将超声随访更改为一周一次。期间双胎儿羊水量差异处于稳定状态，超声体重评估、脐动脉及大脑中动脉血流均未见异常。随访至 30 周时，胎儿 1 羊水增多至 50mm，胎儿 2 羊水为 89mm。32 周时胎儿 1 羊水量为 41mm，胎儿 2 羊水量为 45mm，羊水量未再出现不一致情况。

预后：34 周时患者自觉胎儿 1 胎动减少，多次胎心监护提示胎儿 1 反应欠佳，超声检查未见异常。与患者沟通后行剖宫产术终止妊娠。娩出时双胎儿 Apgar 评分均为 9（肤色扣 1 分）–9（肤色扣一分）–10，外观未见明显差异。新生儿出生后转儿科。目前双胎出生后已 8 个月，儿保随访未见异常。

思　考

1. 双胎羊水量不一致的诊断。

2. 双胎羊水量不一致的孕期管理。

三、双胎妊娠合并羊水量异常

前面我们已经介绍了双胎特有的羊水量不一致。此外，双胎合并羊水量异常还包括双胎之一羊水异常（如一胎儿羊水正常，一胎儿羊水过少）和双胎均羊水异常（如双胎均羊水过多），其中双胎之一羊水异常更为常见。双胎合并羊水量异常与单胎羊水量异常的处理差别不大，但双胎的结构筛查及产前咨询更为困难，相关处理需评估考虑的因素也更多。

　　与单胎妊娠一样,当出现双胎妊娠合并羊水量异常时,应按照以下原则进行管理:①寻找羊水量异常的病因(胎儿结构异常、宫内感染、母体病因等);②评估是否需行产前诊断;③与孕妇及家属讨论继续妊娠相关风险及未来可能遇到的问题;④治疗(如选择性减胎、口服吲哚美辛、羊水减量、羊膜腔灌注等)。双胎妊娠合并羊水量异常需要行处理时,需要考虑对正常胎儿的影响。比如双胎之一羊水过多,考虑到对羊水量正常胎儿的影响,吲哚美辛这一药物可能不适用。若双胎儿均出现羊水过多时,母体症状表现将更严重,而进行羊水减量仅能短时间缓解症状。对于双胎儿均羊水过少或双胎之一羊水过少,更重要的是寻找羊水减少的原因,目前尚无证据表明进行羊膜腔灌注可改善妊娠结局。在决策分娩时机时也应考虑对正常胎儿的影响,是提前终止妊娠降低羊水异常胎儿的死胎风险,还是尽量延长孕周保证正常胎儿的存活,需要胎儿医学专家与孕妇及配偶进行讨论。

(段　然　漆洪波)

参 考 文 献

1. Committee on Practice Bulletins—Obstetrics, Society for Maternal-Fetal Medicine. Practice Bulletin No. 169: Multifetal Gestations: Twin,Triplet, and Higher-Order Multifetal Pregnancies. Obstet Gynecol, 2016, 128(4): e131-146.

2. Quintero RA, Kontopoulos E, Chmait RH. Laser Treatment of Twin-to-Twin Transfusion Syndrome. Twin Res Hum Genet, 2016, 19(3): 197-206.

3. Stamilio DM, Fraser WD, Moore TR. Twin-twin transfusion syndrome: an ethics-based and evidence-based argument for clinical research. Am J Obstet Gynecol, 2010, 203(1):3-16.

4. Gapp-Born E, Sananes N, Guerra F, et al. Predictive value of cardiovascular parameters in stages 1 and 2 of twin-to-twin transfusion syndrome. Prenat Diagn, 2014, 34(9):908-914.

5. National Guideline Alliance (UK). Twin and Triplet Pregnancy. London: National Institute for Health and Care Excellence (UK). 2019.

6. Monique E. DePaepe. Examination of the twin placenta. Seminars in perinatology, 2015, 39:27-35.

7. Guimaraes CV, Kline-Fath BM, Linam LE, et al. MRI findings in multifetal pregnancies complicated by twin reversed arterial perfusion sequence (TRAP). Pediatr Radiol. 2011, 41(6):694-701.

8. Khalil A, Beune I, Hecher K, et al. Consensus definition and essential reporting parameters of selective fetal growth restriction in twin pregnancy: a Delphi procedure. Ultrasound Obstet Gynecol, 2019, 53:47-54.

9. Townsend R, D'Antonio F, Sileo FG, et al. Perinatal outcome of monochorionic twin pregnancy complicated by selective fetal growth restriction according to management: systematic review and meta-analysis. Ultrasound Obstet Gynecol, 2019, 53:36-46.

10. Emery SP, Bahtiyar MO, Dashe JS, et al. The North American Fetal Therapy Network Consensus Statement: prenatal management of uncomplicated monochorionic gestations. Obstet Gynecol. 2015, 125(5):1236-1243.

11. Mackie FL, Rigby A, Morris RK, et al. Prognosis of the co-twin following spontaneous single intrauterine fetal death in twin pregnancies: a systematic review and meta-analysis. BJOG, 2019, 126(5):569-578.

12. NilesKM, MurjiA, ChitayatD. Prolonged duration of persistent cell-free fetal DNA from vanishing twin. Ultrasound Obstet Gynecol, 2018, 52(4):547-548.

13. Yamamoto R, Ishii K, Muto H, et al. The use of amniotic fluid discordance in the early second trimester to predict severe twin-twin transfusion syndrome. Fetal Diagnosis and Therapy, 2013,34:8-12.

14. Satoshi Hayashi, Ai Anami, Keisuke Ishii, et al. Outcome of monochorionic twin pregnancies with moderate amniotic fluid discordance adjoining twin-twin transfusion syndrome. Prenatal Diagnosis,2016, 36:170-176.

15. Chon AH , Korst LM , Llanes A , et al. Midtrimester isolated polyhydramnios in monochorionic?diamniotic multiple gestations. American Journal of Obstetrics and Gynecology, 2014, 211(3):303. e1-303. e5.

16. Moxey-Mims M, Raju TNK. Anhydramnios in the Setting of Renal Malformations: The National Institutes of Health Workshop Summary. Obstet Gynecol, 2018, 131(6):1069-1079.

17. MianA,Gabra NI,Sharma T,et al. Conjoined twins: From conception to separation, a review. Clinical Anatomy, 2017, 30(3):385-396.

18. Katherine C, Frank M C, Cheryl M, et al. Therapy Services and Specialized Devices for Conjoined Twins: Unique Challenges with Conjoined Twins and the Importance of Physical and Occupational Therapy. Seminars in Perinatology,2018, 42(6): 361-368.

19. 国家卫生和计划生育委员会公益性行业科研专项《常见高危胎儿诊治技术标准及规范的建立与优化》项目组. 胎儿镜激光治疗双胎输血综合征技术规范 (2017). 中国实用妇科与产科杂志. 2017, 33(7); 695-698.

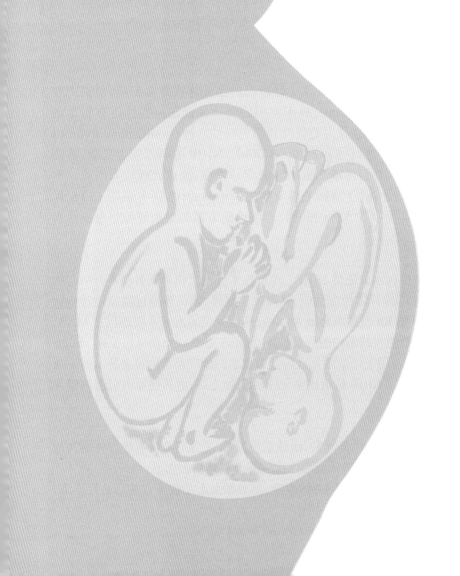

第九章

双胎妊娠合并胎儿水肿

胎儿水肿可以分为免疫性水肿和非免疫性水肿,免疫性水肿指母儿血型不合引起的胎儿水肿,其病因及处理方法比较单一。临床上最常见的情况为非免疫性水肿。因此本章节主要讨论双胎合并非免疫性水肿。双胎妊娠合并胎儿水肿的临床诊断及处理原则,取决于双胎妊娠的绒毛膜性。对于双绒毛膜性双胎妊娠,水肿的诊治与单胎妊娠合并水肿相近。对于单绒毛膜性双胎妊娠,超声提示一胎儿出现水肿时,要首先鉴别是否为单绒毛膜双胎特殊并发症的表现。总体而言,胎儿水肿的病因较为多样,预后取决于潜在病因,当水肿胎儿预后较差时可提供选择性减胎,减胎方案取决于双胎的绒毛膜性。对于双胎妊娠合并胎儿水肿,由于妊娠期间母体血流动力学的变化较单胎妊娠更为显著,需警惕母体镜像综合征的发生。

第一节　双胎之一非免疫性水肿

关键点

1. 胎儿水肿是指胎儿软组织水肿及体腔积液,超声表现为 2 处及 2 处以上的胎儿体腔异常积液,包括胸腔积液、腹腔积液、心包积液及皮肤水肿(皮肤厚度 >5mm)。

2. 胎儿水肿分为免疫性水肿和非免疫性水肿。随着抗 D 免疫球蛋白的使用,临床以非免疫性水肿更为多见。

3. 双绒毛膜双胎非免疫性水肿的病因与单胎妊娠基本相同;单绒毛膜双胎非免疫性水肿多见于单绒毛膜双胎特殊并发症,如双胎输血综合征Ⅳ期等。

4. 胎儿非免疫性水肿的预后取决于引起胎儿水肿的具体病因。总体而言,水肿胎儿预后多不良。选择性减胎是治疗双胎一胎水肿的重要方法。

5. 双胎一胎水肿需要警惕镜像综合征的发生。

【概述】

胎儿水肿是指胎儿软组织体腔积液,超声表现为 2 处及 2 处以上的胎儿体腔异常积液,包括胸腔积液、腹腔积液、心包积液及皮肤水肿(皮肤厚度 >5mm),临床常用的其他辅助超声指标还有胎盘增厚(孕中期胎盘厚度 ≥ 4cm)和羊水过多。胎儿水肿分为免疫性和非免疫性水肿(nonimmune hydrops fetalis,NIHF),其中 NIHF 占 90% 以上,发生率为(1~3)/(1 700~3 000)。NIHF 的病因较为复杂,需要制定个体化临床诊断及治疗流程,同时胎儿水肿会伴随严重的妊娠期并发症,临床处理较为困难。本章节重点针对双绒毛膜双胎之一水肿进行阐述,对于单绒毛膜双胎之一水肿的评估(主要是 TTTS Ⅳ期),参见相关章节。双绒毛膜双胎中胎儿非免疫性水肿的病因、产前诊断方案与单胎妊娠非免疫性水肿大致相同。

【分类】

临床发现胎儿水肿后,首先要区分是免疫性水肿还是 NIHF。免疫性水肿通常指母儿血型不合引起的胎儿水肿,因母体对来自其配偶的抗原发生同种异体免疫反应,从而产生抗体,该抗体通过胎盘传递给胎儿,使胎儿发生溶血、水肿甚至宫内死亡,其中 Rh 血型不合最为常见,其他少见的血型系统还包括 MNS、Kell 以及 Duffy 血型系统等。近年来,随着抗 D 免疫球蛋白的广泛使用、大脑中动脉收缩期峰值流速(middle cerebral artery peek systolic velocity,MCA-PSV)用于评估胎儿宫内贫血技术的推广及宫内输血技术的不断发展,免疫性水肿胎儿的预后得到了很大改善。NIHF 是指排除免疫性水肿之后,由其他原因引起的胎儿水肿,临床上以此种类型更为多见。

【病因】

NIHF 的常见病因包括胎儿心血管系统异常、染色体异常、血液系统异常、胎儿心血管系统以外的其他结构异常(特别是胸廓异常)、宫内感染、胎盘异常以及遗传代谢性疾病等。具体病因如下:

1. 心血管系统异常　占 20%,可能引起胎儿期血流动力学改变、导致胎儿心功能异常的心血管异常,均可能引起胎儿非免疫性水肿,如原发性心肌病、室上性心动过速等。通常预后较差,报道的胎儿和新生儿死亡率高达 92%。

2. 染色体异常 占 13%,产前 NIHF 最常见的原因为染色体非整倍体异常,如特纳综合征(45,X)、21 三体综合征、18 三体综合征等。染色体非整倍体异常引起胎儿水肿的出现孕周通常较早,且结局往往很差。单绒毛膜双胎虽然理论上两胎儿为一个受精卵分裂而来,但偶有两胎儿染色体不一致,表现为一胎儿染色体正常,另一胎儿染色体异常(如 Turner 综合征),临床可表现为一胎水肿。

3. 胎儿贫血 包括先天遗传性(如血红蛋白病)以及后天获得性(如胎母输血、胎盘血管瘤等)贫血。在血红蛋白病中,α- 地中海贫血纯合子—巴氏水肿胎最为常见,预后较差。其他原因引起的胎儿贫血,如胎母输血、胎盘绒毛膜血管瘤等,通过宫内输血纠正胎儿贫血可改善妊娠结局。

4. 感染性因素 如巨细胞病毒、弓形虫、梅毒、细小病毒 B19 感染等,占全部病因的 5%~10%。妊娠期细小病毒 B19 感染与胎儿非免疫性水肿密切相关,胎儿红细胞半衰期相对较短,在病毒感染时易出现严重贫血、低氧血症以及胎儿心力衰竭,从而导致胎儿非免疫性水肿。

5. 胎儿其他系统的结构异常 如胸腔异常,最常见的肺部病变是先天性肺气道畸形(congenital pulmonary airway malformation,CPAM),如先天性肺囊腺瘤样畸形、肺隔离症等,并发水肿时预后较差。此外,少见的病因还包括泌尿道及消化道结构异常。

6. 胎儿肿瘤 包括淋巴管瘤、血管瘤、畸胎瘤(骶尾部、咽部等)以及神经母细胞瘤。一些肿瘤由于血液供应丰富,可导致胎儿高输出量性心功能衰竭,继而引起胎儿水肿。

7. 胎盘与脐带异常 包括胎盘绒毛膜血管瘤、脐带血管黏液瘤、脐血管动脉瘤、脐静脉血栓、脐静脉扭转等,以胎盘绒毛膜血管瘤常见。

8. 先天性代谢缺陷及其他遗传因素 15%~30% 的非免疫性水肿与代谢性疾病有关,其中最有代表性的为溶酶体贮积症(lysosomal storage diseases,LSD)。这一类疾病往往难以通过传统的染色体核型分析或染色体微阵列分析(chromosomal microarray analysis,CMA)被检出。这些疾病多数为常染色体隐性遗传模式,尽管在所有 NIHF 病因中所占比例并不高,但有较高的再发风险。Noonan 综合征和多发性翼状胬肉综合征等遗传综合征也与 NIHF 相关。

【病理生理】

NIHF 的发生机制与水肿的病因密切相关,它是各种病因引起的疾病的终末期表现。NIHF 的可能机制包括:心脏结构异常时右心压力增加,导致中心静脉压增加;肺部占位性病变引起动静脉血流受阻;胎儿心律失常引起心室舒张期充盈不足;肝静脉充血引起肝功能异常及白蛋白合成减少;宫内感染导致毛细血管渗透性增加;贫血引起高输出量性心功能衰竭、髓外造血及肝功能异常;淋巴管发育异常及淋巴管梗阻导致水囊瘤;先天性肾病导致渗透压降低等。以上这些异常会引起血管与组织间隙之间体液分布的不平衡,组织间隙体液增加或淋巴回流减少。其中 3 种主要机制为胎儿宫内贫血、心力衰竭和低蛋白血症。

【诊断及鉴别诊断】

1. 产前 一旦发现胎儿水肿,应详细收集病史,特别是种族背景和家族遗传性疾病史、有无近亲婚配史、近期母体感染或药物治疗情况、既往有无水肿妊娠史等。超声是胎儿水肿的首选检查,在进行详细超声检查的过程中,应牢记引起 NIHF 的已知病因。许多胎儿疾病、脐带及胎盘疾病(如胎盘血管瘤)都是在最初的超声检查中作出诊断或予以排除的。胎儿心脏异常(包括心脏结构异常和心律失常)和骨骼系统发育异常、胎儿胸腹腔占位性病变等都很容易通过超声进行诊断。应评估 MCA-PSV 来筛查胎儿严重贫血,同时应监测静脉导管等其他多普勒血流指标,建议胎儿心脏超声检查。MRI 检查对于排除一些胎儿肿瘤(如 Gallen 血管瘤、胸腔纵隔肿瘤、骶尾部肿瘤)有一定价值。对于母体的初步检查应包括引起免疫性水肿的相关因素检查:血型鉴定、红细胞抗体筛查及血小板特异性抗体筛查。此外还应包括血红蛋白病筛查、母血中查找胎儿红细胞的 Kleihauer-Betke 试验、梅毒滴度检测、细小病毒和 TORCH 等检查。因胎儿水肿可能会伴随妊娠期并发症,如镜像综合征、子痫前期等,应同时行母体生命体征检查及常规生化、尿蛋白的检测。对于 NIHF,均建议介入性产前诊断排查染色体异常及基因组异常。通过染色体荧光原位杂交技术

(fluorescence in situ hybridization,FISH),能够快速诊断主要的染色体非整倍体异常,如21三体、18三体、13三体及45,XO。目前应用最多的是CMA技术,检测是否存在基因组的微缺失或微重复综合征。随着分子生物学技术的发展,二代测序技术(如外显子测序、基因组合-gene panel)也被应用到胎儿水肿的病因学检测中,特别是不明原因的复发性水肿病例。对于反复发生胎儿水肿的孕妇,特别是双卵双胎,两胎儿均为水肿,在排除免疫性贫血所致水肿后,要高度考虑单基因疾病所致水肿;由于夫妇双方均为隐性基因携带者,每次生育均有25%的概率再次妊娠水肿胎儿。当怀疑宫内感染为水肿的可能病因时,在介入性产前诊断操作的同时可取羊水或脐血样本行病原学检查。如获得了胎儿血液样本,可送检用于其他检查,如全血细胞计数和血小板计数,以排除胎儿贫血或同种免疫性血小板减少症。如行胎儿胸腔穿刺术或导管引流术,可同时行胸腔积液常规检查帮助判断胸腔积液的性质。

2. 产后　胎儿娩出后应行胎盘脐带的病理检查及细菌培养。应仔细检查新生儿或死胎外观并拍照存档。应留取足够的胎儿组织保存至标本库以备进一步行病因学检查。水肿胎儿分娩前应该联系好儿科医师,充分作好新生儿复苏准备。新生儿应被送到NICU进行进一步的病因探究及治疗。

【非免疫性胎儿水肿的诊治要点】

1. 病史采集　母体病史的询问,包括家族史、孕期药物使用史、不良孕产史、感染性疾病史等。

2. 胎儿影像学检查及母体状况评估

(1)胎儿影像学:包括系统性超声筛查(Level Ⅲ)的结构检查、水肿胎儿心脏超声检查、水肿胎儿多普勒血流检查(包括胎儿大脑中动脉血流、脐动脉血流、脐静脉有无脉冲波、静脉导管A波)、脐带及胎盘超声影像学检查。必要时行MRI及骨骼系统X线检查。

(2)母体体征及实验室检查:①母体基本生命体征的评估:血压、心率、水肿情况;血、尿常规,血生化,凝血功能等,必要时可行母体心功能的评估。②免疫性水肿的排除:母体血型、不规则抗体筛查。③宫内感染性疾病的排除(TORCH、梅毒、细小病毒B19等)。④K-B试验(排除胎母输血综合征)、母体血小板特异性抗体筛查排除同种免疫性血小板减少症。⑤自身免疫性抗体检查母体自身免疫性疾病,尤其是干燥综合征(特别是胎儿心脏超声检查提示缓慢型心律失常,如房室传导阻滞)。⑥一些少见单基因疾病的筛查,血红蛋白电泳、地中海贫血的基因筛查,葡萄糖-6-磷酸酶缺乏症(glucose-6-phosphatase dehydrogenase deficiency,G-6-PD)的筛查。

3. 介入性产前诊断　双胎妊娠介入性产前诊断需要有经验的医师进行。对于双胎妊娠,无论单绒或双绒,如一胎儿发生水肿,建议两胎儿均行介入性产前诊断。

(1)羊膜腔穿刺术。

(2)细胞及分子遗传学检测,如FISH、染色体核型分析、染色体微阵列、留存羊水标本以备全外显子测序或单基因检测。部分高度怀疑宫内感染的病例,羊水标本做CMV及细小病毒B19的病毒DNA检测。

(3)对于胎儿胸腔积液的病例可同时行胎儿胸腔积液抽吸术,抽取胸腔积液行淋巴细胞计数、胸腔积液生化、病毒学检测。

4. 胎儿血取样　如脐静脉穿刺术、肝静脉穿刺术等,对于胎儿MCA-PSV增高的病例可在备胎儿宫内输血的情况下行胎儿血取样术。留取胎儿血样行血常规、血型及抗体筛查、TORCH、血液生化、血红蛋白电泳检查等。但对于双胎妊娠,对水肿胎儿行宫内治疗需要与家属充分沟通其对另一胎儿带来的流产、早产风险。

5. 产后或胎死宫内引产后

(1)新生儿或死胎外观详细检查并记录。

(2)胎儿细胞或皮肤组织培养(必要时)。

(3)胎儿组织(血液、羊水、皮肤组织)DNA保存。

(4)新生儿或死胎骨骼系统检查(必要时)。

(5)病理学检查(胎盘病理学检查,如为死胎行尸检)。

【与胎儿水肿相关的产科并发症】

虽然NIHF是胎儿或新生儿的一种病理状态,但其有时会合并一些产科的并发症,其中最常见的并发症包括羊水过多、妊娠期高血压疾病、母体的严重贫血、镜像综合征(详见第九章第二节镜像综合征)、产后出血、早产、产伤、胎盘残留或胎盘娩出困难。对于胎儿水肿合并羊水过多、引起孕妇压迫症状明显时,提供羊水减量术缓解压迫,改善母体症状。

【治疗】

1. 针对水肿病因的宫内治疗 NIHF宫内干预的目的是防止胎儿病情在宫内进一步恶化,为出生后诊治赢得时机,同时避免母体出现相关的并发症。水肿胎儿是否需要宫内干预与其病因有关。因而当双胎之一出现水肿时,建议详细的病因学调查。一些病因引起的胎儿水肿可以在宫内进行相应的治疗,包括双胎输血综合征(单绒毛膜双胎)、严重的胎儿心律失常和胸腔积液等。对于单胎快速性心律失常合并胎儿水肿,Stfizek等在2016年的研究中指出,通过母体口服氟卡尼或地高辛,以及两者联合用药能够使室上性心动过速的胎儿成功复律,该研究18例心源性水肿胎儿中,13例成功复律。Schrey等回顾性研究了11例并发胎儿水肿的先天性肺囊腺瘤单胎病例(大囊泡型)进行了宫内干预的病例,胎儿均有较大的胸腔占位并伴纵隔移位,宫内手术放置了胎儿胸腔羊膜腔引流管,有1例在放置引流管术后宫内死亡,其余10例均期待至足月分娩,平均分娩孕周38.2周。但对于双胎一胎儿室上速或胎儿胸腔积液的宫内治疗,相关报道罕见。宫内干预可以改善某些胎儿水肿的预后,但在实施宫内干预前需要仔细评估是否存在相应的指征,权衡宫内干预给母体和胎儿可能带来的风险与益处,与孕妇进行沟通。这些评估应当由专业的胎儿医学团队做出,并在有资质的胎儿医学中心进行宫内干预手术。由于针对双胎妊娠中水肿胎儿进行宫内干预时,会面临与手术相关的胎膜早破、感染、流产等风险,这些手术并发症对另一胎儿也会带来流产、早产等影响。因而,根据绒毛膜性的不同,双胎之一水肿的处理方案会有一定的差异:

(1)双绒毛膜双胎之一非免疫性水肿:如双绒毛膜双胎中,一胎儿发生非免疫性水肿,如室上性心动过速或者严重胸腔积液,是否像单胎妊娠一样积极尝试缓解胎儿水肿的宫内干预值得商榷,因为需要充分考虑入侵性操作对另外一胎儿带来的医源性早产或流产风险或者经胎盘转运药物治疗对母体的影响。由于水肿胎儿预后不良可能大,提供选择性减胎术减去水肿胎儿,同时行两胎儿遗传学评估。对于双绒毛膜双胎,一般提供的减胎方案为氯化钾胎儿心脏注射(详见第十六章)。

(2)单绒毛膜双胎之一非免疫性水肿:单绒毛膜双胎较为特殊,当出现一胎水肿时,建议详细评估是否同时伴有胎儿估测体重及羊水量的差异、胎儿舒张末期游离端脐动脉血流是否存在缺失、静脉导管血流状况以及大脑中动脉峰值流速情况。单绒毛膜双胎之一水肿可能出现在:

1)双胎输血综合征Ⅳ期:若孕妇及家属对胎儿态度积极,可选择的宫内干预方案包括胎儿镜下胎盘吻合血管激光电凝术(FLOC)或选择性减胎术。具体的干预方案根据病例个体化制订(详见第八章第一节)。

2)双胎贫血-红细胞增多序列征Ⅳ期,供血儿出现水肿:可选择的宫内干预方案包括FLOC、选择性减胎术、宫内输血/放血治疗,具体的干预方案根据病例个体化制订(详见第八章第二节双胎贫血-红细胞增多序列征)。但目前对于双胎贫血-红细胞增多序列征并没有有效的治疗措施。

3)双胎反向动脉灌注序列:若出现泵血儿水肿、心功能异常,且无心畸胎血供丰富,建议选择性减胎术减去无心畸胎。

4)单绒毛膜双胎之一胎儿水肿:即单绒毛膜双胎中出现一胎儿水肿,但不伴有羊水过多过少序列及胎儿多普勒血流异常,提供选择性减胎术减去水肿胎儿。笔者曾碰到多例单绒毛膜双胎,一胎儿水肿为染色体异常(如21三体、18三体或45,XO)引起,而另一胎染色体正常。

2. 产前监护 产前胎儿监护的目的是通过各种监测手段及时发现胎儿宫内健康情况的恶化,便于决定分娩时机。对于NIHF胎儿,产前胎儿监护并不能显著改善围产儿结局,相应监护的指征通常也是相对的,但目前并没有足够证据明确何时需要进行胎儿监护。建议结合每个病例的病因学特点、病理生理机制和产前产后拟定的诊疗计划、家属对水肿胎儿的态度等为水肿胎儿制定个体化监护措施,旨在使胎儿通过产前监护在宫内受益。出现以下情况时,可考虑NIHF胎儿的产前监护:①NIHF的病因是非致死性的;②胎儿已经达到有足够生机的孕周且家属持积极救治的态度;③监护的结果能够指导计划性分娩。在上述情况下,当胎儿监护提示胎儿病情恶化时,应尽快终止妊娠。当针对水肿胎儿进行宫内干预后,水肿无法消退,则提示预后往往较差。如果胎儿水肿的病因不明,则针对胎儿的预后咨询应当谨慎,需要告知目前治疗方案的局限性。针对此类胎儿,产前监护并没有明确的禁忌证,仍然可以考虑进行相关的胎儿监护。多学科咨询可以协助孕妇夫妇双方了解胎儿出生后的预后。

目前尚没有研究支持产前使用糖皮质激素促胎肺成熟治疗能够改善 NIHF 胎儿的预后,也无证据证实应用糖皮质激素会对水肿胎儿产生不利影响。在 2 项回顾性研究中,产前接受糖皮质激素治疗的胎儿在新生儿的存活率方面没有得到明显改善。这可能是由于胎儿水肿是病理生理发展过程中的终末期表现,且早产率高,本身就存在非常高的患病率与死亡率。目前认为,如果在孕 24~34 周对水肿胎儿进行了宫内干预,需酌情考虑在适当时机使用糖皮质激素促胎肺成熟。

3. 分娩方式与分娩时机　NIHF 胎儿娩出的时机需要从母体及胎儿两方面考虑。母体方面:胎儿水肿的整体预后不佳,当母体出现并发症需要终止妊娠时,则不需要过多考虑胎儿结局,尤其在母体出现镜像综合征时,建议终止妊娠。胎儿方面:引起胎儿水肿的病因多样,预后存在不确定性。发生在孕晚期的胎儿水肿,若继续妊娠则尽可能延长妊娠孕周,以提高围产儿存活率。

NIHF 分娩方式的选择基于对胎儿水肿病因的判断、是否有救治的可能、孕妇自身状况及家庭对胎儿的期望值等。①对于双绒毛膜双胎妊娠,可根据家属对水肿胎儿的态度、正常胎儿的位置胎方位等综合评估。若除外产科因素,由于胎儿水肿的整体预后不良,当孕妇及家庭对胎儿的态度为顺其自然且正常胎儿为先露纵产式时,自然临产的状况下可选择阴道分娩。当家属对水肿胎儿积极救治时,分娩方式以剖宫产为宜。由于双绒毛膜双胎水肿胎儿发生宫内死亡对另一胎儿影响不大,因此在与家属沟通分娩孕周的时候需要充分考虑早产对正常胎儿的风险,尽量期待至 32 周甚或 34 周之后(此时胎肺达到一定的成熟度)分娩,而在此孕周之前可以对水肿胎儿持比较消极的态度。②对于单绒毛膜双胎之一水肿时,由于两胎儿共用胎盘,且胎盘表面存在血管吻合,为更大程度地保护正常胎儿,建议剖宫产分娩。由于水肿胎儿死亡对另一胎儿亦存在较大的影响,因此需制订个性化的分娩计划。围产期建议新生儿科会诊,帮助咨询水肿新生儿可能面对的风险及远期预后,帮助家属作出妊娠决策。

4. 产后评估　水肿胎儿娩出后需要进行详细体检和相关评估,包括遗传学诊断、心脏超声、X 线检查、胎盘病理检查等,并保留血液或组织样本以备进一步的分子遗传学诊断。如发生新生儿死亡,则强烈建议尸检。对于复发性不明原因的胎儿水肿,可转诊到产前诊断中心进行专业的遗传咨询,必要时提供二代测序技术排查罕见的单基因遗传病。胎儿水肿的病因学研究对于向孕妇及家属咨询再发风险有重要意义。胎儿水肿病因不明时,咨询再发风险十分困难。有胎儿水肿史的孕妇再次妊娠时,仍需加强对胎儿的监测。

【预后】

胎儿水肿的预后取决于水肿的具体病因及发生孕周。在胎儿有存活能力之前,无论何种病因导致的胎儿水肿,预后多不良。孕 24 周前诊断为 NIHF 的病例中,约 50% 的病因是染色体非整倍体异常,预后极差。在不合并染色体异常的病例中,存活率也 <50%。因而,对于双绒毛膜双胎之一水肿,除进行水肿的病因学评估外,还应与家属沟通水肿胎儿可能的不良预后,提供选择性减胎术减去水肿的胎儿(具体方法见第十六章)。

【未来展望】

目前国内外对于胎儿水肿的研究主要在水肿病因学分析及可治疗的胎儿水肿宫内干预的近、远期结局等方面。随着分子遗传学技术的不断发展,二代测序技术逐渐应用于产前,越来越多的单基因病有机会得到诊断。有文献报道在小样本的水肿队列或胎儿胸腔积液队列中,CMA 并不能增加额外的病因检出,而单基因病的检出率可达 9%,提示了 CMA 在水肿病因诊断中的价值可能不高,产前快速单基因病检测在水肿的临床管理及妊娠策略制定时,显得更为重要。对于可治疗的胎儿水肿,国内外学者除了关注于干预后围产儿结局,更关注于婴幼儿期的远期预后,有报道经宫内干预后的胎儿胸腔疾病,神经系统损伤的风险为 5%~15%,但由于样本量较少,并未对分娩孕周、干预类型等进行细化统计。故随着宫内治疗在国内的崛起,我们需要多中心合作,用大样本的数据来指导临床咨询及管理。

【管理流程】(表 9-1-1)

表 9-1-1	双胎之一非免疫性水肿的管理流程		
孕期	□ 绒毛膜性鉴定	□ 妊娠 8 周之前鉴定	
		□ 妊娠 $11\sim13^{+6}$ 周鉴定	
	□ 双胎超声监测	□ 单绒毛膜双胎每 2 周超声监测	
		□ 双绒毛膜双胎每 4 周超声检测	
	□ 诊断 NIHF	□ 病因学调查	
		□ 是否有宫内干预的指征	
		□ 母体镜像综合征的评估	
	□ 胎儿	□ 针对性的宫内干预或期待保守治疗	
	□ 母体	□ 每 1~2 周超声随访	
		□ 镜像综合征的评估	
围产期	□ 胎儿	□ 多学科会诊	
		□ 分娩时机及分娩方式	
		□ 新生儿抢救复苏及转运	
	□ 母体	□ 围术期母体风险评估	
产后	□ 新生儿	□ 进一步病因调查	
		□ 随访远期预后	
下次孕前	□ 夫妻双方	□ 遗传咨询,孕前指导	

【参考病例】

孕妇谭某,35 岁,G_1P_0,ICSI 受孕,移植两枚冻胚,均存活。夫妻双方祖籍均贵州。

主诉:双胎妊娠 5 个月余,发现一胎儿水肿 1 天。

现病史:早孕期超声提示为双孕囊双胎妊娠,孕 12 周两胎儿 NT 评估均在正常范围。由于高龄、二代试管怀孕,中孕期建议行双胎羊水穿刺检查。由于孕妇及家属顾及介入性产前诊断可能带来的流产风险,拒绝羊水穿刺检查。予以提供 NIPT 筛查,21/13/18 三体均低风险。

孕 22 周大结构筛查超声提示:胎儿 1 生长符合孕周,羊水量及血流评估未见异常,大结构未见明显异常。胎儿 2 生长小于孕周(头围略小于孕周,股骨长明显偏小),胎儿水肿,腹腔大量积液伴胸腔积液、皮肤水肿,心胸周长比增大 0.65,心肌肥厚,羊水最大深度 9.0cm,舒张末期脐血流连续正向、静脉导管 A 波反流、MCA-PSV 增高 1.6MoM;胎盘增厚水肿。

诊断:G_1P_0,孕 22 周,双绒毛膜双羊膜囊双胎妊娠,胎儿 2 水肿,ICSI 受孕,高龄初产妇。

辅助检查:

孕妇血型 A 型,Rh 阳性,红细胞抗体筛查(−)。

孕妇血常规:血红蛋白 82g/L,血细胞比容 26.4%,平均红细胞体积 74.42fl(参考值:82.6~99.1),平均血红蛋白含量 23.1pg(参考值:26.9~33.3),平均血红蛋白浓度 311g/L(参考值:322~362)。

丈夫血常规:血红蛋白 137g/L,血细胞比容 42.9%,平均红细胞体积 66.21fl(参考值:82.6~99.1),平均血红蛋白含量 21.2pg(参考值:26.9~33.3),平均血红蛋白浓度 319g/L(参考值:322~362)。

TORCH 筛查(−)。

进一步处理:结合病史及夫妻双方血常规结果、胎儿 2 宫内表现,高度怀疑为地中海贫血纯合子所致的胎儿水肿。

1. 行夫妻双方地中海贫血基因筛查。

2. 双胎羊水穿刺染色体微阵列分析,同时分别保留两胎儿羊水,等待夫妻双方检测结果以备进一步检测。

3. 由于孕妇中度贫血、双胎之一水肿,在等待遗传学检测结果时,完善对母体情况的评估,如血压、尿蛋白、心脏彩超、肝胆胰脾肾超声等,警惕镜像综合征的出现。

一周后,夫妻双方地中海贫血基因筛查结果:孕妇及丈夫均为标准型 α- 地中海贫血携带者(−−/αα)。

针对两胎儿的羊水再做地中海贫血基因检测,孕 24⁺ 周结果提示胎儿 1 为 α- 地中海贫血携带者(−−/αα),CMA 未见异常;胎儿 2 为 α- 地中海贫血纯合子(−−/−−),即巴氏水肿胎,CMA 未见异常。

4. 与孕妇及家属沟通 α- 地中海贫血纯合子的预后,其要求选择性减胎术减去水肿的胎儿 2。

宫内干预: 综合胎儿 2 的宫内情况,考虑该胎儿已经出现羊水过多的表现,故在孕 25 周进行了超声引导下 KCL 减胎术,减去了水肿的胎儿 2,保留胎儿 1。

预后: 期待妊娠至 38 周,孕妇临产,胎儿切盼,剖宫产分娩一足月男婴,体重 3 185g,评分 9-10,结局好。产后择期出院。

> **思　考**
>
> 　　1. 在进行非免疫性水肿病因学调查时,夫妻双方种族等家族史、胎儿超声表型、夫妻双方体格检查及血指标的评估,均能为非免疫性胎儿水肿的病因分析提供线索。
> 　　2. 在非免疫性水肿病因分析的过程中,需警惕母体镜像综合征的发生。

(孙路明　卫　星)

第二节　镜像综合征

> **关键点**
>
> 　　1. **定义**　各种病因引起的胎儿水肿,继而母体出现水肿,可伴或不伴胎盘水肿。双胎之一或两胎儿均水肿,母体可能会表现为镜像综合征,表现与单胎水肿引发的镜像综合征相似。
> 　　2. **母体临床表现**　以稀释性贫血、外周水肿、循环负荷增加为主,易与子痫前期混淆。
> 　　3. **治疗**　胎儿水肿缓解或水肿胎儿分娩 / 被减灭,母体症状可自行缓解。

【概述】

镜像综合征(mirror syndrome,MS)是与胎儿水肿相关的罕见母体并发症,表现为水肿三联症,即胎儿水肿、母体水肿,伴或不伴有胎盘水肿,1982 年 Ballantyne 首次报道 1 例妊娠期发生的 Rh D 同种免疫引起的胎儿和胎盘水肿相关的母体水肿病例,故也称 Ballantyne 综合征。主要临床表现为母体稀释性贫血、外周水肿,循环负荷增加,部分临床表现与子痫前期相似,如高血压、尿蛋白等。只有水肿胎儿娩出或胎儿水肿通过宫内干预得到缓解,母体临床表现才会缓解。

1. **病因**　病因多样,各种原因引起的胎儿水肿都有可能引起母体镜像综合征。如 Rh 血型不合相关的免疫性胎儿水肿,胎儿心律失常、胎盘血管瘤、细小病毒 B19 宫内感染等引起的非免疫性胎儿水肿等。一些特殊的单绒毛膜双胎的并发症如 TTTS Ⅳ期也会因胎儿水肿引发镜像综合征。

2. **病理生理**　由于该综合征的相关报道较少,目前病理生理机制不明。可能与抗血管生成因子(soluble fms-like tyrosine kinase 1,sFlt-1)与血管生成因子(placental growth factor,PIGF)等因子之间失衡有关。有研究报道了由细小病毒 B19 引起的镜像综合征,其循环中 sFlt-1 水平上升,PIGF 水平下降,且母体镜像综合征治愈后 SFlt-1/PIGF 比值下降,血清因子的变化与子痫前期相同,提示该疾病可能与子痫前期有着共同的病理生理机制。母体血清 sFlt-1 通过对抗血管内皮生成因子的保护作用,破坏内皮功能,增加血管通透性。这一机制可以部分解释 MS 中母体水肿表现。也有研究发现镜像综合征中母体血清人绒毛膜促性腺激素(human chorionic gonadotropin,HCG)水平高于正常,患者双侧卵巢增大并呈囊性改变,这可能与胎盘组织水肿引起的胎盘破坏有关。

【临床表现】

镜像综合征的主要表现为胎儿水肿,继发出现母体水肿。产前依据影像学表现可诊断胎儿水肿,主要表现为皮肤水肿、腹腔积液、胸腔积液、心包积液。除胎儿软组织或体腔异常积液外,常见的影像学表现还包括胎儿心胸比例增大,鞘膜积液,羊水过多,胎盘增大、增厚甚至水肿等。

母体主要临床表现包括: 水肿(占 80%~100%)、高血压(占 57%~78%)、蛋白尿(占 57%~78%)、稀释性贫血以及低蛋白血症(94.4%)、肝肾功能损害等,部分患者可出现血小板减少、头痛、少尿等。严重的母体并发症主要是肺水肿,发生率高达 21.4%。母体症状多在分娩后 4.8~13.5 天消退。胎儿或胎盘水肿是水肿的第一阶段,随后引起母体水肿。水肿多表现为短期内体重剧增,下肢水肿,严重者也可表现为全身性水肿和肺水肿。母体水肿的严重程度可以镜像反映胎儿水肿的程度。

【辅助检查】

1. **实验室检查**　与镜像综合征相关的母体实验室指标变化中,最常见的为稀释性贫血(血红蛋白及血细胞比容下降)、稀释性低蛋白血症,临床也可见血小板下降、肝酶轻度升高、电解质紊乱、肾功能异常、尿酸水平升高等。

2. **影像学表现**　胎儿的影像学表现以水肿、羊水量异常、胎盘增厚等为主。母体的影像学表现与临床症状相关,如并发严重的低蛋白血症、肺水肿,胸部 X 线平片可见肺水肿相关表现,母体超声下可见胸腹腔积液、心功能异常等。

【诊断】

镜像综合征的诊断主要依据胎儿、胎盘和母体水肿三联症。母体表现为血液稀释,水肿严重程度镜像反映胎儿水肿程度。宫内治疗消除胎儿水肿的病因、改善胎儿水肿的症状或终止妊娠后,母体情况会自然改善。

胎儿水肿为胎儿体内至少两处异常体液聚积,包括胸腔积液、腹腔积液、心包积液及全身性皮肤水肿(皮肤厚度 >5mm)。胎盘水肿可通过超声或 MRI 检查确定,胎盘大体表现为胎盘肿大,形态学表现为绒毛水肿,绒毛间纤维蛋白沉积增多。母体水肿为局限于膝以下为"+",延至大腿为"++",延至外阴及腹壁为"+++",全身水肿或伴有腹腔积液为"++++"。

【鉴别诊断】

镜像综合征的主要鉴别为子痫前期,两者在临床表现方面有相似之处,但又有许多不同点,因而临床上有时难以鉴别子痫前期与镜像综合征。与子痫前期不同,水肿的胎儿或胎盘在镜像综合征的发病机制中起着更重要的作用。普遍认为临床上这两种疾病有如下鉴别点。

1. **诊断方面**　子痫前期的诊断通常在妊娠 20 周后,它的发生常晚于妊娠 24 周;而有文献报道镜像综合征最早在妊娠 16 周即可发生。

2. **临床表现方面**　子痫前期的母体表现为高血压、蛋白尿,并伴有头痛、眼花、恶心、胃区疼痛及呕吐等症状;胎儿多表现为宫内生长受限、羊水量少,伴或不伴脐动脉多普勒血流异常。镜像综合征的母体表现多为呼吸困难、肺水肿或全身水肿;胎儿以水肿表现为主,伴或不伴有羊水过多,超声多普勒血流可出现静脉导管 a 波倒置、胎儿大脑中动脉收缩末期峰值流速增快等。

3. **实验室检查方面**　镜像综合征与血液稀释有关,表现为非贫血性的血红蛋白及血细胞比容下降,而子痫前期与血液浓缩有关,表现为血细胞容积升高。

4. **胎盘方面**　子痫前期的胎盘较小,病理检查常提示呈栓塞性改变,而镜像综合征胎盘表现为水肿,胎盘病理可出现绒毛水肿。

【治疗】

治疗包括针对胎儿水肿的治疗和针对母体水肿的治疗。

1. **胎儿治疗**　针对胎儿水肿的病因进行治疗,尝试改善胎儿水肿。对于单胎妊娠水肿引起的镜像综合征根据不同的病因,可提供适当的宫内干预。如对恒源猴同种免疫或其他类型血型不合的水肿胎儿及胎儿先天性纯红细胞再生障碍性贫血导致的镜像综合征,可经多次宫内输血治疗使胎儿腹水、羊水过多、胎盘水肿渐渐消退,母体水肿也会出现好转。对由病毒感染(细小病毒 B19)引起的镜像综合征孕妇,行宫内输血治疗,疗效亦较好。宫内输血最晚可以实施到 34~35 周,极大改善了胎儿的预后。对于以严重胸腔积液为主的胎儿水肿,在排除胎儿遗传性疾病后,可进行胎儿体腔分流术(胸腔-羊膜腔分流术),部分病例术后几天内可观察到胎儿水肿消失,肺实质开始扩张,母体水肿、高血压、蛋白尿等症状也得到相应改善,甚至可继续妊娠至妊娠晚期。对于室上性心动过速引起的胎儿水肿,可通过经孕妇口服或脐静脉给予抗心律失常药物,实行宫内复律,复律后的胎儿水肿往往可以消失,母体镜像综合征得以缓解。

对于单绒毛膜双胎的严重并发症,如 TTTS Ⅳ期诱发的镜像综合征,如果通过胎儿镜胎盘激光吻合术能使得 TTTS 症状缓解,胎儿水肿消失,镜像综合征往往能得到缓解。对于无法针对水肿原因进行宫内干预的双胎之一水肿,可考虑选择性减胎术减去水肿胎儿,如单绒毛膜双胎可考虑行射频消融术或脐带双极电凝减胎术,双绒毛膜双胎可以选择胎儿心脏氯化钾注射(详见第十六章)。

2. **母体治疗**　目的为治疗母体的内科病,减轻母体水肿。可应用小剂量利尿剂缓解母体水肿症状,补充白蛋白纠正低蛋白血症。使用呋塞米需要注意防止电解质紊乱,并定期监测母体的心、肺功能变化和血生化、心肌酶谱等检查。必要时行肺部的 X 线检查或 CT 检查了解有无胸腔积液或肺水肿情况。严格控制液体入量,保证入量低于出量,维持内环境稳定。而对于盐酸利托君、硫酸镁等安胎药的使用需要谨慎,防止其使用引发的药物相关的肺水肿和心脏功能衰竭。

3. **产科处理**　当胎儿水肿原因不明或难以纠正时,为避免发生胎儿死亡和母体严重并发症,应该立即终止妊娠。选择阴道分娩或剖宫产目前尚无定论,主要依据产科指征及家属对胎儿的救治态度。由于不明原因的胎儿水肿预后较差,若并发母体镜像综合征,对于孕周较小尚无生机的病例,若无明确有效的宫内干预方案,则建议终止妊娠。另外,若治疗胎儿水肿过程中母体出现肺水肿等严重并发症,主张积极内科治疗母体并发症并及时终止妊娠。

【预后】

镜像综合征可能造成严重的急性肺水肿、心力衰竭、产后出血等并发症,孕妇及围产儿病死率均较高。若胎儿水肿的原因得到纠正或水肿胎儿终止妊娠后,母体症状可很快消失,据报道,镜像综合征母体水肿等症状完全恢复平均需要 8.9 天。

【未来展望】

母体血管源性与非血管源性因子之间失衡与镜像综合征及其母体临床表现相关,这些血管源性因子包括 sFlt-1、内皮素(sEng)、PIGF 和 HCG 等。有研究认为镜像综合征与子痫前期的病理机制类似,可能均与氧化应激增加、内皮细胞激活及功能障碍,以及炎症和血管紧张素活性升高有关。更好地理解镜像综合征的发生机制,对于指导临床治疗有重要意义。

【管理流程】(表 9-2-1)

表 9-2-1　镜像综合征管理流程

孕期	□ 诊断	□ 先出现胎儿水肿
		□ 继发出现母体水肿
		□ 伴或不伴胎盘水肿
	□ 辅助检查	□ 生命体征
		□ 血指标及尿蛋白、血压
		□ 心脏超声、上腹部超声等
	□ 处理方案	□ 胎儿水肿原因分析
		□ 如无法改善胎儿水肿,需终止妊娠
		□ 胎儿水肿提供合适的宫内干预
围产期	□ 分娩管理	□ 母体生命体征监测,严格控制入量
		□ 对症支持治疗
		□ 分娩计划制订

【参考病例】

孕妇,女,31 岁。

主诉:G₂P₁,孕 22 周,腹胀 1 周。

现病史:孕妇正规建卡产检,早孕期超声明确为单绒毛膜双羊膜囊双胎妊娠。1 周前自觉腹胀明显,评估后诊断为 TTTS Ⅱ期,受血儿羊水最大深度 13cm,供血儿羊水未见,膀胱不显示,两胎儿血流评估未见异常。孕 22 周 5 天局麻下行胎儿镜下胎盘吻合血管激光电凝术,手术顺利。术后 3 天超声评估见原供血儿水肿(胸腹腔积液、皮肤水肿),原受血儿未见异常。定期随访,胎儿水肿表现逐渐加重,母体出现尿量减少、呼吸困难。

既往史:否认慢性疾病史。

辅助检查:术后第五天超声,示原供血儿羊水过少,严重水肿,脐血流缺失;原受血儿羊水过多,胸腔积液,脐血流正向;胎盘水肿。

母体生命体征:血压正常,心率 98 次/min,血压 130/70mmHg,氧饱和度 98%,2 周内体重增加 5kg。

实验室检查:血红蛋白 9.7g/dl,血细胞比容 29%,血小板正常,白蛋白 21g/L,尿素氮、肌酐轻度升高,肝功能正常;随机尿蛋白(−)。

入院诊断:①母体镜像综合征? ②原供血儿水肿;③原受血儿羊水过多;④原受血儿胸腔积液;⑤ G₂P₁,孕 23⁺³ 周,单绒毛膜双羊膜囊双胎;⑥ TTTS Ⅱ期胎儿镜术后。

入院后辅助检查:

入院当天,母体出现呼吸困难伴心率增快至 115 次/min、氧饱和度下降至 89%。

动脉血气分析:pH 7.49;PaO₂:58.1mmHg;PaCO₂:29.4mmHg;HCO₃:22.1mmol/L;碱剩余:−1。

血指标:血红蛋白 7.5g/dl,血细胞比容 22%,血小板 91 000/mm³,白蛋白 19g/L;BNP 2 060pg/ml。

胸片:肺门区及两下肺渗出影,提示肺水肿可能。

心脏超声:双心房增大,肺动脉增宽,肺动脉收缩压中度增高,主动脉及肺动脉瓣轻度反流,心包腔少量积液(EF57%)。

CTA:未见血栓形成。

治疗:考虑到镜像综合征母体症状需在水肿胎儿娩出或胎儿水肿恢复后才能缓解,与孕妇及家属沟通病情,决定以母体安危为主,终止妊娠放弃胎儿。行 KCl 胎儿减灭术,监测生命体重,低流量吸氧,积极纠正低蛋白血症、少量输血、维持出入量及电解质平衡等治疗。胎儿死亡后 2 天,母体症状逐渐缓解,行乳酸依沙吖啶引产,经阴道分娩两死胎,过程顺利。

预后:产后 7 天,孕妇症状完全缓解,血指标至正常范围,择期出院。

思　考

1. 镜像综合征如何与其他引起胎儿或母体水肿的疾病进行鉴别?
2. 镜像综合征患者终止妊娠的时机的选择。

(孙路明　卫 星)

参 考 文 献

1. 中华医学会围产医学分会胎儿医学学组, 中华医学会妇产科学分会产科学组. 非免疫性胎儿水肿临床指南. 中华妇产科杂志, 2017, 52 (11): 721-727.

2. 孙路明, 赵扬玉, 段涛. 双胎妊娠临床处理指南(第二部分): 双胎妊娠并发症的诊治. 中华围产医学杂志. 2015. 18 (09): 641-647.

3. Mardy AH, Chetty SP, Norton ME, et al. A system-based approach to the genetic etiologies of non-immune hydrops

fetalis. Prenatal Diagnosis, 2019, 39 (9): 732-750.

4. Norton ME, Chauhan SP, and Dashe JS. Society for Maternal-Fetal Medicine (SMFM) Clinical Guideline#7: nonimmune hydrops fetalis. American Journal of Obstetrics and Gynecology, 2015, 212 (2): 127-139.

5. Désilets Valérie, Isabelle DB, François A. No. 363-Investigation and Management of Non-immune Fetal Hydrops. Journal of Obstetrics and Gynaecology Canada, 2018, 40 (8): 1077-1090.

6. 卫星, 孙路明, 邹刚, 等. 11 例镜像综合征诊治的分析与探讨. 中国妇幼保健, 29 (19): 3061-3064.

7. Yoshihisa K, Takahiro S, Nobuko M, et al. Elevation of maternal serum sFlt-1 in pregnancy with mirror syndrome caused by fetal cardiac failure. Oxford Medical Case Reports, 2018, 3: 111–114.

8. Llurba E, Marsal G, Sanchez O, et al. Angiogenic and antiangiogenic factors before and after resolution of maternal mirror syndrome. Ultrasound Obstet Gynecol, 2012, 40 (3): 367-369.

9. Goa S, Mimura K, Kakigano A, et al. Normalisation of Angiogenic Imbalance after Intra-Uterine Transfusion for Mirror Syndrome Caused by Parvovirus B19. Fetal Diagnosis and Therapy, 2013, 34 (3): 176-179.

10. Sebastian RH, Euan MW, Yuen FC, et al. Mirroring preeclampsia: the molecular basis of Ballantyne syndrome. J Matern Fetal Neonatal Med, 2019, 6: 1-6.

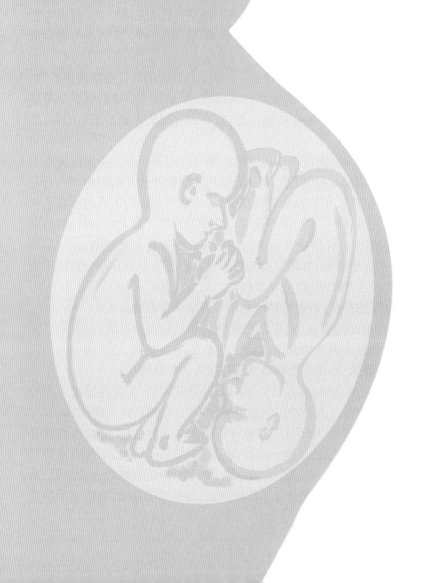

第十章

双胎胎儿结构畸形

胎儿结构畸形是指在胎儿发育过程中由于内在的异常发育而引起的器官或身体某部位的形态学缺陷。我国胎儿畸形的总发生率约为 5.6%。其中，双胎妊娠的胎儿畸形发病率较单胎妊娠明显增加，双绒毛膜双胎的胎儿畸形发生率是单胎妊娠的 2 倍，单绒毛膜双胎的胎儿畸形发病率是双绒毛膜双胎的 2~3 倍。双胎胎儿结构畸形的情形复杂，特别是双胎之一合并畸形或两胎畸形类型不一致时，可能导致分娩孕周的提前，剖宫产率和围产儿死亡率的升高以及出生体重减低。故首先应尽可能早期明确绒毛膜性质，其次是通过产前检查明确诊断，最后是综合畸形胎儿的畸形严重程度、是否对母体及另一胎儿存在影响、患者的意愿及社会因素，制订个体化的治疗方案。

第一节　心血管系统异常

胎儿心脏畸形的发病率居胎儿结构畸形的首位，占活产儿的 6‰~10‰，若加上死胎、死产儿，发病率可达 10‰~20‰。心脏畸形也是双胎妊娠中最常见的胎儿畸形，双胎妊娠心脏畸形发生率约为 7.4‰~18.9‰，约为单胎妊娠的 3~4 倍，其中，单绒毛膜双胎的心脏畸形更为常见，双绒毛膜双胎的心脏畸形发病率为 7.4‰，单绒毛膜双胎为 18‰。心血管结构畸形是由于胚胎期心脏血管发育异常所形成，因此，熟悉心血管胚胎发育过程和胎儿循环系统特征对理解心血管结构畸形的病理形态变化和临床诊断十分重要。

胎儿心血管系统是胚胎发生和行使功能最早的重要器官，经过长时间生长、合并、新生和萎缩过程逐渐发育完善，最后形成四腔心结构。胎儿心脏发育主要分为三个阶段：

1. 原始心脏的形成　心脏发生于胚内中胚层。由中胚层一个密集的细胞团随后开始发育，逐渐形成左右并列的一对长条索——生心索，生心索中央逐渐形成空腔，演变成一对平行的生心管。左、右生心管逐渐向中央靠拢，融合。胚胎发育到第 21 天左右管状心开始有节律的收缩，胚胎发育第 22 天左右融合成一条心管。

2. 心脏外形的建立　心管的头端与动脉相通，尾端与静脉相连。心管生长较快的部位逐渐向外扩大，形成心球、心室和心房。心球的头端与动脉干相连，动脉干将来形成主动脉、肺动脉。心球的尾端逐渐膨大和心室融合，演变为原始右心室。原来的心室成为原始左心室。左、右心室之间的表面出现室间沟，至此心脏的外形初步建立。

3. 心脏内部的分隔　胚胎发育第 4 周末左右时，出现第一房间隔和第一房间孔。原始心房被分成左右心房。胚胎发育第 5 周末左右第二房间隔生出以及卵圆孔形成。胎儿出生后卵圆孔开始闭合，左、右心房完全分离。胚胎发育到第 7~8 周，原始的心脏进入生长发育的高峰期，心室底壁组织向上凸起形成室间隔肌，并朝着心内膜突起的方向生长，形成室间孔，使左右心室相连通。胚胎发育第 7 周末左右时，室间隔膜部形成，室间孔被封闭。至此，四腔心结构形成。胚胎发育前 8 周是胎儿心脏发育主要时期，在此期间多种因素可影响胎儿心脏发育，心脏畸形多产生于此期，如果原始心脏形成和心脏外形建立两个阶段出现问题，多数胎儿无法存活，而心脏内部分隔阶段出现障碍，将会导致各种类型的心脏畸形。

胎儿期由于肺循环阻力高及胎盘脐带循环的存在，心血管循环系统具有如下生理特点：

1. 胎儿体内的血流灌注　胎儿下腔静脉血是混合血，有来自脐静脉含氧量较高的血液，也有来自胎儿身体下半部含氧量较低的血液。来自胎盘的血液进入胎儿体内后分为 3 支：一支直接入肝，另一支与门静脉汇合入肝，此两支血液经肝静脉汇入下腔静脉；第 3 支经静脉导管直接入下腔静脉。

2. 胎儿心内血流灌注　卵圆孔位于左右心房之间，其开口处正对下腔静脉入口，下腔静脉进入右心房的血液绝大部分经卵圆孔进入左心房。上腔静脉进入右心房的血液流向右心室，随后进入肺动脉。

3. 胎儿肺循环　肺循环阻力较大，肺动脉血液绝大部分经动脉导管流入主动脉，仅部分血液经肺静脉进入左心房，再经过左心室进入主动脉直至全身，然后经腹下动脉再经脐动脉进入胎盘，与母血进行气体及物质交换。胎儿循环使胎儿肝供血的含氧量最高，心、脑、上肢次之，而下半身供血的含氧量最低，从而优先保证了肝、脑、心脏和上肢等器官的发育。胎儿时期肺处于压缩状态，没有呼吸功能，右心室承担着较左心室更大的容量负荷和压力负荷。

室间隔缺损

关键点

1. 室间隔缺损是最常见的心血管系统畸形之一,且常常是多发性心脏畸形,如法洛四联症的表现之一。

2. 室间隔缺损的产前诊断首选超声检查,特别是孕中期的超声心动图检查对先天性心脏畸形的检出至关重要。但室间隔缺损仍是漏诊率最高的先天性心脏畸形。

3. 许多孤立的小室间隔缺损,尤其是肌性室间隔缺损,在胎儿期或新生儿期可自行闭合。

4. 严重的室间隔缺损,或多发性心脏畸形,或合并心外畸形,可能危及患儿生命或导致肺动脉压力升高,应选择多学科合作,采取"危重心脏畸形围产期一体化干预模式",有效改善该类患儿的存活率及预后。

5. 双胎妊娠合并一胎严重室间隔缺损时,可能胎儿出生后无有效治疗方法或治疗预后差,应向孕妇及其家庭明确告知详细治疗方案及预后,决定是否选择性减胎。

【概述】

室间隔缺损(ventricular septal defect,VSD)是指心脏室间隔先天性发育异常。室间隔缺损是最常见的先天性心血管系统畸形,约占所有心血管系统畸形的 38.95%。临床上单纯性室间隔缺损最为常见,部分室间隔缺损与其他心脏畸形合并存在,如法洛四联症、右心室双出口、房室间隔缺损等。胎儿期由于心脏左右心室无明显压差,故室间隔缺损不会引起明显的血流动力学异常,刚出生时绝大多数室间隔缺损患儿也无明显症状。约 20% 的室间隔缺损患儿可在不同年龄段发生自然缩小或愈合,无法自行愈合的室间隔缺损患儿,可随着疾病进展出现充血性心力衰竭等严重并发症甚至死亡。因此,早期实现诊断及评估,选择合适时机及手术方案进行治疗,能够减少患儿死亡,改善患儿预后。

1. **病因和高危因素** 室间隔缺损是一种多因素疾病,受到遗传因素和环境因素的共同影响。常见病因和高危因素包括:

(1)染色体异常:包括 21 三体、18 三体和 13 三体综合征。22q11 区域是心脏畸形最常见的染色体拷贝数变异,22q11 区域微缺失综合征(也称 DiGeorge 综合征)患儿常合并室间隔缺损等各种心脏畸形。还有 4P 综合征、3P 综合征、18P 综合征等染色体结构异常的染色体病也可合并室间隔缺损等各种心脏畸形。

(2)单基因异常:单基因病常表现为综合征,而非单独存在的心脏畸形,如常染色体显性遗传的 Holt-Oram 综合征等,常染色体隐性遗传的 Ellis-Van 综合征等可合并室间隔缺损等各种心脏畸形。

(3)多基因遗传缺陷:研究发现多种基因和遗传因素与单发的心脏畸形相关,如 *GATA4*、*TBX5* 等心脏早期发育重要的转录因子的突变与心脏畸形相关。

(4)宫内感染:风疹、麻疹、流行性感冒、流行性腮腺炎、微小病毒、柯萨奇病毒、巨细胞病毒等感染也可能发生室间隔缺损等各种类型的心脏畸形。

(5)母体代谢性疾病:妊娠合并糖尿病、苯丙酮尿症、结缔组织病等母体代谢性疾病使孕期胎儿发生各种类型的心脏畸形风险明显增加。

(6)致畸物暴露史:孕期酗酒、吸烟,以及孕早期服用可疑致畸药物,胎儿发生室间隔缺损等各种心脏畸形的风险增加。

2. **病理生理** 胚胎发育第 4 周末,原始心室底部组织增生,形成一个较厚的半月形肌性隔膜,伸入心室腔,为室间隔肌部。该隔膜持续地向心内膜垫延伸,其上缘凹陷,与心内膜垫之间留有一孔称室间孔,使左、右心室相通。至胚胎发育第 7 周,室间孔被左、右球嵴向心室延伸和心内膜垫增生共同形成的结缔组织膜,即室间隔膜部封闭。

　　室间隔缺损可发生在室间隔的肌性部分或膜性部分,其中室间隔膜部缺损最多见,多因心内膜垫的心内膜下组织增生和伸延不良,不能与心球嵴及室间隔肌部愈合而致。室间隔肌部缺损较少见,由于室间隔肌部在形成时被吸收过多所致。

【临床表现】

　　绝大多数单发的室间隔缺损不会影响胎儿的血流动力学,左右心室的压力相差不大,因此不会造成心室内血液分流。大多数单发的室间隔缺损,尤其是膜性室间隔缺损,可在胎儿期或出生后 1 岁以内闭锁。当室间隔缺损严重,或合并其他严重心血管畸形,或合并其他系统结构畸形时,可能出现胎儿生长受限、胎儿水肿甚至胎儿宫内死亡。

【辅助检查】

　　1. 胎儿先天性室间隔缺损产前诊断时机　超声心动图目前仍被认为是产前诊断胎儿心脏结构畸形的最重要手段。对于心脏畸形风险极高的妊娠如 NT 增厚或染色体异常,首次胎儿超声心动图可以提前到孕 11~13^{+6} 周,主要是对严重的胎儿心脏畸形进行筛查,尤其是在 NT 增厚的胎儿中,早孕期超声诊断胎儿心脏畸形的敏感度为 88%,特异度为 97%。但孕早期胎儿心率较快,心脏径线小且胎位变化多样,难以获取标准扫查切面,此时超声心动图检查难以对心脏结构和功能做出全面评价。妊娠 18~22 周是进行胎儿心脏超声检查的最佳时机。妊娠 30 周以后因羊水减少、胎儿活动受限和骨骼伪影等因素影响,超声检查和诊断有一定困难。但有学者认为,部分类型的室间隔缺损到孕晚期才能发现,如孕晚期不进行复查,存在较高的漏诊风险。总体而言,早孕期进行超声筛查具有一定的可操作性,孕中期的超声检查对室间隔缺损等先天性心脏畸形的检出至关重要,而孕晚期的复查可有效减少室间隔缺损的漏诊。已经确诊或疑似室间隔缺损者,通过定期超声心动图随访,可进一步提高产前诊断的准确率,并可更科学地给予围产期管理。根据室间隔缺损的严重性、宫内进展、是否伴发胎儿心力衰竭等决定随访的必要性、时间和频率。

　　2. 胎儿先天性室间隔缺损超声表现　室间隔缺损的产前胎儿超声心动图诊断取决于查见室间隔水平超声回声的缺失,且出现连续、残端回声增强。而只有在经肋下路径扫描四腔心切面时才能获得室间隔的声像图,因此室间隔缺损的产前诊断十分困难,必须对左右心室进行纵向全面扫描,同时从顶端到基底部进行横向扫描,才能确定一个完整的室间隔缺损。此外,在获取四腔心切面时人为造成的弱回声区有时会被误诊为室间隔缺损。因此,必须在两个不同切面均看到室间隔缺损影像图才能进行确诊。彩色多普勒血流图可见穿隔彩色血流和双向分流频谱,也有助于室间隔缺损的诊断。尽管如此,室间隔缺损仍是漏诊率最高的先天性心脏畸形。室间隔缺损患儿可能不仅存在心脏结构病变,也可能伴随心脏其他复杂畸形或心外畸形,故一定要明确诊断的同时排除其他系统结构畸形。

　　3. 胎儿磁共振　由于胎儿存在心脏各经线较小、血液循环较复杂、胎位多变血流频谱难以捕捉等问题,超声检查也存在一定的局限性。胎儿磁共振检查视野大、分辨率高,且不受孕周、胎位、孕妇腹壁厚度等不良因素影响,特别是对心外大血管内病变的诊断效能显著高于超声检查,被越来越多地应用于胎儿心脏结构畸形的产前诊断和评估。但磁共振的图像获取与实时成像存在时间差,易受胎儿运动所致的伪影影响,且其价格昂贵,操作较为复杂,结果判定需要较长的等待时间,不宜作为常规的筛查手段。因此,目前磁共振检查仅作为超声检查的补充诊断手段。

　　4. 遗传学诊断方法　室间隔缺损患儿常存在遗传信息的改变,主要包括染色体畸变、单基因遗传缺陷、多基因遗传缺陷等。室间隔缺损患儿在合并遗传综合征时,其预后往往较差,出生后外科治疗效果也并不理想,同时可存在智力、生长发育及精神异常,远期生活质量相对较低。因此,遗传学诊断可对是否应进行终止妊娠提供决策信息。通过细胞学、分子生物学技术对合并心血管结构畸形的胎儿实现产前遗传学诊断。目前胎儿遗传学诊断样本来源主要为有创诊断方法,包括羊水、脐血、绒毛。近年,胎儿游离 DNA 筛查得到推广,在遗传学诊断具备较高的应用价值。核型分析可为染色体数目及显微结构异常提供准确的信息,但其最高可分辨 5~10Mb 缺陷,且受细胞培养制约,对技术操作也具有较高要求。荧光原位杂交技术对 DNA 微小缺失、微重复具有极高的检出效率,但其只能实现预选区域检测,且价格昂贵,不宜作为常规检查手段。染色体微阵列分析(CMA)被证实是基因组失衡有效的检出工具,其已在包括先天性心脏病在内的复杂性疾病基因组失衡中得到广泛应用,可同时检测整个基因组亚显微结构的拷贝数变异。但 CMA 只能进行已知位点检测,且价格昂贵,应用也相对受限。染色体组拷贝数变异检测(CNV-seq)技术在近年的遗传学诊断中得到重视,其可获取优于 CMA 的测序深度信息,同时具有快速、准确、成本低等优点。

【诊断】

产前胎儿超声心动图查见室间隔水平超声回声的缺失,且出现连续、残端回声增强。

【鉴别诊断】

1. **房间隔缺损**(atrial septal defect,ASD) 是指房间隔残留缺损所致的一种常见心脏畸形。根据缺损部位可分为原发孔型房间隔缺损(Ⅰ型)、继发孔型房间隔缺损(Ⅱ型)。Ⅰ型房间隔缺损位于房室交界处,常作为房室间隔缺损的组成之一;Ⅱ型房间隔缺损位于卵圆孔附近,由于胎儿期存在正常的卵圆孔,易与房间隔缺损混淆,产前确诊困难。房间隔缺损的发病率约为 6/10 000,约占先天性心脏病的 7.5%。诊断主要依赖超声检查。除非是巨大的房间隔缺损,超声检查难以区分正常状态的卵圆孔和异常发育的房间隔,导致房间隔缺损的产前超声诊断十分困难。若在四腔心断面上超声检查发现卵圆孔位置异常、增大,卵圆孔直径 >8mm 或房间隔长度的 1/3,应怀疑房间隔缺损的可能性。同时,应对胎儿进行系统的超声检查排除其他心脏畸形和其他系统畸形,并建议行染色体核型分析,因为房间隔缺损合并染色体异常的概率高达10%。多数孤立性房间隔缺损不会引起显著的血流动力学改变,胎儿的宫内发育多不受影响,部分小的房间隔缺损可在胎儿期自然闭合。绝大多数房间隔缺损在出生后 2 年自然闭锁。但是大的房间隔缺损,或合并其他复杂心脏畸形的胎儿,往往需要出生后外科手术治疗。房间隔缺损患儿出生后症状轻微,经外科或介入治疗预后良好,孤立性房间隔缺损出生后可择期治疗,故可继续妊娠至足月,分娩时机和分娩方式均由产科情况决定。

2. **房室间隔缺损**(atrioventricular canal defects) 又称心内膜垫缺损,是一组累及房间隔、房室瓣和室间隔的复杂性心脏畸形,活产儿中发病率约为 3.6/10 000。房室间隔缺损主要病变位于心房下部和心室上部,间隔组织部分缺失,可伴有单一的房室瓣畸形。完全性房室间隔缺损的诊断很简单,即通过超声检查不能查见正常的四腔心形态。国内外房室间隔缺损的产前超声检出率为 39.4%~56%。70% 的房室间隔缺损合并其他心脏畸形,50% 的房室间隔缺损通常合并染色体异常,最常见的是唐氏综合征,也可见于13 三体和 18 三体综合征。孕期处理包括详细的胎儿超声心动图、系统超声检查和染色体分析。产前诊断的房室间隔缺损的患者预后各不相同。部分型房室间隔缺损伴轻度二尖瓣关闭不全者,生后数年无症状,可择期手术心内修复。完全型房室间隔缺损患者多在婴儿时期出现充血性心力衰竭,应在生后 2~3 个月手术。房室间隔缺损伴有染色体畸形时,常有智力低下,预后差。

3. **埃勃斯坦畸形**(Ebstein anomaly) 又称三尖瓣下移畸形,是指三尖瓣隔瓣发育异常,附着点向心尖方向移位。埃勃斯坦畸形发病率不足心脏畸形的 1%,其主要病理解剖特点是三尖瓣的隔瓣与后瓣下移,附着于房室环以下的室间隔和右心室壁上,可导致三尖瓣关闭不全和部分右心室房化。随病情发展,可能引起右心室流出道梗阻和心律不齐。埃勃斯坦畸形的产前超声检出率为 22%~59%,其产前超声常表现出明显的三尖瓣反流和心脏增大,但较轻的埃勃斯坦畸形病例在成年后才发现。存在显著三尖瓣反流,特别是存在肺动脉狭窄或闭锁时,可能出现胎儿水肿,应加强胎儿监测。除非出现严重三尖瓣反流,心脏显著扩张,胎儿一般可足月分娩,否则应选择终止妊娠,出生后应及时进行全面心脏检查及安排手术。埃勃斯坦畸形的预后取决于隔瓣下移和发育不良程度、是否合并其他畸形、该畸形诊断的时间和临床表现。产前和新生儿期诊断的埃勃斯坦畸形病例预后较差,约 50% 的病例在 1 岁内死亡,其中 20%~40% 的病例在 1个月内死亡。也有部分埃勃斯坦畸形病例病变程度较轻,可不出现任何症状,预后较好。

4. **法洛四联症**(tetralogy of fallot) 是一种复杂的心脏畸形,属于心室圆锥发育异常,主要包括四种病理变化:室间隔缺损、肺动脉狭窄、主动脉骑跨和右心室肥厚。法洛四联症的发病率占心脏畸形的11%~13%。法洛四联症的产前超声检出率为 14%~65%,要求仔细评估心脏的流出道,包括室间隔与主动脉流出道以及相对较小的肺动脉流出道是否连续,注意排查其他类型心脏畸形,法洛四联症可伴有房室间隔缺损、肺动脉瓣缺如(3%~6%)等其他心脏畸形,还可伴有染色体异常,包括 21 三体、13 三体、18 三体和染色体 22q 微缺失,据报道,法洛四联症患者有 11%~34% 伴有染色体 22q 微缺失,故同时也推荐进行胎儿的染色体核型分析和荧光原位杂交 22q11 微缺失检测。法洛四联症胎儿应在 28~34 周反复超声心动图评估肺动脉瓣、肺主动脉及肺动脉分支的生长,还应该排除肺动脉闭锁。法洛四联症手术治疗后通常预后良好(无肺动脉闭锁或肺动脉瓣发育不良综合征),故大多数家庭仍然继续妊娠,除非诊断与其他综合征或染色体异常相关。分娩应在可以立即进行小儿心脏科咨询和诊治的中心进行。法洛四联症为散发病例,是多基因遗传病,但也有个别报道认为法洛四联症属于常染色体显性遗传。

5. 右心室双出口(double outlet of right ventricle,DORV)　是指两大动脉完全起源于右心室,或一大动脉完全起源于右心室,另一大动脉大部分起源于右心室,室间隔缺损是左心室唯一出口。右心室双出口是一种复杂的心脏畸形,约占活产儿的0.09‰,心脏畸形的0.48%~2.7%,男女之比为1.7:1。右心室双出口易合并其他心内畸形,主要有肺动脉狭窄、房室间隔缺损、二尖瓣闭锁、一侧心室发育不良、完全型肺静脉异位引流等。右心室双出口也容易并发心外畸形和染色体异常,特别是DiGeorge综合征和18三体,研究发现右心室双出口合并染色体畸形的概率高达40%。右心室双出口的国内外产前超声诊断敏感性为18%~74%,产前超声诊断后,应进行胎儿全身超声检查以明确是否合并其他器官畸形。同时,应进行胎儿核型分析。右心室双出口在胎儿期因伴有室间隔缺损,在宫内不会导致充血性心力衰竭,生长发育多是正常的,通常妊娠继续至足月。如果合并严重的肺动脉狭窄,在宫内就可发生心力衰竭和胎儿水肿,则预后较差,应终止妊娠。分娩应在具备小儿心脏病学治疗的中心进行,并且严密监测分娩过程。出生后1年内应进行明确的外科矫正术。

6. 永存动脉干(truncus arteriosus)　又称主动脉-肺动脉共干,是因为胚胎发育时期动脉干内主肺动脉隔缺如导致动脉干没有分隔成主动脉和肺动脉,而只有一条大动脉从心脏发出,这根单一血管通常出现在高位室间隔缺损上面并骑跨室间隔之上,接受左、右心室的血液,而后输出至冠脉循环、肺循环及体循环。有学者将永存动脉干合并室间隔缺损分为四种类型:Ⅰ型,肺动脉主干起源于共同动脉干根部并分叉为肺动脉分支;Ⅱ型,肺动脉分支从动脉干处分岔;Ⅲ型,供应左肺动脉的血管来源于主动脉弓而非动脉干;Ⅳ型,主动脉弓离断,永存动脉干可能几乎都有室间隔缺损。永存动脉干在活产儿中的发病率约为1/10 000,约占心脏畸形的0.5%~3.0%。有研究报道,妊娠合并糖尿病孕妇较正常孕妇的胎儿永存动脉干的发病率增加12倍。高达40%的永存动脉干病例与染色体22q11缺失及DiGeorge综合征有关。永存动脉干的产前超声诊断表现为:通过纵隔上部的横断面上未见3个独立血管,未见正常的肺动脉分支以及其从右心室的起源。超声检查注意排查其他类型心脏畸形、心内畸形和其他系统畸形。由于永存动脉干常合并染色体异常,因此染色体组型分析和荧光原位杂交分析是产前诊断的一个重要部分。分娩时间和方式不需要随着永存动脉干诊断而改变。患儿可能在新生儿期发生充血性心力衰竭,所以在配有合适的儿科心脏病支持的三级医疗单位分娩是至关重要的。

7. 左心发育不良综合征(hypoplastic left heart syndrome,HLHS)　是指一系列左心结构紊乱,包括主动脉闭锁或严重狭窄,同时合并二尖瓣闭锁或狭窄,通常伴有左心室、升主动脉及主动脉弓严重发育不良。左心发育不良综合征发病率为心脏畸形的1.4%~3.8%。左心发育不良综合征典型产前超声诊断是可以直接观察到心室大小明显不成比例,二尖瓣呈闭锁状态或发育不良,二尖瓣位置为增强的纤维回声,无瓣膜开闭活动,彩色多普勒血流显示二尖瓣口彩色血流变细或彩色血流消失。三尖瓣增大启闭活动幅度增大,可伴三尖瓣反流。多数患者在左心室流出道和主动脉弓长轴切面显示主动脉狭窄、闭锁或主动脉缩窄,降主动脉扩张。彩色多普勒血流可显示子动脉导管倒流入主动脉内的血流。左心发育不良综合征产前诊断率可达85%。当出现重度三尖瓣反流或右心室功能不全时,容易出现胎儿水肿。除非出现胎儿水肿,通常可以妊娠至足月。但由于治疗复杂和预后不是很理想,一些家庭选择终止妊娠。如果选择期待治疗,应当有计划地安排分娩,分娩后应及时获得儿科心脏病学专家的诊疗。

【治疗】

心脏畸形病种繁多,复杂畸形种类多,严重程度跨度大,往往与遗传性疾病或心外畸形伴发,或是某些综合征的部分表现,因此超声诊断医师、产科医师、儿科心血管医师、新生儿医师、遗传咨询医师等组成的多学科联合会诊将是胎儿心脏畸形围产期管理最理想的方式,这有助于科学合理解决心脏畸形的胎儿期进展、生后治疗方式及预后、随访等问题。2015年中华医学会儿科学分会心血管学组发布《胎儿心脏畸形诊断及围产期管理专家共识》,按照疾病的严重程度及预后粗略地将较常见的心脏畸形分为低危、中危和高危三级(表 10-1-1)。

表 10-1-1　常见心脏畸形严重程度及预后分级

低危	中危	高危
室间隔缺损	法洛四联症(轻、中度)	永存动脉干
肺动脉瓣狭窄	单纯性完全性大动脉转位	肺动脉闭锁、室间隔缺损
冠状动脉瘘	完全性房室间隔缺损	法洛四联症(重度)
主动脉缩窄	主动脉缩窄(重度)	法洛四联症合并肺动脉瓣缺如
	右心室双出口(部分类型)	肺动脉瓣闭锁或重度肺动脉瓣狭窄(室间隔完整)
	完全性肺静脉异位引流	重度主动脉瓣狭窄或主动脉弓中断
	三尖瓣下移(不伴有心脏扩大)	右心室双出口
	主肺动脉窗	纠正型大动脉转位
	左冠状动脉起源于肺动脉	三尖瓣闭锁
		心室双入口
		左心发育不良综合征
		右心发育不良综合征
		完全性房室间隔缺损并右心室双出口
		单心室及只能行单心室手术的心脏畸形
		三尖瓣下移(伴随严重心脏扩大)
		二尖瓣重度狭窄或反流

注:低危:不影响或较小影响生活质量和寿命;中危:可以治愈,但长期生存率数据不足;高危:手术复杂,部分难以解剖纠治;每种心脏畸形亦因严重程度不同而转归不同

　　在准确的产前诊断前提下,对于胎儿心脏畸形应按照心脏畸形的严重程度及预后分级进行科学的分级处理。双胎妊娠合并低危及中危心脏畸形时,此时胎儿的宫内生长发育基本不受影响,出生后治疗有相对良好的结局,建议继续妊娠,并每 4~6 周随访一次胎儿超声心动图,以进一步明确诊断,检测胎儿成长过程中心脏异常严重程度的变化及心功能,由于产前与产后循环系统的变化可能加重病情,这类患者应选择在有能力开展新生儿心脏畸形手术的医疗机构分娩,以避免出生后转诊或处理不当而延误治疗。对于双胎妊娠合并一胎高危心脏畸形,这类胎儿出生后无有效治疗方法或治疗预后差,可向孕妇及其家庭明确告知详细治疗方案及预后,决定是否选择性减胎。当双胎妊娠之两胎均合并高危心脏畸形时,可考虑选择终止妊娠。高危心脏畸形胎儿分娩后即需要新生儿早期甚至产房内治疗。由小儿心血管科、产科、新生儿科、麻醉科等多学科合作,选择"危重心脏畸形围产期一体化干预模式",才有可能改善该类患儿的存活率及预后。

【预后】

　　虽然绝大多数室间隔缺损都是散发的,但人们普遍认为室间隔缺损是遗传性疾病。对这类患者,其复发风险取决于其基础遗传性疾病的复发风险。据研究:一个同胞兄弟有室间隔缺损,其复发率为 3%;如果 2 个同胞有室间隔缺损,其复发率为 10%;如果母亲有室间隔缺损,其子女患室间隔缺损的概率为6%~10%;如果父亲为室间隔缺损,其子女患室间隔缺损的概率仅为 2%。

【未来进展】

　　1. **存在问题**　双胎合并胎儿心脏结构畸形无疑增加了诊断和治疗的难度,需在准确的影像学诊断基础上,排除其他遗传及先天性问题,需产科、医学遗传、心外科、新生儿科等多学科协作进行诊治探索。

　　2. **研究方向**　进一步提高双胎心脏结构畸形的诊断率,并进行胎儿宫内治疗的探索。室间隔缺损是

最常见先天性心脏畸形,目前超声检查是产前诊断胎儿心脏结构畸形的最主要手段。然而,当前临床上二维超声对室间隔缺损的漏诊率极高,特别是缺损直径 <5mm 的小型室间隔缺损。因此,提升超声检查技术手段,及早准确地诊断胎儿室间隔缺损,对于根据病情实施不同的宫内监测及胎儿出生后的应对措施具有重要的指导性意义。近年,超声技术取得了迅速发展,包括超声时间 - 空间相关成像(spatio-temporal image correlation,STIC)技术、HD-Flow 超声显像模式等,使室间隔缺损等先天性心脏畸形的诊断得到了突破性进展。超声 STIC 技术运用多种成像模式对胎儿室瓣的形态结构进行动态观察,并通过对容积数据的脱机后处理,深入了解室间隔缺损的立体形态,提高了胎儿室间隔缺损诊断率。超声 HD-flow 显像能极大程度改善血流的时间和空间分辨率,可以较为准确地捕捉胎儿室间隔缺损的低速分流,在诊断胎儿室间隔缺损,特别是小型室间隔缺损方面具有较高的临床应用价值。然而,由于操作复杂、设备花费等多种原因,上述超声检查技术手段在临床上仍未全面推广,未来仍需更大型的临床研究、更多的临床数据来比较各种技术手段在诊断胎儿室间隔缺损上的应用价值。

此外,与心外科医师合作进行宫内胎儿心脏介入手术,可用于尝试极重度先天性心脏病胎儿,如肺动脉瓣重度狭窄、主动脉瓣狭窄等,为改善生后治疗结局争取机会。

【管理流程】(表 10-1-2)

表 10-1-2　双胎胎儿心血管系统异常管理流程

孕期	□ 绒毛膜性鉴定	□ 妊娠 8 周之前鉴定
		□ 妊娠 11~13^{+6} 周鉴定
	□ 产前诊断	□ 胎儿超声心动图
		□ 胎儿系统结构超声检查
		□ 胎儿心脏磁共振检查
		□ 核型和染色体微阵列分析
		□ 心脏畸形严重程度及预后分级
	□ 单绒毛膜双胎超声监测	□ 每 2 周超声监测正常胎儿
	□ 多学科会诊确定治疗方案	□ 保守治疗
		□ 选择性减胎术
		□ 终止妊娠
围术期	□ 选择性减胎术后超声监测	□ 每周 1 次
		□ 手术 2 周后每 1~2 周 1 次
围产期	□ 分娩管理	□ 新生儿复苏
	□ 小儿外科手术	

【参考病例】

患者王某,女,30 岁。

主诉:双胎妊娠近 6 个月,发现双胎一胎胎儿心脏结构异常 2 周。

现病史:患者平素月经规律,呈 12 岁,5~7 日 /28 日型,月经量正常,无痛经。末次月经:2019 年 1 月 7日。患者停经 30 余天行尿妊娠试验阳性,早孕期当地医院超声检查提示宫内妊娠。孕早期存在明显的早孕反应,至孕 4 个月逐渐减轻。12 周 NT 检查提示单绒毛膜双胎妊娠,一胎鼻骨显示不清,妊娠 18 周行双胎羊膜腔穿刺术,术后染色体核型分析及 CNV 均未见异常,妊娠 24 周外院胎儿彩超提示一胎胎儿心脏结构异常。

孕产史:G_2P_0,人工流产一次。

既往史:否认食物及药物过敏史;否认输血史及外伤史;否认糖尿病、心脏病及高血压病史;否认肝炎结核等传染病病史。

门诊查体：一般查体：体温 36.0℃，脉搏 77 次 /min，血压 115/78mmHg，呼吸 18 次 /min，神清语明，无贫血貌，腹部膨隆，未触及宫缩，四肢活动良好，四肢无水肿。

产科检查：呈纵产式腹型，宫底 28cm，腹围 100cm，胎心 138/140 次 /min。

门诊检查：胎儿心脏彩超 B 胎儿(上侧)心脏：RV 7.6mm，LV 8.5mm，IVS 1.6mm，RA 8.8mm，LA 6.4mm，FO 4.6mm，AO 4.1mm，PA 4.5mm。胎儿心尖指向胎儿左侧，心胸比例在正常范围内，胎儿左右心比例大致1:1，心脏十字交叉部完全缺失，房间隔上部至室间隔下部回声失落约 5.5mm，左右心房通过共同房室瓣连接左右心室，共同房室瓣可探及微量反流信号，房间隔中部可见卵圆孔结构，可见卵圆瓣于左房侧活动。两条大动脉关系正常，管径在正常范围内，半月瓣活动良好，各瓣口血流速度在正常范围内，室间隔未见明显回声中断，动脉导管开放。心包未见积液，胎儿心律规整，胎儿心率 159 次 /min。

门诊诊断：①单绒毛膜双羊膜囊双胎中一胎先天性心脏病(完全心内膜垫缺失)；② G_2P_0，妊娠 24^{+5} 周，单绒毛膜双羊膜囊双胎。

检查经过：

1. 患者于产科门诊胎儿心脏超声后，于产科门诊预约 MDT 多学科会诊，包括产科、超声科胎儿学组、遗传科、新生儿内科、心脏外科等。会诊后向患者及家属知情告知相关风险，患者及家属要求继续妊娠，积极抢救心脏结构异常新生儿。

2. 患者每 2 周产科门诊产检一次。

3. 患者妊娠 33^{+1} 周因子痫前期重度行剖宫产术。术中剖娩 2 活婴，一胎体重 1 690g，身长 44cm，头 /胸围 30/27cm，Apgar 评分 1 分钟评 10 分，5 分钟评 10 分；另一胎(先天性心脏病)体重 910g，身长 34cm，头 / 胸围 26/22cm，Apgar 评分 1 分钟评 10 分，5 分钟评 10 分。

4. 新生儿出生后转入新生儿内科病房治疗。入院治疗病情平稳后完善心脏超声，心脏超声回报：先天性心脏病：完全型 - 过渡型之间心内膜垫缺损，继发隔房间隔缺损，右心室优势伴右侧房室通道优势，室间隔上部发育不良伴缺损，室水平分流，二尖瓣发育不良？ 静息状态下左心室整体收缩功能正常，新生儿住院 63 天后出院。心外科会诊意见：建议 2~3 个月后心外门诊复诊，制订下一步治疗计划。

思 考

1. 双胎之一为先天性心脏病，如何根据胎儿心脏超声评估胎儿预后？
2. 双胎之一为先天性心脏病，如何指导孕期产检及终止妊娠时机？

(赵 茵 邹 丽)

第二节 神经系统异常

神经系统畸形占胎儿结构畸形的第二位，在活产的胎儿中发病率为 0.14%~0.16%，而在死产的胎儿中发生率可达 3%~6%，是导致围产期发病率及死亡率增高的主要原因之一。神经系统畸形种类较多，总体可分为两大类：神经管畸形和脑发育异常。神经管畸形包括：无脑儿、脊柱裂、脑积水、露脑畸形、脑脊膜膨出等；脑发育异常包括：全前脑、脑发育不良、Dandy-Walker 综合征等。中枢神经系统畸形可引发流产、死胎、死产，出生后存活的小儿会存在不同类型的神经病症和残疾。

神经系统的胚胎发育是一个非常复杂的过程。胚胎发育第 6 周末之前，胚胎因某种原因受到损害，可形成无脑畸形或脊柱裂。第 7 周末之前胚胎发育受到损害，可出现中线结构发育异常，主要有前脑无裂畸形、颜面部畸形及胼胝体发育不良等。胚胎发育第 8 周开始，大脑各结构的原基开始形成，随着妊娠的进展继续生长、发育、移行等，完成脑部的复杂发育过程，如果这个过程受到损害，可引起脑沟回畸形，如无脑回畸形、小脑回畸形、脑裂畸形等。神经系统畸形可以发生单一的脑结构异常，也可同时存在 2 种以上的脑结构异常，或与躯体其他部位畸形并存。

在脑发育的漫长过程中,多种因素可干扰发育进程,包括内外环境异常、母亲各种疾病、胎儿自身发育调控、遗传因素等。脑发育畸形类型、严重程度与高危因素作用的机制、时间、强度等有关。

神经管畸形

关键点

1. 神经管畸形是占第二位的胎儿出生缺陷,主要包括无脑畸形、露脑畸形、脊柱裂等。

2. 超声检查可以筛查出大部分的胎儿神经系统畸形,是神经管畸形的主要产前诊断手段。

3. 神经管畸形多为严重胎儿结构畸形,预后不良,无治疗价值。

4. 一旦产前诊断,应多学科会诊咨询。双胎妊娠合并一胎神经管畸形时,此时应根据发现的孕周、双胎的绒毛膜性、畸形的类型与严重程度、正常与异常胎儿的预后情况、有无合并其他结构异常和染色体异常以及孕妇和家属的意愿综合确定治疗方案。

【概述】

神经管畸形(neural tube defects,NTDs),又称神经管缺陷,是胚胎发育过程中由于神经管发育异常、闭合失败所致的出生缺陷,是继心脏畸形第二常见的出生缺陷,全球平均发生率为 1‰,我国发生率为 4.5/10 000,且各地区的发病率有明显差异,呈现北方高于南方,农村高于城镇的特点。双胎妊娠中神经管畸形的发生率明显高于单胎妊娠。根据神经管闭合失败的节点和时间,神经管缺陷主要包括无脑畸形、露脑畸形、脊柱裂等。

1. **病因和高危因素**   目前,神经管畸形的发病机制和病因暂时未明。多种因素参与神经管畸形的发生,主要涉及遗传因素、环境因素以及两者的相互作用。遗传因素的研究着重于发现神经管畸形的致病基因并进行基因功能缺陷研究,近年研究发现,神经管缺陷与许多基因表达异常和突变相关,例如叶酸代谢及同型半胱氨酸代谢相关基因、维持平面细胞极性相关基因等。但由于神经管畸形是多因素参与的结果,单一基因功能缺陷研究并不能完全解释其发病机制。而近年来研究发现,环境因素通过调控表观遗传修饰进而调节 NTDs 发生相关基因表达,包括叶酸和维生素 B_{12} 的摄入情况、妊娠合并糖尿病、服用抗癫痫药物(丙戊酸)等。

2. **病理生理**   胚胎发育第 3 周初,外胚层首先生成神经板,神经板逐渐长大,在中间纵行凹陷,形成神经沟,后在枕部体节部位的神经沟先愈合成管,愈合过程分别向头尾两端进展,使愈合的部分逐渐变长,在胚胎发育第 23~27 天,完整的神经管最后形成。神经管的头段衍化为脑,后段生成脊髓。如果受到各种致畸因素的影响,神经沟两端的神经孔未能闭合,就会出现脑和脊髓发育的异常。如果前神经孔未闭,会形成无脑畸形(anencephaly),常伴有颅顶骨发育不全,称露脑(exencephaly)。如果后神经孔未闭,会形成脊髓裂(myeloschisis)。常伴有相应节段的脊柱裂(spina bifida)。脊柱裂可发生于脊柱各段,最常见于腰骶部。脊柱裂的发生程度可有不同。其中,中度的脊柱裂比较多见,在患处常形成一个大小不等的皮肤囊袋。如果囊袋中只有脊膜和脑脊液,称脊膜膨出;如果囊袋中既有脊膜和脑脊液,又有脊髓和神经根,则称脊髓脊膜膨出。由于颅骨的发育不全,也可出现脑膜膨出和脑膜脑膨出,多发生于枕部。如果脑室也随之膨出,称积水性脑膜脑膨出。

3. **预防**   2017 年,中国妇幼保健协会出生缺陷防治与分子遗传分会发布《围受孕期增补叶酸预防神经管缺陷指南(2017)》,其中详细讲述了不同情况下妇女增补叶酸的建议,并建议在增补叶酸的同时,多食用富含叶酸的食物,如绿叶蔬菜和新鲜水果;同时,养成健康的生活方式,保持合理体重,采取综合措施降低胎儿神经管缺陷的风险。

【临床表现与诊断】

1. **胎儿症状**

(1)无脑畸形约占所有神经管缺陷的 1/2,是神经管缺陷中最严重的一种类型。无脑畸形有两种类型,一种是脑组织变性坏死突出颅外,另一种是脑组织未发育。由于缺颅盖骨,无脑儿眼球突出呈"青蛙样"

面容、颈项短、无大脑、仅见颅底或颅底部分脑组织，不可能存活，多流产、死产或过期产。对于单绒毛膜单羊膜囊双胎之一无脑畸形（monochorionic monoamniotic twin discordant for anencephaly，MCMATDA），脐带缠绕的发生率会明显增加，严重危害正常胎儿的宫内安全。

（2）露脑畸形是一种罕见的胎儿神经系统畸形，颅顶骨缺失（无颅畸形），颅底及面部结构仍保留，脑组织直接暴露并浸泡在羊水中。露脑畸形是无脑畸形的早期表现，即胎儿露脑畸形 - 无脑畸形序列。孕早期超声表现：颅骨钙化缺失，大脑半球双侧增宽，两半球间裂隙轮廓明显，即"米老鼠"征。孕中晚期超声表现：面部保留，溶解的脑组织随意漂浮在羊水中。露脑畸形预后极差，多数是致命的。

（3）脊柱裂包含 3 种类型：①隐性脊柱裂：脊椎管缺损，多位于腰骶部，外面有皮肤覆盖，脊髓和脊神经多正常，多无神经系统症状；②脊髓脊膜膨出：两个脊椎骨缺损，脊膜可从椎间孔突出，表面可见皮肤包着的囊，囊大时可含脊膜、脊髓和神经，多有神经系统症状；③脊髓裂：形成脊髓部分的神经管缺失，停留在神经褶和神经沟阶段，同时合并脊柱裂。超声检查探及某段脊柱两行强回声的间距变宽，或形成角度呈 V 或 W 形，脊柱短小、不完整、不规则弯曲，或伴有不规则的囊性膨出物。未经治疗的显性脊柱裂患儿的死亡率和病残率均较高，部分显性脊柱裂可进行开放性手术治疗，无症状的隐性脊柱裂无需治疗。部分脊柱裂患儿虽能存活，但往往发展为终生残疾，给社会和家庭带来沉重的经济和精神负担。

2. **母体表现** 神经管畸形患儿可导致羊水过多，使孕妇子宫增长迅速。由于胎儿分娩时体位不固定，可能出现难产和产后出血。

【辅助检查】

1. **超声检查** 产前超声检查可以筛查出大部分的胎儿神经系统畸形：孕早期可筛查无脑儿、露脑畸形、脑膜脑膨出、全脑型前脑无裂畸形及开放性脊柱裂等畸形；孕中期可以筛查小脑蚓部、胼胝体等部位病变；孕晚期可以筛查胎儿生长发育受限。我国卫生法规规定超声检查应筛查出六大类严重胎儿结构畸形，包括无脑儿、严重脑膨出、严重开放性脊柱裂、严重胸腹壁缺损内脏外翻、单腔心、致死性软骨发育不良。

2. **胎儿磁共振** 超声检查会受到胎儿体位、孕妇肥胖、骨骼、羊水偏少等因素的影响，且对软组织分辨率不高，尤其对脑部病变细节显示不够清晰，因此，胎儿神经系统结构异常需要通过磁共振检查进行补充及明确诊断。MRI 没有电离辐射，具备良好的软组织分辨率、扫描范围大、多平面成像等优点，并且能够清晰显示脑沟回、小脑、生发基质、髓鞘化过程等细节。随着磁共振技术的高速发展，MRI 不仅能显示脑的形态变化，还能显示脑的功能变化。胎儿神经系统的 MRI 检查通常在妊娠 20~22 周进行，适应证包括：①先天性的脑部畸形：脑室扩大、胼胝体不发育、前脑无裂畸形、后颅窝畸形、脑皮层发育畸形等。另外，MRI 还能排查具有家族遗传性的脑部病变，如结节性硬化胼胝体发育不良、无脑回畸形等。②脑血管病变：血管畸形、积水型无脑畸形、脑梗死等。

3. **生化检查** 胎儿患开放性神经管缺陷时，母体血清 AFP 升高。胎儿脑脊液与羊水间的通透增强，羊水中可溶性乙酰胆碱酯酶（acetylcholinesterase，AChE）显著升高，测定 AChE 活性比测定 AFP 更为敏感可靠。母亲血、尿 β-HCG 异常升高，TORCH 检测异常，胎儿羊水中发现脱落的神经细胞，也可以协助诊断。

4. **遗传学检查** 发现胎儿神经管缺陷，特别是复杂性神经系统畸形或合并其他系统畸形，首选核型和染色体微阵列分析。由于神经管畸形可能是单基因异常引起的多种先天性畸形综合征的一部分，有条件的也可选做单基因或基因 Panel 高通量测序或全外显子测序，但临床上暂未推广。

【鉴别诊断】

1. **脑积水（hydrocephalus）** 胎儿脑积水主要指先天性因素引起的脑脊液循环或脑室间隔宽度异常而产生的一类脑部疾病，伴或不伴脑实质破坏及头围增大。全球胎儿脑积水的发生率为 0.48‰~0.81‰，男胎明显多于女胎，可以发生在胎儿发育的各个阶段。脑积水常伴有脊柱裂、足内翻等畸形。水脑（hydranencephaly）是指双侧大脑半球缺失，颅内充满了脑脊液。病因包括中脑导水管狭窄、脊膜脊髓膨出、宫内感染（巨细胞病毒、弓形虫、梅毒）、胼胝体发育不全、X 连锁性脑积水综合征、颅内出血、Dandy-Walker 畸形和颅内肿瘤。L1 样细胞黏附分子（L1CAM）基因突变占男性孤立性先天性脑积水病例的 25%。严重的脑积水及水脑可导致梗阻性难产、子宫破裂、生殖道瘘等，对母体危害严重。除了阳性家族史和已知的 *L1CAM* 基因突变外，复发风险约占 4%。目前，胎儿脑积水的影像学检查主要通过超声发现，脑积水的典型超声表现为脑室扩张,而水脑则表现为头颅呈现一巨大的无回声区,内无大脑组织及脑中线回声。胎儿超声及 MRI 检查可以帮助早期发现脑积水,MRI 还可明确梗阻性脑积水的梗阻部位及其程度,并可对脑脊液分流置管术前、术后等情况进行评估,染色体核型分析、基因检测可协助明确病因。脑积水的预后主要取决于病因及有无基因突变和合并其他结构异常。轻度脑积水大部分无神经系统功能缺陷,严重脑积水伴有神经功能的缺陷。

2. **胼胝体发育不全**(agenesis of the corpus callosum,ACC)　胼胝体是连接两个大脑半球的主要通路,在妊娠 17 周时成熟的胼胝体已经形成。胼胝体发育不全是指横跨脑中线形成两个脑半球之间的胼胝体的联合纤维没有跨过中线,但却形成厚的纤维束,此纤维束向尾侧方向沿侧脑室的内侧壁分布。这些纤维束切割并分割侧脑室前角。胼胝体发育不全可以单独存在,但常与其他畸形和遗传综合征合并存在。胼胝体发育不全在普通人群中的发病率 <1%,在发育性残疾人群中发病率为 2%~3%。常规产前超声检查发现的轻微脑室扩张应作为检查胼胝体是否存在的重点对象。最具特征性和最易确认的表现是侧脑室的泪滴状结构。产前 MRI 及三维超声检查有助于明确诊断。MRI 也可用来确认其他一些超声可能无法发现的但可影响远期预后的细微脑部异常。由于目前报道的病例数较少,所以产前发现的胼胝体发育不全的自然疾病史还不清楚。产前一旦诊断胼胝体发育不全,就应该关注胎儿的染色体核型,因其与染色体异常相关。产前诊断胼胝体发育不全的患者,可根据常规产前检查指南处理。孤立的胼胝体发育不全很少导致产科并发症,除非合并其他畸形。胼胝体发育不全常与不良神经系统结局相关,其远期结局尚未被阐明。孤立性胼胝体发育不全的复发风险取决于其病因。

3. **蛛网膜囊肿**　蛛网膜囊肿属于一种罕见的中枢神经系统畸形,占新生儿颅内占位性病变的 1%。蛛网膜囊肿的产前超声表现为胎儿颅内可探及单一无回声区,该区域与脑室系统无交通。后颅凹蛛网膜囊肿的主要鉴别诊断是巨大小脑延髓池和 Dandy-Walker 畸形。多数蛛网膜囊肿在产前保持稳定,但随着妊娠的进展,部分蛛网膜囊肿可能由于占位效应导致脑积水。孕期除非胎儿出现明显的脑积水,一般无须特殊处理。新生儿期头颅影像学检查有助于确诊和排除其他相关异常。蛛网膜囊肿的预后与其是否合并其他畸形、脑实质出血、囊肿生长速度和脑室扩大程度有关。

4. **Dandy-Walker 畸形及其变异畸形**　Dandy-Walker 畸形是指小脑蚓部发育不良、连接小脑延髓池的第四脑室囊性扩张,后颅窝体积增大。相关的疾病包括 Dandy-Walker 变异型畸形(小脑下蚓部发育不良,不伴有第四脑室或小脑延髓池的扩张)、巨小脑延髓池(小脑延髓池扩大而蚓部正常),以及 Blake 囊肿(第四脑室延伸入小脑延髓池,在小脑延髓池内显示为一个隔膜)。一些学者认为 Dandy-Walker 畸形及其变异型畸形无法区分,两者都能伴有中枢神经系统和非中枢神经系统畸形,非整倍体,以及不良的神经系统结局。Dandy-Walker 畸形诊断存在假阳性,尤其是在孕 18 周前,或者当异常仅局限于小脑蚓部时。产前诊断后,需要进行详细的检查,每 3~4 周进行超声检查,动态评估脑室扩张的进展和程度,产前 MRI 可帮助检查是否合并其他中枢神经系统畸形和非中枢神经系统畸形。Dandy-Walker 畸形与 18 三体等染色体异常和多种综合征相关,故胎儿染色体核型分析十分必要。Dandy-Walker 畸形的胎儿出生后神经系统发育较差,如果合并其他畸形,则预后不良。

5. **颅缝早闭症**(craniosynostosis)　颅缝早闭症,又常被称为狭颅症(craniostenosis),是指颅缝发生过早的骨性融合,由于颅缝早闭引起的颅骨形状的异常,可发生在矢状缝、冠状缝、人字缝、额缝等。发病率占活产儿的 0.5‰,是最常见的畸形之一。80%~90% 的病例是单独发生的,仅 10%~20% 属于综合征的一部分。疑似胎儿颅缝早闭的孕妇需被转诊并接受更详细的胎儿检查。超声医师需重点观察胎儿的手、面中部、心脏和中枢神经系统。鉴别诊断包括 Muenke 冠状缝早闭症、Sawthre-Chotzen 综合征、Apert 综合征、Crouzon 综合征、Pfeiffer 综合征等。DNA 检查可发现引起颅缝早闭症的相关基因变异,包括 *FGFR1*、*FGFR2*、*FGFR3*、*TWIST*、*MSX2*。胎儿出生后可发生呼吸、进食及视物困难,需要进行遗传及神经外科方面的咨询。

6. **前脑无裂畸形**　前脑无裂畸形是指一类在前脑分裂过程发生的严重的早期发育异常。中孕期发病率约为 1/8 000。前脑无裂畸形者中大约 40% 有染色体异常,其中 75% 为 13 三体。妊娠合并糖尿病会增加胎儿前脑无裂畸形的风险约 200 倍。孕期管理应该包括胎儿染色体核型检查、基因突变的测试和必要时胎儿磁共振检查,同时胎儿超声心动图也可用于检查并发的心脏畸形。以下8个基因的变异与前脑无裂畸形相关(*SHH*、*PTH*、*SIX3*、*SL12*、*ZIC2*、*TGIF*、*TDGF1*以及*FASTI*)。前脑无裂畸形预后极差,多数畸形严重的胎儿会胎死宫内或出生6个月以内死亡,如果没有染色体以及颅面部的异常,长期存活是可能的,但仍有出生后不同程度的神经系统发育迟滞。

7. **小头畸形**　小头畸形定义为胎儿头围低于同胎龄胎儿头围平均值3个标准差以上,此种情况多伴有智力低下。小头畸形与遗传、感染及环境暴露有关。一旦怀疑为小头畸形时,应仔细询问使用药物及环境暴露的病史,同时也应该测量患儿父母的头围,血生化检查和TORCH检查也十分重要。小头畸形常合并心脏畸形,故应行超声心动图。推荐进行胎儿染色体核型检测,特别是存在多发畸形的时候。小头畸形的诊断不应该影响产科处理,一般也不会导致特殊的产科并发症。患有小头畸形的新生儿需要做进一步的检查以明确病因,小头畸形的远期预后及其复发的风险与它形成的根本原因有关,多数患儿出生后有中度或重度精神发育迟缓。

8. **巨头畸形(macrocephaly)**　巨头畸形定义为胎儿头围高于同性别同胎龄胎儿头围平均值3个标准差以上。这种疾病极其少见,具体发病率不详。其产前自然史不清楚。在孕期,巨头畸形的病因需要排除脑积水和颅内占位性病变。巨头畸形不应该影响分娩时间和分娩方式的选择。关于巨头畸形长期预后的资料很少。大多数情况下预后似乎很好,但巨头畸形可能增加孤独症的风险。单侧的巨头畸形预后较差。良性巨头畸形的遗传模式是有不完全外显率的常染色体显性遗传,其中男女比例为4:1。

9. **脑穿通畸形**　脑穿通畸形通常被认为是一种累及脑实质的、破坏性的囊性病变,主要形式有2种:

(1)发育性脑穿通畸形。

(2)先天性脑损害性脑穿通畸形。

第一种类型代表神经元发育和迁移的原发性障碍。第二种更常见,是外伤导致正常的大脑皮质破坏的结果。超声检查是脑穿通畸形的主要产前诊断手段,表现为胎儿大脑内可见液体充盈的腔。MRI是一种有效的辅助检查。注意完善病史,完整的家族史,包括卒中、血栓形成、血栓栓塞和复发性的脑穿通。检查时应排除母体可卡因和华法林的使用、感染、遗传性血栓形成倾向和易出血状态。长期的预后取决于病变的大小和位置,以及是否有遗传性血栓形成倾向和血管病变。新生儿出生后应该由小儿神经科医师进行评估。建议进行进一步的脑影像学检查。大多数情况下,脑穿通畸形的根本原因是不确定的。大多数家族性病例是由于潜在的常染色体显性突变造成的。

【治疗】

神经管畸形多为严重胎儿结构畸形,预后不良,无治疗价值。一旦产前诊断,应与经验丰富的产科、神经外科、新生儿科专家进行会诊咨询。对于双胎妊娠合并神经系统畸形,首先需明确畸形的严重程度和预后状况,若异常胎儿为可治疗神经系统畸形,应向患者及家属详细交代可能的治疗方法,孕期随访的注意事项,期待治疗的预后及对正常胎儿的影响。

产前诊断双胎妊娠之两胎均合并致死性神经系统畸形时,产科处理较为简单,大部分情况下妊娠妇女可能会选择终止妊娠;当双胎妊娠合并一胎致死性神经系统畸形时,此时应根据发现的孕周、双胎的绒毛膜性、畸形的类型与严重程度、正常与异常胎儿的预后情况、有无合并的其他结构异常和染色体异常以及孕妇和家属的意愿综合决定。如果患者选择继续妊娠,应定期随访,加强监测正常与异常胎儿的宫内状况,特别是单绒毛膜双胎妊娠,期待治疗过程中如果出现畸形胎儿的死亡,可能对存活的正常胎儿造成严重影响如神经系统损伤和功能障碍。如果考虑选择性减胎,应注意选择性减胎术(射频消融术或脐带凝固术)可能对正常胎儿造成损伤以及可能导致的医源性早产。譬如,双绒毛膜(双绒)双胎之一无脑畸形中,选择性减胎术可防止羊水过多,降低早产的发生率,延长妊娠时间,增加正常一胎的出生体重。双胎妊娠之一胎无脑畸形合并羊水过多,也可以连续地放羊水,目的也是降低早产的风险。MCMATDA的最佳的处理方式至今尚未达成共识。研究表明,对于单绒毛膜双胎之一无脑畸形,选择性减胎治疗可增加活产儿的出生体重。但也有学者认为,MCMATDA采用期待治疗或选择性减胎哪种方式更值得推荐仍不能确定。选择性减胎术中,由于无脑儿可为血性羊水,一般不采用胎儿镜下血管凝固术,目前主要采用脐带双极电凝术,射频消融减胎仍存在脐带缠绕风险。减胎术后应注意胎膜早破、流产、早产、新生儿神经系统损害等并发症。

【未来展望】

1. **存在问题**　神经管畸形是出生缺陷中最常见、最严重、病死率最高的缺陷类型,是影响我国出生人口质量的重大公共卫生问题之一。在早期诊断、适当干预方面仍需产科、遗传医学、神经外科、新生儿科等多学科协作,做好出生缺陷的三级预防。

2. **研究方向**　神经管畸形为多因素复杂性疾病,目前学者们在环境危险因素、代谢组学、表观遗传学研究等方面已有诸多可喜的研究成果。但由于出生缺陷发生机制的复杂性,未来可能会出现以孕前或孕早期各种环境暴露因素为基础数据,建立前瞻性早期胚胎发育队列,利用多学科交叉研究手段,整合多层次暴露数据,阐明环境因素 - 代谢物改变 - 表观遗传调控在重大出生缺陷发生中的作用机制及作用途径,发现与出生缺陷高度关联、明确的环境危险因素,其对于预防和减少出生缺陷、提高出生人口素质将具有重要的公共卫生学意义。

针对双胎合并神经系统异常,需要超声动态观察与临床预后的队列分析,提出较为明确的严重异常超声指标、减胎指征和方案。谨慎提出可宫内治疗或生后早期治疗的神经系统异常指征和预后分析。

【管理流程】(表 10-2-1)

表 10-2-1　双胎胎儿神经系统异常管理流程

孕期	□ 绒毛膜性鉴定	□ 妊娠 8 周之前鉴定
		□ 妊娠 11~13^{+6} 周鉴定
	□ 产前诊断	□ 母体血清 AFP 检查
		□ 胎儿结构超声检查
		□ 羊水量超声检查
		□ 胎儿头部磁共振检查
		□ 核型和染色体微阵列分析
	□ 单绒毛膜双胎超声监测	□ 每 2 周超声监测正常胎儿
	□ 多学科会诊确定治疗方案	□ 保守治疗
		□ 选择性减胎术
		□ 终止妊娠
围手术期	□ 选择性减胎术后超声监测	□ 每周 1 次
		□ 手术 2 周后每 1~2 周 1 次
围产期	□ 分娩管理	□ 新生儿复苏
	□ 小儿外科手术	

【参考病例】

患者曲某,女,28 岁。

主诉:停经 4 个月余,发现双胎一胎胎儿无脑儿 4 周。

现病史:患者平素月经规律,呈 13 岁,5~6/30 日型,月经量正常,轻度痛经,可以忍受。末次月经:2018-1-14。患者停经 30 余天行尿妊娠试验阳性,早孕期当地医院超声检查提示宫内妊娠,可见两个妊娠囊,双活胎。孕早期存在明显的早孕反应,至孕 4 个月逐渐减轻。13 周 NT 检查提示一胎颅骨显示不清,考虑一胎无脑儿,于笔者医院就诊。

孕产史:G_1P_0。

既往史:否认食物及药物过敏史;否认输血史及外伤史;否认糖尿病、心脏病及高血压病史;否认肝炎结核等传染病病史。

门诊查体:一般查体:体温 36.2℃,脉搏 70 次 /min,血压 125/80mmHg,呼吸 18 次 /min,神清语明,无贫血貌,腹部膨隆,未触及宫缩,四肢活动良好,四肢无水肿。

产科检查:呈纵产式腹型,宫底脐上一指,腹围 102cm,胎心 130/148 次 /min。阴道窥器检查:外阴发育正常,阴道畅,阴道少量乳白色分泌物,取少量送检。宫颈居中,阴道部宫颈长度 1.0cm,宫颈未开。

辅助检查:胎儿三维会诊超声(图 10-2-1)示 BPD 3.8/–cm,HC 12.5/–,AC 12/10cm,FL 2.3/2.2cm,AF 3.0/4.0cm。

胎盘前后壁,胎盘等级 I 级,胎盘厚度 2.2/2.5cm;右侧:臀位(先露),左侧:头位(无脑儿胎儿)。

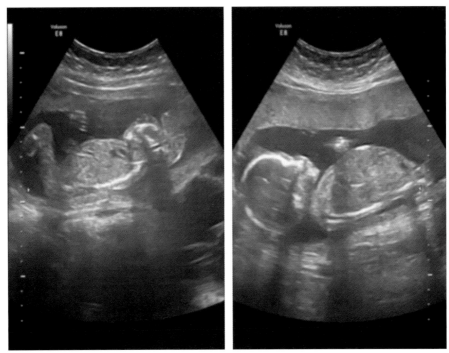

图 10-2-1　会诊超声
检查提示双胎之一胎颅骨显示不清,考虑双胎之一无脑儿

门诊诊断:①双绒毛膜双胎中一胎无脑儿;② G_1P_0,妊娠 17^{+1} 周,RSA/LOA(双绒毛膜双羊膜囊双胎)。

检查经过:

1. 患者于产科门诊完善胎儿会诊超声后,明确双绒毛膜双胎一胎存在结构异常(一胎胎儿无脑儿)。由产科医师及遗传科医师进行咨询,向患者及家属告知胎儿结构异常,无脑儿新生儿出生后几乎无法存活,建议结构未发现异常胎儿进行羊水穿刺,进行胎儿染色体检查,明确胎儿染色体数目及结构是否存在异常。

2. 完善羊膜腔穿刺前相关化验检查,正常后于介入产前诊断门诊预约羊膜腔穿刺,由有资质的操作医师再次询问病史,核对孕周,明确脐静脉穿刺指征,再次告知相关风险。

3. 结构正常胎儿染色体结构及数目未见异常,患者妊娠 19 周入院行氯化钾减胎术,术后超声复查异常胎儿灌注血流消失,正常胎儿胎心搏动良好,顺利出院。出院后定期产科门诊随诊复查。

4. 患者妊娠至 37^{+6} 周,胎膜早破,急诊入院,自然分娩一活婴。新生儿无异常,观察 72 小时后顺利出院。

思　考

1. 双胎妊娠一胎存在结构异常,如何进行产前咨询及产前诊断?
2. 双胎妊娠一胎存在结构异常,如何选择减胎方式?

(张阳　邹丽)

第三节　呼吸系统异常

关键点

1. 胎儿呼吸系统畸形在双胎结构畸形中占比较低,产前检出率不高。
2. 胎儿超声检查是发现呼吸系统异常的最主要手段。
3. 胎儿呼吸系统异常容易影响正常肺发育,围产儿死亡率较高。
4. 胎儿呼吸系统异常容易合并染色体异常,建议提供侵入性产前诊断。
5. 双胎呼吸系统异常发生率较单胎高,容易出现胎儿水肿、羊水过多,宫腔压力增大,早产风险增加。

【概述】

胎儿呼吸系统异常和围产儿死亡率增加有关,常见先天性呼吸系统异常有先天性肺发育不良、先天性肺囊腺瘤畸形、隔离肺、先天性高位气道阻塞综合征、胸腔积液以及先天性膈疝,颈部疾病引起的呼吸系统异常详见于第十章第七节。各种呼吸系统异常主要引起正常肺单位减少或者正常肺组织受压,而出现新生儿呼吸窘迫甚至窒息死亡。双胎呼吸系统异常国内报道发生率为 5.6%,国外数据提示双胎呼吸系统异常在单绒毛膜双胎中发生率为 4.4%,略低于国内报道。主要累及双胎其中一胎儿,双胎受累发生率不高,主要见于母源性疾病。母体临床表现多不明显,胎儿则为影像学改变。呼吸系统异常主要依赖于超声诊断,受制于胎儿、羊水等干扰,产前检出率并不是特别高。在检查提示可能存在呼吸系统异常时,应该进行胎儿全面结构畸形筛查和心脏功能评估,同时,建议提供侵入性产前诊断,排查染色体异常。两个胎儿同时存在畸形,治疗相对简单,包括产科常规处理和针对畸形的干预措施,但只有一胎畸形时,此时产科处理,变得非常复杂,需要根据畸形的类型、异常胎儿及正常胎儿的预后情况提供咨询建议,有 3 种治疗方案:期待治疗、选择性减胎术以及终止妊娠,建议进行个体化选择。

一、肺发育不良

肺发育不良(pulmonary hypoplasia)是指胎儿一侧或双侧肺支气管发育不良并远端肺组织分化不良,导致肺泡、支气管数目减少,肺重量和体积较相应孕周减小。在活产儿中的发病率是 1/2 200~1.1/1 000。胎肺在整个妊娠期间的发育和变化经历了以下阶段:胚胎期、假腺管期、小管期、囊泡期和肺泡期。胚芽长 4mm 时,喉气管沟逐渐发育成管,并与食管分离,末端分为左右两枝并膨大,称为肺芽,将来发育成为支气管和肺。肺芽反复分枝而形成支气管树,支气管树的终芽分化为许多小囊管和囊泡,再由这些小囊管和囊泡分化为呼吸性细支气管、肺泡管、肺囊泡和肺泡。除上述肺发育外,以下 4 个因素对肺的正常发育亦极其重要:①适当的胸廓空间;②胎儿呼吸运动;③气道内适量液体对气道起"支架"作用,扩张发育中的气道;④适当的羊水容量。以上 4 个因素中任何一个因素受到影响均将影响肺的正常发育。任何导致胸腔容积异常(骨性胸廓小、胸腔内肿瘤、心脏扩大)、胎儿呼吸运动异常(肌肉疾病、骨发育不良性疾病)、羊水过少等均可导致胎儿肺发育不良。

【诊断】

1. **临床生化指标**　最常用的指标是羊水卵磷脂与鞘磷脂比值(L/S)和羊水中磷脂酰甘油 PG 值,L/S ≥ 2.0 或 PG 阳性作为胎儿生化成熟的指标,但该法耗时、昂贵,临床应用有限。近年来,有学者使用羊水中肺表面活性物质与白蛋白比值(S/A)的测定来判断胎肺成熟,灵敏度为 95.7%,特异性达到 70%。临床生化指标的测定对于评价胎儿肺发育有重要意义,但属于有创性操作,存在流产、胎膜早破风险,不利于广泛开展。

2. 产科超声检查

(1)羊水深度测定:超声发现羊水过少时应警惕是否存在胎肺发育不良。严重羊水过少可导致胎肺发育不良,除羊水过少持续压迫胸廓外,还可引起低羊水压,胎儿呼吸运动时,气道与羊膜腔内压力差增大,肺内液体流向羊膜腔,引发肺发育不良。需要注意的是,当羊水过少发生在 20 周以前、持续时间 >8 周以及最大羊水深度 <1cm,则要考虑致死性肺发育不良。双胎妊娠中,羊水过少常见于胎膜早破(见第六章第一节)、双胎输血综合征的供血儿(见第八章第一节)以及其他疾病(见第八章第八节)。

(2)生物学指标测量:大多数情况下,胎儿胸廓大小与肺大小相关,根据二维超声测量一些生物学指标,如胸围减小、胸廓面积减小、心 / 胸比值增大(正常心 / 胸横径比为 0.38~0.53,心 / 胸面积比为 0.25~0.33)对肺发育不良有预测作用。也有学者用胸围 / 腹围比值减小、胸围 / 股骨长比值减小来进行评估。但上述指标适用于胸廓窄小或心脏增大所致胸腔容积减少的评估。对于一些胸腔占位性病变,如膈疝则不能由上述指标评估。

(3)肺头比(lung-to-head ratio,LHR):LHR 是最早引入评价先天性膈疝引起肺发育不良的指标,选用病变对侧肺的面积与头围的比值来评估胎儿肺发育状况。如左侧膈疝患儿 LHR= 右肺面积(右肺长径 × 右肺短径 mm)/ 头围(mm)。当 LHR>1.4 时,肺发育好,胎儿存活率为 100%,当 LHR<1.0 时则预后差,胎儿死亡率为 100%。由于 LHR 受孕周影响较大,因此学者们推荐用 O/LHR 来评价肺发育程度,即患儿的 LHR 除以该孕周正常胎儿的 LHR,其对于胎儿预后评估价值更高。

(4)其他指标:目前已有学者开始用磁共振成像技术和三维超声技术测量肺的体积,如三维超声体积测量技术(virtual organ computer aided analysis,VOCAL)、肺肝信号强度比(lung-to-liver signal intensity ratio,LLSIR)。尤其当胸腔内有其他占位病变如胸腔积液、肺肿块、CDH 等时,测量这些参数可能更有意义。

【处理】

胎儿肺发育不良围产儿死亡率高,应对疑似单侧或双侧肺发育不良的胎儿进行详细的超声检查以明确诊断,并积极寻找病因,当超声评估胎肺发育存在困难时,MRI 可以帮助诊断,并排查其他合并畸形,特别是针对羊水过少患儿。对于评估胎肺发育不良的患者,应与家属沟通胎肺发育不良可能面临的不良结局,并遵循患儿家属意见,如考虑到预后差,可以行选择性减胎术,不同绒毛膜性减胎方法不一,应告知家属相关利弊(见第十六章)。对于双胎输血综合征引起的羊水过少患者,可以考虑行胎儿镜手术改善妊娠结局(见第八章第一节)。考虑到胎肺发育不良风险较高,且双胎妊娠早产发生率高,继续妊娠的患者,应加强晚孕期监护,同时进行多学科会诊制订围产期管理方案,包括产科、麻醉科、新生儿内科以及新生儿外科等。关于分娩方式的选择,主要根据胎儿畸形的类型和预后。因新生儿窒息发生率高,新生儿出生后应有麻醉科以及新生儿科医师在场,出生后进行紧急救治,病情平稳后并进行再评估和下一步干预。

【预后】

肺发育不良预后取决于正常肺的体积及其病因。引起肺发育不良的原因不同,其预后也不同,总体死亡率高达 80%。对于羊水过少引起的肺发育不良,出现羊水过少的孕周越早,羊水过少持续时间越长越严重,肺发育不良越严重,围产期死亡率越高。双侧肺发育不良者,新生儿死亡率高,一侧肺发育不良者,产后新生儿死亡率可达 50%。故有潜在的呼吸道或肺发育不良的患儿建议在配备新生儿科医师的三级医疗机构进行分娩。

二、先天性肺囊腺瘤畸形

先天性肺囊腺瘤畸形(congenital cystic adenomatoid malformation,CCAM)是一种以肺部组织多囊样包块合并支气管异常增殖为特征的病变。在活产儿中发病率为 1/35 000~1/25 000,双胎中发生率为 1.3%。CCAM 在男性中发病率稍高,多为单侧,可累及一侧肺或一叶肺,偶有累及双侧肺。CCAM 与支气管树相通,与隔离肺不同的是,CCAM 的动脉血供以及静脉回流均来自肺循环,但也有报道具有异常动静脉回路的 CCAM 病例。组织学上以支气管样气道异常增生、缺乏正常肺泡为特征。

【辅助检查】

1. 超声多普勒检查　主要表现为胸腔内实性强回声或囊实性混合回声肿块,且无体循环血流供应

（图 10-3-1）。囊肿直径大小不一，肿块较大者可对同侧和对侧肺产生压迫，从而引起肺发育不良。肿块明显压迫心脏及胸部血管时，可引起胎儿腹水和胎儿水肿。肿块压迫食管，胎儿吞咽羊水减少导致羊水过多。大多数可在16~22 周超声即可发现，病变较大或其内囊肿较大者，超声可更早发现。需要特别注意的是，即使是囊性占位，也应该使用多普勒超声评估有无来自于体循环的血流供应，以鉴别混合型 CCAM。每次超声检查，应该测量肺囊腺瘤体积比（CCAM volume ratio，CVR），CVR= 肺囊腺瘤体积（长 × 高 × 宽 ×0.52cm^3）/ 头围（cm），该指标对于妊娠结局有较好的预测作用。

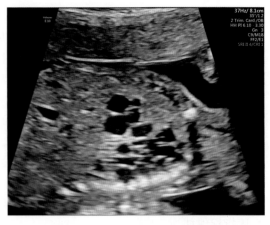

图 10-3-1　先天性肺囊腺瘤

　　2. **胎儿磁共振检查**　因为受到母体肥胖、肠道内积气、另一胎儿干扰、羊水过多以及体位等干扰，超声往往难以清楚显示胎儿结构。胎儿磁共振检查本身具有多方位、无辐射以及组织对比度强的优点，使得胎儿磁共振检查成为高分辨超声诊断胎儿异常的有效补充。胎儿磁共振主要表现为胸腔内囊实性异常回声。

　　【诊断】

　　主要依靠超声诊断，当无法确诊时，可以考虑行 MRI 检查协助诊断。

　　根据病理特征可分为三种类型：

　　Ⅰ型：大囊型，病变以多个较大囊肿为主，囊肿大小不等，多为 2~10cm。

　　Ⅱ型：中囊型，病变内有多个囊肿，囊肿大小不超过 2cm。

　　Ⅲ型：小囊型，由许多细小囊肿构成的肿块，囊肿大小不超过 0.5cm，呈实质性改变。

　　其次，除了以上 CCAM 外，还存在合并隔离肺的混合型 CCAM。

　　【鉴别诊断】

　　1. **隔离肺**　主要表现为胸腔内异常回声，以实性为主，主要鉴别点为可见明确的体循环滋养血管。

　　2. **膈疝**　主要表现为胸腔内异常回声，左侧多见，主要表现为膈肌连续性中断，腹腔内容物疝入胸腔内。

　　【孕期管理】

　　对疑似 CCAM 的患者，应进行详细的超声检查或 MRI 检查以确诊，注意病灶大小、位置及病灶中囊肿的大小，观察有无纵隔移位和水肿，行多普勒检查以明确肿块的血供来源。建议对 CCAM 患儿进行动态超声随访，评估肿块有无进行性增大、羊水过多以及胎儿水肿等。目前不认为 CCAM 与染色体异常有明确的关系，但如果准备进行胎儿治疗，应行侵入性产前诊断排查染色体异常。

　　CCAM 的处理取决于 CVR，当 CVR<1.6 且无巨大囊肿时，胎儿水肿发生率仅为 2%，预后较好，大多数不需要特殊干预。当 CVR>1.6 时，胎儿水肿发生率高达 80%，CCAM Ⅰ型合并水肿患者可以超声引导下行囊肿穿刺抽取囊液，以减轻对肺和心脏的压迫而改善水肿情况。CCAM Ⅲ型合并水肿患者可以考虑给予一个疗程的糖皮质激素治疗，该治疗方案可能有效抑制 CCAM 病灶的生长。但 CCAM 合并水肿时，应告知孕妇及家属可能面临的不良结局，遵循家属意见，必要时可行选择性减胎术。继续妊娠者，晚孕期加强监护，进行多学科会诊，包括产科、新生儿内科以及小儿心内科专家，制订详细的围产期管理方案，分娩方式和分娩时间同普通双胎妊娠（见第十一章第一节）。新生儿分娩后转入新生儿科进行再评估，建议所有 CCAM 胎儿应转入三级医疗中心进行择期分娩。但对于一些肿块巨大，评估断脐后可能无法自主呼吸者，可以考虑行产时胎儿外科手术，手术存活率可达 90%。但对于 CCAM 患儿，出生后手术切除仍然首选治疗方式。

　　【预后】

　　约 6% 囊肿自发性消退，53%~69% 后期随访中有不同程度缩小。肿块大小、纵隔移位程度、是否出现胎儿水肿、是否伴随羊水过多、CVR 等都是判断预后的重要指标。CCAM Ⅰ型和Ⅱ型若不合并其他异常，预后相对较好，Ⅲ型容易引起胎儿水肿，特别是CVR>1.6时，水肿发生率高达80%，出现水肿者，预后较差。无心脏及纵隔移位、未合并其他部位畸形，预后较好，成活率可达100%。

三、隔离肺

隔离肺（pulmonary sequestration），又称隔离肺症，是指一部分与气管、支气管树缺乏明显交通，并且其血供完全或者主要来自于体循环血管的无功能性肺组织。可分为叶内型和叶外型，胎儿叶内型隔离肺罕见，大多数为叶外型。活产儿发病率0.8%~1.4%，占肺畸形的0.15%~6.4%。男性发病率相对更高，尤其是叶外型，男女比为3:1，而叶内型男女比为1.5:1。

【辅助检查】

1. **超声多普勒检查**　主要超声表现为胸腔内边界清楚的强回声包块，呈叶状或三角形，多位于左胸腔底部，并可见明确的体循环滋养血管（图10-3-2）。包块大小不一，较大者可引起纵隔移位和胎儿水肿，绝大多数内部回声均匀，少数内部偶然可以观察到囊肿。包块血供多数来自胸主动脉或腹主动脉。10%~15%隔离肺位于膈内或膈下，表现为膈下实性回声。

2. **胎儿磁共振检查**　因为受到母体肥胖、肠道内积气、另一胎儿干扰、羊水过多以及体位等干扰，超声往往难以清楚显示胎儿结构。胎儿磁共振检查本身具有多方位、无辐射以及组织对比度强的优点，使得胎儿磁共振检查成

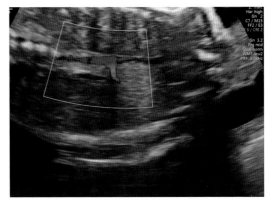

图 10-3-2　隔离肺

为高分辨超声诊断胎儿异常的有效补充。胎儿磁共振主要表现为胸腔内实性异常回声。

【诊断】

主要依靠超声诊断，但超声诊断困难时，可以结合MRI进行明确。

【鉴别诊断】

1. **先天性肺囊腺瘤畸形**　主要表现为胸腔内异常回声，以囊实混合性为主，主要鉴别点为可见肺动脉滋养血管。

2. **膈疝**　主要表现为胸腔内异常回声，左侧多见，主要表现为膈肌连续性中断，腹腔内容物疝入胸腔内。

3. **神经母细胞瘤**　肾上腺部位异常回声，发生率低，通常于晚孕期诊断，随着时间推移而长大。

【处理】

孕期发现胎儿胸腔高回声团，应多普勒超声观察包块血供来源，与CCAM相鉴别，诊断隔离肺后应进行全面的胎儿超声检查，从而排查其他可能合并的畸形，孕期动态观察胎儿隔离肺，如每3~4周检查1次，了解是否发生并发症。当超声诊断或鉴别存在困难时，可考虑行胎儿MRI检查，MRI对于胎儿肺组织和肿块内实性以及囊性回声辨认能力优于超声检查。虽然隔离肺胎儿染色体异常发生率低，但是考虑到有需后续行胎儿手术等可能，建议行侵入性产前诊断排查染色体异常，这是继续妊娠或进行宫内治疗的前提。

合并水肿的隔离肺患儿预后较差，可以考虑行宫内干预。干预方法取决于发生孕周，如发生在24周前，考虑到预后差，可以行选择性减胎术。如发生在24~32周，由于高张性胸腔积液可引起纵隔移位、静脉回流障碍以及心排量异常，可以考虑行胸腔-羊膜腔分流术。如果孕周>32周，则可以考虑促胎肺成熟后终止妊娠。尽管如此，应告知孕妇及家属可能面临的不良结局，遵循家属意见，选择性减胎术可以适当放宽孕周。继续妊娠者，晚孕期加强监护，进行多学科会诊，包括产科、新生儿内科以及小儿心内科专家，制订详细的围产期管理方案，分娩方式和分娩时间同普通双胎妊娠（见第十一章第一节）。新生儿分娩后转入新生儿科进行再评估，建议所有CCAM胎儿应转入三级医疗中心进行择期分娩。

【预后】

隔离肺预后良好,50%~70% 患儿随孕周的增加而部分或完全萎缩,存活率可达 95%。尤其是随孕周进展包块逐渐缩小的隔离肺患儿,出生后很少出现呼吸系统症状。但合并胸腔积液、胎儿水肿者预后较差,文献报道隔离肺合并胸腔积液的新生儿存活率仅为 22%。

四、先天性高位气道阻塞综合征

先天性高位气道阻塞综合征(congenital high airway obstruction syndrome,CHAOS) 发病率较低,主要是因为各种原因导致胎儿气道梗阻,从而引起胎儿肺发育异常,主要表现为支气管内聚集大量肺组织产生的液体,使气管内压力增加,双肺对称性明显扩大、回声增强、膈肌反向、纵隔被压缩(图 10-3-3),心脏受压变得狭长且心房、心室变小,多数病例两条支气管扩张,内充满液体呈无回声结构,静脉回流不畅可导致胎儿非免疫性水肿,包括腹腔积液、胎盘增大和全身水肿。食管受压可导致羊水过多。CHAOS 气道阻塞的常见病因有喉闭锁、气管闭锁或喉囊肿(见第十章第七节)。CHAOS 的患儿如未在产后及时处理会引起呼吸窘迫,出生时应进行紧急干预,考虑行产时胎儿外科手术。

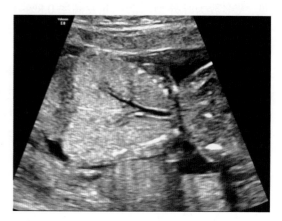

图 10-3-3　高危气道梗阻

五、胸腔积液

胎儿胸腔积液(fetal hydrothorax,FHT)是指因各种病因引起胎儿一侧或双侧胸腔内液体积聚。根据其病因可分为原发性和继发性两种类型。原发性胸腔积液常为乳糜胸,发病率不确切,有文献报道在 1/12 000 左右。单胎中继发性胸腔积液发生率为 1/15 000,继发性胎儿胸腔积液多为某些免疫性或非免疫性疾病导致的胎儿水肿的临床表现之一,多为双侧对称出现。同种免疫性疾病常见于 Rh 及其他罕见血型母儿血型不合。非免疫性疾病常见于胎儿染色体异常、先天性心脏病、B19 感染、支原体感染以及双胎输血综合征(见第八章第一节)。

【辅助检查】

1. 超声多普勒检查　主要表现为胎儿胸腔内探及片状无回声区,被压缩的肺被周围无回声包绕。单侧大量胸腔积液时,可产生占位效应,心脏及纵隔移向对侧,横膈扁平甚至反向,肺明显受压变小。继发于胎儿水肿的胸腔积液多为双侧,积液量双侧大体相等,很少发生纵隔移位。

2. 胎儿磁共振检查　胎儿磁共振主要表现为胸腔内积液。

【诊断】

主要依靠超声诊断,但超声诊断困难时,可以结合 MRI 进行明确。

【处理】

胎儿胸腔积液常合并胸腔外畸形,一经诊断后应积极查找病因,行全面的超声检查和胎儿心脏超声检查,同时对母体进行相关血液学检测以鉴别是原发胸腔积液和继发性胸腔积液。胸腔积液易合并染色体异常,建议行侵入性产前诊断,国内学者建议行超声引导下脐静脉穿刺术(第十三章第二节),进行遗传学分析、病原学检测及血液系统疾病诊断。对于轻、中度胎儿胸腔积液,可采用期待疗法连续胎儿超声监测;对于未合并胎儿水肿的重度胎儿胸腔积液,可行胸腔穿刺抽液术或者胸腔羊膜腔分流术,胸腔穿刺术操作简单,但是仍然存在流产、胎膜早破风险,且复发率高。胸腔 - 羊膜腔分流术对于胸腔积液治疗效果相对更好,对于伴胎儿水肿者,治疗成功率约 33%~66%,不伴水肿者,治疗成功率接近 100%。但其操作较复杂,技术要求高。胎儿合并染色体异常、遗传综合征、重大结构畸形等往往预后差,可以考虑选择性减胎术。

双胎胸腔积液孕期随访较单胎密切,建议每1~2周进行超声检查以早期发现张力性胸腔积液的症状,如纵隔移位、横膈扁平、水肿加重及羊水过多。晚孕期加强监护,进行多学科会诊,包括产科、新生儿内科以及小儿心内科专家,制订详细的围产期管理方案,分娩方式和分娩时间同普通双胎妊娠(见第十二章第一节),新生儿分娩后转入新生儿科进行再评估。

【预后】

胎儿胸腔积液的预后与病因、发病孕周、积液量、是否合并胎儿其他异常有关。胎儿胸腔积液总体死亡率高达53%,经过宫内治疗的胸腔积液患儿存活率可达60%以上。原发性胸腔积液不伴随纵隔移位或横膈外翻等高张力表现的单侧胸腔积液,其存活率可达78%~100%。

六、先天性膈疝

先天性膈疝(congenital diaphragmatic hernia,CDH)是指膈发育异常导致腹腔内容物疝入胸腔。活产儿中发病率为1/2 200。双胎中一胎膈疝仅占所有膈疝中的3.94%,我国的数据占到了7.75%。疝入物常为胃、小肠、肝脏和脾等。左侧膈疝多见,大约85%~90%,多为胃和小肠,右侧膈疝内容物多为肝脏。疝入物通过膈肌缺损处疝入胸腔,可压迫肺、心脏及血管,引起肺发育不良、心功能不全和产后持续肺动脉高压。膈疝容易合并其他部位异常,发生率高达25%~57%,常见于心血管系统、神经系统、泌尿生殖系统以及消化系统。有10%~20%膈疝患者合并染色体异常,最常见的包括21三体、18三体和13三体,其他异常包括del(15)(q26.2-q26.2)、del(8)(p23.1)、del(4)(p16)、del(1)(q41-q42.12)和(8q23)。

【辅助检查】

1. **超声多普勒检查**　主要表现为胸腔内可显示腹腔内脏器回声,形成胸腔内包块。左侧CDH更常见,文献报道的双胎CDH中基本都是左侧膈疝,表现为腹腔内胃泡回声消失,于心脏左侧出现胃泡回声及肠道回声与左房相邻(图10-3-4)。如为右侧CDH,疝入物常为肝脏,由于肝脏为实性器官,回声与肺组织相近,诊断较为困难。可用彩色多普勒追踪显示肝门静脉,如肝门静脉超过膈肌水平,可考虑诊断。同时,因为腹腔内容物疝入胸腔,部分胎儿可表现为腹围缩小。胸腹腔矢状及冠状切面显示正常膈肌弧形低回声带中断或消失,是诊断CDH的直接征象,但是大部分病例超声很难确认,只有在右侧膈肌较大缺损时明显。

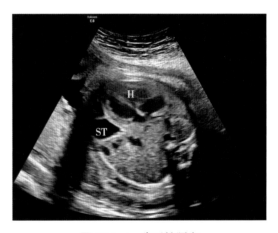

图10-3-4　先天性膈疝

2. **胎儿磁共振检查**　因为受到母体肥胖、肠道内积气、另一胎儿干扰、羊水过多以及体位等干扰,超声往往难以清楚显示胎儿结构。胎儿磁共振检查本身具有多方位、无辐射以及组织对比度强的优点,使得胎儿磁共振检查成为高分辨超声诊断胎儿异常的有效补充。胎儿磁共振主要表现为膈肌连续性中断,腹腔内容物在胸腔内显影。

【诊断】

主要依靠超声诊断,当无法确诊时,可以考虑行MRI检查协助诊断。

【鉴别诊断】

1. **隔离肺**　主要表现为胸腔内异常回声,以实性为主,主要鉴别点为膈肌连续和可见明确的体循环滋养血管。

2. **先天性肺囊腺瘤畸形**　主要表现为胸腔内异常回声,以囊实混合性为主,主要鉴别点为膈肌连续和可见肺动脉滋养血管。

3. **膈膨升**　膈肌完整但因肌化不全而变薄,从而出现部分膈肌抬高的现象。腹腔内容物在膜性膈的包裹下上升至胸腔内。有囊的CDH与膈膨升产前难以鉴别。

【处理】

对疑似 CDH 胎儿进行评估,包括详细的超声检查以确诊和发现可能合并的异常。先天性膈疝容易合并染色体异常,因此建议进行侵入性产前诊断,应联合超声、超声心动图以及 MRI 来进行综合评估,超声心动图排除心血管系统损害,MRI 对明确诊断及明确对邻近结构的侵犯是非常有用的,同时能评估健侧肺发育情况。可以通过超声测量 LHR、O/LHR 评估胎儿肺发育不良程度和预测出生后死亡风险,同时,可以通过三维超声和 MRI 测量肺容积对肺发育进行评估,预测围产儿死亡风险。LHR ≤ 1.0 时,围产儿死亡风险高,应遵循家属意见,可以行选择性减胎术。虽然文献报道胎儿镜腔内气管阻塞术(fetal endoluminal tracheal occlusion,FETO)对于 CDH 有一定效果,但是其仍然受到很多质疑,包括早产风险增加和远期存活率并未明显提高等。对于继续妊娠者,晚孕期应加强监护,进行多学科会诊,包括产科、新生儿内科以及小儿心内科专家,制订详细的围产期管理方案,分娩方式和分娩时间同普通双胎妊娠,新生儿分娩后转入新生儿科进行再评估。鉴于膈疝胎儿出生后有发生重度肺发育不全的风险,因此最好选择在具备新生儿科医师和专业处理先天性膈疝的小儿外科专家的医院进行分娩,特别是能进行体外膜氧合(extracorporeal membrane oxygenation,ECMO)治疗的医院进行分娩。

【预后】

膈疝预后和分娩孕周、胎儿肺发育情况、是否合并其他畸形、是否合并染色体异常以及膈疝类型有关,围产儿死亡率可达到 80%,主要与肺发育不良有关。LHR ≤ 1.0 时,新生儿死亡率极高。如果 CDH 无并发其他畸形及染色体异常,总的生存率为 50%~60%。严重双侧肺发育不良者,产后死亡率极高;一侧肺发育不良者,产后可能存活,但新生儿期病死率可达 50%。CDH 一侧肺发育不良预后取决于 CDH 疝入胸腔内容物的大小,是否包括肝,对侧肺的发育程度等。肝膈疝是围产儿死亡的高危因素,死亡率达到了 67%。其次,最新的研究提示,膈疝患儿中急性呼吸窘迫综合征、低温以及喂养发生困难发生率较高。双胎之一膈疝早产发生率约为 63.6%,低体重儿发生率为 54.5%,而单绒毛膜双胎和双绒毛膜双胎膈疝预后相当,但是文献报道的样本量很少。

【未来展望】

双胎呼吸系统异常和围产儿死亡率增加有关,但孕期检出率不是特别高,如何有效提高产前检出率是今后双胎妊娠孕期保健的难点和重点。同时,针对于双胎之一呼吸系统异常,亟待更多的遗传学、蛋白组学等研究探索发生原因,特别是单绒毛膜双羊膜囊双胎之一呼吸系统异常。其次,目前尚缺乏双胎之一呼吸系统异常产前干预的队列研究,宫内治疗虽然能够促进肺发育,理论上提高围产儿存活率,但侵入性操作导致健康胎儿处于风险之中,但目前双胎结构畸形宫内干预后流产、早产数据缺乏,仍是今后双胎呼吸系统异常研究的重点。此外,超声等影像学和人工智能技术结合诊断胎儿肺发育也是研究的主要方向。

【管理流程】(表 10-3-1)

表 10-3-1 双胎胎儿呼吸系统异常管理流程

孕期	☐ 明确诊断	☐ 超声检查
		☐ 必要时 MRI 检查
	☐ 其他结构筛查	☐ 全面的胎儿超声检查
	☐ 染色体检查	☐ 侵入性产前诊断
分娩前	☐ 加强监测	☐ 早产风险
	☐ 选择性减胎术	☐ 早产、保留胎儿死亡风险
	☐ 多学科会诊	☐ 制订产前、产后方案
分娩后	☐ 分娩管理	☐ 早产儿复苏
		☐ 转入新生儿科再评估

【参考病例】

患者余某,33 岁。

主诉:双胎妊娠 5 个月余,超声发现其中一胎异常。

现病史:患者孕期定期产检,早期超声检查提示单绒毛膜双羊膜囊双胎妊娠。患者 1 周外院超声检查提示其中一胎为膈疝,无腹痛及下腹紧缩感。孕期无头晕、头痛,无胸闷、憋喘,无视物不清,双下肢无水肿。

既往史:G_3P_1,2017 年剖宫产一女婴,体健。否认心脏病、糖尿病及高血压病史。

查体:体温 36.8℃,脉搏 110 次 /min,血压 124/76mmHg,呼吸 18 次 /min。神清语明,无贫血貌。心肺听诊未闻及异常,腹膨隆,张力大,无压痛,偶触及宫缩,强度弱。产科查体:宫高 28cm,腹围 95cm,胎心率 1 :150 次 /min;胎心率 2 :150 次 /min;消毒内诊:外阴发育正常,阴道畅,宫颈质软,居中,消 50%,宫口未开。骨及软产道未见明显异常。

辅助检查:彩超(本院超声,就诊当日)。

胎儿 1 :双顶径约 5.2cm,头围约 20cm,股骨长约 3.9cm。胎心率 135 次 /min。

胎儿 2 :双顶径约 5.1cm,头围约 19cm,股骨长约 3.7cm。胎心率 136 次 /min。

羊水深度 1 :11.0cm。

羊水深度 2 :5.0cm。

胎儿胸部影像 1 :左侧隔间连续性中断,胃泡与心脏同一水平面显示(图 10-3-4),LHR:0.7。

胎儿胸部影像 2 :正常。

母体宫颈长度:2.9cm。

胎盘附着在子宫后壁,胎盘厚度约 2.0cm。成熟度 0 级。

诊断:①单绒毛膜双羊膜囊双胎中一胎膈疝;②瘢痕子宫;③G_3P_1,妊娠 21^{+1} 周,LSA/LOA,单绒毛膜双羊膜囊双胎。

干预:胎儿医学中心进行会诊后,考虑为膈疝,邀请新生儿外科、新生儿内科以及遗传咨询科进行多学科会诊,根据会诊意见,双胎之一膈疝诊断明确,目前检查提示 LHR:0.8,预后不佳,围产儿死亡率较高。孕妇结合自身情况,考虑到曾剖宫产一个健康的孩子,此次妊娠要求行减胎术。遂入院,在超声引导下射频消融减胎术,同时行健侧胎儿羊膜腔穿刺术,手术顺利,术后 3 天出院。穿刺结果未见异常,后行 3 周一次的超声随访,在双胎门诊进行动态随访。

预后:患者术后定期超声检测,于妊娠 37 周因胎膜早破后行剖宫产术,术后新生儿评分可,后期行随访生长发育指标以及神经系统发育可。

思 考

1. 双胎中一胎膈疝的诊断。
2. 双胎中一胎膈疝预后的评估。

(黄 帅 漆洪波)

第四节　消化系统异常

关键点

1. 胎儿消化系统畸形在双胎结构畸形中占比较低,产前检出率不高。
2. 胎儿超声检查是发现消化系统异常的最主要手段。
3. 胎儿上消化道异常往往以羊水过多为主要影像学表现,下消化道异常影像学表现不典型。
4. 消化系统异常容易合并染色体异常,建议提供侵入性产前诊断。
5. 双胎消化系统异常发生率较单胎高,早产风险大。

消化系统异常是常见的胎儿先天畸形,约占所有单胎妊娠胎儿畸形的 7.35%,在双胎妊娠胎儿畸形中占 6.0%,低于心血管系统、神经系统以及泌尿生殖系统畸形。单绒毛膜双羊膜囊双胎更容易发生中线部位异常。常见消化系统异常有食管闭锁和食管气管瘘、十二指肠闭锁和狭窄、空肠与回肠闭锁和狭窄、先天性巨结肠、肛门闭锁、胎粪性腹膜炎,其他异常如胆道闭锁、胆总管囊肿、肠重复畸形在单胎中发生率较低,在双胎中报道更少。母体临床表现多不明显,胎儿则为影像学改变。产前检查主要依靠胎儿超声检查,因其容易受到孕周、另一胎儿、羊水等影响,虽然上消化道畸形往往表现为羊水过多,但是消化道畸形在胎儿时期往往难以诊断,漏诊率极高,其检出率仅为 39%。当双胎或双胎之一出现上消化道异常时,容易出现羊水过多,导致宫腔压力增大,流产、早产风险增加。在检查提示可能存在消化道异常时,因其容易合并其他部位异常,应该进行胎儿全面结构畸形筛查。同时,建议提供侵入性产前诊断,排查染色体异常。近年来,MRI 检查已广泛应用于产前筛查,其可更好显示消化道结构。当超声怀疑胎儿消化道异常无法确诊时,可以联合 MRI 进行分析,以提高产前检出率。对于消化系统异常双胎,分娩方式和分娩时间与普通双胎并无差异,但建议选择拥有产科、新生儿内科、新生儿外科以及麻醉科的综合性医院进行分娩,妊娠晚期应进行严密监测,进行多学科会诊,制订出生前、后干预方案,以提高围产儿存活率。

一、食管闭锁和食管气管瘘

【概述】

食管闭锁(esophageal artesian and tracheoesophageal fistula)是新生儿严重的先天畸形之一,活产儿中发生率约为 1/3 000。双胎发生率高于单胎,是单胎的 2~3 倍,但往往是累及其中一胎儿。气管食管瘘是食管闭锁的直接原因,而单纯性食管闭锁大多是血管异常所致。单纯性食管闭锁在活产儿中发生率为 1/15 000,约 86% 的患儿合并远端食管气管瘘,超过 50% 的食管闭锁胎儿合并其他部位畸形,最常见为心脏畸形,发病率为 25%,主要是室间隔缺损和房间隔缺损。当脊椎、肛门直肠、心脏、气管、食管、泌尿系统和四肢畸形并存时,则称为 VACTERL 综合征,文献报道母亲服用甲巯咪唑,有增加胎儿食管闭锁和气管食管瘘的风险。

【辅助检查】

1. **超声多普勒检查**　由于影像学的局限性,超声不能直接显示闭锁段食管,因此,食管闭锁的产前超声诊断是推断性的,而非直接征象,主要超声表现为胃小或不显示和羊水过多。但胃小或不显示和羊水过多不是食管闭锁的特异征象,阳性预测值为 30%~70%。食管闭锁胎儿,尤其是伴有气管食管瘘者,胃泡不一定都缩小。因此,胃大小正常不能完全排除食管闭锁的可能性。对于不伴气管食管瘘的胎儿,大部分不能显示正常胃,但由于胃的分泌作用,约 10% 可显示小胃。需要注意的是,由于胎儿吞咽运动和胃排空,正常胎儿也可能无法显示胃,因此需要动态观察胃大小。此外,产前超声检查还可能显示闭锁以上食管囊状扩张,但其检出率不高。

2. **胎儿磁共振检查** 因为受到母体肥胖、肠道内积气、另一胎儿干扰、羊水过多以及体位等干扰,超声往往难以清楚显示胎儿结构。胎儿磁共振检查本身具有多方位、无辐射以及组织对比度强的优点,使得胎儿磁共振检查成为高分辨超声诊断胎儿异常的有效补充。胎儿磁共振主要表现为胃小或不显示和羊水过多,部分胎儿可见胎儿气管食管瘘道。

【诊断】

主要依靠影像学诊断,超声典型表现为胃小或不显示和羊水过多,部分不典型病例则需要出生后进行明确。

【鉴别诊断】

1. **先天性膈疝** 主要表现为膈肌连续性中断,腹腔内容物疝入胸腔(详见本章第三节)。

2. **羊水过多** 主要表现为单纯羊水过多,胃泡显影正常。

【处理】

超声发现羊水过多、胃小或不显示以及近端食管囊状扩张,疑似胎儿食管闭锁的孕妇应接受全面的胎儿超声检查,从而排查其他可能合并的畸形,特别是脊柱、四肢、泌尿生殖系统和心血管系统。6%~10% 的食管闭锁胎儿合并染色体异常,建议提供侵入性产前诊断,常见染色体异常是 18 三体、21 三体以及拷贝数变异。21 三体患儿中,约 1% 存在食管闭锁和/或气管食管瘘,而在 18 三体中发生率高达 25%。其他与食管闭锁和气管食管瘘相关的染色体异常包括 17q22-23、13q32 和 22q11。由于 62% 的食管闭锁胎儿合并羊水过多,导致羊膜腔压力增加,流产、早产风险增加,为了延长孕周,可以考虑行羊水减量术缓解母体呼吸症状,但是其有效性并不确切。晚孕期需加强监护,联合新生儿内科、新生儿外科以及麻醉科多学科会诊,尽早制订分娩计划,建议在有手术矫正能力的医院进行分娩。新生儿出生后转入新生儿科进行后续检查进一步明确。

【预后】

气管食管畸形新生儿预后与是否合并其他部位畸形、分娩孕周以及呼吸系统并发症有关。在没有心脏畸形和染色体异常的患儿中,体重超过 2.5kg 的新生儿术后存活率超过 95%,但是也和当地的新生儿内、外科救治水平有关。双胎儿均发生食管闭锁为单胎的 1/10,且更容易发生早产、低体重儿、十二指肠闭锁、胃肠造口和喂养困难,死亡率更高,达到 18%。

二、十二指肠闭锁和狭窄

【概述】

十二指肠闭锁和狭窄(duodenal artesian and stenosis)是新生儿肠梗阻的最主要原因,也是产前能诊断的最常见消化系统异常,约占小肠闭锁的 37%~49%,活产儿发生率中约为 1/10 000~1/6 000。病因尚不完全清楚,多数学者认为是胚胎发育过程中十二指肠腔化障碍所致。超过 50% 的十二指肠闭锁胎儿合并其他部位畸形,常见于心血管系统,如室间隔缺损和房间隔缺损。其次,容易合并消化道其他部位异常,如食管闭锁、胆道闭锁和肛门直肠畸形等。但十二指肠合并食管闭锁在双胎妊娠中发生率极低,2017 年全球报道了首例,其他类似报告极少。

【辅助检查】

1. **超声多普勒检查** 典型超声表现为羊水过多以及胃、十二指肠近段扩张。超声检查提示胎儿上腹横切时可见典型的"双泡征"(图 10-4-1),一般在中孕晚期或晚孕早期出现,左侧为胃,右侧为扩张的十二指肠近段,侧动探头时两者在幽门管处相通。由于胎儿在宫内呕吐,胃内容物可通过食管反流到羊水中,从而使胃暂时表现为正常大小。因此,对于胃大小正常但有羊水过多时,不能完全除外十二指肠闭锁,应多次重复检查,以提高检出率。

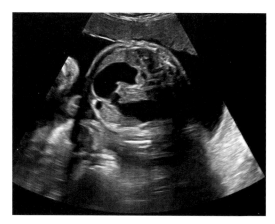

图 10-4-1 双泡征

2. 胎儿磁共振检查　因为受到母体肥胖、肠道内积气、另一胎儿干扰、羊水过多以及体位等干扰,超声往往难以清除显示胎儿结构。胎儿磁共振检查本身具有多方位、无辐射以及组织对比度强的优点,使得胎儿磁共振检查成为高分辨超声诊断胎儿异常的有效补充。胎儿磁共振主要表现为胎儿腹部"双泡征"和羊水过多。

【诊断】

主要依靠影像学诊断,超声典型表现为胎儿腹部"双泡征"和羊水过多,部分不典型病例则需要出生后进行明确。

【鉴别诊断】

1. 先天性膈疝　主要表现为膈肌连续性中断,腹腔内容物疝入胸腔(见本章第三节)。

2. 单纯羊水过多　主要表现为羊水过多,胃泡显影正常。

3. 肠系膜囊肿　胎儿腹部单纯囊性包块,与胃泡不相通,且不伴羊水过多。

【处理】

超声发现羊水过多、腹部"双泡征",疑似胎儿十二指肠闭锁或狭窄的孕妇应接受全面的胎儿超声检查,从而排查其他可能合并的畸形,特别是消化系统和心血管系统筛查。27%~34% 的食管闭锁胎儿合并染色体异常,建议提供侵入性产前诊断,常见染色体异常是 21 三体,发生率达到 41%~46%。21 三体患儿中,约 1% 存在食管闭锁和 / 或气管食管瘘。而 18 三体中发生率高达 25%。由于 17%~53% 的十二指肠闭锁胎儿合并羊水过多,早产风险增加,晚孕期需加强监护,进行多学科会诊,尽早制订分娩计划,建议在有手术矫正能力的医院进行分娩,出生后转入新生儿科进行进一步检查明确。

【预后】

十二指肠闭锁或狭窄新生儿预后与是否合并其他部位畸形、分娩孕周有关。同时,和梗阻长度有关,小段梗阻手术预后好,但全段梗阻预后不佳。

三、空肠与回肠闭锁和狭窄

【概述】

先天性空肠与回肠闭锁和狭窄(jejunoileal atresia and stenosis)是新生儿肠梗阻的常见原因,活产儿中发病率约为 1/3 000,其发生和宫内血管畸形有关。病变可以发生在小肠任何部位,常见于空肠近端或回肠远端。空肠与回肠闭锁一般在晚孕期才能检出,产前超声检出率约为 50.6%。一般很少合并胃肠外畸形,通常累及胃和肠道。但如果空回肠闭锁合并羊水过多时,有接近 70% 合并有胃肠外畸形。

【辅助检查】

1. 超声多普勒检查　早中孕期影像学表现不典型,随着孕周增加,胎儿中腹部可见扩张的肠管,呈多个无回声区。动态超声扫查,小肠直径进行性增大。实时超声下肠蠕动明显增强,可清楚显示肠蠕动与逆蠕动。部分胎儿出现腹腔内钙化征象,也可伴胎儿腹腔积液和羊水过多。

2. 胎儿磁共振检查　因为受到母体肥胖、肠道内积气、另一胎儿干扰、羊水过多以及体位等干扰,超声往往难以清楚显示胎儿结构。胎儿磁共振检查本身具有多方位、无辐射以及组织对比度强的优点,使得胎儿磁共振检查成为高分辨超声诊断胎儿异常的有效补充。主要表现为胎儿肠道扩张,但是磁共振用于先天性空肠与回肠闭锁和狭窄诊断病例较少。

【诊断】

主要依靠影像学诊断,但是假阳性和假阴性率较高,部分不典型病例则需要出生后进行明确。

【鉴别诊断】

1. 先天性巨结肠　主要表现为结肠扩张,小肠可出现部分扩张。

2. 羊水过多　主要表现为单纯羊水过多,胃泡显影正常。

3. 肠系膜囊肿　胎儿腹部单纯囊性包块,与胃泡不相通,且不伴羊水过多。

【处理】

需要进行全面的胎儿结构畸形筛查,特别是胃肠道筛查。如果单纯空回肠闭锁,应该动态超声监测羊水变化,同时观察腹腔积液以及胎粪性囊肿。如出现了胎粪性梗阻,应怀疑囊性纤维化疾病。建议进行侵入性产前诊断,进行核型分析和囊性纤维化 DNA 突变分析。晚孕期需加强监护,尽早制订分娩计划,建议在有手术矫正能力的医院进行分娩。

【预后】

总体来讲,空肠和回肠闭锁新生儿预后较好,存活率超过 95%。但梗阻部位较长时,容易引起短肠综合征,术后并发症明显增加。

四、先天性巨结肠

【概述】

先天性巨结肠(Hirschsprung's disease)是新生儿肠道梗阻常见原因之一,活产儿中发病率约为 1/5 000~1/3 000,男性与女性之比为(3~5):1,其发生和先天性结肠内壁肌层中副交感神经节缺失有关。约 5%~19% 的先天性巨结肠胎儿合并其他部位异常,主要有中枢神经系统异常、心血管系统异常、泌尿系统异常。同时,约 12% 的先天性巨结肠胎儿存在染色体异常,其中 21 三体占 2%~3.4%。

【辅助检查】

1. **超声多普勒检查**　孕期诊断困难,缺乏特异性。部分胎儿表现为结肠扩张(图 10-4-2)和胎儿腹围增大。但是特异性不高,主要还是依靠出生后诊断。

2. **胎儿磁共振检查**　主要表现为胎儿结肠扩张,但特异性不高。

【诊断】

主要依靠影像学诊断,但是假阳性和假阴性率较高,大部分病例需要出生后进行明确。

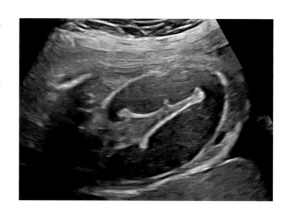

图 10-4-2　结肠扩张

【鉴别诊断】

1. **先天性空肠与回肠闭锁和狭窄**　主要表现为胎儿中腹部可见扩张的肠管,为小肠扩张,不伴结肠扩张。

2. **卵巢囊肿**　主要表现为下腹部及盆腔囊性包块,与肠道不相通。

3. **肠系膜囊肿**　胎儿腹部单纯囊性包块,与胃泡不相通,且不伴羊水过多。

【处理】

孕期无特殊干预,需要进行全面的胎儿超声检查,从而排查其他可能合并的畸形。建议提供侵入性产前诊断排查染色体异常,分娩后转入新生儿科进行再评估。

【预后】

先天性巨结肠新生儿预后与是否合并其他部位畸形、手术方式以及分娩孕周有关。手术后,整体预后较好,89.7% 的患儿可以正常排便。但长期的随访发现可能存在更多并发症,23% 存在小肠结肠炎,粪失禁发生率约 3%~10%,便秘发生率 6%~34%。

五、肛门闭锁

【概述】

肛门闭锁(imperforate anus)在新生儿中发病率为 1/5 000,和妊娠 4~8 周尿道直肠膈尾部下降异常有关。双胎中肛门闭锁发生率较单胎增加,约 8/10 000。肛门直肠畸形有肛门狭窄、低位肛门闭锁(肛门膜状闭锁)、高位闭锁、肛管正常直肠下端闭锁。

【辅助检查】

1. **超声多普勒检查**　孕期诊断困难,缺乏特异性。超声检查提示肛门低回声"靶环征"消失(图 10-4-3)和肛门闭锁有一定关系,但低回声"靶环征"存在时,不能排除肛门闭锁。

2. **胎儿磁共振检查**　孕期较难诊断,主要表现为直肠与肛门连续性中断,部分可见盲端。

【诊断】

产前超声极难发现,检出率约 15.9%。大部分病例需要出生后进行明确。由于胎儿吞咽羊水并由肠道吸收这一循环没有障碍,肠道内没有过多的液体积聚,因而不会导致肠管扩张和羊水过多。

【鉴别诊断】

1. **先天性空肠与回肠闭锁和狭窄**　主要表现为胎儿中腹部可见扩张的肠管,为小肠扩张,不伴结肠扩张。

2. **先天性巨结肠**　主要表现为结肠扩张,小肠可出现部分扩张。

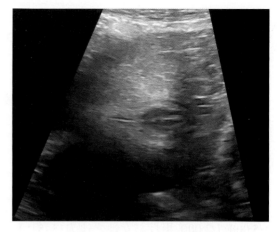

图 10-4-3　"靶环征"消失

【处理】

需进行全面的胎儿结构畸形筛查,特别是泌尿生殖系统,同时也应对中枢神经系统以及消化道其他部位进行详细的超声检查。鉴于心脏结构畸形增加,建议行超声心动图检查。肛门闭锁染色体异常风险增加,建议提供侵入性产前诊断。产后需要进行再次评估,进行多学科会诊,制订详细的手术干预计划。

【预后】

肛门闭锁死亡率低,除了手术后常见并发症,其他常见症状为排泄功能障碍、肛门狭窄、黏膜脱垂以及便秘,部分患儿需要再次手术矫治。

六、胎粪性腹膜炎

【概述】

胎粪性腹膜炎(meconium peritonitis)是胎儿时期因各种原因发生肠道穿孔,胎粪进入腹腔后引起的无菌性腹膜炎,发生率约 1.5/10 000。

【辅助检查】

1. **超声多普勒检查**　主要表现为胎儿腹腔内钙化强回声、肠管扩张、腹腔积液、胎粪性假囊肿和羊水过多。胎粪性腹膜炎声像图是一个变化的过程,肠穿孔前表现为肠梗阻的声像图特征,肠穿孔后胎粪进入腹腔,引起化学性无菌性腹膜炎和腹水渗出,表现为胎儿腹水。随着病程进展,可表现为 2 种典型的声像图:第一种是穿孔处出现的粘连带与周围的肠管和大网膜粘连形成不规则的强回声块,其内部可出现钙化灶;另一种因胎粪积聚、包裹形成胎粪性假性囊肿,超声表现为腹腔内的厚壁囊肿,内含有胎粪碎片、纤维化分隔及钙化团块。

2. **胎儿磁共振检查**　因为受到母体肥胖、肠道内积气、另一胎儿干扰、羊水过多以及体位等干扰,超声往往难以清楚显示胎儿结构。胎儿磁共振检查本身具有多方位、无辐射以及组织对比度强的优点,使得胎儿磁共振检查成为高分辨超声诊断胎儿异常的有效补充。主要表现为肠管肿胀、囊性包块、腹水以及羊水过多。

【诊断】

主要依靠影像学诊断,大部分病例需要出生后进行明确。

【鉴别诊断】

1. **先天性空肠与回肠闭锁和狭窄**　主要表现为胎儿中腹部可见扩张的肠管,为小肠扩张,不伴结肠扩张。

2. **先天性巨结肠**　主要表现为结肠扩张,小肠可出现部分扩张。

【处理】

一般合并其他部位异常比较少见,但可合并染色体异常,建议进行侵入性产前诊断。孕期应动态超声检查随访胎儿腹水、肠道回声以及羊水情况。

【预后】

整体预后较好。产前准确诊断、密切随访、出生后及时介入治疗可使胎粪性腹膜炎胎儿产后存活率提高至 94.4%。

七、脐膨出

【概述】

脐膨出(omphalocele)是先天性前腹壁发育不良所致,主要表现为正中线处脐带周围肌肉、皮肤缺损,致使腹膜及腹腔内脏器一起膨出体外,导致常发生于胚胎早期,发生率约 1/7 000~1/4 000。

【辅助检查】

1. 超声多普勒检查 主要表现为胎儿前腹壁中线处的皮肤强回声中断、缺损,并可见向外膨出的包块,包块内容物和缺损大小有关,缺损较小时仅含肠管,缺损较大时,则还可能含有肝、脾等内容物。包块表面有一层线状强回声膜覆盖。脐带腹壁入口往往位于包块表面,可以在中央顶端或偏向于一侧,彩色多普勒可见脐血管位于其顶端或一侧。

2. 胎儿磁共振检查 因为受到母体肥胖、肠道内积气、另一胎儿干扰、羊水过多以及体位等干扰,超声往往难以清楚显示胎儿结构。胎儿磁共振检查本身具有多方位、无辐射以及组织对比度强的优点,使得胎儿磁共振检查成为高分辨超声诊断胎儿异常的有效补充。胎儿磁共振主要表现为胎儿腹前方包块,有包膜,内容物常常为肠管。

【诊断】

主要依靠影像学诊断,超声典型表现为胎儿腹前方异常回声和包膜。同时需要注意的是脐膨出常见于两类综合征患儿,即 Cantrell 五联症及 Beckwith-Wiedemann 综合征。Cantrell 五联症主要表现为脐膨出及胸骨、横膈前部、心包缺损以及心脏相关缺损性疾病,如室间隔缺损、房间隔缺损等。Beckwith-Wiedemann 综合征则主要表现为脐膨出、巨舌以及内脏肥大。

【鉴别诊断】

腹裂:主要表现为腹壁连续性中断,肠管暴露于羊水中,无完整包膜。

【处理】

脐膨出可表现为单一畸形或合并其他异常,可合并染色体异常,建议进行侵入性产前诊断。同时,一旦诊断,应该详细记录脐膨出的大小、内容物、脐带插入部位与疝的相对位置以及包膜情况。同时,应进行详细的超声检查排查是否合并其他部位异常。对于巨型脐膨出,容易合并肺发育不全及肺动脉高压,建议在 32~34 周行 MRI 检查评估肺容积,了解肺发育情况。尽量足月分娩,提倡宫内转诊至有新生儿救治经验的医疗单位进行分娩。

【预后】

取决于是否合并染色体异常和其他部位畸形。单纯脐膨出预后好,合并染色体异常及其他部位异常时,预后则不理想。产前准确诊断、密切随访、出生后及时介入治疗可使脐膨出胎儿产后存活率提高至 70%~95%。

八、腹裂

【概述】

腹裂(gastroschisis)是先天性一侧前腹壁全层缺陷所致,主要表现为脐带插入点右侧,与孕妇低龄、吸烟等有关,发生率约 1/3 000~1/2 500。

【辅助检查】

1. 超声多普勒检查 主要表现为胎儿脐带入口右侧腹壁皮肤强回声中断,极少数位于左侧。可见胃、肠等腹腔内脏器外翻至腹壁外,漂浮于羊膜腔内,表面无包膜覆盖。胎儿腹围小于相应孕周,脐带腹壁入口位置正常。部分外翻肠管可见局限性扩张、管壁增厚、蠕动减弱,肠内容物多含致密细点状低回声。

2. 胎儿磁共振检查 因为受到母体肥胖、肠道内积气、另一胎儿干扰、羊水过多以及体位等干扰,超声往往难以清楚显示胎儿结构。胎儿磁共振检查本身具有多方位、无辐射以及组织对比度强的优点,使得胎儿磁共振检查成为高分辨超声诊断胎儿异常的有效补充。胎儿磁共振主要表现为胎儿腹壁连续性中断,胎儿肠管由此漂浮于羊膜腔内。

【诊断】

主要依靠影像学诊断,超声典型表现为胎儿腹壁连续性中断和肠管漂浮于羊膜腔内。

【鉴别诊断】

脐膨出:主要表现为腹前方异常回声,常为肠道、肝脏等,有完整包膜。

【处理】

腹裂合并染色体异常比较少见,低于 1/100,因此,不推荐进行侵入性产前诊断。大多数腹裂胃肠道畸形少见,即使存在,大多都是非致命性畸形。但是,腹裂胎儿容易合并 FGR,因此一旦确诊,孕期应该动态监测胎儿发育情况。同时,晚孕期腹裂胎儿死胎、死产发生率高达 10.6%,因此晚孕期应加强宫内监测。腹裂胎儿分娩方式尚存在争议,需要综合评估,如是否临产、肠道损伤情况、母儿转运情况以及新生儿外科救治水平等。液体丢失和感染是腹裂新生儿出生后面临最大的问题,出生后往往需要进行紧急干预,建议腹裂胎儿宫内转诊至有新生儿救治能力的医疗中心进行分娩。新生儿出生后,裸露的肠管应保持湿润和无菌,转入新生儿外科进行进一步处理。

【预后】

虽然腹裂属于产前必须筛查的六大畸形之一,随着新生儿外科手术的发展,接受及时干预的腹裂新生儿预后较好,产前准确诊断、出生后及时介入治疗可使腹裂胎儿产后存活率提高至 85%~95% 以上。

【未来展望】

双胎消化系统异常发生率不高,上消化道畸形容易合并羊水过多,由此导致的流产、早产风险增加,如何降低宫腔压力增大导致流产、早产风险是针对双胎消化系统异常的研究重点;而下消化道畸形往往影像学特征不明显,产前检出率极低,如何有效提高双胎下消化道畸形产前检出率是产前诊断工作的难点。胎儿发生消化道畸形时,羊水中可能出现一些生物酶的变化,已有学者在结合羊水中酶的变化来提高产前检出率。针对双胎之一消化系统异常,亟待更多的遗传学、蛋白组学等研究探索发生原因,特别是单绒毛膜双羊膜囊双胎之一消化系统异常。

【管理流程】(表 10-4-1)

表 10-4-1 双胎胎儿消化系统异常管理流程

孕期	☐ 明确诊断	☐ 超声检查
		☐ 必要时 MRI 检查
	☐ 其他结构筛查	☐ 全面的胎儿超声检查
	☐ 染色体检查	☐ 侵入性产前诊断
分娩前	☐ 加强监测	☐ 早产风险
	☐ 多学科会诊	☐ 制订产前、产后方案
分娩后	☐ 分娩管理	☐ 早产儿复苏
		☐ 转入新生儿科再评估

【参考病例】

患者蔡某,29 岁。

主诉:双胎妊娠 5 个月余,腹胀 1 周。

现病史:患者孕期定期产检,早期超声检查提示双绒毛膜双羊膜囊双胎妊娠。患者 1 周前开始出现腹胀,并逐渐加重,无腹痛及下腹紧缩感。孕期无头晕、头痛,无胸闷、憋喘,无视物不清,双下肢无水肿。

既往史:G_1P_0,否认心脏病、糖尿病及高血压病史。

查体:体温 36.8℃,脉搏 110 次 /min,血压 124/76mmHg,呼吸 18 次 /min。神清语明,无贫血貌。心肺听诊未闻及异常,腹膨隆,张力大,无压痛,偶触及宫缩,强度弱。产科查体:宫高 28cm,腹围 95cm,胎心率 1 :150 次 /min;胎心率 2 :150 次 /min;消毒内诊:外阴发育正常,阴道畅,宫颈质软,居中,消 50%,宫口未开。骨及软产道未见明显异常。

辅助检查:彩超(本院超声,就诊当日)。

胎儿 1 :双顶径约 5.2cm,头围约 20cm,股骨长约 3.9cm。胎心率:135 次 /min。

胎儿 2 :双顶径约 5.1cm,头围约 19cm,股骨长约 3.7cm。胎心率:136 次 /min。

羊水深度 1 :11.0cm。

羊水深度 2 :5.0cm。

胎儿腹部影像 1 :腹部"双泡征"(图 10-4-1)。

胎儿腹部影像 2 :正常胃泡。

母体宫颈长度:2.9cm。

胎盘附着在子宫后壁,胎盘厚度约 2.0cm。成熟度 0 级。

诊断:①双胎之一十二指肠闭锁或狭窄? ② G_1P_0,妊娠 21^{+1} 周,LSA/LOA,双绒毛膜双羊膜囊双胎。

干预:胎儿医学中心进行会诊后,考虑为十二指肠闭锁可能,邀请新生儿外科、新生儿内科以及遗传咨询科进行多学科会诊,根据会诊意见,提供超声引导下羊膜腔穿刺术(染色体 +CMA),穿刺结果未见异常,后行 3 周一次的超声随访,在双胎门诊进行动态随访。

预后:患者术后定期超声检测,于妊娠 35 周因胎膜早破后行剖宫产术,术后新生儿评分可,胎儿 1 出生后转入新生儿外科进行平片、造影检查等确诊为十二指肠闭锁,行局部切除吻合手术,术中见近端膜状闭锁,手术顺利,术后 2 周出院,后期行随访生长发育指标以及神经系统发育可。

思 考

1. 双胎之一十二指肠闭锁的诊断要点。
2. 双胎之一十二指肠闭锁的孕期管理要点。

(黄 帅 漆洪波)

第五节 骨骼系统异常

关键点

1. 骨骼系统畸形主要的影像学检测为超声筛查和诊断及必要的 CT 检查。
2. 胎儿骨骼系统异常首选的产前遗传学诊断检测项目通常为基因检测而非染色体检测。
3. 胎儿骨骼系统异常具有家族遗传的特点,且多为常染色体显性遗传,须进行充分的遗传咨询。
4. 多胎妊娠中胎儿骨骼畸形的数量决定诊疗的手段,如双胎一胎严重畸形并且影响结构正常胎儿的发育可选择减胎。

【概述】

胎儿先天性骨骼系统异常种类繁多,据文献报道,通过产前超声检测胎儿骨骼肌肉畸形的总检出率约为 23%~55%,在双胎结构畸形中,胎儿骨骼系统畸形占比 15% 左右,一般为异卵双胎中一胎畸形较常见。受累部位涉及胎儿头颅骨、手、足、四肢及躯干等,有时可合并多脏器发育异常、胎儿水肿、胎儿生长受限等。部分胎儿骨骼系统异常可后天手术治疗,预后良好;而伴有染色体或基因异常的骨骼系统异常胎儿,可能伴智力障碍,预后结局较差。询问病史时家族史和既往不良孕产史尤为重要,因为常见的胎儿骨骼异常具有家族遗传的特点,通常为常染色体显性遗传或隐性遗传。另外,胎儿骨骼畸形的发生率一般与丈夫年龄呈正相关。

随着超声影像技术水平的提高,胎儿骨骼系统畸形的诊断准确性不断提高,超声检查能够对宫内严重的致死性骨骼畸形进行较为确切的形态学诊断,但由于胎儿全身骨骼发生畸形的程度差异较大,种类繁多,超声图像显示受羊水量、妊娠周数等因素的影响,胎儿骨骼系统畸形中有相当一部分超声在产前无法正确诊断,或者可能被漏诊,甚至有假阳性的显示。遗传学诊断成为近年来胎儿骨骼系统畸形产前诊断的主要手段,是有效预防此类出生缺陷的重要措施。

一、软骨发育不全

【临床表现】

软骨发育不全(achondroplasia,ACH)是一种对称性全身软骨发育障碍,为常染色体显性遗传性疾病,多是由软骨内骨化缺陷而导致,在胎儿期可检出,临床上较罕见,活产儿中发病率约为 1/40 000~1/15 000。ACH 一般为非致死性畸形,呈四肢粗短但躯干近乎正常的侏儒畸形,具体可表现为不成比例的身材矮小、头颅大、前额突、鼻梁塌陷、手指短小且呈"三叉戟"样、腰椎前凸、O 形腿、四肢短粗、躯干细长等,一般智力正常(图 10-5-1)。

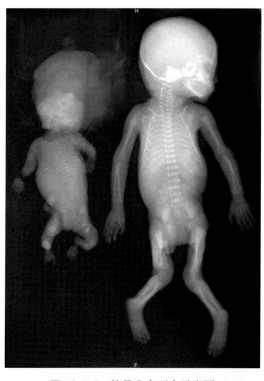

图 10-5-1 软骨发育不全示意图
双胎一胎股骨短小(左)及另一胎正常胎儿(右)

【辅助检查】

1. **超声检查** 发现胎儿骨骼畸形主要依赖超声检查,产前超声检查股骨和/或肱骨长度低于相应孕周均值 4SD 以上,合并双顶径增大时考虑软骨发育不良;低于均值 2~4SD 时,需行胎儿基因检测并动态观察;当低于均值 8SD 以上时,考虑致死性软骨发育不良。应于早孕期检查胎儿颈部透明带的宽度(NT),此检查可为骨骼异常胎儿临床表型提供补充。系统超声还可排除是否合并有其他系统畸形,如心脏、肾脏、生殖器等。

2. **产前基因诊断** 骨骼畸形首选的检测项目为基因检测,如全外显子或全基因组检测。由于是产前诊断,因此建议基因和染色体的检测同时尽快完成,但需进行充分的遗传咨询及检测前知情同意。

【诊断】

ACH 胎儿的超声图特点:胎头增大,双顶径增宽;肋骨短粗,肋骨前端膨大,胸廓狭小但胸廓下口相对增大,胸廓下缘向外突出,胸廓呈"古钟"状;胎儿腹部膨隆,腹围增大,腹腔脏器多无异常;胎儿四肢短小,长管骨短粗、多伴弯曲,骨端膨大;羊水量增多,可合并胎儿颈部淋巴水囊瘤或胎儿水肿。颅骨及脊柱骨化程度可作为鉴别软骨发育不全的标志,表现为颅骨薄、颅内结构清晰,易骨折的薄肋骨(系肋骨低钙化或钙化缺乏所致)。ACH 胎儿的 11~13^{+6} 周 NT 超声及系统超声检查多无异常,多因在孕晚期超声检查中,四肢长骨明显短小而被发现。成纤维细胞生长因子受体 3(fibroblast growth factor receptor 3,FGFR3)基因会导致包括此病在内的多种骨骼发育异常,因此在目前的产前诊断中,主要依靠 B 超筛查,再进行 FGFR3 基因检测确诊,出生后多通过 X 线确诊。基因检测是目前诊断 ACH 最准确的检测方法。

【处理】

对于软骨发育不良,目前尚无有效的治疗方法。

超声发现胎儿四肢长骨明显短小,如股骨、肱骨长度低于相应孕周均值至少 2 个标准差以上,辅助诊断有伴发巨颅、面部发育不良、三叉戟手、羊水过多。应采取超声监测动态关注长骨生长趋势。同时,必须尽快完善产前 FGFR3 基因检测。

若母亲为 ACH 患者,由于其骨盆 / 头围的比值较小,常倾向选择剖宫产分娩。

【预后】

大多数软骨发育不全儿童可能出现运动能力发育延迟、下肢弯曲和中耳炎等问题,但智力正常。脑积水、上气道阻塞等严重影响健康的后果不太常见。大多数软骨发育不全的人具备独立生活的能力,然而由于身材矮小,此类人群可存在一些社会心理问题。软骨发育不全尚无有效治疗方法,目前多通过生长激素药物治疗或下肢骨延长术治疗,但存在治疗费用昂贵、手术并发症多、手术难度大等缺陷,因此需做好产前诊断工作,及时准确地检测出高危胎儿,是预防本病的有效手段。

二、成骨发育不全

【临床表现与诊断】

成骨发育不全(osteogenesis imperfecta,OI)是全身性结缔组织疾病,又称脆骨病,特征为骨脆性增加及胶原代谢紊乱。本病具有家族遗传性,多数为常染色体显性遗传,但也有少数为单发病例。发病率为 1/100 000~1/25 000,无性别差异。病变不仅限于骨骼,还常累及眼、耳、牙齿、皮肤等,其特点是骨皮质菲薄,反复骨折,骨关节严重进行性畸形,可伴关节松弛、蓝巩膜、牙齿改变、进行性耳聋、皮肤改变等。

超声图像特征为:①肢骨短小、粗。②长骨弯曲或成角(图 10-5-2)。宫内即可发生骨折(自发骨折),骨痂处呈梭形膨大,胸廓变形(系肋骨骨折所致)。③胎头颅骨薄,颅骨回声低,常有塌陷,称为"膜状颅骨"。④可伴有羊水过多,亦有羊水较少的报道(图 10-5-3)。

成骨发育不全根据临床及 X 线表现,Sillence 提出分为四种类型,表型严重程度为: I 型(轻度,伴蓝色巩膜)< IV 型(正常巩膜,轻中度畸形,家族内也有显著表型差异)< III 型(进行性骨折,重度,出生时蓝色巩膜,随着年龄增长而变白)< II 型(最严重的类型,围产期死亡,与呼吸功能不全有关)。 I 型的突变基因为 COL1A1, II~IV 型的突变基因为 COL1A1 或 COL1A2。近年又对 V~XIV 型的突变基因进行了描述,包括 IFITM5、LEPRE1、WNT1、SERPINF1、CRTAP 等。其中 CRTAP 突变表型较轻时为 VII 型,严重时则类似 II 型。

询问家族史,胎儿父母是否为成骨发育不全患者,如存在蓝巩膜、骨折、牙齿脆弱等症状。产前基因诊断是成骨发育不全的首选检测项目,如骨骼 Panel、医学全外显子、全外显子或全基因组检测。

【鉴别诊断】

OI 需与其他先天性短肢畸形鉴别。

1. **软骨发育不良**   四肢管状骨缩短,股骨、肱骨尤为明显,但几乎无弯曲成角或者骨折的表型;腰骶尾脊柱光点显示不清晰、不连续。

2. **致死性侏儒**   双顶径增大,颅骨呈"三叶草"形状,有时伴有脑积水,肋骨胸骨均缩短,胸廓明显缩小、狭窄,腹部相对膨大;四肢管状骨缩短明显,可见弯曲,尤以股骨、肱骨为显著,干骺端不规则扩张呈喇叭口状。

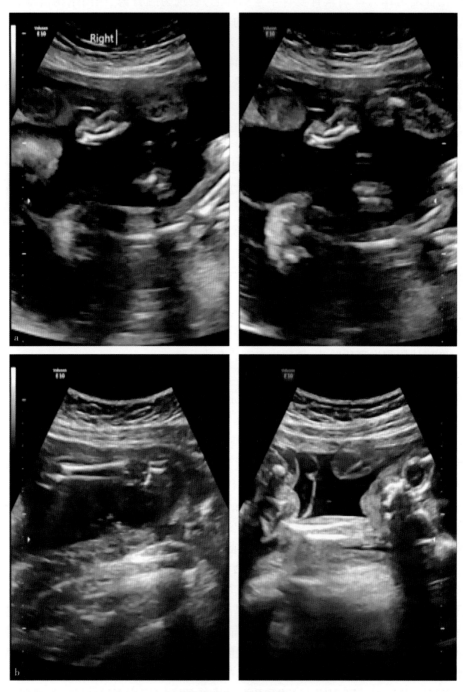

图 10-5-2   成角弯曲
双胎一胎右侧上肢尺桡骨成角弯曲(a)及另一胎正常胎儿(b)

【处理】

1. **动态影像学监测**   超声检查无法在产前检出所有类型的成骨发育不全,但是大部分Ⅱ型 OI 可通过产前超声检查能诊断出来,预后差,需对家属做好充分的病情预后交代。对于部分Ⅰ型、Ⅲ型 OI,

超声检出时间较晚,早期表现多不明显,仅为股骨测量值较相应孕周正常预测值偏短,可根据脊柱曲度变化和长骨测量值,动态监测胎儿骨骼生长情况。总之,在各个孕期的产前超声检查时,需警惕骨骼的早期细微变化。

2. **遗传学检查和咨询** 产前检查怀疑胎儿为成骨发育不全的孕妇,应进行基因检测和专业的遗传学咨询,并详细了解其家族史情况,主要包括家族成员的身高,是否有耳聋、巩膜的颜色以及是否有骨折史。但是,大多数的病例都散发的。如果考虑是 OI,染色体病的概率较低。绒毛和羊水细胞可以进行 DNA 检查,对 *COL1A1* 和 *COL1A2* 等基因突变进行分析。胎儿如携带致病基因突变,应对患者和家属进行充分的知情告知并尊重家属决定。

3. 对于双胎一胎成骨发育不全的情况可根据其是否对结构正常的胎儿影响及家属的意愿进行下一步的临床诊疗,如继续妊娠或是减胎等。

【预后】

OI 是一种先天性疾病,目前为止仍没有根治的方法。治疗上以预防为主,主要是预防患儿骨折。骨科手术矫治则分为多段截骨矫形、内固定、短肢延长等 3 大类。目前,

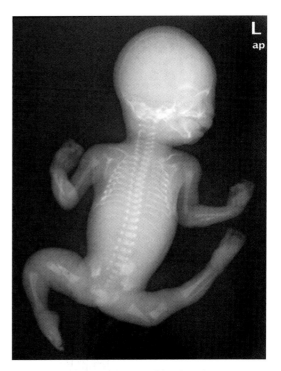

图 10-5-3 成骨发育不全示意图
双胎一胎四肢短小,长骨骨折

主要采用二膦酸盐类(bisphosphonate,BPT)进行药物治疗 OI。BPT 具有特异性骨亲和力,可以沉积于骨,抑制破骨细胞活性,进而提高骨强度。基因治疗 OI 方面,最先进的方法是应用正常基因型供体的骨髓间充质干细胞移植进行基因治疗。

Ⅰ型 OI 是唯一一种蓝色巩膜伴随终生的类型。所有的 OI 患者都存在骨折和脊柱侧弯的风险。总体来讲,当胎儿诊断为 OI 后,分型不同,预后不同。按临床危害性:Ⅱ型 > Ⅲ型 > Ⅳ型 = Ⅴ型 = Ⅵ型 = Ⅶ型 > Ⅰ型。

三、先天性马蹄内翻足

【临床表现与诊断】

先天性马蹄内翻足(congenital clubfoot deformity)是一种较常见畸形,指腿踝关节以及足部之间的三维位置关系异常,伴软组织异常,可伴有髋骨发育不良和多趾。与遗传因素相关,病因不明,多认为与胎儿在宫内足部位置不正,发育异常有关。发生率与种族、性别有关,据统计发病率约为 0.1%,约 50% 为双侧,男、女之比为 2.5:1,可单独存在或合并其他畸形,如 18 三体综合征(图 10-5-4)。

检出先天性马蹄内翻足最重要的手段是产前超声,目前认为最合适的检查孕周为 18~28 周,该时期羊水相对较多,不易受空间位置影响,三维超声及连续顺序追踪法可提高准确率,此检查双胎妊娠的假阳性率高于单胎。超声图像特征为:①采取连续顺序追踪法多切面、由近端向远端进行检查,胎儿足底向内侧翻转,小腿胫腓骨长轴切面与足底在同一平面显示,经多次观察胎足活动后,小腿与足底的角度不变,姿势固定;②可合并血管或其他部位的畸形。

马蹄内翻足诊断磁共振检查仅作为辅助诊断,不常规采取。

超声提示合并其他畸形的马蹄内翻足应进行产前诊断以排除染色体和基因异常。单纯的马蹄内翻足可以动态观察,自愿选择遗传学产前诊断。

【鉴别诊断】

1. **多关节挛缩症** 足畸形为全身多关节畸形的一部分,全身多数肌肉变硬、萎缩,马蹄足僵硬,不易矫正。多关节挛缩症需做基因检测。

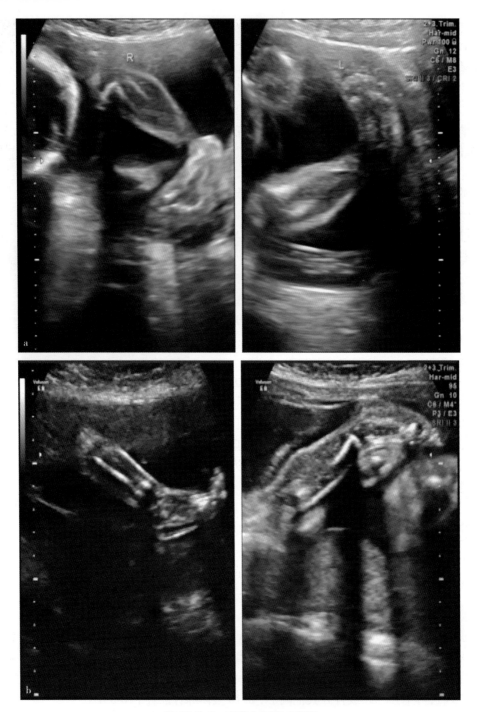

图 10-5-4   马蹄内翻足示意图

双胎一胎先天性马蹄内翻足(a)及另一胎正常胎儿(b)

2. **脑瘫后马蹄足**   胎儿在围产期或出生后有缺氧史,大多于出生后发现异常,常伴有智力减退,随生长发育马蹄足畸形愈加明显,在睡眠中可减轻甚至消失。内翻少,伴双下肢交叉步态,下肢肌痉挛明显。

3. **其他**   还应与新生儿足内翻、脊髓灰质炎后遗马蹄足、神经源性马蹄足等相鉴别。

【处理】

1. 若超声发现胎儿马蹄内翻足,需仔细检查排除其他畸形,是否存在羊水过少和子宫畸形。

2. 超声提示合并其他畸形的马蹄内翻足应行遗传学产前诊断。排除基因缺陷和染色体问题后,定期产检,关注羊水情况。

3. 若为单纯性马蹄内翻足,目前认为出生后越早开始治疗,越能达到更佳的治疗效果。治疗方法包括手术与保守治疗。Ponseti 方法(即早期连续石膏矫形＋皮下跟腱切断术＋足外展矫形支具)已成为治疗特发性马蹄足的金标准。近来,与传统 Ponseti 技术相比,改良 Ponseti 方法在每次石膏固定前,先采用手法按摩复位,石膏固定拆除后再次手法按摩复位,通过不断的手法复位,尽可能矫正患儿存在的畸形。目前尚无统一的手术治疗适应证标准。

【预后】

手术治疗后仅 10% 左右患者预后较差。因此,产前诊断为单纯性马蹄内翻足时,不应盲目终止妊娠。先天性马蹄内翻足若合并染色体畸形或多发畸形,预后不良。

四、半椎体畸形

【临床表现与诊断】

半椎体畸形(semi vertebral deformity)是一种先天性脊柱畸形,较少见。可单发或多发,常引起脊柱侧弯、前凸或后凹,同时易伴发其他椎体畸形,导致胎儿发育过程中出现严重脊柱畸形以及胸腔、腹腔畸形。研究显示活产婴儿中,该病的发生率达 0.1% 左右,女性多发。半椎体畸形具体病因不明,可能是脊柱节段间动脉供血不均导致,也有研究表明孕早期摄入某些药物会增加胎儿椎体发育不良的风险,半椎体患儿可伴有基因及染色体异常。

超声图像特征为:冠状切面可见不完整椎体,呈三角形或楔形,与邻近椎体在分布上失去平行,严重者可见侧凸与成角畸形;横切面可见椎体变小,一侧骨化中心缺失或椎体边缘模糊,形态不规则;矢状切面可见后排椎体回声排列不完整或缺失,部分可见相邻椎间隙增宽或变窄,严重者可见脊柱自然弯曲度改变。有学者认为应用冠状切面诊断半椎体畸形可信度最高。三维超声可降低收集图像的难度,是二维超声检查的有利补充(图 10-5-5)。

另外,半椎体位于胸段可合并肋骨缺失,检查时应观察仔细,观察椎体时不可忽视观察椎弓的完整性,椎弓决定了脊柱的稳定性,这对产后病情的进展有重要意义。

同时,半椎体畸形需进行产前遗传学检查,以排除基因或染色体异常。

【鉴别诊断】

半椎体畸形需与其他脊柱畸形进行鉴别,如脊柱裂、脊髓纵裂、骶尾部畸胎瘤、椎体冠状裂等其他椎体畸形。

【处理】

1. **动态监测** 大部分半椎体畸形在产前即可见脊柱侧弯或后凸,部分单发半椎体产前甚至在新生儿时期不存在明显脊柱生理弯曲的改变,但会随着患儿出生后的生长发育而进行性加重。由于产前超声,尤其是三维容积成像技术,能较好地分辨椎体的骨化中心,比较相邻骨化中心的大小,较准确地定位,使得超声产前诊断半椎体畸形成为可能。产期应定期产检,超声随访,了解胎儿在宫内的发育情况。

2. 建议行羊水穿刺,胎儿父母进行遗传咨询和多学科会诊。

3. 产后新生儿科就诊咨询。

【预后】

半椎体畸形常于出生后出现脊柱侧弯而经 X 线检查确诊,对出生后儿童的健康成长形成严峻挑战。虽可经人工摘除术在产后行手术干预,但由于操作难度高、恢复期长、效果不理想等原因,临床倾向于优先预防。

【未来展望】

随着全外显子检测,染色体检测的逐渐普及,遗传咨询对于骨骼畸形的诊断变得更加重要。对骨骼畸形胎儿的诊断,亦需要仔细询问家族史和不良孕产史。胎儿骨骼畸形明确遗传病因后,可进行植入前检测获得健康后代。无论是否为致死性骨骼系统畸形,常对孕妇及其家庭造成巨大的心理压力,临床工作中应针对不同的畸形,做好相应的人文关怀和护理工作。针对此类疾病,临床重点工作在于如何获得产前清晰的骨骼成像及正确诊断,做好优生优育及产后早期治疗。

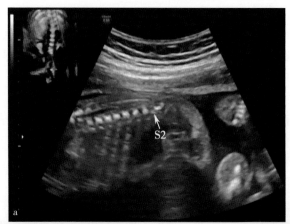

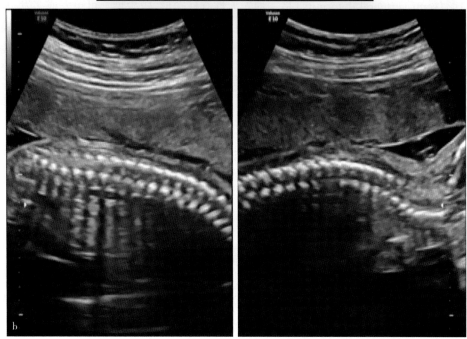

图 10-5-5　半椎体畸形示意图

为双胎一胎半椎体畸形（a）及另一胎正常胎儿（b）

【管理流程】（表 10-5-1）

表 10-5-1　双胎胎儿骨骼系统异常管理流程

孕期	□ 绒毛膜性鉴定	□ 妊娠 8 周之前
		□ 妊娠 11~13^{+6} 周
	□ NT 检测	□ 妊娠 11~13^{+6} 周
	□ 胎儿结构畸形筛查	□ 妊娠 18~22 周
	□ 遗传咨询	□ 家族史
		□ 夫妻年龄
		□ 孕期药物、辐射等接触史
		□ 检测方法告知

续表

孕期	□ 胎儿羊水检查	□ 基因检测
		□ 染色体 CNV
		□ 染色体核型
	□ 选择治疗方案	□ 选择性减胎术
		□ 每 2 周超声监测
	□ 术后超声监测	□每周 1 次
		□手术 2 周后每 1~2 周 1 次
	□ 胎儿磁共振检查	
围产期	□ 超声监测评估	□ 产时减胎

【参考病例】

患者李某,28 岁。

主诉:孕 5 个月余,超声提示双胎一胎骨骼发育异常 3 周。

现病史:患者平素月经规律,末次月经具体不详,孕早期无患病及服药史,定期产检。孕早期双胎 NT 均正常,超声提示双绒毛膜双羊膜囊双胎,16 周无创 DNA 筛查低风险。孕 18 周超声提示双胎一胎股骨及肱骨长度小于孕周,并弯曲成角。孕期无头晕、头痛,无胸闷、憋喘,无视物不清,双下肢无水肿。

既往史:否认心脏病、糖尿病及高血压病史,家族史。

辅助检查:超声提示胎儿 1 胎头轮廓完整,脑中线居中,双顶径约 4.2cm。脊柱呈双光带,未见明显中断。心率约 158 次 /min。腹壁回声连续。双侧肱骨可见,双侧股骨可见。股骨长约 2.2cm,肱骨长约 2.0cm。双侧肱骨、股骨弯曲成角。胎儿 2 双顶径约 4.3cm,股骨长约 2.3cm,腹围 13cm,心率约 155 次 /min。

羊水穿刺染色体结果提示:胎儿 1:核型 46,XN,染色体 CNV 未见异常;胎儿 2:核型 46,XN,染色体 CNV 未见异常。全外显子测序结果提示胎儿 1 携带 *COL1A1* 基因杂合突变 c.1976G>C(p.G659A),为已知致病突变;胎儿 2 未检出与临床症状相符的基因变异。

胎盘附着在子宫前壁,成熟度 0 级,厚约 2.1cm。胎盘下缘距宫颈内口约 3.3cm。

羊水深度约 3.8cm。胎儿颜面部及部分肢体因胎儿尚小显示不清。

超声提示:①双胎妊娠;②双胎一胎四肢略短小,长骨弯曲成角。

产前基因检测提示:双胎一胎成骨发育不全。

入院诊断:①双绒毛膜性双胎中一胎成骨发育不全;② G_1P_0,妊娠 22^{+4} 周,LOA/LSA。

治疗经过:经过详细的遗传咨询,家属强烈要求减胎。完善各项入院常规检查,经过充分交代及知情同意,患者选择射氯化钾减胎术治疗。

预后:患者术后定期超声检测,骨骼畸形胎儿未见胎心,体积逐渐减小,于妊娠 38 周成功分娩一足月儿及纸样胎儿。

思 考

1. 双绒毛膜性双胎中一胎成骨发育不全的产前诊断要点。
2. 双绒毛膜性双胎中一胎成骨发育不全终止妊娠的方式。

（吕 远 魏 军）

第六节　泌尿系统异常

关键点

1. 影像学检查产前超声和 MRI 是目前筛查和诊断胎儿泌尿系统异常的最佳方法。

2. 孕期需每 2 周超声密切动态监测胎儿异常情况、进展和发育情况。

3. 遗传学检查和遗传咨询非常必要,与胎儿预后关系最密切的是胎儿是否有染色体或基因异常及合并其他畸形的情况。

4. 根据病情选择宫内治疗、产时治疗或新生儿治疗。如双胎一胎严重泌尿系统畸形并且影响结构正常胎儿的发育可选择减胎。

胎儿泌尿系统畸形的发生率较高,为 0.15%~0.4%,在各系统畸形中占的比例大,为 15%~20%,以先天性肾积水、肾囊肿、肾发育不良、膀胱外翻等多见,随着产前诊断的迅速发展,马蹄肾、异位肾、尿道梗阻以及性腺异常等相对少见病种检出率也明显增加,有时伴有其他脏器畸形,与遗传、环境等相关。在双胎妊娠胎儿畸形中,与单绒毛膜双胎畸形相比,双绒毛膜双胎畸形中泌尿系统畸形比例显著增加。在我国双胎妊娠一胎畸形的文献报道中,泌尿系统异常占比 13%~14%。总体说来,单侧泌尿系畸形不伴有其他系统异常者一般预后较好,而双侧严重的泌尿系畸形或单侧泌尿系畸形伴其他系统异常,常提示严重的染色体或基因异常,一般预后较差。由于某些严重的先天性泌尿系畸形可导致严重的围产儿预后不良,给家庭带来严重的心理及经济负担,因此胎儿泌尿系畸形的产前诊断尤为重要。

一、肾积水

【概述】

肾积水(hydronephrosis)是由泌尿系统梗阻性病变或非梗阻性病变引起的肾盂积水,从而导致肾盂和 / 或肾盏的异常扩张。在各种类型的胎儿泌尿系畸形中,以先天性肾盂积水最为常见,约占 50% 左右。

【临床表现】

肾积水最常见的是肾盂输尿管连接处梗阻、膀胱输尿管反流、后尿道瓣膜以及重复肾的梗阻,可伴肾实质的改变(图 10-6-1)。

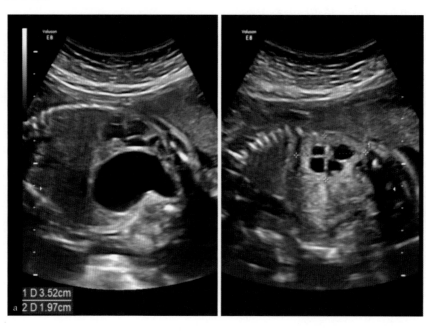

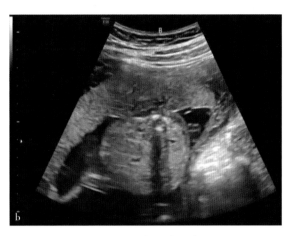

图 10-6-1　肾积水超声图
双胎中一胎单侧肾积水(a)及另外一胎正常胎儿(b)

【辅助检查】

1. **超声检查**　孕早期超声筛查:阴式高分辨率超声 9 周可显示胎儿肾脏,12 周时可辨别肾内部分结构。经腹高分辨率超声 14 周可显示胎儿肾脏。18~20 周时,肾窦及肾脏边缘反射增强,如果出现肾盂积水畸形此时间段可检出。一旦确诊为胎儿泌尿系统异常,应增加产检及超声检查的频率,建议每 2~3 周进行超声检查。

2. **MRI**　为进一步明确疾病类型和程度,在超声检查出现异常情况下需要进行胎儿磁共振(MRI)检查,胎儿 MRI 检查建议在妊娠 26 周以后进行。

【诊断】

超声检查可以对肾积水作出诊断,MRI 检查可以作为补充检查。肾盂前后径增宽是最早出现及最主要的表现,经腹高分辨率超声 14 周可显示胎儿肾脏。18~20 周时,肾窦及肾脏边缘反射增强,如果出现肾盂积水畸形此时间段可检出。临床通常按 Grignon 等的分级标准进行诊断评级:Ⅰ级(APD<10mm),肾盏正常;Ⅱ级(APD 10~15mm),肾盏正常;Ⅲ级(APD>15mm)肾盏轻度扩张,Ⅳ级(APD>15mm)肾盏中度扩张,Ⅴ级(APD>15mm)肾盏重度扩张,肾实质变薄。

【鉴别诊断】

胎儿肾积水尤其需与多囊性肾发育不良鉴别。前者周边的囊性无回声区为扩张的肾盏,与肾盂相通,可见正常肾皮质,肾形态正常;多囊性发育不良肾无正常肾的形态,周边无正常肾实质。除此以外,还应仔细鉴别积水原因,排除输尿管、膀胱等尿道异常。

【处理】

1. 掌握肾积水的诊断时间,正确判断肾积水的程度、形成原因、类型,给孕妇合理的建议,是产前诊断需要解决的重点。肾积水动态随访很重要,一旦诊断,需在 2～3 周内重复进行超声检查,羊水量和肾实质厚度是评估肾积水严重程度的重要指标。

2. **遗传学检查和遗传咨询**　孤立性的肾积水一般不合并有染色体异常,但合并其他系统畸形的肾积水染色体异常的发生率升高,包括 21 三体、18 三体综合征等。因此需要完善胎儿遗传学检查,并进行详细的遗传咨询。

3. **宫内介入治疗**　目前宫内治疗产前肾积水仍有争议,期待疗法是羊水正常的病例首选治疗方法。对于严重的肾积水和进行性加重者,尤其是梗阻将导致肾脏发育损害,在排除了遗传染色体等异常后,可以选择宫内介入治疗。

4. **终止妊娠时机**　大部分产前肾积水胎儿都可期待治疗到足月,但对于羊水过少而胎肺已经成熟的胎儿可考虑选择提前终止妊娠,尤其是 34 周之后的胎儿,但目前尚未有证据显示提前终止妊娠可改善远期预后。

【预后】

最早出现及最主要的表现是肾盂前后径 APD 增宽,如果胎儿染色体核型明确异常,胎儿预后极差。羊水过少是预后不良的重要指标。如果连续超声监测下出现羊水极少,肾脏重度积水,肾皮质变薄,肾实质回声增强,失去正常肾脏结构声像,膀胱壁增厚等表现,提示胎儿肾功能严重受损。胎儿出现单纯肾盂积水的概率相对较高,若胎儿超声检查双侧肾出现梗死性肾盂积水,预后相对较差。

单纯肾盂积水发病率较高,大部分预后较好,新生儿产后 5~7 天进行随访,此时期新生儿已不再受母体黄体酮类激素影响而致平滑肌松弛。有研究认为对于孕期诊断为 Grignon Ⅰ~Ⅱ级(生理性肾积水)的患儿,出生后也应严密随访,应在新生儿出生后的 1、3、6、12 个月进行随访检查,如积水消失或减轻,以后可不再随访。如出生后检查肾积水与胎儿期不符,并且进行性加重,应尽早手术治疗,可以达到满意疗效。国外也有研究显示 APD<10mm 的胎儿预后良好,APD10~15mm 胎儿中的 23% 和 APD>15mm 胎儿中的64% 需后续治疗。

二、多囊肾

【概述】

多囊肾可为单侧或者双侧。单纯性单侧多囊肾多考虑发育问题,并且预后较好。双侧多囊肾是一种双侧肾脏囊性改变但不伴有结构异常的遗传性疾病。根据遗传方式不同,可分为常染色体显性遗传多囊肾病(autosomal dominant polycystic kidney disease,ADPKD)和常染色隐性遗传多囊肾病(autosomal recessive polycystic kidney disease,ARPKD)。

ADPKD 又称为成人型多囊肾,活产儿中发病率约 1/1 000~1/400,再发率为 50%,本病常双侧肾脏受累,但可不对称,羊水量一般正常。检查胎儿父母双方肾脏时,发现父母之一有肾囊肿是诊断胎儿成人型多囊肾的重要依据。

ARPKD 又称为婴儿型多囊肾,活产儿中发病率大致为 1/40 000~1/10 000,再发率为 25%,其特点是双侧肾脏增大,呈对称性,肾脏实质内充满扩张的集合管。有些肾脏巨大,可占满整个腹腔。孕中后期可合并羊水过少及膀胱不显示。胎儿父母均正常。

【临床表现与诊断】

多囊肾表现为肾区内多个大小不等的囊肿,这些囊肿可为扩张的集合管,也可为肾脏内其他管道系统的扩张。双侧多囊肾的病变程度有所不同,多数病例在胎儿孕周较大时才可明确诊断(图 10-6-2)。双胎均为多囊肾。

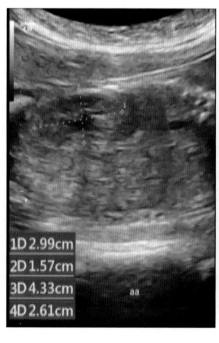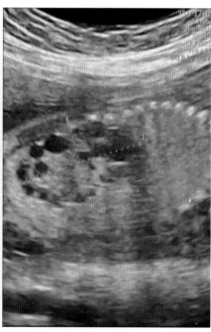

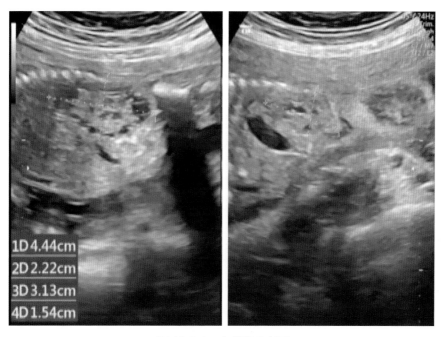

图 10-6-2 多囊肾示意图
双胎均为多囊肾

多囊肾的诊断常须超声多次动态观察,诊断标准如下:

成人型多囊肾:双侧肾脏增大,肾实质回声增强,肾内见多个大小不等的囊性结构,其羊水量正常或略少。

婴儿型多囊肾:双侧肾脏对称性增大,弥漫性实质回声增强,皮质与集合系统分界不清,羊水过少,肾小管扩张。

MRI 对判别是否是多囊肾,尤其是在羊水正常的病例有一定的辅助作用。

羊水穿刺后行基因检测在多囊肾的检测中具有决定作用。*PKD1* 基因突变通常导致常染色体显性遗传多囊肾病,*PKHD1* 基因突变通常导致常染色隐性遗传多囊肾病。

【鉴别诊断】

多囊肾应与肾囊肿鉴别。后者为肾内单房、孤立囊肿,囊外肾组织正常,囊内无肾单位,囊腔外周有纤维包膜。成人型多囊肾通常有家族史,见于父母甚至上一代,婴儿型多囊肾家族史可见于同胞,如上一胎是否患病。

【处理】

需进一步排除合并其他泌尿系统畸形以及其他系统畸形的可能,多种畸形存在时考虑遗传性综合征的可能。

必要时对父母甚至祖父辈亲属行超声检查,收集详细的家族史。如果产前诊断明确为婴儿型多囊肾或成人型多囊肾,需对家属进行详细的遗传咨询,充分告知。

【预后】

多囊肾有遗传性,成人型多囊肾通常预后良好,病变进展较慢,平均发病年龄在 35 岁左右。单侧的多囊肾预后通常良好。婴儿型多囊肾预后较差,常合并羊水过少、肺发育不良,常于胎儿期或出生后死亡,即使部分胎儿能存活,但产后仍需密切关注各种并发症的可能,如喂养困难、高血压、发育不良、低钠血症等。

三、肾缺如

【概述】

肾缺如(renal agenesis)是由于肾脏不能完全发育所造成的先天性疾病,表现为双侧或单侧肾脏缺失的畸形。活产儿中双侧肾缺如发病率约为 1/1 000,单侧肾缺如发病率约为 1/3 000,男女发生双侧肾缺如、单侧肾缺如畸形的比例分别为 3∶1、1∶1。双侧肾缺如与染色体异常相关程度高,新生儿呈 Potter 面容(眼距宽、扁鼻、短下颚、低位耳等),且可合并有其他畸形。

【临床表现与诊断】

超声检查:肾缺如尤其是双肾缺如的超声异常表现在孕早期即可由超声观察到(图 10-6-3)。

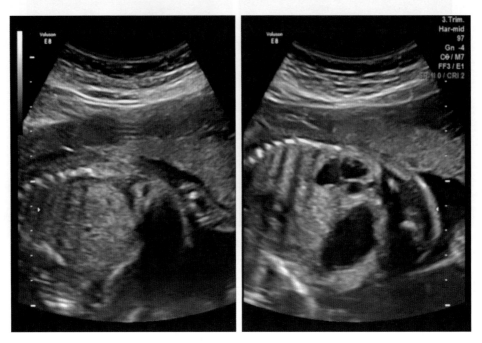

图 10-6-3　肾缺如示意图
双胎中一胎一侧肾积水,一侧肾缺如

在典型的超声声像图上,正常肾脏表现为胎儿脊柱旁椭圆形的稍低回声,不易与肠管及腹腔内实性包块区分。膀胱充盈时肾盂可轻度分离,对胎儿肾脏的清楚显示及辨认有帮助。双肾缺如表现为双肾区未见肾脏回声,不显示膀胱,羊水过少,肾上腺"平卧征"。彩色多普勒未见腹主动脉的肾动脉分支。而单侧肾缺如声像图上仅在脊柱一旁观察到肾脏,另一侧缺如。超声不能明确诊断时,可考虑磁共振扫描检查。

【鉴别诊断】

与异位肾,肾发育不良相鉴别。由于超声技术和测量时胎位的限制,不能盲目根据产前超声结果诊断为肾缺如,应考虑异位肾、严重肾发育不良的可能。

【处理】

产前诊断非常重要,B 超提示肾缺如以外,常伴有羊水过少、胎儿生长受限等情况。单侧肾缺如者需进行详细的超声检查,以排除合并其他系统畸形(常见为心脏畸形)的可能,另外,因对侧肾脏畸形的发生率较高,应定期超声监测,排除对侧肾脏畸形的可能。

【预后】

肾缺如有单侧肾缺如和双侧肾缺如,单侧肾缺如者,对侧肾脏代偿增大,羊水量正常,不影响胎儿泌尿道功能和生长发育,产后也可正常生存,需随访以排除反流以及对侧肾脏畸形等情况;胎儿双侧肾不发育是一种致死性的先天性泌尿系统异常,可因肺发育不全而在出生后死亡,预后差,需做好对家属充分的知情同意及交代工作。

四、马蹄肾

【概述】

马蹄肾(horseshoe kidney,HSK)是最常见的肾脏融合畸形,据报道胎儿马蹄肾的发病率约为 1/400,常见于男性胎儿,其发生在胚胎第 5~8 周后,肾组织在盆腔、动脉分叉处相互接近,在动脉分叉处两肾下极互相融合,形态呈"马蹄状"改变而得名。也有少数病例是两肾上极或双极融合。常认为马蹄肾与染色体异常有关,如 21 三体综合征、Turner 综合征等。

【临床表现与诊断】

胎儿马蹄肾的产前超声图像特征有:①双肾的冠状切面扫查,显示双肾下极融合,但连续观察斜冠状切面显示更加清晰;②横切面扫查,测量双肾肾盂角,马蹄肾的双肾肾盂角缩小明显(<180°),典型者<140°;③在斜冠状切面及横切面扫查,可显示胎儿双肾在脊柱前方、腹主动脉和下腔静脉前方互相融合,呈 U 形,即峡部,此征象为马蹄肾的经典特征。

【鉴别诊断】

本病主要与肾旋转不良、腹膜后肿瘤鉴别。肾旋转不良时肾影长轴变直,肾盂未朝向中线,肾盏及指向侧面。

【处理】

孕期不需特殊干预,为排查其他可能合并的畸形(如心血管系统、骨骼肌肉系统),定期行胎儿超声检查。胎儿马蹄肾不是剖宫产的指征,采用常规的产科管理即可。再次妊娠时建议行系统全面的超声检查,排除肾脏异常。

【预后】

由于两侧输尿管受压,出生后易发生尿路梗阻性疾病及感染,同时尿路结石等泌尿系统疾病发病率升高,所以应做好生后随访工作。HSK 本身并不会直接影响患者的生存,而且一般不导致死亡。当马蹄肾胎儿合并肾外畸形或染色体异常时,预后多取决于合并异常、畸形的类型。

五、异位肾

【概述】

异位肾(ectopic kidney)系异常血管影响胚胎期肾脏上升至正常位置,导致的先天性肾异常。根据位置异常可分为盆腔异位肾、交叉异位肾(一侧肾越过脊柱到对侧,可出现肾下极融合)、腰椎异位肾、非融合异位,各自发生率大致为 55%、27%、12%、5%,异位到胸腔的病例极其罕见。异位肾发病率大约为1/1 200,男女比例 1:1,累计双侧者约占 10%。再发风险低。

【临床表现与诊断】

超声检查是异位肾的首选检查和动态监测的手段(图 10-6-4)。

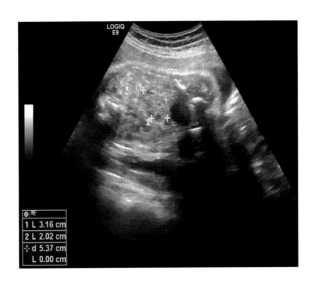

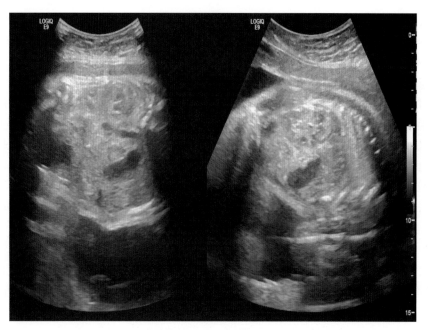

图 10-6-4　异位肾示意图

双胎中一胎膀胱左上方见异位左肾(上),另一胎肾脏位置正常(下)

MRI 具有大视野及功能成像的优点,能比较准确地显示异位肾的位置、大小及信号变化,可在腹盆腔或胸腔内发现肾脏组织信号,在 DW_1 上呈高信号,故在胎儿异位肾畸形中具有极高的诊断价值。

声像图特征:

1. **盆腔异位肾**　盆腔内显示异位肾脏图像或盆腔内一实质性包块。在同侧腰部肾床区(肾脏的脂肪组织层)不能显示肾脏,同侧肾上腺呈"平卧"征,对侧肾脏较大。盆腔异位肾发育不良时表现为比正常值偏小的肾脏图像或低回声包块。

2. **交叉异位肾**　多位于右侧,异位侧肾脏明显增大呈分叶状,多下极融合,也可表现为独立的两个肾脏。与盆腔异位肾相似,在一侧肾床区不能显示肾脏,同侧肾上腺表现为"平卧"征。

3. **胸腔异位肾**　本病极少见,正常腰部肾床区无肾脏显示,但在胸腔纵隔内可检出肾脏图像时,应考虑本病的可能。

【鉴别诊断】

异位肾诊断需要同游走肾相鉴别。后者多见于右肾,肾被腹膜包裹而肾蒂松弛,多动度大,可在腹部移动,有的可跨越中线到对侧腹部,或降至下腹部或骨盆内,也可移动至正常位置。

【处理】

需进行系统全面的胎儿结构畸形筛查,常见的包括骨骼系统以及心血管系统等,尤其是胎儿的整个泌尿生殖系统。排除其他畸形的单纯性异位肾常无染色体异常,因此建议当合并有其他畸形时,行产前诊断核型和染色体拷贝数变异(CNV)检查。

【预后】

异位肾若合并其他畸形,可有不良预后结局,胎儿预后与合并其他畸形的程度有关。虽然孤立性异位肾(即排除其他畸形)胎儿预后良好,但仍建议动态随访至青年期。单纯单侧异位肾预后较好,不需处理。

六、尿道下裂

【概述】

尿道下裂(hypospadias)是小儿泌尿系统常见的先天性畸形,指尿道异位开口于龟头腹侧至会阴部的任何部位,伴有包皮分布异常,在男性新生儿中的发病率约 1.5/1 000~5/1 000。其发生原因尚不明确,可能与外界环境干扰、染色体、胎盘等多因素相关。

【临床表现与诊断】

超声检查是尿道下裂的首选检查及动态监测的主要手段(图10-6-5)。

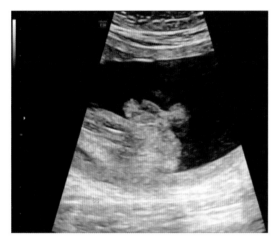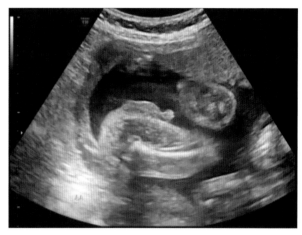

图10-6-5　尿道下裂示意图
双胎中一胎尿道下裂(左),另一胎外生殖器正常(右)

超声特征主要包括阴茎粗短、阴囊分离、阴茎阴囊部分转位所致"郁金香征";阴茎末端变宽,可伴向腹侧弯曲;单纯阴茎短小或阴茎显示不清(阴茎末端低于阴囊表面水平);尿道显示异常(尿道开口于阴茎体部、根部,或显示不清);喷尿异常(尿流形状呈扇形,开口起自于阴茎体部、根部或会阴部)。不同超声征象诊断准确率有差异,其中实时显示胎儿尿道或排尿异常诊断率较高。

目前我国禁止非医学需要的胎儿性别鉴定,但产前筛查超声对外生殖器的观察还是十分有必要的。根据尿道口位置不同分为3类,①前位尿道下裂:约50%,包括龟头型、冠状沟型及阴茎体远端型(阴茎体远端1/3);②中间位尿道下裂:约30%,尿道开口于阴茎体中间1/3;③后位尿道下裂:尿道开口于阴茎体后1/3至会阴部任何位置,约20%。

【鉴别诊断】

由于受孕周的影响且多数异常病例都合并有隐睾,所以对严重的尿道下裂合并阴茎阴囊转位的诊断有一定困难。

【处理】

尿道下裂需要依靠胎儿染色体核型分析对胎儿生物学性别进行明确。胎儿睾丸的下降约在孕28~32周,对睾丸的检查有助于对男性生殖器的认定。

当孕周较小无法确诊异常的情况下,为避免因为孕周小、发育不完全导致误诊漏诊,应叮嘱孕妇择日复查。尿道下裂畸形在大多数病例中是单独存在的,但少数病例也合并其他泌尿生殖系统畸形。因此应对尿道下裂胎儿行全面的超声检测。对尿道下裂胎儿,主要采取常规的产科管理即可。

【预后】

生后的尿道下裂患者,无论是在生理还是在心理方面都会受到一定影响,所以必须行手术治疗。目前多主张1岁后行矫正手术,由于术后并发症较多,效果并不理想,因此,高准确率的产前诊断显得尤为重要。

【未来展望】

治疗胎儿泌尿系统畸形下尿路梗阻的新型双猪尾式引流器,可在孕妇羊膜腔和腹膜腔内分流,从而使尿液由胎儿膀胱有效流至宫内,保证胎儿肺部发育。如何依托技术的进步,使之安全应用于临床并推广,也将是未来该领域的研究方向之一。胎儿泌尿系统畸形是很多染色体病及单基因病的症状之一,因此在有条件的医疗机构,除染色体检查外,应对胎儿进行基因检测以明确诊断及评估预后。遗传咨询在泌尿系统中是必不可少的。鉴于泌尿生殖器畸形的特殊性和复杂性,可根据各区域先天泌尿系统异常统计情况,制定相应的专病监测系统,依托规范有效的超声监测,做好先天泌尿系统畸形的预后评价和终生治疗工作。

【管理流程】(表 10-6-1)

表 10-6-1　双胎胎儿泌尿系统异常管理流程

孕期	□ 绒毛膜性鉴定	□ 妊娠 8 周之前鉴定
		□ 妊娠 11~13^{+6} 周鉴定
	□ NT 检测	□ 妊娠 11~13^{+6} 周
	□ 胎儿结构畸形筛查	□ 妊娠 18~22 周
	□ 遗传咨询	□ 家族史
		□ 孕期药物、辐射等接触史
		□ 检测方法告知
	□ 胎儿羊水检查	□ 基因检测
		□ 染色体 CNV
		□ 染色体核型
	□ 选择治疗方案	□ 选择性减胎术
		□ 每 2 周超声监测
	□ 超声监测	□ 每 1~2 周 1 次
	□ 胎儿磁共振检查	
围产期	□ 超声监测评估	□ 孕期减胎
		□ 产时手术
		□ 胎儿治疗

【参考病例】

患者王某,27 岁。

主诉:双胎妊娠 8 个月余,胎动 4 个月,胎儿超声提示双胎一胎肾积水。

现病史:平素月经规律,末次月经 2019 年 7 月 30 日。患者孕期定期产检,孕早期超声检查提示双绒毛膜双羊膜囊双胎妊娠,一胎肾积水。孕 24 周行超声检查提示:双胎之一肾积水 1.3cm。产前羊水遗传学检测未见异常。孕 30 周再次检查超声,双胎之一肾积水 1.2cm,肾皮质厚约 0.6cm。目前患者无发热,无头晕、头痛,无胸闷、憋喘,无视物不清,双下肢无水肿。

既往史:G_1P_0,否认心脏病、糖尿病及高血压病史,无遗传病家族史。

辅助检查:彩超(32 周超声)。

胎儿 1:双顶径 7.6cm,头围约 28cm,股骨长约 4.98cm。胎心率:145 次 /min。胎儿双肾集合系统分离 1.1cm,肾皮质厚约 0.6cm。

胎儿 2:双顶径约 7.8cm,头围约 29cm,股骨长约 5.1cm。胎心率:138 次 /min。

羊水深度 1:4.2cm。

羊水深度 2:5.8cm。

母体宫颈长度:2.2cm。

胎盘附着在子宫后壁,胎盘厚度约 2.0cm。成熟度 0 级。

诊断:G_1P_0,双绒毛膜双羊膜囊,孕 32 周,双胎之一肾积水。

诊治:胎儿肾积水进行性减少,肾皮质未见明显减少,继续严密监测继续妊娠。患者 37 周分娩前超声未见明显肾积水表现。顺利分娩,分娩后双胎新生儿肾脏超声检查未见明显异常。

治疗:完善入院常规检查,排除手术禁忌证后,因胎儿双肾积水,在超声监测下,穿刺针经腹壁穿刺进入胎儿肾脏积液处,抽出针芯,置入双猪尾管,边下推猪尾管,边后退穿刺针,置双猪尾管一端在肾脏中,另一端在羊水中,检查无出血。

预后：术后密切关注胎儿情况，定期复查超声。于36周行子宫下段剖宫产术，分娩两活婴，送新生儿观察。孕妇术后正常，恢复良好。

思 考

1. 双绒毛膜性双胎中一胎肾积水。
2. 双绒毛膜性双胎中一胎肾积水临床处理要点。

（吕 远 魏 军）

第七节 颈 部 异 常

关键点

1. 孕期的影像学检查是发现胎儿颈部异常的最主要手段，颈部异常的胎儿需要在孕中期进行详细的超声结构筛查，排除是否合并其他器官或结构畸形，特别注意心血管系统的异常。必要时结合MR进行诊断。

2. 胎儿颈部异常不仅与染色体异常的发生相关，还需考虑基因异常。排除染色体及基因异常和多发畸形的胎儿，绝大多数可以治疗并且预后良好。遗传咨询及多学科会诊对于胎儿颈部异常是必要的。

3. 胎儿颈部包块需明确类型、肿物大小，是否压迫气道及血管，决定是否产时手术。如双胎一胎颈部严重畸形并且影响结构正常胎儿的发育可选择减胎。

【概述】

常见的胎儿颈部异常主要包括孕早期颈项透明层（nuchal translucency，NT）增厚及颈部淋巴管水囊瘤，其他肿块如鳃裂囊肿、甲状腺肿、血管瘤、颈部畸胎瘤等，孕早期NT增厚发生率约为3%~5%，颈部淋巴管水囊瘤的发病率约为1/285。双胎胎儿颈部异常发生率较单胎高。妊娠13周左右的NT测量早孕期的胎儿颈部异常筛查中必不可少，且NT测量在评估其他染色体异常风险、结构畸形及遗传综合征等方面具有非常重要的作用。大多数胎儿颈部肿块的预后与性质、发生原因、大小及有无合并症等有关。为进行明确诊断，建议妊娠合并胎儿颈部异常患者一旦诊断，应转诊至母胎医学中心或产前诊断中心。

一、孕早期颈项透明层增厚

【临床表现与诊断】

孕早期颈项透明层是指胎儿颈后部皮下组织中液体聚积的厚度，其病理生理基础目前不完全清楚。有学者认为，孕10~14周胎儿的淋巴系统未完全发育成熟，在颈部会发生淋巴液少量聚积，淋巴液出现短时间的回流障碍，形成一种暂时性的透明层。如果颈部淋巴回流障碍，淋巴液过多地聚积于颈部，则NT明显增厚。

NT是早孕晚期所有胎儿均出现的一种超声征象，妊娠11~13^{+6}周的正常胎儿颈部均可出现正常厚度的透明带，但妊娠14周后应消退。正常胎儿NT厚度呈正态分布，通用的国际标准是NT厚度超过第95百分位数即为NT增厚。胎儿NT增厚与胎儿染色体非整倍体异常相关，如13三体综合征、18三体综合征、21三体综合征和Turner综合征等，以及也有少部分与基因变异相关，如努南综合征等（图10-7-1）。

目前通用的国际NT厚度超声标准测量方法为英国胎儿医学基金会（Fetal Medicine Foundation，FMF）规定的妊娠11~13^{+6}周测量NT厚度的方法，要求于妊娠11~13^{+6}周、胎儿冠-臀长度为45~84mm时测量NT，图像显示出胎儿上胸部及头部。超声仪器的最小测距为0.1mm。探头声束与胎儿颈背部垂直，在胎儿自然姿势取得胎儿正中矢切面图（即不过伸或过屈）测量NT。注意分辨羊膜及胎儿皮肤。测量皮肤内缘至脊柱外软组织外缘间的最宽距离，此两边缘在超声图像上表现为两条高回声线（即白线），标准规范测量3次，

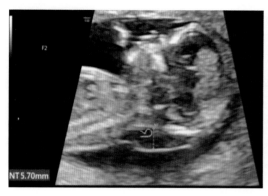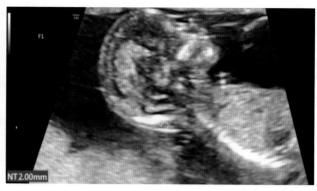

图 10-7-1　NT 增厚示意图
双胎中一胎 NT 增厚胎儿(左)及另一胎正常胎儿(右)

取最大值。如脐带缠绕颈部,应避开脐带测其上方和下方两段的值,取两段平均值,即为 NT 厚度测量值。

目前公认当 NT 厚度超过第 99 百分位数(即 3.5mm)时可肯定认为 NT 增厚。我国大多以 NT ≥ 3.0mm 作为 NT 增厚的标准。

【鉴别诊断】

早孕期颈部扩大增厚,应主要区别的是水囊状淋巴管瘤还是单纯扩大的颈后透明带,在孕早期,水囊状淋巴管瘤有分隔,较易识别。如果颈部增厚没有延伸到整个胎背,不能清晰看出横断面的分隔,可考虑颈后透明带增厚。这两种情况有着不同的结局,水囊状淋巴管瘤胎儿染色体非整倍体的风险比单纯颈后透明带增厚胎儿高 5 倍,自发性死亡危险增加 6 倍,心脏畸形风险增加 12 倍。

【处理】

1. 在妊娠 13 周左右进行详细的超声筛查,包括肝动脉多普勒检查、三尖瓣血流、静脉导管多普勒、早期胎儿超声心动图。

2. 随着 NT 值的增加,胎儿染色体异常、严重心脏畸形和其他结构异常的发生率升高,建议对 NT 厚度 ≥ 3.0mm 胎儿直接行产前诊断;建议对 NT 增厚 2.5~2.9mm 胎儿行妊娠早期染色体非整倍体筛查后根据风险值决定是否行侵入性产前诊断。

3. 对标本进行传统染色体核型分析、染色体拷贝数变异检测及基因检测等通过侵入性检查(绒毛膜穿刺或羊膜腔穿刺等),并需在检测前后进行详细的遗传咨询。

4. 双胎输血综合征孕早期可以表现为一胎 NT 增厚,另一胎 NT 正常。

5. 在妊娠 20~26 周应进行详细的超声筛查,包括胎儿超声心动图,动态监测推荐增加产检及超声检查的次数。

【预后】

排除染色体和基因异常和不合并胎儿其他结构畸形,增厚的 NT 通常会自然消退,这类胎儿预后良好。NT 厚度与胎儿最终预后存在相关性见表 10-7-1。一般来说,NT 厚度越大,胎儿染色体异常发生率越高,预后结局越差。

表 10-7-1　NT 增厚与染色体异常及正常分娩的关系

NT	染色体异常	健康活产
<第 95 百分位数	0.2%	97%
95~99 百分位数	3.7%	93%
3.5~4.4mm	21.1%	70%
4.5~5.4mm	33.3%	50%
5.5~6.4mm	50.5%	30%
>6.5mm	64.5%	15%

二、颈部水囊状淋巴管瘤

胎儿颈部水囊状淋巴管瘤（fetal nuchal cystic hygroma，NCH），又称胎儿颈部淋巴水囊瘤、胎儿颈部淋巴囊肿，是胎儿颈部最常见的异常。孕早期行 NT 超声检查的胎儿中，颈部淋巴管水囊瘤的发生率约为 1/285。孕中晚期颈部淋巴管水囊瘤在新生儿的发病率约为 1/1 000。有研究认为，正常胎儿在 14 周后颈部透明层应消退，如果颈部淋巴管与颈动脉窦发育不良、相通延迟或阻塞，导致颈部淋巴回流障碍，淋巴液过多地聚积在颈部，可使 NT 增厚，进一步发展成为胎儿 NCH。

【临床表现与诊断】

淋巴液的淤滞除了导致颈部淋巴管的过度膨胀外，也可使四肢及躯干毛细淋巴管扩张，引发全身水肿。最常见的发病部位是颈部和腋下，占 95%，其余 5% 可分布于肠系膜、大网膜、纵隔、胸部及四肢等（图 10-7-2）。

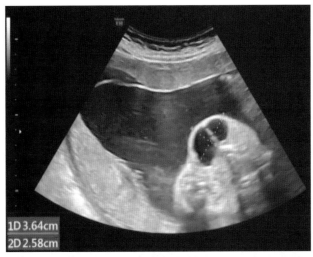

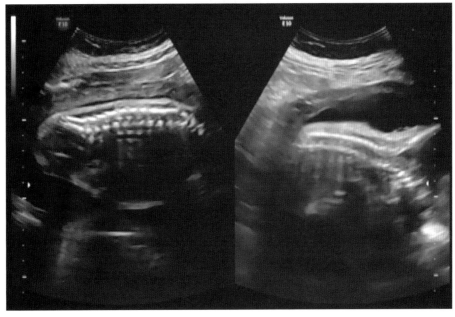

图 10-7-2 水囊状淋巴管瘤示意图
双胎中一胎颈部水囊状淋巴管瘤胎儿（上）及另一胎正常胎儿（下）

1. **超声检查** 孕早期在孕 10~14 周 B 超检查胎儿颈部可发现胎儿颈部囊性淋巴瘤。孕中期可行系统超声筛查，对颈部水囊状淋巴管瘤明确诊断，同时可对胎儿其他器官系统的发育情况进行筛查，进一步明确胎儿是否合并其他结构畸形。

(1)颈部淋巴管瘤的超声诊断标准:

1)无分隔的水囊状淋巴管瘤表现为单房囊性包块,体积较小,多位于颈前两侧。

2)有分隔的水囊状淋巴管瘤表现为多房囊性包块,其内可见分隔光带,体积较大,多见于颈背部。

3)一般表现为颈项部明显增粗,胎儿头颈部围绕一较大囊肿,内为网状间隔,呈多房性无回声囊腔,囊壁较薄、光滑,向前可延伸至胎儿面部,引起面部皮肤高度肿胀,典型者头部外周呈"茧"状。

4)有时胎儿颈部及颈后区可见多房型囊肿,囊壁均匀性较厚,表面光滑,包膜完整;囊内见菲薄强回声间隔,呈放射状排列,无乳头无移动性,有时水囊瘤很大甚至大于胎头。

(2)超声检查时的注意事项:小的淋巴管水囊瘤是可以自然消失的。淋巴管水囊瘤还常合并心脏畸形或骨骼畸形。最常见的心脏畸形有左心发育不良、法洛四联症室间隔缺损等。常见的骨骼畸形有罗伯特综合征和德朗热综合征(Cornelia de Lange syndrome,CdLS)。临床上应与 NT 增厚相鉴别,NT 增厚一般没有分隔,其可从颈后一直延伸至背部,而颈部淋巴管水囊瘤的囊状包块主要集中于颈部,包块内可见多个分隔。

(3)胎儿心脏超声筛查:部分颈部异常患儿,尤其是颈部淋巴管瘤易合并其他的异常,包括心脏异常、胎儿胸腹腔积液、胎儿水肿等,一旦确诊颈部异常,应完善胎儿心脏超声筛查,完善上述筛查后,决定继续妊娠的患者,应增加产检及超声检查的频率。

2. MRI 检查   分辨率更高,能清晰显示肿物的位置、范围以及与周围脏器的关系。对于有条件的医院应尽量完善,但并非临床诊断的必要措施。

3. 染色体检查   对于超声发现的颈部淋巴管瘤应尽早进行绒毛活检、羊水或脐血穿刺完善染色体核型分析及染色体微缺失微重复检测及基因检测等,明确胎儿染色体情况及基因异常。

【鉴别诊断】

参考本节"一、孕早期颈项透明层增厚"鉴别诊断。

【处理】

1. 除外其他畸形   如产检诊断为胎儿水囊状淋巴管瘤的孕妇,即按"高危妊娠"管理,除定期监测胎儿发育是否合并其他畸形、胎儿水肿、胸腹腔积液及宫内安危情况外,还应密切监测肿物的生长速度及羊水量等。胎儿 NCH 较小时对胎儿生长发育无明显影响,当肿物较大可压迫颈部血管、气管,胎儿血液循环受影响,危害胎儿生长发育甚至影响宫内安危。

2. 遗传学检查   对于影像学确诊的患者建议进行染色体、CNV 等检查,必要的时候进行基因检测。对于单纯性的胎儿淋巴管瘤,超声、染色体及基因检查未见明显异常的患儿,孕期应增加产检、超声检查的频次。

3. 遗传咨询及多学科会诊   如出现染色体或基因异常,需进行详细的遗传咨询及多学科会诊,告知风险,处理方法和预后。

4. 颈部畸胎瘤多呈良性,但易引起气道阻塞,且手术残留易复发,可恶变,因此早期手术根治切除是唯一治疗方法。常认为对于病灶局限和体腔深部、诊断不确定的病灶,宜早期手术,以避免因耽搁手术良性畸胎瘤恶变,同时可预防发生肿瘤感染、出血、破裂及并发症。主要可分为以下几种处理方式:

(1)子宫外产时处理(ex utero intrapartum treatment,EXIT):近年来,随着 EXIT 的应用,胎儿颈部异常,尤其是合并呼吸道受压的胎儿预后有所改善。当可能存在气道受压情况时,可选用胎盘支持下分娩方式,即分娩期中行宫外处理 EXIT 步骤,但须做好插管失败时行紧急气管切开术的准备。

(2)产时胎儿手术:胎儿出生时不断脐,直接行气管插管或气管切开,解除呼吸道梗阻,避免胎儿呼吸循环功能障碍,随后根据异常的类型再进行相应的外科处理。

(3)介入治疗:介入治疗是对于包绕重要血管神经的囊性淋巴管瘤首选治疗方法,创伤性小,无瘢痕,可减轻或消除家长的心理负担。

(4)终止妊娠时机:尽量争取妊娠足月,没有剖宫产指征的建议阴道分娩。在分娩的过程中需要新生儿内医师在场协助对新生儿处理。

【预后】

多种因素与胎儿淋巴水囊瘤预后有关,包括水囊瘤类型、遗传学异常等。淋巴水囊瘤可分为无隔和有隔两种类型。无隔水囊瘤妊娠结局和预后较好。若妊娠 20 周前水囊状淋巴管瘤消退,并且不合并染色体异常及其他胎儿畸形时,预后良好。对于染色体核型正常,且不合并其他胎儿畸形的胎儿水囊状淋巴管瘤,预后较好,应在孕期密切随访,持续观察,完善染色体检查,待产后处理。

三、颈部其他包块

【临床表现与诊断】

胎儿颈部其他包块相对少见,如畸胎瘤、甲状腺肿、血管瘤、鳃裂囊肿等。先天性畸胎瘤在新生儿中的发生率约为 1/40 000~1/20 000,大部分在骶尾部发生,发生在颈部的畸胎瘤很少见。胎儿甲状腺功能亢进或减退通常是引起胎儿甲状腺肿的原因;颈部血管瘤和鳃裂囊肿的发病率不详。其他罕见肿瘤,文献报道的有成肌细胞瘤、脂肪瘤、先天性牙龈瘤、转移性肿瘤、舌囊肿、面部囊肿等。胎儿颈部肿块,不论何种类型,都有压迫气管的风险,产前均需评估相关风险,考虑是否行产时手术(EXIT)治疗。大多数胎儿颈部肿块,可出生后手术或药物治疗,预后与其性质来源、大小和有无并发症有关。

1. **孕期超声监测**　一旦确诊为胎儿颈部包块,应增加产检及超声检查的频次,并注意动态监测。

(1)畸胎瘤的超声诊断标准:①囊实相间的肿块,液性暗区内可见分隔,囊内可见回声,呈点状,可密可疏。②实性或囊实混合性肿物,可见强回声,系钙化所致,大小不均,边界清,CDFI 示其内可见条状血流信号。

(2)胎儿甲状腺肿超声影像:常呈对称性,位于气管两侧,内部回声均匀呈分叶状,CDFI 示胎儿甲状腺外周血流丰富,中心血流稀少。胎儿甲状腺肿常合并甲状腺功能减退或甲状腺功能亢进,产前三维超声可根据血管生成情况、骨成熟、胎心率及运动情况等进行鉴别:合并甲状腺功能亢进时肿大甲状腺呈外周型血供分布,胎心率加快、骨化中心生成加快;甲状腺功能减退时呈中心型血供,胎儿运动增加,骨化中心生成延迟,部分胎儿颈部血流速度峰值增高。

(3)血管瘤有时表现为均质性肿块,有时表现为囊实性混合性包块,彩色多普勒超声在肿块内可检测到血流信号。血管瘤由于可伴发胎儿心力衰竭,所以可能出现胎儿水肿。

(4)鳃裂囊肿表现为无回声囊性包块。

2. **MRI 检查**　有着更高分辨率,可清晰显示肿物的位置、范围以及与周围脏器的关系,还可有助于排除颅内病变。有条件的医院可尽量完善此项检查,但并非临床诊断的必要措施。

【鉴别诊断】

1. 参考本节"一、孕早期颈项透明层增厚"鉴别诊断。

2. **口腔寄生胎**　此疾病超声图易与颈部畸胎瘤混淆,前者肿块极不规则,多位于下颌骨的前上方,应仔细观察。

3. **舌下囊肿**　与鳃裂囊肿鉴别,前者位于舌下,呈单个囊性包块。

【处理】

颈部包块若在孕晚期发现,应用超声密切监测肿块变化情况。包块较大时易难产,应选择剖宫产。即使是不大的颈部包块,如甲状腺肿,也可因胎头俯屈不良而发生头盆不称。此外,羊水过多的程度可间接反映胎儿食管气管受压程度,无论正常分娩或剖宫产都应做好应急保障措施。总之,发现胎儿畸胎瘤时,需对家属进行充分的预后交代。

为预防因先天性甲减而引起的呆小症,可及时对此类新生儿用左甲状腺素治疗;若新生儿确诊甲状腺功能亢进,需使用甲巯咪唑或丙硫氧嘧啶等治疗。其他颈部包块,若无气管压迫,常不进行紧急处理。

颈部包块无压迫气管风险时,可生后择期手术治疗。巨大的颈前包块压迫气管时,可选择行产时手术切除。手术切除是畸胎瘤主要处置方法。为避免形成较大创面,血管瘤可选择硬化剂注射治疗。完整切除囊肿及瘘管是鳃裂囊肿唯一有效的根治方法。

【预后】

颈部肿块压迫气管的情况一旦出现,都可造成出生后患儿急性缺氧、呼吸窘迫乃至衰竭。畸胎瘤大多为良性。若出现肿块较大压迫气管、手术治疗不及时等情况,新生儿死亡率可高达80%;手术及时者,死亡率可降至9%~17%。此外,若孕早期出现颈部肿块且体积较大,长期压迫气管,可导致胎儿肺发育不良。血管瘤并发胎儿宫内心力衰竭,常造成死胎或产后死亡。鳃裂囊肿预后常较好,但应注意复发风险。甲状腺肿的预后多数较好,虽然在新生儿期可能出现患儿甲状腺功能不足或亢进,但治疗后甲状腺体积和功能可恢复至正常,仅少数突眼性甲状腺肿(甲状腺功能亢进)的预后可能不良。孕期胎儿若出现甲状腺功能不足,即使新生儿期做了治疗,也不应忽视甲减对听力、智力等可能造成的损伤。

【未来展望】

大部分的颈部异常可通过产时胎儿手术进行干预治疗,未来努力的方向是如何正确把握手术指征,加强多学科合作。应对颈部异常的胎儿进行密切的动态监测,尽早发现胎儿是否出现其他异常并且评估预后。遗传咨询将在胎儿颈部异常的诊治中起到举足轻重的作用。现有的颈部系统异常病例数不足,未来应进行多中心合作,从而进一步统计分析、总结经验。

【管理流程】(表10-7-2)

表 10-7-2　双胎胎儿颈部异常的管理流程

孕期	□ 绒毛膜性鉴定	□ 妊娠 8 周之前
		□ 妊娠 11~13^{+6} 周
	□ NT 检测	□ 妊娠 11~13^{+6} 周
	□ 遗传咨询	□ 家族史
		□ 孕期药物、辐射等接触史
		□ 夫妻年龄
		□ 检测方法告知
	□ 胎儿结构畸形筛查	□ 妊娠 18~22 周
	□ 胎儿绒毛,羊水检查	□ 染色体核型
		□ 染色体 CNV
		□ 基因检测
	□ 选择治疗方案	□ 选择性减胎术
		□ 每 2 周超声监测
	□ 术后超声监测	□ 每周 1 次
		□ 手术 2 周后每 1~2 周 1 次
	□ 胎儿磁共振检查	
围产期	□ 超声监测评估	□ 产时减胎
		□ 产时手术

【参考病例】

患者张某,26 岁。

主诉:停经 9 个月,发现双胎之一颈部肿物近 6 个月。

现病史:平素月经规律,呈 13 岁,5/28 日型,经量中,无痛经。因输卵管因素于 2018 年 3 月 2 日行 IVF-ET 术,移植两枚胚胎,预产期:2019 年 11 月 22 日,患者于停经 30 天自测尿妊娠试验阳性,停经 50 余天 B 超可见两个胎心搏动,确诊为早孕,双胎妊娠。停经 12 周超声检查提示双绒毛膜双胎,一胎 NT0.11cm,另一胎 NT 增厚为 0.37cm。孕 14 周复查超声提示双胎之一颈部淋巴管瘤大小约 2cm×2cm。

孕早期无放射线及毒物接触史,无明显早孕反应。孕 19 周行羊水穿刺提示双胎染色体核型及 CNV 未见异常。孕 4 个月始自觉胎动,活跃至今。孕期平稳,定期产检,糖尿病筛查未见异常。孕期每月复查彩超,于孕 7 个月复查时肿物增长明显,约 7cm×6cm×5cm 大小,孕 8 个月完善胎儿颈部磁共振检查提示肿物压迫胎儿气管。孕期无发热,无阴道流血、排液,孕晚期无头晕、头痛,无视物不清。因孕足月,现为求进一步治疗入院。患者现无腹痛,无阴道流血、排液,胎动良,饮食睡眠可,大、小便正常。

既往史:否认心脏病、糖尿病及高血压病史。否认肝炎结核等传染病史。否认药物及食物过敏史。G_3P_0,人工流产 2 次。

查体:体温 36.6℃,脉搏 88 次 /min,血压 122/78mmHg,呼吸 18 次 /min。神清,无贫血貌,心肺听诊未闻及异常,腹膨隆,腹软,无压痛,未扪及明显宫缩,无阴道流血、排液,双下肢无水肿,四肢活动自如。

辅助检查:入院 NST:反应型。彩超 BpD 9.0/9.2cm,FL 7.2/7.0cm,羊水深 5.0/4.5cm。S/D 2.2/2.0。右侧胎儿颈部偏右侧可见大小 10.3cm×8.6cm×6.2cm 囊性包块,边界清,内呈液性伴分隔。

诊断:双绒毛膜性双胎中一胎颈部淋巴管瘤;G_3P_0,妊娠 37^{+1} 周,LOA/ROA(双绒毛膜双胎);IVF-ET 术后。

治疗:完善各项入院常规检查,完善新生儿外科,影像科及麻醉科等相关科室会诊,因磁共振提示肿物对气管有明显压迫,根据综合会诊意见,次日于 CSEA 下行子宫下段剖宫产术,术中先娩出正常胎儿,随后娩出颈部淋巴管瘤胎儿,娩出胎儿头颈部后不断脐行新生儿气管插管,插管成功后断脐。

预后:新生儿转入新生儿外科病房进一步治疗,于超声引导下介入治疗——淋巴管瘤穿刺放液,平阳霉素瘤腔内注射,术后恢复良好。

思 考

1. 双胎中一胎颈部淋巴管瘤诊断要点。
2. 双胎中一胎颈部淋巴管瘤产时胎儿手术术前评估及手术指征。

（吕 远　魏 军）

参 考 文 献

1. 沈铿,马丁.妇产科学.3 版.北京:人民卫生出版社,2015.
2. 谢幸,孔北华,段涛.妇产科学.9 版.北京:人民卫生出版社,2018.
3. Gijtenbeek M, Shirzada MR, Ten Harkel ADJ, et al. Congenital Heart Defects in Monochorionic Twins: A Systematic Review and Meta-Analysis. J Clin Med, 2019, 8 (6): 902.
4. Deepali O, Prashant O, Kajal M. Evaluation of Fetal Central Nervous System Anomalies by Ultrasound and Its Anatomical Co-relation. J Clin Diagn Res, 2014, 8 (6): Ac05-07.
5. Copp AJ, Stanier P, Greene NDE. Neural tube defects: recent advances, unsolved questions, and controversies. Lancet Neurol, 2013, 12 (8): 799-810.
6. Triebwasser Jourdan E, Treadwell Marjorie C. Prenatal prediction of pulmonary hypoplasia. Semin Fetal Neonatal Med, 2017, 22 (4): 245-249.
7. 黄帅,漆洪波.胎儿宫内治疗性分流术.中国实用妇科与产科杂志,2011, 27 (4): 253-255.
8. Angela RM, Mariano L, Stefano F, et al. Major Discordant Structural Anomalies in Monochorionic Twins: Spectrum and Outcomes. Twin Res Hum Genet, 2018, 21 (6): 546-555.
9. 钟世林,方群,韩振艳,等.双胎妊娠胎儿畸形的分布及相关因素分析.中国产前诊断杂志 (电子版), 2012 (3): 6-10.
10. Corey F, Paul Z, Eveline L, et al. Outcomes of multi-gestational pregnancies affected by esophageal atresia-tracheoesophageal fistula. J Pediatr Surg, 2019, 54 (10).
11. 任远,卢彦平,孟元光.软骨发育不全的产前诊断及出生后治疗进展.中华妇产科杂志,2016, 51 (10): 785-787.
12. 李松,袁静,许烨烨,等.Ⅳ型成骨发育不全家系的遗传分析.现代妇产科进展,2015, 24 (03): 205-208.
13. 陈新宵,吴洁丽,徐峰.先天性胎儿马蹄内翻足的超声表现与临床结局观察.中国优生与遗传杂志,2017, 25 (05): 112-113.

14. 赵策瑶, 龙莎, 吴燕华, 等. 胎儿半椎体畸形超声表现. 中国医药科学, 2018, 8 (17): 164-167.

15. 罗金英, 陈小梅, 陈水仙, 等. 双胎妊娠一胎畸形的临床特点及相关因素分析. 现代妇产科进展, 2016, 25 (12): 928-930.

16. 兰喜月. 胎儿期多囊肾的产前超声诊断及其结局分析. 临床超声医学杂志, 2014, 16 (03): 210-211.

17. 李小花, 张忠路, 刘阿庆, 等. 胎儿尿道下裂的超声诊断. 中国医学影像学杂志, 2017, 25 (06): 470-473.

18. 殷林亮, 邓学东, 杨忠. 孕 11~13 (+6) 周胎儿颈项透明层增厚的临床意义. 中华医学超声杂志 (电子版), 2014, 11 (04): 295-300.

19. 廖灿. 胎儿结构发育异常的遗传咨询. 北京 : 人民卫生出版社, 2019.

20. 孙瑜, 杨慧霞. 胎儿颈部淋巴水囊瘤的预后. 中华围产医学杂志, 2017, 20 (3): 170-171.

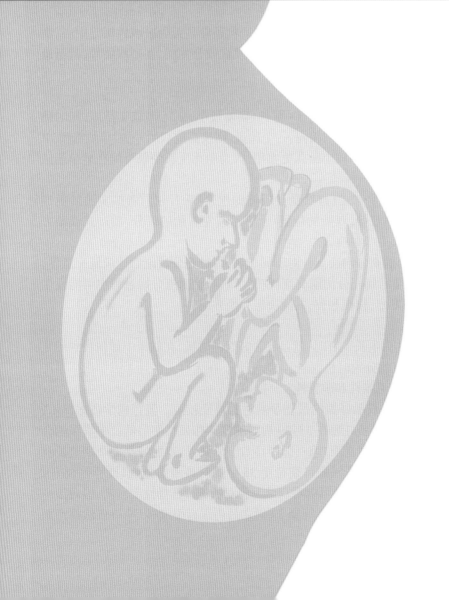

第十一章

分　娩

妊娠满 28 周(196 天)及以上,胎儿及其附属物从临产开始到全部从母体娩出的过程,称为分娩。妊娠达到 28~36^{+6} 周(196~258 天)期间分娩称早产;妊娠达到 37~41^{+6} 周(259~293 天)期间分娩称足月产;妊娠达到及超过 42 周(≥ 294 天)期间分娩称过期产。双胎妊娠时几乎所有潜在妊娠并发症的发病率都比较高,但是发生过期产的概率极低。相对于单胎妊娠,双胎妊娠的分娩具有较大的风险,处理有着较大的难度,因此对于双胎妊娠分娩的合理管理,对于减少母儿并发症、提高围产儿质量有着重大的意义。

第一节　分娩时机和分娩方式

关键点

1. 对于双胎妊娠的分娩时机和分娩方式选择取决于孕周大小的确定、绒毛膜性、双胎儿的胎方位以及是否存在合并症、并发症等,因此对于双胎妊娠孕早期的诊断、整个孕期的产检情况是决定分娩时机和方式的前提条件。

2. 双胎妊娠的分娩时机主要取决于双胎的绒毛膜性。

3. 双胎妊娠的分娩方式主要取决于双胎儿的胎方位。

4. 双胎妊娠分娩抉择前需与孕妇及其家属进行充分的沟通,共同决定分娩方式。

【概述】

双胎妊娠的分娩时机与分娩方式应根据孕周、当地的医疗条件(产科条件是否为区域性医疗中心、新生儿重症监护病房救治水平等)及母胎的具体情况(绒毛膜性,有无并发症或合并症、复杂双胎等,甚至患者经济情况)等综合考虑,制订适宜的个体化分娩方案。

【分娩前充分评估与沟通】

1. **再次核实孕周及双胎绒毛膜性**　以 5~12 周超声的冠 - 臀长(误差最小,±3 天)核实孕周,同时确定其绒毛膜性。若始终无法确定绒毛膜性,如果双胎性别相同、一个胎盘,则按高危双胎——"单绒毛膜(单绒)双胎"处理。双胎中采纳较大胎儿的数据可能比较小胎儿更实用,因为胎儿生长受限可能在早孕期已存在。

2. **充分评估孕妇及胎儿情况**　孕妇的受孕方式(自然受孕或辅助生殖,后者较前者核实胎龄更准确),有无并发症及合并症,胎儿是否为复杂性双胎,双胎的位置(上下胎或左右胎的区分,胎产式或胎方位)等。

3. **充分沟通**　包括医护、医患两个层面的充分沟通。针对不同患者,医护充分讨论后达成统一意见,制订个体化诊治方案。医护人员应与患者及家属充分沟通交流,使其了解双胎阴道分娩过程中可能发生的风险及处理方案,剖宫产的近期和远期并发症,权衡利弊,共同决定分娩方式。

【分娩时机】

当子宫内环境明显不适应胎儿继续在其内生长发育时,就是终止妊娠的时机,在临床中如何找到胎儿与宫内环境不适宜生长的临界点——最适宜的分娩时机,显得尤为重要。在无自发性且无医学指征早产的情况下,双胎妊娠分娩的最佳时机取决于绒毛膜性和羊膜性。

1. **双绒毛膜双胎妊娠**　与单胎妊娠相比,双胎妊娠的最佳孕龄时长可能较短。流行病学证据提示,单胎妊娠在 39~41 周时的围产儿死亡率最低,双胎妊娠在 37~39 周时的围产儿死亡率最低。中华医学会妇产科学分会产科学组制订的《双胎妊娠临床处理指南(第一部分)》(2015)建议,双胎妊娠的孕期监护及处理(2015)对于无并发症及合并症的双绒毛膜双胎妊娠可期待至 38 孕周时再考虑分娩(推荐等级 B)。建议分娩孕周范围为 38~39^{+6} 周,可以理解为在 38 周后可以对双绒毛膜双胎进行选择性剖宫产,但对于一些有意愿阴道分娩的双胎,可以在严密加强监护的情况下等到 39 周之后再进行引产,以期待自然临产而尽量减少人为干预,从而可以提高阴道分娩的成功率。对于存在胎儿生长受限的双胎妊娠,应在妊娠38周之前分娩,具体时机取决于临床情况。

2. 单绒毛膜双胎妊娠

(1)单绒双羊膜囊双胎:在国际上,由于缺少高质量的随机对照研究,且大部分研究并未区分双胎的绒毛膜性,不同国家的临床指南在单绒毛膜性双胎的计划分娩孕周的制定上有所差异,关于单绒毛膜双羊膜囊双胎的分娩时机仍存在争议。ACOG 建议单绒毛膜双胎在妊娠 34~37^{+6} 周时分娩;北美胎儿治疗建议在 36~37^{+6} 周时分娩。有多中心研究发现单绒毛膜双羊膜囊双胎在孕 34~37 周分娩的围产儿发病率较之前分娩有明显的下降,围产儿死亡率也较低,该研究结论支持无合并症的单绒毛膜双羊膜囊双胎可妊娠至37 周。中华医学会妇产科学分会产科学组制订的《双胎妊娠临床处理指南》(2015)建议无并发症及合并症的单绒毛膜双羊膜囊双胎可以在严密监测下至妊娠 37 周分娩。

(2)单绒毛膜单羊膜囊双胎:单绒毛膜单羊膜囊双胎妊娠虽然进行了胎儿加强监护,但在此类妊娠中记述的围产儿死亡率仍较高(30%~70%),可能是脐带缠绕引起的。对于那些在产前诊断为脐带缠绕的妊娠,在足月前分娩可改善其围产儿结局。有研究发现单绒毛膜单羊膜囊双胎在孕 32 周以后分娩的早产儿其并发症的发生率显著下降(除外肺发育问题),在孕 26~28 周后开始定期的胎儿产前相关检测并在孕 33周适时分娩,围产儿死亡率较低。《双胎妊娠临床处理指南》(2015)建议单绒毛膜单羊膜囊双胎的分娩孕周为32~34 周,也可根据母胎情况适当延迟分娩孕周。

3. 复杂性双胎

(1)双胎输血综合征:此为单绒毛膜双羊膜囊双胎妊娠的严重并发症。单绒毛膜双胎的两个胎儿通过共用胎盘血管交通支进行血液的交换。而当异常的动静脉吻合支增多,并且由于血管内压力差导致吻合血管内对流量不均等,单向血流增加时,造成一个胎儿相对的持续向另外一个胎儿"输血",这种"持续输血"的状态会引起一系列的病理生理变化。

(2)选择性胎儿生长受限:此为单绒毛膜双羊膜囊双胎常见的胎儿并发症。主要表现为双胎之一生长受限并伴或不伴胎儿血流异常。

(3)双胎贫血 - 红细胞过多序列综合征:主要症状为单绒毛膜双羊膜囊双胎大脑中动脉 MOM 值差异增大,致病原因也是胎盘表面的血管交通支异常血液交换。

中华医学会双胎妊娠临床处理指南(2015)建议复杂性双胎需要结合每个孕妇及胎儿的具体情况制订个体化的分娩方案。对于复杂性双胎建议尽可能转诊到专业的产前诊断中心或胎儿医学部进行监护及分娩,分娩时机建议为妊娠 32~36 周。

对于发育不均衡未足月双胎,分娩时间应该主要权衡健康胎的生物参数与受累胎的具体情况,因为有一死胎宫内伴行的存活胎的高病死率和患病率,故单绒毛膜双胎早产的阈值可能会更低。复杂性双胎妊娠 32 周前使用硫酸镁保护胎儿神经系统,25% 硫酸镁注射液 40ml 加入 5% 葡萄糖液或生理盐水500ml 静脉滴注,每天 1 次,连续 2 天。接近妊娠 34 周时促胎肺成熟治疗,地塞米松注射液 6mg,肌内注射,每 12 小时 1 次,共 4 次一疗程。妊娠 34 周后若母胎情况良好,严密监测下,可酌情延长孕周,但不超过 37 周。

【分娩方式】

1. 概述 双胎分娩仍是产科最具挑战性的事件之一。只要双胎体重达到或超过 1 500g,孕周达到或超过 32 周,不管计划阴道分娩或剖宫产,围产结局差异无统计学意义。

(1)双胎妊娠的分娩方式应根据绒毛膜性、胎方位、孕产史、妊娠期合并症及并发症、宫颈成熟度及胎儿宫内情况等综合判断,制订个体化的指导方案,目前没有足够证据支持剖宫产优于阴道分娩。

(2)鉴于国内各级医院医疗条件存在差异,医师应与患者及家属充分沟通交流,使其了解双胎阴道分娩过程中可能发生的风险及处理方案、剖宫产的近期及远期的风险,权衡利弊,个体化分析,共同决定分娩方式。当地的医疗水平(不仅仅是产科并发症的救治和阴道助产能力,还包括早产儿救治能力),患者对早产儿是否积极救治的态度,甚至患者经济情况等均需要纳入统筹考虑范围内。

(3)双胎特定的剖宫产绝对指征:单羊膜囊双胎和连体双胎孕周 >26 周。单羊膜囊双胎脐带缠绕发生率较高,整个妊娠期及分娩过程中均可能发生脐带缠绕的宫内事故而导致不可预测的胎死宫内,故建议选择剖宫产终止妊娠。孕周 >26 周的连体双胎由于其胎儿形态的特殊性,试产过程中引起梗阻性难产的风险极高,需选择剖宫产分娩。

(4)双胎本身并存产科剖宫产指征时(如前置胎盘、胎盘早剥及母体严重妊娠并发症等),推荐择期剖宫产分娩。

2. 双胎的先露均为头位　双胎的先露均为头位时(图 11-1-1),阴道分娩与择期剖宫产相比在围产儿不良结局上差异并无统计学意义。如没有明显产科并发症的情况下,头 / 头位的孕妇可以尝试阴道分娩。但是当双胎的第一个胎儿娩出后,部分第二个胎儿的胎产式会自动改变,可能需行臀位助产分娩,甚至第二胎胎儿因产时胎儿窘迫、脐带脱垂或胎先露持续不衔接需中转行剖宫产。因此,在制订双胎阴道分娩的计划时,产科医师仍然要作好急诊剖宫产的准备,事先也需要和家属充分知情沟通。

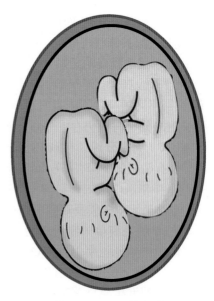

图 11-1-1　双胎先露
双胎的先露均为头位

3. 双胎的先露头位胎儿 / 第二胎儿非头位　双胎的先露头位胎儿 / 第二胎儿非头位时(图 11-1-2),此种情况下是否一定选择阴道分娩是有一定争议的。双胎先露头位胎儿娩出后,第二胎儿非头位继续阴道分娩有两个选择,一是臀位分娩,二是外倒转术。与臀位分娩相比,外倒转术的失败率及胎心异常、脐带脱垂和胎儿复合先露的发生率更高,因此认为胎儿大小适宜的第二胎儿非头位的双胎阴道分娩,臀位分娩是首选。此类型的阴道分娩,两胎儿的分娩间隔时间越长,不良结局风险越高,主要由于第一胎儿顺利经阴道分娩后,第二胎儿发生脐带脱垂、胎盘早剥、胎儿窘迫等产科急症而需中转行剖宫产术。

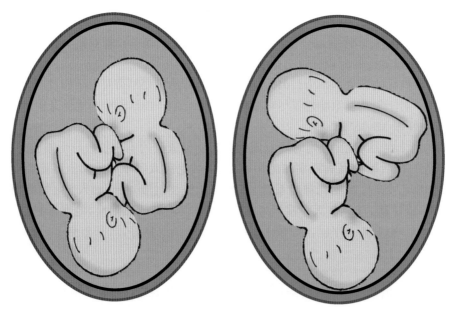

图 11-1-2　双胎先露
双胎的先露胎儿为胎儿头位,第二胎儿为非头位

4. 双胎的先露胎儿非头位　双胎的先露胎儿是臀位时(图 11-1-3),此种类型的双胎阴道分娩面临的风险与单胎臀位阴道分娩所面临的问题相类似。主要的问题包括:①宫颈不能得到充分扩张或胎头较胎体明显增大而导致的胎儿后出头困难;②在臀位分娩过程中突然发生脐带脱垂事件;③试产过程中出现胎头交锁。鉴于上述并发症的严重性,大多数产科医师会建议先露胎儿非头位的双胎孕妇选择剖宫产分娩。

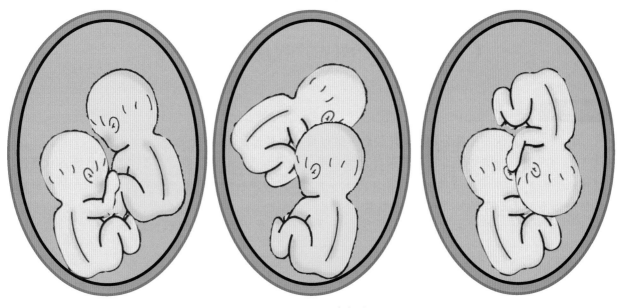

图 11-1-3　双胎先露
双胎的先露胎儿是臀位

【总结】

1. **双胎妊娠的分娩时机取决于双胎妊娠的绒毛膜性**　双绒毛膜双胎妊娠建议分娩孕周范围为 38~39⁺⁶ 周;单绒毛膜双羊膜囊双胎建议分娩孕周范围为 34~37⁺⁶ 周;单绒毛膜单羊膜囊双胎建议分娩孕周范围为 32~34 周;复杂性双胎建议分娩孕周范围为 32~36⁺⁶ 周。

2. **分娩方式由双胎儿的胎方位决定**　双胎的先露均为头位时,建议阴道分娩;双胎的先露为头位/非头位可选择阴道分娩,但是需作好助产、手转胎位甚至紧急剖宫产的准备;双胎的先露胎儿非头位建议择期剖宫产。

【未来展望】

随着国家政策的开放,以及辅助生殖技术的开展,对于曾经历过剖宫产的妇女,此次双胎妊娠的概率有所上升,需对其进行分娩方式抉择的指导。如果有 1 次既往剖宫产史,且第一胎为头先露双羊膜囊双胎妊娠女性,已自发临产,可以持续监测双胎进行阴道试产。但是在制订双胎分娩的计划时,应评估分娩的机构和能力。若计划对第二胎行臀位牵引术、内倒转术或外倒转术,产科人员应接受过相应的培训并具备专业技术。分娩地点应具备可以及时准备好麻醉并能进行紧急剖宫产。同时应有儿科工作人员帮助婴儿过渡,包括必要时的复苏,并且机构应能提供新生儿风险相应水平的护理。如果在技术上、设备上无法实现该做法,应进行择期剖宫产。今后,人工智能将会应用到双胎妊娠的导航分娩中。

【管理流程】(表 11-1-1)

表 11-1-1　双胎妊娠分娩时机和分娩方式的管理流程

分娩时机	□ 绒毛膜性	□ 双绒双羊双胎	□ 妊娠 38~39⁺⁶ 周
		□ 单绒双羊双胎	□ 妊娠 34~37⁺⁶ 周
		□ 单绒单羊双胎	□ 妊娠 32~34 周
		□ 复杂性双胎	□ 妊娠 32~36⁺⁶ 周
分娩方式	□ 双胎胎方位	□ 头 - 头位	□ 建议阴道分娩
		□ 头 - 非头位	□ 可选择阴道分娩
		□ 先露非头位	□ 剖宫产

(丁依玲　邓娅莉)

第二节 双胎妊娠产程及分娩期处理

关键点

1. 双胎妊娠的产程及分娩期处理较之单胎妊娠分娩更为复杂、难度更大。

2. 双胎妊娠分娩中第二产程的管理尤为重要。如果为头 - 头双胎第二产程中第一胎娩出后需注意固定第二胎儿，警惕胎方位的转变。如果头 - 非头位双胎第二产程中第一胎娩出后需进行臀牵引或外转胎位术。注意两胎儿分娩的间隔时长。

3. 双胎妊娠分娩发生产后出血的风险更高，需时刻警惕、严密监护、积极预防、及时处理。

【概述】

所有的双胎均为高危妊娠，当双胎计划阴道分娩时，应在二级或三级医院实施，整个产程应该由经验丰富的产科医师和助产士共同观察管理。

【第一产程的处理】

双胎妊娠阴道分娩的第一产程处理可参照正常单胎妊娠分娩，但由于阴道试产出现宫缩乏力、脐带脱垂及产后出血等风险更大，因此，对于第一产程的处理比单胎妊娠应该更积极。

1. **产妇监护和处理**

(1)双胎妊娠孕妇的心肺负荷较单胎妊娠大，产程中需注意监测产妇心肺功能。

(2)为保证精力和体力充沛，鼓励产妇少量多餐，以高热量易消化的食物为宜，应注意产妇能量及水分的补充。

(3)注意产妇排尿和排便的情况，2~4 小时排尿一次，防止膀胱充盈影响宫缩及胎先露下降，因胎先露压迫引起排尿困难者，必要时可导尿。

(4)精神安慰：产妇的情绪、精神状态影响产程的进展，应予以耐心地讲解和安慰，并指导产妇合理用力和呼吸。

2. **胎儿监护与处理**　临产后应特别注意胎心变化，可用听诊法或胎心监护仪。潜伏期每隔 1~2 小时于宫缩间歇时听胎心一次，活跃期应每 15~30 分钟听诊一次。建议用胎心监护仪对双胎胎儿同时进行连续监测胎心率(每次至少记录 30 分钟)，可综合分析每个胎儿胎心率变异与宫缩、胎动的关系，判断双胎胎儿宫内状态。

3. **加强宫缩**　产程中如果出现宫缩乏力、产程进展缓慢，可使用常规剂量缩宫素静滴加强宫缩。

4. **人工破膜**　对于第一胎儿为头位，可先行人工破膜术，观察 30 分钟后再行缩宫素静滴。这样既可了解羊水性状、评估胎儿宫内情况，同时由于破膜后子宫环境改变，子宫对缩宫素的敏感性增强，多数病例宫缩可自发加强，减少缩宫素用量，甚至不需使用。人工破膜时应观察羊水性状如颜色、流出量等，并记录破膜时间。同时要注意观察有无脐带脱垂现象及胎心率的变化。

5. **镇痛分娩**　硬膜外麻醉在阴道分娩中可有效地控制疼痛，使孕妇更加配合，利于产程的进展，同时便于进行各种产科处理，也为紧急剖宫产术提供有效的麻醉。2014 年 ACOG 多胎妊娠临床指南中推荐分娩中使用硬膜外麻醉进行镇痛。

【第二产程的处理】

双胎妊娠阴道分娩的第二产程处理需根据双胎的绒毛膜性和胎方位进行相应的积极处理，以保障母儿安全。

1. **双胎阴道分娩中的技术操作**

(1)固定第二胎儿为纵产式：双胎阴道分娩中当第一个胎儿娩出后助手立即腹部固定尽可能使第二胎维持纵产式，以防止发生第二胎儿的胎位转变，同时超声确定第二胎的胎产式和胎先露。一项大型研究发现,阴道试产的头位/头位双胎妊娠中,娩出第一胎后,第二胎有12%为非头先露,因此需要密切监测胎心及宫缩情况,同时行阴道检查,了解胎先露、先露位置高低、是否伴有脐带先露或其他复合先露情况,注意阴道出血量以早期识别胎盘早剥。

(2)臀牵引:与外倒转术相比较,臀牵引产时并发症(包括胎盘早剥、胎儿窘迫和脐带脱垂)发生率更低,而5分钟Apgar评分、新生儿产伤、NICU入住率、新生儿呼吸窘迫综合征(NRDS)及新生儿脑室内出血,母体产后出血及感染方面,外倒转术与臀牵引术的发生率差异无统计学意义。因此,臀牵引优于外倒转术。第一胎娩出后,因部分第二胎儿会出现胎位转变,在头/头位,有大约0.8%~3.9%第二胎需行臀牵引。第二胎非头位者,更适宜采用臀牵引术。但是当尝试纠正横位困难者应行剖宫产结束分娩。

臀牵引术操作中,子宫放松是操作的必要条件,在尝试倒转前可静脉使用50~100μg硝酸甘油,可每60秒给药1次,最大总剂量为250μg。在胎膜完整的情况下,抓住第二胎的胎足,轻柔持续地牵引双足至产道,同时,另一只手在孕妇的腹部外施压将胎头推向宫底,尽可能延迟进行第二胎人工破膜,胎儿变成纵产式时才考虑人工破膜。牵引术需尽快完成,以降低宫颈收缩而嵌顿胎头的风险。

(3)外倒转术:若临产前第二胎的估计体重比第一胎重至少20%,则我们计划在第一胎娩出后,对非头位的第二胎应用胎头外倒转术而不是选择臀牵引术;若第一胎的第二产程提示骨盆大小不足以进行臀位分娩,例如第二产程延长或胎头塑形严重,在这些情况下,可以对第二胎采用外倒转术或剖宫产。与产妇讨论臀位牵引术或胎头内/外倒转术时,产科医师应说明自己对这些操作的经验和把握程度。很多产科医师基于自身的培训和经验,可能认为剖宫产更有把握。在这些情况下,推荐进行双胎剖宫产术。

(4)器械助产:第二胎儿试产过程中,如出现脐带脱垂、胎盘早剥及胎心异常的情况,应迅速判定分娩方式;如具有阴道助产条件,应马上行产钳助产或臀牵引术迅速分娩胎儿。

2. **脐带钳夹** 单绒毛膜双胎可能因胎盘之间的交通血管导致急性的胎-胎输血,第一胎儿娩出后需注意尽快断脐,以防第二个胎儿失血发生急性贫血的风险。若大量血液流进胎盘和/或从第一胎未钳夹的脐带流出,第二胎可能发生低血容量性休克。因此建议在第一胎娩出后立即钳夹单绒毛膜双胎的脐带。对双绒毛膜双胎,与ACOG的推荐意见一致,即在分娩出健康的足月儿和早产儿后,延迟钳夹脐带至少30~60秒。对单绒毛膜/单羊膜囊双胎妊娠,应避免钳夹和切断紧缠第一胎颈部的脐带,因为这可能是第二胎的脐带。

3. **双胎阴道分娩间隔时间** 第二胎与第一胎理想的间隔时间尚无统一标准,以前研究认为随着间隔时间延长,可能因胎盘血流灌注减少导致第二胎缺氧,第二胎的脐动静脉pH、CO_2分压、碱剩余均会逐渐恶化。因此建议双胎分娩间隔时间不超过30分钟。自从在产程中广泛常规使用胎心电子监护和实时超声的应用后,研究表明,只要胎心率描记结果良好,没有必要限定两个胎儿的分娩时间间隔。因此,目前更可能实现双胎自发性分娩。

当第二胎非头位时,常需要快速熟练地进行内倒转术或臀牵引术,减少宫颈内口关闭的风险。第二胎有胎心减速或心动过缓时,分娩应该加速。

4. **第二胎儿的人工破膜** 由于第一胎娩出后宫缩频率会暂时降低,若第二胎为头先露,可能需使用缩宫素催产。当胎头已衔接,在一次宫缩过程中人工破膜,以促进分娩。若胎头未衔接,可以在宫缩间期有控制地用针刺破羊膜囊,以使羊水缓慢渗漏并促进胎头下降,同时避免脐带脱垂。若第二胎为非头先露,待手转胎位胎儿处于理想的头先露时,如果产程未继续,可给予缩宫素。胎头衔接后才能人工破膜。值得注意的是,目前,第二胎儿的人工破膜时机目前尚未统一,最好延迟人工破膜直到子宫收缩重新建立,先露部分已入盆,排除脐带脱垂。

5. **注意事项** 需注意两个胎儿可能出现胎位异常、胎盘早剥、胎儿窘迫等紧急情况发生,需做好剖宫产准备。

【第三产程的处理】

双胎妊娠阴道分娩的第三产程处理可参照正常单胎妊娠分娩,但是对于产后出血等风险应更加警惕,同时因早产率、难产率高,需经验丰富的新生儿科医师作好新生儿窒息复苏准备。

1. **促进子宫复旧**

(1)在第二个胎儿前肩娩出后可积极予以应用宫缩剂促进子宫复旧,以防止产后出血。应用宫缩剂:①缩宫素 10U 加入 0.9% 氯化钠注射液 500ml 静滴,必要时缩宫素 10U 直接宫体注射。卡贝缩宫素 100μg 经静脉给药。②麦角新碱 0.2~0.4mg 肌内注射或者静脉快速滴注,或者加入缓慢推注,但是心脏病、妊娠期高血压疾病和高血压患者慎用。③前列腺素类药物:米索前列醇 200μg 舌下含服;卡前列素氨丁三醇 250μg 肌内注射。如胎盘尚未完全剥离而阴道流血多,应行手取胎盘术。如胎盘已完全娩出后出血多,可于子宫肌壁间内肌内注射麦角新碱 0.2~0.4mg,及缩宫素 20U 加于 5% 葡萄糖溶液 500ml 内静脉滴注。

(2)加强母乳喂养宣传,做到产后 30 分钟内新生儿早吸吮,吸吮反射可使脑垂体分泌和释放内源性催产素,促进宫缩,减少产后出血。

(3)双胎妊娠的子宫比单胎妊娠时的体积更大,子宫收缩乏力风险升高,发生产后出血的风险更高。与单用缩宫素相比,缩宫素 + 米索前列醇、麦角新碱 + 缩宫素和卡贝缩宫素治疗后产后出血的发生率很可能更低,所以建议双胎妊娠分娩后使用其中一种药物方案,而非单用缩宫素。

2. **检查胎盘、胎膜**　第二个胎儿娩出后宫缩先有一个短暂的间歇,然后经几次强有力的收缩胎盘才开始剥离,故不必急于处理。接产者切忌在胎盘未完全剥离之前揉搓、挤压子宫或牵拉脐带,以免引起胎盘部分剥离出血或拉断脐带,甚至造成子宫内翻。双胎胎盘面积较大,在胎盘胎膜娩出后,应立即检查胎盘胎膜是否完整,胎膜破口的位置,脐带附着的位置,有无副胎盘等。

3. **检查软产道**　胎盘胎膜娩出后,应仔细检查会阴、小阴唇内侧、尿道口周围、阴道及子宫颈有无裂伤,若有裂伤,则立即缝合。并注意阴道流血量、有无会阴及阴道血肿。

4. **新生儿的处理**　双胎阴道分娩时可以请经验丰富的新生儿科医师一同至产房进行新生儿复苏准备,进行新生儿 Apgar 评分,以评估有无新生儿窒息、窒息的严重程度及预后情况。根据出生后 1 分钟内的心率、呼吸、肌张力、反射功能和皮肤颜色 5 项体征进行评分:每项指标 0~2 分,总分 10 分为满分。8~10 分为正常;4~7 分为轻度窒息(Ⅰ度窒息),需清理呼吸道、人工呼吸、吸氧、用药等措施才能恢复,如处理不及时可转变为重度窒息;0~3 分为重度窒息(Ⅱ度窒息),需紧急抢救,行气管内插管给氧。Apgar 评分在胎儿娩出后 1 分钟和 5 分钟各评分一次。如有窒息,5 分钟后应增加评分次数。出生后第 1 分钟的评分主要是反映新生儿的酸碱平衡状态,评分越低表示缺氧和酸中毒的程度越重;出生后第 5 分钟的评分则是新生儿预后的指标,新生儿死亡及以后发生脑部后遗症的机会随评分的升高而降低。Apgar 评分指标中最重要的是心率和呼吸,最灵敏的为皮肤颜色。复苏时,肌张力恢复越快,预后越好。如果新生儿情况不稳定可以及时进行转科处理。

无论采用何种分娩方式,双胎妊娠中第一胎的并发症发生率和死亡率往往低于第二胎。第二胎不良结局发生率较高可能与下列因素有关:出生体重较低;胎先露异常、脐带脱垂和胎盘早剥的发生率较高;分娩时更常使用产科操作等。因此需要特别注意对第二胎儿的抢救实施。

5. **产后观察**　观察产后一般情况,产后 2 小时内应在产房严密观察产妇的全身情况,重视各种产科并发症的诊断和处理。产后 1~2 小时常规检查宫缩情况、子宫底高度及膀胱是否充盈,发现异常情况应及时处理,如子宫腔有积血应压出积血,如膀胱充盈应指导产妇排尿,必要时可行导尿等。产后 2 小时,将产妇和新生儿送回病房,定期巡视。

【双胎阴道分娩注意事项】

1. **双胎胎儿的体重差异**　在阴道分娩时,若第二胎儿体重≥第一胎儿体重的 20%,则不良围产结局(围产儿死亡、出生窒息、呼吸窘迫综合征、新生儿感染、产伤等)明显增加。

2. **充分进行人员和设备的准备**　所有的双胎均为高危妊娠,当双胎计划阴道分娩时,产房应进行充分的准备,包括:"四师"与"四仪"。"四师"为:护师级别的助产士、产科医师、麻醉医师、新生儿科医师;"四仪"为:心电监护仪、超声检查仪、胎心监护仪、麻醉仪。为产妇建立静脉输液通道,进行持续胎儿监护,产房应具备床旁超声检查仪帮助了解胎儿宫内情况,能快速拿到血液制品,产钳及负压吸引器助产器械随时处于备战状态,医护具有娴熟的阴道手术助产技术(内外倒转术、臀助产、臀牵引术等)能迅速开展剖宫产。

3. **及时启动产房快速反应团队**　双胎阴道试产过程中,任何在场人员发现早期预警如胎心异常、阴道流血多、脐带脱垂等,都应立即呼叫并启动产房快速反应团队(助产士、产科医师、麻醉医师、新生儿科医师):呼叫一、二线助产士、产科医师,通知手术室作急诊术前准备和新生儿科医师到场作好新生儿窒息复苏准备。产房快速反应团队要快速判断是否具有阴道分娩可能性,如短期内无法阴道分娩者,应5分钟内实施剖宫产终止妊娠。

双胎妊娠为高危妊娠,宜遵循母婴安全为第一要任的宗旨,降低分娩风险,提高阴道分娩成功率,改善妊娠结局及母儿预后。

【未来展望】

双胎妊娠的子宫比单胎妊娠时的体积更大,因此子宫收缩乏力风险升高。且双胎妊娠的胎盘面积较单胎妊娠的胎盘面积更大,种种因素造成双胎妊娠分娩产后出血的风险较单胎妊娠更高,因此双胎产妇应用第2种宫缩剂的门槛更低。氨甲环酸是抗纤溶药,在多种临床情况下有助于预防和治疗出血。氨甲环酸对母亲死亡、重度并发症和血栓栓塞事件的影响仍不明确。有待开展更新的Meta分析纳入这项新试验的数据。然而,该药已成为产后出血女性的标准治疗,现有数据表明,无论分娩方式如何,预防性使用氨甲环酸至少能够轻微减少失血>500ml的发生。因此,在产妇拒绝使用血制品以及有高风险发生在产后时(如粘连性胎盘或前置胎盘)可考虑将其作为临床合理用药。

【管理流程】(表11-2-1)

表 11-2-1 双胎妊娠产程及分娩期处理的管理流程

头-非头位	□ 是否孕周 <28 周或者 □ 是否第二胎体重 <1 500g	□ 是	□ 剖宫产				
		□ 否	□ 是否第二胎较第一胎体重 ≥ 20%	□ 是	□ 第一胎分娩后行外倒转术助娩第二胎		
				□ 否	□ 是否存在第二产程延长	□ 是	□ 第一胎分娩后行外倒转术助娩第二胎
						□ 否	□ 第一胎分娩后行臀牵引术助娩第二胎
先露非头位	□ 剖宫产						
头-头位	□ 阴道分娩						

第一产程	□ 母体	□ 生命体征	□ 2~4 小时监测血压、督促排尿和排便
		□ 一般情况	
		□ 精神、心理状态	□ 安慰、镇静、麻醉镇痛
		□ 宫缩	□ 催产素(根据宫缩情况调整)
			□ 人工破膜
	□ 胎儿	□ 胎心监护	
		□ 胎儿 B 超	
第二产程	□ 母体	□ 监测生命体征	
		□ 宫缩	□ 催产素(根据宫缩情况调整)
			□ 人工破膜
	□ 胎儿	□ 胎心监护(持续双胎胎心监护)	
		□ 两胎儿接产	□ 固定第二胎儿为纵产式
			□ 臀牵引
			□ 外转胎位术
			□ 阴道助产
			□ 注意两胎儿娩出时间间隔

续表

第三产程	□ 母体	□ 监测生命体征	
		□ 检查胎盘胎膜	
		□ 检查软产道	
		□ 子宫复旧	□ 联合使用宫缩剂
		□ 预防产后出血	
	□ 新生儿	□ 一般检查、复温	
		□ 新生儿窒息复苏	

【参考病例】

孕妇金某,33 岁。

主诉:停经 8⁺ 个月,发现双胎妊娠 7⁺ 个月,不规则腹胀 1 天。

现病史:患者自然受孕,早期超声检查提示双绒毛膜双羊膜囊双胎妊娠。孕期定期产检,未见异常,1 天前开始出现不规则腹胀,始可以忍受,并逐渐加重,无阴道流血、排液等不适。孕期无头昏、头痛、眼花等不适,双下肢无水肿。孕期体重增加 17kg。

既往史:孕 2 产 1,3 年前足月阴道分娩一女,胎儿体重 3 560g,现体健。否认心脏病、糖尿病及高血压病史。

查体:体温 36.6℃,脉搏 106 次/min,血压 109/79mmHg,呼吸 20 次/min。神清合作,无贫血貌。心肺听诊未闻及异常,腹膨隆,无压痛,偶触及宫缩,强度弱。产科查体:宫高 37cm,腹围 105cm,胎心率 1:157 次/min;胎心率 2:145 次/min;消毒内诊:外阴发育正常,阴道畅,宫颈质软,居中,消 80%,可松容 1 指,胎膜未破,S⁻¹。骨及软产道未见明显异常。

辅助检查:

彩超(本院超声,就诊当日):

胎儿 1:LOA 双顶径 9.0cm,腹围约 32.1cm,股骨长约 7.0cm。S/D 2.1,AFI 87mm。

胎儿 2:ROA 双顶径 9.1cm,腹围约 33.2cm,股骨长约 7.1cm。S/D 2.78,AFI 92mm。

胎盘 Ⅱ 级,胎盘下缘距宫颈内口 >7cm。

胎心监护(双胎儿):有反应。

入院诊断:宫内妊娠 37⁺⁵ 周,LOA/ROA,双绒毛膜双羊膜囊双胎。

处理经过:入院后完善相关检查,同时充分评估,与孕妇及其家属沟通交流后决定阴道分娩。在入院后 6 小时见红,临产。在潜伏期予以镇静,充分休息,鼓励其适当活动、合理饮食、注意定时解大、小便。在检查宫颈开大 2cm 时联系麻醉医师进行麻醉镇痛。定时进行生命体征的检测、胎心监测以及了解产程进展。产程进行 10 小时后宫口开到 6cm,送入产房。持续双胎胎心监护。产程进行 12 小时后宫口开全,1 小时后第一胎儿娩出,体重:3 020g;Apgar 评分:1 分钟 9 分,5 分钟 10 分。此时助手在孕妇右侧,将双手置于孕妇腹部两侧持续进行第二胎的胎方位固定,医师用 B 超检查确定胎方位为 ROA。此时宫缩 30~40s/3~4min,检查:第二胎胎头位置 S⁺¹,胎膜未破,少量阴道流血,予以调整宫缩,后胎膜自破,羊水清亮,20 分钟后第二胎儿娩出,体重:3 150g;Apgar 评分:1 分钟 9 分,5 分钟 10 分。在第二胎前肩娩出后助手立即予以麦角新碱 0.2mg 肌内注射,催产素 10U 静滴。10 分钟后胎盘、胎膜完整娩出,检查软产道有两处浅裂伤,予以缝合,产时出血约 200ml。

预后:产后子宫复旧好,2 天后复查子宫 B 超未见明显异常,母子 3 人平安出院。

思　考

1. 双羊膜囊双胎妊娠分娩方式的选择。

2. 双绒毛膜双胎妊娠先露为双头位分娩过程中监测要点。

(丁依玲　邓娅莉)

第三节 产时胎心监护

关键点

1. 电子胎心监护是产时监护胎儿宫内安危的重要手段,临产后的双胎妊娠建议行连续的电子胎心监护。

2. 采用双通道电子胎心监护仪可以同时监护两个胎儿的胎心率变化,可明确区分和记录 2 个胎儿不同的胎心率变化曲线。

3. 临产后有条件者可予床边超声检查协助判断双胎的胎心位置和胎方位,有利于准确监护。

4. 双胎的产时胎心监护图形评估应采用三级评价系统,根据评估结果指导产程的处理。

【概述】

胎心监护包括间歇性胎心听诊(intermittent auscultation,IA)和电子胎心监护(electronic fetal monitor,EFM)。电子胎心监护操作简便、无创、结果实时确切,并对于严重胎儿酸中毒有较高的预测价值,是产时监测胎儿宫内安危的重要手段,其优点是能连续观察并记录胎心率(fetal heart rate,FHR)的动态变化,同时描记子宫收缩和胎动情况,反映三者间的关系。我国在 2009—2010 年间,首次引入了美国妇产科医师学会(American College of Obstetricians and Gynecologists,ACOG)关于 EFM 的判读标准。2014 年 12 月,英国国家卫生与临床优化研究所(National Institute for Health and Care Excellence,NICE)颁布了产时胎心监护的新指南。2015 年,我国也颁布了《电子胎心监护应用专家共识》。但目前电子胎心监护的判读标准主要来自单胎的数据,而来自双胎妊娠(尤其是合并早产)的数据非常有限。

EFM 主要分为三种监护方式:连续性监护、间歇性监护和入室 EFM。对于妊娠满 26 周及以上的双胎妊娠,有临产征兆时入室的 EFM 是必需的,但出现规律宫缩进入产程后的监护不建议间断的胎心听诊或者间歇性监护。目前国内外指南一致认为,当双胎妊娠孕周≥ 26~28 周(即有生机儿)后,若有临产迹象,建议给予产时持续胎心监护监测双胎胎心率及宫缩;应向孕妇及家人告知进行持续电子胎心监护的重要性和必要性,胎心监护图形的判读结果有助于了解胎儿宫内状况,与孕妇及家人的意愿、母体和胎儿的情况结合,为下一步的处理决策提供信息。临床上,建议采用双通道的电子胎心监护仪,可以同时监护两个胎儿的胎心率变化;明确地区分和记录 2 个胎儿不同的胎心率变化曲线(图 11-3-1);建议有条件的情况下同时监护母体的心率变化并进行记录。如果同一张胎心监护图上难以区分 2 个胎儿的胎心率变化曲线,可以将其中一个胎心率基线下调 20 次 /min,以示区分(图 11-3-2)。有条件的情况下,临产后的双胎妊娠应予床边超声检查,判断双胎的位置,各自的胎方位和胎先露,并确认两个胎心的位置。

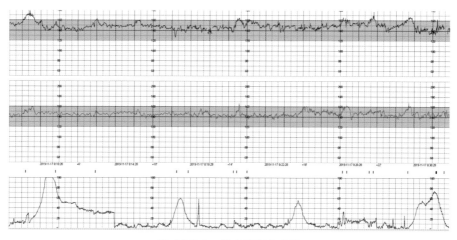

图 11-3-1 胎心率变化曲线

双通道的电子胎心监护仪明确地区分和记录 2 个胎儿不同的胎心率变化曲线

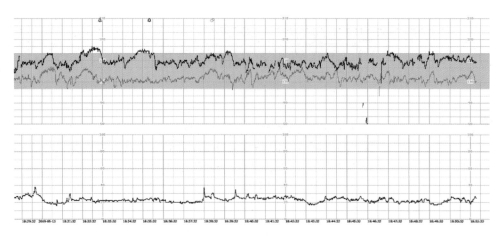

图 11-3-2　胎心监护图形

同一张胎心监护图上同时显示两个胎儿胎心监护图形,将其中一个胎心率基线下调 20 次 /min

【电子胎心监护的评价指标】

EFM 的评价指标有胎心基线(baseline)、基线变异(baseline variability)、加速(acceleration)、减速[包括早期减速(early deceleration)、晚期减速(late deceleration)、变异减速(variable deceleration)、延长减速(prolonged deceleration)、反复性减速(recurrent deceleration)、间歇性减速(intermittent deceleration)]、正弦波形(sinusoidal pattern)、宫缩(uterine contraction)等,各个评价指标的定义见表 11-3-1。

表 11-3-1　电子胎心监护的评价指标

名称	定义
基线	在 10 分钟内胎心波动范围在 5 次 /min 内的平均胎心率,并除外胎心加速、减速和显著变异的部分。正常胎心基线范围是:110~160 次 /min。基线必须是在任何 10 分钟内持续 2 分钟以上的图形,该图形可以是不连续的 胎儿心动过速:胎心基线 >160 次 /min,持续 ≥ 10 分钟 胎儿心动过缓:胎心基线 <110 次 /min,持续 ≥ 10 分钟
基线变异	指每分钟胎心率自波峰到波谷的振幅改变,是可直观定量的 变异缺失:指振幅波动消失 微小变异:指振幅波动 ≤ 5 次 /min 正常变异:指振幅波动 6~25 次 /min 显著变异:指振幅波动 >25 次 /min 短变异:指每一次胎心搏动至下一次胎心搏动瞬时的胎心率改变,即每一搏胎心率数值与下一搏胎心率数值之差,这种变异估测的是 2 次心脏收缩时间的间隔 长变异:指 1 分钟内胎心率基线肉眼可见的上下摆动的波形,此波形由振幅和频率组成。振幅是波形上下摆动的高度,以次 /min 显示,频率指 1 分钟内肉眼可见的波动的频数,以 "周期 /min" 表示,正常波形的频率为 3~5 周期 /min
加速	指基线胎心率突然显著增加,开始到波峰时间 <30 秒。从胎心率开始加速至恢复到基线胎心率水平的时间为加速时间 ≥ 32 周胎心加速标准:胎心加速 ≥ 15 次 /min,持续时间 >15 秒,但不超过 2 分钟 <32 周胎心加速标准:胎心加速 ≥ 10 次 /min,持续时间 >10 秒,但不超过 2 分钟 延长加速:胎心加速持续 2~10 分钟。胎心加速 ≥ 10 分钟则考虑胎心率基线变化
早期减速	指伴随宫缩出现的减速,通常是对称性地、缓慢地下降到最低点再恢复到基线。开始到胎心率最低点的时间 ≥ 30 秒,减速的最低点常与宫缩的峰值同时出现;一般来说,减速的开始、最低值及恢复与宫缩的起始、峰值及结束同步

续表

名称	定义
晚期减速	指伴随宫缩出现的减速,通常是对称性地、缓慢地下降到最低点再恢复到基线。开始到胎心率最低点的时间≥30秒,减速的最低点通常延迟于宫缩峰值;一般来说,减速的开始、最低值及恢复分别落后于宫缩的起始、峰值及结束
变异减速	指突发的显著的胎心率急速下降。开始到最低点的时间<30秒,胎心率下降≥15次/min,持续时间≥15秒,但<2分钟。当变异减速伴随宫缩,其减速的起始、深度和持续时间与宫缩之间无规律。典型的变异减速是先有一初始加速的肩峰,紧接一快速的减速,之后快速恢复到正常基线伴有一继发性加速,常与部分或完全的脐带受压有关。非典型的变异减速往往有以下一个或几个特点:肩峰消失、肩峰过宽或过于突出、延迟恢复、减速期间没有变异、双减速波等
延长减速	指明显的低于基线的胎心率下降。减速≥15次/min,从开始至恢复到基线持续≥2min,但不超过10分钟,胎心减速≥10分钟则考虑胎心率基线变化
反复性减速	指20分钟观察时间内≥50%的宫缩伴发减速
间歇性减速	指20分钟观察时间内<50%的宫缩伴发减速
正弦波形	明显可见的、平滑的、类似正弦波的图形,长变异3~5次/min,持续≥20分钟
宫缩	正常宫缩:观察30分钟,10分钟内有5次或者5次以下宫缩 宫缩过频:观察30分钟,10分钟内有5次以上宫缩。当宫缩过频时应记录有无伴随胎心率变化

【电子胎心监护图形的评判】

1. **无应激试验**(none-stress test,NST)　用于产前监护,判读标准参照2007年加拿大妇产科医师学会(Society of Obstetricians and Gynecologists of Canada,SOGC)指南(表11-3-2)。

表 11-3-2 NST 的结果判读及处理

参数	正常 NST (先前的"有反应型")	不典型 NST (先前的"可疑型")	异常 NST (先前的"无反应型")
基线	110~160次/min	100~110次/min >160次/min <30分钟 基线上升	胎心过缓<100次/min 胎心过速>160次/min超过30分钟 基线不确定
变异	6~25次/min(中度变异) ≤5次/min(变异缺失及微小变异) <40分钟	40~80分钟内≤5次/min(变异缺失及微小变异)	≤5次/min≥80分钟 ≥25次/min>10分钟 正弦波形
减速	无减速或偶发变异减速持续短于30秒	变异减速持续30~60秒	变异减速持续时间超过60秒 晚期减速
加速(足月胎儿)	40分钟内2次或者2次以上加速超过15次/min,持续15秒	40~80分钟内2次以下加速超过15次/min,持续15秒	>80分钟2次以下加速超过15次/min,持续15秒
<孕32周的胎儿	40分钟内2次或者2次以上加速超过10次/min,持续10秒	40~80分钟内2次以下加速超过10次/min,持续10秒	>80分钟2次以下加速超过10次/min,持续10秒
处理	观察或者进一步评估	需要进一步评估	采取行动: 全面评估胎儿状况 BPP评分 及时终止妊娠

2. 宫缩应激试验(contraction stress test,CST)　包括自然临产后所做的 CST(用于产时监护)和缩宫素激惹试验(oxytocin challenge test,OCT),OCT 的原理为用缩宫素诱导宫缩并用电子胎心监护仪记录胎心率的变化。OCT 主要应用于引产时胎盘功能的评价。宫缩应激试验图形的判读主要基于是否出现晚期减速和变异减速,其结果的判读分为五大类:① OCT 阴性:没有晚减或明显的变异减速;② OCT 阳性:≥ 50% 的宫缩伴随晚减(即使宫缩频率 <3 次 /10min);③ OCT 可疑阳性:间断出现(<50% 的宫缩)晚减或明显的变异减速;④可疑过度刺激:宫缩过频(>5 次 /10min)或每次宫缩时间 >90 秒时伴胎心减速;⑤ OCT 不满意:宫缩 <3 次 /10min 或出现无法解释的监护图形等。

3. 产时电子胎心监护的三级评价系统　产时电子胎心监护的三级评价系统在 2008 年由美国国家儿童健康和人类发育研究所(National Institute of Child Health and Human Development,NICHD)、美国妇产科医师学会(ACOG)和母胎医学学会(Society for Maternal Fetal Medicine,SMFM)共同组成的工作组所提出,目前在全球范围内广泛应用。参照 2009 年美国妇产科医师学会(ACOG)指南及 2015 年中华医学会围产医学分会制定的《电子胎心监护应用专家共识》,推荐临床上对产时电子胎心监护图形的判读采用三级评价系统(表 11-3-3)。

表 11-3-3　产时电子胎心监护三级评价系统

结果判读	胎心监护特征描述	临床意义
Ⅰ级胎心监护	同时满足以下条件: 基线:110~160 次 /min 变异:中度变异(6~25 次 /min) 加速:有或无 早期减速:有或无 晚期或变异减速:无	正常的胎心监护图形,提示在监护期内胎儿酸碱平衡状态良好。后续观察可按照产科情况常规处理,不需要特殊干预
Ⅱ级胎心监护	除Ⅰ类或Ⅲ类以外的其他图形	可疑的胎心监护图形。既不能提示胎儿宫内有异常的酸碱平衡状况,也没有充分证据证明是Ⅰ类或Ⅲ类胎心监护图形。Ⅱ类胎心监护图形需要持续监护和再评估。评估时需充分考虑产程、孕周,必要时实施宫内复苏措施。如无胎心加速伴基线微小变异或变异缺失,应行宫内复苏;如宫内复苏后胎心监护图形仍无改善或发展为Ⅲ类监护图形,应立即分娩
Ⅲ级胎心监护	出现以下任何一项: 胎心基线变异缺失伴下列任何一种情况: 　反复性晚期减速 　反复性变异减速 　胎儿心动过缓 正弦波形	异常的胎心监护图形,提示在监护期内胎儿出现异常的酸碱平衡状态,必须立即宫内复苏,同时尽快终止妊娠

【依据电子胎心监护的临床处理】

1. 双胎妊娠产时监护的特点　如前所述,双胎妊娠属于高危妊娠,建议双胎妊娠在阴道分娩过程中采用连续电子胎心监护。监测图形必须有两个胎儿的胎心率曲线和宫缩曲线,监护的结果判读依据三级评价系统实行。如果监护结果正常表明两个胎儿可以耐受分娩过程,但如果监护结果异常,胎儿可能存在宫内酸碱平衡失调,需要做进一步的处理。

对于双胎妊娠来讲,监护过程中要明确区分每条胎心率曲线属于哪个胎儿,必须警惕两个胎心率探头同时监护 1 个胎儿的可能性,判读胎心监护图时,确认没有出现双胎胎心监护同步的现象。如果经母腹的双胎胎心监护困难,或出现双胎胎心监护同步,其结果难以判断时,可考虑经阴道给第一胎的胎儿头部安装电极监测胎儿心电图形(>34 孕周,监测条件和禁忌证与胎儿头皮血取样相同),而第二胎仍给予经母腹的胎心监护;或者床旁超声检查确认双胎胎心位置;如果监护结果有异常,需考虑剖宫产终止妊娠。

2. 双胎异常胎心监护的处理　当双胎妊娠的胎心监护评估结果异常时要及时进行原因分析并给予干预措施。胎儿头皮刺激多用于Ⅱ级胎心监护时的胎儿宫内状况的评估,NICE 指南强调胎儿头皮刺激作为一项 EFM 的重要指标来评估胎儿宫内状况。当出现可疑(Ⅱ级)胎心监护时,行阴道检查的同时给予胎儿头皮刺激,若出现胎心率的加速就提示胎儿的血氧状况良好;而胎儿头皮血样检查是评估胎儿血氧状况最为准确的判断标准(表 11-3-4),但由于条件所限临床难以开展。对于双胎来讲,如果第一个胎儿出现Ⅱ级胎心监护可以按照上述原则处理,但若第二个胎儿出现Ⅱ级胎心监护时,由于位置高而无法实施头皮刺激,需密切关注胎心监护图形的变化;若复苏后胎心监护图形没有改善,要结合产程进展的情况密切观察和采取对应的措施。

双胎之一或两个胎儿出现明显异常胎心监护(Ⅲ级胎心监护)时,不建议行头皮刺激来重新评估胎心监护,此时应采取积极措施尽快终止妊娠。

第一胎胎儿娩出前,若第二胎胎心监护提示Ⅱ级或Ⅲ级胎心监护,需立即给予复苏措施并评估短时间内是否能经阴道娩出第一个胎儿,如不能实现则建议尽快剖宫产终止妊娠。第一胎胎儿正常娩出后,第二胎应继续持续胎心监护,如出现Ⅱ级或Ⅲ级胎心监护,经复苏后胎心监护图形无改善且短时间内无法经阴道娩出胎儿时,建议立即剖宫产终止妊娠。双胎胎儿娩出后,区分并钳夹双胎脐带,取脐血进行血气分析。

表 11-3-4　胎儿的头皮血 pH 和乳酸的界定标准

乳酸 /mmol·L^{-1}	pH	定义
≤ 4.1	≥ 7.25	正常
4.2~4.8	7.21~7.24	临界值(警惕)
≥ 4.9	≤ 7.20	异常

【未来展望】

电子胎心监护是产时评估胎儿宫内安危的重要手段,但目前仍缺乏Ⅰ级证据支持,且尚未进行大型的随机对照试验以确定其对降低围产期发病率和死亡率的益处。电子胎心监护图形与判读结果的解读仍存在许多争议,其中最重要的原因为不同孕周或者监护过程中会出现各种图形,而判读者对特殊图形的认知存在主观差异,也与判读者是否接受过胎心监护的正规培训有很大关系;并且,由于临床的复杂性,使得部分胎心监护图形不能进行简单的分类解读,导致其对新生儿不良结局预测的不确定性。此外,目前电子胎心监护的判读标准主要来自单胎的数据,而双胎妊娠数据非常有限。双胎妊娠在进行胎心监护时容易出现胎心定位困难及双胎胎心混淆等情况,导致双胎妊娠胎心监护的准确性和对治疗的指导意义也存在局限性。目前通过不断明确相关概念的定义,加强了对于胎心监护的分级解读的规范培训与指导,并利用循证医学研究的方法总结不同级别胎心监护图形的后续处理原则。远程胎心监护的运用加强了医患沟通,保障母胎安全的同时减轻了孕妇的紧张心理。对产时胎儿电子监护图形的数学特征与新生儿酸中毒的关系的研究,如产时胎心监护减速区面积对新生儿酸中毒的预测,也能辅助临床评估"不确定"型 EFM 图形的临床意义。有研究表明,通过计算机辅助的胎心率解析技术,可以在不增加手术干预率的情况下显著促进与代谢性酸血症相关的一些示踪物的早期识别,从而加强胎心监护在临床的作用,但是这种改进有局限性,因为即使在理想的情况下,也只能识别出 1/2 在出生时患有代谢性酸血症的胎儿,这意味着要实现预防新生儿代谢性酸血症的目标则需要联合其他技术。胎心监护联合准确测量的超声脐血流 S/D 值预测胎儿宫内缺氧具有一定的研究价值。相信随着研究的不断深入,胎儿监护可以更好地预测新生儿不良结局,在减少新生儿窒息的同时,也减少不必要的产科干预。

【管理流程】(表 11-3-5)

表 11-3-5　产时胎心监护的管理流程

产前	□ 胎心监护可疑	□ 胎心监护复查	□ 无改善者剖宫产
	□ 胎心监护异常		□ 剖宫产
第一产程	□ 第一胎Ⅱ级胎心监护	□ 宫内复苏	□ 复苏效果不佳剖宫产
		□ 胎儿头皮血取样	
	□ 第一胎Ⅲ级胎心监护		□ 剖宫产
	□ 第二胎Ⅱ级或Ⅲ级胎心监护	短时间内观察并作好剖宫产准备	□ 复苏效果不佳剖宫产
第二产程	□ 第一胎胎儿娩出前	□ 第一胎Ⅲ级胎心监护 □ 第二胎Ⅱ级或Ⅲ级胎心监护	□ 尽快阴道助产第一胎 □ 尽快娩出第二胎 如果娩出困难则剖宫产
	□ 第一胎胎儿正常娩出后	□ 第二胎Ⅱ级或Ⅲ级胎心监护	□ 阴道助产
			□ 剖宫产

【参考病例】

患者陈某,29 岁。

主诉:停经 9 个月,双下肢水肿 20 天,加重 2 天。

现病史:本次妊娠自然受孕。停经 6 周有恶心、食欲缺乏等早孕反应。停经 12 周外院超声提示双胎妊娠(DCDA)。停经 15 周于笔者医院规律产检。停经 35 周时出现双下肢水肿,血压 125/80mmHg。2 天前下肢水肿加重,监测血压 150/97mmHg。

既往史:G_2P_0,人工流产 1 次。

查体:体温 36.8℃,脉搏 80 次/min,血压 150/97mmHg。双下肢呈凹陷性水肿。产科检查:宫高 42cm,腹围 108cm,可扪及两个胎体,均为头位,左侧儿头已入盆,胎心率 144 次/min,右侧胎头浮动,胎心率 130 次/min,无宫缩。阴道检查:宫颈管消 50%,宫口容一指,头先露,S-3,骨盆正常。

辅助检查:入院查尿常规提示尿蛋白阴性,肝肾功能、凝血功能正常。眼底检查见视网膜动脉细,视网膜未见出血、渗出及水肿。

入院诊断:①妊娠期高血压疾病;② G_2P_0,妊娠 36^{+2} 周,LOA/ROA(双绒毛膜双羊膜囊双胎)。

治疗:入院后给予休息、解痉、镇静及降压等治疗。次日自然临产,常规行双胎持续胎心监护,宫口开 2cm 时,右侧胎儿(第一胎)胎心基线、变异正常,有加速,左侧胎儿(第二胎)胎心曲线出现频发晚期减速,考虑第二胎出现宫内缺氧状况,立即急诊在腰硬联合麻醉下行剖宫产术。术中见羊水清,相继娩出两个男婴,Apgar 评分 1 分钟、5 分钟均评 10 分。体重为 2 450g、2 150g。胎盘、胎膜娩出完整,双胎脐带血 pH 分别为 7.25、7.18。左侧胎儿(第二胎)脐带明显较细,尤以根部为甚,直径仅 0.5cm。

预后:2 个新生儿生后 5 天随母出院,随访预后良好。

思　考

1. 双胎妊娠产程中胎心监护的判读。
2. 双胎妊娠产程中胎心异常的处理流程。

(王冬昱　王子莲)

第四节 胎 儿 窘 迫

关键点

1. 与单胎妊娠相比，双胎妊娠的各类妊娠并发症更为常见，围产期发生胎儿窘迫的风险显著增加。

2. 双胎妊娠在进行胎心监护时由于胎心定位困难及双胎胎心易混淆等因素，导致双胎妊娠胎心监护的准确性下降，严密监护和正确解读双胎胎心监护图形，早期识别胎儿窘迫尤为重要。

3. 双胎妊娠任一胎儿出现胎儿窘迫应根据病因果断采取措施，迅速改善胎儿缺氧状态，改善双胎的预后。

【概述】

与单胎妊娠相比，双胎妊娠的各类妊娠并发症更为常见，无论是单绒毛膜双胎还是双绒毛膜双胎，发生早产、贫血、胎膜早破、妊娠期高血压疾病、胎盘早剥、妊娠期肝内胆汁淤积症等母胎并发症的风险远高于单胎妊娠，严重时危及母儿健康。单纯由于早产这一并发症，死胎的风险增加了约 5 倍，新生儿死亡的风险增加了 7 倍。双胎早产（<32 周）发生高级别脑室内出血和脑室周围白质软化的风险是同孕龄单胎的 2 倍之多。另外，由于单绒毛膜双胎的特殊解剖特点，导致 TTTS 等特有并发症即复杂性双胎的发生率升高，其死胎、围产儿患病率及死亡率更远高于双绒毛膜双胎。再者，单绒毛膜单羊膜囊双胎间极易发生脐带缠绕打结等。综合以上因素，双胎妊娠围产期发生胎儿窘迫的风险显著增加。

围产期发生的胎儿窘迫（fetal distress）指胎儿在子宫内因急慢性缺氧危及其健康和生命的综合症状。胎儿窘迫如果不及时识别和纠正，可能会导致新生儿永久性中枢神经系统或其他器官损伤，甚至发生胎死宫内。其中脑瘫是严重的神经系统并发症，它是儿童期身体残疾的主要病因。尤其对双胎妊娠而言，如同时合并早产，则新生儿近、远期发病率将显著增加。因此，双胎妊娠围产期胎儿监护中的一个重要目标是早期识别并及时处理任一胎儿的胎儿窘迫，改善新生儿预后，减少远期并发症的发生。

1. 病因及发病机制

（1）母体因素：导致胎儿窘迫的母体因素包括：母体心血管系统、呼吸系统、肾脏及血管病变等慢性疾病引起血氧饱和度下降；各种病因所致的休克，引起严重血流动力学障碍导致胎盘灌注不足等；缩宫素等催引产药物使用不当，引起子宫收缩过频、宫缩不协调或子宫破裂，导致胎盘灌注减少；另外，随着剖宫产麻醉及分娩镇痛的广泛开展，麻醉药及镇静剂的应用增多，使用过量可以引起母儿呼吸抑制和外周血管扩张，导致胎盘血氧灌注不足，且与用药途径及药物种类有关，一般认为区域麻醉及镇痛（硬膜外阻滞、脊椎麻醉）效果确切，而且产妇及新生儿不良反应少，但静脉或肌内注射等全身用药副作用相对增加，其中阿片类镇痛药（芬太尼、吗啡等）可以增加孕妇、胎儿、新生儿的副作用，最明显的是呼吸抑制，可以引起胎儿窘迫的发生。与单胎妊娠相比，双胎妊娠的母体并发症更为常见，包括妊娠剧吐、妊娠期糖尿病、妊娠期高血压疾病、妊娠期肝内胆汁淤积症、贫血、出血、剖宫产等。妊娠期高血压疾病的发生率与胎儿的数目有关，单胎为 6.5%，双胎为 12.7%，三胎为 20.0%。一项研究显示即使控制了母亲年龄和分娩次数的影响，子痫前期在辅助生殖技术后妊娠中风险依然增加（*RR*=2.1）。双胎妊娠发生子痫前期较单胎妊娠更多（*RR*=2.6），且发生时间更早。相应地，<35 周的早产（双胎 34.5% *vs.* 单胎 6.3%）和胎盘早剥（双胎 4.7% *vs.* 单胎 0.7%）的风险增高。这些并发症都是发生胎儿窘迫的危险因素。

（2）胎盘及脐带因素：前置胎盘出血及胎盘早剥，严重影响胎盘灌注。胎盘钙化、梗死、胎盘内微血栓形成引起胎盘有效灌注不足。单绒毛膜双胎的 2 个胎儿共用 1 个胎盘，每个胎儿所占的胎盘份额不尽相同，且胎盘上 2 个胎儿脐带插入点之间可能存在数量及粗细不等的血管交通支，这是导致单绒毛膜双胎出现 TTTS、sIUGR、TAPs 等特殊类型并发症的解剖学基础，进而引起围产儿不良结局。脐带脱垂、脐带过短、脐带缠绕(尤其是单绒毛膜单羊膜囊双胎间的脐带缠绕打结)、脐带扭转、脐带真结、脐带胎膜附着以及因羊水过少所致脐带受压,均可以引起脐带血流受阻。前置血管破裂出血导致胎儿急性失血性休克。

(3)胎儿因素:胎母输血、母儿 Rh 及 ABO 血型不合等免疫性溶血等导致胎儿慢性贫血,贫血胎儿氧的运输及利用能力下降出现慢性缺氧,胎儿严重畸形、胎儿生长受限、宫内感染等使胎儿对缺氧耐受性下降,产时容易并发急性胎儿窘迫。与双绒毛膜双胎相比,单绒毛膜双胎发生先天畸形、早产及胎儿生长受限等并发症的风险相应增加。同时单绒毛膜双胎发生特殊类型并发症如 TTTS、sIUGR 等复杂型双胎时,受血胎儿羊水过多、水肿、心脏结构改变;供血胎儿羊水过少、脐动脉血流改变、生长受限等,围产期均容易出现胎儿窘迫。

2. **病理生理**　胎儿对宫内缺氧有一定代偿能力,轻中度或一过性缺氧可通过减少自身耗氧量、增加血红蛋白释氧而缓解。当子宫胎盘单位功能失代偿时,胎儿缺氧将引起全身血液的重新分配,心、脑、肾上腺血管扩张,血流量增加,其他脏器血管收缩,血流量减少。缺氧早期,胎盘血管阻力增高,儿茶酚胺分泌增加,儿茶酚胺使胎儿心率加快;缺氧持续,则无氧糖酵解增加,发展为代谢性酸中毒,乳酸堆积,胎儿心肌收缩力减弱,心肌细胞缺氧,局部 H^+ 浓度增高,心率减慢。电子胎心监护可能出现胎心基线变异减少或消失,反复晚期减速。乳酸堆积同时导致胎儿重要脏器如心脏、脑的进行性损害,如不及时干预,可能造成严重及永久性神经系统损伤后遗症。缺氧亦使胎儿胃肠道血管收缩,肠蠕动亢进,肛门括约肌松弛,加速胎粪排出。重度缺氧导致胎儿呼吸运动加深,吸入粪染的羊水,出生后可出现胎粪吸入综合征或新生儿吸入性肺炎。

【临床表现】

1. **胎动异常**　妊娠晚期胎儿宫内活动渐增多,胎动渐有规律,母亲可以通过胎动计数来监测胎儿的状况。胎儿缺氧时往往会表现出胎动减少,但母亲在行胎动计数时常带有一定的主观意识,并不能准确客观反映胎儿宫内缺氧的状况。特别是双胎妊娠,两个胎儿在宫内的活动可以互相影响,母亲不能准确区分每一个胎儿胎动的情况,因此对于双胎妊娠来讲胎动异常可能是胎儿窘迫的临床表现,但其用于早期识别胎儿窘迫的敏感性和特异性均不高,如果出现胎动异常特别是胎动减少的情况时应及时行进一步的检查。

2. **胎心率异常**　正常胎心率为 110~160 次 /min,如果腹部听诊胎心率异常,应立即行电子胎心监护。电子胎心监护是评估胎儿窘迫的主要手段。双胎妊娠时必须对两个胎儿行电子胎心监护并分别判读。由于来自双胎的电子胎心监护的研究不多,特别是合并早产的相关数据非常有限,因此对双胎心监护图形的判读标准同单胎妊娠,即产前胎心监护应用 NST 的标准进行判读,产时按照 III 级判读系统进行判读。当双胎之一或者两个胎儿出现异常图形时,需要考虑有胎儿宫内缺氧的可能。

3. **羊水量与羊水性状**　羊水过少与胎儿窘迫有一定的关系,当胎盘功能衰退、胎儿血液循环量减少时,胎儿尿液生成减少从而易出现羊水过少。产前常规超声中可以检查和监测羊水量情况,双胎羊水过少的诊断依赖超声监测每个胎儿羊水的最大深度,最大深度 ≤ 2cm 可以诊断羊水过少。而产时监护关注的是羊水性状。过去观点认为羊水粪染是胎儿宫内缺氧的表现,但目前更多观点否定这一看法,认为羊水粪染更多是个生理过程,代表胎儿肠道功能发育良好。虽然有 12%~20% 的分娩合并羊水胎粪污染,但极少数与胎儿死亡相关,因胎粪污染引起围产儿死亡率仅 1 ‰。胎粪吸入综合征与胎儿酸中毒相关,还与剖宫产、阴道助产、产前胎心异常等相关。胎粪吸入综合征是因胎儿在宫内因脐带血气交换障碍出现高碳酸血症,刺激胎儿呼吸运动,导致胎粪吸入肺泡内,引起围产儿继发性肺损伤。但是胎粪吸入综合征是难以预测和预防的,值得注意的是羊水清亮也不能预测胎儿宫内情况良好。双胎妊娠临产后可以观察第一胎儿的羊水性状,但第二胎儿的羊水性状必须在第一胎儿娩出后才能观察,或双胎同时发生破膜时,难以区分羊水性状,故根据羊水情况评估胎儿窘迫的意义在双胎妊娠中存在明显的局限性。

【辅助检查】

1. **持续的电子胎心监护**　当腹部听诊胎心率异常或电子胎心监护显示异常时,应予以持续的电子胎心监护,短时间内观察胎心率的变化趋势以及宫缩的情况,为下一步的处理提供参考。这里要强调的是,对于双胎妊娠,同时需监护两个胎儿,采用双通道的电子胎心监护仪可以同时监护两个胎儿的胎心率变化;明确地区分和记录 2 个胎儿不同的胎心率变化曲线;有条件时同时监护母体的心率变化并进行记录;如果同一张胎心监护图上难以区分 2 个胎儿的胎心率变化曲线,可以将其中一个胎心曲线下调 20 次 /min,以示区分,判读胎心监护图时,确认没有出现双胎胎心监护同步的现象。如果监护结果正常表明胎儿没有宫内缺氧,但如果监护结果异常,必须结合孕周、孕妇及家人的意愿、母体的情况和胎儿的情况综合考虑处理方案。

2. **阴道检查**　该检查适用于临产后的单胎与双胎妊娠。正常产程观察过程中需要定期做阴道检查了解产程的进展,但产程中出现胎心率异常时一定要行阴道检查。通过阴道检查,可以了解宫口开张的大小、先露高低、胎膜是否完整、羊水的性状、宫缩时先露下降的情况、能否短时间内从阴道分娩等。

3. **超声检查**　有条件时应予床边超声检查,判断双胎的位置,各自的胎方位和胎先露,并确认两个胎心的位置、胎儿的大小、胎先露入盆的情况,两个胎儿羊水的情况等。

4. **电子胎心监护和胎儿心电图联合应用**　电子胎心监护是胎心率监测的外部装置,经母腹监测胎儿宫内情况,而胎儿心电图是内置胎儿监护装置,经胎儿头部安装电极监测胎儿心电图形(监测条件和禁忌证与胎儿头皮血取样相同)。当胎儿缺氧时可以出现胎儿心电图 T 波升高和 ST 段上抬的改变,基于这个理论,有不少研究都在探讨胎儿心电图能否作为胎儿宫内缺氧或酸中毒的辅助检查手段。但是最近的一项荟萃分析认为使用胎儿心电图 ST 段分析并不能降低剖宫产率和胎儿酸中毒发生率。然而,一项 6 010 例孕妇观察性研究分析却认为胎儿心电图 ST 段分析是识别分娩期胎儿缺氧或酸中毒的有效工具,可降低脐带血代谢性酸中毒和新生儿不良预后的发生率。鉴于上述的研究结果,该技术的有效性仍需要大样本多中心随机对照研究进一步明确。2019 年 NICE 指南建议,如果经母腹的双胎胎心监护困难,或出现双胎胎心监护同步,其结果难以判断时,可考虑经阴道给第一胎的胎儿头部安装电极监测胎儿心电图形(>34孕周,监测条件和禁忌证与胎儿头皮血取样相同),而第二胎仍给予经母腹的胎心监护;或者床旁超声检查确认双胎胎心位置;如果监护仍然不满意,可考虑剖宫产终止妊娠。

5. **胎儿头皮血 pH 检测**　胎儿头皮血与出生时脐动静脉血的 pH 和乳酸值有良好的相关性,但头皮血与新生儿预后的相关性取决于头皮血取样和出生时间的间隔时间。双胎妊娠时该措施只适用于产程中宫口开张后第一胎出现可疑胎儿窘迫时。当产时胎心监护提示为Ⅲ级图形时,应及时进行宫内复苏并立即结束分娩,而并非进行胎儿头皮血液采样检测。当产时胎心监护提示Ⅱ级图形,因不能明确是否存在胎儿窘迫,胎儿头皮血采样有指导价值,具体操作条件:胎膜破裂以及宫口开大至少 3cm,胎头先露,并且禁用于活跃期生殖道疱疹病毒感染、孕妇有乙型、丙型、丁型、戊型肝炎病史或者人类免疫缺陷病毒(HIV)血清检查阳性、胎儿血液系统可疑疾病、胎先露不明确或者其他不宜人工破膜的情况,因此应用条件非常有限。胎儿头皮血 pH>7.25 和乳酸值 <4.2mmol/L,提示胎儿正常;pH 为 7.20~7.25 和乳酸值为 4.2~4.8mmol/L,提示胎儿可疑酸中毒;pH<7.20 和乳酸值 >4.8mmol/L,提示胎儿酸中毒。虽然胎儿头皮血或组织 pH 的变化可作为诊断胎儿酸中毒的指标,可以反映胎儿宫内缺氧的程度,但胎儿头皮血 pH 测定毕竟是一项有创性检查,只能显示当时胎儿酸碱状态,不能预测以后变化,临床应用价值有限,目前已较少应用。2019 年 NICE 指南建议,双胎妊娠,临产后如第一胎胎心监护提示Ⅱ级胎心监护,可疑胎儿窘迫时,必须纠正可逆性的病因(宫内复苏),改善胎儿供氧,同时第一胎的胎儿头部可安装电极监测胎儿心电图形,第二胎经母腹持续胎心监护;如果宫内复苏效果不理想,可与孕妇及家人沟通病情,对孕周 >34 周无禁忌证的病例,考虑胎儿头皮血取样检测,若胎儿头皮血取样困难或有禁忌证,20 分钟内无法取得检测结果,或出现Ⅲ级胎心监护时,建议立即剖宫产终止妊娠。

6. **脐血血气分析**　对于在宫内出现过异常胎心率的胎儿,娩出后应立即行脐带血的血气分析检测,可以评估出生时是否存在代谢性酸中毒。代谢性酸中毒定义为脐动脉血 pH<7.20,同时全血剩余碱超 —12mmol/L。测定脐带血或者娩出几分钟内新生儿血液的血气分析和乳酸值被认为是目前唯一客观且可以定量分析胎儿娩出前是否存在缺氧或酸中毒的方法。新生儿脐血血气分析无创而且操作简单,同时可以作为重要的医学证据。如果医疗机构的技术和设备允许,推荐所有怀疑胎儿缺氧、酸中毒、低 Apgar 评分的新生儿进行脐血血气分析。但应该特别注意,脐血检测提示有代谢性酸中毒表现也不能排除是否合并其他可能的病因,例如新生儿呼吸抑制、早产、产伤、感染、胎粪吸入、先天性异常、潜在疾病、新生儿缺氧等;同理,分娩时没有代谢性酸中毒情况也不能排除妊娠期间或者临产前的缺氧或酸中毒。因此,产后脐

血血气分析对判断是否存在产时急性胎儿窘迫仅能作为参考,而且只是回顾性分析,并不能指导产时处理。

而对于双胎妊娠来讲,行脐带血血气分析时要同时分别对两个胎儿的脐带血进行检测。同单胎妊娠一样,脐动脉和脐静脉肉眼并不一定能准确区分,所以获取脐带血标本时应该分别抽取脐动脉和脐静脉两个血标本,并分别送检。

7. 改良式生物物理评分　产前监护除了胎动计数、NST 等,胎儿生物物理评分在临床上也应用广泛。胎儿生物物理评分是 NST 联合超声观察的四项指标(胎儿呼吸运动、胎动、肌张力、羊水量)的综合评分。NST 检查加上超声检查耗时近 1 小时,因此临床上应用逐渐减少,特别是对于双胎妊娠来讲,这项检查耗时更长,且由于双胎之间的相互影响,监测结果的临床应用非常有限。基于我国分娩量大,改良式生物物理评分更具有实用性,改良式生物物理评分只含 NST 和羊水量两项指标,也适用于在双胎妊娠中开展。如果 NST 为反应型并且羊水深度 >2cm 认为正常;如果 NST 为无反应型和 / 或羊水深度 ≤ 2cm,则视为改良式生物物理评分异常,考虑存在胎儿缺氧。由于这种方法明显缩短检查时间,能快速作出判断,因此在临床上应用越来越广泛。

8. 超声多普勒血流频谱　彩色多普勒超声可以检测子宫动脉、脐动脉和胎儿动脉的血流速度波形。妊娠中期子宫动脉搏动指数和阻力指数可以评估子痫前期的风险,妊娠晚期的脐动脉 PI 和 RI 可以评估胎盘功能,了解胎儿宫内血供状况,胎儿大脑中动脉的收缩期峰值可以辅助判断胎儿贫血的程度等。应用该技术监测胎儿血流动力学,可以对有高危因素的胎儿宫内状况作出客观判断,为临床选择适宜的终止妊娠时机提供有力的证据。常用的指标包括脐动脉和胎儿大脑中动脉的 S/D 比值、RI 值(阻力指数)、PI 值(搏动指数)、脐静脉和静脉导管的血流波形等。其中 S/D 为收缩期峰值流速(S)/ 舒张末期流速(D),RI 为 [S-D]/S,PI 为 [S-D]/ 平均流速。不同孕周的 S/D、PI 与 RI 值不同。较公认的判断异常的标准如下:①脐动脉的舒张末期血流频谱消失或倒置,预示胎儿在宫内处于缺氧缺血的高危状态;②当胎儿大脑中动脉的 S/D 比值降低,提示血流在胎儿体内重新分布,预示胎儿宫内缺氧;③出现脐静脉、静脉导管搏动或 a 波反流时预示胎儿处于濒死状态;④脐动脉血流指数大于各孕周的第 95 百分位数或超过平均值 2 个标准差,预示胎儿宫内状况不佳。对于双胎妊娠而言,该项检查非常有价值,是判断胎儿宫内缺氧的重要辅助检查手段。在操作过程中,要对每一个胎儿分别进行多普勒血流监测,尤其是复杂性双胎,这项检查是不可缺少的观察指标,当宫内两个胎儿发育不一致时,相对于大胎儿,更要关注小胎儿的血流频谱变化。

【诊断】

双胎妊娠属于高危妊娠范畴,其一胎或者两胎在产前或产时出现胎儿窘迫的概率高于单胎,尤其是复杂性双胎更易出现,因此要注重做好产前和产时胎儿的监护。当出现胎动异常、胎心率异常时应及时予以相关辅助检查,包括上述的持续电子胎心监护、超声检查以及结合产后的脐带血 pH 的检测结果,不难作出胎儿窘迫的诊断。

【鉴别诊断】

1. 识别正常、异常和可疑的胎心监护图形　NST 分为反应型、可疑和无反应型,产时电子胎心监护结果分为Ⅰ级、Ⅱ级和Ⅲ级,具体评价方法详见本章第三节。Ⅰ级为正常电子胎心监护图形(基线 110~160 次 /min,变异 5~25 次 /min,无重复发生的减速),认为胎儿无缺氧或酸中毒情况,胎儿正常血氧状态的预测价值极高,无需特殊干预;Ⅲ级为异常电子胎心监护图形(基线持续 <100 次 /min,或基线微小变异或缺失伴重复发生晚期减速,或出现正弦波型等),认为胎儿缺氧或酸中毒可能性大,对胎儿正在或即将出现窒息、神经系统损伤、胎死宫内有很高的预测价值,因此一旦出现,应立即采取紧急措施纠正可逆因素,并立即结束分娩。而在这上述两种情况之间的图形被定义为Ⅱ级(基线、变异和减速情况缺乏至少一种正常的特征,但无异常特征出现),是可疑的电子胎心监护图形。对于这一类图形需要进一步的评估、监测、必要的临床干预以及再评估,直至转为Ⅰ级电子胎心监护图形。在各种Ⅱ级电子胎心监护图形中,存在胎心加速(包括自发加速及刺激引起的加速)或正常变异,预测胎儿正常酸碱平衡的价值很高,对指导是否实施临床干预非常重要。变异减速或晚期减速的出现往往提示胎儿可能存在缺氧或酸中毒,因此,对各类型减速的判读非常重要。具体评价及判读方法见本章第三节。变异减速是产程中最常见的减速,多数因脐带受压时发生的,是脐动脉压增高通过压力感受器介导的反应。晚期减速是胎儿低氧血症通过化学感受器介导的反

应,因此晚期减速提示胎儿存在低氧状态。另外,延长减速包含化学感受器介导的成分,表明存在低氧血症。减速超过 5 分钟、胎心率持续低于 80 次 /min 以及减速中基线变异为微小或缺失,常与严重的胎儿缺氧或酸中毒相关,需要紧急处理。

2. 强化 OCT 判读结果的解读　如果宫缩是使用缩宫素诱导的,此时的胎心监护称为 OCT,其结果判读可分为五种,详见本章第三节。OCT 阳性提示胎儿宫内缺氧,宜采取措施尽快终止妊娠。由于缩宫素诱导的宫缩有 5% 的概率可能会出现宫缩过频,所以在滴注缩宫素的过程中建议持续监护,双胎催引产过程中缩宫素的应用原则同单胎妊娠,但一定要同时监护两个胎儿的胎心率,并分别对每一个胎儿做出 OCT 的评判。任一胎儿出现 OCT 阳性,必须尽快处理。

3. 胎儿头皮刺激　胎儿头皮刺激是指检查者使用手触摸胎儿头皮,利用钳子轻微刺激胎儿头部皮肤。其主要目的是当电子胎心监护显示胎心基线变异为微小或缺失时,以区别胎儿深睡眠和缺氧或酸中毒。该技术是最早广泛应用于临床,无创且与其他监护方式有相当的预测胎儿缺氧或酸中毒的价值。当胎儿头皮刺激后出现胎心率加速或正常胎心率变异,提示胎儿宫内情况良好;但是,当胎儿头皮刺激并未引起胎心加速表现或当胎心率出现加速后紧接胎心基线变异不好,则对胎儿缺氧或酸中毒的阳性预测价值是有限的。2019 年英国 NICE 指南提出,对于双胎妊娠,当出现胎心监护异常时,并不建议进行胎儿头皮刺激来重新评估胎心监护。

【治疗】

双胎妊娠胎儿窘迫的处理原则基本同单胎妊娠,应根据病因果断采取措施,迅速改善胎儿缺氧状态。

1. 一般处理　当发现胎儿窘迫时,必须采取有效干预措施,改善胎儿氧供,减少新生儿不良结局的发生。

(1)改变孕妇体位:孕期长时间仰卧位时增大的子宫压迫下腔静脉及盆腔静脉,影响回心血容量,特别当实施硬膜外阻滞镇痛时,外周血管扩张,回心血量进一步减少,引起孕妇血压下降及心率增快,继而影响子宫胎盘灌注,导致胎儿血供不足,即所谓的仰卧位低血压综合征。立即实施侧卧位可改善症状及胎儿缺氧情况。如因脐带局部受压出现胎心率延长减速或变异减速时,改变孕妇体位可同时改变脐血、子宫、胎儿和骨盆之间的位置关系,以缓解脐带受压。因此,当出现胎心率异常时,可首先考虑改变孕妇体位。

(2)停止使用宫缩剂:当子宫收缩过强、过频时,严重影响胎盘循环,导致母胎之间血气交换受阻。如当时正静脉使用缩宫素,应当立即停止使用,缩宫素半衰期只有 5~12 分钟,停药后宫缩可缓解。若为自发性宫缩过强或停止缩宫素后宫缩仍未缓解,则可考虑使用宫缩抑制剂,如 β- 受体激动剂或硫酸镁等。

(3)吸氧及静脉补液:传统观点认为通过改善母体给氧及循环,可以间接改善胎盘供氧及循环,从而改善胎儿缺氧及酸中毒。但目前并没有太多证据支持这一观点,目前仅推荐用于母体发生低氧血症时。静脉补液可改善母体的循环及代谢状态,进而改善胎盘供氧,同时也便于随时进行紧急剖宫产。

(4)羊膜腔内灌注:国外研究认为,羊膜腔内灌注可以增加羊水量,减轻脐带受压情况,稀释羊水黏稠度,减少胎粪吸入综合征的发生率,推荐对因脐带受压引起胎心率变异减速实施羊膜腔灌注,并不推荐为稀释羊水胎粪污染实施羊膜腔灌注。但羊膜腔灌注的有效性及安全性目前仍存在较大争议,国内外很少实施该项治疗。

2. 病因处理　胎儿窘迫发生时,如果能及时明确病因,则应该立即针对病因进行处理。

(1)母体原因:母体心肺功能不全、血管疾病等引起母体低氧血症或酸中毒时,如母体心力衰竭休克时出现胎儿缺氧或酸中毒情况,应立即纠正心力衰竭休克同时尽快终止妊娠。子宫破裂引起母体出血休克,导致胎盘循环障碍,应立即纠正休克同时终止妊娠。当考虑胎儿窘迫与麻醉药或镇静剂使用相关,则应立即减少或停止使用相关药物。

(2)胎盘和脐带原因:前置胎盘、胎盘早剥、前置血管破裂出血等产前出血,导致胎盘灌注下降,引起胎儿急性宫内窘迫。对于产前出血的急性胎儿窘迫,应在积极补充血容量改善供氧同时,尽快终止妊娠。脐带脱垂应立即解除或减轻脐带受压,恢复胎儿血液循环,并在持续胎心监护的同时就地行剖宫产术或阴道助产分娩。

(3)胎儿原因:宫内生长受限、贫血以及宫内感染的胎儿,产时对宫缩耐受性差,出现急性胎儿窘迫时,应及时终止妊娠。

3. **终止妊娠时机及分娩方式**　当发生胎儿窘迫时,为避免新生儿不良预后的发生,处理应争分夺秒,根据具体情况,准确判断并选择最优方案。

(1)终止妊娠时机:需要视胎儿窘迫病因能否纠正。对于能纠正病因者,如仰卧位低血压综合征、脐带受压,经改变体位等宫内复苏后能恢复胎儿正常血氧状况时,可以继续观察。如不能纠正病因,应尽早终止妊娠。

(2)分娩方式:需根据孕周、头盆关系、宫颈成熟度、生育史、母体健康状况、产程进展等综合评估后决定其分娩方式,如果宫口未开全,短时间内不能阴道分娩,终止妊娠方式以剖宫产为宜;如宫口已开全,产道及胎位无异常,先露达 S+2,可行阴道助产终止妊娠。特别是出现Ⅲ级胎心监护,在采取宫内复苏措施的同时要作好迅速终止妊娠的准备,如果确定需要剖宫产终止妊娠,在这个时间段内要实施包括紧急宫内复苏、麻醉和产科医师与孕妇签署知情同意书、留置尿管、转运孕妇至手术台、建立静脉通道、复核确认术前的检验结果、成功实施麻醉、呼叫儿科医师到现场参与抢救、手术开始到胎儿娩出等程序,需要训练有素的产科医护、儿科和麻醉团队的良好配合,完成各个程序所耗用的时间必须记录在病案中,必要时可行局麻下剖宫产;如果确定阴道助产终止妊娠,同样要迅速完成上述程序并记录。总之,出现Ⅲ级胎心监护到胎儿娩出的时间越短,新生儿预后不良的风险越低,建立一支训练有素的产儿麻醉救治团队是成功实施Ⅲ级胎心监护紧急救治的重要保障。无论阴道分娩或剖宫产均需作好新生儿窒息复苏准备,羊水胎粪污染者需在胎儿娩出后立即清理上呼吸道。胎儿娩出后分别留取胎儿脐动静脉血样进行血气分析,以评估胎儿氧合及酸碱平衡状况。

(3)对于双胎妊娠而言,产程中需要同时评估 2 个胎儿是否存在胎儿窘迫的情况,且需考虑 2 个胎儿娩出的先后顺序,故此胎儿窘迫的处理会更棘手,也必须更积极谨慎。可参考 2019 年英国 NICE 指南综合评估建议(详见本章第三节)。

4. **分娩时的处理**　当出现胎儿窘迫,为改善新生儿预后,分娩时必须作好新生儿复苏准备,需有熟练掌握新生儿复苏技术的儿科医师在场,准确及时的新生儿复苏可明显减少远期并发症。关于分娩时羊水粪染的处理,目前认为,产时羊水粪染并不需要常规插管和口咽及鼻咽部的吸引,应根据新生儿活力情况决定是否进行呼吸支持的复苏,处理原则应与羊水清亮者相同。

5. **双胎妊娠产程中环境、人员、物品准备**

(1)必须有接生过双胎妊娠经验的医师在场,并要有经验的助产士亲自观察产程。

(2)有条件者应备同时监测双胎胎心的胎儿监护仪,严密观察胎心率变化;有条件者产房应备有超声设备,临产后用超声对每个胎儿的胎产式和先露做评估。

(3)建立有效的静脉通道,并备血。

(4)尽早通知麻醉医师和儿科医师,作好新生儿抢救及复苏的准备工作,必要时可以进行硬膜外麻醉止痛。

(5)充分作好急诊手术的准备。分娩前和分娩过程中一定要与患者和其家属充分沟通交流,使其了解分娩中可能发生的风险及处理方案。

【预后】

1. 双胎妊娠的围产儿风险明显增高。低出生体重儿、新生儿、婴儿死亡率和脑瘫发生率增加:双胎妊娠婴儿死亡率是单胎妊娠的 4 倍,脑瘫的发病率约为单胎妊娠的 4~8 倍。

2. 双胎妊娠的安全阴道分娩需要完善的产前准备,产科、麻醉、新生儿科及护理团队等多学科需要密切合作。

3. 多数双胎妊娠的产程管理和产时监护与单胎妊娠相似,但双胎妊娠的监护本身存在难度和挑战,遇到意外和异常情况,需要更积极果断地处理,改善预后。

【未来展望】

临床上如何早期发现并正确判断胎儿窘迫,是围产医学的一项重要课题,也是产科永恒的话题。诊断胎儿窘迫的难点包括缺乏统一的诊断标准、检测手段的间接性、产前检查难以发现胎盘和脐带的异常,以及在产程中难以鉴别胎儿窘迫和胎儿生理性改变等。目前,胎儿窘迫可以通过电子胎心监护、羊水情况、胎儿头皮刺激、电子胎心监护和胎儿心电图联合应用、胎儿头皮血监测、脐血血气分析、改良式生物物理评分等方法识别。通过彩色多普勒超声检测晚孕期胎儿脐动脉(UA)、大脑中动脉(MCA)、静脉导管(DV)的血流动力学参数变化,也可发现早期胎儿窘迫。胎儿血氧饱和度、胎儿心电图 ST 段分析等胎儿监护方法也具有预测酸中毒的价值。目前对胎儿窘迫的诊断仍缺乏足够的、直接的、高质量的循证依据,多指标检测比单一指标更有助于准确判定胎儿宫内情况,同时要结合孕妇的高危因素、孕周、产程等情况综合判断。随着循证依据的不断积累,对胎儿窘迫的诊断会更加准确,从而降低围产儿死亡率,又能避免过度的产科干预。

【管理流程】(表 11-4-1)

表 11-4-1 双胎妊娠胎儿窘迫的管理流程

产前(≥孕 26~28 周或可分娩有生机儿孕周)	□ 可疑胎儿窘迫	□ 复查胎心监护 + 宫内复苏	□ 不满意者剖宫产
	□ 胎儿窘迫	□ 宫内复苏	□ 剖宫产
第一产程(持续产时胎心监护)	□ 第一胎胎儿窘迫	□ 宫内复苏	□ 尽快分娩(剖宫产)
	□ 第二胎胎儿窘迫	□ 宫内复苏	□ 尽快分娩(剖宫产)
第二产程(持续产时胎心监护)	□ 第一胎胎儿窘迫	□ 宫内复苏	□ 阴道助产 / 剖宫产
	□ 第二胎胎儿窘迫	□ 宫内复苏	□ 阴道助产 / 剖宫产
产后	□ 留取双胎脐带血进行血气分析	□ 异常	□ 转新生儿科处理

【参考病例】

患者李某,27 岁。

主诉:停经 33 周,下腹紧缩感伴阴道血性分泌物 4 小时。

现病史:外院 IVF-ET 术后,停经 11^{+5} 周超声检查提示宫内三胎妊娠,三绒毛膜三羊膜囊,分别为孕 11^{+4} 周、11^{+2} 周、11^{+3} 周,NT 均正常。停经 12^{+3} 周笔者医院行减胎术。停经 20 周超声检查提示宫内三胎妊娠,第一、二胎为孕 19^{+4} 周,第三胎符合减胎术后改变。孕期于笔者医院定期产检,未发现明显异常。入院前 4 小时无明显诱因出现下腹紧缩感,间隔约 7~10 分钟,持续约 20 秒,伴有少许阴道暗红色血性分泌物,无伴腹痛,无阴道排液。于笔者医院急诊就诊入院。孕期无头晕、头痛,无胸闷、憋喘,无视物不清,双下肢无水肿。一般情况可。孕期增重 8kg。

婚育史及既往史:G_2P_0,2009 年早孕药物流产 1 次,有清宫。继发不孕史,本次妊娠行 IVF-ET。否认心脏病、糖尿病及高血压病等病史。

查体:体温 36.8℃,脉搏 98 次 /min,血压 119/76mmHg,呼吸 18 次 /min。神清合作,无贫血貌。心肺听诊未闻及异常,腹膨隆,无压痛。产科查体:宫高 38cm,腹围 96cm,胎心率 1:144 次 /min;胎心率 2:154 次 /min;宫缩:20s/7~10min;臀先露 / 肩先露;第一胎先露未衔接。阴道窥检:外阴发育正常,阴道通畅,见少许血性分泌物,宫颈长度约 2.5cm,宫口未开,未见活动性阴道流血排液。

辅助检查:

入院超声:宫内双胎妊娠,第一胎为孕 32 周,胎位异常:臀位,胎儿颈周围见脐彩色血流环绕,注意脐带绕颈;第二胎为孕 32 周,胎位异常:横位。

入院诊断:① G_2P_0,宫内妊娠 33 周,RST/RScA(双绒毛膜双羊膜囊),先兆早产;②三胎妊娠减一胎术后;③ IVF-ET 术后。

诊疗经过:入院后予完善相关检查,予密切监护母胎情况同时予抑制宫缩及促胎肺成熟治疗。入院后第一天行胎心监护时发现双胎之一 F1 胎心 NST 无反应型,基线变异减小(图 11-4-1),立即让孕妇变换体位并给予补液等对症支持治疗,完善并复习孕期及入院后各项相关辅助检查未发现明显异常;严密监护母胎情况,复查胎心监护提示 F1 胎心反复出现变异减速(图 11-4-2、图 11-4-3),考虑 F1 胎儿窘迫;行阴道检查:宫颈管未消退,宫口未开,先露头,S-2。与孕妇及家人谈话,告知病情和相关风险,联系新生儿科及麻醉科,作好各项术前准备后,急诊剖宫产终止妊娠。术中成功娩出 2 活婴,F1 出生体重 1.66kg,身长 39cm,脐带真结,Apgar 评分:1 分钟 6 分(肤色、肌张力各扣 1 分,呼吸扣 2 分),5 分钟、10 分钟均为 9 分(呼吸扣 1 分),脐血 pH 7.210;F2 出生体重 1.68kg,身长 41cm,Apgar 评分 1 分钟、5 分钟、10 分钟均为 10 分,脐血 pH 7.315。2 个新生儿转新生儿科进一步治疗。

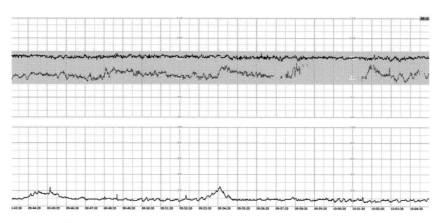

图 11-4-1 胎心监护显示 F1 胎心 NST 无反应型,基线变异减小

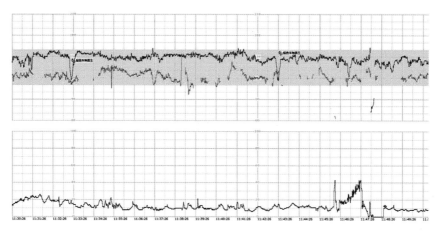

图 11-4-2 胎心监护提示 F1 胎心反复出现变异减速

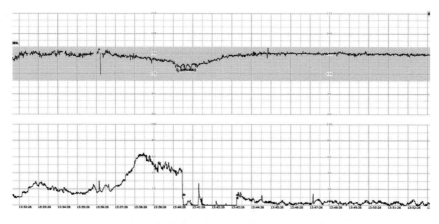

图 11-4-3 胎心监护提示 F1 胎心反复出现变异减速

预后:F1 出生后迅速予正压通气复苏并转新生儿科上呼吸机无创辅助呼吸,同时予肺表面活性物质以及抗感染治疗,3 天后撤机,后病情稳定出院;F2 出生后转新生儿科 CPAD,病情稳定出院。目前 2 个新生儿预后良好。

（王冬昱　王子莲）

第五节　延迟分娩

关键点

1. 严格筛选实施延迟分娩的条件,仅在第一胎经阴道分娩后宫缩消失或者可用药物抑制、未娩出胎儿及其附属结构完整、胎儿情况良好且无宫内感染等其他不利于继续妊娠的母体因素的情况下才可考虑。

2. 在孕妇知情同意的前提下,可酌情选择抗生素预防感染、宫颈环扎术、糖皮质激素促胎肺成熟治疗等措施来延长延迟分娩的时间。

3. 一旦出现宫内感染、不可抑制的宫缩、胎儿窘迫或者胎盘早剥等并发症时,需积极终止妊娠以保障母婴安全。

【概述】

延迟分娩(delayed interval delivery,DID)是指多胎妊娠中第一个胎儿流产或早产后,为提高未娩出胎儿的存活率,将未娩出胎儿保留在子宫内继续妊娠数天或数周后出生。DID 是提高多胎妊娠胎儿存活率的一种有效方法,可以提高多胎妊娠中第一胎在孕 15~31 周间分娩后剩余胎的存活率,但约 39% 的妇女可能出现严重的并发症,包括绒毛膜羊膜炎、局部感染、败血症、出血、胎盘早剥及子宫切除术等。

多胎妊娠(多数为双胎妊娠)第一胎发生中期流产或极早产后剩余胎的妊娠管理目前尚未明确。近年的临床研究显示多胎妊娠中发生一胎流产或早产后,采取医疗措施推迟未娩出胎儿的娩出时间(至少 24小时),可改善其围产结局。目前多胎妊娠延迟分娩多为病例回顾分析报道,尚无指南标准或共识,是否实施延迟分娩需结合当地医疗水平并慎重权衡利弊,且需与孕妇及其家属充分沟通,取得签字同意后积极采取措施,动态监测母胎情况,尽可能延迟分娩孕周,以期增加胎儿体重及成熟度,从而改善围产结局。

【适应证】

第一胎经阴道分娩;未娩出胎儿及其附属结构完整且胎儿情况良好;无其他不利于继续妊娠的母体因素。

目前文献对实施延迟分娩孕周的相关报道并不一致,有报道第一胎娩出的最小孕周为 15^{+3} 周,间隔109 天后,于孕 31 周娩出第二胎,母儿预后良好;有学者认为孕 32 周前分娩的新生儿有较高的并发症和死亡率,建议第一胎娩出后延迟分娩实施的孕周下限为 20~22 周,上限为孕 28 周。28~31 周后未娩出胎儿在宫内的时间延长可能会对母体造成额外风险,而不会显著降低新生儿死亡率和并发症发生率。

不同绒毛膜性多胎妊娠实施延迟分娩结局的利弊目前尚不清楚。一般情况下,双绒毛膜双羊膜囊是延迟分娩的有利因素;单绒毛膜双胎实施延迟分娩时,第二胎可能会因胎盘低灌注等因素遗留严重神经损伤。文献显示能从延迟分娩中获益的单绒毛膜双胎例数较少。有回顾性资料研究显示,50 例多胎妊娠延迟分娩,仅 4 例为 MCDA 双胎,延迟间隔时间为 3~16 天;1 例为 DCTA 三胎,第一胎儿娩出 5 天后娩出第二、三胎儿。文献中 1 例 MCDA 双胎于孕 30^{+1} 周娩出第一胎,患者放弃该新生儿抢救及治疗,第一胎出生后死亡,间隔 3 天于孕 30^{+4} 周娩出第二胎,转儿科治疗,随访至 6 岁 3 个月无明显并发症。对于不同绒毛膜性双胎实施延迟分娩的适宜抉择及相关胎儿预后,尚需更多临床资料的累积和分析。

【禁忌证】

第一胎娩出后,宫缩并未消失且有增强趋势,宫缩抑制剂不能缓解;未娩出胎儿存在绒毛膜羊膜炎、胎儿窘迫、先天畸形、胎膜早破等;母体大量阴道流血、胎盘早剥及母体疾病如妊娠期高血压疾病等。

【临床表现】

1. 多胎妊娠(一般为多绒毛膜性多胎妊娠),第一胎发生自发性流产或早产,第一胎娩出后,宫缩渐消失或者能被宫缩抑制剂缓解,宫颈口逐渐闭合。

2. 未娩出胎儿及其附属结构完整且胎儿情况良好,胎膜完整,无宫内感染表现,无明显阴道出血。

3. 母亲生命体征平稳,无明显宫缩,不合并其他不利于继续妊娠的因素。

【辅助检查】

1. **阴道检查**　宫颈口闭合,宫口无活动性出血,第一胎的脐带没有继续向宫外延长。

2. **超声**　胎儿心率正常,胎盘位置正常,无早剥迹象。

3. 血常规、C 反应蛋白等相关实验室检查。

4. 阴道、宫颈分泌物送检行细菌培养和药敏试验。

【诊断】

依据临床表现和相关的实验室检查,在多胎妊娠主要是双胎在第一胎娩出后,宫缩逐渐消失,宫口逐渐闭合,宫内存留胎儿胎膜完整,胎心率正常的情况下可考虑实施延迟分娩。

【治疗】

目前认为延迟分娩的关键处理原则有:合理选择适用人群,知情同意,排除未娩出胎儿的羊膜腔感染,抑制宫缩,抗生素预防感染,进行宫颈环扎术,产前应用糖皮质激素促胎儿肺成熟等。

1. **充分的知情告知与沟通**　延迟分娩过程中存在发生严重母儿感染的风险,需向患者及其家属详细告知风险利弊,慎重决定。立即分娩可能使围产儿发病率、死亡率及远期并发症风险增加,而延期分娩可以为存留胎儿提升救治成功的概率,但需要面对母体感染、胎儿宫内感染、继续妊娠期间发生胎儿死亡、流产、早产及相关并发症的风险。医患之间的充分沟通还应包括医疗机构的救治条件和技术、心理辅导等。

2. **第一胎胎儿娩出后脐带的处理**　第一胎娩出后,消毒子宫颈、阴道,尽可能靠近宫外口位置对脐带进行钳闭、结扎、离断,减少残留脐带暴露于阴道有菌的环境,结扎过程中避免牵拉脐带以利胎盘维持原位,后续治疗期间无特殊尽量避免阴道检查。

3. **密切监测各项指标**　①母亲生命体征的监测:密切监测体温、血压、宫缩、阴道出血、分泌物性状等情况。②血液检查:在延迟分娩期待治疗期间,要定期复查血常规、C 反应蛋白(CRP)、降钙素原、凝血功能等感染。白细胞和 CRP 已被广泛采用于监测内科疾病的感染以及传染病的进程,不过它们对延迟分娩第二胎时是否存在宫内感染的实际预测价值尚有争议。③超声检查:原则上可以每周 1~2 次,病情平稳后可适当延长检查间隔。评估胎儿宫内状况,监测胎儿生长发育指标、胎方位、羊水量、胎盘、宫颈管长度、宫口是否扩张以及有无子宫颈漏斗形成等。④电子胎心监护:对于可存活的胎儿,可行电子胎心监护。发现胎心监护异常时应进行干预。

4. **羊膜腔穿刺术**　宫内感染是延迟分娩失败的常见原因,对于未娩出胎儿,可进行羊膜穿刺术分析羊水情况,以寻找亚临床羊膜腔感染的证据;如果有亚临床感染则不考虑继续实施延迟分娩。将羊水标本送交实验室,进行革兰氏染色、培养、白细胞计数和葡萄糖浓度测定。当存在以下 1 种或多种情况时提示羊膜腔感染:羊水中白细胞计数超过 50 个 /mm³、葡萄糖浓度低于 20mg/dl、革兰氏染色发现细菌或培养结果呈阳性。行该项检查前必须告知孕妇及家属羊膜腔穿刺术本身存在宫内感染、流产及早产等相关风险。有学者强烈建议采用常规的羊膜穿刺术来评估羊水的炎性标志物和常规培养物,但仍有许多患者仍否认这种侵入性技术。但在临床上这项操作并不易实施,也非绝对必要,患者也较难接受,因此并不做常规推荐。

5. **抗生素的应用**　延迟分娩最大的风险就是母儿感染。一旦决定实施延迟分娩,就应该开始应用抗生素预防感染,在阴道和宫颈分泌物培养结果出来之前,先予以覆盖厌氧菌的广谱抗生素,再根据培养结果调整抗生素的使用。原则上预防性使用抗生素至少 7 天,再根据感染监测情况调整。

6. **抑制宫缩**　延迟分娩的前提条件是无规律宫缩,第一胎娩出后有条件实施延迟分娩者,可使用宫缩抑制剂。宫缩抑制剂的药物使用原则和方法同"早产"治疗部分。

7. **促胎肺成熟治疗**　部分学者主张延迟分娩胎儿孕周延长至孕 24 周时可使用糖皮质激素促胎儿肺成熟。方法同"早产"治疗部分。

8. **阴式宫颈环扎术**　延迟分娩时是否实施宫颈环扎术仍有争议。宫颈环扎术实施前应告知患者及家属手术本身存在的相关风险和并发症。有学者认为第一胎娩出后,宫颈管仍部分扩张,若行宫颈环扎术可最大限度减少胎膜暴露于阴道内菌群的机会,降低绒毛膜羊膜炎的发生概率,并避免未娩出胎儿的羊膜囊突出于宫颈口造成胎膜早破,利于孕妇尽早下床活动,以减少长期卧床发生血栓性并发症的风险。

有研究显示,第一次分娩后的宫颈环扎术可能会延长妊娠未娩出胎儿在宫内的时间,直到适当的胎龄,使双胎第二胎的预后得到改善并获得更好的围产期结局。该类病例中的子宫颈环扎术式需根据第 1 胎儿娩出后子宫颈情况及第 2 胎儿羊膜囊情况共同决定,第一胎儿娩出后若子宫颈消退超过 70% 且未娩出胎儿羊膜囊突出,则上推羊膜囊行 McDonald 术式;若第一胎儿娩出后子宫颈消退不超过 60%,且未娩出胎儿羊膜囊未突出,则施行 Shirodkar 术式。对于在妊娠早期、第一胎分娩之前已进行了宫颈环扎术的患者,重复宫颈环扎术较难成功。然而,也有很多在没有采取手术干预的情况下成功进行延迟分娩的报道。也有结果显示子宫颈环扎术会增加感染性并发症及胎膜早破。总之,子宫颈环扎在双胎延迟分娩中的使用缺乏前瞻性的随机对照试验结果,因此在临床使用中需要谨慎。

其他特殊治疗如 R h 阴性血型患者第一胎娩出后,需要使用抗 -D 免疫球蛋白;在延迟分娩间隔时间内,肥胖患者或是第一胎儿娩出后需要卧床时间长的患者可考虑使用机械性方法或者低分子肝素预防血栓性疾病的发生。在积极治疗的过程中,对孕妇及其家属的心理疏导同样重要。住院并不能延长未娩出胎儿在宫内的时间,国外学者建议第一胎娩出后住院观察 1~2 周情况平稳者可予出院随访。

终止妊娠的时机并无统一定论,建议视具体情况而定。如出现了胎儿窘迫、绒毛膜羊膜炎以及宫缩抑制剂无效孕妇自然临产等情况,需及时终止妊娠。分娩方式取决于母儿情况,一般可经阴道分娩,必要时行剖宫产术。

【预后】

1. **延迟间隔时间**　对延迟分娩病例进行积极治疗后,分娩间隔时间的长短是影响第二胎儿预后的重要因素,一般而言两胎分娩间隔时间越长,第二胎的结局越好。文献报道的延迟间隔时间差距很大,范围自 1 天至 152 天不等。有研究表明,DID 的平均持续时间为 12~42 天。在孕 23~26 周期间,增加胎儿在宫内的时间 1 天可提高 3% 的新生儿存活率。有学者分析 96 例延迟分娩病例显示,第一胎平均分娩孕周为 24 周,第二胎延迟分娩 3~143 天,存活率为 34%~43%。

2. **围产期死亡率**　新生儿的预后很大程度上取决于多胎妊娠中第一个胎儿分娩时的孕龄。妊娠 24~25 周以上分娩的第一胎存活率为 53%~64%,未分娩胎儿的存活率为 74%~100%。剩余的胎儿分别在妊娠 $22^{+0} \sim 24^{+6}$、$25^{+0} \sim 27^{+6}$ 以及 28 周后分娩,预测的围产儿存活率分别为 28%、58% 和 100%。当第一胎分娩时的孕周还远未达具有存活能力的孕周时,相对较长的分娩延迟间隔时间成功率有限。在妊娠 20 周之前进行 DID 时,剩余胎儿的存活率很差,仅为 29%,而 DID 的平均持续时间为 12~42 天,这意味着这些孕周较小的存留胎儿的大多数可能不会被延长足够长的时间,以致分娩时无法存活。尽管如此,鉴于在 20 周前立即分娩没有生存的机会,DID 仍应作为一个替代选择。

3. **新生儿并发症**　延迟分娩新生儿的并发症和早产的并发症相似。目前有报道的延迟分娩新生儿的并发症包括呼吸窘迫综合征、严重感染和支气管肺发育不良等。剩余胎儿和第一胎之间的新生儿发病率无显著差异,包括短期(感染,早产儿视网膜病变,动脉导管未闭,坏死性小肠结肠炎,脑室内出血和支气管肺发育不良)和长期(神经发育结局和无严重发病的婴儿)的新生儿发病率。但有研究显示延迟分娩对第二个或第三个婴儿的短期结局有积极作用,长期结局与具有相同胎龄的儿童相当。

4. **母体并发症**　延迟分娩孕产妇的相关并发症包括宫内感染、败血症、绒毛膜羊膜炎、出血、妊娠物残留、胎盘早剥及子宫切除术等。荟萃分析表明,DID 后产妇并发症的风险为 38.8%(183 例中有 71 例,共 12 项研究),严重程度和类型各不相同。7 例妊娠发生 1 例以上并发症,有 56 例局部感染和 / 或败血症

(30.6%),12 例产后出血(6.6%),8 例胎盘早剥(4.4%),2 例产后子宫切除术(1.1%)(1 例为败血症,1 例为出血)和 1 例子宫阴道瘘。31.8% 的孕妇需要剖宫产分娩(129 项研究中的 41 项,共 10 项研究)。有研究表明,胎盘残留的风险为 10%。暂无记录的孕产妇死亡病例。感染并发症的风险很难预测,剩余胎儿的羊膜腔穿刺结果阴性也不能保证母体感染并发症为低风险。有研究显示败血症发生率为 21%(19 例中有 4 例),其中 1 例女性因产后出血而需要行子宫切除术,而其中大多数女性的羊膜穿刺术结果为阴性。

【未来展望】

随着辅助生殖技术的广泛开展及促排卵药物的应用,多胎妊娠发生率越来越高。50% 以上的双胎及几乎所有的三胎妊娠会发生早产,极早产儿(孕 28 周前)在多胎妊娠中更为常见。延迟分娩在西方国家的发生率仅为 0.014%,占多胎妊娠的 1%,而在我国更低,到目前为止报道不足 50 例,但随着多种宫缩抑制剂可供临床选择,并且用于预期围产期结局的最佳分娩时间的产前监测方法精确度和特异度越来越高,预计在未来几年间,多胎妊娠延迟分娩的案例将会上升。延迟分娩实施过程中处理得当,充分平衡利弊,可以提高存留胎儿的存活率及减少新生儿并发症,改善围产结局。但是成功实现延迟分娩的最佳策略尚未经过随机研究的验证,观察性研究的样本量也不足以得出有统计学意义的结论。关于可能适用延迟分娩的人群的最佳管理方法,目前尚未达成共识。相信随着研究的不断深入,能给未分娩胎儿的延迟分娩处理更多的指导。

【管理流程】(表 11-5-1)

表 11-5-1　延迟分娩的管理流程

第一胎娩出时	□检查是否符合延迟分娩条件	□未娩出胎儿及其附属结构完整
		□未娩出胎儿情况良好
		□无规律宫缩及宫内感染迹象
	□检查是否有延迟分娩禁忌证	□未娩出胎儿绒毛膜羊膜炎、胎儿窘迫、先天畸形、胎膜早破等
		□严重阴道流血、胎盘早剥及母体疾病如妊娠期高血压疾病等
		□宫缩并未消失且有增强趋势,宫缩抑制剂不能缓解
	□病情告知	□告知孕妇及家属立即分娩、延期分娩风险利弊
第一胎娩出后	□阴道宫颈分泌物培养	
	□预防感染	□预防性使用抗生素至少 7 天
	□完善检查	□监测感染指标
	□电子胎心监护	
	□抑制宫缩	□使用原则同"早产"治疗部分
	□阴式宫颈环扎术	□酌情实施
	□促胎儿肺成熟	□胎儿孕周延长至孕 24 周后可使用
第二胎分娩前	□分娩时机	□建议视具体情况而定
	□分娩方式	□取决于母儿情况,一般可经阴道分娩,必要时行剖宫产术

【参考病例】

患者陈某,37 岁。

主诉:停经 24 周,选择性减胎术后 11 天。

现病史:患者早期超声检查提示双绒毛膜双羊膜囊双胎。妊娠 22^{+3} 周因"双胎之一 18 三体综合征"行选择性氯化钾减胎术。今流产一死婴(减灭胎),身长 19cm,体重 210g。

既往史:G$_2$P$_0$,否认心脏病、糖尿病及高血压病史。

查体:体温 36.6℃,脉搏 90 次/min,血压 123/68mmHg,呼吸 20 次/min。神清,无贫血貌。心肺听诊未闻及异常,腹膨隆,偶有宫缩,强度弱。产科查体:宫高 28cm,腹围 92cm,胎心率 150 次/min;阴道检查:阴道畅,少许暗红色血性分泌物,宫口已回缩,无活动性出血,宫外口可见娩出胎的脐带,无进行性向外延长。

入院诊断:① G_2P_0,宫内妊娠25周,单活胎;②双胎妊娠(双绒毛膜双羊膜囊双胎)减胎术后;③双胎之一流产;④氯化钾减胎术后;⑤ IVF-ET 术后。

治疗:详细向患者及家属交代继续妊娠的风险、未分娩胎儿结局及远期预后情况。患者及家属要求尝试延迟分娩。遂取宫颈、阴道分泌物检查与培养,高位结扎娩出胎儿的脐带,予二代头孢类抗生素预防感染,阿托西班抑制宫缩。同时定期监测感染指标,复查超声明确胎儿生长发育情况,地塞米松1个疗程促胎儿肺成熟。

预后:患者因"妊娠32周,胎儿窘迫"行子宫下段剖宫产术分娩一活婴,出生体重1 600g,转新生儿科住院治疗2周后出院,定期儿科发育门诊复查,现体健。

思　考

1. 双胎延迟分娩的适应证。
2. 双胎延迟分娩保胎治疗过程中监测要点。

(王冬昱　王子莲)

第六节　分　娩　镇　痛

关键点

1. 与单胎妊娠一样,双胎分娩期间,椎管内麻醉镇痛是缓解产痛的最有效方法。
2. 椎管内麻醉镇痛有利于双胎妊娠的阴道助产分娩、胎头内倒转或外倒转术、完全臀牵引术或紧急剖宫产术。
3. 阿片类镇痛药最显著的副作用是呼吸抑制,应用时要密切关注母儿的呼吸状况。
4. 孕妇、产科医师及麻醉医师在双胎妊娠的分娩镇痛过程中需要充分的沟通与配合。

【概述】

产痛是极高程度的疼痛,按照0~10级的疼痛量表,宫缩时疼痛级别为7~8级,甚至更高。为降低产妇的分娩疼痛,提高分娩质量,在确保母婴安全、提高医疗服务质量的前提下,可以实施分娩镇痛。分娩镇痛方法不会增加剖宫产风险。是否实施分娩镇痛应由产科医护人员、麻醉科医师及产妇充分沟通后决定。具体的镇痛方式、药物及剂量选择应该根据患者自身情况、医疗条件及有无禁忌证等决定。

【产痛的来源】

1. **第一产程**　来源于宫颈和宫下段的扩张以及子宫体部的收缩,神经支配为 T_{10}~L_1,内脏痛为主,弥散性,不像躯体疼痛定位准确,下腹痛最常见,相当部分产妇同时伴有腰痛,也可放射至骶嵴、臀部及大腿。

2. **第二产程**　来源于子宫收缩和胎儿先露下降压迫会阴组织扩张,神经支配为 S_2~S_4,疼痛主要是躯体痛,比产程早期的疼痛定位更明确。

3. **第三产程**　来源于子宫收缩及胎盘娩出时宫颈扩张,神经支配为骶丛神经。

【疼痛对母胎的影响】

1. **心血管系统**　母体由于交感神经兴奋,儿茶酚胺分泌增加,血管收缩,血压升高,心率增快,心脏负担加重。子宫动脉收缩,出现胎儿缺血缺氧。

2. **呼吸系统**　母体过度通气,二氧化碳浓度下降,血管收缩,导致胎儿供血障碍。二氧化碳的下降也可使产妇出现酸碱平衡失调。

3. 神经内分泌系统　由于交感神经兴奋,儿茶酚胺分泌增加,抑制胰岛素分泌,脂肪加速分解,酸性代谢产物增加。

【分娩镇痛的方法】

非药物镇痛包括精神预防、陪伴分娩、针灸、催眠等方法。药物镇痛包括全身性镇痛、椎管内麻醉区域阻滞镇痛、局部麻醉。具体的镇痛方式、药物及剂量选择应该根据患者自身情况、医疗条件及有无禁忌证决定。其中椎管内麻醉(包括连续硬膜外镇痛和腰硬联合镇痛),通过局部麻醉药和阿片类药物在椎管内可逆性阻断支配子宫的感觉神经,发生区域性的麻醉效果,减少宫缩的疼痛,是目前国际公认的镇痛效果最可靠、使用最广泛的分娩镇痛法。具有以下优点:

1. 镇痛效果好,起效快,尤适合初次生产的产妇。

2. 产妇的意识清醒,可以进食,能主动参与产程。

3. 感觉运动分离,产妇可下地行走。

4. 硬膜外腔置管给药,可以保持长时间持续的麻醉效果并方便改行剖宫产手术或术后镇痛。

【非药物分娩镇痛】

情感支持、分娩教育、芳香疗法、按摩、冷热疗法、音频疗法等非药物治疗手段在一定程度上可帮助产妇缓解产痛。此外还有部分技术需要专门培训或专门设备,这类技术包括皮内注射水、水疗、经皮电神经刺激、生物反馈、按摩、针灸、催眠等,但上述技术大多未经严格的科学研究证实其功效,故在临床中的应用有局限,其效果需进一步证实,不可盲目实施。常用的非药物分娩镇痛疗法有以下几种:

1. 心理支持疗法　心理支持疗法是消除产妇紧张情绪、缓解宫缩疼痛的非药物分娩镇痛疗法之一,即在孕期对产妇及其家属进行分娩相关解剖生理和妊娠分娩知识宣教,训练产妇掌握分娩时特殊的呼吸技巧、心理暗示和想象,转移注意力,以达到松弛肌肉,消除紧张和焦虑情绪,从而缓解疼痛所采取的措施。通过呼吸调节,改善内脏器官血供与氧供,同时减少大脑皮质对疼痛的敏感度,达到缓解疼痛和增强分娩者疼痛耐受力的目的。心理支持疗法的优势在于,可积极调动产妇对生育的责任感及主动参与分娩的积极性,使产力与产程趋于正常,避免不必要的医疗干预,如助产、手术产及药物分娩镇痛法等对母婴的不良影响。常用的心理支持疗法包括精神预防性分娩镇痛法、拉玛泽减痛分娩法、陪伴分娩法、家庭式分娩法、音乐疗法、催眠疗法及松弛疗法等。

(1)精神预防性分娩镇痛法:主要涉及对产妇的孕期教育、锻炼助产动作,以及在产程中给予指导、精神鼓励与支持。精神预防性分娩镇痛法以巴甫洛夫提出的经典条件反射理论为基础,主要是通过预防性精神干预,增强大脑皮质功能,使大脑皮质和皮质下中枢产生良好协调作用,提高产妇在分娩过程中的痛觉阈值,达到减轻甚至消除分娩疼痛的目的。

(2)拉玛泽减痛分娩法:1952年,法国医师Fermmd Lamaze在自然分娩法和精神预防性分娩镇痛法基础上提出拉玛泽(Lamaze)减痛分娩法,操作要点包括:①指导孕妇及其家属消除紧张情绪。②第一产程潜伏期采取深而慢的腹式呼吸,即每一次宫缩时,从鼻孔吸气,用嘴呼出,以此缓解紧张和疼痛,即镇痛呼吸法,又称为净化呼吸法。在第一产程末期、宫口开全之前,采用快而浅的呼吸和喘气,第二产程时向下屏气代替喘气,产妇屈膝,双手握膝。③按摩法:第一产程活跃期宫缩时,按摩产妇下腹部或产妇取侧卧位按摩腰骶部,并与产妇自身深呼吸相配合,宫缩间歇时停止按摩。④压迫法:第一产程活跃期,让产妇用双手拇指按压髂前上棘、髂峰或耻骨联合,吸气时用双手握拳压迫两侧腰部或骶部,与按摩法交替使用。

(3)陪伴分娩法:陪伴分娩法也称导乐(Doula)分娩法,由具有生育经验和产科专业知识者,在产前、产时及产后给予产妇持续的心理、生理和情感支持与鼓励,使产妇在舒适、安全、放松的环境下顺利分娩。研究表明,陪伴分娩可减轻因分娩导致的分娩疼痛,减少分娩镇痛药物使用量。

(4)家庭式分娩法:家庭式分娩法为鼓励产妇及其家属参与和决策的分娩方式,可有效提高产科医疗质量。家庭式分娩法由医院提供集待产、分娩、产后康复为一体的家庭式产科病房,营造温馨的分娩环境,让丈夫或其他家属陪伴产妇。家庭式分娩法的应用,不仅可缩短产程,还可缓解产妇分娩疼痛,降低新生儿窒息发生率。

(5)音乐疗法:音乐具有消除紧张、焦虑、抑郁等不良情绪的作用,可刺激产妇内啡肽分泌和降低儿茶酚胺水平,从而缓解分娩疼痛或增加产妇疼痛耐受力。有研究表明音乐疗法可缓解第一产程的分娩疼痛。若将音乐应用于整个产程,产妇休息和睡眠时,应暂停播放音乐。对于音乐的选择,由产妇根据个人爱好选择,也可在音乐治疗专业人士指导下,根据不同产程的宫缩特点选择相应音乐类型和曲目。

(6)催眠疗法:催眠疗法是采用心理学干预的放松措施,并结合言语暗示,使被催眠者身心放松,对内外环境的改变做出反应。其具体步骤为:①分娩前对产妇进行预备教育与相关培训,运用心理学方法改变产妇及其家属对分娩过程与分娩疼痛的认知,利用松弛治疗措施使产妇渐进放松、体验催眠与自我催眠;②在自然分娩过程中,让产妇取自由舒适体位,在催眠音乐与言语引导下,通过呼吸调节,实现自我放松和催眠。研究显示,催眠疗法可缓解分娩疼痛,提高产妇分娩镇痛满意度,但目前尚缺乏足够数据支持催眠疗法可减少分娩过程镇痛药物使用量的证据。

(7)松弛疗法:在专业人员指导下,对孕产妇进行一对一干预,通过固定的程序,降低产妇全身骨骼肌紧张度,减轻产妇的焦虑与紧张情绪,降低产妇交感神经系统活动水平,达到缓解分娩疼痛作用。

2. 生理干预镇痛疗法　生理干预镇痛疗法包括自由体位分娩疗法、穴位按摩疗法、针刺镇痛疗法、皮内水注射镇痛疗法、经皮神经电刺激镇痛疗法、分娩球镇痛疗法、水中分娩镇痛疗法、热疗与冷疗镇痛法及芳香镇痛疗法。

(1)自由体位分娩疗法:自由体位分娩疗法是指产妇在产程中,可根据个人意愿选择自由体位,包括卧、走、立、坐、跪、趴及蹲等促进分娩。研究表明,产程中产妇适量运动和体位改变,可产生积极作用,如缓解产妇分娩疼痛、改善母胎循环、促进胎头下降、缩短产程、减少会阴损伤和会阴侧切等。

(2)穴位按摩疗法:穴位按摩是以中医理论为基础的保健按摩,有学者认为其手法渗透力强,具有疏通经络、平衡阴阳、调和脏腑的作用,从而达到放松肌肉、减轻疼痛、调节全身多系统功能等效果。常用的分娩镇痛按摩穴位为交感穴、子宫穴、内分泌穴及神门穴。若产妇过度紧张和焦虑,则可加按摩身心穴,以达到分娩镇痛的目的。按摩三阴交穴、合谷穴、太冲穴及阿是穴等,也可缓解产妇分娩疼痛。在第一、二及三产程阶段,由产妇配偶对产妇分别按摩30分钟,按摩手法包括腹部轻抚、骶骨按压以及肩膀与背部的揉捏,可明显缓解产妇焦虑情绪,并缓解产妇分娩疼痛。

(3)针刺镇痛疗法:有学者认为针刺镇痛也可产生分娩镇痛效果。其分娩镇痛效果可能与激活内源性镇痛机制有关。

(4)皮内水注射镇痛疗法:在导致分娩疼痛所涉及神经传导部位注射无菌生理盐水,形成皮丘,在局部引起机械性强刺激,这样既可减少由外周神经纤维传入中枢的神经冲动,起到疼痛闸门控制作用,也可使内啡肽水平升高,而使皮内水注射达到分娩镇痛的效果。

(5)经皮神经电刺激镇痛疗法:可刺激人体内源性镇痛物质内啡肽产生,提高机体痛觉阈值,同时对相应神经根产生刺激,发挥疼痛闸门控制作用,从而达到分娩镇痛目的。经皮电子神经刺激镇痛疗法简单、方便、无创伤性,易被产妇及其家属接受,但其分娩镇痛有效率仅为25%。

(6)分娩球镇痛疗法:分娩球是一个柔和具有弹性的球体。产妇在规律性宫缩间隙期,可骑坐在分娩球上休息。第一产程潜伏期宫缩时,由助产士指导并协助产妇在分娩球上弹坐,对盆底肌肉进行按摩,可缓解会阴部和腰骶部疼痛;第一产程活跃期宫缩时,产妇站立于床旁环抱分娩球或跪抱分娩球,依靠其与皮肤的接触缓解疼痛。有研究证实,第一产程活跃期宫缩时,使用分娩球可减轻分娩疼痛,但是不能缩短活跃期宫缩的持续时间和宫缩间歇期。

(7)水中分娩镇痛疗法:水的浮力和水断面上的静水压可使产妇产生失重感,肌肉不再需要支撑身体重量而处于放松状态,这有助于产妇消除紧张和疲劳,并放松盆底肌肉,有利于胎头以最小径线通过产道,而使自然分娩更为顺利。此外,合适的水温还可使产妇体内儿茶酚胺释放减少,改善子宫灌注,促进节律性宫缩,增加会阴组织弹性,有利于减轻宫缩疼痛及缩短产程。研究表明,水中分娩可减轻分娩疼痛,减少麻醉和产科干预措施的使用,可作为多数产妇缓解分娩疼痛的选择之一。

(8)热疗与冷疗镇痛法:热疗镇痛法是指使用热水袋、电热垫及热湿毛巾热敷产妇的腰部、背部、下腹、腹股沟和会阴部,以达到缓解产妇分娩疼痛、消除寒战、减少关节僵硬、缓解肌肉痉挛及增加结缔组织的伸展性的目的,但热疗不能用于发热、易出血的产妇,以及接受麻醉后出现某一部位感觉丧失或痛觉缺失的产妇。冷疗镇痛法通常采用冰袋、装满冰的瓶子及冷毛巾等置于产妇的胸部、面部和背部,以舒适及不感觉寒战为度而达到缓解产妇分娩疼痛的目的。冷疗镇痛法也可达到缓解产妇肌肉痉挛、消除炎症和水肿的目的,但不宜用于合并变态反应性荨麻疹、妊娠期高血压疾病、雷诺综合征及镰状细胞性贫血产妇。

(9)芳香镇痛疗法:是指以芳香植物所萃取出的精油作为媒介,辅助按摩、沐浴、熏香等方式,经由呼吸道或皮肤吸收进入产妇体内,以达到缓解产妇精神压力和促进身心健康的一种自然镇痛疗法,有学者认为可减轻分娩疼痛和缩短产程,降低剖宫产率。

【药物分娩镇痛】

1. **阿片类镇痛药**　阿片类镇痛药是常用药物,肌内注射或静脉注射阿片类镇痛药对产妇疼痛缓解非常有限,常伴有恶心、呕吐、困倦等不良反应。但注射阿片类药物不需要麻醉医师参与,所以使用范围较广泛。该类药物可以肌内注射或静脉使用,用于分娩镇痛效果差异不大,值得注意的是该类药物能通过胎盘影响胎儿或新生儿,其可能影响有胎心基线变异消失、基线降低、新生儿呼吸抑制或者神经行为改变。新生儿清除药物较成人慢,因此药物副作用持续时间更长。

2. **局部麻醉镇痛**　局部麻醉药(常用药物:普鲁卡因、利多卡因)用于阴部神经阻滞以及会阴裂伤缝合的局部组织浸润麻醉。阴部神经阻滞主要包括经会阴注射局部麻醉药至坐骨棘下阴部神经附近。阴部神经阻滞主要用于第二产程和分娩后会阴裂伤的修复。局部麻醉的风险包括过敏和毒性反应,需积极处理,包括吸氧、镇静及血管活性药物的使用,必要时需行紧急剖宫产。

【麻醉方式的选择】

1. **全身麻醉**　全身麻醉在分娩镇痛及剖宫产手术的使用较少,但对于紧急剖宫产或患者存在椎管内麻醉禁忌及椎管内麻醉失败时可以使用。

2. **椎管内麻醉**

(1)适应证:产妇自愿;经产科医师评估,可进行阴道分娩试产者(包括瘢痕子宫、妊娠期高血压疾病及子痫前期等);无椎管内阻滞禁忌如颅内高压、凝血功能异常、穿刺部位及全身性感染等,以及其他影响穿刺操作的情况。

(2)排除禁忌证:除产妇拒绝分娩镇痛以外,要排除影响椎管内麻醉镇痛安全的下列情况:

1)先天性或者获得性凝血功能障碍,血小板功能异常等都可能导致脊髓或硬膜外血肿的发生率升高。

2)血小板减少症:血小板计数的安全下限值尚未确定,一般来讲血小板计数 $\leqslant 70 \times 10^9/L$ 时不宜行椎管内麻醉镇痛。2019 年美国 ACOG 指南提出,如果血小板计数 $\geqslant 70 \times 10^9/L$,只要血小板水平稳定,没有其他先天性或者获得性凝血功能障碍,血小板功能正常,患者未接受任何抗血小板或抗凝治疗,区域阻滞镇痛或麻醉可以实施。某些情况下,对于血小板计数 $\geqslant 70 \times 10^9/L$ 的患者,硬膜外或蛛网膜下腔的镇痛和麻醉也是可行的。

3)若患者使用肝素或低分子肝素抗凝,则在运用区域阻滞镇痛及麻醉前应该进行个体化评估和谨慎选择。美国产科麻醉学会指南认为每天 2 次、每次 5 000U 的普通肝素的使用并不是脊椎麻醉的禁忌;最后一次使用中等剂量(7 500~10 000U)普通肝素 10~12 小时后,或最后一次使用大剂量(每天总剂量超过 20 000U)普通肝素 24 小时后进行麻醉,且麻醉前应仔细评估 APTT 和抗凝血因子 X a 水平,警惕发生硬膜外血肿的风险。

4)颅内占位性病变合并颅内压升高也是区域麻醉的禁忌证,因为硬脊膜穿破在颅内压升高的情况下,可能导致脑疝的发生。该类患者的麻醉及镇痛措施应该个体化,并请神经外科医师进行评估。

【椎管内麻醉镇痛前产妇的评估】

分娩镇痛前对产妇系统的评估是保证镇痛安全及顺利实施的基础。评估内容包括,病史、体格检查、相关实验室检查等。

1. **病史**　产妇的现病史,既往史,麻醉手术史,药物过敏史,是否服用抗凝药物,合并症、并发症等。

2. **体格检查**　生命体征,全身情况,是否存在困难气道、脊椎间隙异常、穿刺部位感染灶或占位性病变等禁忌证。

3. **相关实验室检查**　常规检查血常规、凝血功能;存在合并症或异常情况者,进行相应的特殊实验室检查。

【椎管内麻醉镇痛前准备】

1. 设备及物品要求　①麻醉机；②多功能心电监护仪；③气道管理用品，包括喉镜、气管导管、口咽通气管、喉罩、困难气道器具等；④吸痰器、吸痰管、负压吸引器；⑤供氧设备，包括中心供氧、氧气瓶、面罩；⑥椎管内镇痛穿刺包、镇痛泵；⑦胎心监护仪、新生儿抢救复苏设备；⑧加压加热输血设备、加热毯；⑨抢救车，包括抢救物品及药品。

2. 药品要求　局麻药(利多卡因、罗哌卡因、丁哌卡因、氯普鲁卡因等)，阿片类药物(芬太尼、舒芬太尼等)，配制药品的生理盐水，急救类药品(肾上腺素、脂肪乳剂等)，消毒液；抢救设备及麻醉药品由专人负责维护补充、定期检查并做登记。

【椎管内麻醉镇痛开始时机及药物选择】

目前，已有大量临床研究表明，潜伏期开始椎管内镇痛并不增加剖宫产率，也不延长第一产程。因此，不再以产妇宫口开张大小作为分娩镇痛开始的时机，产妇进入产房后只要有镇痛需求即可实施。

椎管内镇痛麻醉药物通常由局部麻醉药和阿片类药物组成。低浓度局部麻醉药可以减少运动阻滞，而低浓度阿片类药物则减轻母儿全身不良反应。常用局部麻醉药是丁哌卡因和罗哌卡因，其效果和不良反应相似。常用阿片类药物是芬太尼和舒芬太尼。

【椎管内麻醉镇痛实施方法】

1. 连续硬膜外镇痛　硬膜外分娩镇痛效果确切、对母婴影响小、产妇清醒能主动配合，是目前应用最为广泛的分娩镇痛方法之一，并且当分娩过程中发生异常情况需实施紧急剖宫产时，可直接用于剖宫产麻醉。

(1)操作方法：①穿刺过程中监测产妇的生命体征；②选择 L_{2-3} 或 L_{3-4} 间隙，按椎管内穿刺操作规范进行硬膜外穿刺，向头端置入硬膜外导管；③经硬膜外导管注入试验剂量(含 1:20 万肾上腺素的 1.5% 利多卡因)3ml，观察 3~5 分钟，排除导管置入血管或蛛网膜下腔可能；④若无异常现象，注入首剂量，持续进行生命体征监测；⑤测量镇痛平面(维持在 T_{10} 水平)，进行 VAS 疼痛评分和 Bromage 运动神经阻滞评分；⑥助产士常规观察产妇宫缩、胎心改变及产程管理；⑦镇痛维持阶段建议使用 PCEA 镇痛泵，根据疼痛程度调整镇痛泵的设置或调整药物的浓度；⑧观察并处理分娩镇痛过程中的异常情况，填写分娩镇痛记录单；⑨分娩结束观察 2 小时，产妇无异常情况离开产房时，拔除硬膜外导管返回病房。

(2)推荐给药方案：首剂量罗哌卡因 15mg+ 舒芬太尼 5μg/10ml；维持剂量罗哌卡因 120mg+ 舒芬太尼 60μg/150ml，根据产妇疼痛情况个性化给药，6~7ml/h，PCEA 每次 6~8ml，锁定时间 20 分钟，极量 40ml/h。

2. 腰 - 硬联合镇痛　腰 - 硬联合镇痛是蛛网膜下腔镇痛与硬膜外镇痛的结合，此方法集两者之优点，起效迅速、镇痛完善。

(1)具体操作方法：①准备同硬膜外分娩镇痛；②选择 L_{3-4}(首选)或 L_{2-3} 间隙进行硬膜外穿刺；③经腰穿针注入镇痛药，退出腰穿针后，向头侧置硬膜外导管；④在硬膜外给药之前经硬膜外导管注入试验剂量(含 1:20 万肾上腺素的 1.5% 利多卡因)3ml，观察 3~5 分钟，排除硬膜外导管置入血管或蛛网膜下腔可能；⑤镇痛管理同硬膜外镇痛。

(2)推荐蛛网膜下腔注药剂量：罗哌卡因 2.5mg+ 舒芬太尼 2.5μg。蛛网膜下腔注药 30~45 分钟后，硬膜外腔用药参照硬膜外镇痛方案。

【椎管内麻醉分娩镇痛对宫缩的影响】

镇痛后 30 分钟内可出现宫缩减弱，30 分钟后可恢复正常宫缩。因此不必急于人为干预镇痛后 30 分钟之内出现的宫缩减弱；镇痛后，如血压正常，则不必静脉输注大量液体；镇痛 30 分钟后，宫缩不能恢复至麻醉前水平，应考虑调整局麻药量，如并非麻药量过大，可使用缩宫素加强宫缩。

【椎管内麻醉分娩镇痛对产程的影响】

第一产程与第二产程延长、产程停滞发生率略升高；产时胎方位异常(枕横位或枕后位)发生率明显升高。硬膜外镇痛会增加阴道分娩助产率，但并不会增加剖宫产率。改进方案可降低产程停滞、产时胎方位异常的发生率：在宫口开至 9~10cm 时抬高床头，注意盆底肌张力情况，加强胎儿先露对盆底的压迫；分娩镇痛与 Doula 陪伴分娩相结合，专人指导产妇配合宫缩使用腹压；在产妇无屏气用力的感觉时，不需过早指导用力,耐心等待第二产程的真正开始;仔细地检查,以尽早发现胎位异常并进行纠正。

【椎管内麻醉常见并发症及处理】

1. **发热** 产热是最常见的并发症之一,约 30% 的产妇因区域镇痛出现体温 >37.5℃。产妇体温升高概率随着硬膜外麻醉持续时间而增加,并且初产妇更常见,目前具体机制并不清楚,可能原因包括产妇温度调节功能改变、产热增加、散热减少、感染等。注意液体出入量管理,排除产科感染性发热。

2. **镇痛不全** 可调整导管位置,必要时可考虑重新置管。

3. **镇痛平面过高** 可抬高上半身,降低椎管内给药量。

4. **低血压** 预防低血压,麻醉及镇痛前常快速静滴 500~1 000ml 液体。当血压下降超过基础压 20%~25% 时,可考虑垫高产妇右侧臀部或左侧卧位;加快补液速度;麻黄碱 5~10mg 静脉注射;降低椎管内给药量。

5. **呼吸抑制** 抬高产妇上半身,给予中低流量吸氧,降低椎管内给药量。必要时停滞硬膜外给药,静脉滴注纳洛酮 0.4mg 和进行呼吸支持。

6. **尿潴留** 发生率高,可影响产程,在镇痛开始前要求产妇先行排尿。在分娩过程中鼓励产妇自行排尿,若效果不佳可行膀胱部按摩或留置导尿管。

7. **硬膜外穿刺后头痛** 头痛与体位有关,站立或坐起时加重,不治疗者可持续 7~10 天。可口服或静脉补液,口服止痛药。严重头痛保守治疗无效,可考虑硬膜外注射自体静脉血 20ml。

【危急情况的处理】

分娩镇痛期间,产妇发生下列危急情况之一者,由产科医师决定是否立即启动"紧急剖宫产"流程。①产妇心搏骤停;②子宫破裂大出血;③严重胎儿窘迫;④脐带脱垂;⑤羊水栓塞;⑥局麻药中毒等其他危及母婴生命安全情况。如果产妇正在使用硬膜外镇痛,且镇痛效果确切,即可通过硬膜外导管给予较高浓度的局部麻醉药来完成手术麻醉的转变。如果没有硬膜外镇痛的产妇需要紧急剖宫产,脊椎麻醉和全身麻醉均可选择。

【未来展望】

随着人类社会的进步和现代化医学模式的改变,减少产妇分娩期的疼痛,提高产妇分娩质量,是医务工作者追寻的目标。镇痛分娩已经成为产科领域的重要课题。研究表明分娩镇痛方法不会增加剖宫产风险。当前,椎管内麻醉是镇痛效果最确切的方法,在临床中得到广泛应用。非药物镇痛分娩方法则大多未经严格的科学研究证实其功效,故在临床中的应用有局限。

【管理流程】

以椎管内麻醉镇痛为例(表 11-6-1)。

表 11-6-1 椎管内麻醉镇痛管理流程

麻醉前	□ 产妇情况	□ 规律宫缩
		□ 要求分娩镇痛
	□ 产科处理	□ 产科医师排除禁忌证
		□ 建立静脉通道
		□ 监测基本生命体征
		□ 抢救设备和药物
	□ 麻醉前处理	□ 麻醉术前评估
		□ 签署镇痛同意书
麻醉时	□ 椎管内穿刺	
	□ 给予实验量、首量和维持药物	
	□ 测定麻醉平面	
	□ 记录疼痛强度评分(VAS)及改良 Bromage 评分	

续表

麻醉后	□ 产科处理	□ 30分钟后产科医师和助产士监护观察
	□ 麻醉处理	□ 30分钟内麻醉医师对产妇进行监测
分娩后	□ 分娩后镇痛	□ 镇痛泵
		□ 麻醉科查房访视
		□ 拔除硬膜外导管

【参考病例】

患者尹某,40岁。

主诉:停经8个月余,下腹痛5小时。

现病史:本次怀孕为IVF-ET术后,双胎妊娠,孕期定期产检,孕早期超声提示双胎妊娠(DCDA)。入院当日凌晨5时开始无明显诱因出现下腹部阵痛,伴少量阴道流血,无阴道排液。孕期无头晕、头痛,无胸闷、气促,无视物不清,双下肢轻微水肿。

婚育史及既往史:G_4P_1,17年前足月顺产一活婴,5年前因异位妊娠行腹腔镜下右侧输卵管切除术,人工流产2次,否认心脏病、糖尿病及高血压病史。

查体:体温36.5℃,脉搏82次/min,血压125/85mmHg,呼吸20次/min。神清语明,无贫血貌。心肺听诊未闻及异常,腹膨隆,无压痛。产科查体:宫高38cm,腹围98cm,宫缩30~40s/4~5min,双胎头位,LOT/ROT,胎心率140/136次/min;阴道检查:阴道畅,宫口开2cm,头先露,S-3。骨及软产道未见明显异常。

辅助检查:停经32^{+3}周笔者医院B超示:宫内双胎妊娠,第一胎如孕32周,头位,胎儿颈周围见脐彩色血流环绕,注意脐带绕颈;第二胎如孕31^{+2}周,头位。

入院诊断:① G_4P_1,宫内妊娠35^{+1}周,LOT/ROT,(双绒毛膜双羊膜囊双胎),早产临产;② IVF-ET术后;③高龄经产。

诊疗经过:孕妇要求分娩镇痛,查看孕妇无相关禁忌证,予联系麻醉医师到场。麻醉医师评估孕妇情况,ASA-Ⅱ级,与孕妇及家属签署麻醉知情同意书。予胎心监测、心电监测及血氧饱和度监测,开放静脉通道,予乳酸钠林格500ml快速静滴。麻醉医师行镇痛前VAS(视觉模拟疼痛评分)10分。麻醉医师予持续硬膜外镇痛:选择$L_{2~3}$为穿刺点,硬膜外穿刺置管后,给予试验量1%利多卡因3ml,3分钟后予首剂量罗哌卡因15mg+舒芬太尼5μg/10ml注入硬膜外腔,给药后10分钟患者诉疼痛减轻,测感觉阻滞最高平面为T_{10},VAS评0分,Bromage运动评分0分。心电监护提示血压、心率正常。以后维持剂量罗哌卡因120mg+舒芬太尼60μg/150ml,根据产妇疼痛情况调整,6~7ml/h,PCEA每次6~8ml,锁定时间20分钟,追加注药之前测VAS评分6~7分,注药之后能降至4~5分以下。产科医师和助产士监护观察并绘制产程图,双胎胎心好,产程进展顺利,于镇痛后3小时35分钟宫口开全,停止给予局麻药,鼓励产妇屏气用力,40分钟后第一胎头先露,顺娩一女婴,Apgar评分1分钟10分,5分钟10分,体重1950g;5分钟后第二胎头先露,顺娩一女婴,Apgar评分1分钟10分,5分钟10分,体重2120g。

预后:分娩结束后,通过镇痛泵行产后镇痛,产后麻醉科疼痛查房医师访视产妇,拔除硬膜外导管。

思　考

1. 双胎分娩镇痛应用的时机。
2. 双胎分娩镇痛过程中监测要点。

(王冬昱　王子莲)

第七节　产后出血

关键点

1. 产后出血是分娩期的严重并发症,居我国孕产妇死亡原因首位,双胎妊娠是产后出血的高风险因素。

2. 产后出血的病因为子宫收缩乏力、胎盘因素、软产道裂伤、凝血功能障碍,根据阴道流血发生的时间、出血量以及与胎儿、胎盘娩出之间的关系,可判断产后出血的原因。

3. 准确估计出血量和寻找病因是治疗的前提,针对原因处理,迅速止血,补充血容量,纠正休克,防止感染,是处理产后出血的要点。

4. 难治性产后出血需要多学科团队联合抢救,手术止血并启动复苏、输血方案。

5. 积极干预第三产程是预防产后出血的关键,产后观察也非常重要。

【概述】

产后出血(postpartum haemorrhage,PPH)是指胎儿娩出后 24 小时内,阴道分娩产妇出血量 ≥ 500ml 或剖宫产分娩产妇出血量 ≥ 1 000ml。产后出血是分娩期的严重并发症,长期居于我国孕产妇死亡原因的首位,约占孕产妇死亡的 1/4。国外文献报道的发病率为 5%~10%,但由于临床上估计出血量一般比实际出血量低 30%~50%,因此实际发病率可能会更高。双胎妊娠产后出血与单胎妊娠产后出血在病因、临床表现、诊断、处理几方面大致相同,不同点在于双胎妊娠发生产后出血的危险因素更多,预防和治疗产后出血的手段选择需更为积极。

【病因】

产后出血的病因依次为子宫收缩乏力、胎盘因素、软产道裂伤及凝血功能障碍。子宫收缩乏力所致产后出血最为常见,占比为 50%~70%,更是双胎妊娠发生产后出血的主要原因。需要注意的是,几种病因可以同时合并存在,也可以互为因果。如软产道裂伤可以同时合并子宫收缩乏力;如胎盘滞留可影响子宫收缩,导致宫缩乏力;大量出血可消耗凝血因子,导致凝血功能障碍。

1. 子宫收缩乏力　子宫收缩乏力是产后出血最常见的原因。胎儿娩出之后,子宫肌肉正常的收缩和缩复能有效地压迫子宫肌束间的血管,起到止血作用,防止发生产后出血。而任何影响子宫肌肉正常收缩和缩复功能的因素都有可能导致子宫收缩乏力性产后出血,短时间就可能发生严重的失血甚至休克。常见高危因素有:

(1)全身因素:合并急慢性全身性疾病,体质虚弱、过度疲劳、恐惧分娩、高龄、肥胖,以及既往产后出血史,均可导致产后宫缩乏力。双胎妊娠的孕产妇孕期身体负荷增加更多,全身情况会较普通单胎妊娠孕产妇差。

(2)子宫因素:子宫肌纤维发育不良,如子宫畸形或子宫肌瘤;子宫肌壁受损,如子宫瘢痕、多次妊娠分娩或流产等;子宫肌纤维过度伸展,如多胎妊娠、羊水过多、巨大儿等。双胎妊娠,尤其是足月双胎妊娠,往往伴有子宫肌纤维过度伸展,子宫容积增大,子宫肌壁明显变薄。

(3)药物因素:临产后过多使用镇静剂、麻醉剂或宫缩抑制剂(硫酸镁、沙丁胺醇等),以及缩宫素使用不当、药物催引产等,均可造成产后子宫收缩乏力。与单胎妊娠相比,双胎妊娠的早产发生率增加,分娩前宫缩抑制剂使用率增加。而双胎妊娠较少经阴道分娩,药物催引产率是降低的。

(4)产程因素:急产、产程延长或滞产、试产失败等,产妇体力消耗过多,产程中宫缩过强或宫缩乏力,均可引起产后子宫收缩乏力。

(5)其他:产科并发症及合并症,如胎盘早剥、妊娠期高血压疾病、严重贫血、宫内感染等可使子宫肌层水肿或渗血引起子宫收缩乏力。前置胎盘,附着于子宫下段,使子宫下段肌壁收缩力减弱,血窦不易关闭,引起产后出血。而双胎妊娠的孕产妇以上并发症、合并症发生率更高,并且常见几种并发症并存的情况,因此导致产后出血的高危因素也增加。

2. **胎盘因素**　产后胎盘剥离,剥离面供应胎盘的动静脉随之开放,止血不仅依赖于血管的收缩和凝血块的形成,更主要的止血机制是子宫收缩和缩复作用对血管进行压迫,使管腔变小及关闭。胎盘剥离不全或娩出障碍等将妨碍子宫收缩而导致产后出血。双胎妊娠孕产妇的胎盘体积增大,附着面积增大,也更容易受到这些胎盘因素的影响:

(1)胎盘滞留:胎盘一般在胎儿娩出后15分钟内娩出,若超过30分钟仍未娩出胎盘,称为胎盘滞留。胎盘滞留可阻碍剥离面血窦的关闭,引起产后出血。胎盘滞留常见的原因有:①膀胱过度充盈:阻碍胎盘排出,使已剥离的胎盘滞留宫腔;②胎盘嵌顿:促子宫收缩药物应用不当,使子宫下段或宫颈内口附近的子宫肌壁发生环形收缩,使已剥离的胎盘嵌顿于宫腔内;③胎盘剥离不全:第三产程中不当牵拉脐带或按压子宫,干扰胎盘的正常剥离,造成部分胎盘尚未剥离,而已剥离部位血窦开放而出血的情况。

(2)胎盘胎膜残留:部分胎盘小叶、副胎盘或部分胎膜残留在宫腔内,可干扰子宫收缩而导致产后出血。

(3)胎盘粘连、植入:子宫蜕膜减少或缺如,胎盘与子宫之间蜕膜海绵层的生理性裂缝线消失,导致一个或多个胎盘母体叶紧密粘连于蜕膜基底层甚至子宫肌层,称为胎盘植入,如未达到子宫肌层称为胎盘粘连,若穿透肌层则称为胎盘穿透。整个胎盘面均发生植入可造成胎盘不剥离,此种情况下胎盘滞留宫腔,一般出血不多,仅在试图人工剥离胎盘时才发生出血;如果部分胎盘面发生植入导致胎盘仅部分剥离,使子宫不能有效收缩可导致产后出血。造成胎盘植入的常见原因包括:多次宫腔手术操作史、子宫内膜炎、蜕膜发育不良、剖宫产史、前置胎盘、高龄产妇及多次分娩史等。而目前多数的双胎妊娠都是辅助生殖技术所致,此类患者妊娠前多有子宫内膜损伤,加上双胎妊娠胎盘面积更大,也就更易发生胎盘粘连、植入的情况。

3. **软产道裂伤**　分娩过程中可能出现的软产道裂伤包括会阴、阴道(包括阴道穹窿)、宫颈裂伤,严重的裂伤可累及阴道穹窿、子宫下段,甚至盆壁,导致阔韧带内血肿、腹膜后血肿或子宫破裂。

软产道裂伤的常见原因有:

(1)会阴及阴道水肿、炎症、静脉曲张等导致组织弹性差,分娩时会阴扩张不充分,导致会阴裂伤出血。

(2)巨大儿、胎先露异常、梗阻性难产、急产、产力过强。

(3)阴道助产技术的使用,尤其是产钳对产道的损伤较明显。

(4)接产时会阴保护技术不规范。会阴切开指征及切开时机掌握不好,缝合时止血不彻底,宫颈或阴道穹窿的裂伤未及时发现。

(5)子宫瘢痕部位发生子宫破裂出血。

4. **凝血功能障碍**　产妇凝血功能障碍导致的出血较少见,但往往难以控制,任何原发或继发的凝血功能异常均有可能导致产后出血。常见于:

(1)妊娠合并血液系统疾病,如血小板减少症、再生障碍性贫血、血友病等。

(2)妊娠期或分娩期并发症导致凝血功能障碍,如妊娠期急性脂肪肝、重症肝炎、子痫前期、子痫、胎盘早剥、死胎、严重的全身感染、羊水栓塞以及不恰当的抗凝治疗。

【临床表现】

胎儿娩出后阴道流血及出现失血性休克、贫血等相应症状,是产后出血的主要临床表现。

阴道流血可表现为突发的凶猛出血,也可表现为持续性缓慢出血,如未及时发现并纠正,也会发展为严重的低血容量休克,严重时危及生命。值得注意的是,出血早期血压及心率不会有明显的改变,平时血压正常的孕产妇早期会出现血压轻度升高,而高血压孕妇则会表现为血压正常。因此,产后出血造成的低血容量可能很晚才会被发现,从而耽误治疗,导致严重后果。出血对产妇造成的影响也取决于分娩前的血容量及产妇的血红蛋白浓度,如重度子痫前期和子痫患者孕期血容量较正常孕妇明显降低,孕期缺铁性贫血或合并地中海贫血的孕妇血红蛋白浓度较低,她们对出血的耐受性就较差,需要更积极的干预和治疗。当产妇表现出头晕、心慌、脸色苍白、脉搏细数、血压下降时,表明已进入休克期。

【辅助检查】

怀疑胎盘因素所致产后出血时,B超有助于提示宫内是否有胎盘、胎膜残留。孕检期间的血常规、凝血功能检查有助于发现贫血性疾病、血小板减少和凝血功能障碍性疾病。发生产后出血后,需要动态监测血红蛋白、血小板计数、凝血酶原时间、纤维蛋白原等指标。在下文中有详细介绍。

【诊断】

诊断产后出血的关键在于准确地测量和估计出血量,错误地低估出血量将会丧失治疗和抢救的时机。诊断的同时明确产后出血的原因,尽早对因处理。突然大量的出血易得到重视和早期诊断,而缓慢的持续少量出血或血肿易被忽视。需要注意的是,估测的出血量往往都低于实际的失血量。如果产后阴道出血量不多,但产妇有低血容量的症状和体征时,需考虑到隐匿血肿或盆腹腔内出血,应仔细检查子宫收缩情况、软产道损伤情况以及有无血肿形成。

1. **估测出血量的方法**　方法包括目测法、称重法、容积法、面积法、休克指数法及血红蛋白测定法等。需注意的是,由于孕期血容量的增加使得产妇对失血的耐受性提高,从失血到发生失代偿休克常无明显征兆,且失血性休克的临床表现往往滞后于出血量,容易导致诊断和处理不及时。因此,失血速度也是反映产后出血病情轻重的重要指标,重症的情况包括:失血速度 >150ml/min、3 小时内出血量超过血容量的50%、24 小时内出血量超过全身血容量等。

(1)目测法:是产科临床工作中最常用的估测产后出血量的方法,但极易导致出血量被低估,利用目测法估计产后出血量所得到的产后出血发生率可能比实际的产后出血发生率要低 30%~50%。

(2)称重法:是较为客观的计算产后出血量的方法,所得血液重量(g)除以比重 1.05g/ml 即为产后出血量(ml)。准确估计的前提是尽量多地收集流出的血液。

(3)容积法:阴道分娩者断脐后待羊水流尽,置一弯盘或便盆紧贴于产妇会阴下方,收集包括第三产程的所有失血量,最后用量杯测量。剖宫产者,吸尽羊水后需更换集水瓶,使用单独的集水瓶吸引收集子宫出血,以利更准确地估计出血量。

(4)面积法:按事先测定了的血液浸湿纱布、消毒巾、会阴垫的面积来计算出血量,如 10cm × 10cm 纱布浸湿后含血量为 10ml 等。

(5)血红蛋白测定法:血红蛋白每下降 10g/L,估计失血量 400~500ml。但在产后出血早期,由于血液浓缩,血红蛋白值常不能准确反映实际出血量,有滞后性。

(6)休克指数法:休克指数 = 心率 / 收缩压(mmHg),休克指数可以粗略估算出血量,但产妇代偿能力较强,应注意产后出血可能迅速从代偿阶段发展为失代偿休克(表 11-7-1)。

表 11-7-1　休克指数对照表

休克指数	估计失血量 /ml	占血容量的比例 /%
<0.9	<500	<20
1.0	1 000	20
1.5	1 500	30
2.0	≥ 2 500	≥ 50

2. **出血原因的诊断**　根据阴道流血发生的时间、出血量以及与胎儿、胎盘娩出之间的关系,可以初步判断产后出血的原因。

(1)子宫收缩乏力:胎盘娩出之后,应常规触诊宫底检查子宫张力和子宫大小,以了解子宫收缩情况。阴道分娩时经腹触诊,剖宫产时可直接用手触诊子宫。正常情况下,胎盘娩出后,宫底平脐或位于脐下一横指,质硬、呈球形。如果扪及子宫体积大、质软或轮廓不清,结合阴道持续流血,宫缩改善后子宫变硬、出血减少,根据分娩前已有宫缩乏力表现及上述症状与体征,可基本作出子宫收缩乏力的诊断,但还应排除其他原因导致的产后出血。

(2)胎盘因素:若胎儿娩出后 10~15 分钟胎盘仍未娩出,并出现阴道大量出血,颜色暗红,应考虑为胎盘因素所致。胎盘娩出后应仔细检查其完整性,若发现胎盘小叶、胎膜不完整或胎盘母面有残留的血管断端,应考虑胎盘组织残留或副胎盘的存在,需进行宫腔检查。徒手剥离胎盘时,若发现胎盘与宫壁粘连致密,难以剥离,牵拉脐带时子宫体随之移动,应怀疑胎盘植入,应立即停止剥离。

(3)软产道裂伤:如果在胎儿刚娩出后、胎盘尚未剥离时即发生持续的阴道流血,颜色鲜红,检查子宫收缩好,则应考虑软产道裂伤的可能,尤其是存在分娩巨大儿、手术助产、臀牵引等情况。若怀疑存在软产道裂伤,应立即仔细检查,包括是否存在会阴阴道裂伤、宫颈裂伤、血肿、子宫内翻和子宫破裂等,尽早发现损伤的具体位置和损伤的程度,必要时应在麻醉下进行检查并及时处理。①宫颈裂伤多发生在3点和9点方向,也可呈花瓣状,严重者延及阴道穹窿和子宫下段。若宫颈裂伤不超过1cm,通常无活动性出血。②阴道裂伤:检查者用中指、示指压迫会阴切口两侧,仔细查看会阴切口顶端及两侧有无损伤及损伤程度,有无活动性出血。如有严重的会阴疼痛及突然出现张力大、有波动感、可扪及不同大小的肿物,应考虑阴道壁血肿。③会阴裂伤按损伤程度分4度,Ⅰ度指会阴皮肤及阴道入口黏膜撕裂,未达肌层,一般出血不多;Ⅱ度系指裂伤已达会阴体筋膜层及肌层,累及阴道后壁黏膜,向阴道后壁两侧沟延伸并向上撕裂,裂伤多不规则,可使原解剖结构不易辨认,出血较多;Ⅲ度指裂伤向会阴深部扩展,累及肛门括约肌复合体,但肛门直肠黏膜尚完整;Ⅳ度指会阴裂伤累及肛门括约肌复合体及肛门直肠黏膜,组织损伤虽严重,但出血量不一定多。

(4)凝血功能障碍:如原发性血小板减少、血友病等凝血功能障碍常在非孕期已诊断或在孕前检查时已发现。妊娠并发症和合并症,如子痫前期、胎盘早剥、死胎、重症肝炎、妊娠期急性脂肪肝等也可导致凝血功能障碍。临床上常见的是因失血过多引起的继发性凝血功能障碍。如果产妇阴道持续流血,且血液不凝、止血困难,同时合并穿刺点渗血或全身其他部位出血,并排除了因子宫收缩乏力、胎盘因素及软产道损伤引起的出血,应考虑到凝血功能障碍或DIC的形成,根据临床表现及血小板计数、凝血酶原时间、纤维蛋白原等检查可作出诊断。

【鉴别诊断】

多种原因均可导致产后出血,需要注意不同病因间的鉴别,可能同时存在多种导致产后出血的病因。

【处理】

原则为针对原因处理,迅速止血;补充血容量;纠正休克;防止感染。

1. 一般处理　在寻找出血原因的同时进行一般处理,包括:

(1)求助上级产科医师、经验丰富的助产士、麻醉科医师,通知血库和检验科作好准备。

(2)建立双静脉通道,积极补充血容量。

(3)进行呼吸管理,保持气道通畅,必要时给予吸氧。

(4)准确监测出血量和生命体征,留置尿管,记录出入量。

(5)交叉配血,合血备用。

(6)进行基础的实验室检查(血常规、凝血功能、肝肾功能检查等)并动态监测。

(7)抢救过程中,应无菌操作,给予足量广谱抗生素预防感染。

2. 针对产后出血原因的处理

(1)子宫收缩乏力的处理:加强宫缩能迅速止血,导尿排空膀胱后可采用以下方法:

1)子宫按摩及按压:简单有效,可经腹按压子宫或经腹经阴道联合按压子宫(图11-7-1),按压时间以子宫恢复正常收缩并能保持收缩状态为止。经腹壁按摩宫底:胎盘娩出后,术者一手置于宫底部,拇指在前,其余4指在后,压迫宫底将宫腔积血排出,按摩子宫应均匀有节律。效果不佳时,可经腹经阴道联合按压子宫:一手握拳置于阴道前穹窿,顶住子宫前壁,另一手自腹壁按压子宫后壁使宫体前屈,双手相对,紧压子宫并作按摩。按摩时应注意无

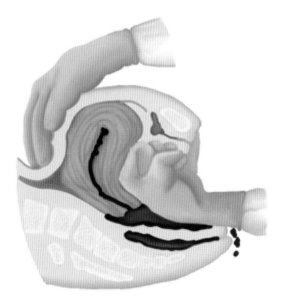

图 11-7-1　经腹经阴道联合按压子宫

菌操作。

剖宫产时直视下使用腹部子宫按压的手法进行按压。评价按摩、按压子宫有效的征象是子宫轮廓清晰、收缩有皱褶、出血明显减少。按压时间有时可达数小时,双胎剖宫产时按压子宫建议积极配合使用强效宫缩剂。

2)应用宫缩剂:

①缩宫素:预防和治疗产后出血的一线药物,应用方法为缩宫素 10U 肌内注射或子宫肌层注射或宫颈注射,或加入液体中静脉滴注,之后以 10~20U 加入 500ml 晶体液中静脉滴注,给药速度根据患者的反应调整,常规速度 100~150ml/h,24 小时总量应控制在 60U 内。

②卡贝缩宫素:是一种合成的具有激动剂性质的长效缩宫素九肽类似物,仅用于预防剖宫产产后出血。其半衰期长(40~50 分钟),起效快(2 分钟),给药简便,100μg 1 分钟内缓慢静脉给药。安全性与缩宫素相似。

③麦角新碱:对子宫平滑肌有高度选择性,直接作用于子宫平滑肌,是一种强有力的子宫收缩药物,小剂量应用即可引起显著的子宫收缩,压迫肌束中的血管止血。国内常用 0.2mg 肌内注射或静脉注射或子宫肌壁注射,肌内注射后约 2~3 分钟,宫缩开始生效,作用持续 3 小时;静脉注射后立即见效,作用约 45 分钟,节律性收缩可持续 3 小时。高血压、心脏病、外周血管痉挛闭塞患者慎用。

④前列腺素制剂:分别为:a. 卡前列素氨丁三醇:为前列腺素 $F_{2\alpha}$ 的衍生物,是强效子宫收缩药,可引起全子宫协调有力的收缩。用法为 250μg 深部肌内注射或子宫肌层注射,起效快,可维持 2 小时。支气管哮喘、心脏病患者禁用,高血压者慎用。常见的副作用为暂时性的呕吐、腹泻等。b. 米索前列醇(misoprostol):为前列腺素 E_1 的衍生物,200~600μg 舌下含服或顿服。但该药物副作用较大,恶心、呕吐、腹泻、寒战、发热较常见,高血压、活动性心肝肾疾病、肾上腺皮质功能不全患者慎用,青光眼、哮喘、过敏者禁用。该药口服起效慢,不是产后出血促子宫收缩治疗的首选药物,因价廉、易于保存而仅适用于无其他促宫缩药物的边远贫困地区。c. 卡前列甲酯栓:为前列腺素 $F_{2\alpha}$,0.5~1mg 置于阴道后穹窿、直肠或舌下含服,给药简便。对于无肌内或静脉注射宫缩药物时,可选用。

3)止血药物:如果宫缩剂止血失败,或者出血可能与创伤相关(如剖宫产术中盆腔粘连严重,创面渗血),可联合使用止血药物,推荐使用氨甲环酸,具有抗纤溶左右。1 次 1g 静脉滴注,一天不超过 2g。

4)手术治疗:见本节难治性产后出血的处理。

(2)胎盘因素的处理:胎儿娩出后,应尽量等待胎盘自然娩出。

1)胎盘滞留的处理:怀疑胎盘滞留时,若胎盘已剥离未排出,应导尿排空膀胱,用手按摩使子宫收缩,另一手缓慢牵拉脐带协助胎盘娩出。胎盘滞留伴出血时,对胎盘未娩出伴活动性出血者可立即行人工剥离胎盘术,并加用强效宫缩剂。对于阴道分娩者术前可用镇静剂,手法要正确轻柔,勿强行撕拉,防止胎盘残留、子宫损伤或子宫内翻。

2)胎盘、胎膜残留的处理:对胎盘、胎膜残留者,应用手或器械清理,建议在超声监测下轻柔操作,避免子宫穿孔。

3)胎盘植入的处理:徒手剥离胎盘时发现胎盘与宫壁粘连紧密,难以剥离,牵拉脐带时子宫壁与胎盘一起内陷,可能为胎盘植入,应立即停止剥离,若为剖宫产可先采用保守治疗方法如盆腔血管结扎、子宫局部楔形切除等;若为阴道分娩应在输液和 / 或输血的前提下,进行介入治疗或其他保守手术治疗。如果保守治疗方法不能有效止血,则应考虑及时开腹手术治疗。

(3)软产道裂伤的处理:及时准确、按解剖层次修补缝合裂伤可有效止血。

1)宫颈裂伤:消毒并暴露宫颈,用两把卵圆钳并排钳夹宫颈前唇并向阴道口方向牵拉,顺时针方向逐步移动卵圆钳,直视下观察宫颈情况,有活动性出血则应缝合裂伤,第一针应超过裂口顶端 0.5cm 行 8 字缝合。若裂伤累及子宫下段,缝合时应避免损伤到膀胱和输尿管,必要时开腹行裂伤修补术。

2)阴道及会阴裂伤:缝合时第一针时应超过裂伤顶端,按解剖结构缝合各层,避免遗留死腔,更要避免穿透直肠,缝合要达到组织对合好及止血的效果,缝合完毕需常规行肛查确认。

(4)凝血功能障碍的处理:首先应排除子宫收缩乏力、胎盘因素、软产道裂伤等原因引起的出血,一旦确诊为凝血功能障碍,尤其是 DIC,应迅速补充相应的凝血因子,包括新鲜冷冻血浆、血小板、冷沉淀、纤维蛋白原等。维持凝血功能指标血小板(PLT)$>50 \times 10^9$/L,凝血酶原时间(prothrombin time,PT)< 正常值的 1.5 倍,活化部分凝血活酶时间(activated partial thromboplastin time,APTT)< 正常值的 1.5 倍,纤维蛋白原 >2g/L。

3. 失血性休克的处理　根据出血量判断休克程度;积极止血的同时行抗休克治疗,包括建立多静脉通道,快速补充血容量;监测生命体征,吸氧,纠正酸中毒,必要时需使用升压药物;注意预防感染,使用抗生素。

【预防】

产后出血的预防需从产前保健做起,加强分娩期的处理,尤其是第三产程的积极干预是预防产后出血的关键。双胎妊娠属于有高危因素者,产后 4 小时都是产后出血发生的高峰,需严密观察。

1. 产前预防

(1)加强孕前及围产保健工作,产前积极治疗基础疾病,如纠正贫血和凝血功能障碍,对于合并凝血功能障碍等不宜继续妊娠的妇女,应及时在早孕期终止妊娠。

(2)对产后出血的高危孕妇,如多胎妊娠、前置胎盘、胎盘植入、羊水过多、子宫畸形、子宫手术史、妊娠期高血压疾病、妊娠合并血液病及肝脏疾病等,除了在孕检期间积极治疗外,还应在有输血和抢救条件的医院进行分娩。

2. 产时预防

(1)第一产程密切观察产妇情况,消除紧张情绪,保证充分休息,注意饮食,密切观察产程进展,防止产程延长。

(2)重视第二产程处理,指导产妇适时正确使用腹压,防止胎儿娩出过快,掌握会阴切开术的适应证及手术时机,接产操作规范,防止软产道损伤。

(3)积极处理第三产程是预防产后出血的关键,能够有效减少产后出血量和降低产后出血的发生率。措施包括:①胎儿娩出后预防性使用宫缩剂,因双胎妊娠使子宫平滑肌纤维伸展过度,建议加用麦角新碱等强效宫缩剂预防产后出血。②钳夹脐带的时机:一般情况下,推荐在胎儿娩出后 1~3 分钟钳夹脐带,仅在怀疑新生儿窒息而需立即抢救的情况下才考虑娩出胎儿后立即钳夹并断脐。③控制性牵拉脐带以协助胎盘娩出、预防性子宫按摩并非预防产后出血的必要手段,对于双胎经阴道分娩的孕产妇,缺乏相关的预防性子宫按摩的文献数据。但是,接产者须在产后常规触摸宫底,以实时了解子宫收缩情况。④胎盘娩出后应仔细检查胎盘、胎膜是否完整,检查软产道有无裂伤或血肿。

3. 产后预防　产后 4 小时是双胎妊娠发生产后出血的高危时段,应分别在胎盘娩出后 15 分钟、30 分钟、60 分钟、90 分钟、120 分钟密切监测产妇生命体征、神志状态、阴道流血情况、宫缩情况以及会阴切口有无血肿,发现异常及时处理。鼓励产妇排空膀胱,必要时可直接导尿,以减少充盈的膀胱对子宫收缩的干扰。鼓励母婴早接触、早吸吮,能反射性地诱发子宫收缩,预防产后出血的发生。

【难治性产后出血】

难治性产后出血(intractable postpartum hemorrhage,IPH)是指经强效宫缩剂、持续性子宫按摩或按压等保守措施无法止血,需外科手术、介入治疗甚至切除子宫的严重产后出血。虽然多数产后出血可经过早期积极处理,从而避免发生难治性产后出血。但是一旦发生难治性产后出血,产妇生命将受到巨大威胁,需要多学科团队联合抢救,包括严密监测、迅速手术止血、输血补液和纠正凝血功能障碍等。IPH 的抢救可归纳为:团队(multidisciplinary team)、监测(observation)、手术(surgery)、输血(transfusion),以下简称 MOST。在 MOST 执行过程中,建议做到如下四个"早":第一,尽早快速反应,迅速进入团队抢救流程;第二,尽早综合评估,包括监测出血量和生命体征变化;第三,尽早手术止血,选择"最快、最简单、最熟练、创伤最小"的手术方法;第四,尽早止血复苏,及时输血,适时启动大量输血流程。双胎妊娠孕产妇产后出血和难治性产后出血的发生率均较单胎妊娠增加,很有必要建立 IPH 的救治机制。

1. IPH 的多学科团队救治

(1)多学科救治团队人员及职责:IPH 的救治过程中,需要多学科团队完成 MOST 的各项工作,包括指挥、沟通协调、出血量统计、生命体征的监测和管理、手术止血以及输血补液等。

1）产科医师：经验丰富的产科医师在 MOST 中起着组织、沟通和协调的主导作用，还负责手术止血。

2）助产士和护士：MOST 往往需要多名助产士和护士，需要协助统计出血量、执行抢救医嘱、记录抢救过程等。

3）麻醉医师：经验丰富的麻醉科医师在 MOST 中起着非常重要的作用，负责监测和管理生命体征、指导补液和输血。

4）血库 / 血液科医师：血库负责血制品的准备，血液科医师参与指导输血、纠正凝血功能，尤其是需要大量输血时。

5）妇科医师：当严重出血难以控制，尤其是当需要进行高难度的子宫切除术时，建议呼叫具有丰富手术经验的妇科肿瘤医师参与手术。

6）外科医师：如果手术困难，尤其是胎盘植入甚至胎盘穿透，损伤膀胱、输尿管、肠道、盆腔血管等，必要时需要外科医师参与手术。

7）放射介入医师：负责介入手术止血，包括盆腔动脉栓塞、腹主 / 髂内动脉球囊阻断等。

8）检验科医师：负责 MOST 过程中各种实验室指标的检测，包括血常规、凝血功能、肝肾功、电解质、血气分析等，需尽快签出检验报告并及时通知危急值。

9）重症医学科医师：当发生产科失血性休克，尤其是发生了多器官功能障碍、弥散性凝血功能障碍（disseminated intravascular coagulation，DIC）时，重症医学科医师主要负责纠正休克、DIC、酸中毒、保护重要脏器功能，以及抢救成功后的监测和管理。

10）转运人员：负责 MOST 中检验标本、血制品等的运送，保证快速、完整送达。

（2）保证 MOST 抢救的高效运作：IPH 救治中 MOST 的高效运作是增加抢救成功率、降低孕产妇死亡率和严重并发症发生率的关键。

建议通过如下方法来保证 MOST 的高效运作：

1）制定适合本单位的 PPH 抢救流程。

2）组建 PPH 快速反应和应急团队。

3）保证 PPH 抢救物资可即刻获取。

4）制定本单位的紧急发血和大量输血方案。

5）定期进行应急演练和人员培训。

6）建立及时报告和定期讨论学习制度。

2. IPH 的监测

（1）出血量的评估和监测：出血可以看做是 IPH 产妇的第一生命体征，评估出血量的方法在前文中已有详细阐述，在此需要强调的是：第一，出血量尽可能采取客观的统计方法，比如称重法、容积法，必要时采取专用的产后出血收集袋；第二，由于估计出血量并不准确，常常被低估，决不能仅仅依靠估计出血量指导 IPH 的抢救，需结合临床表现、休克指数等综合评估；第三，IPH 时，即刻检测血红蛋白水平并不能准确评估失血量，仅供参考。

（2）临床症状和体征监测：

1）心率：心率通常是 IPH 孕产妇最早出现变化的生命体征，往往出现在血压降低之前。当心率 >110 次 /min 时，即提示病情较危重，需要引起重视并积极抢救；当心率 >130 次 /min 时，往往提示病情已非常严重，可能导致严重不良结局。

2）血压：失血早期，血压往往并无明显变化。一旦出现血压降低，往往提示已经发生了严重出血甚至失血性休克。大量失血导致的血容量严重不足是引起血压降低和休克的直接原因。失血尚未导致休克时，一般无血压的改变，失血量一般不超过总血容量的 20%（<1 000ml）；轻度休克时，血压轻度降低，心率一般不超过 100 次 /min，失血量不超过血容量的 25%（1 000~1 500ml）；中度休克时，血压明显降低，收缩压 80~100mmHg，心率 100~120 次 /min，失血量达到血容量的 30%~35%（1 500~2 000ml）；重度休克时，出现严重低血压，收缩压低于 60~80mmHg，心率超过 120 次 /min，失血量超过血容量的 35%~40%（>2 500ml）。

另外,平均动脉压(1/3收缩压+2/3舒张压,或舒张压+1/3脉压)也可以用于评估产后出血患者病情的严重程度,当平均动脉压<55mmHg时,提示患者病情危重。

3)休克指数:休克指数是心率和血压的综合指标,可以用于IPH患者休克严重程度的评估和失血量的估算。当SI<0.9时,一般未发生休克,估计出血量低于血容量的20%(<500ml);当SI=1.0时,发生轻度休克,估计出血量达到血容量的20%(1 000ml);当SI=1.5时,发生中度休克,估计出血量达到血容量的30%(1 500ml);当SI=2.0时,已发生重度休克,估计出血量已超过血容量的50%(≥2 500ml)。

4)呼吸:发生严重出血时,血氧含量降低,机体靠增加呼吸频率来维持血氧含量,呼吸频率增加也可能是由严重失血导致的代谢性酸中毒所引起。当出血患者的呼吸频率超过24次/min就应该引起高度重视,呼吸频率超过30次/min时,往往意味着病情已经非常严重。

5)体温:大量失血引起外周血管收缩,快速补充常温液体,都可能导致体温降低。IPH抢救过程中应该监测和维持体温,注意应用加温设备保暖,输入加温液体和血液制品,尽量避免体温降低。

6)血氧饱和度:常常监测的是脉搏血氧饱和度。当排除了其他原因引起的氧饱和度降低,而脉搏血氧饱和度<93%时,往往意味着已经发生了较为严重的失血;当脉搏氧饱和度<90%时,提示病情已经非常危重。

7)尿量:尿量是反映肾脏灌注的重要指标,IPH抢救过程中应该动态记录尿量。若每小时尿量<20ml,提示肾脏灌注不足,失血性休克若不及时纠正,长时间肾脏灌注不足可能导致急性肾功能不全甚至肾衰竭。

8)其他症状和体征:IPH患者因大量失血,可导致脱水引起口干和黏膜干燥,外周血管收缩可引起皮肤苍白、四肢冰凉,如果导致中枢神经系统血流灌注不足,可引起意识改变,包括焦虑、烦躁、意识模糊甚至意识减退等。

9)重症监护:IPH患者可能因失血性休克或多器官功能障碍而接受重症监护和管理,包括气道、呼吸、循环、内环境等的全面监护,必要时需要进行有创监测和治疗,比如呼吸机、有创动脉血压监测、中心静脉压监测等,这就需要以麻醉和重症监护为主体的多学科管理团队。目的在于对重要脏器支持治疗,保证氧供和组织灌注,避免发生不可逆脏器损伤。另外,在监护室中导致死亡的主要原因之一为严重感染和败血症,应同时严密监测感染情况,并做好预防和治疗。

(3)实验室指标监测:

1)血红蛋白水平:IPH患者抢救过程中,动态监测血红蛋白水平非常重要,同时它也是一个指导抢救和输血的指标之一。血红蛋白每降低10g/L,估计出血量为400~500ml。但需要强调的是,在急性大量失血早期,由于血液浓缩,血红蛋白水平可能仍维持在正常水平,不能单独依靠血红蛋白水平来估计患者出血量和评估病情严重程度。测量血红蛋白水平往往是抽静脉血查全血常规,另外还可行床旁动脉血气分析,可以在数分钟内获得血红蛋白检测结果。

2)血小板水平:血小板是重要的凝血因子,一般也是通过查血常规获得血小板计数水平。IPH患者在MOST抢救过程中,应该动态监测血小板水平直至出血控制,它不仅可用于评估病情严重程度,还是指导输注血小板的直接指标。MOST抢救过程中,应尽量将血小板水平维持在50×10^9/L以上。

3)凝血酶原时间和活化部分凝血活酶时间:凝血酶原时间(prothrombin time,PT)和活化部分凝血活酶时间(activated partial thromboplastin time,APTT)是反映凝血功能的主要指标,在IPH患者抢救过程中同样应该动态监测,有条件者30~60分钟监测一次,直至出血控制。在急性失血早期,PT和APTT往往正常,但是当存在胎盘早剥、肝功异常、宫内死胎、感染或者羊水栓塞时,早期即可表现出PT和APTT的异常,值得重视。IPH患者严重失血但未及时补充凝血因子,即可因失血而出现凝血功能障碍,PT和APTT延长;若因出血输注过多液体,可导致稀释性凝血功能障碍,也会引起PT和APTT延长。MOST抢救过程中,应尽量将PT和APTT维持在正常上限值的1.5倍以下。

4)纤维蛋白原水平:纤维蛋白原水平也是凝血功能检测的一项重要指标。在严重产后出血时,纤维蛋白原水平的下降往往先于PT、APTT和血小板水平的变化,是一项更为敏感的抢救预警指标,可用于评估出血严重程度,并指导MOST抢救过程。在MOST抢救过程中,应尽量将纤维蛋白原水平维持在2g/L

以上。

5)其他实验室检测指标:在 IPH 患者 MOST 抢救过程中,还需要动态监测生化指标(肝功能、肾功能)、电解质、血气分析等,有条件者还可考虑使用床旁血栓弹力图评估凝血功能并指导血浆和凝血因子的输注。

3. IPH 的手术止血方法　产后出血治疗的相关手术多种多样,包括产道裂伤修补术、胎盘人工剥离术、清宫术、血肿清除术、子宫破裂修补术、宫腔填塞术、子宫缝合术、盆腔血管结扎术、动脉栓塞术、血管阻断术、盆腔填塞术、子宫切除术等。产道撕伤修补术、胎盘人工剥离术、清宫术、血肿清除术、子宫破裂修补术等在此不赘述,详见相关专著和章节。本节主要阐述后几种手术止血方法在 IPH 中的应用。在选择手术止血方法时,可遵循如下原则:"先简单、后复杂,先无创、后有创""最快、最简单、最熟练、创伤最小",当保守手术治疗无效时,应果断行子宫切除术以尽快止血。

(1)宫腔填塞术:宫腔填塞术(图 11-7-2)包括宫腔纱条填塞术和宫腔水囊填塞术,是一种控制产后出血的简单和快速的手术方式。主要应用于宫缩乏力或前置胎盘引起的 IPH。宫腔填塞的止血原理是:填塞后刺激子宫感受器,诱发子宫收缩;使宫腔压力高于动脉压,动脉出血减少或停止;压迫胎盘剥离面暂时止血,有利于创面血栓形成。

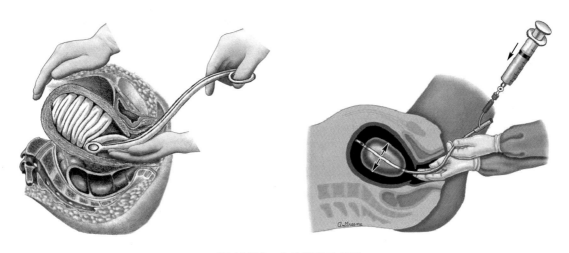

图 11-7-2　宫腔填塞示意图

宫腔填塞时需注意:纱条填塞应填塞牢固,不留死腔;因双胎妊娠子宫腔容积明显增大,建议纱条填塞仅用于剖宫产手术直视下的宫腔填塞止血;双胎阴道分娩建议使用球囊填塞,同时需配合强效宫缩剂,至少注入 300~500ml 生理盐水;在 24~48 小时后取出填塞物,并积极使用宫缩剂。若压迫效果不佳,建议采用手术止血。

(2)子宫缝合术:包括子宫压迫缝合(如 B-Lynch 缝合术)、局部缝扎止血(如"8"字缝合术)等。子宫压迫缝合术主要应用于子宫收缩乏力引起的 IPH,局部缝扎止血主要用于前置胎盘、胎盘植入者创面出血的止血。双胎妊娠时子宫肌壁明显变薄,宫腔容积明显增大,剖宫产术中若发现子宫收缩乏力,可考虑积极行子宫压迫缝合。

B-Lynch 缝合术(图 11-7-3)是重要的产科手术止血技术。主要包括 3 个步骤:①压迫试验,即将子宫拖出腹腔,通过先压迫子宫来评估压迫缝合止血成功的可能性,如果压迫止血效果好,则手术止血成功率高;②将膀胱腹膜反折下推,暴露子宫下段;③缝合步骤,从一侧子宫切口下缘 2~3cm、子宫内侧 3cm 处进针,经宫腔至距离切口上缘 2~3cm、子宫内侧 4cm 出针,经距宫角 3~4cm 的宫底将缝线垂直绕至子宫后壁,与前壁相应的位置进针后在宫腔内出针,并横向至对侧对称位置进针后在子宫后壁出针,然后将缝线垂直绕至宫底并到达子宫前壁,于对侧相应位置的子宫切口上下缘进出针完成缝合,最后收紧缝线并打结。缝合时需注意:①缝合过程中助手持续压迫子宫以减少出血;②打结时要使缝线松紧适中;③缝合完毕后仔细检查出血是否控制。

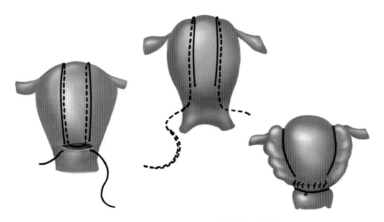

图 11-7-3　B-Lynch 缝合术示意图

（3）盆腔血管结扎术：盆腔血管结扎手术包括子宫动脉结扎术和髂内动脉结扎术。子宫动脉结扎术简单方便且实用，主要用于子宫收缩乏力、前置胎盘和胎盘植入导致的 IPH；髂内动脉结扎术操作困难，主要用于宫颈或盆底渗血、子宫颈或阔韧带出血、腹膜后血肿等。术者应该根据自己所掌握的手术技术和经验来选择合理的手术方式，必要时需熟悉盆腔解剖的资深的妇科手术医师帮助（图 11-7-4）。

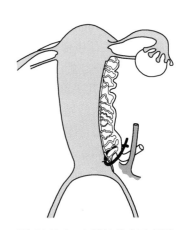

（4）动脉栓塞术：动脉栓塞术在数字减影血管造影（digital subtraction angiography，DSA）设备引导下，利用导管和导丝等器械，选择性插管至子宫动脉或髂内动脉，行子宫动脉栓塞术（uterine artery embolization，UAE）或髂内动脉栓塞术控制出血，可保留患者的子宫和生育功能。动脉栓塞术可用于因宫缩乏力、前置胎盘、胎盘植入、产道裂伤等各种原因导致的 IPH，但严重凝血功能异常、严重脏器功能障碍、生命体征不平稳或造影剂过敏的患者禁用。

图 11-7-4　血管结扎术示意图

（5）血管阻断术：血管阻断术指采用各种方法暂时性阻断供血动脉，减少术中出血，为使用其他手术止血方法争取时间，包括子宫下段捆绑（捆扎）术、动脉内球囊阻断术、腹主动脉压迫术等。

子宫下段捆绑（捆扎）术操作简便，止血效果明显，建议作为首选术式。通常采用血浆管捆绑（捆扎）子宫下段，可较好阻断子宫静脉的血供，减少术中出血，并为采用其他手术止血方法争取时间。通常间歇性收紧和松开置于子宫下段的血浆管，松开时不仅可以间断恢复子宫血供，还可以评估止血效果。使用该止血方法的过程中，应注意避免损伤周围组织和器官。

动脉球囊阻断术包括髂内动脉球囊阻断术和腹主动脉球囊阻断术，往往用于前置胎盘、胎盘植入等严重产后出血高风险的患者，需要由经验丰富的介入科医师完成手术并在剖宫产手术现场监督。手术步骤：①剖宫产术前在 DSA 或超声引导下将球囊导管置入髂内动脉或者腹主动脉；②剖宫产术中充盈球囊阻断动脉以减少术中失血；③出血控制或者手术完毕后放松球囊，拔出导管。需要注意的是，动脉球囊阻断术有发生穿刺点血肿、感染、血栓栓塞甚至血管破裂等并发症的风险，应注意术后观察，及时发现并处理相关并发症。

腹主动脉压迫术，是指用徒手压迫腹主动脉肾水平以下髂动脉以上部位以暂时阻断血流，减少出血并为止血争取时间，往往用于突然出现的危及生命的大量失血。

双胎妊娠合并前置胎盘、胎盘植入等的发生率较单胎妊娠明显增加，血管阻断术作为一种常用的手术止血技术，使用率也相应增加。

（6）子宫切除术：产科子宫切除术适用于保守性治疗方法无效的 IPH，包括宫缩乏力、胎盘植入、子宫破裂、严重子宫裂伤无法修补、胎盘早剥、羊水栓塞引起严重凝血功能障碍等。一般为产时子宫次全切除术，如前置胎盘或部分胎盘植入子宫颈时则行子宫全切除术。操作注意事项：由于子宫切除时仍有活动性出血,故需以最快的速度"钳夹、切断、下移"宫旁血管和组织,直至钳夹至子宫动脉水平以下,然后缝合打结,注意避免损伤输尿管。需要行产科子宫切除术时,往往已经发生了非常严重的出血甚至是失血性休克、DIC 等,应重视术后重症监护。

(7)盆腔填塞术:盆腔填塞一般用于其他方法难以控制的出血,作为暂时性止血或者姑息性止血手段,包括阔韧带血肿、腹膜后血肿、难以修补的严重裂伤(位置深或组织脆)、凝血功能异常引起的盆底广泛渗血、子宫切除术后创面出血等,应用此方法应加强感染的防治。

4. IPH 的输血策略

(1)产科输血目标:产科输血的主要目的在于维持血容量、增加携氧能力、纠正凝血障碍,避免出现因失血导致的严重并发症甚至孕产妇死亡。应结合临床实际情况掌握好输血的指征,具体需要达到的实验室指标范围,在文中已有叙述。

(2)产科成分输血:

1)红细胞悬液:每 1U 的红细胞悬液是从 200ml 全血中提取的,每输注 2U 红细胞悬液可使血红蛋白水平提高约 10g/L。产后出血何时输注红细胞尚无统一的指征,往往是根据产妇出血量的多少、临床表现(如休克相关的生命体征变化、止血情况、继续出血的风险)、血红蛋白水平等综合考虑来决定是否输注,尽量维持产妇血红蛋白水平 >80g/L。一般情况下,血红蛋白水平 >100g/L 可不考虑输注红细胞,而血红蛋白水平 <60g/L 几乎都需要输血,血红蛋白水平 <70g/L 应考虑输血。如果出血较为凶险且出血尚未完全控制或继续出血的风险较大,可适当放宽输血指征。若剖宫产术前估计出血可能超过 1 500ml,可考虑在剖宫产术中使用自体血过滤后回输。

2)凝血因子:当 IPH 引起凝血功能障碍,尤其是 DIC 时,应尽早迅速补充相应的凝血因子,包括输注新鲜冰冻血浆、血小板、冷沉淀、纤维蛋白原等,维持 PT 和 APTT 均 <1.5 倍正常上限值,维持血小板水平在 50×10^9/L 以上,维持纤维蛋白原水平在 2g/L 以上。

新鲜冰冻血浆几乎保存了血液中所有的凝血因子、血浆蛋白、纤维蛋白原。应用剂量为 10~15ml/kg。若血小板计数低于 50×10^9/L 或血小板计数降低并出现不可控制的渗血时,则需考虑输注血小板。输注冷沉淀主要是为纠正纤维蛋白原的缺乏,如纤维蛋白原水平高于 2g/L,则不必输注冷沉淀。冷沉淀常用剂量为 0.10~0.15U/kg。输入纤维蛋白原 1g 可提升血液中纤维蛋白原 0.25g/L,1 次可输入纤维蛋白原 4~6g,也可根据患者具体情况决定输入剂量。

(3)产科大量输血:产科大量输血在处理严重产后出血中的作用越来越受到重视,应用也越来越多,但目前并无统一的产科大量输血方案(massive transfusion protocol,MTP),按照国内外常用的推荐方案,建议红细胞:血浆:血小板以 1:1:1 的比例(如 10U 红细胞悬液 +1 000ml 新鲜冰冻血浆 +1U 机采血小板)输注。

【未来进展】

关于产后出血诊治的临床研究已相对完善,但在细节上仍有研究进展。近年来,对于第三产程不同管理方式对预防产后出血的影响仍在研究与讨论中。积极管理第三产程的措施包括预防性使用缩宫素,立即断脐及控制性牵拉脐带、子宫按摩,其中只有预防性使用缩宫素可预防产后出血这一项是无争议的,但对于缩宫素的最佳有效剂量仍在研究中。立即断脐与延迟断脐对母儿的利弊仍在讨论中,倾向于对不需要立即抢救复苏的新生儿延迟断脐。对于控制性牵拉脐带和子宫按摩,各国家和国际组织的指南则有不同推荐。

【管理流程】(表 11-7-2)

表 11-7-2　产后出血的管理流程

孕期	□ 加强产前保健	□ 治疗基础疾病
		□ 识别高危因素并转诊
围产期	□ 积极处理第三产程	□ 预防性使用缩宫素

续表

发生产后出血后	□ 诊断	□ 估测出血量
		□ 寻找失血原因
	□ 一般处理	□ 呼叫抢救团队
		□ 交叉配血
		□ 建立静脉通道、扩容
		□ 给氧,保持气道通常
		□ 监测生命体征和出血量
		□ 实验室检查
	□ 对因处理	□ 按压子宫、应用宫缩剂
		□ 手取胎盘
		□ 缝合裂伤、清除血肿
		□ 补充凝血因子
	□ IPH 的多学科救治	□ 评估出血量和原因
		□ 监测临床症状和体征
		□ 手术止血
		□ 输血策略
		□ 纠正休克
		□ 预防感染
		□ 器官保护

【参考病例】

患者孙某,36 岁。

主诉:停经 8 个月,阴道出血 3 小时。

现病史:停经 50 天确诊宫内双孕囊,均见胎芽及胎心搏动。于当地医院产检,孕 5 个月超声提示胎盘前置状态。3 小时前无诱因出现阴道出血,量约 300ml,当地医院给予静脉滴注硫酸镁后转入笔者医院。

既往史:G_4P_1,人工流产 2 次,顺产 1 次。否认心脏病、糖尿病及高血压病史。

查体:体温 37.1℃,心率 88 次/min,呼吸 20 次/min,血压 116/67mmHg。身高 155cm,体重 56kg,内外科查体无特殊。腹围 95cm,宫高 32cm,胎心 144/149 次/min。

辅助检查:

血常规提示 WBC 10.3×10^9/L,中性比 0.83,HGB 104g/L,PLT 113×10^9/L;凝血功能正常范围。

彩超提示:宫内双活胎,胎儿大小符合孕周,羊水深度正常,胎盘附着子宫后壁,下缘达到但未超过宫颈内口。

胎心电子监护提示双胎儿 NST 反应型,20 分钟有一次宫缩。

入院诊断:①边缘性前置胎盘;② G_4P_1,妊娠 32^{+6} 周,LOA/LSA(双绒毛膜双羊膜囊双胎),先兆早产。

治疗:入院诊断:入院后给予硝苯地平抑制宫缩、硫酸镁保护胎儿神经系统,地塞米松促胎肺成熟,氨苄西林预防感染等治疗。入院第 4 天 18:00 出现规律宫缩,因宫缩难以抑制,宫口进行性开大,阴道出血少,与患者及家属沟通后决定阴道试产。产程顺利,22:20 宫口开全,22:42 娩出第一个新生儿(Apgar 评分 7-9-10),22:54 娩出第二个新生儿(Apgar 评分 8-9-10),均转儿科。23:10 阴道活动性出血 200ml,遂行人工剥离胎盘。发现约 1/5 胎盘组织与子宫后壁近宫颈内口处粘连,娩出胎盘后阴道有活动性出血,检查子宫收缩差,绒毛膜缺损 1/3,羊膜缺损 1/4,胎盘母面 1/2 粗糙,宫颈糜烂、广泛渗血,宫颈 2 点方向和 6 点方向各有约 1cm 裂伤并活动性出血。立即行清宫术和宫颈裂伤缝合术。予缩宫素静脉滴注、麦角新碱肌内注射、按摩子宫,阴道出血基本停止,填塞阴道纱条一根压迫宫颈创面,于 23:55 转入病房观察。接产医师估计整个过程出血约 800ml。

次日凌晨 00:15 心电监护示心率 124 次/min,呼吸 20 次/min,血压 90/60mmHg,血氧饱和度 93%。患者面色蜡黄、四肢冷、嗜睡,查宫底平脐,阴道出血少,阴道纱条外露部分已浸湿,值班医师予急查血常规、凝血、合血备用。00：40 心率 131 次 /min，呼吸 26 次 /min，血压 73/52mmHg，血氧饱和度 85%。患者烦躁，嘴唇发绀，感心慌、气促，宫底平脐、质软，按压宫底时阴道流血约 100ml。给予建立第二静脉通道，吸氧，持续缩宫素泵入，并转入分娩间检查。此时血常规回示 WBC 33.0×10^9/L，中性比 0.85，HGB 73g/L，PLT 190×10^9/L；凝血功能：PT 18.4 秒，APTT44.7 秒，纤维蛋白原 1.52g/L。通知血库发血。00：43 患者心跳呼吸迅速减慢，心率 36 次 /min，呼吸 12 次 /min，血压测不出，血氧饱和度 70%。呼之不应，立即行胸外心脏按压，麻醉医师行气管插管辅助呼吸。01：00 心率 133 次 /min，血压 50/35mmHg，血氧饱和度 90%。持续按压子宫，阴道出血 700ml，给予晶体液扩容，多巴胺升压，并输注红细胞悬液。01：45 心率 135 次 /min，血压 66/33mmHg，血氧饱和度 91%。按压子宫，阴道再次出血 750ml，给予卡前列腺素丁三醇肌内注射、继续输血。02：30 心率 135 次 /min，血压 73/38mmHg，血氧饱和度 92%。阴道持续流出不凝血，再复查血常规、凝血功能示：WBC 39.0×10^9/L，中性比 0.75，HGB 60g/L，PLT 114×10^9/L，PT 73.4 秒，APTT >300 秒，纤维蛋白原 0.43g/L。继续升压扩容，输注红细胞悬液、新鲜冰冻血浆、冷沉淀、凝血酶原复合物、纤维蛋白原等，再次肌内注射卡前列腺素丁三醇。03：00 复查血常规、凝血功能示：WBC 33.0×10^9/L，中性比 0.75，HGB 61g/L，PLT 115×10^9/L，PT 24.2 秒，APTT 450.1 秒，纤维蛋白原 0.93g/L。估计产后出血已超过 3 000ml，凝血功能有所改善，因仍有持续出血，经评估不适合采取填塞、压迫缝合、子宫血管结扎等止血手段，遂在全麻下行经腹子宫全切术，手术历时 3 小时，术中血压一度持续在 45~65/30~45mmHg，经麻醉医师扩容、升压、输血等治疗后血压升至 85~110/45~70mmHg。06：00 术毕，抢救过程共输晶体液和胶体液 9 700ml，红细胞悬液 20U，新鲜冰冻血浆 2 200ml，冷沉淀 7U，血小板 1U，凝血酶原复合物 900U、纤维蛋白原 4g。术后复查血常规、凝血功能示：WBC 12.0×10^9/L，中性比 0.73，HGB 88g/L，PLT 51×10^9/L，PT 24.0 秒，APTT 451.1 秒，纤维蛋白原 0.93g/L。转入 ICU 继续治疗。

预后：于 ICU 病房给予继续输血、抗炎、补蛋白等对症治疗，监测血常规、肝肾功能及感染指标等逐渐恢复，多次切口换药见切口愈合良好，后转回产科病房，于术后 16 天出院。

思　考

1. 本例患者双胎、边缘性前置胎盘，具有产后出血的高危因素。而发生产后出血后，医师对早期出血量如何做到及时精准估计以免延误诊断治疗。

2. 产后出血手术处理方法及如何应用。

（马宏伟　刘兴会）

第八节　产褥期管理

关键点

1. 产褥期指胎盘娩出后至产妇全身各器官（乳腺除外）的形态和功能恢复到非妊娠状态的阶段，一般为 6 周。

2. 提倡母乳喂养，哺乳阶段可闭经，但可排卵，需做好避孕措施。

3. 产褥感染指产褥期间病原体侵袭产妇生殖道而引起局部或全身的感染。剖宫产分娩的产妇，产褥感染的发病率与死亡率均明显高于阴道分娩的产妇。

4. 晚期产后出血常见病因为胎盘、胎膜残留、子宫复旧不全以及剖宫产子宫切口愈合不良。给予子宫收缩剂和广谱抗生素是基本治疗，根据病因对症处理。

5. 产褥期抑郁症一般预后良好，以预防为主，心理治疗和药物治疗相结合，提倡产后自我问卷调查以早发现早诊断。

【概述】

产褥期(puerperium)是指胎盘娩出后至产妇全身各器官(乳腺除外)的形态和功能恢复到非妊娠状态的阶段,通常为 6 周。与妊娠期相比,产褥期中的产妇各系统、器官同样发生着变化,也需要关注和管理,一些潜在的病变可能出现,引起产褥期并发症。双胎妊娠产妇的产褥期管理与单胎妊娠产妇的管理基本一致。

一、正常产褥

【母体变化】

产褥期母体的变化包括全身各个系统,以生殖系统变化最为显著,而生殖系统中又以子宫变化为主(表 11-8-1)。

表 11-8-1 产褥期母体各系统变化

系统	具体变化
生殖系统	宫体:胎盘娩出后(约 1 000g)→产后 1 周(约 500g)→产后 2 周(约 300g)→产后 6 周恢复正常(约 50g)。宫底每天下降 1~2cm,产后 10 天降至盆腔内(部分双胎妊娠子宫较大,复旧较慢) 子宫内膜:表层蜕膜随恶露排出,子宫内膜基底层再生,产后 6 周完全修复 宫颈:产后 4 周恢复(已产型) 阴道黏膜上皮:排卵恢复之后
乳房	泌乳,吸吮和不断排空乳房是保持不断泌乳的重要条件
循环系统	产后 72 小时内循环血量增加 15%~25%,产后 2~3 周恢复孕前水平
血液系统	产褥早期仍处于高凝状态 白细胞产褥早期较高,产后 1~2 周内恢复正常 产褥早期可继续贫血,血红蛋白水平于产后 1 周左右开始回升
消化系统	胃肠蠕动和胃酸分泌在产后 1~2 周逐渐恢复 产褥期容易发生便秘
泌尿系统	产后 24 小时内容易发生一过性尿潴留 妊娠期体内潴留的水分经肾脏排出,产后 1 周为多尿期
内分泌系统	雌孕激素:产后急剧下降,产后 1 周恢复孕前水平 血 HCG:产后 2 周即测不出 胎盘生乳素:产后 6 小时内消失 肾上腺皮质功能:逐渐下降,产后 4 天恢复正常 甲状腺功能:产后 1 周恢复正常 不哺乳产妇通常在产后 6~10 周月经复潮,产后 10 周左右恢复排卵 哺乳产妇血中催乳素升高,月经复潮推迟,平均在产后 4~6 个月恢复排卵
免疫系统	自然杀伤细胞(NK 细胞)和淋巴因子活化杀伤细胞(LAK 细胞)活性增加
腹壁	皮肤色素沉着逐渐消退,紫色妊娠纹转化为银白色陈旧妊娠纹 双胎腹壁松弛明显,腹直肌不同程度分离,腹壁紧张度在产后 6~8 周恢复

【临床表现】

产褥期的临床表现属于生理性变化(表 11-8-2)。

表 11-8-2　产褥期母体的临床表现

产褥期母体特点	具体表现
生命体征	体温:产后 24 小时体温略升高,产后 3~4 天"泌乳热",均不超过 38℃ 心率:应在正常范围内,部分双胎妊娠产褥早期仍有窦性心动过速 呼吸:产后呼吸深慢,胸式呼吸→胸腹式呼吸 血压:应在正常范围内
褥汗	产后 1 周内排出大量汗液,以夜间睡眠和初醒时明显
恶露	产后 3~4 天:血性恶露,红色 产后 4~14 天:浆液性恶露,淡红色 产后 2~5 周:白色恶露,白色
宫缩痛	多在产后 1~2 天出现,持续 2~3 天消失
子宫复旧	产后第 1 天:平脐 产后 1 周:耻骨联合上方可触及 产后 10 天以后:降至盆腔内,腹部检查不可触及

【处理及保健】

双胎妊娠产妇是产后出血的高风险人群,又多采取剖宫产终止妊娠,产后容易发生子宫收缩乏力,产后 4 小时内都应严密观察生命体征、子宫收缩情况及阴道出血情况,注意宫底高度和膀胱充盈情况。双胎妊娠产妇产后多出现阴道持续缓慢出血,应尽可能采用计量的方法来准确估计产后阴道出血量。对于阴道出血不多,但子宫收缩不好、宫底升高者,提示有宫腔积血可能,需挤压宫底排出积血,按摩子宫,同时给予宫缩药物(建议给予强效宫缩剂或持续泵入缩宫素)。对于自觉肛门坠胀的产妇,应行肛查或阴道 - 肛门联合检查排除血肿可能。

双胎妊娠孕产妇的各种合并症、并发症发生率高,分娩后应注意做相应的后续治疗,产褥期内注意观察并进行相应的辅助检查。双胎妊娠产妇容易发生盆底组织松弛和腹壁支持结构松弛,产后适时开始康复锻炼有助于恢复。双胎妊娠产后静脉血栓栓塞评分较单胎妊娠高,选择恰当方式预防血栓。

二、产褥感染

【概述】

产褥感染(puerperal infection)指分娩及产褥期间,生殖道病原体侵袭产妇而引起局部或全身的感染,发病率约 6%。资料显示,在有效的抗生素问世之前,产褥感染是产妇死亡的主要原因之一。产褥病率(puerperal morbidity)指分娩 24 小时以后的 10 天内,每天监测 4 次体温,每次需间隔 4 小时以上,其中任意两次体温达到或超过 38℃。包括产褥感染、产妇泌尿系统、呼吸系统感染,或是乳腺炎等多方面因素均可引起的产褥期体温升高。

产褥感染的发病率和死亡率与分娩的途径相关,剖宫产分娩的产妇,产褥感染的发病率与死亡率均明显高于阴道分娩的产妇。产褥感染的诱因包括:胎膜早破、产程延长、产科手术操作、产后出血、多次阴 / 肛查、贫血及孕期的生殖道感染等。而双胎妊娠孕期贫血、产后出血的发生率相对增高,且多为剖宫产终止妊娠。

正常女性的阴道有大量微生物定植,因阴道有自净作用,羊水含抗菌物质,妊娠和正常分娩通常不会增加感染机会。但在一定的条件下,如机体免疫力下降或病原体繁殖能力增强、微生物进入宫腔、产道裂伤、胎膜早破等,定植于生殖道或直肠的微生物可转化为致病菌引起感染,即内源性感染。某些情况下,外源性的病原体也可通过被污染的手或器械、产前的性生活等途径入侵机体,引起外源性感染。女性生殖道感染常见病原体如表 11-8-3 所示。

表 11-8-3	女性生殖道感染常见病原体
需氧菌	β-溶血性链球菌 肠球菌 杆菌:大肠埃希氏菌、克雷伯菌属、变形杆菌 金黄色葡萄球菌
厌氧菌	消化球菌属 消化链球菌属 脆弱拟杆菌属 梭状杆菌属
其他	人支原体 沙眼衣原体

【临床表现】

发热、疼痛、异常恶露,是产褥感染的三联症。

1. **急性外阴、阴道、宫颈炎** 阴道分娩后会阴裂伤或切开处是感染的常见部位,会阴部可出现充血、水肿、疼痛,部分患者可触及波动感,严重者伤口可裂开。若阴道感染,可表现为局部疼痛,黏膜充血水肿,甚至出现溃疡、坏死。宫颈裂伤引起的炎症,症状可不明显,但若裂口深达穹窿部或阔韧带底部,又未及时缝合,则可能引起盆腔结缔组织炎。

2. **子宫感染** 包括产后的急性子宫内膜炎、子宫肌炎。病原体先后侵犯子宫蜕膜层和子宫基层甚至浆膜层。表现为子宫复旧不良,宫底部、下腹部有压痛,可伴有发热、头痛、白细胞增多等感染征象。

3. **急性盆腔结缔组织炎及急性附件炎** 生殖道感染可沿淋巴管扩散引起盆腔结缔组织炎和腹膜炎,可能累及卵巢、输卵管形成附件炎。若未及时控制,可沿阔韧带扩散至盆侧壁、髂窝、直肠阴道隔等部位。出现持续高热、寒战、腹胀、腹痛,腹肌紧张,下腹部明显压痛、反跳痛,双合诊扪及宫旁组织增厚,有时扪及附件区包块。白细胞升高,中性粒细胞比例明显增加。

4. **急性盆腔腹膜炎和弥漫性腹膜炎** 炎症扩散到子宫浆膜层后即出现急性盆腔腹膜炎,可发展为弥漫性腹膜炎。引起全身中毒症状。

5. **血栓静脉炎** 炎症可累及子宫静脉、卵巢静脉、髂内静脉、髂总静脉,形成盆腔内血栓性静脉炎,向下扩散可导致下肢深静脉炎。早期可表现为下腹痛,后向腹股沟放射。后期表现为反复高热、寒战、持续性下肢痛。

6. **败血症和脓毒血症** 若细菌大量进入血液循环并繁殖可引起败血症,表现为持续高热、寒战、全身中毒症状,严重时休克危及生命。感染性血栓脱落进入血液循环可导致脓毒血症。

【辅助检查】

超声、CT、磁共振等手段能够对感染形成的炎性包块、脓肿作出定位和定性诊断。检测血清 C 反应蛋白、降钙素原有助于早期诊断感染。体液和分泌物的微生物培养可明确病原体。

【诊断】

1. **病史** 详细询问病史及分娩经过,对产后发热的患者,首先考虑产褥感染,再排查引起产褥病率的其他疾病。

2. **体格检查** 仔细检查腹部、盆腔及会阴,确定感染的部位和严重程度。

3. **确定病原体** 通过宫腔分泌物、脓肿穿刺物、后穹窿穿刺物做微生物培养和药敏试验,必要时行血培养、尿培养和厌氧菌培养,可确定病原。病原体抗原和特异抗体检测可作为快速确定病原体的方法。

【鉴别诊断】

主要与急性乳腺炎、呼吸道并发症、泌尿系统感染、血栓性静脉炎相鉴别。

【治疗】

1. **一般治疗**　营养支持,纠正水电解质失衡。若严重贫血可输血治疗。产妇多取半卧位,有利于恶露排出及局限感染。

2. **抗生素治疗**　未明确病原体前应经验性选用广谱抗生素。待细菌培养和药敏试验结果回报后再作调整。若抗生素治疗72小时后体温无明显下降,症状、体征无缓解,应考虑感染扩散或脓肿形成。

3. **引流通畅**　会阴部感染应及时拆除伤口缝线便于引流,每天坐浴2次以上。盆腔脓肿可经腹或经后穹窿切开引流。会阴伤口或腹部切口感染应及时切开引流。

4. **血栓性静脉炎的治疗**　应用抗生素的同时抗凝治疗。相关药物包括低分子肝素、尿激酶、阿司匹林、双香豆素等。用药期间监测凝血功能。

5. **手术治疗**　如有胎盘、胎膜残留,有效抗感染的同时应清除宫内残留。会阴伤口或腹部切口充分引流后,必要时可行二期缝合。子宫严重感染经治疗无效,感染扩散出现不能控制的出血、脓毒血症或感染性休克时,应及时切除子宫,清除感染源。

【预防】

产褥感染重在预防。需加强卫生宣教,严格无菌操作,孕期及时治疗生殖道炎症。积极预防产程延长、产后出血、产道损伤等。必要时预防性使用抗生素。

三、晚期产后出血

【概述】

晚期产后出血(late postpartum hemorrhage)指分娩24小时以后,在产褥期内发生的子宫大量出血。约1%的产妇会发生晚期产后出血,多在产后1~2周发生,罕见的病例可在产后12周左右发病。临床表现为持续、间断或突然大量的阴道出血,可能引起失血性休克,多伴有寒战、低热。

晚期产后出血的易患因素及病因主要包括以下内容:胎盘、胎膜残留(最常见);蜕膜残留;子宫胎盘部位复旧不全;感染;剖宫产术后子宫切口裂开;子宫切口感染(如子宫下段切口距阴道口过近、手术操作过多、产程延长、无菌操作不严格等);肿瘤(滋养细胞肿瘤、子宫黏膜下肌瘤等)以及切口位置选择不佳。其中切口位置过低会导致血供差、切口愈合不佳;切口位置过高会导致切口对合不齐,影响愈合。

【临床表现】

产后恶露不净,有异味,色鲜红,反复或突然出现阴道流血。若为胎盘、胎膜残留,出血多发生在产后10天左右。若为子宫复旧不全,出血多发生在产后2周左右。若合并感染,可有发热、腹痛、盆腔痛。

【辅助检查】

血、尿常规,以了解贫血及感染情况。宫腔分泌物培养及药敏试验。超声可观察子宫大小,宫腔内有无残留及剖宫产切口愈合情况。同时需查血HCG水平排除胎盘残留及滋养细胞肿瘤。

【诊断】

1. **病史**　了解此次分娩是否有双胎妊娠、产程延长、急产、难产、宫腔操作及胎盘情况等。详细询问产后恶露情况,一般产后恶露不净,有异味,色鲜红,反复或突然出现阴道流血。若为剖宫分娩,应了解剖宫产术的指征、术式及术后恢复情况。要注意排除全身出血性疾病。

2. **体格检查**　查体可发现子宫增大、软,宫口松弛,腹部、子宫下段或有压痛、反跳痛。双合诊应在严格消毒、建立静脉通道、备血等有抢救条件的情况下进行。

【鉴别诊断】

需与月经恢复、全身性出血疾病等鉴别诊断。

【治疗】

1. 少量或中量的子宫出血,给予子宫收缩剂和足量广谱抗生素。

2. 若有胎盘、胎膜、蜕膜残留,应在促宫缩、控制感染后行清宫术。手术前需作好备血、建立静脉通道及开腹手术等抢救准备。刮出组织送病理检查。刮宫后继续给予抗生素及宫缩剂。

3. 对怀疑剖宫产后子宫切口裂开的患者,若仅少量阴道流血,可先给予抗生素、宫缩剂等支持治疗,密切观察病情变化。若阴道大量出血,需做剖腹探查。若切口周围坏死组织范围小,炎症反应轻,可做清创缝合,必要时结扎子宫动脉、髂内动脉,或行动脉介入栓塞术。若组织坏死范围大,必要时需行子宫次全切或全切术。

4. 对于肿瘤引起的晚期产后出血,应规范处理肿瘤相关问题。

【预防】

1. 产后仔细检查胎盘、胎膜是否完整,是否存在副胎盘,若有缺损需及时取出或清宫。

2. 严格无菌操作,减少不必要的阴道检查,按照指征预防性使用抗生素。

3. 双胎妊娠合并早产概率明显增加,子宫下段形成可能不佳,剖宫产时注意选择子宫下段切口的位置,提高缝合技术,娩出胎儿时避免切口撕裂、血肿等。

四、产褥期抑郁症

【概述】

围产期妇女精神疾病的发病率明显高于女性生命的其他阶段,尤其以产褥期抑郁症常见。产褥期抑郁症(postpartum depression,PPD),指产妇在产褥期内出现情绪低落等抑郁症状,是产褥期精神综合征中最常见的一种类型。多发生于产后 2 周,于产后 4~6 周症状明显。国外资料报道 PPD 的发生率约为 30%,国内为 3.8%~16.7%。值得注意的是,临床中仍有相当一部分 PPD 未被诊断。

除了产后女性性激素水平的剧烈变化可以导致精神疾病外,分娩本身也是一种典型的生理和心理应激,可以削弱产妇对负面生活事件的抵抗能力,诱发精神障碍疾病。双胎妊娠易发生早产、新生儿住院治疗、妊娠合并症及并发症,辅助生殖技术双胎妊娠孕产妇多有不良生育史或不孕的情况,这些都是 PPD 的危险因素。

本病预后一般均良好,约 70% 患者 1 年内治愈,但再次妊娠可能复发。子代的认知能力可能受到一定影响。

【临床表现】

PPD 主要表现为苦闷、伤感、焦虑,不愿与人交流,对婴儿健康状况过分担心,冲动性自杀倾向,自责、罪恶感,担心自己不能胜任母亲职责,担心孩子不是自己亲生的,甚至由于害怕伤害婴儿转而杀婴、自杀。严重的抑郁状态可出现抑郁性木僵。PPD 患者可伴有头晕、头痛、胃部不适、心率加快、呼吸增快、便秘、食欲下降等症状。

但 PPD 有别于典型的抑郁症,抑郁不一定是 PPD 患者最初或者最主要的症状。焦虑、失眠、激动、易激惹以及意识错乱,是患者最早期的主要症状,而抑郁则可能是其次。

【诊断】

至今尚无统一的 PPD 诊断标准,美国精神病学会在《精神疾病的诊断与统计手册》(1994 版)一书中,制定了产褥期抑郁症的诊断标准,可供参考:

1. 产后 2 周内出现下列 5 条或 5 条以上的症状,其中必须具备①②两条。①情绪抑郁;②对全部或多数活动明显缺乏兴趣或愉悦;③体重显著下降或增加;④失眠或睡眠过度;⑤精神运动性兴奋或阻滞;⑥疲劳或乏力;⑦遇事皆感毫无意义或自罪感;⑧思维力减退或注意力溃散;⑨反复出现死亡想法。

2. 在产后 4 周内发病。

【鉴别诊断】

需排除器质性精神障碍、精神活性物质和非成瘾性物质所致抑郁。

【治疗】

PPD 的治疗包括心理治疗和药物治疗。

1. **心理治疗**　是治疗的重要手段。包括心理支持、咨询和社会干预等。通过心理咨询,解除致病的心理因素(如家庭关系不和谐、担心婴儿健康等)。为产妇提供情感支持与社会支持,指导其自我调节情绪和生活,调整好家庭关系。

2. **药物治疗**　选择抗抑郁药物以不分泌进入乳汁、不影响哺乳为宜,首选 5- 羟色胺再吸收抑制剂。目前常用的抗抑郁药物有氟西汀、舍曲林、阿米替林等。应在专科医师指导下使用。

【预防】

利用孕妇学校、家访等多种渠道普及妊娠、分娩知识,尤其加强对双胎孕产妇的精神心理关怀,减轻孕产妇对妊娠、分娩的紧张感、恐惧感。在分娩过程中运用心理学、社会学知识对孕产妇进行关心、爱护,对预防 PPD 有价值。PPD 早期诊断困难,使用自我问卷调查对早期发现和诊断 PPD 有帮助。

五、产褥期管理总结

【未来进展】

产褥期管理的研究热点之一是产后血栓栓塞疾病(venous thromboembolic disease,VTE)的预防和治疗,目前国内尚无相关指南和共识。产后人群区别于妇科和外科术后人群,VTE 的预防和治疗有差异。目前国内产科医师主要参考 RCOG 和 ACOG 的临床实践指南,亟待总结出中国人群的数据以指导临床实践。

【管理流程】(表 11-8-4)

表 11-8-4　产褥期管理流程

正常产褥管理	□ 产后 4 小时内	□ 观察生命体征、子宫收缩情况、阴道出血情况
		□ 每 30 分钟测量一次生命体征
		□ 母婴接触,协助哺乳
		□ 协助引导分娩产妇自行排尿
	□ 产后 1 周内	□ 仍需观察生命体征
		□ 内外科合并症的观察和处理
		□ 每天手测宫底高度,观察恶露颜色、量和气味
		□ 预防晚期产后出血
		□ 预防产后血栓(药物或生活方式)
		□ 早下床活动,预防便秘
		□ 少量多餐、清淡饮食、补充蛋白质和热量
		□ 会阴清洗,产后 3~5 天拆除会阴缝线
		□ 回奶用药:生麦芽、芒硝、维生素 B_6
		□ 指导避免旧风俗习惯导致的产褥中暑等
	□ 产后随访	□ 可在社区随访
		□ 饮食起居、睡眠、心理状态,合并症、并发症治疗情况
		□ 检查乳房,了解哺乳情况,指导母乳喂养
		□ 检查子宫复旧、观察恶露
		□ 观察伤口愈合情况
		□ 了解并指导新生儿生长、喂养、预防接种情况

正常产褥管理	□ 产后 42 天复查	□ 全身检查:血压、心率
		□ 若有合并症、并发症需做相应检查
		□ 妇科查体观察宫颈、阴道、子宫复旧、盆底情况
		□ 检查乳房
		□ 计划生育指导:产褥期内不宜性生活、哺乳者首选器具避孕
		□ 产后康复锻炼
异常产褥管理	□ 产褥感染	□ 临床表现:发热、疼痛、异常恶露
		□ 寻找病因
		□ 确定病原体
		□ 对因治疗
	□ 晚期产后出血	□ 了解分娩病史
		□ 寻找病因
		□ 对因治疗
		□ 分娩期的预防
	□ 产褥期抑郁症	□ 注意识别临床表现
		□ 依据精神病学诊断标准
		□ 心理治疗、药物治疗
		□ 产前的预防、产后的早期发现

【参考病例】

患者王某,31 岁。

主诉:剖宫产术后 14 天,阴道出血 3 小时。

现病史:患者 14 天前因双绒毛膜双羊膜囊双胎妊娠合并完全性前置胎盘于孕 37 周行子宫下段横切口剖宫产术,术后给予促宫缩、防感染治疗,恢复顺利,但阴道一直有少量出血,按期出院。3 小时前于家中休息时突然出血阴道大量出血,自诉估计量约 500ml,伴下腹隐痛,遂于急诊科就诊,收入院治疗。

既往史:G_4P_1,剖宫产 1 次,人工流产 2 次。否认心脏病、糖尿病及高血压病史。

查体:体温 38.1℃,心率 116 次/min,呼吸 24 次/min,血压 83/57mmHg。贫血貌,心肺听诊无异常。妇科检查:外阴未产式,阴道内大量新鲜血液及血凝块约 150ml,宫口 1 指,双合诊子宫软、宫底位于耻骨联合水平,轻压痛,宫颈轻度举痛。双侧附件区未扪及异常。清除阴道内积血后未见活动性出血。

辅助检查:

血常规提示 WBC 14.3×10^9/L,中性比 0.85,HGB 65 个/L,PLT 133×10^9/L。

凝血功能正常范围。

彩超提示子宫长径 7.6cm,子宫下段切口处探及范围约 4.5cm×3.0cm×2.5cm 不均质回声区。

入院诊断:①晚期产后出血;②产褥感染;③中度贫血。

治疗：入院后给予抗感染、促宫缩、止血、输血治疗，阴道出血量少。入院后 2 天，再次出现阴道大量出血约 700ml，窥阴器检查见宫颈管内血液喷出。测血压 80/50mmHg，心率 131 次 /min，呼吸 26 次 /min，立即予输注去白红细胞悬液 4U，新鲜冰冻血浆 400ml，并予促宫缩、止血治疗，血压恢复至 100/70mmHg，心率 106 次 /min，阴道出血减少。考虑患者剖宫产术后反复大量阴道出血可能系子宫切口处缝线脱落、血窦开放引起。病情平稳后 2 小时，行双侧子宫动脉介入栓塞术。术后阴道出血量少，继续给予抗感染、止血、促宫缩、输血治疗。介入术后 48 小时阴道出血停止，复查各项指标恢复正常，第 3 天出院。

预后：介入术后 15 天复查彩超提示子宫长径 5.1cm，余未见异常。介入术后 4 个月月经来潮。

思　考

1. 晚期产后出血的诊断。
2. 晚期产后出血的治疗方法。

（马宏伟　刘兴会）

参 考 文 献

1. Breathnach F, Mcauliffe F M, Geary M, et al. Optimum Timing for Planned Delivery of Uncomplicated Monochorionic and Dichorionic Twin Pregnancies. Obstet Gynecol, 2012, 119 (1): 50-59.

2. Society for Maternal-Fetal Medicine. ACOG Practice Bulletin No. 144: Multifetal gestations: twin, triplet, and higher-order multifetal pregnancies. Obstet Gynecol, 2014, 123 (5): 1118-1132.

3. Emery S P, Bahtiyar M O, Dashe J S, et al. The North American Fetal Therapy Network Consensus Statement. Obstet Gynecol, 2015, 125 (5): 1236-1243.

4. Breathnach F, Mcauliffe F M, Geary M, et al. Optimum Timing for Planned Delivery of Uncomplicated Monochorionic and Dichorionic Twin Pregnancies. Obstet Gynecol, 2012, 119 (1): 50-59.

5. Van MieghemT, DeHeusR, Ryan G, et al. Prenatalmanagement of monoamniotic twin pregnancies. Obstet Gyncol, 2014, 124 (3): 498-506.

6. Panelli DM, Easter SR, Bibbo C, et al. Clinical Factors Associated With Presentation Change of the Second Twin After Vaginal Delivery of the First Twin. Obstet Gynecol, 2018, 38 (1): 37-38.

7. Sentilhes L, Winer N, Azria E, et al. Tranexamic Acid for the Prevention of Blood Loss after Vaginal Delivery. N Engl J Med, 2018, 379 (8): 731-742.

8. Luo ZC, Ouyang F, Zhang J, et al. Klebanoff M. Perinatal mortality in second-vs firstborn twins: a matter of birth size or birth order？. Am J Obstet Gynecol, 2014, 211 (2): 1-3.

9. Liston R, Sawchuck D, Young D, et al. No. 197 a-Fetal Health Surveillance: Antepartum Consensus Guideline. J Obstet Gynaecol Can, 2018, 40 (4): e251-e271.

10. Clark S L, Hamilton E F, Garite T J, et al. The limits of electronic fetal heart rate monitoring in the prevention of neonatal metabolic acidemia. Am J Obstet Gynecol, 2017, 216 (2): 1-3.

11. National Guideline Alliance (UK). Twin and Triplet Pregnancy. London: National Institute for Health and Care Excellence (UK), 2019. 26-29.

12. Committee on Practice Bulletins—Obstetrics, Society for Maternal-Fetal Medicine. Practice Bulletin No. 169: Multifetal Gestations: Twin, Triplet, and Higher-Order Multifetal Pregnancies. Obstet Gynecol, 2016, 128 (4): e131-146.

13. Melka S, Miller J, Fox NS. Labor and Delivery of Twin Pregnancies. Obstet Gynecol Clin North Am, 2017, 44 (4): 645-654.

14. Cheong-See F, Schuit E, Arroyo-Manzano D, et al. Prospective risk of stillbirth and neonatal complications in twin pregnancies: systematic review and meta-analysis. BMJ, 2016, 354: i4353.

15. Cheung KW, Seto MTY, Wang W, Lai CWS, Kilby MD, Ng EHY. Effect of delayed interval delivery of remaining fetus (es) in multiple pregnancies on survival: a systematic review and meta-analysis. Am J Obstet Gynecol. 2020; 222 (4): 306-319.

16. Feys S, Jacquemyn Y. Delayed-interval delivery can save the second twin: evidence from a systematic review. Facts Views Vis

Obgyn, 2016, 8 (4): 223-231.

17. 邓春艳, 王晓东, 余海燕. 多胎妊娠延迟分娩现状. 实用妇产科杂志, 2019, 35 (02): 109-112.

18. ACOG Practice Bulletin No. 209: Obstetric Analgesia and Anesthesia. Obstet Gynecol, 2019, 133 (3): e208-e225.

19. Committee on Practice Bulletins—Obstetrics. Practice Bulletin No. 177: Obstetric Analgesia and Anesthesia. Obstet Gynecol, 2017, 129 (4): e73-e89.

20. 郝伟, 陆林. 精神病学. 8 版. 北京: 人民卫生出版社, 2018.

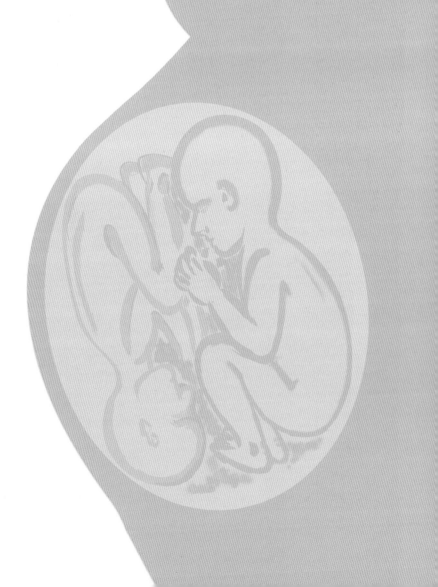

第十二章
新生儿管理

双胎或多胎妊娠的新生儿较相同胎龄的单胎新生儿具有更高的患病率和死亡率,能导致双胎患病和致死的最主要的原因是早产和胎儿生长受限,可能会影响其中的一胎或双胎均发病。此外,新生儿期各系统的合并症发生率也显著增加,例如窒息、呼吸窘迫综合征、低体温、低血糖、感染及神经系统损害等。

第一节　双胎高危儿管理

关键点

1. 孕期定期进行超声筛查,尤其对于单绒毛膜双胎而言,更需要严密监测。

2. 产房中,需要有专业人员及设备,包括能够熟练掌握新生儿复苏技术、可以熟练进行气管插管的人员以及监护、复苏设备等。产科和新生儿科医师的相互配合至关重要。

3. 对高危重症新生儿严密细致的观察,以及及时有效的处置,能改善新生儿预后。

【概述】

早产是多胎妊娠最常见的并发症,在多胎妊娠中,早产发生率为65.26%,低体重儿发生率为48.20%,小于胎龄儿的发生率也很高。早产儿,尤其是极低出生体重儿、超低出生体重儿的救治以及相关并发症的防治是新生儿科医师面临的主要问题。呼吸窘迫综合征(respiratory distress syndrome,RDS)的治疗、早产儿生后的早期窒息复苏和生命支持仍然是降低早产儿死亡率所需要解决的重要问题。

RDS是因肺表面活性物质(pulmonary surfactant,PS)缺乏所致,以生后不久出现呼吸窘迫并进行性加重为特征的临床综合征,严重时发生呼吸衰竭。病理上有肺透明膜形成及肺不张,又称肺透明膜病(hyaline membrane disease,HMD)。多见于早产儿,胎龄越小,发病率越高。新生儿窒息(asphyxia)是指由于产前、产时或产后的各种病因使新生儿出生后不能建立正常呼吸,引起缺氧并导致全身多脏器损害,是围产期新生儿死亡和致残的主要原因之一。

因此,为降低双胎妊娠婴儿的不良结局,需要在产程中严密监护胎心,及时了解胎儿有否宫内窘迫,出生时立即进行复苏。双胎常发生的早产儿宫内生长受限等其他常见问题,也需要密切的监护和积极地处理。

多胎妊娠由于子宫腔过大,子宫胎盘循环受阻造成胎盘缺血缺氧,多胎孕母供给多胎儿生长发育所需,从母体摄取的营养不足,可以进一步引起胎儿生长受限。选择性胎儿生长受限是一种超声诊断,诊断标准包括胎儿体重评估低于宫内生长曲线的第5百分数,或胎儿腹部增长下降到第5百分位以下,或从孕中期至孕晚期下降40个百分位。异常的宫内多普勒测速和异常的脐带多普勒测速可以评价其严重程度。在双胎妊娠中,双胎体重增长评估差异超过20%提示为选择性宫内生长受限(selective intrauterine growth restriction,sIUGR)。早产儿和低出生体重儿中,双胎或多胞胎的新生儿占很大比例。多胞胎的体重往往较单胎更低,多胞胎的小于胎龄儿的发生率也高于单胎。由于很多因素可能会影响参考标准,小于胎龄儿的发生率为12%~47%。sIUGR即双胎中的一个胎儿生长发育受限,而另一胎儿的生长发育正常。多用于特指单绒毛膜双胎中一个胎儿严重生长受限。发病率在单绒毛膜双胎中占15%~25%。

1. 病因

(1)早产:双胎早产的主要原因为母体的高血压、胎儿生长受限和胎盘早剥。由于双胎或多胎容易发生早产和低出生体重,早产发生率为65.26%,低体重儿发生率48.20%,小于胎龄儿的发生率也很高。据统计,双胎新生儿平均胎龄为37.1周,平均出生体重为2 390g,三胞胎新生儿平均胎龄为33周,平均出生体重仅为1 720g。

(2)RDS:早产是RDS的主要危险因素。其他危险因素包括母亲糖尿病、多胎、宫缩没有发动的选择性剖宫产、白种人、男婴、急产、围产期窒息。和RDS风险降低的相关因素包括慢性高血压、先兆子痫、绒毛膜羊膜炎和长时间胎膜早破。

(3)窒息:新生儿窒息是由于产前、产时或产后的各种病因引起气体交换障碍,使得新生儿出生后不能建立正常的自主呼吸。因此,凡使胎儿、新生儿血氧浓度降低的任何因素都可能引起窒息。多胎妊娠的并发症明显高于单胎妊娠,如妊娠期高血压疾病、胎膜早破、前置胎盘等,并且由于胎儿出生时胎儿之间的相互影响,易发生胎盘剥离、脐带脱垂等并发症,因此,多胎儿窒息发生率明显增加,可达 20%~30%。在双胎儿,第二个出生者更易发生窒息,在三胞胎或四胞胎,后出生者窒息发生率更高。

(4)sIUGR:在整个妊娠过程中,无论绒毛膜如何,至少在孕 32 周之前,双胎生长速率同单胎是相似的。而之后,双胎的生长速率较低。这种速率减低可能与相对的子宫胎盘功能不全,在妊娠晚期胎盘不能继续维持两个胎儿所需的营养有关。在三胎或更多胎的情况下,这种现象可能出现得更早。当双胎中有胎儿被诊断为胎儿生长受限,需要考虑到 sIUGR 的多种不同病因,例如遗传 / 染色体病、胎儿畸形、胎盘脐带异常和母亲并发症,而不是一味地考虑子宫胎盘功能不全所致,尽管在双胎中确实发生率较单胎高。虽然 sIUGR 能够使妊娠与生长失调复杂化,但除非生长 <20%,否则后者不会影响前者。需要注意的是,sIUGR 可能同时影响双胎的两个胎儿,两个胎儿均生长受限,但是并没有出现生长不一致。在三胞胎孕 29 周和双胎孕 32 周后,由于双胎子宫缺乏足够的空间,胎盘功能不足而产生 sIUGR。另外,宫内多胎对营养的需求超出母体提供的能力。多胎胎儿的数量越多,胎儿生长受限的程度越重。尽管多胎妊娠中所见到的小于胎龄儿是否应按单胎妊娠的标准来判断仍存在争议,但胎儿间有血液循化交通的情况下,胎儿生长受限仍然是很正常的。

2. 病理生理

(1)早产:由于早产儿在解剖学和生理学上都未发育成熟,生后面临各种并发症的风险。皮肤薄、体表面积大、脂肪少,容易丢失热量;神经中枢发育不健全,呼吸驱动少,肺发育不成熟,肺表面活性物质缺乏容易造成呼吸困难;不成熟的肺组织容易受到高氧、高气压和高容量的损害;免疫系统发育不成熟,容易在产时伴有感染或生后发生感染;发育过程中的脑组织毛细血管很脆弱,容易发生破裂出血;患儿本身血容量少,因此对血容量下降很敏感。

(2)RDS:早产儿出生于肺发育的小管期晚期到囊泡期早期阶段,相对应的该时期能够进行气体交换的呼吸性细支气管和能够形成表面活性物质的 II 型肺泡上皮细胞刚开始发育。气道发育未成熟和表面活性物质产生不足使早产儿肺不能建立足够的功能残气量,从而导致肺泡不张、低通气以及通气 / 血流比失调。

(3)窒息:新生儿发生窒息都要经历原发性呼吸暂停,如窒息持续存在会出现继发性呼吸暂停,表现为深度喘息样呼吸,心率下降,同时血压开始下降,呼吸越来越弱。胎儿期供氧来自胎盘,出生时空气进入肺泡,呼吸建立,肺泡张开。窒息的新生儿如不能建立正常呼吸,肺泡不扩张,肺液排不出,不能进行气体交换,造成缺氧。窒息时,血氧饱和度下降、酸中毒,使新生儿肺内小动脉仍保持收缩状态,动脉导管开放,血液不经肺而进入主动脉,即使肺泡开放,氧气也不能进入血液,更加重缺氧。窒息造成的低氧血症引起多脏器损害,尤其是呼吸中枢供氧不足加重呼吸抑制。

(4)sIUGR:双胎中 sIUGR 的发病机制知之甚少,但在新生儿期,他们的生长发育会迎头赶上,说明多胎妊娠的宫内环境限制了其生长发育。这可能是过多的胎盘组织限制了胎盘组织生长,导致胎儿生长受限,也可能是多胎共享母体营养所致。

【临床表现】

1. **RDS**　早产儿生后容易发生 RDS。并且,胎龄越小发生率越高。早产儿 RDS 可在生后 1~2 小时即出现呼吸急促,60 次 /min 以上,继而出现呼吸困难、呻吟、吸气时三四征;青紫。病情呈进行性加重,至生后 6 小时症状已非常明显。然后出现呼吸不规则、呼吸暂停甚至呼吸衰竭。听诊两肺呼吸音减弱。血气分析 $PaCO_2$ 升高,PaO_2 下降,BE 负值增加。生后 24~48 小时病情可能最为严重,病死率较高。轻型病例可仅有呼吸困难、呻吟、青紫,经无创通气治疗可恢复。近年由于 PS 的早期使用,RDS 的典型临床表现已经比较少见。

2. **宫内窘迫和窒息**　电子胎心监护是一种评估胎儿宫内状态的手段,可以及时发现胎儿宫内缺氧。表现为胎动先快后慢(<20 次 /12h),甚至消失;胎心率先快(≥ 160 次 /min)后慢(<100 次 /min)。胎儿宫内窘迫可出现羊水被胎粪污染。Apgar 评分是一种快速评估新生儿生后一般状况的方法。主要有五项体

征,Apgar 评分作为评估新生儿出生时生命状况和复苏效果的一种初筛指标,具体如表 12-1-1 所示。1 分钟 Apgar 评分 0~3 为重度窒息,4~7 分为轻度窒息。

表 12-1-1　Apgar 评分表

体征	0	1	2	1 分钟	5 分钟	10 分钟	15 分钟	20 分钟
肤色	青紫或苍白	四肢青紫	全身红润					
心率	无	<100 次 /min	>100 次 /min					
呼吸	无	微弱,不规则	良好,哭					
肌张力	松软	有些弯曲	动作灵活					
对刺激反应	无反应	反应及哭声弱	哭声响,反应灵敏					
总分								

3. 低体温、低血糖、早产儿视网膜病变(retinopathy of prematurity,ROP)、**动脉导管未闭**(patent ductus arteriosus,PDA)

早产儿体温常不稳定,需要合理的保暖。早产儿低血糖发生率很高,且易引起脑细胞损伤,低血糖脑病可留有后遗症。早产儿动脉导管开放的发生率可达 30%~50%。患儿发生呼吸困难、心力衰竭、肺水肿。早产儿体重胎龄越小,ROP 发生率越高,也有报道多胎极低出生体重儿 ROP 发生率较单胎儿高。

4. 神经系统　多胎儿易发生早产、窒息、颅内出血、脑白质病变、缺氧缺血性脑病(hypoxic ischemic encephalopathy,HIE)等。但新生儿神经系统症状往往不典型,可以出现反应淡漠、肌张力减低、呼吸暂停、抽搐等。多胎新生儿脑瘫的发病率明显升高,多胎儿脑瘫发生率远较单胎儿高 5~10 倍。脑瘫患儿中多胎儿为 5%~10%。多胎的胎儿数量与脑瘫发生率呈正相关。

5. 感染　由于多胎妊娠子宫过度膨胀,已发生胎膜早破,且多胎妊娠早产多见,而早产儿因免疫功能差,侵袭操作多,更易发生感染。可能出现眼炎、皮肤感染、败血症、肺炎、尿路感染等。早产儿败血症往往临床表现不典型,可能有反应差、不哭、不吃、体温不升等,严重时可能出现黄疸加重、酸中毒、腹胀、呕吐、呼吸暂停等,少数患儿可迅速发展为呼吸衰竭、DIC 甚至死亡。

6. 双胎并发症

(1)双胎输血综合征:详见第八章第一节。

(2)双胎选择性宫内生长受限:需要对胎儿进行定期超声检查,评估各项生物学指标,对胎儿体重进行估测。胎儿的数量越多,生长受限的程度越重。并且,双胎或多胎的生长受限的程度大于来自不同卵子的胎儿。

(3)双胎贫血 - 多血质序列征:供血儿表现以贫血为主,可对贫血胎儿进行宫内输血。

(4)不同绒毛膜性的双胎预后:根据绒毛膜性不同,将双胎分为单绒毛膜双羊膜囊双胎和双绒毛膜双羊膜囊双胎。不同绒毛膜性的双胎新生儿结局不同。单绒的结局更差,早产发生率更高,新生儿出生体重更低,胎儿生长受限和新生儿窒息更常见,胎儿更容易出现畸形。

(5)双胎一胎宫内死亡:如双胎一胎胎死宫内,可能对存活胎儿产生严重影响。双卵双胎的一胎死亡对另一胎儿的存活影响较小,死亡的胎儿可以完全被吸收或变成纸样儿。有研究表明,一胎死亡后存活儿发生死亡的在单绒毛膜双胎中占 15%,在双绒毛膜双胎中占 3%,存活胎儿神经系统损伤增加。单绒毛膜双胎的存活儿可能发生多器官功能衰竭、血栓形成、远端肢体坏死、胎盘早剥和早产。

7. 先天畸形　详见第十章。

【辅助检查和诊断】

1. RDS　RDS 的肺 X 线检查有特征性的表现,且多次床旁摄片可观察动态变化。主要诊断依据为病史、临床表现及肺 X 线变化。早产儿 RDS 主要见于胎龄较小的早产儿,出生后出现进行性呼吸困难,严重低氧性呼吸衰竭。早产儿 RDS 两肺病变比较均匀分布,早期两肺野透过度降低、毛玻璃样,严重者整个肺野呈白肺,可见支气管充气征。

2. **窒息**　我国目前的新生儿窒息的诊断方案主要是根据 Apgar 评分以及脐动脉血气 pH。Apgar 评分 1 分钟或 5 分钟 ≤ 7 分,伴脐动脉血 pH<7.2 为轻度窒息;Apgar 评分 1 分钟 ≤ 3 分或 5 分钟 ≤ 5 分,伴脐动脉血 pH<7.0 为重度窒息。

3. **sIUGR**　对妊娠早期或通过性别差异进行的绒毛膜评估对于处理生长异常的患儿至关重要。由于胎儿生长是一个动态过程,因此连续超声有助于评估多胞胎胎儿的生长。子宫内生长差异通常被定义为超声评估的胎儿体重差异,以较大的双胎所评估的胎儿体重的百分比表示。生长差异可能是轻度(<15%)、中度(15%~30%)或严重(>30%)。需要指出的是,Naeye 在 1964 年的一项研究表明,生长差异只有在超过 25% 时,器官和细胞的总数才会减少。但是,在不太严重的情况下,重量差异是由细胞质体积较小所决定的,而非数量减少,因此可能不会产生严重影响。通过在生物特征生长曲线上添加有关胎儿、胎盘的信息,可以更好地进行生长差异的临床诊断,例如,羊水指数,脐动脉和胎儿血管的多普勒检查,胎儿心率分析。母亲并发症经常引起胎盘功能不全,如妊娠期高血压疾病和先兆子痫。sIUGR 可用以下来筛查诊断:

(1)超声多普勒筛查:对疑有胎儿生长受限者,应系统地超声测量胎头双顶径,每 2 周一次,观察胎头双顶径增长情况,正常胎儿在孕 36 周前双顶径增长较快,如胎头双顶径每 2 周增长 <2mm,则为胎儿生长受限,若增长 >4mm 则可排除胎儿生长受限。此外,B 型超声测胎儿胸廓前后径、腹部横径也能预测低体重儿体重,其中以胸廓周径较为准确。

(2)脐动脉速率波形:应用脐动脉速率波形可早期发现 sIUGR,通过脐动脉的收缩(S)与舒张(D)血流峰值 S/D 比值来观察胎儿胎盘血管动力学的情况。S/D 比值随胎龄增高逐渐下降,表示胎儿发育良好;如果比值上升,表示胎盘血流阻力升高,说明胎儿发育不良,从而预测 sIUGR。

【鉴别诊断】

因为单卵双胎和异卵双胎各有其发病特点,单卵双胎约占双胎妊娠的 1/3,高龄孕妇中发生率高。单绒毛膜单卵双胎可能会发生一系列并发症,如双胎输血综合征、双胎反向灌注序列以及双胎选择性生长不一致,而且由于胎盘存在血管交通吻合的特点,如果其中之一发生胎死宫内,对存活胎儿存在脑损伤的风险,因此,鉴别绒毛膜性对于双胎的评估及孕期管理至关重要。检查以下特征可用于判断是否系单卵双胎:①两者必须是同性;②胎儿外表特征包括耳朵、牙齿必须明显相像;③头发的颜色、密度、自然卷曲和分布必须为相同类型;④瞳孔颜色和形状必须相同;⑤皮肤的颜色和纹理必须相同(痣的分布和比例可有差异);⑥手脚必须形态相同、大小相似;⑦身体测量值呈现严密的一致性。

【治疗】

1. **双胎早产儿的生后处理(RDS 和窒息)**　早产儿需要复苏的概率比足月儿大得多,因此在现场需要有专业人员及设备,包括能够熟练掌握新生儿复苏技术、可以熟练进行气管插管的人员以及监护、复苏设备等。双胎新生儿,需要为每一个新生儿均配备各自的复苏团队和相应的设备。与双胎中第一个出生的胎儿比较,第二个出生的胎儿发生呼吸窘迫综合征和窒息的危险性增加。

根据婴儿情况,延迟脐带结扎,将有助于胎盘胎儿输血。在 ABCD 复苏原则下,新生儿复苏可分为 4 个步骤。快速评估(或有无活力评估)和初步复苏,正压通气和脉搏血氧饱和度监测,气管插管正压通气和胸外按压,药物和 / 或扩容(图 12-1-1)。此评估 - 决策 - 措施的程序在整个复苏中不断评估主要基于以下三个方面:呼吸、心率、脉搏血氧饱和度。通过评估这 3 个体征中的每一项来确定每一步骤是否有效。其中,心率对于决定进入下一步骤是最重要的。

早产儿出生后,应密切观察呼吸变化,一旦出现呼吸增快、呻吟,应先使用无创通气,并根据胸片和临床表现,考虑 RDS,即可早期应用 PS 治疗。微创注入肺表面活性物质治疗(less invasive surfactant administration,LISA)技术是有自主呼吸的持续气道正压通气(continuous positive airway pressure,CPAP)患儿使用 PS 的首选方式,如果有持续高氧需求的 RDS 证据并排除其他问题,则应给予第二剂,偶尔给予第三剂表面活性剂。RDS 的新生儿应用其他通气支持方法失败后,可以进行机械通气支持治疗。

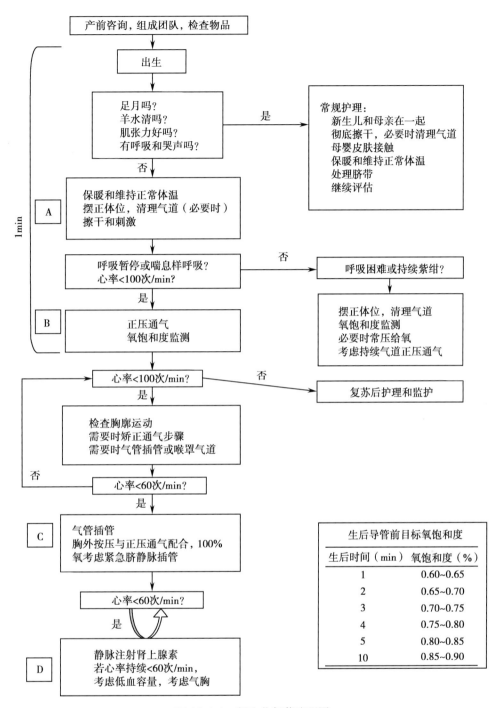

图 12-1-1 新生儿复苏流程图

2. 双胎早产儿的生后处理

(1)温度控制:因低温与早产儿的不良结局相关,出生后应立即将患儿放在辐射抢救台上,包裹于聚乙烯袋中以减少热量散失,并需要时刻维持患儿体温在36.5~37.5℃之间,控制保温箱皮肤温度设定在36.5℃能降低新生儿死亡率。稳定之后,婴儿应在相对高湿度的保温箱中护理,以减少水分不感损失。对于特别小的早产儿,初始湿度为60%~80%,随着皮肤完整性的提高而降低。袋鼠妈妈护理(kangaroo mother care,KMC)是低收入家庭中,保持患儿体温、改善预后的有效方式,并且在新生儿重症监护室中越来越多地被应用,使母婴之间的联系更加紧密,即便对机械通气的患儿,在出院后也有潜在的益处。

(2)抗生素:常规预防性使用抗生素弊大于利,抗生素通常应用于 RDS 患儿中,直到败血症被排除,但应尽量缩小抗菌谱,减少不必要的抗生素暴露。根据危险因素如产妇绒毛膜羊膜炎或是否有败血症早期表现筛查败血症,以确保抗生素只用于风险最大的患儿。对于低风险的 RDS 早产儿,如择期剖宫产患儿可不应常规使用抗生素。如果有必要筛查,那么可以根据经验开始使用抗生素,同时等待检测结果。对那些已经根据经验开始使用抗生素的患儿,尽可能缩短疗程,达到 36 小时后停止使用。

3. 双胎早产儿的生后处理 极早早产儿早期经皮失水量非常高,通常,初始液体量大约 70~80ml/(kg·d),并根据液体平衡、体重变化、血清电解质水平进行个体化调整。适当的早期生后体重下降是正常的。限制液体疗法对于降低 PDA、新生儿坏死性小肠结肠炎(neonatal necrotizing enterocolitis,NEC)和支气管肺发育不良(bronchopulmonary dysplasia,BPD)有更好的效果。延迟补钠直到 3 天后或体重下降超过 5%也能改善预后。因最初肠内营养受限,肠外营养应生后立即开始。早期开始较高水平的肠外氨基酸可减少生后生长不足,增加蛋白质正平衡。应从第一天开始给予至少 1.5g/kg 静脉蛋白质和 1~2g/kg 脂肪,氨基酸最大到 3.5g/kg。对稳定期婴儿,可尽早启动肠内营养,给予少量母乳[0.5~1ml/(kg·h)]。首选母乳,如果条件不允许,巴氏灭菌的捐赠母乳要优于配方奶粉,因为可以减少 NEC 的发生率,但可能会导致生后生长过慢。

4. sIUGR 除了产前监测、孕期干预、及时分娩外,对于已经出生的 sIUGR 患儿,需要根据 sIUGR 患儿的病因、类型,如营养不良或缺氧、匀称型或非匀称型等进行处置。因围产期窒息,慢性缺氧状态的新生儿,在分娩时应预先作好复苏人员和器械的准备,以便进行有效的复苏。该患儿容易发生低血糖,因此需要密切观察、及早喂养,静脉补充葡萄糖。sIUGR 新生儿往往皮下脂肪层薄,调节到理想的温度以防止热量的过度丢失,并促进体重的增长。积极寻找其他可能致 sIUGR 的病因,及时处理。

【预后】

尽管单绒毛膜双胎的围产期死亡率较高,但矫正体重及孕周因素后,单胎和双胎的新生儿死亡率无显著差异。由于多数双胎都是早产出生,其总体死亡率高于单胎。双胎的围产期死亡率约为单胎的 4 倍。单羊膜双胎发生脐带缠绕的可能性较大,可导致窒息。理论上双胎中第二胎儿比第一胎儿更容易受到缺氧的影响。此外,第二胎容易导致难产。sIUGR 与围产期的发病率和死亡率也有关。在双胎妊娠中 sIUGR 的高患病率表明,此类患者应纳入与高危妊娠管理相关的规程中。早产儿与 sIUGR 儿在成年期发生明显代谢性疾病(肥胖、2 型糖尿病)及心血管疾病(缺血性心脏病、高血压)的风险增加。

【未来展望】

尽管许多国家已经出台了一些减少多胎出生率的政策,但是由于辅助生殖技术及高龄产妇的增加,我们面临双胎甚至多胞胎的管理问题在所难免。对于出生后的双胎,尤其是早产双胎,足够数量、合格的围产期医师仍然是使风险最小化的先决条件。近年来,随着经微管肺表面活性物质注入技术的开展,无创辅助通气的发展与普及,肺保护性通气策略的应用,产前糖皮质激素的使用和咖啡因的使用,加上良好的温度调控,精确的液体和营养管理,维持良好的血液灌注以及谨慎使用抗生素,使得更多的早产儿高质量地存活。遗传和环境对双胎的影响,以及双胎基因与疾病联系如何,对存在胎儿生长受限、畸形等进行遗传咨询和产前诊断是未来的研究重点。

【管理流程】(表 12-1-2)

表 12-1-2 双胎高危儿管理流程

分娩前期	□ 宫内窘迫监测	□ 胎儿心率监护
		□ 羊水性状监测
		□ 胎儿头皮血气分析
		□ 胎儿脉搏血氧饱和度测定
	□ 宫内发育监测	□ 对疑有胎儿生长受限者,应系统地超声测量胎头双顶径,每 2 周一次
		□ 胎儿畸形检查
		□ 羊水量检查

续表

分娩期	□ 分娩管理	□ 新生儿复苏
		□ 呼吸系统的管理
新生儿期	□ 支持	□ 体温控制
		□ 液体营养支持
		□ 抗生素的应用

【参考病例】

患儿张某之子,双胎之大胎儿,生后 10 分钟。

主诉:早产,呼吸困难 10 分钟。

现病史:患儿系母孕 2 产 1,孕 30^{+2} 周,因其母胎膜早破 6 小时急诊自然分娩,产前未应用糖皮质激素。胎盘、脐带、羊水均未见异常,且为双卵双胎。母亲既往无高血压、心脏病、糖尿病。产检未见异常。生后 Apgar 评分,1 分钟 2 分(心率、呼吸减 1 分),5 分钟 7 分(呼吸、反射、肌张力各减 1 分)。

复苏:患儿生后立即抱到辐射保温台并擦干,聚乙烯薄膜包裹,团队中的一人立即清理呼吸道,助手听诊心率 80 次 /min,并且自主呼吸微弱,立即应用面罩进行辅助通气,30 秒后再次听诊心率上升至 150 次 /min,自主呼吸 40 次 /min,第三个人员将应用脉搏血氧仪,并调整输送的氧气浓度以控制血氧饱和度目标为生后第 1 分钟 60%~65%,生后第 2 分钟 65%~70%。予患儿 CPAP 辅助通气,并将患儿置入移动式温箱,送入病房。

入病房后查体:体温 36.0℃,脉搏 150 次 /min,呼吸 50 次 /min,体重 1100g。CPAP 辅助通气下,周身皮肤红润,经皮血氧饱和度 93%,三凹征阳性,自主呼吸 50 次 /min,心音有力,律齐,150 次 /min,未及杂音,腹软,不胀,脐带结扎完好,四肢末梢温暖,CRT<3 秒,肌力肌张力低下。

入院诊断:①新生儿窒息;②新生儿呼吸窘迫综合征;③极低出生体重儿;④早产,适于胎龄儿;⑤双胎之大胎儿。

治疗:患儿逐渐出现对氧需求增加,呼吸困难加重,床旁胸部 X 线提示:双肺透过度减低,立即予患儿应用气管插管,注入肺表面活性物质,并连接呼吸机辅助通气,逐渐下调呼吸机参数。入病房同时,予患儿液体支持。

预后:患儿机械通气 1 天,后改为 CPAP 无创辅助通气,并予咖啡因治疗,逐渐过渡到低流量吸氧,并在生后 18 天离氧。

思 考

1. 新生儿窒息的产科高危因素。
2. 新生儿窒息复苏的产科配合要点。

(富建华)

第二节　产时手术高危儿监护管理

所有双胎都属于高危新生儿管理范围,但需要产时手术的双胎胎儿或新生儿在产时的管理监护过程中更为复杂,需要多学科团队密切配合。产时新生儿团队主要任务是:①参加产前多学科会诊明确胎儿需要紧急产时手术的疾病状态对生后宫外生存生理功能影响;②产时过渡期或手术过程中呼吸与循环功能监护及必要的复苏管理;③产时手术后转入 NICU 前新生儿状态评估与转运。随着胎儿与新生儿这一过渡期生理学研究不断进展,新生儿复苏与产时管理支持技术的不断进步,越来越多复杂性发育缺陷性疾病得到合理救治,明显减少了这些缺陷导致的死亡,人们对该时期胎儿与新生儿管理形成了一定的共识,但是仍需要不断研究探索。因此,本节主要阐述产时手术胎儿或新生儿(以是否存在胎盘循环支持为定义)基本的管理基础病理生理与实践要点。

【胎儿产前诊断与产时手术评估】

1. 产前诊断要点

(1)病史:相关的出生缺陷或胎儿疾病的环境暴露病史、遗传学病史及感染病史,胎龄、宫内发育与生长状态。

(2)羊水过多:消化道发育畸形、腹裂、脐膨出、无脑儿、先天性膈疝(congenital diaphragmatic hernia,CDH)、糖尿病母亲婴儿、巨舌巨体综合征及胎儿吞咽功能异常等。

(3)羊水过少:胎儿生长受限、胎儿窘迫、肾脏发育异常及部分肺发育不良等。

(4)胎儿水肿、胸腔积液、腹腔积液:应鉴别新生儿溶血病、宫内先天性感染、先天性高位气道梗阻综合征(congenital high airway obstruction syndrome,CHAOS)、先天性或遗传性淋巴回流异常、胎粪性腹膜炎、尿路梗阻、严重贫血、心脏功能和结构异常、肝或门静脉梗阻等。

(5)明确诊断所必需的影像学检查:胎儿超声学检查、超速胎儿磁共振成像(ultrafast magnetic resonance imaging)、胎盘灌注形态超声学评估注意胎盘早剥及绒毛膜下出血。

(6)胎儿遗传学检查:一般染色体核型分析、高分辨、微缺失、微重复,必要分子遗传学分析。

产前诊断应重点明确,胎儿发育缺陷对呼吸循环功能影响,确定是否有产时手术的指征。

2. 产时手术评估与必要准备

(1)急性呼吸循环功能障碍类型:在胎盘循环支持下的胎儿手术,即胎儿宫外产时治疗。胎儿发育缺陷严重影响生后呼吸功能或循环功能建立,不及时救治危及生命:①如严重的气道梗阻性疾病(巨大颈部肿物、CHAOS)、重度CDH、单侧肺发育不良及严重的先天性心脏病;②或者会逐渐恶化而危及生命,如巨大胸腔肿物、巨大肺脏先天性囊性腺瘤样病变等。

(2)非急性呼吸循环功能障碍类型:产时胎儿至新生儿过渡期急性呼吸循环功能衰竭风险较小,不需要胎盘循环支持下的畸形手术矫治,可以断脐后进行产房内手术治疗如腹裂、脐膨出或部分骶尾部畸胎瘤等。

(3)无论哪种类型产手术的高危儿,产前都应该进行精确的影像学评估,特别是心脏功能状态,同时明确是否合并其他畸形,特别是血管发育畸形、双肺发育形态学评估(这对于CDH尤为重要)。

(4)伦理学与知情告知:在执行EXIT过程中应充分考虑母亲麻醉状态、子宫平滑肌松弛宫腔容积降低对胎儿疼痛、循环功能影响,同时EXIT-ECMO救治重度CDH和复杂心肺疾病时可能病症风险应向监护人详细告知。

(5)产时手术高危儿监护的必要准备(具体见产时监护):核心内容围绕呼吸循环功能管理而确立,血氧或组织氧与二氧化碳监测,心脏功能监测与管理(超声学与心电生理监测)及器官灌注监测(脑灌注与局部脑氧饱和度)。

【过渡期胎儿与新生儿生理特点】

胎儿到新生儿这一过渡期最关键的生理变化是胎儿期肺气体交换功能从胎盘循环依赖过渡到独立的新生儿的呼吸与肺循环:①生后肺液吸收肺功能残气量逐渐增加、膨胀,肺血管阻力降低,肺循环由胎儿期低容高阻变成生后的高容低阻状态;②肺动脉压力降低,体循环压力增高导致胎儿期心脏水平的右向左分流(R→L shunt)转为左向右分流(L→R shunt),动脉导管及卵圆孔关闭实现循环功能的转变。

1. 肺发育与呼吸功能建立

(1)肺液:胎儿的肺液对正常的肺发育至关重要,在妊娠3个月(肺发育腺管期)肺上皮细胞即分泌肺液,其氯离子、钠离子浓度显著高于羊水水平,蛋白浓度极低,研究表明足月胎儿每天肺液分泌量为30~50ml/kg,一部分肺液被胎儿吞咽,还有一部分参与羊水的转换,约占羊水的25%~50%(另一部分来源于尿液)。所以,肺液既不是血浆的超滤,也不是吞咽吸入的羊水。肺液的产生与肺泡上皮氯离子分泌密切相关,其受布美他尼敏感的Na^+-K^+-2Cl(NKCC)共同转运系统调节,布美他尼或呋塞米能够降低肺液产生。

（2）咽部的发育与运动对于肺发育起重要作用：咽部运动起到单向作用，仅允许正常情况下一定肺液流出，不断分泌增加肺液促使发育中肺容积不断增加，有利于肺组织生长与成熟。当肺液漏出增加，将导致肺发育受阻，表现发育不良，羊水过少，特别是早期常常提示肺发育不良（如 Potter 综合征）；CDH 时宫内气管封堵是改善肺发育的一个措施，但是目前对于其综合评价仍缺少充分的临床研究证据。反之，在出现 CHAOS 时，气道内压增加，气管支气管树扩张肺增生肥大，过度增大的肺组织压迫心脏与大血管可导致宫内胎儿心力衰竭，常表现为腹水、胎儿水肿及胎盘增大。

（3）肺液吸收、清除与呼吸功能建立：肺液的吸收与清除主要有两个方面：①产前主要是调节肺液的分泌，与阿米洛利敏感的钠通道（ENaCs，由 3 个同源的 α、β、γ-ENaC 构成，其中 α-ENaC 为最基本单位）关闭与开放有关。肾上腺素、去甲肾上腺素、糖皮质激素能够使钠通道激活开放，促进肺液吸收；另外，肺泡内的氧分压增加也有可能是改变通道活性，促进肺液吸收的一个因素。②产时与生后的肺液吸收、清除主要依赖肺的膨胀，尽管钠通道异常能够降低肺液吸收，但是研究表明 3 个亚单位完全失活，ENaC 活性降低 6 倍，也没有发生因肺液吸收障碍的呼吸衰竭，产时肺脏充气，功能残气量逐渐增加，使肺液逐步由远端气道流向肺泡，由肺泡进入肺间质，进而进入肺循环清除。因此，在没有胎盘循环支持的气体交换状态下，即出生后新生儿复苏的关键是肺脏充气，保证稳定的功能残气量，在不能实现这一目标时必须提供有效的呼吸支持。

2. 循环功能的建立

（1）胎盘支持下胎儿循环：严格意义上说，胎儿循环是没有肺循环的，这部分功能被胎盘循环所代替，胎儿的气体交换由胎盘来完成。因此，完整的胎盘形态结构与组织功能及正常灌注状态是保证胎儿循环及正常发育的基础。胎儿循环具有如下特征：①充满肺液的肺泡周围肺血管及肺动脉系统处于高阻力状态，肺循环仅有很少血流，不到心搏量的 10%；②含氧量最高的脐静脉血 50% 经静脉导管（ductus venuosus，DV），另 50% 血进入肝门脉系统经下腔静脉左背侧进入右心房，经卵圆孔进入左心，然后进入升主动脉主要供给脑、心脏及部分上肢（动脉导管前），而上腔静脉和大部分下腔静脉低氧血进入右心室经动脉导管流入降主动脉，供应动脉导管后器官，最后经脐动脉回到胎盘；③胎儿肺循环高阻力状态及脐静脉血流供应特点，使得左右心室搏出量非常不一致，右心搏出量占据总搏出量 2/3，约 300ml/（kg·min），而左心搏出量 1/3 略多一点，约 150ml/（kg·min），可见胎儿期右心系统占优势的。可见，胎儿产时处理时监护关键是维持胎盘灌注，维持肺循环阻力处于较高水平，维持动脉导管开放。

（2）肺血管阻力调节与宫外肺循环：胎儿时肺循环转变为宫外无胎盘支持的肺循环（成人型肺循环）关键是肺血管扩张，肺血管阻力迅速降低。产时由于肺膨胀，开始进行有效通气，生后 24 小时内肺血流会增加 8~10 倍，肺血管阻力降低 50%。同时肺泡内氧分压、血液中动脉氧分压增加也是肺血管阻力降低的重要因素。尽管我们目前还不清楚肺血管阻力降低的具体机制，但至少已证明 NO、内皮素 -1（endothelin-1，ET-1）及前列环素等血管活性物质在产时的变化参与了肺血管阻力的调节。伴随着肺循环的建立、脐带血管痉挛结扎胎盘循环的终止，动脉导管及卵圆孔血流分流暂时表现为左向右分流，逐步过渡到静脉、动脉导管及卵圆孔关闭。但是，肺动脉压降低不是迅速达到永久的正常水平，而是逐渐降低，在产时发生严重缺氧或缺血、感染 / 炎症反应、低体温、肺发育不良或心脏结构异常时，都可能使生后肺循环难以正常建立，发生严重的肺动脉高压，而表现出胎儿肺循环特征，即持续性肺动脉高压（persistent pulmonary hypertension of the newborn，PPHN），在胎盘支持缺失的状态下，将发生严重的低氧血症，持续恶化的低氧血症将加剧死亡与伤残风险。因此，产前诊断需要评价肺发育状态、有无心脏严重畸形（如动脉导管依赖性肺循环、体循环类型的畸形、左心发育不良），有严重心肺发育异常情况下，我们需要在胎盘支持下完成 EXIT-ECMO，建立体外循环后对畸形结构进一步评估后择期手术，特别是极重度 CDH 患儿尤其如此。

【产时手术高危儿生理状态监护】

无论是在胎盘循环支持下的 EXIT/EXIT to ECMO，还是新生儿生后自身循环支持下的产时手术，这些高危儿生理状态监测是非常重要的,管理的重点围绕着两个方面:①器官灌注的监测与管理;②肺循环的建立与复苏。

1. 产时高危儿手术监护管理必备设备 见表 12-2-1。

表 12-2-1 产时高危儿手术监护管理必备设备

监护设备	监护内容	目前临床评价
超声多普勒仪	胎盘形态、灌注、心脏结构血流动力学	必备、标准性工具
ECG、无创血压	心电监测、动态血压监测	必备,HR 评价金标准
脉氧仪	经皮氧饱和度,脉搏,灌注指数	必备,标准性工具
组织氧/二氧化碳监测仪	组织 CO_2 分压/氧分压监测	必要,评价通气有意义
CO_2 比色分析	判定气管插管成功与否	必要,复苏时应用
近红外光谱仪(NIRS)	局部组织,特别是脑氧监测	有意义,对预后无影响
脑功能电监测仪	脑电活动监测	有意义,缺少深入研究

除了上述监护设备,手术时还应为 EXIT 术后或产时新生儿复苏准备复苏流程中所需要的保温、气道清理、正压通气(复苏囊、T-piece、空氧混合仪、压缩气源、气管插管、喉罩、新生儿呼吸机)、胃管、脐血管导管及复苏时抢救药品(1:10 000 肾上腺素,生理盐水)等(详见第十二章第一节)。

2. 胎盘支持下 EXIT/EXIT to ECMO 的胎儿监护 胎盘支持下的 EXIT 高危儿监护主要包括两类:一类以气道梗阻为特征性的疾病(巨大颈部肿物、CHAOS 等),这类患儿生后没有肺通气,必须手术解除梗阻,因多数情况下手术时间不长,适宜在胎盘循环支持解除气道梗阻;另一类以 CDH 为代表,由于严重的肺发育不良,可预期生后不能建立有效肺循环,而发生 PPHN 致严重的低氧性呼吸衰竭而死亡,需要完成 EXIT to ECMO。

手术时通常部分胎儿身体保持在宫外,胎盘循环代替肺循环,通常需要监测胎儿上肢氧饱和度评价组织氧合状态,有时手术术野允许下可以监测 ECG;右上肢为动脉导管前血液供应,主要来自脐静脉(含氧最高),而左上肢主要经动脉导管来自上下腔静脉(含氧低),一般脐静脉血气 PO_2 55mmHg,PCO_2 37mmHg,pH 7.35,脐动脉为 PO_2 34mmHg,PCO_2 42mmHg,pH 7.33。器官灌注主要依据超声监测、ECG 监测,一般没有怀疑胎盘早剥或胎盘灌注下降时,不频繁监测心脏超声。胎盘支持下的 EXIT,保证胎儿不发生严重器官灌注异常,而发生组织损伤,核心问题是适度保证子宫松弛、保持子宫容积、维持母亲血压正常。胎儿血流动力学监测可以通过监测脐动脉血流、子宫动脉血流进行评估。若氧饱和度不稳定,持续下降,心音低钝,甚至心率减慢,必须评估母亲血压及胎盘情况,必要时监测脐血血气,应用肾上腺素纠正急性循环功能异常。

EXIT to ECMO 救治重症 CDH,尤其是肝脏位于胸腔内,肺头比(lung/head circumference ratio,LHR)<1~1.4 患儿,宫内肺脏大小与肝脏位置能够很好预测是否应用 ECMO。虽然目前应用 EXIT to ECMO 产时救治重度 CDH 的标准尚有争议,但是,这一措施避免了脐带结扎后新生儿严重的低氧血症、高碳酸血症及血流动力学不稳定,以至发展成难治性 PPHN,可以明显改善预后。需要说明的是,必须有一支高水平的 ECMO 团队,多学科协作才能保证这项技术成功实施。

3. 生后肺循环支持下的产时手术高危新生儿监护 完成胎儿期肺循环到生后肺循环的过渡是产时新生儿手术的基础,由于多种因素如感染、先天性心脏病及重度产时窒息,新生儿呼吸窘迫综合征时尽管可以维持正常肺循环功能,若没有急诊手术指征,不建议采取产时手术治疗某些先天畸形,有关手术适应证请参考第十七章。产时手术监护包括下面几个过程:①新生儿复苏及复苏后评估;②麻醉手术过程中监护;③手术结束监护与管理。

(1)新生儿复苏与复苏后评估:以新版新生儿复苏指南为依据,熟练正确进行新生儿产时复苏,应注意下面几个环节：①复苏前危险因素的评估：胎龄、病因（危险因素）、羊水情况；②复苏全程应注意保温；③复苏过程通气管理：监测 SPO_2，避免肺损伤，避免高氧暴露；④维护好器官灌注，监测 ECG，结束时应做脐动脉血气分析，结合病因、血气及复苏后新生儿临床表现，主要是呼吸循环功能评价决定是否能够完成产时手术而不会增加器官损伤风险。

（2）麻醉手术过程监护：主要是通气、换气功能、血流动力学监护。新生儿机械通气或容量通气时，SIMV/AC 模式均可，潮气量通常设定为 5ml/kg，呼气末正压通气（positive expiratory end pressure，PEEP）$5cmH_2O$，吸气时间（time inspired，Ti）0.3~0.5 秒，也可应用压力限定时间切换模式，通气时应密切监测血气或经皮二氧化碳，SPO_2，血气中二氧化碳水平维持在 45~55mmHg，经皮二氧化碳维持在 50~60mmHg，SPO_2 足月儿维持在 92%~97%，早产儿 90%~95%，动脉血氧分压 50~80mmHg。血流动力学监测可以通过 ECG、无创血压或有创血压实现，必要时也可以应用无创或超声多普勒监测心搏出量。手术过程中应注意保温，维持体温在 36.5~37.5℃，一旦发现循环功能不良：心音低钝、心率减慢（≤ 100 次/min）、毛细血管再充盈时间 ≥ 3 秒，平均动脉压低于胎龄水平，应尽快查找病因、血气分析、血糖乳酸分析，必要时调整容量，增加心肌收缩力。手术中是否常规应用 NIRS 检测脑氧，应用脑功能仪检测脑电变化尚无充分证据。

（3）手术结束后监护评估：手术结束后或近结束前应评估患儿：①肤色、肤温、意识状态、疼痛反应、有无自主呼吸及自主活动；②生理指标（心率、呼吸频率、体温、体重、尿量、血压、毛细血管再充盈时间）；③生化指标（主要是血气、电解质、血糖及乳酸水平）；④记入手术主要过程、用药、出入液量（包括失血输血）。在呼吸循环功能稳定状态下转入 NICU 继续围术期监护管理。

目前产时手术高危儿监护与管理正处于不断进步发展中，由于产前诊断技术的进步，我们已经可能在术前做很好的评估。但是过渡期病理生理学研究尚待不断完善，尤其是在不同发育成熟阶段体肺循环与心肺功能剧烈的变化，同时围产期危险因素的作用均对接受畸形矫治胎儿及新生儿远期器官发育产生影响。虽然无创监护技术有了长足进步，但是监护管理目标尚需不断临床研究加以建立，本节阐述内容仅仅是一般原则，有待不断修订完善。

（毛 健）

参 考 文 献

1. Grantz Katherine L, Kawakita Tetsuya, et al. SMFM Special Statement: State of the science on multifetal gestations: unique considerations and importance. Am J Obstet Gynecol. 2019, 221 (2): B2-B12.
2. 邵肖梅, 叶鸿瑁, 丘小汕. 实用新生儿学. 5 版. 北京: 人民卫生出版社, 2019.
3. 中国新生儿复苏项目专家组. 中国新生儿复苏指南 (2016 年北京修订). 中华围产医学杂志, 2016, 19 (7).
4. Sweet David G, Carnielli Virgilio, Greisen Gorm, et al. European Consensus Guidelines on the Management of Respiratory Distress Syndrome-2019 Update. Neonatology, 2019, 115 (4): 432-451.
5. Malfertheiner SF, Weigl M, Dudakova A, et al. Birth management and fetal outcome in multiple gestation: analysis of 1. 444 births. Arch Gynecol Obstet, 2018, 297 (1): 61-69.
6. Ringer SA, Hansen AR. Surgical emergencies in the newborn. In Cloherty and Stark's Manual of Neonatal Care Eichenwald EC, Hansen AR, Martin CR, Stark AR. Wolters Kluwer. 8th ed. 2017. 942-966.
7. Liechty KW. Ex-utero intrapartum therapy. Semi in Fetal & Neonatal Med, 2010, 15 (1): 34-39.
8. Moldenhauer JS. Ex utero intrapatum therapy. Semi in Pediatr Surg, 2013, 22 (1): 44-49.
9. MacDonald, Mhairi and Seshia, Mary M. K, et al. Avery's Neonatology: Pathophysiology & Management of the Newborn. 7th ed. 2016. 22-226.
10. Lakshminrusimha S. The pulmonary circulation in neonatal respiratory failure. Clin Perinatol, 2012, 39 (3): 655-638.
11. Nair J, Lakshminrusimha S. Update on PPHN: mechanism and treatment. Semin Perinatol, 2014, 38 (2): 78-91.
12. Hedrick HL, Danzer E, Merchant AM, et al. Liver position and lung-to-head ratio for prediction of extracorporeal membrane oxygenation and survival in isolated left congenital diaphragmatic hernia. Am J Obstet Gynecol, 2007, 197 (4): 422. e1-4.

13. Kunishaki SM, Barnewolt CE, Estroff JA, et al. Ex utero intraparum treatment with extracoporal membrane oxygenation for severe cogenital diaphragmatic hernia J Peditr Surg, 2007, 42 (2): 98-104.

14. Russo FM, Eastwood MP, Keijzer R, et al. Lung size and liver herniation predict need for extracoporal membrane oxygenation but not pulmonary hypertension in isolated congenital diaphragmatic hernia: systematic review and meta-analysis. Ultrasound Obstet Gynecol, 2017, 49 (6): 704-713.

15. Jain D, Banclaria E. Neonatal monitoring during delivery room emergencies. Semin Fetal Neonatal Med, 2019, 24 (6).

16. Wyckoff MH, Aziz K, Escobedo MB, et al. Part 13: Neonatal Resuscitation 2015 American Heart Association guidelines update for cardiopulmonary resuscitation and emergency cardiovascular care. 2015, 132 (suppl2): S543-S560.

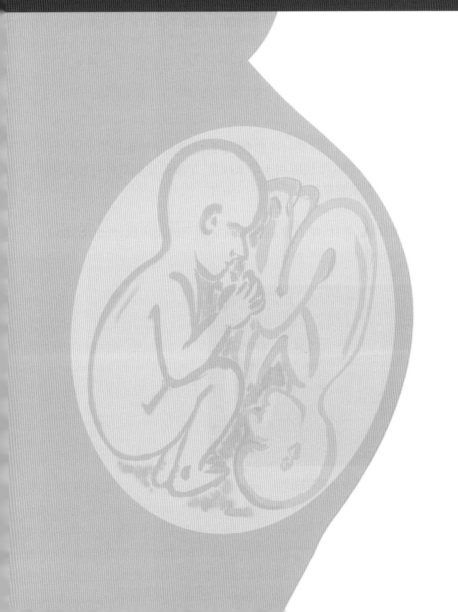

第十三章
介入穿刺术

介入性宫内诊断技术包括绒毛活检术、羊膜腔穿刺术、脐静脉穿刺术及胎儿镜检查等。随着分子遗传学检测手段的不断发展，对于双胎产前诊断的取样方法推荐早期的绒毛穿刺术以及孕中晚期的羊水穿刺术，应严格掌握脐血穿刺的适应证。本章主要介绍双胎妊娠羊膜腔穿刺术及脐静脉穿刺术的手术指征、并发症及手术操作要点。

第一节　双胎羊膜腔穿刺术

关键点

1. 双胎产前诊断建议在产前诊断中心或胎儿医学中心进行，因可能涉及减胎，详细记录绒毛膜性、胎盘位置、脐带插入部位、异常胎儿或胎儿性别，区分穿刺采样标本。

2. 双胎妊娠介入产前诊断操作较单胎困难，风险高于单胎，进行操作前产前咨询时需全面详细告知羊膜腔穿刺的指征、可能出现的风险以及可能的结果，需有夫妻双方知情同意，共同决定。

3. 双胎羊膜腔穿刺的取样时间建议≥15周，染色体核型分析需根据进行检测的实验室水平决定，一般建议18~24周进行。

4. 单绒毛膜双羊膜囊双胎　一胎进行羊膜腔穿刺取样或两胎均进行取样是存在争议的。如单绒毛膜双羊膜囊双胎的绒毛膜性诊断明确，两个胎儿外观无异常，可取一胎羊水，但亦有报道两个胎儿核型不一致，因此当一个胎儿存在超声异常或血清学筛查异常时，仍建议对两个胎儿分别进行介入性产前诊断；如有双胎不一致或绒毛膜性不清楚，建议取2胎羊水；双绒毛膜双羊膜囊早孕期确定为双卵双胎或不清楚卵型的应该取2胎羊水。

5. 超声监测下经腹壁进行操作，穿刺进针方法可选择：两针同时进针法、一次进针法、分次两次进针法。但目前仍推荐两个不同穿刺针穿刺不同羊膜腔进针法。

【概述】

羊膜腔穿刺术（amniocentesis）是指在妊娠中晚期时用穿刺针经腹壁、子宫壁进入羊膜腔抽取羊水，供临床分析诊断或治疗。羊膜腔穿刺术最早在18世纪80年代应用于羊水减量；羊膜腔穿刺取样行胎儿染色体核型分析开始于19世纪50年代。双胎妊娠羊膜腔穿刺术开始于1980年。

【设备】

羊膜腔穿刺术的设备主要包括：20-21G PTC穿刺针，带有穿刺探头或穿刺架的超声机，5ml及20ml无菌注射器数个（图13-1-1）。

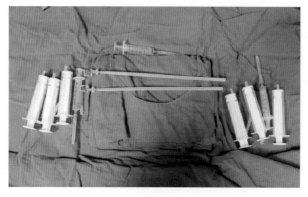

图13-1-1　羊膜腔穿刺术的设备
羊膜腔穿刺术的穿刺针及无菌注射器

【适应证】

1. **35 岁以上双胎孕妇建议产前诊断**　目前国内高龄妊娠的界限无论双胎、单胎均为母亲年龄 ≥ 35 岁，≥ 35 岁需进行产前诊断；美国妇产科学院的大多数指南强调，所有的孕妇，无论其年龄，应根据她们的意愿选择是否进行侵入性产前诊断。

2. 双胎产前筛查结果提示高风险的孕妇。

3. 曾生育过遗传病或异常胎儿的孕妇。

4. 产前影像学检查提示双胎或双胎之一胎儿结构或羊水量异常的孕妇。

5. 夫妇一方为染色体异常携带者。

6. 发生多胎妊娠出现一胎消失的情况，推荐进行产前诊断而非产前筛查。

7. 有遗传病家族史或者曾经分娩过先天性严重缺陷婴儿的。

8. **宫内感染的诊断**　对于可疑胎儿宫内感染的如母体巨细胞病毒、风疹病毒、弓形虫等感染的孕妇。

9. **胎儿肺脏成熟度的评估**　羊水卵磷脂 / 鞘磷脂的比值和磷脂酰甘油水平的测定评估胎儿肺脏成熟度。但随着新生儿抢救及护理水平的提高一级超声对胎龄的评估，目前不主张应用此方法进行胎肺成熟度的评估。

【禁忌证】

1. 有先兆流产或先兆早产症状者。

2. 发热或其他感染性疾病活动期。

3. 有凝血功能异常者。

【术前准备】

1. 常规详细询问病史，明确穿刺指征，产科门诊及遗传咨询门诊咨询，向患者及家属充分交代病情夫妻双方知情签字。

2. **血液检查**　血常规及血型、凝血功能、肝炎病毒、艾滋病、梅毒等相关化验检查。妊娠合并乙肝病毒感染的孕妇，脐静脉穿刺术前应告知患者：HBV DNA 的载量 > 2 00 000U/ml（>10^6 拷贝 /ml）、HBeAg 阳性的情况下，产前有创宫腔穿刺操作时宫内传播的风险增加。

3. **胎儿超声检查**　胎儿超声检查筛查胎儿结构异常，记录胎盘、羊水、胎儿血流等，明确超声下结构异常胎儿。

【进针方法】

1. **两次进针法**　最常应用的进针方法为两次进针法，两根不同的穿刺针、2 个不同的穿刺部位，超声监测下间膜旁两个羊膜腔分别取样。文献报道对于一部分病例超声下很难区分两个羊膜腔时，为确保两次穿刺不在同一羊膜囊，可在第一个羊膜囊抽取羊水后，向内注射 2~3ml 靛蓝胭脂红。第二针穿刺抽取出清亮羊水表明穿刺成功。但向羊膜腔内注射化学物质，这些化学物质或多或少会对孕妇或胎儿带来影响，羊膜腔内注射亚甲蓝可能与胎儿溶血、肠道多发梗阻和十二指肠闭锁有关，胭脂靛与胎儿不良结局有关，因此不推荐向第一个羊膜腔内注射化学物质来排除标本污染可能。

2. **一次进针法**　单次进针法是超声下测定两胎囊间膜，穿刺点靠近间膜，进入第一个羊膜腔内取样后，超声阴道下继续进针，通过间膜进入第二个羊膜腔，前 1~2ml 羊水丢弃以降低污染的风险。目前此种技术未得到广泛应用，仍推荐两次进针穿刺法穿刺不同羊膜腔进针法。

【操作方法】

1. 穿刺前核实孕周，再次交代手术相关分析及注意事项。进行超声检查，明确胎儿数目及存活情况、明显畸形的胎儿、胎盘数目及位置、测量胎心率、羊水池深度、两胎之间的羊膜间隔及选择最佳穿刺部位。

2. 超声选择最佳进针位点，最佳穿刺部位必须有足够羊水且避开胎儿肢体，尽量避开胎盘，但进针时穿过胎盘并非绝对禁忌，应避免于脐带胎盘插入部位处穿刺。

3. 孕妇排空膀胱，取平卧位，常规消毒铺巾。超声监测下选择穿刺点。（标记方法：根据超声下胎儿结构异常情况、胎儿性别、胎盘位置、胎盘脐带插入点与宫颈内口关系等差别进行标记）

4. B 超直视下用 20-21 号穿刺针刺入羊水腔，穿刺成功拔出针芯，接上注射器，收集所需采集的羊水。

丢弃最先抽取的 1ml 羊水,更换注射器,防止混有母体细胞或血染。偶尔羊水抽取困难或操作失败需再次穿刺,同一穿刺部位不能重复进针,如果首次穿刺失败,第二次穿刺应选择其他部位。

5. 2针法　若超声下区分两个羊膜腔困难时,为确保两次穿刺不在同一羊膜囊,可在第一个羊膜囊抽取羊水后,插入针芯,拔出穿刺针,按压穿刺点片刻无渗血后无菌纱布覆盖穿刺点。超声下选取另一胎羊膜腔同第一针穿刺方法进行,第二针穿刺失败,需要重新判断,再次穿刺。

6. 穿刺结束后,超声测量记录胎心。患者休息 30 分钟后无不适症状可离院。

【并发症及处理】

1. **妊娠丢失或胎儿丢失**　文献报道双胎羊膜腔穿刺术的胎儿丢失率高于单胎妊娠,但这些研究并未说明羊膜腔穿刺后的胎儿丢失是手术造成的。2012 年有报道羊膜腔穿刺术后妊娠丢失率为 3.07%(95% CI 1.83%-4.61%),<20 周的妊娠丢失率为 2.75%(95% CI 1.28-4.75),<28 周的为 3.44%(95% CI 1.67-5.81),<24 周的胎儿丢失率为 1.87%(95% CI 0.59-3.85)。Simonazzi 等(2010)报道 <24 周的妊娠丢失率为 2.88%(95% CI 0.23-9.4)。

2. **穿刺部位出血**　羊水穿刺术中穿刺部位渗血主要是当穿刺针通过前壁胎盘时刺破胎盘小血管所致的少量出血,可形成血性羊水。羊膜腔穿刺术选取的穿刺点尽可能避开胎盘,同时需提高穿刺者的穿刺技巧及熟练程度。

3. **感染**　目前临床实践中,尚未有母体严重感染并发症如败血症的发生。羊膜囊炎的发生率为 0.1%。术前排除患者感染因素,术中严格遵守无菌操作,尽可能降低感染风险。

4. **穿刺失败**　第二针穿刺另一个羊膜腔时,存在穿刺入同一个羊膜腔可能,若第二针穿刺失败,一般不建议穿刺超过 4 次;穿刺点出血而引起的血性羊水存在检测失败,此两种情况均存在需要再次穿刺可能。

5. **胎儿损伤**　穿刺针戳到胎儿的发生率为 0.1%~3.0%。超声连续监测引导穿刺可以明显减少穿刺对胎儿的损伤。

6. **其他症状**　羊膜腔穿刺术后其他常见的症状包括术后腹部或盆腔痉挛 1~2 小时,下腹部不适感 48 小时左右。

【遗传咨询】

1. **染色体及基因检测方法**　染色体核型分析是染色体病诊断的主要手段,对于可疑染色体异常的患者首先应完善染色体核型分析,以发现显著的染色体异常及结构异常;当常规检查无异常时可考虑更高分辨率的检查手段来发现染色体的微小结构改变,包括微缺失及微重复等。因介入产前诊断技术为有创检查,存在一定的风险,以及尽量缩短检查周期以便临床尽快制订诊治方案,需向家属详细告知,充分知情同意后建议同时完成。

2. 产前诊断可以最大限度地避免严重遗传病的患儿出生,但应认识到这是一个高风险的医疗行为,且科技不断进步,检测方法不断改进。尤其是单基因病的产前诊断,都是通过检测家系中已知基因突变的传递来判断胎儿状况,而并非对胎儿基因进行全序列分析,因此无法发现新产生的生殖源性突变,理论上无法完全避免遗传病患儿的出生。

【随访】

1. 术后 24 小时随访患者胎动及腹痛情况,如存在先兆流产或先兆早产患者建议急诊就诊。

2. 产后 2 周产检,复查感染指标。

3. 随访记录患者分娩孕周,是否发生早产、胎膜早破、胎死宫内等;随访分娩后新生儿情况。

【未来展望】

近年来,随着遗传学诊断技术水平的提高,羊膜腔穿刺的适应证改变较大,并且会进一步扩大,在一些诊断方面可逐渐取代脐静脉穿刺获得胎儿血样。同时穿刺孕周不断延长。此外,随着超声技术水平的提高,目前很少应用羊膜腔穿刺评估胎儿肺脏的成熟情况。产前诊断资质的规范管理、穿刺者技术水平的不断提高以及穿刺过程中的超声持续监测可明显降低羊膜腔穿刺的胎儿丢失率。穿刺进针方法推荐两针法,不建议应用羊膜腔内注射染料。

【管理流程】（表 13-1-1）

表 13-1-1　双胎羊膜腔穿刺术的管理流程

术前准备	□ 血液化验检查	□ 血常规、凝血功能
		□ 肝炎病毒、艾滋病、梅毒
	□ 超声检查	□ 绒毛膜性判断
		□ 胎儿异常的初步筛查
		□ 宫颈长度的测量
	□ 遗传咨询门诊	□ 应进行的遗传相关检查及风险的告知
	□ 产科门诊	□ 完善术前检查及手术风险告知
羊膜腔穿刺术	□ 穿刺前准备	□ 询问病史，核对孕周
		□ 再次交代风险
		□ 超声检查确定胎儿位置，听胎心
		□ 排空膀胱，消毒铺巾
	□ 羊膜腔穿刺术	□ 确定第一针穿刺点，穿刺
		□ 抽取所需羊水
		□ 退针
		□ 第二针穿刺
	□ 术后注意事项	□ 穿刺结束听胎心
		□ 无菌敷料覆盖穿刺点
		□ 观察 30 分钟
		□ 交代穿刺后注意事项
术后结果分析及随访	□ 产科门诊	□ 正常结果结合临床
		□ 异常结果分析
	□ 遗传咨询门诊	□ 异常结果分析及下一步诊治方案
	□ 术后随访	□ 术后 24 小时随访
		□ 术后 2 周产科门诊产检
		□ 产后随访

【参考病例】

患者丁某，女，29 岁。

主诉：停经近 5 个月，无创 DNA 检查高风险 2 周。

现病史：患者平素月经规律，呈 13 岁，5~7 日 /28~29 日型，月经量中等，无痛经。末次月经：2019 年 6 月 20 日。患者停经 30 余天行尿妊娠试验阳性，停经 40 天彩超检查提示宫腔内可 2 个妊娠囊，停经 56 天彩超可见两个胎心胎芽，确定宫内妊娠，12 周 NT 检查诊断双绒毛膜双羊膜囊双胎妊娠。孕早期存在轻微的早孕反应，孕 17 周行无创 DNA 检查结果提示高风险。为求进一步诊治就诊于产科门诊。

既往史：G_1P_0，否认食物及药物过敏史；否认输血史及外伤史；否认糖尿病、心脏病及高血压病史；否认肝炎结核等传染病病史。

查体：一般查体：体温 36.7℃，脉搏 80 次 /min，血压 110/70mmHg，呼吸 18 次 /min，神清语明，无贫血貌，腹部略膨隆，未触及宫缩，四肢活动良好，四肢无水肿。

产科检查：腹软，未触及宫缩，胎心 146/153 次 /min。阴道窥器检查：外阴发育正常，阴道畅，阴道少量乳白色分泌物，取少量送检。宫颈居中，宫口未开。

辅助检查：

胎儿三维超声：BPD：4.9/4.7cm；FL：3.1/2.8cm；AF：5.5/4.0cm。

胎盘前后壁，胎盘等级 0 级，胎盘厚度 2.2/2.0cm，宫颈长度 3.1cm。

诊断：①双绒毛膜双羊膜囊双胎中一胎胎儿染色体异常？ ② G_1P_0，妊娠 19^{+1} 周，双绒毛膜双羊膜囊双胎。

治疗：患者于产科门诊预约 22~26 周胎儿系统超声，向患者及家属交代，双胎妊娠无创 DNA 检查提示高风险，建议进行羊膜腔穿刺明确是否存在胎儿染色体异常，向患者及家属交代羊膜腔穿刺相关分析及羊水样本可进行的相关检测。完善羊膜腔穿刺术术前相关化验检查，结果正常后于介入产前诊断门诊预约羊膜腔穿刺术，由有资质的操作医师再次询问病史，核对孕周，明确羊膜腔穿刺术手术指征，再次告知相关风险。对两个胎儿进行羊膜腔穿刺术，羊水标本进行染色体核型分析及拷贝数变异（copy number variation，CNV）检测。按羊膜腔穿刺术流程完善两个胎儿的羊膜腔穿刺取样，送遗传科检查。术后 24 小时随访患者无腹痛及阴道流血排液。2 周后门诊复查超声、血常规及 CRP，结果正常。2 周后羊水染色体核型分析及 CNV 结果如下：男性胎儿（*SRY* 基因阳性）核型分析及 CNV 结果未见异常；女性胎儿（*SRY* 基因阴性）：染色体核型分析及 CNV 提示 21 三体。胎儿系统超声未见明显结构异常。患者妊娠 21^{+3} 周入院，完善相关检查，向患者及家属充分交代病情，知情选择后要求进行选择性减胎术。因"妊娠 21^{+3} 周，双绒毛膜双羊膜囊双胎，一胎儿 21 三体，患者及家属要求进行氯化钾减胎术，无手术禁忌"，于局麻下行氯化钾减胎术。术后观察 24 小时无异常，予以出院。

预后：出院后定期产科门诊产检。患者妊娠至 39^{+6} 周，胎膜早破，顺利自然分娩一男活婴。产后胎盘胎膜完整娩出，胎盘胎膜病理无炎症表现。产后患者无发热，恢复良好，顺利出院。

（栗　娜　魏　军）

第二节　双胎脐静脉穿刺术

关键点

1. 双胎脐静脉穿刺的操作必须在拥有产前诊断中心、胎儿医学中心的医疗机构进行。

2. 随着分子遗传学的发展，脐静脉穿刺术的适应证明显减少，目前主要适用于胎儿血液系统疾病的诊断、胎儿染色体核型分析以及胎儿宫内感染的诊断。

3. 脐带脐静脉穿刺部位主要包括：脐带胎盘插入部位、腹部插入部位及游离段。超声下穿刺前需确定穿刺胎儿及选择适合的穿刺部位。具体选择哪一个穿刺位点需要综合考虑操作者的经验、胎盘、脐带和胎儿位置等各方面因素。

4. 穿刺部位为脐带胎盘插入部位的，获取胎儿血后首先要确定是否为胎儿血，最确定的方法是将胎儿平均红细胞容积与母体对比，胎儿红细胞要比成人红细胞大很多。

5. 主要并发症　穿刺点出血、胎儿心动过缓、胎儿丢失。胎心过缓是一种潜在的严重并发症。

【概述】

脐静脉穿刺术（cordocentesis）指超声引导下经皮脐静脉穿刺获取胎儿血样，是重要有创性产前诊断技术之一，一般在妊娠晚期，错过中孕期产前诊断羊水穿刺或妊娠晚期才出现的指征时进行。目前，随着遗传学诊断技术水平的不断提高，羊膜腔穿刺术获取羊水标本进行检测的适应证不断扩大，脐静脉穿刺术应用于产前诊断染色体异常逐渐减少。但通过脐静脉穿刺，可以采集胎儿血样分析诊断胎儿血液系统疾病，也可进行宫内输血或药物治疗。作为一项有创性检查，脐血穿刺也存在一些并发症，包括穿刺部位出血、胎儿心动过缓、胎儿丢失、传染性疾病如肝炎或人类免疫缺陷病毒的垂直传播等，因此，应该严格把握脐静脉穿刺术的指征，避免不必要操作，降低母婴风险。

【设备】

脐静脉穿刺术的设备主要包括:22-23G PTC 穿刺针,带有穿刺探头或穿刺架的超声机,5ml 无菌注射器,采血管等。

【适应证】

1. **胎儿血液系统疾病的诊断和风险评估** 胎儿贫血状态是胎儿脐血穿刺的常见指征。

2. **胎儿染色体核型分析** 妊娠中晚期迫切需要获知胎儿染色体核型来决定是否终止妊娠时才需要脐血穿刺,但随着遗传诊断技术水平的提高,大多数被羊膜腔穿刺术取代。脐静脉穿刺术被推荐于大多数羊膜腔穿刺或绒毛穿刺出现嵌合体时,但因其比较局限的预测作用,嵌合体作为适应证的比例明显降低。

胎儿宫内感染的诊断:通过胎儿脐血分析可诊断弓形虫病、风疹、巨细胞病毒等。随着遗传诊断技术水平的不断提高,脐静脉穿刺术的适应证也随之变化(表 13-2-1)。

表 13-2-1 脐静脉穿刺术的适应证

适应证	备注
现在主要适应证	
诊断及治疗严重的胎儿贫血	脐静脉穿刺的主要指征
诊断胎儿同种免疫性血小板减少及评估治疗反应	
评价非免疫性胎儿水肿	只在选择的病例中进行[a]
既往的及少见适应证	
胎儿染色体核型分析	目前临床很少应用,主要被绒毛穿刺或羊膜腔穿刺术取代
测定血型及血小板抗原	基本被 NIPT、绒毛穿刺术或羊膜腔穿刺术取代
诊断遗传病(如血友病、地中海贫血)	基本被绒毛穿刺术或羊膜腔穿刺术取代
生化或其他测量胎儿疾病的血清标志物(如胎儿感染、甲状腺功能)	基本被羊膜腔穿刺术取代,很少需要
直接血管内治疗	很少报告,最常见的用于母体系统治疗失败的胎儿室上性心动过速
其他	

备注:a:选择的主要是胎儿大脑中动脉最大血流速度升高的病例

【禁忌证】

1. 有先兆流产或先兆早产症状者。

2. 发热或其他感染性疾病活动期。

3. 有凝血功能异常者。

【术前准备】

1. **常规准备** 详细询问病史,明确穿刺指征,产科门诊及遗传咨询门诊咨询,向患者及家属充分交代病情,夫妻双方知情签字。

2. **血液检查** 血常规及血型、凝血功能、肝炎病毒、艾滋病、梅毒等相关化验检查。妊娠合并乙肝病毒感染的孕妇,脐静脉穿刺术前应告知患者:HBV DNA 的载量 >200 000U/ml(>10^6 拷贝 /ml)、HBeAg 阳性的情况下,产前有创宫腔穿刺操作时宫内传播的风险增加。

3. **胎儿超声检查** 胎儿超声检查筛查胎儿结构异常,记录胎盘、羊水、胎儿血流等,明确超声下结构异常胎儿。

【操作方法】

1. 孕妇排空膀胱,取仰卧位,常规消毒铺巾。

2. 超声监测下记录胎心,胎儿脐动脉血流,羊水量,胎盘位置,脐带走行。标记取样胎儿(标记胎儿方法:根据超声下胎儿结构异常情况、胎儿性别、胎盘位置、胎盘脐带插入点与宫颈内口关系等差别进行标记),选择穿刺点(穿刺点的选择:脐静脉穿刺部位包括脐带胎盘插入部位、腹部插入部位及游离段。脐带胎盘插入部位的优势是脐带相对固定,更容易刺入,操作时间也短,缺点是有可能母血污染,需要确定得到的样本血是否真正来自胎儿。游离段处可避免穿透胎盘穿透,样本来自胎儿,但可能因穿透血管壁而导致更多的出血和更长的出血时间。超声下穿刺前需确定穿刺胎儿及选择适合的穿刺部位。具体选择哪一个穿刺位点需要综合考虑操作者的经验、胎盘、脐带和胎儿位置等各方面因素)。

3. 超声引导下确定脐带穿刺点(脐带游离段或脐带插入部位),准备区分标记穿刺的胎儿。避开胎儿,尽量避开胎盘,若为前壁胎盘无法避开,穿刺针通过胎盘时要一过性进针,不要来回抽针进出胎盘面,且要选择胎盘相对较薄的位置,尽量争取1次穿刺成功,避免重复穿刺。脐血穿刺尽量穿刺脐静脉血管。

4. **进针方法可选择** 分次2次进针(每个胎儿进针次数应≤2次)。

5. 拔出针芯,抽取脐血1.0~1.5ml送检。检测目的不同,需要抽取的脐血量不同,但应尽可能减少脐血抽取量。

6. 插入针芯,拔出穿刺针。按压穿刺点片刻无渗血后无菌纱布覆盖穿刺点。

7. 超声监测穿刺点渗血情况,测量记录胎心,尤其是妊娠晚期密切监测胎心变化。胎儿胎心率正常,穿刺点出血停止或明显减少后,进行第二针穿刺操作。

8. 相同方法进行第二针穿刺操作。

9. 观察30分钟,超声下再次测量胎儿胎心及胎儿脐动脉血流,并记录。

【并发症及处理】

1. 出血 包括穿刺部位出血及脐带穿刺点出血。2000年,有报道1 320例单胎脐静脉穿刺患者中发生穿刺点出血比例20.2%,持续超过1分钟的为5.2%。2006年,据报道双胎妊娠脐血穿刺发生穿刺点出血的发生率高于单胎妊娠(34.8% vs. 26.1%,$P=0.03$)。脐血穿刺尽量避开胎盘。若为前壁胎盘无法避开,穿刺针通过胎盘时要一过性进针,不要来回抽针进出胎盘面,且要选择胎盘相对较薄的位置,尽量争取一次穿刺成功,避免重复穿刺。脐血穿刺尽量穿刺脐静脉血管,减少重复穿刺是减少脐带出血的关键。穿刺部位出血可采用局部加压缩短出血时间,穿刺部位或脐带穿刺点出血多在数秒钟内自行停止,对于脐带穿刺点出血时间长者应密切注意胎心变化做必要处理。

2. 胎儿心动过缓及胎心减慢 Theera Tongsong等人报道1 320例单胎脐静脉穿刺患者中发生心动过缓的比例为4.3%,持续超过1分钟的为1%。Kasemsri Srisupundit等(2011)研究提示双胎妊娠脐静脉穿刺术发生胎儿心动过缓的比例高于单胎妊娠(13% vs. 6.0%,$P=0.001$)。常发生在脐血管痉挛、穿入脐动脉时或抽取脐血速度过快时,发生胎心减慢应立即停止操作,侧卧位并吸氧,大多数孕妇胎心在5分钟之内恢复正常,必要时给予阿托品肌内注射等处理。减少操作时间及穿刺次数,脐血穿刺时尽量穿刺入脐静脉血管。作好必要时紧急剖宫产准备。

3. 感染 介入性穿刺存在发生术后感染可能,感染增加胎膜早破及流产的风险。术前应充分准备及消毒,术中应注意严格进行无菌操作。术后应注意严密监测感染指标,必要时应用抗生素治疗。

4. 流产和早产 随着介入性产前诊断操作技术水平的不断提高,总的流产及早产发生率趋于稳定。术后密切注意孕妇出现腹痛、宫缩、阴道流血排液情况。若出现流产、早产迹象应进行保胎治疗。

5. 胎儿丢失 胎儿丢失的主要原因包括绒毛膜羊膜炎、胎膜早破、穿刺部位出血、严重的胎儿心动过缓和血栓形成。Theera Tongsong等在2000年研究报道中提到脐静脉穿刺术后胎儿丢失率为3.24%,28周前为1.76%、28周后为1.47%,10例(0.98%)在穿刺后2周内发生胎儿丢失。D Tuffnell等在2006年研究报道中提到脐血穿刺发生胎儿死亡率为1.9%~2.3%,与操作相关的仅为0.4%~1.4%;Fuanglada Tongprasert等在2007年研究报道中提到双胎脐静脉穿刺术后胎儿丢失率为9.5%,明显高于单胎。操作过程中及术后注意监测胎儿宫内状态,对于出现胎心减慢及胎儿心动过缓者必要时入院监测。穿刺后2周常规产检监测胎儿宫内情况。对于每一种介入性产前诊断方法,都需要术者有精湛的穿刺技术。不断提高穿刺技术水平,减少重复穿刺是降低并发症发生的关键,术后密切随访,定期产检,防止严重并发症的发生,提高新生儿生存率,改善母儿预后。

【遗传咨询】

1. **染色体及基因检测方法** 染色体核型分析是染色体病诊断的主要手段,对于可疑染色体异常的患者首先应完善染色体核型分析,以发现显著的染色体异常及结构异常;当常规检查无异常时可考虑更高分辨率的检查手段来发现染色体的微小结构改变,包括微缺失及微重复等。因介入产前诊断技术为有创检查,存在一定的风险,以及尽量缩短检查周期以便临床尽快制订诊治方案,需向家属详细告知,充分知情同意后建议同时完成。

2. **产前诊断** 产前诊断可以最大限度地避免严重遗传病的患儿出生,但应认识到这是一个高风险的医疗行为,且科技不断进步,检测方法不断改进。尤其是单基因病的产前诊断,都是通过检测家系中已知基因突变的传递来判断胎儿状况,而并非对胎儿基因进行全序列分析,因此无法发现新产生的生殖源性突变,理论上无法完全避免遗传病患儿的出生。

【随访】

1. 术后 24 小时随访患者胎动及腹痛情况,对于穿刺过程中发生胎儿心动过缓后恢复正常的建议住院观察 24 小时。

2. 产后 2 周产检,复查感染指标。

3. 随访记录患者分娩孕周,是否发生早产、胎膜早破、胎死宫内等;随访分娩后新生儿情况。

【未来展望】

近年来,随着遗传学诊断技术水平的提高,羊膜腔穿刺的适应证改变较大,并且会进一步扩大,在一些诊断方面可逐渐取代脐静脉穿刺获得胎儿血样。目前主要适用于诊断胎儿血液系统疾病,诊断及治疗胎儿严重贫血。

【管理流程】(表 13-2-2)

表 13-2-2 双胎脐静脉穿刺术的管理流程

术前准备	□ 血液化验检查	□ 血常规、凝血功能
		□ 肝炎病毒、艾滋病、梅毒
	□ 超声检查	□ 绒毛膜性判断
		□ 胎儿异常的初步筛查
		□ 宫颈长度的测量
	□ 遗传咨询门诊	□ 应进行的遗传相关检查及风险的告知
	□ 产科门诊	□ 完善术前检查及手术风险告知
脐静脉穿刺术	□ 穿刺前准备	□ 询问病史,核对孕周,再次明确穿刺指征
		□ 再次交代风险
		□ 超声检查确定胎儿位置,听胎心
		□ 排空膀胱,消毒铺巾
	□ 脐静脉穿刺术	□ 确定第一针穿刺点,穿刺
		□ 抽取所需脐静脉血
		□ 退针
		□ 超声测量穿刺胎儿胎心
		□ 第二针穿刺
		□ 抽取所需脐静脉血
		□ 退针

续表

脐静脉穿刺术	□ 术后注意事项	□ 穿刺结束听胎心
		□ 观察穿刺部位出血情况
		□ 无菌敷料覆盖穿刺点
		□ 观察 30 分钟
		□ 再次测量胎心
		□ 交代穿刺后注意事项
结果回报	□ 产科门诊	□ 正常结果结合临床
		□ 异常结果分析
	□ 遗传咨询门诊	□ 异常结果分析及下一步诊治方案

【参考病例】

患者李某某,女,31 岁。

主诉:停经 7 个月余,发现双胎一胎胎儿膈疝 2 周。

现病史:患者平素月经规律,呈 14 岁,6 日 /28~29 日型,月经量正常,无痛经。末次月经:2018 年 11 月 18 日。患者停经 40 余天行尿妊娠试验阳性,停经 49 天彩超检查提示宫腔内可见 2 个妊娠囊,可见两个胎心胎芽,确定宫内妊娠,双绒毛膜双胎妊娠。孕早期存在明显的早孕反应,至孕 4 个月逐渐减轻。孕 17 周行无创 DNA 检查结果提示低风险。孕 4 个月自觉胎动,孕 24 周当地医院系统超声检查未见明显异常,OGTT 正常,孕 28 周彩超发现一胎胎儿膈疝转入上级医院产前诊断中心进行产前诊断,完善胎儿超声会诊及胎儿 MRI 检查。

既往史:G_1P_0,否认食物及药物过敏史;否认输血史及外伤史;否认糖尿病、心脏病及高血压病史;否认肝炎结核等传染病病史。

查体:一般查体:体温36.5℃,脉搏88次 /min,血压120/75mmHg,呼吸 18次 /min,神清语明,无贫血貌,腹部膨隆,未触及宫缩,四肢活动良好,四肢无水肿。产科检查:呈纵产式腹型,宫高 32cm,腹围 100cm,胎心 136/143 次 /min。阴道窥器检查:外阴发育正常,阴道畅,阴道少量乳白色分泌物,取少量送检。宫颈居中,阴道部宫颈长度 1.5cm,宫颈未开。

辅助检查:

胎儿三维会诊超声:BPD:7.9/8.0cm;AC:28.6/26.5cm;FL:5.7/5.8cm;EFW:1 598/1 680g;AF:3.5/4.0cm;脐动脉血流 S/D:2.4/2.6cm。胎盘前后壁,胎盘等级Ⅰ级,胎盘厚度 3.2/3.3cm;右侧:头位(先露),左侧:横位(膈疝胎儿)。

胎儿胸部 MRI:双胎妊娠,一头一横位,左侧上位胎儿横位,胎儿膈疝,胃泡及部分肠管疝入左侧胸腔,胎儿左肺体积较小。右侧先露胎儿 MRI 未见明显异常。

诊断:①双绒毛膜双羊膜囊双胎中一胎膈疝;② G_1P_0,妊娠 30^{+2} 周,ROA/LScA(双绒毛膜双羊膜囊双胎)。

治疗:患者于产科门诊完善胎儿超声及胎儿胸部 MRI 检查后,明确双绒毛膜双胎一胎存在结构异常(一胎胎儿膈疝)。由产科医师及遗传科医师进行咨询,向患者及家属告知胎儿结构异常需进行胎儿染色体检查,明确胎儿染色体数目及结构是否存在异常。染色体结构及数目正常者,可继续妊娠及妊娠足月,剖宫产术中同时进行新生儿子宫外产时处理。患者目前妊娠 30 周,向患者及家属交代羊膜腔穿刺术及脐静脉穿刺术的优缺点。患者及家属知情选择脐静脉穿刺术。完善脐静脉穿刺前相关化验检查,正常后于介入产前诊断门诊预约脐静脉穿刺,由有资质的操作医师再次询问病史,核对孕周,明确脐静脉穿刺指征,再次告知相关风险。按脐静脉穿刺流程完善两个胎儿的脐静脉穿刺取样,送遗传科检查。术后 24 小时随访患者无腹痛及阴道流血排液,胎动正常。2 周后门诊复查超声、血常规及 CRP,结果正常。2 周后脐血染色体核型分析结果未见异常。

预后：患者妊娠至 38 周，平诊入院，完善包括产科、新生儿内科、新生儿外科、麻醉科等的多学科 （multidisciplinary team，MDT）会诊，择期于妊娠 38^{+2} 周因"双胎足月妊娠，一胎头位，一胎横位，一胎膈疝，拒绝阴道试产，无明显手术禁忌"于腰硬联合麻醉（combined spinal-epidural anesthesia，CSEA）下行子宫下段剖宫产术，异常胎儿娩出后行子宫外产时处理。

思 考

1. 羊膜腔穿刺术及脐静脉穿刺术的优缺点。
2. 如何减少术后并发症的发生。

（栗 娜 魏 军）

参考文献

1. Society for Maternal-Fetal Medicine. ACOG Practice Bulletin No. 144: Multifetal gestations: twin, triplet, and higher-order multifetal pregnancies. Obstet Gynecol, 2014, 123 (5): 1118-1132.
2. K. Agarwal and Z. Alfirevic. Pregnancy loss after chorionic villus sampling and genetic amniocentesis in twin pregnancies: a systematic review. Ultrasound Obstet Gynecol, 2012, 40: 128-134
3. Simonazzi G, Curti A, Farina A, et al. Amniocentesis and chorionic villus sampling in twin gestations: which is the best sampling technique？ Am J Obstet Gynecol, 2010, 202 (4): 365-367.
4. 国家卫生和计划生育委员会公益性行业科研专项《常见高危胎儿诊治技术标准及规范的建立与优化》项目组，双胎妊娠产前筛查与诊断技术规范 (2017). 中国实用妇科与产科杂志 . 2017, 33 (8), 810-814.
5. 刘彩霞 . 母胎医学临床诊疗及护理流程 . 北京：人民卫生出版社 , 2018.
6. Berry S M, Stone J, Norton M E, et al. Fetal blood sampling. Am J Obstet Gynecol, 2013, 209 (3): 170-180.
7. Jodie Dionne-Odom, Alan T. N. Tita, Neil S. Silverman, et al. Hepatitis B in pregnancy screening, treatment, and prevention of vertical transmission. Am J Obstet Gynecol, 2016, 214 (1): 6-14.
8. Eliana Castillo, Kellie Murphy, Julie van Schalkwyk. No. 342-Hepatitis B and Pregnancy. J Obstet Gynaecol Canada, 2017, 39 (3): 181-190.
9. Tongsong T, Wanapirak C, Kunavikatikul C, et al. Cordocentesis at 16-24 weeks of gestation: experience of 1320 cases. Prenat Diagn, 2000, 20 (3): 224-228.
10. Tuffnell D, Haw W L, Wilkinson K, et al. How long does a fetal scalp blood sample take?. Br J Obstet Gynaecol, 2006, 113 (3): 332-334.
11. Srisupundit K, Wanapirak C, Piyamongkol W, et al. Comparisons of outcomes after cordocentesis at mid-pregnancy between singleton and twin pregnancies. Prenat Diagn, 2011, 31 (11): 1066-1069.
12. Tongprasert F, Tongsong T, Wanapirak C, et al. Cordocentesis in multifetal pregnancies. Prenat Diagn, 2007, 27 (12): 1100-1103.

第十四章

超声在复杂性双胎妊娠中的应用

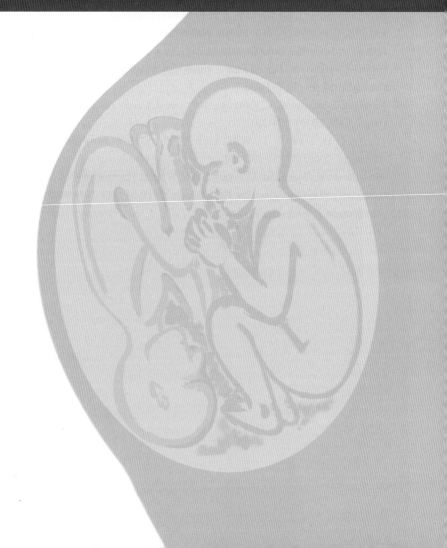

　　复杂性双胎指双胎的胚胎分化、胎儿发育相互间的影响,出现双胎之一死胎、畸形、双胎发育不一致等复杂情况。包括选择性胎儿生长受限、一胎畸形、一胎胎死宫内及单绒毛膜双胎的特殊并发症等。产前复杂性双胎的诊断主要依靠超声,除了常规的胎儿生长发育的监测、畸形的排查之外,复杂性双胎超声诊断更为重要的是关注双胎儿间循环的关联,双胎儿间生理及病理改变的相互影响。近20年来,辅助生殖技术的发展及高龄妊娠的增多使复杂性双胎的发生率明显提高,其超声诊断成为产前超声诊断领域的热点与难点。

第一节　复杂性双胎的超声诊断

关键点

　　复杂性双胎超声诊断的实施指南参照国际妇产科超声学会(ISUOG)2016年双胎妊娠超声检查指南。

　　1. 早孕期　明确胚胎数目、着床位置;超声筛查需确认绒毛膜性及羊膜囊性;进行双胎标记;明确孕周;尽量多地记录能预测妊娠结局的双胎差异性指标。重点为 NT 筛查及早孕期结构筛查,早孕期的遗传学筛查。

　　2. 中晚孕期　进行双胎标记;明确双胎生长发育情况;双胎间血流动力学监测;复杂性双胎并发症的确认及胎儿心脏结构及功能评估;中、晚孕期胎儿畸形筛查;强调胎盘、脐带、羊水等胎儿附属物的超声检查;母体宫颈的测量与评估。检查频率从16周开始至少2周一次。

　　3. 复杂性双胎的胎儿镜围术期超声监测　术前需进行胎儿生长发育指标及血流动力学监测;胎儿心脏结构及功能评估;胎儿附属物的超声检查;及母体状态评估的相关超声检查。术后监测胎儿生长发育状态,监测手术对主要脏器的影响,评估术后胎儿预后及超声监测胎膜等,于术后24小时、1周及此后每2周进行定期监测。

　　【早孕期超声检查内容】

　　1. 明确胚胎数目、着床位置,与病理性妊娠相鉴别　在妊娠龄6周以后全面扫查宫腔,确认孕囊个数、着床位置。双胎妊娠需注意识别及鉴别下列病理性妊娠情况:双胎之一瘢痕妊娠与单胎流产的鉴别;双胎宫内外同时妊娠与其他急腹症的鉴别,特别是辅助生殖孕妇群体中发生率更高;早孕期双胎反向动脉灌注序列与绒毛膜隆起鉴别等,避免漏判双胎。

　　2. 孕周判断　双胎妊娠应在颈部透明层(nuchal translucency,NT)筛查时明确孕周,即冠 - 臀长(CRL)测量值为 45~84mm 时核对孕周,自然妊娠的双胎应以其中较大胎儿的冠 - 臀长测值估算孕周。体外受精的双胎妊娠则应通过胚胎移植日(或取卵日)估算孕周。

　　3. 绒毛膜性和羊膜囊性的判断　首先要明确合子性与绒毛膜性区别。双绒毛膜双胎不等于双合子双胎较为熟知,而通常认为单绒毛膜双胎均为单合子双胎,但在辅助生殖技术的背景下也有极个别的病例不符合,故超声不能判断合子性(图 14-1-1)。

　　对于复杂性双胎的超声诊断来说,最重要的是绒毛膜性的判断,单绒毛膜性双胎的识别:

　　(1)孕7周之前,可通过计数孕囊来判断绒毛膜性,孕囊数等于绒毛膜囊数。但此时判断羊膜囊性尚存在困难,在多数情况下卵黄囊数等于羊膜囊数,但因为受精卵分裂的时机不同,也有卵黄囊与羊膜囊数目不一致的情况。单绒毛膜双胎两胚芽接近时,易误诊为单胎,如果孕周 <6 周会出现孕囊少计数的情况。

　　(2)8~10周是确认绒毛膜性和羊膜性的黄金时期。绒毛膜囊和羊膜囊均能显示清楚,通过绒毛膜囊和羊膜囊计数的方法可准确判断。通过双胎间羊膜光带的回声可以判断羊膜囊性,如果经腹超声显示不清楚可以增大增益或采用阴式超声检查来帮助确认。当两胚胎距离很近且两胚胎间未见明显羊膜带回声或检出两脐带相互缠绕时,要注意单羊膜囊双胎的可能性。

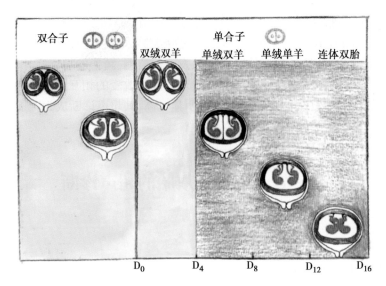

图 14-1-1　合子性与绒毛膜性示意图

（3）双胎妊娠均应在孕 13^{+6} 周前确定绒毛膜性和羊膜囊性。NT 筛查时期观察内容包括胎盘的数量和位置、羊膜、双胎间隔膜厚度及与胎盘连接处的形态（T 征或 λ 征）及羊膜囊性质。需要注意的是通过胎盘数量判定绒毛膜性质的方法并不可靠，因为双绒毛膜囊性双胎两胎盘紧邻时与单个胎盘不易鉴别，而单绒毛膜双胎会有分叶状胎盘，有时被误认为是双绒毛膜双胎。此外，3% 的单绒毛膜双胎妊娠在超声检查中可发现两个胎盘，而这并不能排除血管吻合的可能性。

双绒毛膜双胎和单绒毛膜双胎间隔膜形态特点不同。双绒毛膜双胎（图 14-1-2a）为三层结构，两层羊膜间夹绒毛膜组织，而单绒毛膜双胎（图 14-1-2b）为两层羊膜结构。因为有个案报道不同部位的双胎间隔膜性质不同，故注意强调对双胎间隔膜的全面完整、连续动态扫查。如经腹部扫查无法判定绒毛膜性和羊膜囊性，特别是单绒毛膜双胎间未见确切的羊膜回声欲判定为单羊膜囊双胎时，要经阴道超声检查。如多种途径仍无法判定双胎妊娠的绒毛膜性和羊膜囊性时（三级转诊中心），则按单绒毛膜双胎处理。如果超过 14 周，且没有孕早期规范存留图像可判定绒毛膜性时，仍以羊膜与胎盘交界处膜的厚度（层数）进行判断，要注意 20 周以后双胎峰的可信度下降。

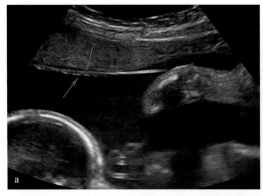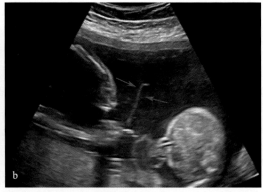

图 14-1-2　双绒毛膜双胎与单绒毛膜双胎示意图
a. 双绒毛膜双羊膜囊双胎；b. 单绒毛膜双羊膜囊双胎

不同的胎儿性别被认为是双绒毛膜双胎可靠的证据，但是要警惕外生殖器形态异常畸形和性染色体异常引起的外生殖器形态不典型的情况。需要特殊提到单绒毛膜双胎胎儿核型不一致的问题，双胎性别不一致被普遍认定为双绒毛膜双胎，同理，超声判断为单绒毛膜双胎的胎儿往往被认同为核型一致，但越来越多的报道认为，在单卵双胎中存在双胎染色体核型的不一致，单绒毛膜双胎可存在一胎染色体异常，染色体异常中以 Turner 综合征最常见。故如果在早孕期判定为单绒毛膜双胎中发现一胎结构异常，需重新核实绒毛膜性及双胎儿核型,特别是涉及减胎时,必要时可采用基因检测手段。

4. 双胎标记　见中晚期检查内容部分。

5. NT 及早孕期结构畸形的筛查　相对于单胎的 NT 及早孕期结构畸形的筛查,复杂性双胎的筛查更侧重于:

(1)涉及减胎的早孕期畸形筛查:由于大部分严重先天畸形在 11~14 周的早孕期筛查中可以检出,近两年多中心的研究进行早孕期的全前脑、严重脊柱裂、早期唇腭裂等的研究也证实了早孕期严重畸形诊断的可行性及准确性。胎儿心脏的结构和功能异常也逐步可以在早孕期排查,如单心室、完全性心内膜垫缺损等。而 NT 筛查常规测量的静脉导管和三尖瓣反流的监测则早期提示胎儿心脏功能状态。此外,由于胎体小,故对大血管畸形更易显示走行全貌,结合时间 - 空间相关成像(spatiotemporal image correlation,STIC)等超声新技术,可以更有效早期检出大血管畸形。早孕期畸形筛查的逐步推进对减胎术的应用适应证、时机等都有重要的指导意义。

(2)早孕期遗传学的筛查:双胎中至少一胎为染色体异常的发生率是对照单胎组的 1.5 倍,单卵双胎较双卵双胎则更高。在血清学、超声筛查、NIPT 的联合筛查方案中,传统的血清学筛查在双胎中的检出率低且假阳性率高,虽然双胎 NIPT 正逐步开展,NIPT 在双胎中的总体准确性仍低于单胎,且不能区分异常胎儿,需要羊水穿刺进行进一步产前诊断。综上,早孕期的遗传学超声筛查显得尤为重要。筛查内容包括:NT、鼻骨、三尖瓣多普勒测定、静脉导管多普勒测定、迷走右锁骨下动脉(ARSA)等。

1)NT:切面要求如图 14-1-3 所示。临床对 NT 结果的解读应注意 95% 可信限与孕周相关,99% 可信限为 3.5mm,与孕周无关。注意采用不同的可信限检出率不同。

孕 11~13^{+6} 周,冠 - 臀长在 45~84mm,自然屈曲姿势下将图像放大至仅显示头和上胸,取正中矢状切面,依次显示鼻尖、鼻骨、鼻前皮肤,上颌骨性结构,间脑,颅内透明层(IT),下颌骨。适当调节增益后,游标"on to on"放置,在最宽处测量 3 次取最大值。

2)NB:与 21 三体关系最为确切,对 21 三体风险提示的似然比约为 80。切面同 NT 切面,但需注意鼻骨与声束的角度,12 周前如果未显示鼻骨注意复查。

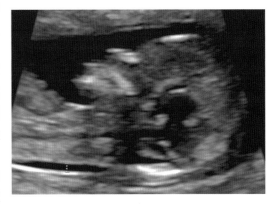

图 14-1-3　NT 切面

3)三尖瓣反流:早孕期出现三尖瓣反流的病例中 67% 提示 21 三体,30% 提示胎儿先天性心脏病,而有 1%~6% 则为正常胎儿。

4)静脉导管 a 波消失或反向:同三尖瓣反流一样,和染色体异常及先天性心脏病均有关。因其在染色体异常风险提示方面与 NT 增厚相关,所以建议在 NT 增厚胎儿中对静脉导管 a 波反向者行进一步产前遗传学诊断。

5)ARSA:ARSA 约 23% 与 21 三体相关,近年认为与 22q11 微缺失综合征密切相关.但因其早孕期筛查对仪器及扫查技术的要求较高,目前还没有作为常规的超声遗传学筛查指标。

(3)双胎妊娠结局的早孕期预测:尽管目前的指南仍建议复杂性双胎在 16 周以后进行规律超声筛查,但在此之前对复杂性双胎可能结局的预测越来越成为热点。诊断复杂性双胎并发症的指标如 sIUGR 的体重、TTTS 的羊水量等在早孕期均缺乏体现。胎盘血管吻合形式及分布是造成复杂性双胎并发症的主要原因(见本章第二节)。近年来,超声在早孕期识别异常胎盘血管吻合给双胎带来的生长发育差异,从而预测复杂性双胎妊娠结局的研究方兴未艾。冠 - 臀长、NT、静脉导管频谱、脐静脉血流量、大脑中动脉峰值流速、胎盘位置、胎盘分割比例(厚度,体积)、脐带胎盘插入点位置、血管吻合支的类型及数量等指标都被证实与复杂双胎妊娠结局相关。

【中晚孕期超声检查内容】

1. 明确双胎生长发育情况及核对孕周　用如下生长发育参数测量综合评估:双顶径、头围、腹围、股骨、肱骨、胎儿体重等。将超声估测孕周与孕妇自述末次月经推测孕周相比较,如出入较大则用早孕期超声报告进一步核对孕周,注意以早孕超声估测孕周为准,不要用中晚期孕周去校正早孕期孕周。在正确核对孕周的基础上,确认双胎中每一胎的生长发育状况,重点比较双胎间生长发育的差异,这是诊断sIUGR的前提。

2. **双胎标记**　2016 年国际妇产超声学会(International Society of Ultrasound in Obstetrics Gynecology,ISUOG)发表的双胎妊娠超声应用指南要求双胎标注要遵循可靠、一致的策略。孕早期多胎妊娠首先需确定多胎妊娠的绒毛膜数和羊膜囊数,孕中晚期多胎妊娠者需通过超声确定各胎儿妊娠囊的位置、胎儿大小、胎盘附着部位、脐带附着处及绒毛膜性及与宫颈关系等进行标记,尽可能使用多个标记以减少错误。目前比较共识的做法是将靠近宫颈管的一胎标记为"胎儿 A"(潜在先娩出),同时列出反映双胎的位置关系和空间状况的复合标记,如左右上下、胎盘位置、脐带入口位置等。围产期转换现象(标记潜在先娩出胎儿分娩时后娩出)的发生率约 16%,故对因产前诊断一胎为遗传病、染色体病或发育异常者行选择性减胎,特别是无外观结构异常的情况,术前最后时刻应仔细区别异常胎儿与正常胎儿后定位选取最佳位置进行减胎。

3. **中晚孕期胎儿结构的筛查**

(1)复杂性双胎易发畸形:双胎畸形的病因与单胎相同,单卵双胎则可能为双胎间血流供应的不均衡引起。相对于单胎,双胎特别是单绒毛膜双胎有更高的先天畸形发病率。双胎相关畸形包括神经管缺陷、前腹壁缺损、唇裂、脑畸形、心脏缺陷和胃肠道异常。单绒毛膜双胎妊娠需注意晚孕期大脑及心脏畸形可表现得更为明显。单绒毛膜双胎的特发畸形包括连体双胎及 TRAP。相对于单胎,除了染色体异常之外,几乎所有的主要畸形都比单胎高,即使是双绒毛膜双胎。近期一项荟萃分析研究表明,相对于自然妊娠双胎,在 IVF/ICSI 双胎群体中,染色体异常、泌尿生殖系统畸形、循环系统畸形更高发。

(2)双胎心脏结构及功能筛查:如上所述,双胎先天性心脏病的发病率要明显高于单胎,即使是在双绒毛膜双胎群体中单绒毛膜双胎,特别是合并单绒毛膜双胎并发症的胎儿,先天性心脏病的发病率更高。9%TTTS 发生受血儿右心室流出道畸形,在舒张期血流消失 TTTS 组和非消失 TTTS 组比较 RVOTA 发病率,舒张期消失组更高,说明这种特异性发生的结构畸形改变与双胎间血流状态密切相关。这也是 TTTS 术前术后监测的重要内容,胎儿心脏功能的评估对于临床处理复杂性双胎是非常有价值的(见围术期超声检查的内容)。双胎检查指南推荐对复杂性双胎要常规行胎儿心脏超声检查。

(3)胎盘、脐带、羊水等附属物及胎儿膀胱:复杂性双胎的循环不均衡体现在胎盘份额的不均衡,脐带插入的不均衡,羊水量的不均衡,继之体现在膀胱大小的不均衡。所以,相对于单胎妊娠,复杂性双胎对胎儿附属物及膀胱的观察更为重要。

胎盘的评估除了上述的绒毛膜性的判断及双胎标记之外,还需要评估胎盘的厚度、体积差异,回声差异,胎盘血管吻合支的类型及分布(见本章第二节)。脐带插入点位置对复杂性双胎的预后也有重要影响。边缘性脐带入口和帆状脐带入口的发病率在复杂性双胎中的发生率比单胎有显著升高,这一方面决定了双胎间胎盘分配的不均衡,同时双胎间脐带入口距离的变化对胎盘血管吻合支的类型也有影响。

在单胎中,羊水量的变化更重要的意义是提示相应的胎儿畸形的发生,而在复杂多胎中,双胎间羊水量的消长则反映了双胎血流动力学的失衡,这也是诊断 TTTS 的直接且必需的证据。单绒毛膜双胎间羊膜折叠(图 14-1-4)是羊水量失衡的提示征象。

复杂性双胎的脐带除了胎盘脐带入口之外,脐带的粗细的差异,脐带缠绕等对确定诊断复杂性双胎并发症有重要意义,脐带缠绕(图 14-1-5)提示单绒毛膜单羊膜囊双胎。

4. 双胎间血流动力学监测(见本章第二节)。

5. **复杂性双胎并发症的超声诊断**

(1)双胎之一流产或死亡:早孕期的双胎妊娠一胎儿死亡较为常见,又被称为"胎儿流失"。除了阴道流血之外多无其他表现,因此临床不易发现,因发生的孕周较早,对存活胎儿影响小,故预后良好。中晚孕期的双胎之一死亡多发生在单绒毛膜双胎,一胎死亡后,存活胎儿作为供血儿向死胎胎儿供血,导致存活胎儿缺血及脏器损伤,预后不良。如果发生在双绒毛膜双胎则预后良好。超声诊断首先是绒毛膜性的确认及流失或死亡胎儿的孕周确认。其次是早孕期胚胎停止发育的判断,必要时需经阴道超声检查观察"胎停儿"的内部血流,与 TRAP 等相鉴别。再次是扫查脐带血管数目、胎盘回声等来确定双胎之一死亡。最后是存活胎儿的超声监测:注意一胎死亡后存活胎儿大脑、肝脏、肾脏等主要脏器的发育情况。

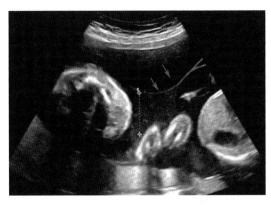 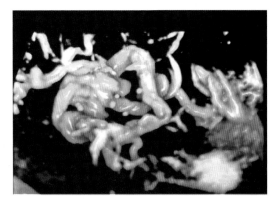

图 14-1-4　单绒毛膜双胎间羊膜折叠　　　　图 14-1-5　单绒毛膜单羊膜囊双胎脐带缠绕

（2）双胎之一合并畸形：见第十章。

（3）双胎选择性胎儿生长受限：sIUGR 的诊断前提是要明确绒毛膜性,同时要正确核对孕周。因为 sIUGR 的诊断标准是基于体重的估测,所以对于双胎的各超声指标测量（BPD、HC、AC、FL、HL）要规范准确,在此前提下双胎之一体重估测值小于第 10 百分位数,两胎儿体重估测值相差 >25% 可以诊断 sIUGR。

胎儿附属物的扫查:sIUGR 胎儿表现为胎盘体积减小、脐带细、羊水相对少。

单绒毛膜双胎 sIUGR 是由于脐带血管的分布不均,血管吻合支存在像 TTTS 那样 A-V 吻合,同时 A-A 吻合的存在阻止了 TTTS 的倾向（见本章第二节）。多普勒超声依据脐动脉阻力情况,进一步将 sIUGR 分型：Ⅰ 型:舒张期血流存在；Ⅱ 型:舒张期血流缺失或反向；Ⅲ 型:间歇性或周期性舒张期血流消失或反向。需要注意的是 Ⅲ 型易误诊为 Ⅰ 型,动态经时观察和胎盘表面粗大吻合支的识别有助于诊断。其他的血管如大脑中动脉、静脉导管在 sIUGR 的表现同单胎 FGR。

（4）双胎输血综合征：TTTS 是单绒毛膜双胎特有的并发症,故绒毛膜性的判定仍为超声诊断的首要任务。单绒毛膜双胎从妊娠 16 周开始每隔 2 周监测超声。TTTS 的病理基础是双胎共用胎盘内两胎儿的脐血管分支发生 A-V 吻合（>2mm）占优势,缺乏 A-A 吻合的中和。目前广泛采用的 Quintero 分期依赖于超声对下列指标的观察：胎儿大小,羊水量,膀胱大小,胎儿血流动力学变化,胎儿水肿,胎儿死亡。胎儿大小:供血儿血容量下降,多发育迟缓；羊水量:TTTS 诊断标准为一胎羊水深度 <2cm 同时满足另一胎儿羊水深度 >8cm。英国皇家妇产科医师学会指南为强调羊水量的变化也有采用 20 周以后最大深度 >10cm 的标准。但均强调一定同时满足一胎羊水多、另一胎羊水少的诊断标准；胎儿膀胱:供血儿膀胱小至消失而受血儿膀胱增大；双胎儿血流动力学:异常表现为脐动脉舒张期血流消失或反向、大脑中动脉阻力降低、静脉导管 a 波消失或反向、脐静脉搏动性频谱等；胎儿心脏:供血儿心脏小,受血儿心脏增大,长期右心容量负荷过重促进心肌肥厚的形成,使右心室流出道血流减少,三尖瓣大量反流,这一系列改变有可能会导致肺动脉狭窄；水肿:TTTS 为受血儿的水肿,表现为皮肤增厚水肿、胸腹腔积液及心包积液等；胎儿死亡:严重的双胎输血综合征双胎均可能死亡,多数供血儿先死亡,之后存活的"受血儿"急性的失血,也可能发生死亡。

尽管对 TTTS 超声筛查的培训日益规范化,但是在临床工作中误诊漏诊的情况仍时有发生,常见的超声诊断误区例如:严重双胎输血时供血儿无羊水,成为"黏附儿",此时双胎儿间的羊膜显示不清,被误诊为 sIUGR 或"双胎羊水过多"。此外,受血儿过多的羊水易造成超声伪像,误认为是双胎间羊膜回声,造成 TTTS 的漏诊。羊水过多造成的伪像（（图 14-1-6a,箭头所示）易被误认为是双胎间羊膜,而真正的双胎间羊膜回声（图 14-1-6b,箭头所示）可见供血儿羊水极少,为"黏附儿"。因为 TTTS 的宫内治疗宜在 18~24 间进行,故应尽量避免上述误诊漏诊情况延误治疗时机。

（5）双胎贫血 - 红细胞增多序列征:双胎贫血 - 红细胞增多序列征病理基础与双胎输血综合征相同。发生在单绒毛膜双胎,共用胎盘中 A-V 吻合血管细小（<1mm）,造成缓慢的输血。供血胎儿呈贫血而受血儿血红蛋白增加。超声评价指标包括:大脑中动脉峰值血流速度（Ⅰ 期、Ⅱ 期）、供血儿血流动力学变化（Ⅲ 期）、胎儿心脏、供血儿水肿情况（Ⅳ 期）、胎儿死亡（Ⅴ 期）、胎盘回声及厚度等。大脑中动脉峰值血流速度

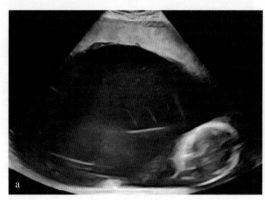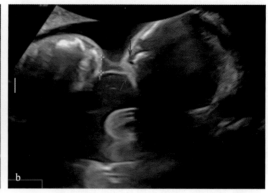

图 14-1-6　超声图

a. 羊水过多造成的伪像易被误认为是双胎间羊膜;b. 箭头指示真正的胎膜回声,可见供血儿羊水极少,为"黏附儿"

(测量规范见本章第二节):Ⅰ期供血胎儿 MCA-PSV>1.5 倍中位数(MoM),受血儿 MCA-PSV<1.0 倍中位数(MoM);Ⅱ期供血胎儿 MCA-PSV>1.7 倍中位数(MoM),受血儿 MCA-PSV<0.8 倍中位数(MoM),提示供血儿贫血而受血儿红细胞增多。注意 TAPS 的胎儿水肿是由供血儿贫血造成的,这和 TTTS 有明显不同。TAPS 其他超声征象包括胎盘回声及厚径差异,供血胎儿胎盘回声增强,厚度增加,而受血胎儿胎盘回声减低、变薄。TAPS 胎盘血管吻合支多且细小(网络样),故产前诊断困难。

需要注意的是复杂性双胎的诊断不是一成不变的,随病情变化可以在 sIUGR、TTTS、TAPS 间动态转化,新近有学者提出三者的交互关系,可同时存在。

(6)双胎反向动脉灌注(TRAP)序列征:TRAP 也称无心畸胎,其病理基础是单绒毛膜双胎一胎心脏发育完善前双胎间有脐动脉与脐动脉间大的 A-A 交通。超声诊断要点包括:均发生在单绒毛膜双胎,注意羊膜囊性识别,TRAP 不局限于单羊膜囊双胎;无心胎结构识别,注意头的有无,躯干和下肢的发育情况;双胎脐带的观察,双脐带入口近,泵血儿脐动脉分支供应无心胎,无心胎为单脐动脉,入心血流方向,有文献提出心率与泵血儿一致,但超声检查时同时测量实施较为困难,文献报道双取样框(double gate doppler)成像可以实现;胎儿心脏:泵血儿心脏失代偿,出现心脏增大、三尖瓣反流、水肿等。因为 TRAP 的宫内治疗建议孕 16 周前进行,所以强调早孕期的诊断与鉴别诊断。超声应与双胎之一流失及绒毛膜隆起等鉴别,必要时需经阴道超声监测血流。

(7)双胎间羊水量不均衡:双胎间羊水量不均衡(twin amniotic fluid discordance,TAFD)是指不同于 TTTS,双胎之一的羊水深度 >2cm<3cm,另一胎儿羊水 >7cm<8cm;或者仅满足双胎之一羊水过多或过少,另一胎羊水量尚属正常。TAFD 有可能进展为 TTTS,TAFD 持续存在可能伴有一胎儿脐动脉舒张期血流的异常,应谨慎监测和管理。

(8)连体双胎:连体双胎只发生在单绒毛膜单羊膜囊双胎群体中,单羊膜囊双胎的诊断十分重要,对双脐带入口近、单羊膜囊双胎的高风险群体,应做针对性筛查。超声主要注意观察连体部位,动态观察位置不变可提示诊断。仅有少部分组织连接的情况要全面扫查避免漏诊。脐带血管数目对诊断有帮助。为了更好地预后咨询、产时处理及生后治疗,连接部位脏器的解剖结构、血管走行等情况应尽可能详尽地描述。

6. 双胎早产的预测与宫颈评价　双胎妊娠早产较单胎妊娠更常见,包括自发性和医源性。双胎妊娠早产筛查中超声测量宫颈长度是首选的方法。经阴道的测量是最准确的,但综合考虑孕妇的接受程度,国内目前仍以经会阴测量为主,而经腹测量的准确性不够。双胎宫颈长度的诊断标准尚有争议,有文献提出宫颈长度以 <28mm 为界值,而指南仍推荐以中孕期宫颈长度取 25mm 为截断值。

综上,一次完整的中晚孕期超声扫查需要提供全面丰富的诊断信息,以利预后判断和孕期管理。

【胎儿镜围术期超声检查内容】

1. 术前评估　单绒毛膜双胎因为胎盘的共同分配和血管吻合的广泛存在,会发生双胎输血综合征、选择性胎儿生长受限、双胎反向动脉灌注序列、双胎贫血 - 红细胞增多序列征等并发症的复杂情况。胎儿镜激光凝固术是针对并发症的有效治疗。既往对胎儿镜术前评估主要着眼于复杂性双胎的临床分期分型，例如 TTTS 的 Quintero 分期等。而实践证明，TTTS 中受血儿心脏舒张功能评估，胎盘、羊水、脐带及母体宫颈情况等因素均影响手术适应证及手术时机的选择，而这些内容 Quintero 分期并没有涵盖。因此，英国皇家妇产科医师学会指南(2016)更强调了复杂性双胎的个性化的处理，这就为术前超声评估内容的拓展和综合评定提出了新要求。

(1)生长发育指标及血流动力学监测：术前应进行双胎儿系统性超声检查，包括胎儿体重在内的胎儿生物学测量，确认孕周，进行胎儿生长发育评估及双胎比较；再次确认绒毛膜性、胎儿及胎盘位置、母体宫颈情况等常规指标，并对胎儿位置、胎儿大小、胎盘附着部位、脐带附着处及绒毛膜性及与宫颈关系等进行标记；系统性筛查，排除保留胎儿的结构异常，必要时需完善胎儿磁共振检查。基于复杂性双胎的分期的相关依据参数及指标需进行特别关注，如 TTTS 的 Quintero 分期要求准确记录羊水量，有无膀胱及膀胱的大小，胎儿有无水肿及胸腹腔积液等。血流动力学评估同样要基于分期进行特别关注，如 TAPS，单绒毛膜双胎妊娠从孕 20 周起应记录其大脑中动脉收缩期峰值血流速度 MOM 值，sIUGR 需要记录脐动脉舒张期血流消失、反向的有无及是否持续等。近年的超声仪器给出的自动描记功能及相关软件的开发应用，使血流动力学的监测日益规范化。

(2)术前胎儿心脏结构及功能评估：双胎儿特别是受血胎儿的心血管功能在 TTTS 进展过程中十分关键，心血管改变包括房室瓣反流、收缩舒张功能障碍和肺动脉狭窄 / 闭锁等，这些并不一定与 Quintero 分期相关。故应在 Quintero 分期的基础上进一步强调术前的胎儿超声心动图检查，包括二维筛查心脏结构，测量心胸比、室壁厚度等参数。心脏受损早期就可出现室壁增厚，M 超测量射血分数(EF)、短轴缩短率(FS)等，多普勒频谱形态看二、三尖瓣 E/A、房室瓣、半月瓣反流等。对胎儿心脏结构和功能综合评价的评分系统有 CHOPS、CVPS 及辛辛那提分期系统。其中 CHOPS 评分操作需要时间较长，熟练者也需 30~45 分钟，并且有些指标需要更进一步精简，但其针对 TTTS 胎儿心脏的室壁厚度、右心室流出道梗阻等病理改变做以评估，而后两个评分系统则更多基于 Quintero 分期。因此，建议以 CHOPS 评分系统为基础，在常规血流动力学筛查的基础上，对 TTTS 胎儿心功能进行评估，着重监测心胸比、室壁厚度、FS、房室瓣、半月瓣频谱形态及有无反流，对肺动脉内径、肺动脉瓣形态等可反映右心室流出道梗阻征象的指标进行监测，图 14-1-7a、7b 示 TTTS 受血儿肺动脉狭窄，前向血流增快。有学者用双胎左右心大小差异来预测术后双胎存活率，也有研究证明脐动脉舒张期血流异常增加术后供血儿宫内死亡的风险。

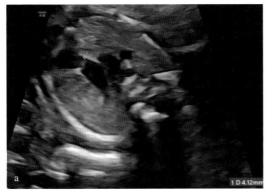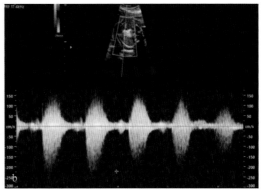

图 14-1-7 TTTS 受血儿超声图像图
a. 可见受血儿肺动脉狭窄；b. 可见受血儿肺动脉前向血流增快

(3)胎儿附属物的超声检查：胎儿附属物的术前超声检查也至关重要，特别是对复杂性双胎各亚型的甄别，如单绒毛膜双胎的脐带插入点在胎盘边缘或是帆状胎盘，要常规检测双胎儿脐带入口的性质和距离(图 14-1-8)。出现脐带入口过近、缠绕、单脐动脉等，要考虑 TRAPS 或单羊膜囊双胎的情况；出现胎盘两部分厚度及回声不一致时,要考虑 TAPS 等。TTTS 等羊水量不均衡的情况下,对羊水量准确测量的前提是正确显示双胎间隔膜。

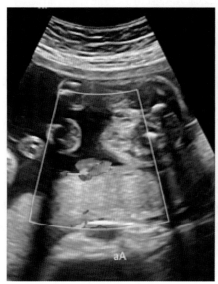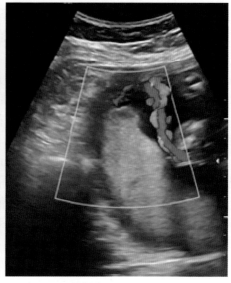

图 14-1-8　胎儿脐带入口的性质和距离

(4)母体状态:指南多认为 Quintero Ⅰ 期的 TTTS 宜选择保守治疗,但出现羊水过多进展快、产妇不适感增加、宫颈长度缩短等情况则急需施行胎儿镜下激光治疗,所以复杂性双胎每次超声检查需要准确判断母体宫颈等情况,图 14-1-9 示宫颈有效长度短。此外,母体镜像综合征虽然发病率低,但为母体和胎儿死亡的高危因素。表现为与胎儿水肿映像为母体水肿,如母体进展快的水肿并伴有呼吸困难等,需警惕镜像综合征的可能。

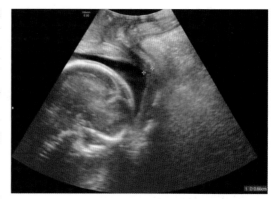

图 14-1-9　超声图
宫颈有效长度短

2. 术后评估

(1)监测胎儿生长发育状态:术后 24 小时、1 周及此后每 2 周进行定期监测,包括羊水量、胎儿生长状况、脐带、胎儿大脑中动脉等血流动力学变化、胎儿心脏功能及母体宫颈长度等。通过超声检查明确 TTTS 病情是否恢复或进展,是否存在双胎贫血-红细胞增多序列征等。已有文献报道 TTTS 术后的复发率在 0~16% 之间,随访数据表明复发率与围产期死亡率和发病率显著相关。

(2)监测手术对主要脏器的影响:胎儿心脏结构及功能变化:胎儿镜手术在治疗后数周内通常可以改善 TTTS 受血胎儿的心脏收缩和舒张功能。一项产前、产后的持续观察研究提示,尽管产前受血儿心脏超负荷的发生率和严重程度很高,但大多数经过激光治疗后趋向正常,然而鉴于治疗后先天性心脏病的患病率增加,特别是肺动脉狭窄,宫内和产后随访是十分必要的。

TTTS 胎儿产前脑受损已出现,与早产共同造成脑损伤,以颅内出血、脑白质软化为多见。

颅内出血诊断和分级标准:Ⅰ级为出血仅限于室管膜区;Ⅱ级为明显的脑室内出血,但范围≤一侧侧脑室的 50%,不伴脑室扩张,脑室宽度 <15mm;Ⅲ级为脑室内出血范围≥一侧侧脑室的 1/2 或累及双侧脑室,脑室宽度≥ 15mm;Ⅳ级为在Ⅰ/Ⅱ/Ⅲ级基础上伴脑室周围实质内出血。

脑白质软化诊断和分级标准:Ⅰ级为双侧脑室周围局部强回声或囊性回声持续或 >7 天,其后无或有囊腔出现;Ⅱ级为双侧脑室周围局部强回声,数周后转变为小囊腔改变,不伴神经系统症状;Ⅲ级为双侧脑室周围广泛强回声,数周后转变为广泛囊腔改变;Ⅳ级为双侧脑室周围广泛性强回声,并涉及皮质下浅表白质,转变为脑室周围和皮质下浅表白质弥漫性囊腔改变。主张胎儿镜选择性激光凝固术(fetoscopic laser selective coagulation，FLSC）后每周行超声检测，孕 30~32 周行胎头磁共振检查，超声可以更早地描述严重的脑部病变，而磁共振成像则克服了妊娠晚期超声检查的技术难点。有研究表明术后一周内脐动脉 PI 和大脑中动脉 PSV 的变化与神经系统的长期预后有关。

关于其他脏器，已有文献报道激光光凝术对胎儿肺部及肾脏的影响。Verbeek L 等认为，与保守治疗组相比，用胎儿激光凝固治疗的 TTTS 双胎短期肾功能不全的发生频率较低，提示激光手术对肾功能有保护作用。

（3）评估术后胎儿预后：术后胎儿死亡发生率为 27.7%。49% 的胎儿死亡发生在术后 24 小时内，74.4% 发生在术后 1 周内。激光治疗早期胎儿死亡与多普勒检查结果有关，提示供血胎儿脑血管重新分布以及受血胎儿超负荷心肌病，如静脉导管和脐动脉频谱异常以及大脑中动脉收缩期峰值速度和右心室心肌工作指数（right ventricular myocardial performance index，RV-MPI）评分异常等。动态随访一胎死亡后的存活胎儿结局，提示这组胎儿更易发生早产和胎膜早破。

（4）超声监测胎膜：研究表明约 20% 的单绒毛膜双胎儿镜术后发生绒毛膜分离，18 周前进行手术者发病率更高。同样约 20% 的病例会出现术后羊膜破裂，并有可能形成继发性的羊膜束带综合征，故即便术前筛查无异常，也要按高危人群对待，对胎膜及胎儿肢体等做有针对性的超声检查。图 14-1-10 示 TTTS 胎儿镜术后 10 天，双胎间多发带状羊膜回声，为继发性羊膜带。

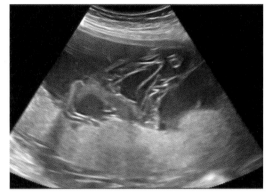

图 14-1-10　TTTS 胎儿镜术后 10 天超声检查图
双胎间多发带状羊膜回声为继发性羊膜带

【未来展望】

复杂性双胎的产前超声诊断的前沿领域仍是早孕期及术前预测妊娠结局、胎盘血管吻合（见本章第二节）的超声评价和胎儿心脏结构及功能评价。早孕期妊娠结局的预测寻找新的指标，比如胎盘帆状入口、边缘性脐带入口的分布组合、双胎儿脐带入口间距离、胎盘血流灌注差异、脐静脉及其他血管的灌注量差异等。对 MCDA 双胎和 TTTS 的治疗及预后判断很有意义。Quintero 分期无法预测 TTTS 疾病严重程度和判断预后，因此，基于胎儿心功能表现的新分期标准也是未来研究方向，MPI、FetalHQ 等新的定量软件正在临床应用的尝试过程中。三维成像如能量多普勒、VOCAL 自动容积分析、四维 STIC 技术等在复杂双胎的监测方面都大有用武之地。

【管理流程】（表 14-1-1）

表 14-1-1　复杂性双胎超声诊断管理流程

早孕期	□ 确认绒毛膜性及羊膜囊性	□ 7 周前判断绒毛膜性
		□ 8~10 周准确判断绒毛膜性及羊膜性
		□ 13^{+6} 周前确定绒毛膜性和羊膜囊性
	□ 确定孕周	□ 依据 CRL（45~84mm）明确孕周
		□ 体外受精根据移植日估算孕周
	□ 早孕期遗传学筛查	□ NT、NB、TR、DV 等
	□ 早孕期结构筛查	□ 严重结构畸形
		□ 复杂双胎强调胎盘、脐带等
		□ 早期识别 TRAPS
中晚孕期	□ 监测双胎生长发育	□ 核对孕周（以早孕期确定的孕周为标准）
		□ 比较双胎间生长发育差异
		□ 诊断 sIUGR

中晚孕期	□ 双胎标记	□ 多指标标记
	□ 中晚孕期结构筛查	□ 复杂双胎易发及特发畸形
		□ 双胎心脏结构及功能筛查
		□ 关注胎盘、脐带、羊水、膀胱
	□ 血流动力学监测	□ 见本章第二节
	□ 诊断复杂性双胎并发症	□ 诊断、准确分期、分型
	□ 监测母体宫颈	□ 经会阴、经阴道途径
围手术期	□ 术前	□ 手术之前再次确认上述中孕期检查内容
		□ 强调 TTTS 胎儿心功能 CHOPS 评分
		□ 强调结构畸形排查
		□ 评估母体状态
	□ 术后	□ 监测双胎儿生长发育和血流动力学变化
		□ 评估对主要脏器的影响：心、脑、肾、肺等
		□ 评估预后
		□ 监测胎膜

【参考病例】

患者丁某，25 岁。

临床病史、体征：双胎妊娠 11⁺⁵ 周行 NT 筛查。

超声所见：如图 14-1-11 所示。

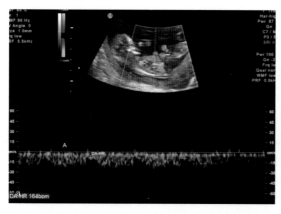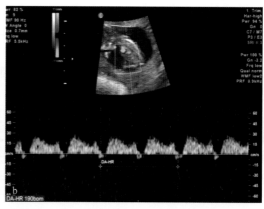

图 14-1-11　超声图

a. 胎儿 A 静脉导管血流频谱未见异常，呈三峰正向；b. 胎儿 B 静脉导管血流频谱异常，a 波反向

胎儿 A：双顶径约 1.9cm。冠 - 臀长约 6.4cm。心率约 152 次 /min。股骨长约 0.7cm。NT：1.4mm。羊水深度约 3.6cm。

胎儿 B：双顶径约 1.8cm。冠 - 臀长约 5.3cm，股骨长约 0.5cm。检查过程中 B 胎儿心率快，心率约 191 次 /min，静脉导管 a 波反向。NT：1.1mm。羊水深度约 3.0cm。

超声提示：胎儿 B 心率快，静脉导管 a 波反向。

其他辅助检查：羊水穿刺，染色体检查结果无异常。

经过随访：常规监测至 22⁺⁵ 周行系统超声检查，发现双胎间生长发育不一致（相差 47%），sIUGR，羊水少（胎儿 B）。动态监测双胎儿血流动力学至 23⁺⁰ 周胎儿 B 出现脐静脉搏动样频谱及脐动脉舒张期血流反向。27^{+1} 周胎儿 B 胎死宫内。继续动态监测存活胎儿，29^{+1} 周行胎头 MRI 扫查无异常，目前继续妊娠中。

思 考

1. 复杂双胎早孕期超声筛查的内容。
2. 复杂双胎早孕期超声差异指标对预后判断的意义。

（杨泽宇　廖姗姗）

第二节　复杂性双胎血流的多普勒超声监测

关键点

1. 早孕期　监测与预测妊娠结局相关的双胎各多普勒参数，强调双胎间差异；遗传学筛查为目的的多普勒扫查；基于多普勒超声所见早期诊断 TRAPS。

2. 中晚孕期　母胎血流监护；双胎间血流动力学监测，强调双胎间差异；诊断复杂性双胎并发症；系统评估双胎儿心脏结构及功能；强调胎盘、脐带的多普勒超声扫查；检查频率从 16 周开始至少 2 周一次。

3. 复杂性双胎围术期多普勒超声监测　术前分别评估供血儿与受血儿的血流动力学指标、胎儿心脏结构功能及两者间差异，为临床分类处理提供依据，同时预测术后并发症的发生。评估母体血流动力学状态。术后即时及各时点监测手术操作对母胎血流的影响。主要脏器血供的影响。于术后 24 小时、1 周及此后每 2 周进行定期监测。

4. 复杂性双胎胎盘血流及胎盘血管吻合支的超声评价。

【复杂性双胎血流监测的常用多普勒技术】

1. 频谱多普勒

（1）脉冲多普勒：可以定位分析血流，依据频谱分析得到各参数，但其受 Nyquist 频率极限的影响，即当多普勒频移 >1/2 脉冲重复频率（pulse repetition frequency，PRF）时出现频谱信号倒错，在测量高速血流时有一定限制。

超声测量参数包括收缩期峰值血流速度（peak systolic velocity，PSV）、收缩期 / 舒张期比值（systolic/dystolic，S/D）、搏动指数（pulsatility index，PI）、阻力指数（resistance index，RI）等，RI=（S–D）/S，而 PI=（S–D）/M，M 是平均速度，因此国际指南更推荐使用 PI。图 14-2-1 为频谱分析测量参数 RI 与 PI 示意图。

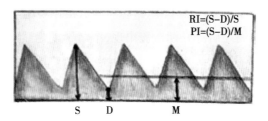

图 14-2-1　频谱分析测量参数 RI 与 PI 示意图

（2）连续多普勒：可以探测任一速度的血流，并用于压差等定量指标的测量。缺点是不能定位。

2. 彩色多普勒　是将所接收的信号经自相关技术处理，以伪彩色编码方式来显示血流。能量多普勒超声采集取样区域内红细胞的信号，不受角度影响，很好地显示器官的血流灌注，被用于评价胎盘功能。近年与三维技术结合，3D 能量多普勒（3D power doppler ultrasound，3D-PDU）技术实现了对胎盘灌注的定量化,被称为"虚拟三维胎盘活检"。以直方图的形式展示,软件给出 3 个血流参数:血管指数(vascularisation index,VI)、血流指数(flow index,FI)和血管血流综合指数(vascularisation flow index,VFI)(图14-2-2)。

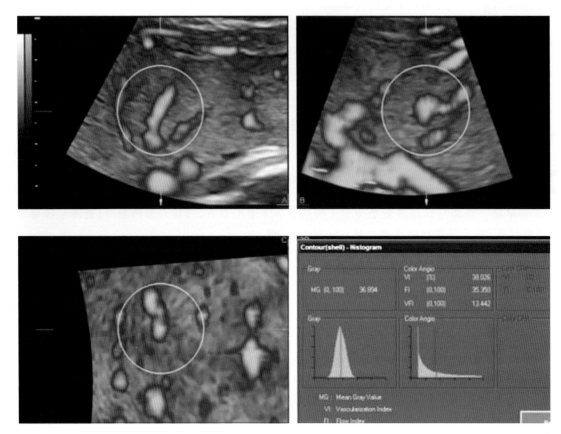

图 14-2-2　3D 能量多普勒测量胎盘血流参数示意图

【复杂性双胎多普勒超声监测指标及测量规范】

复杂性双胎血流的多普勒超声监测的实施参照 ISUOG 实践指南(2013):多普勒超声在产科的应用和ISUOG 双胎指南。常用的监测指标及测量规范如下:

1. **脐动脉**　脐动脉血流频谱反映了胎儿侧胎盘循环功能状态。脐带胎盘入口处、游离段、脐带胎儿腹壁入口处等不同部位测量脐动脉血管阻力略有差别,单胎一般选取脐带游离段测量。但在复杂性双胎妊娠的情况下,由于脐带距离过近游离段判断困难,可以双胎儿均选取近胎儿腹壁入口处固定位置测量。选好测量位置后,在该段脐带的长轴切面进行多普勒取样测量。适当放大图像,保持测量角度为 0°,调节超声仪器参数使波形至少占多普勒显示屏的 75%,单幅图像显示 4~6 个波形,应用仪器自动描记功能给出参数结果(图 14-2-3)。在 14~16 周之后舒张期血流出现,中孕早期之后随孕周脐动脉阻力增大递减。脐动脉检查受胎动、呼吸运动及孕妇活动的影响,应选择胎儿呼吸身体动作静止时进行,必要时嘱咐孕妇屏气。当图像不满意时,可增加测量次数。

2. **大脑中动脉**　大脑中动脉体现胎儿局部脑血流循环状态。超声测量参数包括 PSV、S/D、PI、RI 等,在双胎贫血 - 红细胞增多序列征的诊断依据 MCA-PSV 的值,而在评价胎儿缺氧时则关注参数 PI,且与脐动脉的参数联合应用。测量切面选取显示 Wills 环切面,放大图像在大脑中动脉近端测量,测量角度 0°。这在基于大脑中动脉峰值流速作诊断的复杂性双胎中尤为重要,0° 的测量角度保证测量绝对速度和波形。选取稳定的 3~10(>5 个)连续波形后取最高速度作为大脑中动脉的 PSV(cm/s),也可自动包络测量(图14-2-4)。在复杂性双胎的评估中,大脑中动脉 PSV 正常值范围随孕周变化,MOM 值可以由仪器或软件给出,在实际工作用也可简单记忆为 1.5MOM 值~孕周 ×2。与脐动脉相似,大脑中动脉的 PI 值也随孕周变化。

需要注意的是,大脑中动脉的测量易受到胎儿胎动的影响,所以在多指标联合(UA、MCA、UtA等)测量的母胎血流评估时,应尽量于胎儿平静状态下首先测量大脑中动脉保证准确性。切记避免在测量时对胎头不必要加压造成假阳性结果。

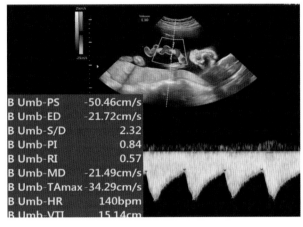

图 14-2-3　脐动脉血流频谱示意图

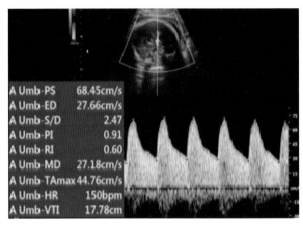

图 14-2-4　大脑中动脉血流频谱示意图

3. 静脉导管　静脉导管在横膈下方与三支肝静脉分支一同汇入下腔静脉进入右房,故相对于其他监测的血管,静脉导管更反映右心压力及外周压力与中心静脉压之间的梯度变化。在复杂性双胎诊断中静脉导管的意义在于早孕期的染色体异常筛查及中晚孕期提示 sFGR 等情况下胎儿缺氧或贫血。静脉导管的超声检查早孕期多在矢状面、中晚孕期也可在横切面或斜切面,脐静脉入腹部稍上方切面测量。因足月时静脉导管仅长约 2cm,所以测量时尤其是早孕期更强调图像的放大。同时需要调小频谱的取样容积(<1mm),角度 <30°,置于静脉导管入口处(即远离心房侧)测量。正常的静脉导管呈三峰正相频谱。18 周平均速度约 65cm/s,39 周平均速度 75cm/s,与孕周呈正相关。a 波由心房收缩引起,是静脉导管流速最低的部位,右心负荷增加时 a 波消失或反向,特异性强。我们可以通过仪器自动测量静脉导管 PI,与孕周呈负相关,PI 值 0.8 以上提示右心压力增高。复杂性双胎早孕期静脉导管的频谱差异可早期表现供体和受体之间的血流动力学失衡,对 TTTS 等有预测作用。可用于手术后立即观察急性血流状态的改变及经时观察胎儿循环的适应过程。中晚孕静脉导管的异常提示预后不良。图 14-2-5 示 22 周单绒毛膜双胎之一静脉导管 a 波反向。

4. 脐静脉　脐静脉反映了脐带 - 体腔的压力梯度。在复杂性双胎的超声监测过程中,脐静脉监测的主要意义在于提示胎儿宫内严重缺氧,预后不良。同脐动脉一样,取游离段长轴测量,角度为 0°,取样容积 2~4mm,也有文献建议增大取样容积使脐动静脉频谱同时显示。正常情况下脐静脉为无搏动性的线性频

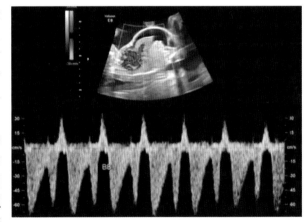

图 14-2-5　单绒毛膜双胎之一静脉导管 a 波反向示意图

谱,在胎儿宫内乏氧情况下随心动周期的规律性的搏动性频谱,图 14-2-6 示 27 周单绒毛膜双胎之一脐静脉搏动性频谱。需要注意脐静脉频谱随孕周的变化:15 周之前,因为滋养细胞的浸润不全等,可出现生理性的脐静脉搏动,而孕中晚期随胎儿的呼吸样运动也有搏动样频谱改变,注意不要过度诊断。脐静脉血流量在维持胎儿生长和发育中起重要作用,近年,对脐静脉血流量的监测研究日益增多。有研究表明早孕期双胎脐静脉血流量的差异对预测双胎输血综合征等并发症有意义。

5. 母体子宫动脉　在宫颈部两侧定位子宫动脉,早孕期的扫查方法为经腹排空膀胱由宫颈正中切面

向两侧平移并侧动探头,扫查宫旁分支前的子宫动脉,获得频谱,也可经阴道扫查。早孕期的频谱多为高阻力,多数可见舒张早期切迹。随着孕周的进展,至中晚孕期在与髂外动脉交叉点下游(即上方)1cm处获得频谱,子宫动脉阻力逐渐下降,舒张早期切迹消失。相对于子宫动脉在母体子痫前期及生长受限的重要应用价值,母体子宫动脉参数对单绒毛膜双胎预后的预测意义不大,已有文献证实。子宫动脉血流在复杂双胎中主要应用于 sIUGR 的监测。

6. **主动脉弓峡部**　同母体子宫动脉一样,对胎儿主动脉峡部血流的观察主要来源于单胎妊娠合并宫内生长受限及母体子痫前期,目前的研究结论认为其改变早于脐动脉与大脑中动脉。有文献在正常和复杂单绒毛膜双胎妊娠中监测了主动脉弓峡部血流,其分流改变早于大脑中动脉血流变化出现。

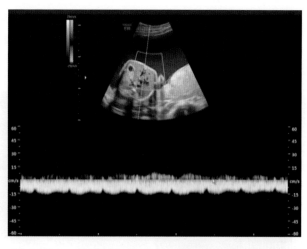

图 14-2-6　单绒毛膜双胎之一脐静脉搏动性频谱示意图

虽然我们目前参照单胎的血流动力学参数参考标准来判断双胎,但有研究认为双胎的参数指标与单胎有明显差异,需要大样本的队列及多中心研究建立双胎各孕周的正常参考值,这对检出、早预测及诊断复杂双胎有帮助。

【早孕期多普勒超声监测】

1. **监测与预测妊娠结局相关的双胎各多普勒参数,强调双胎间差异**　静脉导管频谱,脐静脉血流量,大脑中动脉峰值流速、脐带胎盘插入点位置、血管吻合支的类型及数量等指标都被证实与复杂双胎妊娠结局相关。

2. **遗传学筛查为目的的多普勒扫查**　包括有无三尖瓣反流(tricuspid regurgitation,TR)测定、静脉导管多普勒测定、迷走右锁骨下动脉等。

三尖瓣反流测定:确认 CRL 在 45~84mm 范围内,选择早孕心脏扫查程序,放大图像至只显示胸部,于心尖四腔心切面,设置脉冲多普勒取样框 3mm,角度 <30° 测量 3 次。TR 判断标准:TR> 收缩期的 1/2 且 PSV>60cm/s。

3. **基于多普勒超声所见早期诊断 TRAPS**　因为 TRAPS 双胎间血管交通是 A-A、V-V 直接交通,反向灌注畸胎会在发育早期就处于弱势地位,利于早孕期检出(最早可达 9 周前),但需注意同绒毛膜隆起等鉴别,多需经阴道超声扫查。图 14-2-7 给出一例 11[+3] 周 slow-flow 技术早期清晰显示 TRAPS 双胎儿脐带根部的毗邻关系(图 14-2-7a)及无心胎反向灌注的单条脐动脉血流(图 14-2-7b),为预测病情进展及辅助临床干预决策提供了更为早期的依据。

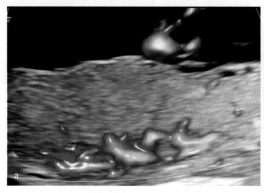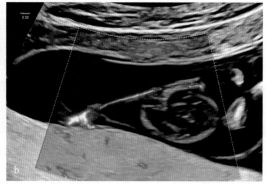

图 14-2-7　TRAPS 双胎超声示意图

a. TRAPS 双胎儿脐带根部的毗邻关系;b. TRAPS 无心胎反向灌注的单条脐动脉血流

4. **早孕期心血管畸形的检出** 先天性心脏病高危因素包括家族史、母体疾病、辅助生殖受孕、筛查提示 NT 增厚、静脉导管 a 波反向、三尖瓣反流等，单绒毛膜囊双胎也是独立的高危因素，故在上述双胎妊娠群体中，应将胎儿心血管畸形的监测起始点提到早孕期。则早期提示胎儿心脏功能状态。随着高频多普勒超声诊断仪器的进步，时间-空间相关成像等超声新技术的应用，在早孕期可以有效早期检出心脏异位、反位、单心房、单心室、完全性心内膜垫缺损、左心发育不良综合征、右锁骨下动脉迷走、血管走行异常、心律失常等畸形。经阴道超声能提供更多帮助。

【中晚孕期多普勒超声监测】

1. **母胎血流监护** 双胎间血流动力学监测，强调双胎间差异。

2. **诊断复杂性双胎并发症**

（1）双胎之一死亡：单绒毛膜双胎一胎死亡后，存活胎儿作为供血儿向死胎胎儿供血引起贫血、缺血及脏器损伤，而大脑中动脉 PSV 是提示贫血的良好指标，存活胎儿 MCA-PSV>1.55MoM 发生脑损伤的风险提高，故对存活胎儿的超声多普勒监测十分必要。

（2）双胎之一合并畸形：见第十章内容。

（3）双胎选择性胎儿生长受限：sIUGR 是双胎血流动力学监测的重点内容。其分型基于脐动脉多普勒频谱特征。

近年研究结果表明 3D 能量多普勒评价子宫胎盘血流灌注情况，能在传统参数达到诊断 sIUGR 标准前双胎间就出现了胎盘灌注的变化。血管指数（vascularisation index，VI）与胎儿体重关联良好。

sIUGR 胎盘血管吻合支同时存在 A-V、A-A 吻合，A-A 吻合阻止双胎间输血的进展，动态经时观察和胎盘表面粗大吻合支的识别有助于诊断。

（4）双胎输血综合征：双胎儿间"第三循环"的存在，"供血儿"和"受血儿"不同的病理生理过程改变，使 TTTS 的多普勒监测尤为复杂。胎盘深部的 A-V 吻合的增多，而缺乏 A-A 吻合，使双胎输血过程不断进展。供血儿呈现低血容量的表现而受血儿为高血容量改变。评估双胎儿血流动力学指标，为 Quintero 分期提供依据。

除了 Quintero 分期以外，胎儿心脏结构及功能评估是另一重点。受血儿的血容量变化使右心室流出血流减少，进而引起肺动脉的狭窄、功能性闭锁。胎儿心脏功能的评估除了第一节提到的 CHOP 评分外，心脏做功指数（myocardial performance index，MPI）即 Tei 指数研究较多。有研究结果认为 MPI 之差较分别评价受血儿及供血儿 MPI 更有意义。

（5）双胎贫血-红细胞增多序列征：依据大脑中动脉峰值血流速度进行诊断及分期（见本章第一节），与 TTTS 不同，更关注供血儿贫血引起的血流动力学变化。此外，有不同中心的研究给出了 MCA-PSV 差值的界值，0.373 或 0.5 均有更好的诊断价值。

（6）双胎反向动脉灌注序列征：因为 TRAP 双胎间血流的明显不均衡，多普勒超声可早期诊断，至中孕期主要是监测进展，辅助临床干预措施的决定。

3. **胎盘、脐带的多普勒超声扫查** 多普勒扫查重点是评价复杂双胎胎盘灌注的差异，观察胎盘血管吻合的存在及类型，确定脐带入口的位置，识别单羊膜囊双胎间脐带的缠绕、打结等。

【复杂性双胎围术期多普勒超声监测】

1. **术前预测术后一胎死亡的风险** 与受血儿转归相关的因素有：脐动脉舒张期血流消失或反向（preoperative absent/reversed flow，A/REDF）、静脉导管 a 波反向、大脑中动脉收缩期峰值速度 >1.5M 等，后者 *OR* 值更高，术前 MPI 变化与受血儿的死亡相关。而供血儿的死亡相关的因素为脐动脉舒张期血流消失或反向及静脉导管 a 波反向。也有关于术前 UA-PI 的研究，但 A/REDF 更具显著意义。

2. **评估手术本身对双胎儿血流动力学的影响** 一般在术后一小时进行监测，没有显著的因手术操作带来的影响。

3. **术后评估** TTTS 胎儿镜术后受血儿的脐血流逐渐恢复，右心室梗阻程度及心脏功能改变也有明显改善至恢复正常。部分供血儿会因为灌注的突然改变导致心脏前负荷的增加而短暂出现心功能的恶化，同时静脉导管等血流频谱出现异常甚至胎儿水肿。术后应严格按照管理流程进行多普勒超声监测。

除了胎儿镜激光手术外,术后监测与评估还包括输血等宫内治疗的效果观察(见参考病例1)。

【双胎间血管吻合支的超声评价】

复杂性双胎胎盘的血管吻合支的类型分为A-A、V-V、A-V吻合,图14-2-8示复杂性双胎血管吻合支与双胎并发症的类型。位于浅表的较粗大的A-A和V-V吻合,使双胎间血流趋于压力稳定,而位于深层的A-V吻合,因压差而血液单向流动,导致不同程度的双胎输血。同时A-A的存在对A-V吻合起代偿作用,阻止双胎输血的进展。血管吻合支的类型及分布决定了双胎并发症的类型及对应的治疗方案。随着新的超声多普勒技术的不断问世,对胎盘血管吻合支的超声评价成为可能,HD-flow显示TRAP胎儿胎盘表面粗大的A-A吻合(图14-2-9),三维超声多模态成像显示胎盘内部A-V吻合。

辅助生殖技术提高了复杂性双胎胎盘形成血管吻合支的概率。吻合支受个体的胎盘大小、胎盘脐带入口位置以及吻合支类型等影响。胎盘表面大的A-A及V-V吻合导致向压力低的一侧迅速供血,是发展为TRAP序列征的机制(图14-2-8a)。胎盘深部A-V血管吻合支不平衡,导致血容量分配差异,引起双胎贫血-红细胞增多序列征及双胎输血综合征(图14-2-8b)。而胎盘A-V、A-A血管吻合支的不对称分布是形成胎儿宫内生长受限的潜在机制(图14-2-8c)。

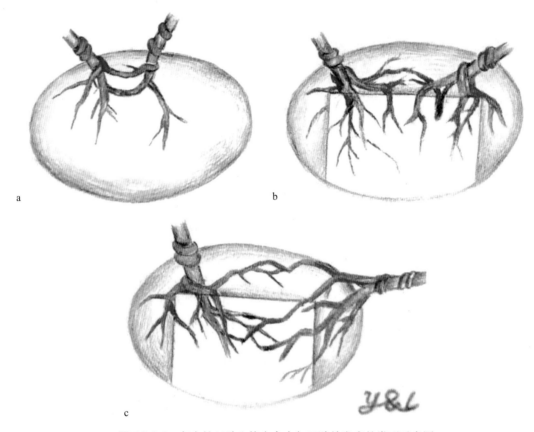

图 14-2-8　复杂性双胎血管吻合支与双胎并发症的类型示意图

a. TRAP 序列征的机制示意图;b. 为双胎贫血 - 红细胞增多序列征及双胎输血综合征的
机制示意图;c. 为选择性胎儿生长受限的机制示意图

【未来展望】

早孕期复杂双胎预警体系的建立,大样本的队列研究,大数据及人工智能的应用都是复杂双胎多普勒监测的未来前景。近年的主要热点是对胎盘吻合支的超声评价。采用多模态成像包括SMI、HD-flow、TUI等技术对胎盘表面及深层的不同类型的血管吻合进行定性及定量观察。新近问世的新的血流成像技术如R-flow及Slow-flow等也适合对胎盘吻合支的观察,尚需要大样本多中心的研究结果。因MCDA双胎的血管吻合支是在早孕期胚胎和胎盘建立循环时所形成的,所以早孕期的观察,特别是经阴道筛查值得挑战。此外,对复杂双胎心功能的评价也在不断深入的过程中。

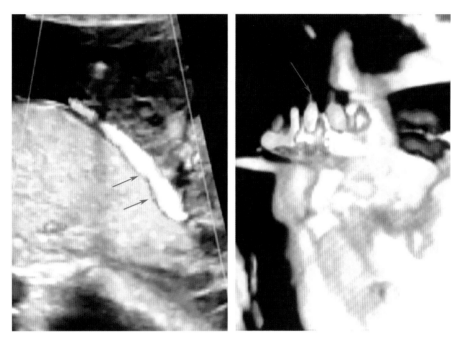

图 14-2-9　HD-flow
HD-flow 显示 TRAP 胎儿胎盘表面粗大的 A-A 吻合（箭头所示）

【管理流程】（表 14-2-1）

表 14-2-1　复杂性双胎血流多普勒超声监测的管理流程

早孕期	☐ 早孕期遗传学筛查	☐ TR、DV、ARSA 等
	☐ 早孕期结构筛查	☐ 早孕期胎儿心血管畸形筛查
		☐ 早期识别 TRAPS
中晚孕期	☐ 母胎血流监护	☐ 16 周起每 2 周监测 UA-PI
		☐ 20 周起每 2 周监测 UA-PI、MCA-PSV
	☐ 诊断复杂性双胎并发症	☐ TRAPS 脐带血流，无心胎单脐动脉并反向灌注
		☐ UA 舒张期血流，明确 sFGR 分型
		☐ UA、MCA、DV、UV 各参数，明确 TTTS 分期
		☐ MCA-PSV，明确 TAPS 分期
	☐ 灌注与胎盘血管吻合	☐ 双胎间胎盘灌注差异、吻合支的存在及类型
	☐ 脐带	☐ 双脐带插入点、脐带缠绕、打结等
围术期	☐ 术前	☐ UA、MCA、DV、UV 各参数预测术中及术后风险
		☐ TTTS 胎儿心功能评价
	☐ 术后	☐ 监测术后血流动力学变化
		☐ TTTS 胎儿心功能变化

【参考病例】

患者刘某,33 岁。

临床病史、体征:自然妊娠,单绒毛膜双胎,因"腹痛伴腹胀半个月近 3 天加剧"于当地产检超声发现双胎羊水异常来诊。

超声所见:孕妇自述孕周 22^{+6} 周。胎儿 A 超声测量值(超声估测孕周为 22^{+2} 周):胎儿超声测量值:双顶径约 5.5cm,头围约 20.0cm,腹围约 18.1cm,股骨长约 3.6cm,肱骨长约 3.5cm。胎儿心率约 123 次/min。EFW:495g ± 72g。羊水最大深度约 9.1cm。检查过程中,胎儿脐动脉 S/D:4.5;PI:1.6。大脑中动脉 S/D:3.2;PI:1.5;RI:0.8;PSV:31.0cm/s。脐静脉及静脉导管血流频谱未见明显异常。检查过程中膀胱大小约 2.6cm × 1.8cm。

胎儿 B 超声测量值(超声估测孕周为 20^{+2} 周):胎儿超声测量值:双顶径约 4.6cm,头围约 17.3cm,腹围约 16.1cm,股骨长约 3.1cm,肱骨长约 3.2cm。胎儿心率约 126 次/min。EFW:355g ± 52g。未见明显羊水液性暗区。检查过程中胎儿脐动脉 S/D:5.1;PI:1.7;脐动脉舒张期血流一过性消失。大脑中动脉 S/D:3.6;PI:1.5;RI:0.7;PSV:24.8cm/s。脐静脉及静脉导管血流频谱未见明显异常。检查过程中未见充盈膀胱。胎儿皮肤略增厚。

超声提示:中期妊娠,双胎(考虑 TTTS Quintero 分期 III 期)。

其他辅助检查:羊水穿刺,未见明确有致病性 CNV。

经过随访:入院后行胎儿镜激光手术,术后动态监测双胎血流动力学恢复正常,术后 1 个月超声所见:胎儿 A 超声测量值(超声估测孕周为 27^{+1} 周),EFW:1 004g ± 147g。羊水最大深度约 6.1cm。脐静脉、大脑中动脉及静脉导管血流频谱未见明显异常。检查过程中膀胱大小约 2.5cm × 2.0cm。胎儿 B 超声测量值(超声估测孕周为 25^{+6} 周):EFW:896g ± 131g。羊水最大深度约 6.7cm。脐静脉、大脑中动脉及静脉导管血流频谱未见明显异常。检查过程中膀胱大小约 1.1cm × 1.2cm。可见双胎儿静脉导管血流频谱(图 14-2-10a),持续监测至 31 周,体重较小胎儿静脉导管血流未探及,出现宫内闭塞(图 14-2-10b),查阅文献后密切监测双胎血流动力学变化,始终平稳,小胎儿静脉导管始终处于闭合状态,于 34^{+4} 周行剖宫产,后新生儿监护。出生 24 小时新生儿超声复查两婴儿静脉导管,较大胎儿静脉导管仍处于开放状态,较小胎儿静脉导管闭合。生后 2 周较小胎儿出院,较大胎儿因急性呼吸窘迫及 NEC 留院治疗一个月后出院,两个婴儿观察至今生长发育正常。

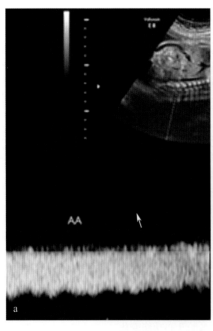
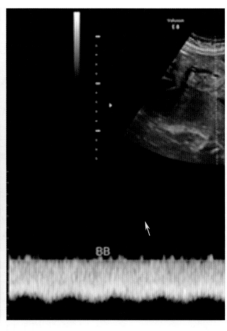

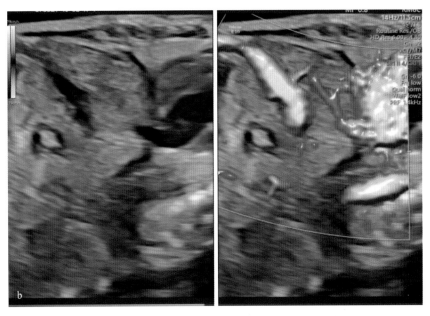

图 14-2-10　参考病例示意图

a. 静脉导管血流频谱；b. 体重较小胎儿静脉导管血流未探及

思　考

1. 超声监测静脉导管的操作规范及主要参数。
2. 复杂性双胎多普勒监测的主要内容及意义。

（杨泽宇　廖姗姗）

参 考 文 献

1. Khalil A, Rodgers M, BaschatA, et al. ISUOG Practice Guidelines: role of ultrasound in twin pregnancy. Ultrasound Obstet Gynecol, 2016, 47 (2): 247-263.

2. 葛会生, 何欢, 漆洪波. 英国皇家妇产科医师学会单绒毛膜双胎处理指南 (2016) 要点解读 (一). 中国实用妇科与产科杂志, 2017, 33 (9): 920-925.

3. Zheng Z, Chen L, Yang T, et al. Multiple pregnancies achieved with IVF/ICSI and risk of specific congenital malformations: a meta-analysis of cohort studies. Reprod Biomed Online, 2018, 36 (4): 472-482.

4. Gappborn E, Sananes N, Guerra F, et al. Predictive value of cardiovascular parameters in stages 1 and 2 of twin-to-twin transfusion syndrome. Prenat Diagn, 2014, 34 (9): 908-914.

5. Rychik J, Tian Z, Bebbington M, et al. The twin-twin transfusion syndrome: spectrum of cardiovascular abnormality and development of a cardiovascular score to assess severity of disease. Am J Obstet Gynecol, 2007, 197 (4): 392-394.

6. Sun W, Yin S, Wei Q, et al. Three-dimensional power Doppler ultrasound evaluation of placental blood flow in normal monochorionic diamniotic twin pregnancies. BMC Pregnancy Childbirth, 2018, 18 (1): 1-7.

7. Sun W, Liu J, Zhang Y, et al. Quantitative assessment of placental perfusion by three-dimensional power Doppler ultrasound for twins with selective intrauterine growth restriction in one twin. Eur J Obstet Gynecol Reprod Biol, 2018, 226: 15-20.

8. Bhide A, Acharya G, Bilardo C M, et al. ISUOG Practice Guidelines: use of Doppler ultrasonography in obstetrics. Ultrasound Obstet Gynecol, 2013, 41 (2): 233-239.

9. Wohlmuth C, Boudreaux D, Moise K J, et al. Cardiac pathophysiology in twin-twin transfusion syndrome: New insights into its evolution. Ultrasound Obstet Gynecol, 2017, 51 (3): 341-348.

10. 廖姗姗, 刘彩霞. 产前超声测量正常双胎脐动脉与大脑中动脉血流指数的临床应用价值. 中国计划生育和妇产科, 2019 (8): 27-32.

第十五章

胎儿镜技术

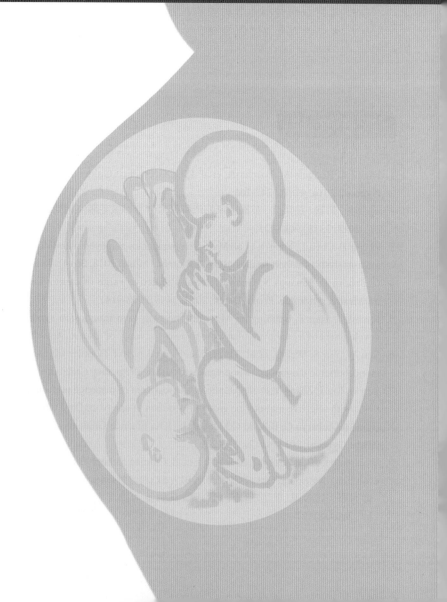

胎儿镜治疗是胎儿医学的重要宫内治疗手段,是胎儿宫内介入治疗的代表性技术。在双胎妊娠疾病当中,其主要应用于单绒毛膜双胎并发症,例如双胎输血综合征的激光血管凝固术、双胎反向动脉灌注序列的选择性减胎术等。

第一节　胎儿镜激光治疗

关键点

1. 适应证　胎儿激光治疗的主要适应证为双胎输血综合征、选择性胎儿生长受限、双胎贫血-红细胞增多序列等;以上疾病须严格依据病史和超声检查进行诊断并同时评估病情及预后。

2. 操作要点　寻找确定目标血管交通支,并快速准确凝固;同时注意监测母体、胎儿及其他附属物状态。

3. 围术期管理　胎儿镜术后每 1~2 周进行超声多普勒胎儿血流监测是围产期管理的关键;此外,需要多学科合作制订检查和治疗方案,同时预防早产和早产胎膜早破的发生是改善治疗预后的重要措施。

【概述】

胎儿镜激光治疗(fetoscopic laser surgery,FLS)是胎儿镜宫内治疗技术的一种。其通过胎儿镜将激光导线置入宫腔,通过激光将目标凝固,以达到治疗目的,其中最为经典的案例即为胎儿镜激光凝固胎盘血管交通支。

【设备】

胎儿镜激光治疗的设备主要包括:胎儿镜及镜鞘;穿刺套件;影像系统;激光发生装置;激光导线等(图15-1-1)。

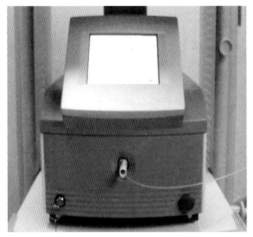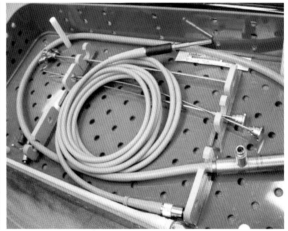

图 15-1-1　激光发生装置和胎儿镜设备

胎儿镜激光治疗使用的血管凝固激光的功率需求一般在 20~40W。其主要特点为在凝固红细胞的同时,并不损伤血管壁。当然这必须是短时间内的激光凝固操作,长时间的连续操作仍然有损伤血管壁造成出血的可能。

【适应证】

1. **双胎输血综合征**　胎儿镜下胎盘表面血管激光凝结术是唯一从病理学层次治疗双胎输血综合征的手段,其手术指征和手术时机如下:

(1)Quintero 分期 Ⅱ~Ⅳ 期。

(2)Quintero 分期 Ⅰ 期,并且孕妇腹胀症状进行性加重以及羊水异常有加重趋势者,需要严密观察,酌情处理,可以参考胎儿心功能费城儿童医院 CHOP 评分等 TTTS 补充评估系统进行手术指征判断。

(3) 妊娠 18~26 周。

2. 其他疾病 选择性胎儿生长受限、双胎贫血 - 红细胞增多序列等。

【麻醉方法】

1. 局部麻醉 利多卡因局部浸润麻醉是最广泛使用的麻醉方法。这种麻醉方法能够尽量减少对于母体和胎儿的麻醉风险。

2. 椎管内麻醉 此麻醉方法适用于可能需要同时进行宫颈环扎术和手术时间较长的病例,例如前壁胎盘预计手术时间长者、术前宫颈缩短者、不能耐受长时间卧姿者。

3. 术中镇静 与其他腔镜手术不同,在胎儿镜手术,胎儿作为无法避开的干扰因素,经常以为胎动而影响手术操作。并且,因为孕中期的全身麻醉对于胎儿的影响尚不明确。当胎动频繁时,镇静剂常被用来减少胎动。

【技术种类】

胎儿镜激光治疗最主要应用是治疗双胎输血综合征,这也是这种技术应用最广泛,治疗术式发展最多和最具代表性的领域。下面就以激光治疗双胎输血综合征为例,来介绍胎儿镜激光治疗技术。目前的 3 种常见的激光凝固血管交通支技术,具体术式选择需要根据具体情况及术者掌握技术情况选择手术治疗方式:

1. 非选择性血管交通支凝固术 使用激光凝固全部通过两胎儿之间隔膜的血管。

2. 选择性血管交通凝固术 经胎儿镜确定为双胎之间血管交通支的血管,根据交通支类型有序、依次进行激光凝固:首先是动脉 - 静脉交通支(供血儿动脉至受血儿静脉),然后是静脉 - 动脉交通支(供血儿静脉至受血儿动脉),最后是动脉 - 动脉交通支和静脉 - 静脉交通支。

3. Solomon 技术 在选择性血管交通支凝固术之上发展而来,在选择性血管凝固的基础上,对凝固点之间的胎盘区域进行连续线状激光凝固,并连接各个凝固点(图 15-1-2)。

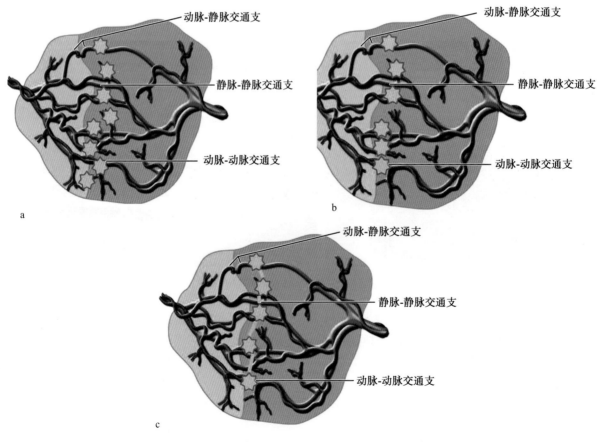

图 15-1-2 三种激光凝固术示意图

a. 非选择性凝固术;b. 选择性凝固术;c. Solomon 技术

【手术操作】

1. **术前定位** 术前超声定位确定胎儿情况及穿刺点位置。穿刺位置的选择以胎儿镜有效活动范围能过覆盖所有可能的目标范围为标准。当治疗双胎输血综合征时,穿刺点位置尽量满足胎儿镜观察范围能够观察整个供血儿。穿刺点范围尽量远离胎盘边缘和子宫下段。并且注意脐带膜部插入和膜内走行血管,以免造成不必要的损伤。较为简单的确定穿刺点的方法:超声确定两个胎儿的脐带胎盘插入点,穿刺点尽量在这两点的两线的母体腹壁投影上或者投影线附近。同时确定供血胎儿长轴,穿刺点位尽量使胎儿镜垂直或朝向长轴。

2. **建立胎儿镜操作通道** 目前主要的穿刺套管包括硬性套管和软性套管两种,在对后壁胎盘病例进行操作时,可以选择软性穿刺套管。穿刺时可以选择螺旋向下(向宫腔方向)置入穿刺套件。穿刺通道建立成功后,可以同时采集羊水标本用于遗传和生化检查。

3. **寻找激光凝固目标** 以治疗双胎输血综合征的胎盘表面血管交通支激光凝固术为例,在进行凝固之前,需要确定目标血管。在之前选择穿刺点的基础之上,首先在胎儿镜下确定两个脐带的胎盘插入部位和两个胎儿之间的羊膜间隔,如果是双胎输血综合征,由于双胎之一羊水过少,其中一层胎膜覆盖在胎盘表面(偶有覆盖在子宫壁上),形成两侧羊膜,进而使羊膜间隔更加清楚,并且通过受血儿的羊膜腔就能清楚地观察到供血儿侧的胎盘表面血管。然后确定血管来源、血管走行,进而判断交通支类型。

4. **激光凝固** 凝固血管时,尽量使激光束与血管附着部位胎盘表面垂直,使用连续凝固方式,凝固血管长度为1cm左右。如可能,尽量将交通支两个方向的血管全部凝固。使用功率为30W左右,根据血管情况适当调节。如血管粗大,可以适当降低功率,以免仅凝固血管外层,而管芯血红细胞没有凝固。

5. **术后** 手术结束后取出,超声确认是否有出血和胎儿宫内情况。可行血流超声多普勒检查。

【术前评估】

1. **病情评估** ①胎儿宫内手术施术的主体是胎儿,但却需要母体共同承担风险,其中包括生理上的、心理上的、伦理上的诸多风险和压力。因此,在进行胎儿宫内治疗之前必须明确诊断和手术指征,必要时需要所在单位进行伦理委员会审核。②目标疾病的严重程度直接影响胎儿镜宫内治疗的效果。术前需要对胎儿疾病进行病情严重程度和预后的评估,以便于掌握整个治疗的进展。③在前两项基础之上,还需要充分的知情告知,鉴于胎儿宫内治疗的特殊性,除手术相关风险之外,还需详尽地、客观地、如实地告知患者胎儿治疗的成功率、预后情况以及备选处理方案等,甚至应告知本单位近年的治疗情况,以便患者充分了解手术利弊,知情选择。

2. **超声评估** 胎儿镜激光治疗手术前,需要仔细评估胎儿及其附属物的宫内情况,主要包括胎盘位置:胎儿镜激光治疗的主要目标是胎盘表面的血管交通支,由于术中激光的照射方向需要尽量与目标血管平面保持垂直,因此在术前需要尽量设计手术通道以保证达到上述目标。胎儿镜的穿刺通道应该距离胎盘边缘5cm以上,并且需要术中同时进行羊水减量的病例,应当考虑宫腔容积改变之后胎盘位置的变化。

3. **母体病情评估** 随着胎儿宫内治疗的广泛开展,母体严重的并发症时有发生,严重的穿刺点出血;凝血功能障碍;严重的感染等。胎儿宫内治疗的重要前提就是母体安全。因此,术前判断母体状态是否适合宫内治疗是胎儿治疗的重中之重。术前需要了解母体的凝血和感染情况,是否存在先兆流产、前置胎盘、妊娠期高血压疾病等母体并发症和合并症。

4. **设备检查** 胎儿镜宫内激光治疗涉及复杂的治疗设备。单位实施手术空间内所需设备密度大。术前需要检查各种设备是否能够有效工作。检查设备的使用安全情况。建议实施手术单位建立专门的术前设备检查流程(图15-1-3)。

【术中监测】

1. **胎儿术中监测** ①实时监测胎儿宫内安危情况是胎儿宫内手术的实施重点,但由于胎儿这名患者的特殊性,对其进行传统的手术术中监测较为困难,目前主要使用超声多普勒技术评价胎儿的各项指标,例如超声血流多普勒检测等手段评估胎儿宫内状态。②监测胎盘等附属物状态,例如如需术中同时行羊水减量的患者,需要监测胎盘厚度是否存在胎盘早剥等情况的发生。③宫缩情况和宫颈长度:预防胎儿宫内治疗之后的流产、早产和早产胎膜早破一直是胎儿手术治疗医师关注的重点,虽然很多研究并不支持术后的流产、早产和早产胎膜早破与围术期的临床表现有明显的统计学相关性,但是术中频繁宫缩仍需及时控制;术后需进行宫颈情况检查,对有明显宫颈形态变化的患者,可以考虑进行宫颈环扎术。

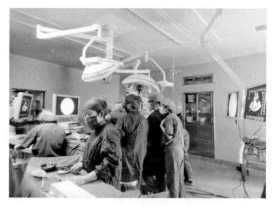

图 15-1-3　胎儿手术室全貌

【术后监测】

1. 术后监测　术后监测的主要目的是观察治疗效果和预防术后并发症的发生。

(1)术后 24 小时超声复查确定手术治疗效果:①病情是否恢复或进展;②胎儿血流多普勒情况;③胎儿存活;④宫颈长度及形态。

(2)术后每周复查超声了解胎儿生长发育、羊水情况、胎儿各种血流多普勒情况、胎儿心脏功能、宫颈长度、是否存在双胎贫血 - 红细胞增多序列征(TAPS)和 TTTS 复发等。

(3)定期检查凝血功能及血常规,注意腹痛、阴道流血及阴道分泌物。

(4)在强调胎儿治疗的重点监测之外,我们也不能忽视普通产科检查。

2. 分娩后处理　检查胎盘、脐带(如果有一胎胎死宫内需要检查死胎),确认胎盘绒毛膜性质与手术效果,条件允许需要行胎盘血管灌注进一步确认手术效果。

【并发症及处理】

1. 穿刺点出血　手术操作前应当详细确认穿刺区域(尤其是腹壁)的血管情况,穿刺操作时,超声引导下尽量避开血管。术后短期出血可能是由于穿刺造成的血管损伤,若盆腹腔出血较多,观察血红蛋白下降明显,应立即行腹腔镜甚至开腹止血。

2. 凝固血管出血　凝固血管出血是胎儿镜激光治疗较为严重的并发症之一,可能短时间内即造成胎儿死亡,并且由于胎儿镜手术环境为羊水,少量的出血即可造成羊水浑浊,严重影响手术视野,无法进行抢救操作。一旦出现凝固血管出血,可以立即进行羊水灌注和羊水置换,增加羊膜腔压力压迫血管以减少出血,同时置换羊水使术野尽量清晰,快速凝固出血点上下游血管减少出血。

3. 感染　感染是介入性宫内治疗均可能发生的并发症,感染可致胎膜早破及流产。严格注意无菌操作,合理应用抗生素预防感染。术前应充分准备及消毒,保持穿刺点及外阴、阴道清洁,特别对术前有阴道出血者应提前应用抗生素预防感染,术后出现阴道出血者需加强管理,一旦出现发热症状,合理应用抗生素。胎膜早破是胎儿镜宫内治疗的主要并发症。

4. 流产、早产和未足月胎膜早破　流产、早产和未足月胎膜早破是胎儿介入治疗的最主要并发症,随着胎儿镜治疗操作技术的成熟,以及学习曲线的原因,总的发生率趋于稳定,但是目前并不能消除。若出现流产、早产迹象应卧床休息、保胎、对症治疗,提高胎儿存活率。如出现早产胎膜早破同普通双胎妊娠处理。

5. 一胎胎死宫内　双胎之一胎死宫内也是常见的术后并发症,首先需要确定存活胎儿状态,是否需要尽快终止妊娠,如果有存活能力,可以尽快终止妊娠。如果存活胎儿状态良好,注意评估其中枢神经系统发育情况,可行胎儿头部磁共振检查。注意发生胎儿血管栓塞综合征的可能。需定期复查母体凝血功能及血常规,早期发现和预防 DIC。其余同普通双胎一胎胎死宫内处理。

【未来展望】

胎儿镜宫内激光治疗是极具发展潜力的宫内治疗手段,目前正在扩展胎儿镜治疗的适应证范围是胎儿医学的研究重点。此外,如何降低并发症的发生率也是未来研究的重点。例如降低 PPROM 的发生率,随着胎儿镜操作技术的发展,单纯通过提高操作技术来减少 PPROM 的发生率愈发艰难。目前主要是通过新技术和新方法来实现减少 PPROM 的发生的目的,例如使用凝胶海绵封闭子宫和羊膜穿刺孔以减少 PPROM 的发生。

【管理流程】(表 15-1-1)

表 15-1-1 胎儿镜激光血管凝结术流程

□ 术前病史确认				
	□ 术前基本信息采集			
	□ 术前诊断		□ TTTS □ 分期 □ 其他疾病	
	□ 拟麻醉方式		□ 局部麻醉 □ 全麻 □ 椎管内麻醉	
□ 术前部分				
	□ 术前超声检查	□ 胎盘位置确认	□ 前壁胎盘	
			□ 后壁胎盘	
			□ 左侧壁 □右侧壁 □ 宫底部 □ 前置胎盘	
		□ 胎儿位置		
		□ 脐带插入点		
		□ 宫颈	□ 宫颈长度	
			□ 宫颈开放 □ 内口开放	
	胎儿染色体检查 (羊水培养)	□ 做 □ 不做		
□ 手术操作部分				
	术中超声定位	□ 脐带插入点		
		□ 胎盘横轴		
	穿刺器进入	□ 穿刺进入超声确定 □ 留取羊水标本 □ 置入胎儿镜		
	胎儿镜进入后操作	□ 寻找重叠间膜		
		□ 寻找供血儿(以 TTTS 为例)		
		□ 确认血管交通支并记录		
		□ 选择激光凝结方法	□ 非选择性血管交通支凝固术(NSLCPY)	
			□ 选择性血管交通凝固术(SLCPV)	
			□ Solomon 技术	
		□ 记录凝结血管交通支	□ 动脉 - 动脉交通支	
			□ 静脉 - 静脉交通支	
			□ 动脉 - 静脉交通支(供血儿 - 受血儿)	
			□ 静脉 - 动脉交通支(供血儿 - 受血儿)	
		□ 激光凝结术后检查 □ 复通 □ 出血		

续表

	羊水减量	□ 减量□ 未减量	□ >1 500ml　□ >3 000ml　□ 羊水深度 <7cm
	术中超声复查	□ 胎心率	□ 胎心率₁　□ 胎心率₂
		□ 脐动脉舒张期血流₁	□ 正常　□ 消失　□ 反向
		□ 脐动脉舒张期血流₂	□ 正常　□ 消失　□ 反向
		□ 羊水最大深度₁	
		□ 羊水最大深度₂	
		□ 穿刺点是否有出血	□ 正常　□ 出血
		□ 宫颈长度	
	阴道窥器检查	□ 宫颈情况	□ 正常　□ 缩短　□ 开放
		□ 阴道消毒	
	母体监测	□ 症状	□ 腹胀　□ 腹痛　□ 紧缩感
		□ 体征	□ 心率　□ 血压　□ 血氧
			□ 宫缩情况
	宫缩抑制剂	□ 术前使用	□ 使用　□未使用
		□ 术后使用	□ 使用　□未使用
		□ 钙通道阻滞剂　□ 催产素受体拮抗剂	
□ 术后			
	术后 24 小时超声检查	□ 病情是否恢复或进展	□ 正常　□ 缓解　□ 无改变　□ 加重
		□ 胎儿血流多普勒	□ 正常　□ 异常
		□ 胎儿是否存活	□ 供血儿存活　□ 受血儿存活
		□ 宫颈长度及形态	□ 正常　□ 缩短　□ 内口开放　□ 完全开放
	术后每周超声监测	同上	
	术后 4 周胎儿神经系统 MRI	□ 供血儿胎儿神经系统 MRI　□ 受血儿胎儿神经系统 MRI	
	一胎胎死宫内监测	□ 感染指标	□ 血常规　□ CRP　□ 降钙素原
		□ 凝血功能指标	□ 凝血功能　□ 血小板
	胎盘检查	□ 胎盘血管灌注	□ 是　□ 否
		□ 是否有手术遗漏血管	□ 是　□ 否
	母体检查	□ 症状	□ 腹胀　□ 腹痛　□ 紧缩感　□ 胎动
		□ 体征	□ 血压监测
		□ 辅助检查	□ 血常规　□ 凝血功能
□ 随访			

续表

	随访新生儿	□ 1个月	□ 存活　□ 死亡
			神经系统:□ 正常　□ 异常
		□ 6个月	□ 存活　□ 死亡
			神经系统:□ 正常　□ 异常
		□ 1岁	□ 存活　□ 死亡
			神经系统:□ 正常　□ 异常
	随访母体	□ 术后情况	□ 术后感染　□ 胎膜早破　□ 流产　□ 出血
		□ 产后情况	□ 阴道分娩　□ 剖宫产
			□ 产后出血　□ 产后感染

【参考病例】

患者于某,24岁。

主诉:双胎妊娠 5 个月余,腹胀伴进行性加重 3 天。

现病史:患者孕期定期产检,早期超声检查提示单绒毛膜双羊膜囊双胎妊娠。患者 3 天前开始出现腹胀,并逐渐加重,无腹痛及下腹紧缩感。并且自觉胎动减少 2 天。孕期无头晕、头痛,无胸闷憋喘,无视物不清,双下肢无水肿。

既往史:G_1P_0,否认心脏病、糖尿病及高血压病史。

查体:体温 36.7℃,脉搏 110 次/min,血压 128/75mmHg,呼吸 18 次/min。神清语明,无贫血貌。心肺听诊未闻及异常,腹膨隆,张力大,无压痛,偶触及宫缩,强度弱。产科查体:宫高 30cm,腹围 97cm,胎心率 1:149 次/min;胎心率 2:148 次/min;消毒内诊:外阴发育正常,阴道畅,宫颈质软,居中,消 50%,宫口未开。骨及软产道未见明显异常。

辅助检查:彩超(本院超声,就诊当日,其中胎儿 1 为受血儿,胎儿 2 为供血儿)。

胎儿 1:双顶径约 5.4cm,头围约 24cm,股骨长约 2.1cm。胎儿心率 1:135 次/min。

胎儿 2:双顶径约 5.1cm,头围约 21cm,股骨长约 2.0cm。胎儿心率 2:136 次/min。

羊水深度 1:13.0cm。

羊水深度 2:1.0cm。

胎儿膀胱影像 1:可见。

胎儿膀胱影像 2:消失。

脐动脉 S/D1:2.6。

脐动脉 S/D2:舒张期血流反向。

母体宫颈长度:1.9cm。

胎盘附着在子宫部分前壁及左侧壁,胎盘厚度约 2.0cm。成熟度 0 级。

入院诊断:①双胎输血综合征(Quintero 分期Ⅲ期);② G_1P_0,妊娠 23^{+5} 周,LSA/LOA(单绒毛膜双羊膜囊双胎),先兆流产。

治疗:知情选择后,患者选择了胎儿镜胎盘血管交通支激光凝结术治疗,患者在脊髓联合阻滞麻醉下进行了选择性血管凝结术。患者前壁胎盘,术前超声检查子宫右侧有手术穿刺窗口,使用了弧形胎儿镜进行手术操作,穿刺点选择距离胎盘边缘 5cm 以上部位进行。术中共凝结动脉-动脉交通支 4 对,动脉-静脉交通支 4 对,静脉-动脉交通支 2 对,静脉-静脉交通支 2 对。血管凝结术后行羊水减量术,恢复受血儿羊水深度至 7cm。术后阴道检查发现患者先兆流产并且伴有宫颈形态改变,同时行宫颈环扎术。

预后:患者术后定期超声检测,于术后 2 天双胎羊水恢复正常。于妊娠 36 周先兆临产,并且胎先露为混合臀,行剖宫产终止妊娠。术后行胎盘灌注激光手术效果。

思　考

1. 胎儿镜胎盘血管交通支激光凝结术治疗双胎输血综合征的手术指征。
2. 胎儿镜胎盘血管交通支激光凝结术穿刺点的选择。

（尹少尉　刘彩霞）

第二节　胎儿镜术后母体并发症

关键点

1. 胎儿镜手术前需要充分的术前准备,包括母儿手术风险评估,尤其对于可能影响术后恢复的因素进行评估,以降低术中及术后风险。详细告知母儿远近期并发症及可能采取的预防措施,告知母儿预后。

2. 有针对性观察患者是否出现早期并发症的表现,做到早发现、早处理。对于双胎输血综合征胎儿镜术后的患者需要加强出入量管理,严格控制入量。

【概述】

胎儿镜下胎盘吻合血管激光电凝术(fetoscopic laser photocoagulation of chorioangiopagous vessels, FLOC)是 TTTS Ⅱ期~Ⅳ期的一线治疗方法。胎儿镜术后并发症的管理,是围术期管理的关键环节,采取有效的措施预防并发症的出现尤为重要,一旦发生术后并发症要及时采取针对性处理措施,确保围术期患者安全。国内外围绕胎儿镜术后围产儿近远期结局的文献报道较多,但对母体围术期并发症及母体循环系统改变的报道相对少见。本节主要介绍胎儿镜手术的母体并发症。

【临床表现】

胎儿镜作为介入性手术,术后可能会出现与介入性手术相关的常见产科并发症,常见的并发症如胎膜早破(PROM)、早产、羊水渗漏、出血、感染,其中以胎膜早破、流产和早产最为常见,主要表现为术后频繁宫缩,阴道流血、排液等。偶尔可能会发生一些严重的危及孕妇生命的母体并发症,如羊水栓塞、肺栓塞、镜像综合征、肺水肿、胎盘早剥等。临床表现为孕妇呼吸、循环、凝血功能异常,孕妇出现气急、气喘,心率增快不能平卧,甚至出现血压的下降。

研究发现,术后 24 小时内,多数 TTTS 患者行胎儿镜术后或进行羊水减量术后,会出现显著的血液稀释表现。患者血液中 Hb、HCT 及 Alb 呈线性下降,如稀释较轻微常常不需要特殊治疗母体血红蛋白于术后 2 周可自行恢复至术前水平。其机制为 TTTS 患者常合并轻度贫血、妊娠期高血压疾病或子痫前期等并发症,TTTS 宫内干预时进行的羊水减量术,降低了子宫张力、缓解母体的压迫症状从而解除子宫对下腔静脉的压迫,导致平均动脉血压和总血管阻力下降,心排血量增加,这些血流动力学改变在术后 4~6 小时内明显,并持续至少 24 小时。此外,血液的稀释是否与 TTTS 导致的体内一些激素、细胞因子或血管活性物质的浓度改变相关,目前仍需要进一步研究。如术后出现血红蛋白下降,应排除有胎盘早剥或胎盘出血破入羊膜腔等可能,术后贫血多为稀释性贫血,同时合并低蛋白血症,两者都会加重心脏负担。贫血症状加重可能导致孕妇心脑等重要脏器的血供减少,应严密观察孕妇有无头晕、头痛等不适症状。

【辅助检查】

胎儿镜术后的辅助检查包括血液常规、生化、心肌酶谱、血感染性指标的检测以及生命体征的监测。对于有胸闷气急的孕妇,需要进行氧饱和度(SO_2%)监测,必要时需要行动脉血气分析,还需要行胸部 X 线摄片或 CT、CTA 排除肺水肿和肺栓塞性疾病,同时需行成人心脏超声及下肢静脉超声了解患者心功能情况及有无下肢血栓存在。对于血红蛋白进行性下降的孕妇需要及时行盆腹腔超声检查了解有无腹腔内出血或羊水渗漏。

【诊断】

1. **术后胎膜早破**　文献报道术后第 7 天和第 28 天胎膜早破的发生率分别为 1.1% 和 30.2%。也有文献报道术后 2 周内胎膜破裂的发生率为 5%。胎膜早破的主要表现为术后阴道排液,同时伴阴道液 pH 测定或胰岛素样生长因子结合蛋白 -1 检测阳性。如大量排液,超声可见胎儿羊水池深度急剧减少。

2. **早产**　文献报道发生率为 9.3%。早产亦为导致新生儿近远期并发症的独立高危因素。分娩孕周越早,存活儿远期神经系统受损风险越高。早产表现为间歇性宫缩伴宫口的进行性扩张。

3. **羊膜渗漏**　文献报道(3.8%),在一些中心的研究中,所有 FLOC 术后羊膜渗漏患者均有绒毛膜羊膜分离,这被认为是胎膜早破或早产的危险因素。少数羊水渗漏到腹腔导致宫腔内羊水过少,而超声提示腹腔内肝肾隐窝或盆腔无回声区伴肠管漂浮,孕妇通常无明显的不适,生命体征平稳,通常很快能被吸收。此并发症多无需处理。

4. **胎盘表面吻合血管出血**　激光光纤戳破胎盘胎儿面表面血管,羊水迅速被血液污染,而影响视野。可采用生理盐水置换,激光快速凝固出血点。如短期内未能凝固出血点,胎儿可在短期内死亡。文献报道发生率为 4.6%,多数中心术中胎盘表面吻合血管出血的病例发生在开展胎儿镜技术的早期,在之后的手术中,随着手术经验的积累,胎盘表面吻合血管出血的发生率明显下降。

5. **绒毛膜羊膜炎(感染)**　是一种可能的与激光手术有关的不良事件,文献报道发生率约为 1.45%。表现为体温升高,白细胞计数及中性粒细胞增高,C 反应蛋白及降钙素原增高。羊水培养是诊断的金标准。

6. **胎盘早剥**　发生率约 1.29%。因胎儿镜术中行羊水减量,导致羊膜腔压力骤然降低,可引起胎盘早剥,与胎盘位置及术中是否穿过胎盘无关。轻型胎盘早剥临床表现不典型,重型可出现典型的持续性腹痛,腰酸背痛,严重可出现恶心呕吐、面色苍白、脉搏细弱、血压下降等休克症状。临床表现与阴道出血量不相符合。查体子宫张力高,硬如板状,压痛。重度胎盘早剥可伴随凝血功能的异常。

7. **羊水栓塞及肺栓塞**　极其罕见。TTTS 患者因羊水过多,导致羊膜腔内压力增高,胎儿镜进入子宫肌壁时损伤子宫体静脉或血窦,羊水被挤入血液循环后引起一系列临床表现,表现为骤然的低氧血症、低血压和凝血功能障碍。有些羊水栓塞的临床表现并不典型,仅出现低血压、心律失常、呼吸短促,或者仅表现为典型羊水栓塞的前驱症状,当临床表现不能用其他原因解释时,应考虑羊水栓塞。TTTS 的孕妇由于子宫过大,压迫下肢回流,卧床时间长,偶有术后出现下肢深静脉小血栓脱落导致肺栓塞,亦表现为呼吸困难和低氧血症。

8. **镜像综合征**　发生率约 2.9%,多见于 IV 期的 TTTS。由于胎儿水肿,母体也出现水肿。主要临床表现为母体稀释性贫血、外周水肿,循环负荷增加,部分临床表现与子痫前期相似,如高血压、尿蛋白等。严重的镜像综合征伴发肺水肿,发生率约 0.63%。表现为严重气急,呼吸困难,氧饱和度低,血气分析提示低氧血症。胸部 X 线及 CT 有助于诊断。肺水肿的出现可能与 TTTS 胎儿镜术后出现一过性回心血量增加,加重心脏负担,也可能与母体循环系统存在一系列的病理生理学改变,如醛固酮分泌增加、心房利钠肽分泌减少等相关。

【鉴别诊断】

胎儿镜术后如果出现血红蛋白的降低,需要排除是否存在胎盘早剥或腹腔内出血的可能。如果超声排除内出血,应该考虑血液稀释所致。如胎儿镜术后患者发生气急、胸闷症状,需要考虑肺栓塞或心功能不全、肺水肿。胸部 CTA 检查可以帮助排除肺栓塞。

【治疗】

1. 如胎膜早破或难免流产,发生在 <24 周,以引产为宜;若 ≥ 24 周,结合本地新生儿救治水平并根据患者及家属意愿综合决策(治疗详见未足月胎膜早破及早产处理)。术中应留取羊水进行培养,术后应给予抗生素预防感染,如出现体温升高、血象升高,了解有无宫体压痛,完善必要相关检查如血培养等。对于胎膜早破的孕妇如需要继续妊娠,需要积极预防感染,防止绒毛膜羊膜炎的发生。一旦有怀疑绒毛膜羊膜炎,需要及时终止妊娠。

2. 胎儿镜术中及术后 12~24 小时内需要加强母体的生命体征监护,一旦术中发现孕妇氧饱和度降低或出现循环、凝血功能障碍,需要及时排除羊水栓塞。抢救成功的关键在于早诊断、早处理,以及早用肝素(其病理生理及处理详见羊水栓塞章节)。一旦发生胎盘早剥,严重危及母儿生命,母儿的预后取决于处理的是否及时得当,应尽早识别、积极处理、及时终止妊娠、控制 DIC 及减少并发症,视病情发展必要时剖宫取胎。术后如出现镜像综合征,如胎儿水肿经宫内干预缓解后自然恢复,针对母体水肿等表现,临床上可应用小剂量利尿剂缓解母体水肿症状,补充白蛋白纠正低蛋白血症(其病理生理及处理详见镜像综合征章节)。肺水肿的处理予以高流量吸氧、镇静、利尿、解除支气管痉挛,对于无法改善者,予以有创或者无创机械通气。术后应准确记录出入量,严格控制入量,限制补液量及补液速度,发现出量少于入量时应输注白蛋白联合呋塞米及时利尿,输注白蛋白时应注意输注速率 1~2ml/min,使用前后建议静推呋塞米,防止血容量骤然增加,术后应严密监测,及时干预。

【预后】

FLOC 术母体并发症发生率较低,多数预后良好。仍有少数病例需要进入重症监护室 ICU 治疗观察,严重的并发症仍然值得关注。

【未来展望】

近几年研究发现 FLOC 术后孕妇血液呈稀释状态,需要警惕术后血液稀释对孕妇心肺功能带来的影响。目前对母体血流动力学改变的机制尚不明确,需要更多的基础研究来探讨母体血液稀释的机制,以更好指导术后的监测及治疗。

【管理流程】(表 15-2-1)

表 15-2-1 胎儿镜术后母体并发症的管理流程

胎儿镜术前	□　母体评估	□　孕妇血常规,生化全套,心肌酶谱 □　孕妇心肺功能评估(心电图,心脏超声) □　早产预测(宫颈长度)
	□　胎儿评估	□　疾病分期 □　胎儿心功能评估
	□　术前谈话	□　需要孕妇夫妻双方进行谈话,需告知胎儿镜手术近远期并发症
胎儿镜术后	□　胎儿	□　血流、羊水情况,供血儿膀胱 □　生长发育情况 □　胎儿头颅 MRI
	□　母体	□　术后当天生命体征监护 □　严格控制入量 □　注意血液稀释情况,必要时白蛋白、呋塞米使用

【参考病例】

患者郏某,24 岁。

主诉: 双胎妊娠停经 22^{+1} 周,腹胀 2 周。

现病史: 本次为 IVF 受孕,植入 2 枚胚胎,存活一枚。孕期定期产检,早期超声检查提示单绒毛膜双羊膜囊双胎妊娠。2 周前开始出现腹胀,无腹痛及下腹紧缩感。孕期无胸闷、咳嗽、呼吸困难,无头晕、头痛,无视物不清,双下肢无水肿。

既往史: G_1P_0,否认心肺疾病。

查体: 体温 36.8℃,脉搏 80 次 /min,血压 124/76mmHg,呼吸 18 次 /min。神清语明,无贫血貌。心肺听诊未闻及异常,腹膨隆,张力高,无压痛,偶触及宫缩,强度弱。产科查体:宫高 30cm,腹围 98cm,胎心率 1∶150 次 /min;胎心率 2∶150 次 /min。

辅助检查:

彩超(本院超声,就诊当日,其中胎儿 1 为受血儿,胎儿 2 为供血儿):

胎儿 1:双顶径约 5.4cm,头围约 24cm,股骨长约 2.1cm。胎儿 1 心率:135 次 /min。

胎儿 2：双顶径约 5.1cm，头围约 21cm，股骨长约 2.0cm。胎儿 2 心率：136 次/min。

羊水深度 1：13.0cm。

羊水深度 2：1.0cm。

胎儿 1 膀胱影像：可见。

胎儿 2 膀胱影像：消失。

脐动脉 S/D1：2.6，脑中血流及静脉导管血流正常。

脐动脉 S/D2：2.4，脑中血流及静脉导管血流正常。

母体宫颈长度：4.0cm。

胎盘附着在子宫后壁，胎盘厚度约 2.0cm。成熟度 0 级。

心电图及成人心脏超声（−）。

入院诊断：①双胎输血综合征（Quintero 分期 Ⅱ 期）；② G_1P_0，妊娠 22^{+1} 周，LSA/LOA，单绒毛膜双羊膜囊双胎。

治疗：患者选择了胎儿镜手术治疗，术后 12 小时，患者生命体征平稳，查体：无阳性体征，一套血化验（血常规＋凝血六项＋生化＋心肌酶谱）指标提示：HB 97g/L（术前 115），HCT 33.8%（术前 28），ALB 21g（术前 29.7g）明显下降，当日超声检查排除了胎盘早剥及腹腔内出血等异常情况，考虑术后血液稀释导致的贫血和低蛋白血症，予以严密监测，予以白蛋白 10g＋呋塞米 20mg，超声评估宫内的胎儿的情况较术前没有明显变化。术后 24 小时出现了咳嗽、气促、少量泡沫痰，查体：体温正常，脉搏 110 次/min，呼吸 26 次/min，SpO_2：92%，右肺下部可闻及湿啰音，立即以 3L 流量的吸氧，完善各项检查，血气分析提示（吸氧 3L/min）：pH 7.465，PO_2 68mmHg，PCO_2 26mmHg，成人心脏超声：双心房增大，肺动脉增宽，肺动脉收缩压中度增高，主动脉及肺动脉瓣轻度反流，心包腔少量积液（EF 57%，肺动脉收缩压 43mmHg），急查心肌酶谱 2 060pg/ml，胸片提示两肺纹理增多，肺动脉 CTA 及双下肢血管超声排除了肺栓塞可能，考虑肺水肿、心功能不全、低蛋白血症。予以监测生命体征持续吸氧，记录出入量维持负平衡，补充白蛋白、利尿，监测动脉血气、血常规、血生化、心肌酶谱，复查胸片、心脏超声及下肢血管超声，经上述治疗 5 天后患者各项指标明显好转，复查胸片提示：两肺纹理增多，较前明显好转。成人心脏超声提示：左心稍大，肺动脉稍宽，心包腔少量积液，左心室收缩功能未见明显异常（EF 55%，肺动脉收缩压 24mmHg），后出院继续于门诊每 2 周产检及监测胎儿宫内生长发育及血流情况。

预后：孕 34^{+1} 周因重度子痫前期剖宫产两个早产男婴，体重 2 050g/2 170g，评分 9-9/9-9，择期出院。

思 考

1. 在胎儿镜术后或者羊水减量术发生肺水肿的原因。

2. 如何防治胎儿镜或减量术后发生的肺水肿。

（孙路明　张路野）

胎儿镜胎盘血管激光凝固术

参 考 文 献

1. 国家卫生和计划生育委员会公益性行业科研专项《常见高危胎儿诊治技术标准及规范的建立与优化》项目组，胎儿镜激光治疗双胎输血综合征技术规范 (2017). 中国实用妇科与产科杂志 . 2017, 33 (7): 695-698.

2. Committee on Practice Bulletins—Obstetrics, Society for Maternal-Fetal Medicine. Practice Bulletin No. 169: Multifetal Gestations: Twin, Triplet, and Higher-Order Multifetal Pregnancies. Obstet Gynecol, 2016, 128 (4): e131-e146.

3. 尹少尉, 那全, 李秋玲, 等. 弧形胎儿镜治疗前壁胎盘双胎输血综合征的效果. 中华围产医学, 2013, 16 (5): 294-296.

4. 尹少尉, 张志涛, 栗娜, 等. 胎儿镜选择性胎盘血管交通支凝结术治疗前壁胎盘双胎输血综合征患者的临床结局及其影响因素分析. 中华妇产科杂志, 2015, 50 (5): 329-333.

5. Sago H, Hayashi S, Saito M, et al. The outcome and prognostic factors of twin-twin transfusion syndrome following fetoscopic laser surgery. Prenat Diagn, 2010, 30 (12-13): 1185-1191.

6. De Lia JE, Kuhlmann RS, Emery MG, et al. Maternal metabolic abnormalities in twin-to-twin transfusion syndrome at mid-pregnancy. Twin Res, 2000, 3 (2): 113-117.

7. Van Peborgh P, Morineau G, Bussieres L, et al. Twin-to-twin transfusion syndrome: Polyhydramnios-associated changes in maternal plasma volume and maternal plasma aldosterone concentrations a preliminary study. Fetal DiagnTher, 1998, 13 (3): 184-186.

8. Greimel P, Zenz A, Csapó B, Haeusler M, et al. Maternal Complications and Hemodynamic Changes Following Intrauterine Interventions for Twin-to-Twin Transfusion Syndrome in Monochorionic Diamniotic Twin Pregnancies. J Clin Med, 2019, 8 (5): 605.

9. Duffy, James Parry, Helen Umadia, et al. Outcome reporting across randomized trials and observational studies evaluating treatments for twin-twin transfusion syndrome: systematic review. Ultrasound Obstet Gynecol, 2018, 52 (5): 577-585.

10. Sacco A, Der Veeken L V, Bagshaw E, et al. Maternal complications following open and fetoscopic fetal surgery: A systematic review and meta-analysis. Prenat Diagn, 2019, 39 (4): 251-268.

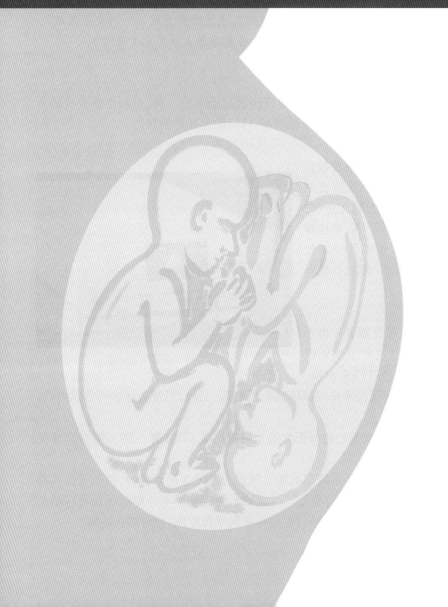

第十六章

选择性减胎术

　　随着辅助生殖技术的发展,多胎妊娠的发生率逐年增高,随之而来的早产、流产、胎儿发育异常及复杂性双胎的发生率也在不断增加。为了改善胎儿预后,我们有时不得不舍弃患病的胎儿,以确保共存胎儿的存活及生命质量。选择性减胎术主要包括药物性减胎与血管闭塞减胎术两种类型。前者适用于双绒毛膜双羊膜囊双胎妊娠,常用方法为胎儿胸腔或心腔注射氯化钾;后者适用于单绒毛膜双羊膜囊双胎妊娠,常用方法为射频消融、双极电凝、激光凝集等。

第一节　射频消融减胎术

关键点

　　1. 手术适应证及诊断　射频消融减胎术是应用在单绒毛膜双羊膜囊双胎妊娠的选择性减胎手术之中,胎儿激光减胎术的主要适应证为单绒毛膜双胎并发症,例如严重的一胎畸形、双胎反向动脉灌注序列、严重的选择性胎儿生长受限、严重的双胎输血综合征等;以上疾病须严格依据病史和超声检查进行诊断并同时评估病情及预后。比较常见的选择性减胎术,操作简单,损伤小,易于掌握,且需要伦理审批。

　　2. 手术操作的要点　超声引导下,寻找胎儿脐带根部,准确穿刺、彻底凝固;同时注意监测母体、胎儿及其他附属物状态。

　　3. 围手术期管理　术后每1~2周进行超声多普勒胎儿血流监测是围产期管理的关键;此外,需要多学科合作制订检查和治疗方案,同时预防早产和早产胎膜早破的发生是改善治疗预后的重要措施。良好的围术期管理是保障射频消融减胎术成功实施的关键,也是改善共存胎儿预后的有效措施。

【概述】

　　射频消融(radiofrequency ablation,RFA)选择性减胎术是血管闭塞减胎术的一种,是利用热效应的方法使胎儿体内局部组织发生凝固性坏死,从而达到使脐带血管闭塞,目标胎儿死亡的目的。

【设备】

　　1. 射频消融减胎术所需的主要设备包括:射频发射仪(图 16-1-1)、射频消融电极以及超声机等。其中射频发射仪一般选用 0~150W,以适应不同情况及体积的胎儿情况;射频消融电极有多种型号,根据母体的胖瘦情况,需要选择不同长度的电极,一般有 10~25cm 不等;根据胎儿或病灶大小,需要选择产生热效应范围不同的电极,一般有针状电极、直径 1cm 和直径 2cm 的电极。

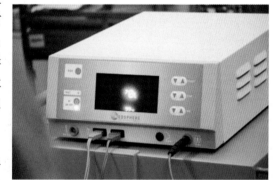

图 16-1-1　射频消融发射机

【适应证】

　　1. **单绒毛膜多胎的 ≥3 胎以上辅助生殖妊娠者**　由于 3 胎以上妊娠流产及早产的风险极高,故建议减至单胎或双胎,但如果保留单绒毛膜双胎,则还有发生 TTTS、SGR、TAPS 等并发症的可能,因此在实施减胎时,应优先考虑减掉单绒毛膜胎儿。另外,尽量选择远离宫颈内口、容易操作、发育较小的胎儿。

　　2. **双胎反向动脉灌注序列征 I b 期以上者或无心胎与正常胎儿腹围比值 >70% 者**　TRAPS 分期详见第八章第二节。

　　3. **单绒毛膜双胎之一合并严重畸形者**　由于严重畸形的胎儿随时可能发生胎死宫内,可能导致共存胎儿脑损伤或宫内死亡,因此有时需要减掉发育异常的胎儿。但减胎术的实施并不一定能延长共存胎儿的孕周,故对于胎盘、胎儿位置欠佳,不适合实施减胎术的病例,也可采取期待疗法,适时终止妊娠。

4. 选择性胎儿生长受限Ⅱ型与Ⅲ型　对于<24周的Ⅱ型的sIUGR,如果较小胎儿的生长速度<1SD/2周,且脐动脉血流持续消失或倒置,则发生胎儿死亡的风险较高,可以考虑对其实施减胎治疗。

5. 双胎输血综合征　对于TTTS中一胎儿合并严重畸形、两脐带插入部紧邻而无法实施胎儿镜下激光凝结术操作等情况者,可考虑实施射频消融减胎术;而对于TTTS Ⅳ期,合并胎儿水肿或严重的心功能异常者,建议转到经验丰富的胎儿治疗中心实施胎儿镜下激光凝结术;不具备转院条件者,也可考虑射频消融减胎治疗;对于胎儿镜术后效果欠佳或合并严重TAPS者,也可以考虑实施选择性减胎术。

【手术时机】

对于射频消融减胎术而言,其手术时机同大多数宫内介入治疗相似,一般在16~26周为宜,但如果孕周较大,目标胎儿的体积过大,会导致手术操作时间延长,增加宫内感染、流产、胎膜早破等并发症的风险。因此,建议在16~26周此时间范围内,尽早实施。

【麻醉方法】

1. 局部麻醉　对于孕周减小,操作简单,手术时间短的病例,可以考虑局部麻醉。使用0.1%的利多卡因溶液,局部浸润注射即可。

2. 椎管内麻醉　适用于手术操作时间长、宫内环境复杂的病例,以及需要同时行宫颈环扎等其他操作的病例。

3. 镇静　对于胎动频繁者,尤其是孕周较大者,必要时可使用镇静剂。

【手术操作】

1. 胎儿官内治疗涉及复杂的治疗设备　单位实施手术空间内所需设备密度大。术前需要检查各种设备是否能够有效工作。检查设备的使用安全情况。建议实施手术单位建立专门的术前设备检查流程(图16-1-2)。

2. 术前定位　手术需要在手术室内进行,由于胎儿体位随时发生改变,故需要在手术操作前及操作中,随之用超声定位目标胎儿、共存胎儿及胎盘的位置。

3. 手术步骤　患者取仰卧位,将电极板置于臀部或大腿外侧。给予患者麻醉及使用适量的镇静剂。于超声引导下,将射频消融电极经皮穿刺进入目标胎儿腹腔内,使穿刺针针尖位置

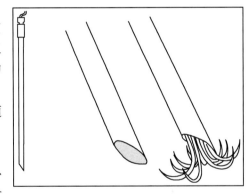

图16-1-2　射频消融针示意图

靠近目标胎儿的脐带附着处,展开针芯,超声再次确定穿刺针位置,以20W的初始能量发射射频,每分钟增加5~10W,达到设定温度(100℃左右),维持此温度至脐带血流消失,提示手术成功。

【术中注意事项及处理】

1. 尽量避免损伤两胎儿的胎膜分隔,减少羊膜束带综合征的发生。

2. 如果胎儿位置改变导致手术无法实施,可通过调整母体体位来改变两胎儿的位置;如果仍无法达到操作要求,则需改日手术。

3. 术中温度上升缓慢,大多数是由于穿刺位置不恰当,子针穿到胎儿体外所导致,需要重新调整穿刺位置,切忌一味增加射频能量。

【术后监测】

1. 术后监测　术后监测的主要目的是观察治疗效果和预防术后并发症的发生。

(1)术后24小时超声复查确定手术治疗效果:①病情是否恢复或进展;②胎儿存活情况;③共存胎儿血流多普勒情况;④宫颈长度及形态。

(2)术后定期复查超声了解胎儿生长发育、羊水情况、胎儿血流多普勒情况、胎儿心脏功能、宫颈长度及减灭胎儿的体积与位置等。

(3)定期检查孕妇凝血功能及血常规,注意腹痛、阴道流血及阴道分泌物。

2. 分娩后处理　检查胎盘、脐带及减灭胎儿的情况。

【并发症及处理】

1. 减胎胎儿心脏复跳或脐带血流恢复　虽然发生率较低,但仍有可能发生,需要二次手术减胎。

2. 穿刺点出血　手术操作前应当详细确认穿刺区域(尤其是腹壁)的血管情况,穿刺操作时,超声引导下尽量避开血管。术后短期出血可能是由于穿刺造成的血管损伤,若盆腹腔出血较多,观察血红蛋白下降明显,应立即行腹腔镜甚至开腹止血。

3. 感染　感染是介入性宫内治疗均可能发生的并发症,感染可致胎膜早破及流产。严格注意无菌操作,合理应用抗生素预防感染。术前应充分准备及消毒,保持穿刺点及外阴、阴道清洁,特别对术前有阴道出血者应提前应用抗生素预防感染,术后出现阴道出血者需加强管理,一旦出现发热症状,合理应用抗生素。胎膜早破是胎儿镜宫内治疗的主要并发症。

4. 流产、早产和早产胎膜早破　流产、早产和早产胎膜早破是胎儿介入治疗的最主要并发症,随着胎儿镜治疗操作技术的成熟,以及学习曲线的原因,总的发生率趋于稳定,但是目前并不能消除。若出现流产、早产迹象应卧床休息、保胎、对症治疗,提高胎儿存活率。如出现早产胎膜早破同普通双胎妊娠处理。

【未来展望】

目前,除射频消融减胎术之外,许多学者也在尝试其他减胎方式,例如使用微波进行选择性减胎术。更有学者利用高频超声进行无创减胎术治疗,这也是胎儿宫内治疗未来的发展方向。此外,如何确定穿刺位置,并且保证穿刺成功率是手术成功的关键,未来的发展可能是在人工智能结合超声技术在术中引导穿刺针穿刺,使穿刺更加精准。射频消融减胎术的手术指征和使用范围一致是胎儿医学工作者的研究方向。细化手术指征,拓展使用范围是本技术的发展方向。

【管理流程】(表 16-1-1)

表 16-1-1　射频消融减胎术流程

□ 术前病史确认		
	□ 术前基本信息采集	
	□ 术前诊断	□ 分期　□ 其他疾病
	□ 拟麻醉方式	□ 局部麻醉　□ 全麻　□ 椎管内麻醉
□ 术前部分		
	□ 术前超声检查	□ 胎盘位置确认　□ 前壁胎盘
		□ 后壁胎盘
		□ 左侧壁　□右侧壁　□ 宫底部　□ 前置胎盘
		□ 胎儿位置
		□ 脐带插入点
		□ 宫颈　□ 宫颈长度
		□ 宫颈开放　□ 内口开放
	胎儿染色体检查 (羊水培养)	□ 做　□ 不做
□ 手术操作部分		
	术中超声定位	□ 胎儿脐带根部及其血流
		□ 胎儿位置
	穿刺器进入	
	射频消融针进入后操作	□ 寻找重叠间膜
		□ 寻找供血儿(以 TTTS 为例)
		□ 确认血管交通支并记录
		□ 激光凝结术后检查　□ 复通　□ 出血

	羊水减量	□ 减量　□ 未减量	□ >1 500ml　□ >3 000ml　□ 羊水深度 <7cm
	术中超声复查	□ 胎心率	□ 胎心率
		□ 脐动脉舒张期血流	□ 正常　□ 消失　□ 反向
		□ 羊水最大深度	
		□ 穿刺点是否有出血	□ 正常　□ 出血
		□ 宫颈长度	
	阴道窥器检查	□ 宫颈情况	□ 正常　□ 缩短　□ 开放
		□ 阴道消毒	
	母体监测	□ 症状	□ 腹胀　□ 腹痛　□ 紧缩感
		□ 体征	□ 心率　□ 血压　□ 血氧
			□ 宫缩情况
	宫缩抑制剂	□ 术前使用	□ 使用　□未使用
		□ 术后使用	□ 使用　□未使用
		□ 钙通道阻滞剂　□ 催产素受体拮抗剂	
□ 术后			
	术后 24 小时超声检查	□ 病情是否恢复或进展	□ 正常　□ 缓解　□ 无改变　□ 加重
		□ 胎儿血流多普勒	□ 正常　□ 异常
		□ 胎儿是否存活	□ 减胎　□ 受血儿存活
		□ 宫颈长度及形态	□ 正常　□ 缩短　□ 内口开放　□ 完全开放
	术后每周超声监测	同上	
	术后 4 周胎儿神经系统 MRI	□ 供血儿胎儿神经系统 MRI　□ 受血儿胎儿神经系统 MRI	
	一胎胎死宫内监测	□ 感染指标	□ 血常规　□ CRP　□降钙素原
		□ 凝血功能指标	□ 凝血功能　□ 血小板
	胎盘检查	□ 胎盘血管灌注	□ 是　□ 否
		□ 是否有手术遗漏血管	□ 是　□ 否
	母体检查	□ 症状	□ 腹胀　□ 腹痛　□ 紧缩感　□ 胎动
		□ 体征	□ 血压监测
		□ 辅助检查	□ 血常规　□ 凝血功能
□ 随访			
	随访新生儿	□ 1 个月	□ 存活　□ 死亡
			神经系统:□ 正常　□ 异常
		□ 6 个月	□ 存活　□ 死亡
			神经系统:□ 正常　□ 异常
		□ 1 岁	□ 存活　□ 死亡
			神经系统:□ 正常　□ 异常
	随访母体	□ 术后情况	□ 术后感染　□ 胎膜早破　□ 流产　□ 出血
		□ 产后情况	□ 阴道分娩　□ 剖宫产
			□ 产后出血　□ 产后感染

【参考病例】

患者李某,24 岁。

主诉:双胎妊娠 4 个月余,超声检查提示双胎之一失去正常结构 1 周。

现病史:患者孕期定期产检,早期超声检查提示单胎妊娠。患者正常产检,行彩超检查提示宫内见 2 胎儿影像,其一发育正常复查孕周,另一胎儿呈高度水肿状态失去正常结构,未见胎心,可探及血流信号,动脉血流方向与正常胎儿相反,提示 TRAPS。羊水穿刺提示核型未见异常。孕期无头晕、头痛,无胸闷憋喘,无视物不清,双下肢无水肿。

既往史:G_1P_0,否认心脏病、糖尿病及高血压病史。

查体:体温 36.8℃,脉搏 110 次/min,血压 124/76mmHg,呼吸 18 次/min。神清语明,无贫血貌。心肺听诊未闻及异常,腹膨隆,张力大,无压痛,无宫缩,强度弱。产科查体:宫底脐下 2 横指,腹围 80cm,胎心率 150 次/min;消毒内诊:外阴发育正常,阴道畅,宫颈质软,居中,未消未开。骨及软产道未见明显异常。

辅助检查:彩超提示胎儿 1 双顶径约 4.5cm,股骨长约 2.2cm,腹围 18cm,胎心率 145 次/min;胎儿 2 水肿,无正常结构,最大长径 10.0cm,横径 7.5cm,腹围 24cm,其内可探及明显血流信号,动脉血流方向与正常胎儿相反。羊水深度:5.0cm。母体宫颈长度:3.5cm。胎盘附着在子宫后壁,胎盘厚度约 2.2cm。成熟度 0 级。

入院诊断:①双胎反向动脉灌注序列;②G_1P_0,妊娠 18^{+1} 周。

治疗:患者选择射频消融选择性减胎术治疗。患者在腰硬联合阻滞麻醉下进行手术,超声引导下穿刺进入胎儿脐带根部腹内段,打开子针,成功阻断了无心胎的血流。

预后:患者术后行序贯超声监测,无心胎体积逐渐减小,泵血儿发育正常。于妊娠 39 周成功分娩一足月儿及纸样胎儿。

思　考

1. 射频消融选择性减胎术适应证。
2. 射频消融选择性减胎术穿刺点选择。

(张志涛　刘彩霞)

第二节　胎儿镜减胎术

关键点

1. **适应证**　胎儿激光减胎术的主要适应证为单绒毛膜双胎并发症,例如严重的一胎畸形、双胎反向动脉灌注序列、严重的选择性生长受限、严重的双胎输血综合征等;以上疾病须严格根据诊断依据病史和超声检查进行诊断并同时评估病情及预后,并且需要伦理审批。

2. **操作要点**　超声或者胎儿镜引导下寻找胎儿脐带,准确、彻底凝固;同时注意监测母体、胎儿及其他附属物状态。

3. **围手术期管理**　胎儿镜术后每 1~2 周进行超声多普勒胎儿血流监测是围产期管理的关键;此外,需要多学科合作制订检查和治疗方案,同时预防早产和早产胎膜早破的发生是改善治疗预后的重要措施。

【概述】

胎儿镜减胎术是胎儿镜宫内治疗技术的一种。其通过胎儿镜建立操作通道,使用电凝钳等设备凝固或者结扎目标胎儿脐带,达到减胎目的。胎儿镜减胎术是针对单绒毛膜双胎疾病最常见的方法之一,相较于其他减胎方式而言,其手术操作的自由度更大,但技术操作更复杂,手术难度更大,对术者的要求更高。

【手术设备】

胎儿镜减胎术的设备主要包括:胎儿镜及镜鞘;穿刺套件;影像系统;双击电凝钳子;超声设备等(图 16-2-1)。

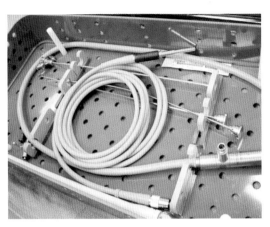

图 16-2-1　胎儿镜设备

【适应证】

1. 严重的双胎输血综合征　虽然胎儿镜激光手术是治疗双胎输血综合征的最有效手段,但是对于病情危重的病例、胎儿镜操作困难的病例而言,选择性减胎术是一种备选方案。

(1)双胎之一濒死状态。

(2)胎盘位置异常,胎儿镜操作困难。

(3)双胎之一合并严重畸形,如染色体严重异常或无法治疗的胎儿疾病。

2. 严重的选择性胎儿生长受限。

3. 双胎动脉反向灌注序列。

4. 单绒毛膜双胎之一严重致残和致死性畸形。

【麻醉方法】

1. 局部麻醉　利多卡因局部浸润麻醉是最广泛使用的麻醉方法。这种麻醉方法能够尽量减少对于母体的麻醉风险。

2. 椎管内麻醉　此麻醉方法适用于可能需要同时进行宫颈环扎术和手术时间较长的病例,例如前壁胎盘预计手术时间长者、术前宫颈缩短者、不能耐受长时间卧姿者。

3. 镇静　当胎动频繁时,必要时可使用镇静剂。

【技术种类】

1. 单孔超声引导双极电凝　通过穿刺套件建立通道之后,在超声引导下使用双极电凝钳子钳夹脐带并进行凝固。

2. 单孔胎儿镜引导电凝　使用 12Fr 软性穿刺套件,使用胎儿镜和双极电凝钳子同时进入宫颈进行脐带电凝操作。

3. 双孔胎儿镜引导电凝　建立 2 个及以上穿刺通道,在胎儿镜观察和引导下进行脐带电凝或者脐带结扎。

4. 其他　Quintero 等学者也尝试使用胎儿镜凝固术凝固胎盘血管交通支后,再使用药物注射到目标胎儿的方式进行减胎术。

【手术操作】

1. 术前定位　术前超声定位确定减胎目标胎儿、胎儿脐带位置、胎儿情况以及胎盘位置。位置的选择以双极电凝钳能够有效夹合脐带为标准。此外,还要注意穿刺点距离目标位置的距离,预留抓钳的活动空间。

2. 建立胎儿镜操作通道　目前主要的穿刺套管包括硬性和软性两种,在对后壁胎盘或者操作范围较大时,可以选择软性穿刺套管。通道建立成功后,可以同时采集羊水标本用于遗传和生化检查。

3. 寻找目标脐带　穿刺进入待减胎胎儿羊膜腔后,在胎儿镜引导下(或超声引导)寻找目标脐带。

4. 双极电凝　钳夹脐带之后,可通过胎儿心率改变确定是否为目标胎儿。尽量使双极电凝钳垂直钳夹目标脐带。使用功率为 30W 左右,根据脐带粗细及胶质情况适当调节,撤离时需要动作轻柔,以免造成脐带破裂出血。一般电凝两处脐带,并使用超声检查脐带是否存在血流。如果为单绒毛膜单羊膜囊双胎,有时需要在电凝后切断脐带。

5. 手术结束后超声确认是否有出血和存活胎儿宫内情况。

【术前评估】

1. 病情评估

(1) 胎儿宫内治疗涉及复杂的伦理问题,在进行胎儿宫内治疗之前必须明确诊断和手术指征,必要时需要所在单位进行伦理委员会审核。确定胎儿疾病诊断明确并且无法救治,减胎术利大于弊。

(2) 目标疾病的严重程度直接影响胎儿镜宫内治疗的效果。术前需要对胎儿疾病进行病情严重程度和预后的评估,以便于掌握整个治疗的进展。

(3) 还需详尽地、客观地、如实地告知患者胎儿治疗的成功率、预后情况以及备选处理方案等,甚至应告知本单位近年的治疗情况,以便患者充分了解手术利弊,知情选择。

2. 超声评估　胎儿镜减胎手术前,需要仔细评估胎儿及其附属物的宫内情况,主要包括:

(1) 胎儿脐带位置,尽量设计有利于胎儿镜及抓钳抓取脐带的手术通道和距离。

(2) 明确目标胎儿羊膜腔,注意避免穿透保留胎儿羊膜腔。但目标胎儿羊水过少,或者无羊水时,还需注意可能存在的折叠并贴附的胎儿间膜,尽量避免穿透。

(3) 胎儿镜的穿刺通道应该距离胎盘边缘 5cm 以上,并且需要术中同时进行羊水减量的病例,应当考虑宫腔容积改变之后胎盘位置的变化。

3. 母体病情评估　胎儿宫内治疗的重要前提就是母体安全。术前需要了解母体的凝血和感染情况,是否存在先兆流产、前置胎盘、妊娠期高血压疾病等母体并发症和合并症。设备检查:胎儿镜宫内激光治疗涉及复杂的治疗设备。单位实施手术空间内所需设备密度大。术前需要检查各种设备是否能够有效工作。检查设备的使用安全情况。建议实施手术单位建立专门的术前设备检查流程。

【术中监测】

1. 胎儿术中监测

(1) 实时监测胎儿宫内安危情况是胎儿宫内手术的实施重点,但由于胎儿这名患者的特殊性,对其进行传统的手术术中监测较为困难,目前主要使用超声多普勒技术评价胎儿的各项指标,例如超声血流多普勒检测等手段评估胎儿宫内状态。

(2) 监测胎盘等附属物状态,例如如需术中同时行羊水减量的患者,需要监测胎盘厚度是否存在胎盘早剥等情况的发生。

(3) 宫缩情况和宫颈长度。预防胎儿宫内治疗之后的流产、早产和早产胎膜早破一直是胎儿手术治疗医师关注的重点,虽然很多研究并不支持术后的流产、早产和早产胎膜早破与围术期的临床表现有明显的统计学相关性,但是术中频繁宫缩仍需及时控制;术后需进行宫颈情况检查,对有明显宫颈形态变化的患者,可以考虑进行宫颈环扎术。

【术后监测】

1. 术后监测　术后监测的主要目的是观察治疗效果和预防术后并发症的发生。

(1) 术后 24 小时超声复查确定手术治疗效果:①减胎胎儿情况;②存活胎儿血流多普勒情况;③宫颈长度及形态。

(2) 术后每周复查超声了解胎儿生长发育、羊水情况、胎儿各种血流多普勒情况、胎儿心脏功能、宫颈长度等。

(3) 定期检查凝血功能及感染指标,注意腹痛、阴道流血及阴道分泌物。

(4) 在强调胎儿治疗的重点监测之外,我们也不能忽视普通产科检查。

2. 分娩后处理　检查胎盘、脐带,确认胎盘绒毛膜性质与手术效果,条件允许需要行胎盘血管灌注进一步确认手术效果。

【并发症及处理】

1. 减胎胎儿心脏复跳或脐带血流回复　虽然发生率较低,但仍有可能发生,需要二次手术减胎。

2. 穿刺点出血　手术操作前应当详细确认穿刺区域(尤其是腹壁)的血管情况,穿刺操作时,超声引导下尽量避开血管。术后短期出血可能是由于穿刺造成的血管损伤,若盆腹腔出血较多,观察血红蛋白下降明显,应立即行腹腔镜甚至开腹止血。

3. **脐带出血**　由于单绒毛膜双胎两个胎儿之间存在血液交换,一次待减胎儿脐带出血,可能短时间内即造成拟保留胎儿死亡,并且由于胎儿镜手术环境为羊水,少量的出血即可造成羊水浑浊,严重影响手术视野,无法进行抢救操作。一旦出现凝固血管出血,可在超声引导下,使用双极电凝钳钳夹电凝出血部位靠近胎盘一侧脐带,减少存活胎儿的损伤。

4. **感染**　感染是介入性宫内治疗均可能发生的并发症,感染可致胎膜早破及流产。严格注意无菌操作,合理应用抗生素预防感染。术前应充分准备及消毒,保持穿刺点及外阴、阴道清洁,特别对术前有阴道出血者应提前应用抗生素预防感染,术后出现阴道出血者需加强管理,一旦出现发热症状,合理应用抗生素。胎膜早破是胎儿镜宫内治疗的主要并发症。

5. **流产、早产和早产胎膜早破**　流产、早产和早产胎膜早破是胎儿介入治疗的最主要并发症,随着胎儿镜治疗操作技术的成熟以及学习曲线的原因,总的发生率趋于稳定,但是目前并不能消除。若出现流产、早产迹象,应卧床休息、保胎、对症治疗,提高胎儿存活率。如出现早产胎膜早破同普通双胎妊娠处理。

【未来展望】

胎儿镜减胎术是对射频消融减胎术位置局限性的很好的补充,目前正在扩展及改进胎儿镜术中用钳夹脐带的器械。并且,随着胎儿镜操作技术的发展,相应术后并发症例如 PPROM 预防研究也逐渐增多,近年来有学者提出使用凝胶海绵封闭子宫和羊膜穿刺孔以减少 PPROM 的发生。如何提高减胎成功率降低并发症的发生率也是未来研究的重点。

【管理流程】(表 16-2-1)

表 16-2-1　胎儿镜减胎术流程

□ 术前病史确认			
	□ 术前基本信息采集		
	□ 术前诊断		
	□ 拟麻醉方式	□ 局部麻醉　□ 全麻　□ 椎管内麻醉	
□ 术前部分			
	□ 术前超声检查	□ 胎盘位置确认	□ 前壁胎盘
			□ 后壁胎盘
			□ 左侧壁　□ 右侧壁　□ 宫底部　□ 前置胎盘
		□ 目标胎儿位置	
		□ 脐带插入点及游离脐带	
		□ 宫颈	□ 宫颈长度
			□ 宫颈开放　□ 内口开放
	胎儿染色体检查(羊水培养)	□ 做　□ 不做	
□ 手术操作部分			
	术中超声定位	□ 脐带插入点及游离脐带	
		□ 胎盘横轴	
	穿刺器进入	□ 穿刺进入超声确定　□ 留取羊水标本　□ 置入胎儿镜	
	胎儿镜进入后操作	□ 寻找游离脐带	
		□ 钳夹脐带并电凝	
		□ 超声检查脐带血流	

续表

	术中超声复查	□ 胎心率	□ 胎心率$_1$　□ 胎心率$_2$
		□ 存活脐动脉舒张期血流	□ 正常　□ 消失　□ 反向
		□ 减胎胎儿脐动脉血流$_2$	□ 正常　□ 消失
		□ 穿刺点是否有出血	□ 正常　□ 出血
		□ 宫颈长度	
	阴道窥器检查	□ 宫颈情况	□ 正常　□ 缩短　□ 开放
		□ 阴道消毒	
	母体监测	□ 症状	□ 腹胀　□ 腹痛　□ 紧缩感
		□ 体征	□ 心率　□ 血压　□ 血氧
			□ 宫缩情况
	宫缩抑制剂	□ 术前使用	□ 使用　□未使用
		□ 术后使用	□ 使用　□未使用
		□ 钙通道阻滞剂　□ 催产素受体拮抗剂	
□ 术后			
	术后 24 小时超声检查	□ 减胎胎儿	□ 死亡　□ 心脏复跳
		□ 存活胎儿血流多普勒	□ 正常　□ 异常
		□ 宫颈长度及形态	□ 正常　□ 缩短　□ 内口开放　□ 完全开放
	术后每周超声监测	同上	
	术后 4 周胎儿神经系统 MRI	□ 供血儿胎儿神经系统 MRI　□ 受血儿胎儿神经系统 MRI	
	一胎胎死宫内监测	□ 感染指标	□ 血常规　□ CRP　□降钙素原
		□ 凝血功能指标	□ 凝血功能　□ 血小板
	胎盘检查	□ 胎盘血管灌注	□ 是　□ 否
		□ 是否有手术遗漏血管	□ 是　□ 否
	母体检查	□ 症状	□ 腹胀　□ 腹痛　□ 紧缩感　□ 胎动
		□ 体征	□ 血压监测
		□ 辅助检查	□ 血常规　□ 凝血功能
□ 随访			
	随访新生儿	□ 1 个月	□ 存活　□ 死亡
			神经系统:□ 正常　□ 异常
		□ 6 个月	□ 存活　□ 死亡
			神经系统:□ 正常　□ 异常
		□ 1 岁	□ 存活　□ 死亡
			神经系统:□ 正常　□ 异常
	随访母体	□ 术后情况	□ 术后感染　□ 胎膜早破　□ 流产　□ 出血
		□ 产后情况	□ 阴道分娩　□ 剖宫产
			□ 产后出血　□ 产后感染

【参考病例】

患者徐某,31 岁。

主诉:双胎妊娠 4 个月余,超声检查提示双胎之一胎露脑畸形。

现病史:患者孕期定期产检,早期超声检查提示单绒毛膜双羊膜囊双胎妊娠。患者 1 周前超声检查发现双胎之一颅脑畸形。孕期无头晕、头痛,无胸闷憋喘,无视物不清,双下肢无水肿。

既往史:G_1P_0,否认心脏病、糖尿病及高血压病史。

查体:体温 36.5℃,脉搏 80 次 /min,血压 125/70mmHg,呼吸 20 次 /min。神清语明,无贫血貌。心肺听诊未闻及异常,腹膨隆,张力大,无压痛,偶触及宫缩,强度弱。产科查体:宫高 28cm,腹围 98cm,胎心率 1∶135 次 /min;胎心率 2∶150 次 /min;消毒内诊:外阴发育正常,阴道畅,宫颈质软,居中,消 50%,宫口未开。骨及软产道未见明显异常。

辅助检查:彩超(本院超声,就诊当日)。

胎儿 1∶双顶径约 3.6cm,胎儿心率$_1$∶135 次 /min。

胎儿 2∶颅脑畸形,胎儿心率$_2$∶136 次 /min。

羊水深度 1∶5.0cm。

羊水深度 2∶6.0cm。

脐动脉 S/D1∶2.6。

脐动脉 S/D2∶2.5。

母体宫颈长度∶2.0cm。

胎盘附着在子宫后壁,胎盘厚度约 2.0cm。成熟度 0 级。

入院诊断:①单绒毛膜双羊膜囊双胎中一胎颅脑畸形;② G_1P_0,妊娠 16^{+2} 周,LSA/LOA(单绒毛膜双羊膜囊双胎)。

治疗:向患者及家属交代病情后,要求行选择性减胎术治疗,由于患者待减胎胎儿羊水较多,并且胎儿位置距离腹壁较远,选择胎儿镜减胎术,术中超声引导下钳夹目标胎儿脐带,超声见胎儿心率改变。给予 2 个部位电凝脐带,超声确认目标胎儿心跳消失,血流停止。保留胎儿胎心血流正常。

预后:患者术后定期超声检查及检测母体感染及凝血指标。于妊娠 36 周阴式分娩,分娩后检查见被减胎胎儿为纸样儿。

思 考

1. 胎儿镜减胎术的适应证。
2. 胎儿镜减胎术适用孕周。

(尹少尉 刘彩霞)

第三节 妊娠中期药物减胎术

关键点

1. 药物减胎适用于除单绒毛膜双胎以外的各种多胎妊娠。
2. 药物减胎的指征包括减少高数目多胎减胎和异常胎儿的选择性减胎。
3. 减胎术能够降低多胎妊娠相关并发症的发生,改善留存胎儿预后,但也可能发生减胎术相关的并发症。

4. 药物减胎手术安全有效,需要正确的病例选择、认真的术前评估、熟练的手术操作和良好的术后管理

5. 临床医师需要掌握多胎妊娠减胎的母胎获益及风险,了解减胎所固有的复杂的伦理问题,为孕妇及家属进行咨询和指导,帮助患者作出继续妊娠或减胎的决定。

【概述】

中期妊娠减胎术是多胎妊娠管理中不可缺少的手段,已在临床应用 30 多年,在妊娠中期减少高序数多胎至双胎妊娠、多胎妊娠异常胎儿的减胎术,在排除单绒毛膜双胎的情况下,药物减胎的技术比较成熟和安全,妊娠成功率接近自然双胎的妊娠结局,减胎术能够降低多胎妊娠相关并发症的发生,改善留存胎儿预后,但也可能发生减胎术相关的并发症。多胎妊娠增加归因于自然妊娠时高龄和辅助生殖技术的应用,近年来,通过限制胚胎移植数目或取消多胎高风险的卵巢高反应及 HCG 周期,高数目多胎妊娠的风险在减少。

前两节已经讨论了单绒毛膜双胎减胎的血管闭塞法,本节讨论除血管闭塞法以外的药物减胎及其他方法。根据减胎的时间可以分为妊娠早期减胎术和妊娠中期减胎术,根据减胎的途径可以分为经阴道和经腹部;根据减胎的部位可以分为胎儿心胸、胎儿颅部;根据使用的方法可分为药物注射和机械干预法。

1. **经阴道减胎术**

(1)胚胎抽吸法(妊娠 7 周前)。

(2)机械干预法(妊娠 7~9 周)。

(3)药物注射法(妊娠 9 周以上)。

2. **经腹减胎术(妊娠 11 周以上)**

(1)胎儿心脏或胸腔注射 KCl(目前最常用)。

(2)颅内注射 KCl。

(3)空气栓塞减胎。

(4)胎儿放血减胎。

(5)胎儿心脏或胸腔注入生理盐水、酒精、羊水。

本节主要讨论妊娠 11 周以上的经腹减胎术,一般多采用胎儿心脏或胸腔注射 KCl 法,偶尔采用 KCl 颅内注射法。其他方法因成功率低、母体风险大等原因,临床已不再使用。因此本节所指的药物减胎是指妊娠 11 周后,采用 KCl 心脏 / 胸腔 / 颅内注射的减胎方法。

【适应证】

1. **药物减胎术的手术指征**　药物减胎的指征主要是两大类:减少胎儿数目和减去异常胎儿。多胎妊娠减胎术,是减少胎儿数目,主要根据胎儿位置等技术上的考虑选择被减胎儿,较容易操作。选择性减胎中,应根据胎儿健康状况选择。具体指征有:妊娠 11~24 周三胎以上要求减少胎儿数目;产前诊断一胎儿为遗传病、染色体病或结构异常者;减胎前一周内无阴道流血等先兆流产的临床表现;无生殖道炎症;排除单绒毛膜双胎;早期妊娠诊断为多胎妊娠需要减胎,但如有夫妇一方染色体异常、先天畸形儿分娩史、孕妇高龄者,可保留至妊娠中期,根据产前诊断结果再选择性减胎;孕妇子宫畸形、宫颈功能不全、高血压、糖尿病等多胎妊娠可能致妊娠失败者等;无继续妊娠的禁忌证;肝功及凝血机制正常;夫妇双方知情同意。

2. **目标胎儿的选择**　对于中期妊娠减胎,通过超声确定各胎儿妊娠囊的位置、胎儿的大小、胎盘附着部位、脐带附着处等。对要求减少胎儿数目的,一般选距腹壁最近或宫底部的胎儿,避免减灭靠近宫颈内口位置的胎儿,以减少感染的风险;被减胎儿大小差别较大时选胎儿较小者;胎儿异常可能性大或羊水减少的妊娠囊应作为减灭目标。

在异常的目标胎儿选择时,对于结构异常的目标胎儿容易确定。需要两位医师仔细辨认以确保减胎的准确性。当染色体畸形而外观无明显畸形时,正确辨认异常胎儿有一定难度,特别是产前诊断取材至出核型分析报告需要一定时间,胎儿位置发生了变化,或者最初未进行仔细的宫内定位。对于鉴别异常胎儿

有疑问时,推荐术前抽取目标胎儿心脏血采取快速方法(如 FISH)再次进行染色体分析。需要注意的是,对于双胎及多胎妊娠需要侵入性产前诊断者,一定要由具有减胎技术的团队进行,以便在有胎儿异常时能准确识别。

双胎妊娠中一胎畸形而另一胎正常时,产科处理较为复杂,需要综合考虑畸形的类型、畸形胎儿及正常胎儿的预后情况来提供咨询建议。在 2010 年 Bianchi 主编的《胎儿学》中关于选择性减胎术的指征是这样表述的:①因微小的先天性畸形而采取选择性终止妊娠是不合理的;②即使因 1 个胎儿存在致死性畸形而采取选择性终止妊娠也存在争议;③双胎妊娠合并一胎无脑畸形并出现羊水过多时,可考虑进行选择性减胎术,因为此种情况同正常双胎妊娠相比,早产的风险大大增加;为了降低早产的风险,此种情况也可选择羊水减量术。

3. 保留胎儿数目的选择 中期妊娠减少胎儿数目的决定应考虑以下依据:六胎及以上胎儿数目的妊娠几乎很少成功。有必要实施减胎术,减少胎儿数目,提高妊娠成功率。五胎妊娠成功率大约为 40%,减为四胎后,妊娠成功率大约为 73%,提高近一倍。对于四胎妊娠的减胎,观点有分歧,但大多数学者支持实施减胎术,认为减胎可有效提高妊娠成功率。针对三胎妊娠,减胎术的作用存在争议。近期研究表明,实施减胎术后,新生儿死亡率由 21% 下降到 8.7%,发病率亦有所下降,妊娠期明显延长,胎儿出生体重明显增加。然而,也有观点认为三胎妊娠无需实施减胎手术,可以通过加强妊娠期保健、防治早产等措施改善妊娠结局。

将双胎或高数目多胎减为单胎一直有争议,要求实施这类减胎术的病例主要是高龄孕妇、子宫畸形或出于心理或经济原因。就医学原因,与单胎妊娠相比,某些内科或产科因素可显著增加妊娠双胎的风险,米勒管异常、宫颈功能不全、子痫前期病史或高风险等。减至单胎咨询时,应理解其特殊情况、医学原因及其价值观。当双胎要求咨询减胎时,无论是否有医学原因,应及时提供医学建议而没有偏见。

关于保留胎儿数问题,Evans 在 1996 年对 1 789 例减胎病例研究时就曾分析到最后减为双胎的妊娠结局最好,妊娠丢失率从高到低为三胎、单胎、双胎,早产率从高到低为三胎、双胎、单胎,单胎分娩时孕周最高。在笔者团队的前期工作中,3 例四胎减至三胎者平均分娩孕周为 28.1 周;而减为双胎的 12 例三胎、2 例四胎、2 例五胎分娩时孕周为 36.2 周,说明将三胎以上妊娠减至双胎,可以提高分娩时的孕周。减为单胎的妊娠丢失率较高说明减去胎儿的数目也能影响妊娠结局,可能由于药物减胎后母胎界面存在母体对被减胎儿的免疫排斥,但减为单胎的早产率大大下降与开始时胎儿数目较低有关,许多学者坚持除外特殊情况,减为双胎更安全可行。

减胎前胎儿数目与妊娠丢失率直接相关,开始时胎儿数目越多,妊娠结局越差,若开始时胎儿数目 ≤ 4,50% 以上可在孕 36 周后分娩。Evans 等总结 3 513 例多胎妊娠减胎的临床经验,分析减胎前后的胎儿数目和妊娠结局的关系,结果显示妊娠丢失率和减胎前后胎儿数目密切相关,即开始时为三胎的妊娠丢失率最低,≥ 6 胎的最高;而开始时胎儿数目与分娩时孕周的关系却相反,≥ 6 胎分娩时的孕周最低,而三胎的最高。

【手术时机】

1. 药物减胎时机 由于宗教信仰、社会因素等某些国家的法律要求减胎,特别是超过孕 24 周的减胎必须通过宗教机构和相关专家的许可,而美国则禁止 ≥ 24 周的减胎,况且 24 周后减胎早产的危险性较大。我们的药物减胎一般选择孕 12~24 周施行。药物减胎后影响妊娠结局的因素是减胎时机的选择,减胎越早妊娠并发症越少,在孕 14 周前进行效果较好。研究表明减胎后流产大多(71.43%)发生在孕 16 周后,所以应尽早减胎,而多次减胎的时间间隔有赖于引发宫缩的残存胎盘和胎儿组织的逐渐分解、吸收的时间。笔者医院在早期对 111 例三胎和四胎妊娠药物减胎的总结发现:妊娠 12~14 周、14~16 周、16~25 周时实施减胎术,妊娠丢失率分别为 10%、13.80%、31.80%,妊娠 16 周后减胎的病例妊娠丢失率明显增加。近年来,随着产前诊断技术的进步和手术操作的更加熟练,笔者医院多胎妊娠减少胎儿数多在妊娠 11~14 周进行,胎儿异常的选择性减胎时间也显著提前,再加上术后管理的优化,总妊娠成功率明显改善至 90% 以上。

但胎儿畸形的诊断多在妊娠 16 周以后。Shalev 等将 23 例双胎妊娠合并一胎畸形的选择性减胎术的时间推迟到妊娠 28~33 周,减胎前促胎儿肺成熟,减胎后孕妇卧床休息,23 例病例均获得体重 >2 000g 的存活新生儿,因此提出双胎妊娠合并一胎畸形可暂不处理,推迟到 28~30 周实施选择性减胎术是安全有效的。

2. 早期与中期妊娠减胎术的比较　Evans 等报道妊娠早、中、晚期实施减胎术的流产率分别为：孕 9~12 周为 5.4%，孕 13~18 周为 8.7%，孕 19~24 周为 6.8%，≥ 25 周为 9.1%。在笔者的工作中，妊娠早期减胎术与妊娠中期减胎术病例组比较研究，两组病例妊娠期并发症发生率无明显差异，妊娠成功率、流产率亦无明显差异。早、中、晚妊娠期实施减胎术，总的流产率大致相同。由于早期妊娠胚胎可能会自然消失，且妊娠 11~14 周可以进行早期的超声筛查，减胎可有一定的选择性。而且，11 周后的药物减胎用细针经腹操作，孕妇的痛苦更小。因此目前临床更多选择在妊娠 11 周后实施减胎术。

【术前准备】

常规化验检查，阴道检查排除阴道流血和炎症，夫妇双方知情同意后签字。术前 30 分钟肌内注射地西泮 10mg，孕妇排空膀胱后左侧 15° 卧于手术台上。B 超仔细区分各个胎儿的位置、特征、绒毛膜性、羊膜囊间隔、胎盘位置及其关系，测量胎儿各径线长度，选择合适的被减胎儿，防止误穿。

如果使用超声穿刺支架引导进针，选用 23G 的穿刺针更好，损伤小，孕妇疼痛轻；但若采用 freehand 手法穿刺，太细的穿刺针不容易调整进针方向，建议使用 21G 或 22G 穿刺针。两种穿刺手法的选用应根据术者的习惯。

【麻醉方法】

对于手术操作熟练者，药物减胎不需要麻醉。但对于操作不顺利或孕妇过度紧张者，可给予 1% 利多卡因局部麻醉。

【手术操作】

1. 胎儿心内氯化钾注射　在超声下，让穿刺引导线通过胎儿心脏，穿刺针沿穿刺支架快速刺入并达到胎儿心脏，以避免穿刺针刺中胎儿皮肤时造成的胎儿运动而使胎心偏离引导线；穿刺后在 B 超上要清楚显示针尖的位置，若针尖在胎儿心腔内回抽到胎儿血后即可注入 10% 氯化钾 2~5ml，待胎心完全停搏后拔针。妊娠 11~14 周的减胎，刺中心脏后有时难以抽出胎儿血，如超声确定针尖在胎儿心脏内或胸腔内，可采取反复穿刺心脏的方法并注射氯化钾，也可达到减胎的目的；确保减胎一次成功。

2. 胎儿颅内 KCl 注射减胎术　有时因胎位遮挡、胎儿胸廓显示不佳、胎儿畸形导致胎儿胸廓过小、胎动频繁、胎儿较小等因素，胎儿心脏注射氯化钾遇到困难，可以采用胎儿颅内注射氯化钾减胎术。胎儿头颅相对胎儿心脏更容易定位，胎儿较小时穿刺针可顺利穿刺进入颅骨，KCl 在颅内的吸收比别的组织快，在颅内可通过大脑 Willis 环及大脑中动脉分支被胎儿组织迅速吸收，可在短时间内造成胎心停搏。

【术后监测】

1. 术后监测　术后监测的主要目的是观察治疗效果和预防术后并发症的发生。

（1）术后 24 小时超声复查确定手术治疗效果：①胎儿存活情况；②宫颈长度及形态。

（2）术后每 2 天复查超声了解胎儿生长发育、羊水情况、胎儿血流多普勒情况、胎儿心脏功能、宫颈长度及减灭胎儿的体积与位置等。

（3）定期检查孕妇凝血功能及血常规，注意腹痛、阴道流血及阴道分泌物。

2. 分娩后处理　检查胎盘、脐带及减灭胎儿的情况（图 16-3-1、图 16-3-2）。

【并发症及处理】

1. 感染　是导致胎膜早破及妊娠丢失的主要原因，严重者可因绒毛膜羊膜炎导致脓毒症。减胎术中应严格无菌操作，术后抗生素预防感染。对于术后有阴道流血者应加强管理，除住院保胎治疗外，应进行宫颈的细菌培养，合理应用抗生素。

2. 阴道流血　减胎前一周有阴道流血者应避免减胎，但超过 25% 的多胎妊娠在药物减胎前都伴有点滴出血或阴道流血，因此对多胎妊娠早孕期阴道流血患者的管理、治疗是个棘手的问题。Shalev 等研究三胎妊娠在早孕时阴道流血的 42 例多胎妊娠减为双胎后的妊娠经过和结局。在阴道流血停止后 7~10 天即孕 11~16 周，施行心内注射 KCl 的药物减胎，大量阴道流血患者延迟或不施行药物减胎。结果表明，流血停止时间越早者，妊娠成功率越高。多胎妊娠减胎后的妊娠并发症、新生儿发病率和死亡率与早孕时阴道流血关系密切，阴道流血量越多、流血时间越长，药物减胎后的胎儿丢失率越高。多胎妊娠早孕有阴道流血者比无流血者药物减胎后妊娠结局差，但比未行药物减胎的妊娠结局明显改善。

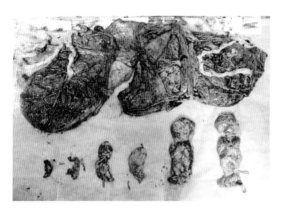

图 16-3-1　分娩后检查胎盘、脐带及减灭胎儿情况
八胎妊娠减数至双绒毛膜双羊膜囊双胎,产后检查
可见 2 个独立胎盘及分 3 次减灭的 6 个胎儿

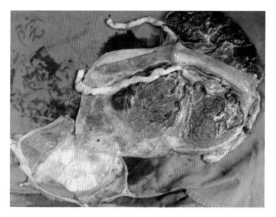

图 16-3-2　分娩后检查胎盘、脐带及减灭胎儿情况
左下方胎膜内可见减灭胎儿

3. 被减胎儿破膜　在我们的药物减胎病例中,被减胎儿胎膜早破共发生 16 例,发生率为 1.5%(尚未发表)。破膜后给予抗生素预防感染、保胎和监测感染指标。16 例患者中所有孕妇在破膜后观察期间均无发热等临床症状,12 例(75%)以成功妊娠结束,妊娠成功者均是在妊娠 36 周后分娩,存活新生儿远期随访 2 年,结局良好。减胎后 24 小时内发生的 PPROM,保守治疗大部分可以妊娠成功。

4. 流产、早产　引起多胎妊娠减胎术后流产、早产的原因很多,可能为感染、多胎妊娠及被减胎儿坏死物质的释放;心理压力也是原因之一,因此要掌握好减胎的适应证、确定合适的被减胎儿数目,稳定孕妇情绪,减轻其心理负担。特别是孕 28 周后,若出现早产迹象,应卧床休息,积极保胎、对症治疗,提高新生儿的存活率。

5. 凝血功能异常　Berkowitz 研究的 100 例经腹注入胎儿心脏氯化钾减灭异常胎儿的多胎妊娠中,术后临床上无 DIC 症状,但每 2 周一次血常规、凝血功能检查发现 3 例有 DIC 亚临床表现,2 例 1 周后自然恢复正常。虽然死胎后可发生胎儿血管栓塞综合征引起血栓形成及 DIC,但胎儿死亡后胎盘血管的闭塞,胎盘表面纤维素的沉积可阻止凝血酶的释放,使凝血障碍产生的危险性大大减小;因此绝大多数减胎病例并无 DIC 的临床、亚临床表现。在我们的工作中,有 2 例减胎术后出现凝血轻度异常,一例流产,另一例妊娠成功。

6. 氯化钾误入母体　当氯化钾注入胎儿体内时,孕妇应无任何不适,若注药时孕妇突感明显的下腹疼痛,应考虑误注入孕妇体内的可能。为防止这一严重的并发症,首先应确定针尖的位置,注药时应缓慢,一旦出现孕妇突然的疼痛立即停止。

【妊娠结局】

临床常通过妊娠丢失率、早产率、新生儿发病率和死亡率评价多胎妊娠(≥3)药物减胎的作用。减胎后 4 周内发生的妊娠丢失可能为减胎相关性妊娠丢失,在术后 4 周至孕 24 周发生的妊娠丢失与手术无关。

多胎妊娠减胎后 83.75% 的病例至少可分娩 1 个活婴,减少了多胎妊娠的妊娠丢失和流产、早产率。妊娠丢失率也与操作者的熟练程度有关,随着临床经验的不断积累,妊娠结局明显改善。

减胎可使妊娠期糖尿病、子痫前期等的发病率明显降低,特别是子痫前期发病率降低更明显;减胎后剖宫产率较未减胎者显著下降(89%*vs.*59%)。Evans 等研究 3 513 例多胎妊娠减胎者胎膜早破(1/3 发生妊娠丢失)、胎儿生长受限、妊娠期高血压疾病等发生率也大大降低。

【减胎的必要性及咨询】

1. 多胎妊娠的母儿风险　与双胎或单胎相比,三胎妊娠对孕妇和新生儿的风险增加。多胎妊娠后出生的婴儿早产、脑瘫、学习障碍、语言发育缓慢、行动困难、慢性肺病、发育迟缓和死亡风险增加。多胎妊娠胎儿死胎风险比单胎增加约 5 倍,新生儿死亡风险增加 7 倍。双胎和三胎脑瘫的相对风险分别为 4.9% 和 12.7%。多胎妊娠的母体风险包括妊娠高血压糖尿病和产后出血,减至双胎或单胎后风险降低。生育双胎夫妇个人和社会的医疗费用增加 4 倍,生育三胎增加 10 倍;托幼服务,生活和医疗支出,以及无法继续工作;家庭生活质量受到影响,母亲抑郁症和虐待儿童的比例高,生育多胎的夫妇的离婚率也可能会增加。

2. 减胎前咨询和知情同意　多胎妊娠是否减胎,善行和无害原则特别复杂。一方面,多胎减胎可优化孕妇和幸存新生儿健康状况;另一方面,多胎减胎可导致一个或多个胎儿丢失,且在极少数情况下整个妊娠丢失。胎儿数目、临床病史、自身价值观及其经济和社会状况影响多胎妊娠孕妇对减胎术的选择。多胎妊娠孕妇在决定减胎过程中对伦理原则的理解和权衡,亦受道德、宗教、社会、文化和经济等因素影响。同时,医护工作者要尊重患者的需求和作出减胎选择的权利。多胎减胎的时间窗口很窄,及时进行咨询转诊至关重要,以确保多胎妊娠孕妇从减胎的选择中受益。

应向多胎妊娠孕妇提供非导向性咨询内容,包括:患者的健康状况,初始胎儿数目及保留胎儿数目对妊娠结局的影响;继续妊娠与减胎相比的风险;潜在医疗、心理、经济和社会风险;特定不良结局的可能性;提供有关诊断、预后和替代治疗的信息;非整倍体、结构和遗传异常的产前诊断;不孕症妇女的特殊心理,更担心妊娠失败和对多胎妊娠的向往。

【伦理学问题】

单就医学方面而言,药物减胎对于孕妇及胎儿的益处是显而易见的。但是实施减胎术前,我们必须考虑到其他方面。

负面的心理影响是造成术后流产、早产的重要因素。有些学者认为,多胎妊娠减胎手术只适用于选择性减胎。非选择性药物减胎可以视为另一种形式的流产。然而这种观点存在争议。临床医师多认为,手术目的是为了获得更好的妊娠结局,获得健康活产婴儿。这与传统意义的流产是有本质区别的。此外,由于减胎术可能被用于胎儿性别选择或者减胎过程中被减胎儿的选择有可能遵从孕妇意志,也是减胎术存在争议的原因之一。然而,这方面尚无统一的独立的伦理学标准。此外,多胎妊娠常常会给家庭带来经济困难。这能否作为药物减胎的指征存在较大争议。而且目前国内无法律及伦理规范可循。

【孕中期减胎术诊疗流程】

1. **孕中期减胎术管理流程**　见表 16-3-1。

表 16-3-1　孕中期减胎术管理流程

术前准备		
□ 术前一般情况	□ 年龄 *	□ __岁
	□ 身高 *	□ __个月
	□ 体重 *	□ __公斤
□ 术前一般查体	□ 体温 *	□ __℃
	□ 心率 *	□ __次/min
	□ 血压 *	□ __mmHg
□ 妊娠伴发疾病	□ 妊娠并发症 *	
	□ 妊娠合并症 *	
	□ 手术史 *	
□ 术前诊断	□ 多胎妊娠(≥3胎)*	□ 三胎　□ 四胎　□ 五胎　□ 六胎
	□ 双胎反向动脉灌注序列征 *	□ Ⅰb期　□ Ⅱa期　□ Ⅱb期
	□ 双胎之一发育异常 *	□ 结构异常　□ 染色体异常
	□ 选择性生长受限 *	□ Ⅰ型　□ Ⅱ型　□ Ⅲ型
	□ 双胎输血综合征 *	□ 1期　□ 2期　□ 3期　□ 4期
□ 术前超声评估	□ 绒毛膜性 *	□ 单绒　□ 双绒
	□ 胎盘位置 *	□ 前壁　□ 后壁　□ 前置胎盘　□ 前置血管
	□ 拟减胎儿位置 *	□ 宫底　□ 靠近宫颈内口
	□ 宫颈情况 *	□ 宫颈长度__cm　□ 宫颈内口开放

续表

□ 术前用药	□ 宫缩抑制剂使用　□ 抗生素使用	
□ 术前化验及检查	□ 血常规 + 血型 *	
	□ 凝血五项 *	
	□ 肝炎病毒	
	□ 梅毒 +HIV	
	□ TORCH	
	□ 阴道分泌物 *	
	□ 胎儿染色体检查 *	
	□ 心电图 *	
□ 手术器械核对	□ 胎儿镜装置 *　□ 激光纤维 *　□ 结扎脐带操作器械 *	
	□ 射频消融装置 *	
	□ 微波装置 *	
	□ 穿刺针 *　□ 氯化钾注射液 *　□ 无水酒精 *	
	□ 超声机 *	
	□ 羊水减量设备 *	
术中操作		
□ 术中操作	□ 超声定位 *	□ 胎盘位置 *　□ 拟减胎儿位置 *　□ 保留胎儿位置 *
	□ 超声测量指标 *	□ 胎心率 *　□ 超声多普勒血流 *
	□ 羊水减量	
	□ 局部麻醉 *	
	□ 药物减胎术 *	
	□ 药物注射部位 *	□ 胸腔 *　□ 心腔 *　□ 颅内 *
	□ 氯化钾 *　□ 无水酒精 *	□ 1ml　□ 2ml　□ 3ml　□ 4ml　□ 5ml
	□ 穿刺针型号 *	□ 17G　□ 19G　□ 21G　□ 22G　□ 23G
	□ 阻断血流胎儿减胎术 *	
	□ 胎儿镜下脐带结扎术 *　□ 胎儿镜下双极电凝术 *　□ 胎儿镜激光凝集术 *	
	□ 超声引导下射频消融术 *　□ 超声引导下微波消融术 *	
□ 术中超声检查	□ 保留胎儿 *	□ 胎心__次 /min　□ 多普勒血流
	□ 拟减胎儿 *	□ 胎心消失　□ 胎心　次 /min　□ 多普勒血流消失
术后复查		
□ 术后 24 小时复查	□ 超声检查 *	
	□ 血常规 *	
	□ 凝血五项 *	
	□ 血清离子 *	

续表

□ 术后 1 周复查	□ 超声检查 *		
	□ 血常规 *		
	□ 凝血五项 *		
	□ 血清离子 *		
	□ CRP*		
□ 术后随诊	□ 每 2~4 周产科常规检查、化验及超声检查 *		
□ 妊娠结局	□ 分娩孕周＿＿周		
	□ 出生体重 1＿＿g　□ 出生体重 2＿＿g		
	□ 分娩方式	□ 剖宫产　□ 自然产	
□ 母体并发症	□ 孕期并发症	□ 感染　□ 凝血功能异常　□ 高钾血症　□ 胎膜早破 □ 流产　□ 早产	
	□ 产后并发症	□ 产褥感染　□ 产后出血	
□ 胎儿并发症	□ 宫内感染　□ 胎儿窘迫　□ 胎儿生长受限　□ 胎死宫内		

2. 孕中期减胎术护理流程　见表 16-3-2。

表 16-3-2　孕中期减胎术护理流程

护理流程	描述要点
□ 术前访视	□ 参与术前讨论
	□ 疾病相关知识宣教
	□ 手术相关知识宣教
	□ 麻醉相关知识宣教
□ 心理护理	□ 心理状况评估及护理
□ 器械准备与术前准备	□ 常规手术器械的准备
	□ 药品的准备
	□ 备皮
	□ 排空膀胱
□ 术中配合	□ 患者入室与查对
	□ 静脉通路建立
	□ 协助麻醉实施
	□ 安全体位摆放
	□ 手术配合
	□ 患者生命体征及状态观察
	□ 预防术中低体温
	□ 协助特殊器械和药品的安全使用
	□ 麻醉苏醒期的护理
□ 术后护理	□ 患者的安全转运与交接
□ 器械清洁与维护	□ 器械的清洁与维护

【参考病例】

患者李某,28岁。

主诉:双胎妊娠3个月余,发现双胎中一胎无脑儿1天。

现病史:患者为促排卵妊娠,早期超声检查提示双绒毛膜双羊膜囊双胎妊娠。1天前NT超声检查时发现双胎中一胎无脑儿。孕期无头晕、头痛,无胸闷憋喘,无视物不清,双下肢无水肿。

既往史:G_1P_0,否认心脏病、糖尿病及高血压病史。

查体:体温36.4℃,脉搏90次/min,血压124/76mmHg,呼吸18次/min。神清语明,无贫血貌。心肺听诊未闻及异常,腹略膨隆,腹软,四肢肌力、肌张力正常,神经系统检查无阳性体征,无双下肢水肿。产科查体:宫高20cm,腹围85cm,未扪及宫缩,胎心率155/146次/min,无阴道流血、排液。消毒内诊:外阴发育正常,阴道畅,宫颈质中,靠后,未消,宫口未开。

辅助检查:

超声:宫腔内可见两胎儿影像,双绒毛膜双羊膜囊双胎。胎儿1:双顶径约:2.2cm,股骨长约1.0cm,胎心率约156次/min,羊水深度3.2cm;胎儿2:胎儿颅骨强回声团缺少,仅在颅底部见部分骨化结构,胎心率约155次/min,羊水深度3.0cm;胎盘位于子宫后壁,厚度约2.3cm,成熟度0级。

心电图:正常。

血常规:血红蛋白115g/L,血小板$215×10^9$/L。

凝血功能:纤维蛋白原4.3g/L,PT及APTT均无异常。

入院诊断:①双绒毛膜双羊膜囊双胎妊娠中一胎无脑儿;②G_1P_0,妊娠13^{+4}周,双绒毛膜双羊膜囊双胎。

治疗:入院后再次行产科超声检查,明确为双绒毛膜双羊膜囊双胎妊娠。胎盘位于子宫后壁。于入院第2天行胎儿心腔注射氯化钾减胎治疗,手术过程顺利。

术后24小时复查彩超提示宫内可见1存活胎儿,血常规、凝血五项及血清离子未见明显异常,出院。

预后:患者出院后于产科门诊随诊,妊娠35^{+6}周因"胎膜早破"于笔者医院行急诊剖宫产术,术程顺利,分娩一男活婴,体健。

思 考

1. 药物减胎术手术指征。
2. 药物减胎术手术适应证。

（王谢桐）

射频消融减胎术

氯化钾减胎

参 考 文 献

1. Gratacos E, Lewi L, Carreras E, et al. Incidence and characteristics of umbilical artery intermittent absent and/or reversed end-diastolic flow in complicated and uncomplicated monochorionic twin pregnancies. Ultrasound Obstet

Gynecol, 2004, 23 (5): 456-460.

2. 李红燕，王谢桐，梁波，等 . 射频消融选择性减胎术处理复杂性多胎妊娠的安全性及有效性 . 中华妇产科杂志 , 2012, 47 (12): 905-909.

3. 张志涛，刘彩霞，尹少尉，等 . 不同期别双胎反向动脉灌注序列征的治疗方法选择与围产结局分析 . 中华妇产科杂志 , 2014, 49 (7): 490-494.

4. Bennasar M, Eixarch E, Martinez J M, et al. Selective intrauterine growth restriction in monochorionic diamniotic twin pregnancies. Semin Fetal Neonatal Med, 2017, 19 (3): 387-393.

5. 国家卫生和计划生育委员会公益性行业科研专项《常见高危胎儿诊治技术标准及规范的建立与优化》项目组，射频消融选择性减胎术技术规范 (2017). 中国实用妇科与产科杂志 . 2017, 33 (7): 699-701.

6. National Guideline Alliance (UK). Twin and Triplet Pregnancy. London: National Institute for Health and Care Excellence (UK), 2019.

7. Stamilio D M, Fraser W D, Moore T R, et al. Twin-twin transfusion syndrome: an ethics-based and evidence-based argument for clinical research. Am J Obstet Gynecol, 2010, 203 (1): 3-16.

8. Gapp-Born E, Sananes N, Guerra F, et al. Predictive value of cardiovascular parameters in stages 1 and 2 of twin-to-twin transfusionsyndrome. Prenat Diagn, 2014, 34 (9): 908-914.

9. Sago H, Hayashi S, Saito M, et al. The outcome and prognostic factors of twin-twin transfusion syndrome following fetoscopic laser surgery. Prenat Diagn, 2010, 30 (12-13): 1185-1191.

10. 王谢桐 . 辅助生殖后中孕期多胎妊娠减胎相关问题 . 中华产科急救电子杂志 , 2019, 8 (3): 137-140

11. 王谢桐 . 多胎妊娠减胎 2017ACOG 指南及国内现状 . 中国产前诊断杂志 (电子版), 2019, 011 (001): 57.

12. 李善玲，王谢桐，李红燕，等 . 对三胎妊娠孕妇实施减胎术后双胎或单胎的妊娠结局及流产发生风险的分析 . 中华妇产科杂志 , 2015, 4: 268-273.

13. 马红霞，王谢桐 . 双胎妊娠合并一胎畸形的选择性减胎术 . 中华围产医学杂志 , 2012, 15 (10): 584-587.

14. 刘艳，王谢桐，李红燕，等 . 多胎妊娠选择性减胎术的时机对妊娠结局的影响 . 中华围产医学杂志 , 2012, 15 (10): 605-609.

15. Hayes E J. Practice Bulletin No. 169: Multifetal Gestations: Twin, Triplet, and Higher-Order Multifetal Pregnancies. Obstet Gynecol, 2016, 128 (4): e131-e146.

16. Evans M I, Andriole S, Britt D W, et al. Fetal Reduction: 25 Years′ Experience. Fetal Diagn Ther, 2014, 35 (2): 69-82.

17. Yaron Y, Bryant-Greenwood PK, Dave N, et al. Multifetal pregnancy reductions of triplets to twins: comparison with nonreduced triplets and twins. Am J Obstet Gynecol, 1999, 180: 1268-1271.

18. Wimalasundera R. Selective reduction and termination of multiple pregnancies.. Semin Fetal Neonatal, 2010, 15 (6): 327-335.

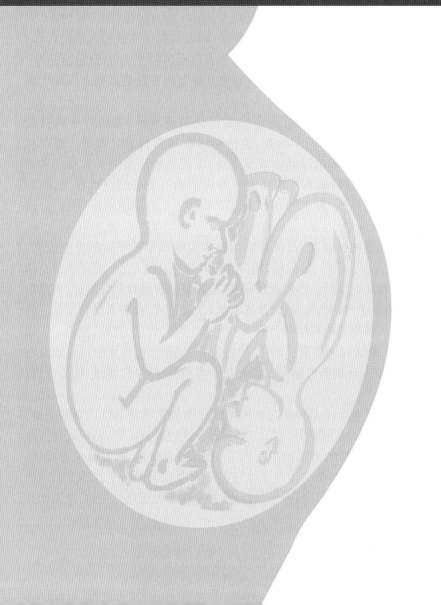

第十七章
产时胎儿手术

关键点

1. 产时胎儿手术适用于在分娩后即刻就会加重新生儿的损伤甚至致命,但是不会对胎儿在子宫内生长造成死亡危险的出生缺陷疾病。同时估计手术对母体和另一胎儿不造成过度的风险。

2. 经超声动态监测和胎儿磁共振得到相对明确的产前诊断结果,由临床遗传咨询门诊对遗传学检查结果做出判读及解释,经多学科会诊,父母知情选择,决定是否接受产时胎儿手术。

3. 选择有儿外科的三级医院分娩,人员相对固定的高水平多学科协作团队,多学科会诊通力合作,利于实施手术治疗并对新生儿实行重症监护。

【概述】

产时胎儿手术(intrapartum fetal operation,IFO)是指对于有先天性出生缺陷的胎儿在其娩出过程中及娩出后立即进行的出生缺陷矫正的新生儿手术治疗,即在产房内对畸形儿进行及时的早期外科手术干预。包括胎盘支持的产时胎儿手术(operation on placental support,OOPS)、子宫外产时处理及断脐后产房外科手术。产时胎儿手术适用于在分娩后即刻就会加重新生儿的损伤甚至致命,但是不会对胎儿在子宫内生长造成死亡危险的出生缺陷疾病。随着双胎的增加,其中一胎合并复杂先天结构畸形的患儿随之增加,为产时胎儿手术的发展带来了机遇和挑战。

1. **分类**

(1) OOPS:一直保持胎儿胎盘循环,立即对出生缺陷的新生儿进行气管插管,并进行新生儿先天性缺陷的矫治手术,待手术结束后再断脐。麻醉药通过胎盘对胎儿发生作用,依靠母体的循环供给出生儿畸形矫治手术中的全部血液和需氧,保证了出生儿的有效血容量。

(2) 子宫外产时处理:胎儿娩出后不剪断脐带,保持新生儿胎盘循环,同时对新生儿进行气道的管理,如气管插管、气管切开等解除新生儿的呼吸道梗阻后再断脐,然后将新生儿移至另一手术台进行处理。

(3) 断脐后产房外科手术(in house surgery):对于有出生缺陷的新生儿在其出生断脐后就立即在产房内进行的外科手术。

2. **明确的产前诊断**　IFO 的术前评估极为重要,IFO 需要掌握严格的适应证,需要对于入选的病例进行严格的筛选,进行规范的产前诊断,包括影像学诊断、遗传学诊断和遗传学咨询等。超声和 MRI 检查互为有益的补充,MRI 技术提供更为清晰的解剖位置改变等,为评估预后提供了重要的参考依据。不同疾病根据具体的诊断流程,作出相对明确的产前诊断。系统的胎儿心脏超声检查,监测胎儿心胸比例、脐静脉及静脉导管血流、三尖瓣反流、胎儿水肿情况,以评估胎儿心功能情况,决定分娩及 IFO 时机。

3. **多学科会诊制度**　多学科通力合作是 IFO 的基石,也是影响手术成败和母胎预后的重要因素。IFO 的多学科包括产科、小儿外科、麻醉科、新生儿内科、影像科(超声和磁共振)、护理人员。经多学科会诊进行产前诊断,判断先天异常的性质,评估胎儿的预后。产科医师诊断、处理妊娠合并症和并发症,实施剖宫产,监测产后恢复。小儿外科医师掌握胎儿手术的指征、决定手术时机,实施手术,处理术后并发症。两组麻醉科医师分别负责孕妇和胎儿的麻醉。新生儿内科医师负责新生儿出生时的评估、复苏、抢救。影像科医师进行术前胎儿超声和磁共振等检查,确认病变性质和部位、胎盘位置,超声医师在术中进行胎儿心脏和脐血流彩色多普勒监测。两组手术室护士分别负责剖宫产和胎儿手术的静脉通道、器械、物品管理、手术台和设备的布局等。

4. **围手术期管理**　需要充分的术前准备,整个手术团队之间的术前计划和沟通是 IFO 成功的关键,包括制订手术方案、应急预案、模拟演练、病情告知、术前评估等。安全而有效的母胎麻醉,必须同时关注母体和胎儿两个个体的安全和镇痛,IFO 期间密切的母胎监护是为了在出现问题时能及时发现并处理。积极关注母儿并发症的预防和处理,IFO 最严重的母体并发症是由于使子宫放松和维持子宫胎盘血流而导致的出血量增加,严重情况下可能增加子宫切除的风险。严重的胎儿并发症是气道建立失败,导致胎儿死亡。因此需准备应对所有可能的气道挑战的应急计划。

【适应证】

对于进行产时胎儿手术的胎儿首先有明确的产前诊断,排除染色体异常,经多学科会诊评估,在分娩后即刻就会加重出生儿的损伤甚至致命,但是不会对胎儿在子宫内生长造成死亡危险,此时胎儿手术具有可行性。同时估计手术对母体和双胎的另一胎儿不造成过度的风险,经父母知情同意。在涉及双胎其中一胎为结构畸形胎儿需要产前明确胎儿位置,通常以子宫外产时处理和断脐后产房外科手术为主。EXIT指征主要有以下情况(表17-0-1)。

表 17-0-1 EXIT 主要适应证

情况类别	外科适应证
EXIT- 建立气道	CHAOS,严重的小颌畸形,引起气道梗阻的肿物,气管球囊
EXIT- 切除病变	头,颈,胸腔或纵隔肿物
EXIT-ECMO	心胸畸形或严重的 CDH
EXIT- 分离手术	连体双胎

【头颈部疾病】

如产前评估胎儿颈部肿物大,压迫气管,会在分娩后造成新生儿窒息,可进行 EXIT 联合产房外科手术。在胎盘循环支持下,胎儿娩出后立即建立人工气道通气,解除气道受到颈部肿物的压迫,再实施肿物手术可挽救患儿的生命。

1. **先天性高气道梗阻综合征** 是一种可以产前诊断的罕见的临床缺陷疾病,造成气道阻塞的病因有很多:喉闭锁、喉部瓣膜、喉囊肿、气管闭锁等。由于胎儿的呼吸道部分或者完全阻塞,肺液无法从气管、支气管内流出,表现为胎儿肺部和远端气道扩大、膈肌外翻、腹水,甚至胎儿水肿、死亡。由于其可致新生儿出生时严重呼吸窘迫,所以产时手术为患儿提供了治疗和存活的机会。

2. **颈部畸胎瘤** 含有 3 个胚层组织的胚胎性肿瘤,如果肿物巨大,实性为主,其瘤体压迫气管造成呼吸道梗阻可导致新生儿窒息,甚至死亡,所以应该早期手术切除。在胎头娩出后立即行气管插管或切开,解决了气管梗阻问题后再处理肿物,为患儿提供了治疗及存活的机会。

3. **颈部淋巴管瘤** 常见的脉管畸形,病理特点是淋巴管的异常扩张和连通,但是其具有浸润生长和不断发展的趋势,少数病例可发展到压迫气管或食管,造成新生儿呼吸困难、吞咽障碍,甚至危及生命。采用 EXIT 可以解除呼吸道梗阻,尽早去除疾病,防止进一步发展。

【胸部疾病】

大部分的胎儿肺部肿物的生长都会与胎儿发育同步,部分病变如果继续进展可导致胎儿水肿、羊水过多等。这些缺陷儿如果能存活至分娩,新生儿出生后会发生肺发育不良或呼吸衰竭、心脏衰竭甚至死亡,故而需及时的 IFO 治疗,是 IFO 的主要适应证。

1. **胎儿肺部常见病变** 包括先天性囊性腺瘤样畸形、支气管肺隔离症、支气管闭塞、支气管囊肿、先天性肺气肿等。美国辛辛那提儿童医院认为,对于妊娠晚期胎儿的巨大肺部肿物伴纵隔移位或其他合并症时,新生儿肺部肿物切除术的最佳时期是进行产时手术。

2. **先天性膈疝** CDH 是由于先天性横膈发育缺陷,致腹腔内脏器疝入胸腔并影响肺的发育、限制肺膨胀的一种先天性疾病。发病率在 1∶2 200~1∶5 000,约 80% 发生在左侧,5% 为双侧。重度 CDH 的死亡率高达 50%~60%。疝入的肠管在胸腔内随着新生儿的气体吞入不断膨胀从而压迫患侧心脏,引起患儿呼吸困难并逐渐加重。CDH 患儿常表现为在出生即刻或数小时后出现严重呼吸急促、明显的青紫等,以及消化、循环等症状,病死率高。在分娩时立即对 CDH 患儿实施 IFO,给予新生儿立即插管,配合体外膜氧合(ECMO)法治疗 CDH,新生儿存活率可明显提高。目前国内外均有双胎均为 CDH 或双胎中其中一胎为 CDH,经 IFO 救治存活病例报道。

【腹部疾病】

胎儿先天性的腹壁缺损是 IFO 的主要适应证。腹壁缺损包括腹裂和脐膨出。腹裂是腹腔内肠管通过脐环的一侧腹壁缺损脱出腹腔外。脐膨出是腹壁发育不全,在脐带周围发生缺损,腹腔内脏器由此膨出体外。胎儿分娩后由于随着肠管外置空气中的时间延长,肠管发生污染、水肿甚至缺血坏死的机会增加,患儿全身情况迅速恶化,甚至失去手术治疗机会。先天性的腹壁缺损产前在 B 超下可以诊断,因此,一旦确诊,应在产时立即施行 IFO,使患儿出生后能立即获得良好的外科处理,提高了该病的生存率。

1. **腹裂**(gastroschisis)　出生率大约为 2.56/10 000,腹壁全层缺损畸形,肠管脱出腹腔,以脐右侧为多见。腹裂 IFO 由于较少的腹腔内脏气体降低了手术的难度,虽然约 50% 的腹裂患儿不可能行一期肠管回纳、腹壁修复,但是 IFO 的积极处置使得这类患儿获得了更多的生存机会。目前已经有较多报道 IFO 对治疗新生儿腹裂成功率高,且新生儿预后好。双胎腹裂患儿多合并早产及低出生体重,增加了双胎腹裂患儿的救治难度。

2. **脐膨出**(omphalocele)　出生率约为 1.5/10 000,是一种较为常见的先天性腹壁发育畸形。腹腔脏器通过脐带基部的脐环缺损突向体外,表面盖有一层透明囊膜。脐膨出常可伴发其他器官畸形。此类患儿围产期死亡率很高,手术是唯一治愈的方法。该病合并其他器官畸形、染色体异常的概率较高,因此在产前诊断排除了其他异常且确诊的脐膨出,只要估计胎儿能够耐受手术,即可在分娩时立即行 IFO。如双胎中一胎患有脐膨出同时合并其他复杂畸形,可选择分娩时一胎减胎术。

【骶尾部疾病】

常见的适合行 IFO 的胎儿骶尾部病变主要包括骶尾部畸胎瘤及脊柱裂,是 IFO 的扩大适应证。

骶尾部畸胎瘤　是常见的生殖细胞肿瘤,为防止其感染、破裂、恶性变等并发症,无论肿瘤大小,一经确诊,均应尽早手术切除。产前诊断评估胎儿骶尾部肿瘤较小,为外生显露型或混合 I 型,在孕 30 周后合并巨大胎盘和胎儿水肿应促胎肺成熟后尽早行剖宫产术终止妊娠,同时采用 EXIT 联合产房外科手术或 OOPS。有研究表明,骶尾部畸胎瘤实施的 IFO 病例均获得成功。

脊髓脊膜膨出　中枢神经系统最常见的先天异常,表现为程度不等的下肢迟缓性瘫痪和神经源性膀胱功能障碍等。由于病变的部位、大小和涉及的组织是决定手术成功的关键,因此产前需神经外科医师决定是否进行 IFO 及手术术式。

【其他疾病】

随着产前诊断的不断发展,IFO 成为更多疾病的治疗选择,理论上,任何影响出生时新生儿心肺功能的胎儿疾病都可以接受 EXIT,如单侧肺发育不良、连体双胎分离、严重小下颌、纵隔大肿物、口鼻肿物如鼻皮样囊肿、胶质瘤、鼻内或鼻外脑膜膨出、小颌畸形等。

【手术的简要方法】

1. **膈疝**　随着对膈疝病理生理机制研究深入,膈疝手术时机的选择,由急症手术逐渐转变到择期手术。适当延迟手术时机,积极改善其呼吸、循环功能后再择期手术,既可增加手术耐受力,也可提高其存活率。先天性膈疝手术方式可经腹腔或经胸腔还纳疝内容物,恢复其正常解剖位置。经腹入路的手术优点是肠管易于还纳,可发现及处理伴发的畸形。经胸手术膈肌暴露清楚,但不能同时处理腹部并发畸形。因此,腔镜手术方式的选择需要依据患儿的病变类型、侧别及是否合并其他畸形来确定。盛京医院新生儿外科多在患儿血流动力学相对稳定后,应用胸腔镜微创手术治疗膈疝。手术采用 3 孔法,头高位,胸腔正压后胸腔内腹腔脏器回归腹腔,轻柔将脾脏回纳避免副损伤。暴露膈肌缺损,根据缺损大小及张力情况,选择一期缝合或应用补片修补。术中注意肺发育情况,并检查有无合并隔离肺等畸形,可根据术中情况做出相应处理,一般留置胸腔引流管。

2. **腹裂**　腹裂患儿出生后,越快将肠管复位,一期复位的可能性越大,肠管水肿和纤维素样渗出越轻。一般剖宫产娩出后立即用温盐水大纱布保护脱出肠管,患儿转至同一手术间的新生儿手术台,全麻成功后立即根据具体情况决定是否一期修补,手术要点是手法扩张腹壁,由脊柱两侧向前腹壁裂口处用手缓慢反复用力扩张,逐渐扩张腹腔容积。轻柔顺行肠管减压,还纳脱出肠管,逐层缝合腹壁。评估无法一期还纳的腹裂患儿,可应用 Silo 袋,将肠管按照顺序放入袋内,袋口经腹裂固定于腹腔腹膜面。转回病房后 Silo 袋垂直悬吊于脐部上方,袋内肠管在重力作用下逐渐回纳腹腔,期间注意肠管血运,避免感染,一般 1 周左右行二期修补手术。注意是否合并消化道畸形,手术同时给予纠治。

3. **脐膨出**　根据产前评估,对于可一期修补的脐膨出患儿,一般出生后立即转至新生儿手术台,全麻成功后,行脐膨出囊膜切除、I 期关闭修补、脐部整形术。患儿吸入气体少,腹壁松软,零转运,增加一期手术成功率。同时要关注腹腔压力过大的问题,避免发生腹腔间隙综合征。对于巨大缺损、患儿低体重或合并严重的心脏畸形等,可采取延期关闭修补。盛京医院应用生物补片 I 期修补巨大先天性脐膨出取得良好效果,患儿脐膨出直径 8cm,包括肝脏、胃和小肠(图 17-0-1)。

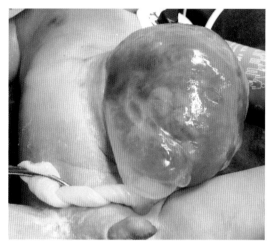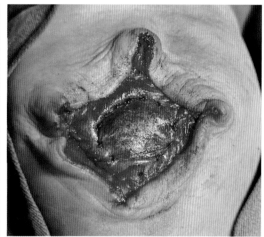

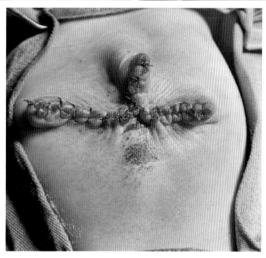

图 17-0-1　脐膨出患儿出生时脐膨出照片、新生儿手术术中及术后照片

　　4. 骶尾部畸胎瘤　骶尾部畸胎瘤多为良性肿瘤,但随着年龄的增长有恶变的可能,所以经产前评估,出生后完善彩超和 MRI 等检查后尽早手术。存在瘤体破裂、出血等紧急情况,可危及生命,应急诊手术。手术一般经尾后路骶尾部手术,如肿物侵及腹腔需经腹部和尾后路联合路径手术。手术需切除尾骨,降低复发率。

　　5. 颈部淋巴管瘤　出生后完善彩超及 MRI 进行再次评估,一般采用直视下或超声监视下,多点穿刺抽液,典型的淋巴液为清亮黄色液体,可伴有囊内出血。盛京医院新生儿外科多采用博来霉素囊内注射,博来霉素 1.5 万 U 溶于 15ml 注射用水,按照 0.1~0.2ml/kg,同时加用利多卡因和地塞米松,当肿物体积减小,可根据肿物具体囊内容积减少用量。一般一个月注射一次,5 次一个疗程,一般 3~5 次明显好转。根据彩超对比治疗前后的大小变化,以临床症状消失和改善程度作为主要评价指标。

　　【预后】

　　1. **母体方面**　EXIT 已有多年的经验报道,对行 EXIT 与普通剖宫产的产妇进行短期随访对比后,发现行 EXIT 的产妇手术出血量及感染率增高,术后住院时间无差异,无母体死亡,对母体今后生殖功能无影响。在希望生第二胎的术后患者中,极大多数可再次怀孕且顺产。

　　2. **胎儿方面**　胎儿的预后在旧金山加利福尼亚大学和费城儿童医院两个中心的报道中已得出结论,

由于 EXIT 的开展,以往认为一出生就将死亡的先天性高位气道梗阻综合征及出生后由于难以保证气道通畅而产生后遗症的巨大颈部肿瘤的预后显著改善,因此,EXIT 对颈部气管梗阻是非常适用的。Bouchard 等报道,美国费城儿童医院 31 例 EXIT 病例,CDH 气管阻塞后解除梗阻 13 例,颈部肿瘤 13 例,其他病变 5 例,仅 1 例颈部淋巴管瘤在 EXIT 中死亡,因为气管插管困难,父母拒绝气管切开。

3. 2008 年至今,笔者医院共实施 IFO 共 72 例,包括颈面胸部淋巴管瘤 12 例,膈疝 19 例,脐膨出 13 例,腹裂 5 例,骶尾部畸胎瘤 7 例,其他异常 16 例(包括隔离肺、肺囊腺瘤、严重胸腹腔积液等),存活 68 例,死亡 4 例,生存率 94.44%。死亡病例 1 例重度膈疝,1 例重度脐膨出,2 例严重的胎儿腹腔积液,胎儿水肿,存活病例短期预后良好,长期的治疗效果必须得到长期的随访和全面、仔细、慎重的分析。

【优势】

产时胎儿手术实现了“无菌操作”,外来感染机会明显降低;简化了术前准备,较少的胃肠道气体为横膈及腹壁缺陷性疾病的内脏复位或其他消化道梗阻疾病手术提供有利条件;保留胎儿胎盘循环,为麻醉师或新生儿医师从容进行气管插管和气管切开创造条件;及早干预,去除病因,中断了病理状态的进一步发展,术后管理明显简单化,提高手术成功率;采集的脐血可作为患儿手术备血,减少了输血反应,未用的脐血还可保留下来日后行干细胞移植。另外,相对于开放式胎儿手术而言,产时胎儿手术可以避免羊水渗漏、宫内感染、早产、子宫破裂、胎盘早剥等并发症;与传统的新生儿手术相比,它能尽早去除疾病的诱因和/或病因,减少感染的机会;胃肠道气体少,有利于进行关闭腹壁缺损的手术;切口瘢痕反应小,美观;此外还可以减少或消除家长精神痛苦和经济负担。

【未来展望】

伴随双胎的增加,双胎中一胎患有复杂畸形的患儿给新生儿外科医师的工作带来了挑战。双胎同时患有腹裂或双胎同时患有膈疝的患儿也因新生儿外科医师的早期干预而获得了良好的救治效果。随着影像学等多学科共同发展,胎儿畸形诊断水平和胎儿微创治疗水平也会不断提高,干预的时间点在提前,但是也会面临早产和保胎等相关问题。随着临床随机对照研究的开展,胎儿畸形的救治将由试验性干预发展到标准化流程,这将挽救更多的患儿和家庭。

【管理流程】(表 17-0-2)

表 17-0-2　产时胎儿手术管理流程

孕期	□ 超声检查	□ 胎儿超声会诊
		□ 超声动态监测
	□ 胎儿 MRI	□ 畸形性质判断
	□ 遗传学检查	□ 遗传咨询
	□ 多学科会诊	□ 确定治疗方案
围术期	□ 术前准备	□ 制订手术方案
		□ 病情告知
		□ 术前评估
		□ 人员及物品准备
	□ 母胎麻醉及监护	□ 母体麻醉
		□ 胎儿麻醉
		□ 母胎监护
	□ 母儿并发症的预防和处理	□ 母体并发症
		□ 胎儿并发症
产时胎儿手术	□ 重症膈疝	□ EXIT- 气管插管
		□ EXIT-ECMO
	□ 腹裂	□ Ⅰ 期腹壁修补
		□ Silo 袋

【参考病例】

患者赵某,34 岁。

主诉:双胎妊娠 8 个月余,发现双胎一胎腹裂 3 个月。

现病史:患者孕期定期产检,早期超声检查提示双绒毛膜双羊膜囊双胎妊娠。于孕 24 周产检彩超发现双胎一胎腹裂,脐右侧腹壁不连续,肠管脱出腹壁外,无囊膜覆盖。孕期无头晕、头痛,无胸闷憋喘,无视物不清,双下肢无水肿。

既往史:G_1P_0,否认心脏病、糖尿病及高血压病史。

查体:体温 36.8℃,脉搏 110 次 /min,血压 124/76mmHg,呼吸 18 次 /min。神清语明,无贫血貌。心肺听诊未闻及异常,腹膨隆,张力大,无压痛,偶触及宫缩,强度弱。产科查体:宫高 33cm,腹围 102cm,胎心率 1 :150 次 /min;胎心率 2 :150 次 /min;消毒内诊:外阴发育正常,阴道畅,宫颈质软,居中,消 50%,宫口未开。骨及软产道未见明显异常。

辅助检查:彩超(本院超声,就诊当日)(图 17-0-2)。

胎儿 1 :双顶径约 8.5cm,头围约 31cm,股骨长约 6,1cm。胎心率 135 次 /min。脐右侧腹壁不连续,肠管脱出腹壁外,无囊膜覆盖。

胎儿 2 :双顶径约 8.3cm,头围约 30.5cm,股骨长约 5.8cm。胎心率 136 次 /min。

母体宫颈长度:2.0cm。

胎盘附着在子宫后壁,胎盘厚度约 2.0cm。成熟度 0 级。

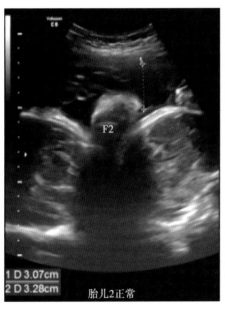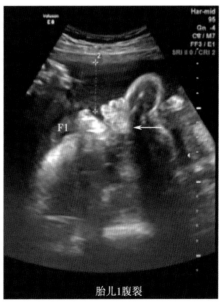

图 17-0-2　脐膨出患儿超声示意图

入院诊断:①双绒毛膜双羊膜囊双胎中一胎腹裂;② G_1P_0,妊娠 35^{+5} 周,LSA/LOA,双绒毛膜双羊膜囊双胎。

治疗:发现患者为双胎腹裂后,进入盛京胎儿畸形多学科诊治平台,经胎儿超声和 MRI,遗传学检查后,组织多学科会诊,确定随访方案,向患儿父母交代目前诊断,诊治方案及预后,制订详细手术方案。胎儿分娩后立即在无菌手术台上留置鼻胃管,保护脱出肠管,根据肠管脱出情况和腹壁发育情况,判断 I 期还纳肠管困难,行床旁留置 Silo 袋,送回新生儿外科病房,每天适当加压还纳肠管,于出生后第 4 天行肠管还纳,腹壁逐层缝合。术后第 2 天下呼吸机,术后病情平稳。

预后:产妇术后恢复顺利。腹裂患儿出院体重 2 000g,进奶无恶心呕吐,排便良好,腹部不胀,切口愈合良好。

思 考

1. 双胎妊娠中一胎腹裂病例的产前诊断、指导产检以及后续治疗。
2. 双胎妊娠中一胎腹裂进行产时外科手术产科方面的诊治关键点。

（王大佳）

参 考 文 献

1. 李欢, 刘彩霞. 产时胎儿手术的最新进展. 实用妇产科杂志, 2016 (6): 401-404.
2. 邓娅莉, 丁依玲. 产时胎儿手术的适应证及禁忌证. 实用妇产科杂志, 2016 (6): 413-415.
3. 罗艳敏, 王子莲. 多学科合作在产时胎儿手术中的作用. 实用妇产科杂志, 2016 (6): 409-410.
4. 魏瑗, 赵扬玉. 产前诊断在产时胎儿手术中的应用. 实用妇产科杂志, 2016 (6): 411-413.
5. Schulz A C, Stressig, Rüdiger, Ritgen J, et al. A Classic Twin Study of Isolated Gastroschisis. Fetal Pediatr Pathol, 2012, 31 (5): 324-330.
6. Kazez A, Bakal U, Tartar T, et al. Congenital diaphragmatic hernia in identical twins. J Indian Assoc Pediatr Surg, 2012, 17 (1): 26-27.
7. Bence CM, Wagner AJ. Ex utero intrapartum treatment (EXIT) procedures. Semin Pediatr Surg, 2019, 28 (4): 150820.
8. Yan W, Wu Y, Wu Z, et al. Gastroschisis in monochorionic male twins. Pediatr Surg Int, 2017, 33 (5): 627-629.
9. Toni Kasole Lubala, Sébastien Mbuyi-Musanzayi, Nina Lubala, et al. Mirror-image gastroschisis in monochorionic female twins. Eur J Med Genet, 2015, 58 (4): 266-269.
10. Wang W, Pan W, Chen J, et al. Outcomes of Congenital Diaphragmatic Hernia in One of the Twins. Am J Perinatol. 2019, 36 (12): 1304-1309.

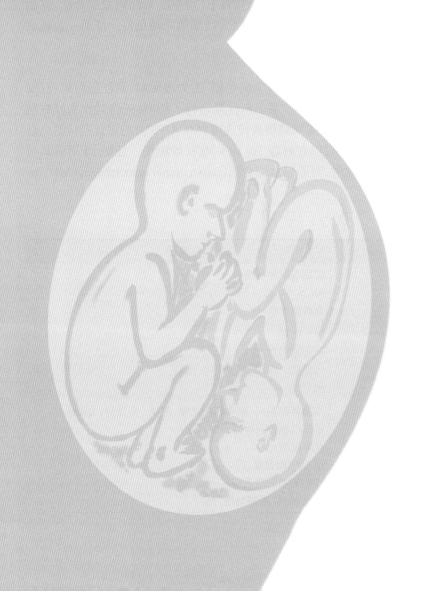

第十八章
其他宫内治疗

胎儿疾病的宫内治疗技术发展迅速,方法也越来越多样化,目前常用的宫内治疗技术包括胎儿镜激光电凝术、介入性导管术、脐带电凝术、脐带结扎术、射频消融术、胎儿镜下气管内球囊栓塞术、宫内输血、药物治疗、各种引流术、开放式胎儿手术、产时宫外手术和基因治疗等。目前较为成熟的宫内治疗手段有宫内输血治疗母胎 Rh 同种免疫性溶血或细小病毒 B19 感染导致的胎儿严重贫血、羊水减量术治疗双胎输血综合征或羊水过多等。

第一节　胎儿宫内输血术

关键点

1. 胎儿宫内输血术是胎儿贫血的重要治疗手段,可提高严重贫血胎儿的生存率。
2. 造成胎儿贫血的原因包括同种异体免疫、细小病毒 B19 感染、母胎输血综合征、双胎输血综合征、胎儿胎盘肿瘤等。
3. MCA-PSV 对胎儿贫血具有重要的预测价值。MCA-PSV 值 >1.5MOM,出现胎儿贫血的风险增加。
4. 在超声引导下进行,术中严密监测出血、胎心、胎儿血流变化。

【概述】

胎儿宫内输血术(intrauterine transfusion,IUT)是指由于各种原因导致胎儿贫血,直接给胎儿输注红细胞的一种临床技术。造成胎儿贫血的原因包括同种异体免疫、细小病毒 B19 感染、母胎输血综合征、双胎输血综合征、胎儿胎盘肿瘤等,严重时需宫内输血,但最常见的原因仍为红细胞同种免疫。目前一些观察性研究已明确表明宫内输血可以提高严重贫血胎儿的生存率。

【适应证】

胎儿贫血是由正常红细胞的降解或溶解、(一过性)红细胞生成受损、丢失或稀释、血红蛋白病、红细胞膜或酶学异常引起的(表 18-1-1)。1961 年,Liley 首次对羊水中胆红素进行了检测,并将其作为妊娠期红细胞同种免疫的标准管理方法。目前,大脑中动脉收缩期峰值血流速度(MCA-PSV)的多普勒检测已经取代了这种有创检测胎儿贫血的方法。MCA-PSV 可以在妊娠 16~18 周时开始应用。妊娠 35 周后其可靠性下降。MCA-PSV 也有助于识别在非免疫性水肿、母胎输血综合征(fetomaternal hemorrhage,FMH)、α-地中海贫血和单绒毛膜双胎中的胎儿贫血。

表 18-1-1　胎儿贫血病因

分类	病因
免疫	红细胞同种免疫 Rh 非典型抗原
感染	细小病毒 巨细胞病毒 弓形虫 梅毒
遗传	溶酶体贮积病(黏多糖病 7 型,尼曼 - 皮克病,戈谢病) 单纯红细胞再生障碍综合征 范可尼贫血 α- 地中海贫血 丙酮酸激酶缺乏症 葡萄糖 -6- 磷酸酶缺乏症

续表

分类	病因
其他	非整倍体疾病
	双胎输血综合征;双胎贫血
	母胎输血综合征
	母亲获得性红细胞发育不全

SMFM.The fetus at risk for anemia.Am J Obstet Gynecol,2015

1. **红细胞同种免疫**　母亲红细胞上的 IgG 抗体可以通过胎盘进入胎儿血液循环,溶血后造成胎儿贫血。与胎儿溶血性疾病相关的红细胞血型抗原超过 50 个。最常见的抗体包括抗 RhD、Kell 和 RhC 抗体。其他的造成胎儿严重贫血性疾病的抗体包括抗 Rh-e/E、Fy(a)/Fy(b)(Duffy 血型系统)、Kidd(Jka)和抗 M(MN系统)抗体。红细胞同种免疫中 RhD 占 80%,Kell 占 12%,Rhc 占 5%。以最为常见的红细胞 Rh 抗原系统不合为例,当母亲血型为 Rh 阴性而胎儿血型为 Rh 阳性时,母亲可因既往通过分娩或者输血等多种方式接触 Rh 血型抗原致敏而产生抗体。再次妊娠后,抗体可以通过胎盘进入胎儿体内,破坏胎儿红细胞引起胎儿溶血,出现胎儿贫血和水肿,继之胎儿门静脉和肝静脉压力增高,肝功能遭到损害,新生儿生后胆红素迅速增高,神经系统也会因此而受到损害。近年因红细胞同种免疫行宫内输血的胎儿的存活率超过 80%。目前国内仅检索到关于 RhD、RhE 及 Rhc 血型不合导致的胎儿贫血行宫内输血的成功个例报道。

2. **细小病毒 B19 感染**　病毒感染后导致骨髓造血干细胞的抑制引起胎儿贫血,最常见的是细小病毒 B19 感染。细小病毒 B19 是一种单链 DNA 病毒,可引起骨髓造血祖细胞成熟障碍,导致红细胞及血小板生成减少。孕期感染细小病毒 B19 可引起胎儿贫血、水肿及神经系统发育异常,严重者导致胎儿死亡,因此对细小病毒 B19 的早期诊断和治疗可以防治其引起的胎儿并发症。细小病毒 B19 的母婴传播率为24%~38%,母体感染越早,母婴传播率越高,孕 20 周前胎儿感染率为 43.2%,且胎儿出现并发症的风险增高,孕 20 周后传染率为 25%。细小病毒 B19 感染后对胎儿红细胞前体细胞产生细胞毒性,可导致胎儿严重贫血、水肿甚至死亡,其中胎儿水肿的发生率为 3.9%,多发生于孕 20 周前。细小病毒 B19 感染导致胎儿贫血行宫内输血治疗的围产儿存活率为 67%~73%。

3. **母胎输血综合征**　母胎输血综合征(FMH)是指胎儿血液进入母体循环,导致胎儿贫血,是一种严重而罕见的妊娠期并发症。大量且较早发生的母胎输血会导致严重的胎儿贫血,可考虑行宫内输血。Kleihauer 试验可用于估计出血量和胎儿多普勒血流速度(MCA-PSV)监测胎儿贫血。

4. **双胎贫血 - 红细胞增多序列征**　双胎贫血 - 红细胞增多序列征(TAPS)是指单绒毛膜双羊膜囊双胎的一种慢性的胎胎输血,TAPS 发生于 3%~5% 的单绒毛膜双胎和 13% 的双胎输血综合征患者接受激光手术治疗后,TAPS 治疗方式包括 IUT、重复胎儿镜激光手术、选择性分娩及期待治疗。宫内输血可以帮助纠正供血儿的贫血,但存在加重多血质胎儿病情可能。

5. **胎儿胎盘肿瘤**　胎盘绒毛膜血管瘤是一种胎盘的血管性肿瘤,发生率约 1%。大的绒毛膜血管瘤可导致胎儿贫血、水肿和胎死宫内等严重的并发症。可能是绒毛膜血管瘤分流了大量血液,或是胎儿红细胞被血管网捕捉和破坏,导致溶血性贫血。胎儿骶尾部畸胎瘤可导致肿瘤内出血或溶血引起贫血。

【禁忌证】

1. 先兆流产、感染、出血倾向等。

2. 其他不适合行穿刺的情况,如严重贫血、一般情况不佳等。

【辅助检查】

1. **胎儿大脑中动脉血流监测(MCA-PSV)**　MCA-PSV 对胎儿贫血具有重要的预测价值。如 MCA-PSV 值 >1.5MOM,出现胎儿贫血的风险增加,对高危病例,如 Rh 阴性既往生育异常胎儿及妊娠期病毒感染孕妇,在妊娠期应进行超声监测。MCA-PSV 的监测可以从孕 18 周开始,每隔 1~4 周进行复查,可疑细小病毒 B19 感染者需要连续监测 10~12 周。

2. **超声监测**　排除胎儿结构异常,检查是否存在胎儿肝大、胎盘水肿、心脏增大及羊水过多等胎儿贫血的其他征象。

3. 胎儿心脏功能评估　胎儿心功能异常主要表现在右心室,早期表现为右心扩大、收缩力下降,随着心脏收缩功能的下降及心脏舒张期时间的缩短,致冠状动脉血流灌注不足,继而影响左心功能致全心衰竭。

4. 脐血检查　包括血常规、血型、胆红素及相关的感染性疾病的检查。如果脐血血红蛋白浓度<100g/L 或血细胞比容(HCT)低于 0.30 或由于严重的胎儿贫血导致的胎儿水肿,需要进行输血。

【胎儿宫内输血术】

1. 患者选择　妊娠 18~35 周时伴有严重胎儿贫血者。因为孕 18 周前相关解剖结构较小造成了技术困难,而妊娠 35 周后进行 IUT 的风险被认为高于分娩后进行产后输血治疗。当胎儿 MCA-PSV>1.5MOM 时,通过经皮脐血取样获取胎血以测定血细胞比容及血红蛋白。HCT 低于 0.30 时应干预。

2. 血液制品的选择　供血血型选择 O 型 Rh 阴性血,进行各种病毒尤其是巨细胞病毒、B19 病毒筛查,最好在取血 5 天之内的较为新鲜的血液,经过辐射后减少宿主移植反应,其 HCT 0.75~0.85 为宜。

3. 母体准备　初次 IUT 前 48 小时,国外一些中心孕龄≥26 周的妊娠女性一个疗程的产前皮质类固醇,以防需要紧急分娩。嘱患者在操作前 6~8 小时应避免经口摄食。如果胎儿已达到可成活的胎龄,许多中心在临产和分娩相关手术室实施 IUT,因为严重并发症可能需要紧急剖宫产。开放静脉通路。一些临床医师预防性给予抗生素,例如第一代头孢菌素(开始操作的 1 小时内给予 1~2g),尚无数据显示这种情况下抗生素预防性治疗的价值。如果需要减轻母体焦虑,可给予母体镇静。

4. 穿刺部位　包括脐静脉、腹腔内、脐动脉和心脏。

(1)血管内输血(intravascular transfusion,IVT):脐静脉易于穿刺且更为安全,在实际操作中,如果胎盘位于子宫后壁,导致近脐带附着胎盘部位的脐静脉无法穿刺时可选择脐静脉肝内段,其优点在于胎儿心动过缓发生率较低,该解剖水平不会误穿脐动脉,以及脐带穿刺部位丢失的血液可以进入胎儿的腹腔,腹膜可以二次吸收,此操作相关的胎儿丢失率近似或低于胎盘附着端脐静脉穿刺。如果胎儿背部朝向母体腹壁,脐静脉肝内段没有合适的穿刺路径,则可选择脐带附着胎盘末端的脐静脉作为穿刺部位。肝内脐静脉穿刺的缺点是可能增加胎儿的痛苦,有报道称采取肝内穿刺时,胎儿去甲肾上腺素、皮质醇和 β- 内啡肽增加,但采取脐带胎盘附着端穿刺时未见这种反应。输注期间胎儿活动造成脱针损伤脏器的风险增高。为了避免发生以上情况,可以给予胎儿肌肉松弛药物。或者在输注期间不要固定输注针位置。

(2)腹腔内输血(intraperitoneal transfusion,IPT):腹膜腔中的液体和细胞可以通过膈下淋巴管和胸导管得以吸收。然而,对于水肿胎儿,淋巴系统可能存在功能性阻塞,从而妨碍红细胞的良好吸收。因此,对于最严重贫血和需要治疗的胎儿,腹腔内输血的效果最差。一项研究涉及首次输注时匹配了疾病严重程度、胎盘位置和胎龄的水肿和非水肿胎儿,经血管内输血的水肿胎儿的生存率约为腹腔内输血的 2 倍,血管内输血的非水肿胎儿的生存率比腹腔内输血者高 13%。鉴于血管内输血的生存率更高,因此是贫血胎儿宫内输血的优选方法。

(3)心脏内输血或脐动脉输血,脐动脉穿刺引起心动过缓的发生率高于脐静脉穿刺,其可能由肌层痉挛引起。心脏穿刺,严重并发症(包括死胎)风险较高增加不建议首选。

(4)孕周 <22 周进行胎儿血管内输血存在技术困难,特别是母体肥胖的情况下,可考虑先行胎儿腹腔内输血后再行血管内输血。

5. 血液输注量　血液输注量计算公式需要考虑胎儿 HCT、胎儿大小、输注红细胞的血细胞比容以及目标血细胞比容。

(1)血管内输血:血流动力学的突然改变对胎龄较小的胎儿造成极大压力。因此,对于 <24 周的胎儿,首次 IUT 时采取的目标血细胞比容低于胎龄较大者。胎儿血细胞比容通常随妊娠呈线性增长。正常胎儿血细胞比容在孕 17 周时为(37±4)%,足月时上升到(43±7)%。孕 24 周前,目标是首次输注后血细胞比容低于 25%,或者低于输注前数值的 4 倍。在 48 小时内实施第 2 次 IVT,使血细胞比容上升到正常范围,并安排在 7~10 天实施第 3 次 IVT。孕 24 周后,目标血细胞比容为 40%~50%。胎儿 >24 孕周,输血量的简单计算方法是估计胎儿体重(g)乘以具体增加胎儿血细胞比容对应的系数(表 18-1-2)。例如,输血前血细胞比容为 20%,将血细胞比容提高到 40% 时系数为 0.04。因此,若体重为 1 000g 的胎儿,则 1 000 乘以 0.04 等于 40ml 的输血量。此公式中假设输入血液的血细胞比容约为 75%:

$$胎儿估重（g）× 系数（见表 18-1-2）= 输血量（ml）$$

表 18-1-2 应用输血系数计算胎儿输血量

血细胞比容的预期增量 /%	输血系数
10	0.02
15	0.03
20	0.04
25	0.05
30	0.06

（2）腹腔内输血：计算方法为胎龄周数减去 20,再乘以 10,例如胎龄 30 周的胎儿接受的输血量为 100ml,一般速度控制在 5~10ml/min。腹膜贮存的血液预计在 7~10 天内被吸收。

6. **方法**　采用脐静脉进行 IUT 时,使用 20G 穿刺针进入脐静脉。如果妊娠 <24 周,可以使用 22G 穿刺针。采集初始血样进行全血细胞计数和网织红细胞计数。确认穿刺位置正确的另一种方法是注射生理盐水并在脐静脉中看到湍流。抽取血样后,给予一种短效肌松药以尽量减少胎动。选择方案包括维库溴铵(0.1mg/ 胎儿超声估计体重 kg)或阿曲库铵(0.4mg/kg)。这些药物能够使胎儿肌松可达 1~2 小时,且心血管影响很小。胎儿肌松似乎可以改善胎儿输注安全性,报道称可以防止 80% 的操作相关胎心率变化。

7. **输血间隔**　宫内输血后经常需进行再次输血,尤其是孕周距足月尚远的胎儿。与同种免疫相比,细小病毒感染通常较少需要多次输血或后续输血。同种免疫的孕妇在宫内输血后,胎儿血红蛋白将每天下降约 0.4g/dl,血细胞比容每天下降约 1%。血细胞比容下降速率不定,下降率较快的情况见于胎儿水肿(约 2%/d)、持续母胎输血或者母亲产生抗新红细胞抗原的抗体。再次输血的时间通常难以确定,但目前提示用 MCA-PSV 可以准确评估何时再次进行胎儿血样的采集。很可能是前次输血的作用,推荐首次宫内输血后诊断胎儿贫血需再次输血的界值较高(MoM>1.69)。建议不要使用 MCA-PSV 来确定第 2 次 IUT 后的 IUT 时机。前 2 次 IUT 后,66%~100% 的胎儿红细胞含有成人血红蛋白。这种情况下,大多数胎儿红细胞已被供者细胞所替代,MCA-PSV 不再能区分轻度贫血与中 - 重度贫血。

【并发症及处理】

1. 一过性胎儿心动过缓是 IUT 的最常见并发症,通常可自行恢复。2005 年一项单中心研究共纳入 740 例宫内输血病例,操作相关并发症的总发生率为 3.1%(3/740)。死胎(7 例):每次操作发生率为 0.9%。新生儿死亡(5 例):每次操作发生率为 0.7%。紧急剖宫产(15 例):每次操作发生率为 2.0%。感染(2 例):每次操作发生率为 0.3%(2 例均为大肠埃希菌)。胎膜早破(1 例):每次操作发生率为 0.1%。妊娠不到 20 周的操作相关胎儿丢失风险最高(5.6%)。与非水肿胎儿相比,水肿胎儿操作相关并发症风险(3.8% vs. 2.9%)和操作相关死亡风险(2.5% vs. 1.4%)更高。其他潜在并发症包括:胎儿脑损伤,可能与血管内容量、血流动力学和 / 或黏度的改变有关;进针所致胎儿创伤;胎盘大血管撕裂所致出血;母胎输血,母胎输血可能增加母体同种异体抗体滴度和本次妊娠或日后妊娠的溶血性疾病严重程度。大多数发生于 IVT 的并发症也可以发生于 IPT;然而,由于不会有意刺伤脐带,脐带并发症风险低得多。

2. 针对操作相关的并发症,操作技术的改变包括常规应用胎儿麻醉,尽量避免穿刺脐动脉和选择肝内脐静脉作为输血途径。并发症的减少最有可能与操作数量相关,所以建议最好在有丰富经验的胎儿治疗中心进行。操作前应该充分评价穿刺部位,孕周较大者根据胎盘附着部位以及胎儿的位置选择合适的血管内输血途径,尽量避免脐动脉穿刺,临床操作者应做到肝内脐静脉穿刺、脐带根部脐静脉穿刺、腹腔内穿刺等不同穿刺部位的熟练掌握。

【结局】

1. 近期结局 随着宫内输血的应用,严重胎儿贫血引起的围产期死亡率已下降至 10% 以下。出生后新生儿溶血病的治疗主要以光疗和换血疗法为主,以预防高胆红素血症引起的核黄疸。其他近期并发症还包括新生儿贫血、血小板减少、胆汁淤积和呼吸系统疾病。多次进行宫内输血的新生儿在出生后往往缺乏网织红细胞,因输入血的红细胞主要含成人型血红蛋白。所以,这些新生儿又会出现贫血,需要在出生后的几周内追加输血。

2. 远期结局

(1)母亲:在一项宫内输血的大型队列研究中,25% 宫内输血后孕妇产生更多的抗体,超过 70% 的孕妇在产后形成多种红细胞抗体。宫内输血时穿刺针通过胎盘使母亲产生免疫反应的风险最高。母体内存在多种抗体可能会影响交叉配血试验的准确性,如果该母亲需要在产时或产后输血,其交叉配血试验可能会出现问题。

(2)胎儿 / 新生儿:据报道,同种免疫性胎儿贫血的治疗新进展能使生存率接近 90%。LOTUS(宫内输血后长期随访)研究宫内输血(因胎儿或新生儿溶血性疾病)后儿童神经发育情况,是迄今为止此领域最大的调查研究。队列包括 1988—2008 年 20 年间 2~17 岁因红细胞同种免疫进行宫内输血的 291 名儿童。总生存率为 90%;神经发育障碍率(脑瘫,严重的发育迟缓,耳聋,和 / 或失明)为 4.8%,而在胎儿水肿(轻度水肿:OR 4.3 ;95%CI 1.2-15.3 ;重度水肿:OR 9.9 ;95%CI 2.4-40.5),孕 32 周前早产(OR 12.8 ;95%CI 2.1-9.5)的情况下,神经发育障碍发病率会有所增加。有研究表明细小病毒 B19 感染进行宫内输血的围产儿存活率为 67%~85%,似乎低于同种免疫性贫血。这可能因为细小病毒感染所致严重胎儿贫血伴水肿多诊断较晚,而同种免疫孕妇通过大脑中动脉多普勒超声可密切监测胎儿贫血。

【未来展望】

造血干细胞宫内移植(in utero hematopoietic stem cell transplantation,IUHSCT),在宫内治疗学上有着重要的意义。20 世纪 90 年代初,法国医师 Touraine 等首次成功地进行了人类宫内胎肝造血干细胞移植。由于在妊娠早期胎儿对外源性抗原有着独特的免疫耐受,IUHSCT 不需要 HIA 配型相合和免疫抑制处理;宫内移植免疫重建,可及时阻断病情发展减少器官损害,避免出生后的治疗;子宫的特殊环境降低了病原体感染的可能性。造血干细胞宫内移植,在治疗重症联合免疫缺陷病和 α- 地中海贫血取得了一定的疗效。

【管理流程】(表 18-1-3)

表 18-1-3　胎儿宫内输血术的管理流程

□ 术前病史确认			
	□ 术前基本信息采集		
	□ 胎儿贫血病因		
□ 术前			
	术前超声检查	□ 胎盘检查	□ 位置
			□ 厚度
		□ 胎儿心脏功能	
		□ MCA-PSV	
		□ 胎儿结构异常	
	脐血检查	□ 血常规 　□ 血型 　□ 染色体 　□ 病毒	
	母体检查	□ 血常规 　□ 血型 　□ 胆红素 　□ 病毒 　□ 抗体 　□ 抗人球蛋白试验	
	血制品选择	□ 血型 　□ 输血量	

续表

□ 手术操作						
	术中超声定位	□ 胎盘				
		□ 胎心				
		□ 脐带				
	输血方式	□ 血管内输血　□ 腹腔内输血				
	穿刺部位	□ 脐静脉　□ 腹腔内　□脐动脉				
	术中超声复查	□ 胎心率				
		□ 出血				
		□ 胎儿血流				
	母体监测	□ 症状				
		□ 体征				
	肌松剂	□ 使用　□未使用				
	宫缩抑制剂	□ 术前使用	□ 使用　□未使用			
		□ 术后使用	□ 使用　□未使用			
□术后						
	术后24小时超声检查	□ 羊水指数	□ 正常　□ 异常			
		□ 胎儿血流多普勒	□ 脐动脉　□ 大脑中动脉			
		□ 胎儿发育				
		□ 胎儿心脏功能				
		□ 宫颈长度及形态	□ 正常　□ 缩短　□ 内口开放　□ 完全开放			
	母体检查	□ 症状				
		□ 体征	□ 血压　□心率			
		□ 辅助检查	□ 血常规			

【参考病例】

患者29岁。

主诉:双胎妊娠6个月余,发现胎儿腹水1天。

现病史:孕12周NT提示双绒毛膜双羊膜囊双胎。孕16周发现孕妇ABO血型为B型,Rh阴性,抗D抗体1:1 024;其丈夫ABO血型为B型,Rh阳性。孕18周超声检查发现胎儿1 MCA-PSV为27.38cm/s,小于正常值的1.5倍中位数倍数。胎儿2 MCA-PSV为27.12cm/s,小于正常值的1.5倍中位数倍数。孕24^{+1}周外院超声提示双胎胎儿均右心房增大,心胸比例增大,胎儿腹腔积液。

既往史:G_4P_2,足月自然分娩1次;药物流产2次;孕29周因"胎儿水肿、胎儿宫内溶血"引产,未行胎儿尸体解剖,未检测胎儿、母亲血型及不规则抗体。

辅助检查:孕妇血型B型,Rh(−),其丈夫血型B型,Rh(+)。

B超检查:孕24^{+2}周超声提示胎儿1 MCA-PSV 54.29cm/s,>1.5MoM(46cm/s),胎儿颈项透明层8.8mm,腹腔积液36.8mm,心包积液2.5mm,全收缩期可见大量三尖瓣反流,流速>105cm/s。胎儿2 MCA-PSV 55.11cm/s,>1.5MoM(46cm/s),胎儿颈项透明层8.2mm,腹腔积液35.4mm,心包积液2.4mm,全收缩期可见大量三尖瓣反流,流速>104cm/s。

入院诊断：胎儿 Rh 溶血性贫血（重度）；孕 5 产 2 妊娠 24 周，LOA/LOA（双绒毛膜双羊膜囊双胎）。

治疗：在 B 超引导下经脐静脉穿刺，胎儿 1 血红蛋白 27g/L，HCT 为 0.10，胎儿 1 血型为 B 型 Rh 阳性。胎儿 2 血红蛋白 28g/L，HCT 为 0.11，胎儿 2 血型为 B 型 Rh 阳性。孕 24^{+4} 周每胎分别输注新鲜 O 型 Rh(-) 洗涤红细胞 42ml，后续又进行 4 次宫内输血治疗，分别孕 25^{+4}、27^{+4}、30^{+2}、33 周。

预后：孕 28 周和孕 33 周分别给予地塞米松促胎肺成熟。孕 33^{+2} 周因胎心监护频发早期减速及变异减速，行剖宫产分娩两活婴。新生儿 Apgar 评分均为 10 分，出生体重 2 420g 及 2 220g，胎儿 1 脐静脉血检查示 HCT 0.22，血红蛋白 79g/L，胎儿 2 脐静脉血检查示 HCT 0.23，血红蛋白 80g/L。新生儿 1 生后检查示血红蛋白 83g/L，HCT 为 0.24，总胆红素为 98.9μmol/L，生后 6 小时给予换血 1 次。新生儿 2 生后检查示血红蛋白 82g/L，HCT 为 0.23，总胆红素为 99.9μmol/L，生后 6 小时给予换血 1 次。两新生儿生后 1 周头颅超声均提示室管膜下出血恢复期，双侧脑室旁白质回声增强较前恢复。生后 1 个月两新生儿头颅超声未见明显异常回声，脑电图轻度异常，一般状况良好出院。生后 3 和 6 个月复查脑电图和头颅超声均未见异常。随访至生后 12 个月，两患儿均会走路和说话，生长和智力发育良好。

思考

1. 胎儿贫血的诊断。
2. 胎儿宫内输血的适应证。

（赵扬玉　李璐瑶）

第二节　羊水减量术

关键点

1. 单胎或双胎妊娠中，仅在重度羊水过多的孕妇出现严重压迫症状（不适和／或呼吸困难），为了缓解症状情况下考虑进行羊水减量术。

2. 羊水减量术需控制放液量及速度，20 分钟内放液量不能超过 1 000ml，一次放液量不超过 5L，控制引流速度 1 000~1 500ml/h。

3. 围手术期动态监测胎儿在宫内的安危，通过血流监测等。

【概述】

羊水过多（polyhydramnios）影响 1%~2% 的单胎妊娠，通常在妊娠中期或晚期出现。产检时，羊水过多的孕妇可表现为宫底高度明显超出孕周，但多数羊水过多是在超声检查时被发现。美国母胎医学学会针对羊水过多颁发了首个指南《羊水过多的评估和管理指南（2018）》，根据该指南，仅在重度羊水过多的孕妇出现严重压迫症状（不适和／或呼吸困难）情况下才考虑进行羊水减量术（Grade 分级 1C，强烈推荐，低质量证据）。双胎输血综合征作为单绒毛膜双胎的并发症之一，羊水减量术可减轻子宫过度扩张，这是早产和未足月胎膜早破的危险因素。羊水减量术还能降低羊膜腔内压力，从而改善子宫胎盘的灌注。妊娠 14 周后任何孕周均可行羊水减量术。目的是减少受血儿羊水量，通常纠正受血儿 AFD 至 <5cm 或 <6cm。可一次或者重复多次行羊水减量术。从理论上讲，羊水减量术减少了羊膜及胎盘内血管的压力，潜在地促进胎盘血液循环。因此，有可能降低因羊水过多导致的早产，羊水减量术后围产儿存活率为 60%~65%。羊水减量术的重复操作增加了未足月胎膜早破、早产、子宫破裂、感染、胎儿死亡等并发症。

1. 单胎妊娠羊水过多　单胎妊娠的羊水过多诊断标准为最大羊水池深度（deepest vertical pocket，DVP）≥ 8cm 或羊水指数（amniotic fluid index，AFI）≥ 24cm（Grade 分级 2C，弱推荐，低质量

证据)。羊水过多的分度标准见表 18-2-1。轻度羊水过多占 65%~70%,中度占 20%,重度占 15%。羊水过多的严重程度与胎儿畸形密切相关。根据胎儿超声检查,轻度羊水过多合并 6%~10% 的胎儿畸形,中度羊水过多合并 10%~15% 的畸形,重度羊水过多合并 20%~40% 的畸形。胎儿吞咽障碍或尿量产生过多均可导致羊水过多。母体糖尿病和胎儿畸形是两个显著的病理因素,其他原因包括先天性胎儿感染和同种免疫。孕期 60%~70% 羊水过多可能找不到明显原因,这些病例成为特发性或自发性羊水过多。

表 18-2-1　羊水过多分度标准

分度	AFI/cm	DVP/cm
轻度	24~29.9	8~11
中度	30~34.9	12~15
重度	≥ 35	≥ 16

2. **双胎输血综合征**　单绒毛膜双羊膜囊双胎妊娠的严重并发症之一。大约有 10%~15% 的单绒毛膜多胎妊娠发生 TTTS。受血胎儿表现为循环血量增加,羊水过多,心脏扩大或心力衰竭伴有水肿;而供血胎儿表现为循环血量减少,羊水过少。

【适应证】

1. **双胎输血综合征**　此类患者如有机会行激光治疗应优选激光治疗,如无机会行激光治疗,可行羊水减量缓解症状。包括:孕周较大(26~28 周)不适合做激光者、不能马上行激光治疗但腹胀明显的患者、前壁胎盘激光风险较大的患者,以及放弃治疗,要求引产之前可先放羊水减轻子宫张力。

2. 其他复杂性双胎伴有羊水过多及腹胀的患者。

3. 双绒毛膜双胎羊水量多、宫颈缩短的患者。

4. 单胎羊水量多伴有严重腹胀和呼吸困难等,为了缓解症状的患者。

【禁忌证】

1. 先兆流产症状者,宫颈消失、宫口扩张者慎重。

2. 感染迹象,体温(腋温)高于 37.2℃。

3. 出血倾向(血小板 ≤ 70×10⁹/L,凝血功能检查有异常)。

4. 其他不适合行羊水穿刺的情况,如严重贫血、一般情况不佳等。

【羊水减量术】

目前尚无关于羊水减量期间放液量、放液速度、使用抗宫缩药物,或使用抗生素的共识意见。

1. **术前准备**

(1)术前沟通谈话,解释病情,签署知情同意书,重点告知术中、术后可能破水及流产风险。

(2)穿刺前超声确认胎心情况,并了解胎盘的位置确定手术操作的定位。

(3)术前查血常规、乙型肝炎表面抗原、HIV 抗体、HCV 抗体。

(4)术前测量体温,腋温低于 37.3℃者方可手术。两次体温在 37.3℃以上者,手术暂缓。

(5)准备好手术并发症所需的药品:如利多卡因、生理盐水、硫酸镁。

(6)准备好穿刺所需物品:羊水培养管、穿刺包、注射器(20ml 及 10ml)、引流袋、贴膜等。

2. **方法**　孕妇排空膀胱,取平卧位。采用手术擦洗液清洁穿刺部位,然后给予皮肤及皮下组织局部麻醉。超声监测下插入 20~22G 穿刺针,针头朝向尾侧而针座位于头侧,以避免针尖触碰子宫壁,因为在减压过程中子宫变小。术中应尽量保持穿刺针的位置不要移动。

3. 快速引流大量羊水后,子宫减压可能导致胎盘早剥或胎儿心动过缓。20 分钟内放液量不能超过 1 000ml,一次放液量不超过 5L。若羊水指数恢复正常(通常是 15~20cm)或最大羊水深度小于 8cm 或羊膜腔内压 <20mmHg,即终止操作。患者出现不适、穿刺针堵塞或绒毛膜羊膜分离,需要提

前终止操作。控制引流速度 1 000~1 500ml/h,每 30 分钟左右巡视患者,根据宫缩情况酌情调整引流速度。

4. 术后护理　如术中或术后宫缩频繁,可酌情应用宫缩抑制剂,宫缩严重时可停止引流;术后 1 天超声复查羊水、脐血流及宫颈情况;如需要重复减量,需留羊水送细菌培养。术后记录母体宫高、腹围变化。

【预后】

1. TTTS 羊水减量　国际羊水减量注册研究报告了规模最大的一组 TTTS 羊水减量病例的结局。来自 20 个胎儿医学中心的 223 例双胎妊娠女性在妊娠 28 周前诊断为 TTTS,共接受了 760 次羊水减量术。主要结果如下:治疗相关并发症包括:术后 48 小时内 PPROM(6%)、自然分娩(3%)、胎儿窘迫(2%)、死胎(2%)、胎盘早剥(1.3%)和绒毛膜羊膜炎(1%)。双胎均活产占 55%,一胎活产占 31%,其余为双胎死产(14%)。出生后 4 周内,另有 30% 的活产双胎死亡。4 周时存活的新生儿中,头颅超声发现 24% 的受血胎和 25% 的供血胎有颅内异常。Fichera 等回顾了 1999—2006 年意大利的两个胎儿医学中心合并早期 TTTS 的单绒毛膜双胎妊娠的临床资料,共纳入 34 例孕 16~26 周的 I ~ II 期的 TTTS 孕妇,经羊水减量治疗后双胎儿存活率为 85.7%,且无一例合并神经系统疾病,其中 41%(14 例)病例病情得到缓解,53%(18 例)病例病情进展,2 例患者术后 1 周内分别发生自发性胎膜早破和自然流产。其中 1/3 TTTS 病例一次羊水减量病情即得到控制,2/3 病例进行了 2~6 次操作,此外该研究还显示晚期 TTTS 行羊水减量有可能使病情转归。Rossi 等系统分析纳入的 7 篇文献中包含 43 例 TTTS I 期病例,羊水减量术后超过 30% 病情保持稳定或好转,胎儿总体存活率为 77%。

2. 单胎妊娠羊水减量　每 1~3 周监测一次羊水量,根据疾病进展情况和严重程度而定。如果重度羊水过多复发及患者再次出现症状,则重复羊水减量操作。可以任何时间间隔进行重复操作。1%~3% 的术后出现并发症,包括:早产临产、PROM、胎盘早剥、羊膜腔内感染和低蛋白血症。对于存在宫缩的病例,减压可在操作后数小时内减轻症状。

3. 有研究表明,胎儿镜术中同时行羊水减量,引起孕妇血液稀释。羊水引流量为 1 000~1 999ml 的孕妇术前与术后的红细胞计数差值为 $(0.37 \pm 0.25) \times 10^{12}$/L、血红蛋白水平差值为 (8.7 ± 8.5)g/L,血细胞比容中位数差值为 0.027;羊水引流量为 2 000~3 000ml 的孕妇分别为 $(0.47 \pm 0.31) \times 10^{12}$/L、$(14.3 \pm 10.9)$g/L 及 0.043,两者的血细胞比容中位数差值比较,差异有统计学意义($P<0.05$)。羊水引流量越多,孕妇血液稀释的程度越明显。可能是羊水减量术减轻了羊膜腔压力,改善了胎盘循环及对下腔静脉的压迫,两者均可促使回心血量增加。羊水减量术后血红蛋白下降,排除有胎盘早剥或胎盘出血破入羊膜腔等可能,术后贫血可能为稀释性贫血,不需要特殊治疗,平均 1 周可恢复。

4. 羊水减量术可以有效减轻宫腔内压力,减轻羊水对胎盘表面的压力和“贴附儿”脐带的压力,改善胎儿血流动力,并可延长孕周。羊水减量可增加胎膜早破、早产、羊膜炎和胎盘早剥的风险,并发症与介入损伤、宫腔容积骤降及原发病等有关。穿刺引起胎膜损伤及继发炎症可致 PPROM,而胎盘血肿则可致胎盘剥离,因此操作时应注意控制放出羊水的速度和量,术后注意预防感染并适当给予宫缩抑制剂。

【未来展望】

随着现代胎儿医学的发展,通过负压吸引装置进行快速羊水减量术明显缩短了手术时间,防止孕妇长时间仰卧位导致的仰卧综合征。有研究指出,采用负压吸引装置进行快速羊水减量术的最大抽吸速率可达 178ml/min,胎盘早剥的发生率低于 0.5%,并不高于羊水过多合并胎膜早破时诱发胎盘早剥的发生率。

针对 TTTS 患者,羊水减量无法从根本上改变双胎儿之间血管交通,容易再次发生羊水过多以及 TTTS 病情进展,甚至需多次穿刺,重复操作会增加并发症发生,目前仅适用于 Quintero I 期或孕 26 周后明确诊断患者,或是无法进行胎儿镜手术患者。此外,目前关于羊水减量速度、量及术后治疗缺乏统一的专家共识。

【管理流程】(表 18-2-2)

表 18-2-2 羊水减量术的管理流程

□ 术前病史确认			
	□ 术前基本信息采集		
	□ 术前诊断	□ TTTS □ 分期 □ 双胎之一羊水过多	
□ 术前			
	□ 术前超声检查	□ 胎盘位置确认	□ 前壁胎盘
			□ 后壁胎盘
			□ 左侧壁 □ 右侧壁 □ 宫底部 □ 前置胎盘
		□ 胎儿位置	
		□ 最大羊水深度	
		□ 宫颈	□ 宫颈长度
			□ 宫颈开放 □ 内口开放
	羊水检查	□ 染色体 □ 病毒 □ 细菌培养	
	母体检查	□ 宫高 □ 腹围	
□ 手术操作			
	术中超声定位	□ 胎盘横轴	
		□ 胎心	
		□ 羊水深度	
	穿刺器进入	□ 穿刺进入超声确定 □ 留取羊水标本	
	穿刺针进入后	□ 羊水颜色	
		□ 羊水减量速度	
		□ 羊水减量时间	
	术中超声复查	□ 胎心率	□ 胎心率₁ □ 胎心率₂
		□ 羊水最大深度	□ 羊水最大深度₁ □ 羊水最大深度₂
		□ 穿刺点是否有出血	□ 正常 □ 出血
	母体监测	□ 症状	□ 胸闷 □ 腹胀 □ 腹痛 □ 紧缩感
		□ 体征	□ 心率 □ 血压 □ 血氧
			□ 宫缩情况
	宫缩抑制剂	□ 术前使用	□ 使用 □未使用
		□ 术后使用	□ 使用 □未使用
		□ 钙通道阻滞剂 □ 催产素受体拮抗剂	
□ 术后			
	术后 24 小时超声检查	□ 羊水深度	□ 正常 □ 无改变 □ 加重
		□ 胎儿血流多普勒	□ 正常 □ 异常
		□ 胎儿是否存活	□ 胎儿存活₁ □ 胎儿存活₂
		□ 宫颈长度及形态	□ 正常 □ 缩短 □ 内口开放 □ 完全开放
	术后每 1~2 周超声监测	同上	
	母体检查	□ 症状	□ 腹胀 □ 腹痛 □ 紧缩感 □ 胎动
		□ 体征	□ 血压、心率 □ 宫高 □ 腹围
		□ 辅助检查	□ 血常规 □ CRP □ PCT □ 凝血功能
	胎盘检查	□ 胎盘血管灌注	

【参考病例】

患者王某,31 岁。

主诉:停经 26$^+$ 周,腹胀 1 周。

现病史:患者孕期定期产检,早期超声检查提示单绒毛膜双羊膜囊双胎妊娠,孕 21 周超声诊断双胎输血综合征。1 周前开始出现腹胀,并逐渐加重。

既往史:G_1P_0。

查体:一般情况好,心肺听诊未闻及异常,腹膨隆,张力大,无压痛,专科查体:宫高 30cm,腹围 98cm,胎心率 1 :150 次 /min;胎心率 2 :150 次 /min。

辅助检查:产科超声。

胎儿 1 :EFW 750g。胎心率 1 :135 次 /min。胎儿 2 :EFW 700g。胎心率 2 :136 次 /min。

羊水深度 1 :14.0cm。羊水深度 2 :1.0cm。

胎儿膀胱影像 1 :可见。胎儿膀胱影像 2 :可见。

脐动脉 S/D1 :2.16。脐动脉 S/D2 :3.5。

宫颈长度:2.5cm。胎盘附着在子宫前壁。

入院诊断:①双胎输血综合征(Quintero 分期 Ⅰ 期);② G_1P_0,妊娠 26^{+4} 周,单绒毛膜双羊膜囊双胎。

治疗:为缓解症状,患者选择了行羊水减量术。在超声引导下行羊水减量术,减量羊水 3 000ml,术后予以宫缩抑制剂,术后 1 天复查超声两胎儿羊水最大深度分别为 2.0cm、4.7cm。

预后:患者术后定期超声检测,孕 28 周超声提示两胎儿羊水最大深度分别为 1.4cm、9.8cm。妊娠 31 周因胎膜早破,分娩两活婴,出生体重分别为 1 560g、1 170g,检查胎盘子面可见血管吻合支。

思 考

1. 羊水减量术适应证。

2. 羊水减量术停止的指征。

(赵扬玉　李璐瑶)

胎盘血管瘤

参 考 文 献

1. Liley AW: Liquor amnii analysis in the management of the pregnancy complicated by rhesus sensitization. Obstet Gynecol Surv, 1962, 17 (2): 188-192.

2. Norton M E, Chauhan S P, Dashe J S, et al. Society for Maternal-Fetal Medicine (SMFM) Clinical Guideline#7: nonimmune hydrops fetalis. Am J Obstet Gynecol, 2015, 212 (2): 127-139.

3. 魏瑗, 赵扬玉 . 胎儿宫内输血术及其并发症 . 实用妇产科杂志 , 2013, 29 (05): 333-335.

4. 孙笑 , 孙瑜 . 宫内输血围手术期处理进展 . 中华围产医学杂志 , 2019, 22 (5): 353-356.

5. Moise KJ, Whitecar PW. Antenatal therapy for hemolytic disease. In: Hadley A, Soothill P, eds. Alloimmune disorders of pregnancy. Anemia, thrombocytopenia and neutropenia in the fetus and newborn [M]. Cambridge (UK): Cambridge University Press. 2002.

6. Van Kamp I L, Klumper FJ, Oepkes D, et al. Complications of intrauterine intravascular transfusion for fetal anemia due to maternal red—cell alloimmunization. Am J Obstet Gynecol 2005, 192 (1): 171-177.

7. Lindenburg I T M, van Kamp I L, Oepkes D. Intrauterine Blood Transfusion: Current Indications and Associated Risks. Fetal Diagn Ther, 2014, 36 (4): 263-271.

8. Lindenburg I T, Smits-Wintjens V E, van Klink J M, et al. Long-term neurodevelopmental outcome after intrauterine transfusion for hemolytic disease of the fetus/newborn: the LOTUS study. Am J Obstet Gynecol, 2012, 206 (141): e1-8.

9. 陈娜娜, 刘喆, 孙瑜. 多次宫内输血治疗 Rh 血型不合胎儿溶血病一例. 中华围产医学杂志, 2019, 22 (10): 757-760.

10. Leung W C, Jouannic J M, Hyett J, et al. Procedure-related complications of rapid amniodrainage in the treatment of polyhydramnios. Ultrasound Obstet Gynecol, 2004, 23 (2): 154-158.

11. Mari G, Roberts A, Detti L, et al. Perinatal morbidity and mortality rates in severe twin-twin transfusion syndrome: Results of the International Amnioreduction Registry. Am J Obstet Gynecol, 2001, 185 (3): 708-715.

12. Fichera A, Lanna M, Fratelli N, et al. Twin-to-twin transfusion syndrome presenting at early stages: is there still a possible role for amnioreduction. Prenat Diagn, 2010, 30 (2): 144-148.

13. Rossi AC, D'Addario V. Survival outcomes of twin-twin transfusion syndrome stage I: a systematic review of literature. Am J Perinatol, 2013, 30 (1): 5-10.

14. Jauniaux E, Holmes A, Hyett J, et al. Rapid and radical amniodrainage in the treatment of severe twin-twin transfusion syndrome. Prenat Diagn, 2001, 21 (6): 471-476.

15. 王学举, 魏瑗, 原鹏波, 等. 胎儿镜激光凝固胎盘吻合血管术治疗双胎输血综合征对孕妇血液稀释状态的影响. 中华妇产科杂志, 2016,(1): 13-17.

第十九章

分娩技术

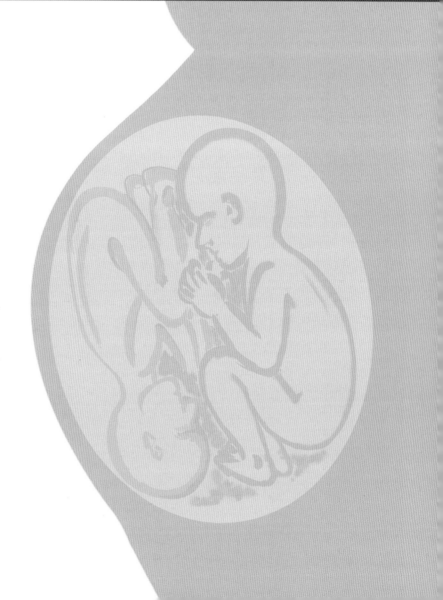

虽然大多数时候我们在强调双胎妊娠给胎儿和新生儿带来的风险,但其母体风险同样不能小觑。恰当的终止时机、合理的分娩方式、灵活的手术技巧、严格的围手术期管理对于减少母胎并发症具有重要意义。本章节分别从剖宫产术和阴道分娩两个方面讲述妊娠晚期分娩方式的选择及处理;结合连体双胎这一特殊双胎类型,讲述毁胎术在双胎妊娠终止妊娠方面中的应用;最后针对近年来特别强调的快速康复理念,试从围手术期科学管理的角度进行全面阐述,以期减少母婴并发症。

第一节 双胎剖宫产术

关键点

1. 重视双胎剖宫产术的术前评估,合理把握手术时机和手术适应证,评估内外科合并症,做好围手术期处理。

2. 产后出血是双胎剖宫产的常见并发症,术前应充分准备,术中积极预防,可以采用宫缩剂、压迫缝合、宫腔填塞和子宫动脉结扎等方法处理。

3. 复杂性双胎剖宫产要求多学科团队共同参与,减少母婴并发症。

4. 有条件单位可以将自体血回输技术应用在剖宫产手术中。

【概述】

凡是孕龄达 28 周,通过剖腹、切开子宫并娩出胎儿的手术称为剖宫产术。剖宫产是产科临床中最常用的手术之一,对解决难产及因母儿因素难以经阴道分娩的问题具有重要作用。由于 60% 的双胎妊娠分娩时存在一个或两个胎儿的胎先露异常,所以新生儿窒息和产伤是另外的危险因素。虽然没有证据表明对所有双胎都行择期剖宫产术可降低围产期死亡率和发病率,但双胎剖宫产率在世界范围内还是不断上升。国外 75% 以上的双胎妊娠选择剖宫产终止妊娠,国内该比例更高。严格把握手术适应证、规范手术操作是剖宫产术最基本的要求。

【手术适应证】

目前没有证据支持计划性剖宫产可以改善双胎的围产儿预后。在决定分娩方式前,应该详细评估绒毛膜性、胎方位、孕产史、妊娠期合并症及并发症、宫颈成熟度和胎儿情况,结合单位医疗条件和助产水平,医师应与家属充分沟通交流,使其了解双胎阴道分娩过程中可能发生的风险及处理方案、剖宫产的近期和远期风险,最终决定分娩方式。

(一) 胎儿因素

1. 第一胎儿非头先露。决定是否阴道分娩与第二个胎儿的胎先露无关。

2. 潜在的胎儿高危因素,包括:胎儿生长受限、双胎输血、胎儿监护异常等。

3. 考虑孕周或胎儿体重影响。虽然没有证据支持应对低出生体重的双胎行选择性剖宫产,但许多产科医师对孕周 <32 周或估计胎儿体重 <1 500 的双胎行剖宫产术终止妊娠。

4. 两胎儿估计体重不一致。如果两胎儿体重相差超过 750g,尤其是第二个胎儿大于第一个胎儿,剖宫产术终止妊娠为宜。

5. 单羊膜囊发生脐带和胎儿缠绕的风险高,须剖宫产终止妊娠。

6. 连体双胎、三胎及以上的多胎妊娠应行剖宫产手术。

(二) 母体因素

1. **孕妇存在严重的合并症和并发症** 如合并心脏病、呼吸系统疾病、重度子痫前期或子痫、急性妊娠期脂肪肝、血小板减少及重型妊娠期肝内胆汁淤积症等,不能承受阴道分娩者。

2. 瘢痕子宫择期阴道分娩(TOLAC)发生子宫破裂的风险高于选择性剖宫产,但母婴并发症与单胎妊娠 TOLAC 相似,医疗中心可以根据单胎妊娠 TOLAC 的经验和能力决定。

3. 前置胎盘、胎盘早剥、脐带脱垂、产道异常等产科手术指征同样适用于双胎妊娠。

【手术步骤】

1. **切口选择**　一般做皮肤横切口。当需要迅速娩出胎儿或有出血倾向时建议选择纵切口。

2. **皮下脂肪层和筋膜层**　术者和助手从中间向外侧打开脂肪层和筋膜层时,钝性分离能减少手术时间、血管损伤和术后疼痛。

3. **分离腹直肌层**　术者和助手分别用鼠齿钳(Allis)钳夹并提起筋膜的上、下切缘,钝头弯剪刀分别剪断筋膜和腹白线的粘连。用 Kelly 钳在两侧腹直肌汇合处沿中线分离两侧腹直肌。注意手指应与肌层垂直,不要向腹直肌层下方弯曲,以免损伤血管层。

4. **打开腹膜**　钝性分离腹膜外脂肪,暴露腹膜,在腹膜最薄处轻轻提起腹膜,先用刀切开一小孔或用 Kelly 钳打洞,再用剪刀向两侧各横向剪开部分腹膜后左右撕开腹膜。在此过程中注意不要损伤腹腔内脏器。

5. **暴露子宫下段**　观察子宫旋转方向,子宫下段形成情况,确定子宫膀胱腹膜反折和膀胱的位置,初步确定子宫切口的位置。

6. **膀胱腹膜反折**　目前并未统一是否一定要常规打开膀胱腹膜反折。如选择打开膀胱腹膜反折,通常在反折下方 2cm 的中线处剪开反折并向两侧横弧形剪开或撕开反折。

7. **切开子宫下段**　通常选择子宫下段横切口。选择子宫下段切口时,需要考虑胎儿的位置和大小、胎盘的位置、有无子宫肌瘤、子宫右旋情况和子宫下段的形成情况等。通常选择子宫膀胱腹膜反折下方 2cm 处切开子宫肌层约 3~4cm,向两侧横弧形钝性撕开子宫切口至约 10cm 长,如为瘢痕子宫可用剪刀向两侧各剪开延长子宫切口。需要特别注意的是,选择子宫切口时,如果切口位置过低,此处为宫颈组织,平滑肌组织少,结缔组织多,愈合能力差;且切口过低靠近阴道,容易导致感染;下段狭窄,容易撕裂,不利于术中缝合和术后愈合。若位置过高,位于子宫体及下段交界处,切口上下缘肌层厚薄严重不对称,缝合时对合不良,愈合不佳。

8. **娩出胎儿**　按照单胎头位或臀位娩出第一个胎儿,术者立即用手挤出胎儿口、鼻腔中的液体,在助手钳夹、剪断脐带后交由台下的新生儿科医师。同时,助手应该迅速规定腹部,尽可能维持第二个胎儿为纵产式。目前尚无剖宫产术中两胎儿娩出时间间隔的共识。我们一般在完成断脐后可以等待 30~60 秒,让子宫自然收缩,也可以留给新生儿科医师足够的复苏时间。等待过程中可以再次探查胎方位。等待时间也不宜过长,因为第一个胎儿娩出后,由于子宫部分排空可能引起胎盘部分剥离或胎盘循环受阻,会减少氧气的运送和导致窒息。待人工破膜后按照头位或臀位娩出第二个胎儿,同法处理呼吸道和脐带,交由台下的新生儿科医师。需要注意的是,应该用不同的器械(如 Kelly 钳和卵圆钳)钳夹脐带,以标记不同胎儿的脐带。

9. **娩出胎盘**　胎儿娩出后,台下人员在静脉补液中加入缩宫素,促进子宫收缩。术者迅速用鼠齿钳(Allis)钳夹好切口两端和四周出血点,以免形成血肿。钳夹切口完成后,子宫肌层注射缩宫素 10U。胎盘娩出后应检查胎盘胎膜是否完整并检查确认绒毛膜性;对于有胎儿并发症的单绒毛膜双胎,可以考虑胎盘灌注了解交通支情况。

10. **缝合子宫**　虽然现有数据表明单层和双层缝合都可以接受,但我们更倾向于双侧缝合。缝合子宫切口时,针距以 1.0~1.5cm 为宜。过疏不利于止血,过紧过密影响血液循环,都会影响伤口愈合。缝合后仔细检查切口、针眼有无渗血,必要时局部缝合止血。

11. **关腹**　关腹前认真检查子宫及双附件有无异常。清点纱布器械无误后,按照单胎剖宫产手术常规关腹。切口覆盖纱布,按压宫底,挤出宫腔内积血。

12. **术后观察**　双胎剖宫产术后出血的风险较高,建议术后在手术室常规观察至少 2 小时,以早期发现产后出血。

【管理流程】

(一) 术前评估手术指征和分娩时机,根据手术风险组建手术团队

在决定终止妊娠前,应该了解胎儿宫内情况,包括孕龄、胎儿大小、胎方位、胎盘位置,确定终止妊娠时

机,决定分娩方式。如决定剖宫产术,详细询问既往手术史,充分估计剖宫产术中可能出现的意外情况,如腹腔粘连、胎盘植入等,并据此组建手术团队。如有内外科合并症,需请相关科室会诊并制订围手术期处理策略。必要时需要请新生儿科会诊并确认复苏和抢救的人员和设备。

术前应完善相关检查,如血常规、凝血功能、血型鉴定等。根据病情决定是否需要心肝肾等重要脏器功能评估。如有内外科合并症,需要增加检查项目以全面评估孕妇身体状况。根据手术风险及孕产妇贫血情况酌情备血。

重视术前谈话和知情同意。术前谈话需结合孕妇及家属的文化背景、受教育程度和对分娩方式的选择意向。产科医师需充分告知孕妇及家属术中及术后可能出现的不良结局,获得孕妇及家属的知情同意。

(二) 术中减少母胎损伤,尽量减少术中出血

1. 尽量避免人工剥离胎盘　自发性排出胎盘使子宫有时间收缩,从而闭合子宫血窦。子宫收缩差,胎盘尚未剥离时,不要急于人工剥离胎盘,以免出血过多。此时,应该借助子宫按摩、宫缩剂等促进子宫收缩,待子宫收缩后胎盘自然剥离。等待胎盘娩出的过程中,也可以轻拉脐带促进胎盘娩出。若子宫收缩差、胎盘部分剥离且出血较多时,应该手剥胎盘。

2. 合理使用宫缩剂　受胎儿体重大、羊水多且高龄和辅助生殖在双胎中较为常见等多因素影响,宫缩乏力在双胎剖宫产中非常常见。因此,除常规在补液中使用缩宫素及子宫肌层注射缩宫素外,术者可以根据胎儿大小和术中情况,可考虑在胎儿娩出后注射卡贝缩宫素 100μg 或子宫肌层注射卡前列腺素氨丁三醇 250μg 促进子宫收缩,预防产后出血。如果宫缩改善不理想,卡前列腺素可以间隔 15~20 分钟重复使用,最大剂量 2mg。目前尚无证据证明最优的宫缩剂类型,但要注意不同宫缩剂的使用禁忌证及副作用。

3. 外科缝合技术　单胎产后出血的各种压迫缝合技术和子宫动脉结扎术均适用于双胎剖宫产。鉴于双胎妊娠宫缩乏力更为常见,在加压试验阳性后(压迫宫体部,宫腔出血减少),B-lynch 缝合或仅限于缝合宫体和宫底部的改良 B-lynch 缝合可以处理大多数宫缩乏力导致的产后出血。如果胎盘附着部位肌层薄弱,可以联合 ChO 缝合;如果子宫下段肌层收缩不良,可以局部间断缝合或8字缝合。

4. 其他止血方法　术中宫腔填塞技术(纱条填塞、Bakri 球囊)、子宫动脉栓塞术的使用指征和方法与单胎相同,在此不做赘述。需要注意的是,双胎产后出血并不少见,应该重视氨甲环酸在产后出血的治疗价值,术中出血较多时应及早使用。

(三) 加强术后管理,注重快速康复

1. 加强术后观察　双胎是产后出血的高危因素,产后 2 小时是产后出血的高峰期。术后常规监测项目:

(1)生命体征监测:术后 2 小时内每 30 分钟监测 1 次心率、呼吸频率以及血压,此后每小时监测 1 次直至孕产妇情况稳定。如果生命体征不平稳,需增加监测次数和时间。

(2)宫缩及出血情况:术后 15、30、60、90、120 分钟应监测子宫收缩情况及阴道出血量。若出血较多应增加监测次数,必要时监测血常规、尿常规、凝血功能及肝肾功能,直至出血量稳定在正常情况。

2. 预防血栓形成　剖宫产术后孕产妇深静脉血栓形成的风险增加。鼓励尽早下床活动,可根据产妇有无血栓形成的高危因素,个体化选择穿戴弹力袜、预防性应用间歇充气装置以及皮下注射低分子肝素等措施。

3. 重视快速康复　详见第十九章第四节双胎妊娠手术快速康复。

【剖宫产技巧】

1. 连体双胎的剖宫产手术　连体双胎是双胎妊娠的特殊类型,术前应借助多学科力量评估新生儿预后并与家属做充分沟通。确定择期手术之后,应该通知新生儿科及小儿外科作好复苏和进一步救治准备。在获得满意的麻醉效果之后,我们通常选择腹壁竖切口,子宫肌层选择足够大的弧形切口。如果胎儿娩出困难,可以选择倒 T 形切口。胎儿娩出过程中动作要轻柔,尤其要重视新生儿呼吸道处理,减少误吸风险,因为连体双胎体位影响,新生儿气管插管是非常困难的。

2. 一胎娩出后另一胎儿的剖宫产　通过非计划性剖宫产娩出第二胎并不少见,在计划性阴道分娩中发生率为 4%~10%,原因包括产妇并发症、胎先露异常、脐带脱垂、滞产和胎心率异常。该手术往往要求启动快速反应团队,集中优势力量、基于团队的模拟演练尽快娩出胎儿。如有会阴伤口,应该剖宫产完成后缝合。

【未来展望】

双胎妊娠是产后出血的高危因素之一,血制品资源紧张的现状和输注异体血的过敏风险无法完全避免。自体血回输是一种在剖宫产术中收集产妇自身血液并处理后回输给产妇的一种技术,已在临床中广泛应用。具有产后出血风险的双胎妊娠可以在剖宫产术中实施自体血回输,减少异体输血量,降低术后贫血的发生率,同时减少了异体输血可能造成的感染及过敏反应等风险。自体血回输过程中发生羊水栓塞的案例尚未见文献报道,但以纤维蛋白原及血小板降低等凝血功能障碍为主要临床表现的自体血回输综合征的发生率约为 0.2%。

【管理流程】(表 19-1-1)

表 19-1-1　双胎剖宫产术管理流程

术前	□ 术前评估	□ 基本情况
		□ 手术指征
		□ 分娩时机
	□ 术前准备	□ 手术团队
		□ 术前检查
		□ 术前谈话
	□ 出血评估	□ 高危因素
		□ 胎盘娩出
术中	□ 出血处理	□ 按摩子宫
		□ 使用宫缩剂
		□ 宫腔填塞技术
		□ 外科缝合技术
		□ 子宫动脉栓塞术
		□ 全子宫切除术
		□ 氨甲环酸
		□ 输血
术后	□ 术后观察	□ 生命体征
		□ 宫缩情况
		□ 出血情况
	□ 术后管理	□ 预防血栓
		□ 快速康复

(肖喜荣　李笑天)

第二节　双胎阴道分娩手术助产

关键点

1. 双胎妊娠的分娩方式应根据绒毛膜性、胎方位、孕产史、妊娠期合并症及并发症、子宫颈成熟度及胎儿宫内情况等综合判断,制订个体化的指导方案,目前没有足够证据支持剖宫产优于阴道分娩。

2. 双胎妊娠的阴道分娩应在二级或三级医院实施,并且由有丰富经验的产科医师及助产士共同观察产程。分娩时需新生儿科医师在场处理新生儿。

3. 尽量缩短两胎儿之间分娩的间隔时间,分娩过程中需作好阴道手术助产、急诊剖宫产及处理严重产后出血的准备工作。

【概述】

双胎妊娠是难产的高危因素,医师应与患者及家属充分沟通交流,使其了解双胎阴道分娩过程中可能发生的风险及处理方案。阴道手术助产(operative vaginal delivery)是指术者利用产钳或胎头吸引器帮助产妇于第二产程快速娩出胎儿的过程,是处理难产的重要手段,操作时应确保母儿安全、减少分娩并发症。阴道手术助产技术在双胎阴道分娩中具有重要地位。

无合并症的单绒毛膜双羊膜囊双胎及双绒毛膜双羊膜囊双胎、第一胎儿为头先露的孕妇可以选择阴道试产。单绒毛膜单羊膜囊双胎因脐带缠绕发生率高,建议行剖宫产终止妊娠。第二产程胎头下降至骨盆底,若母儿状况需尽快结束分娩时,应首先考虑非手术干预,如加强宫缩或鼓励产妇屏气用力等。同时,应权衡阴道手术助产和剖宫产对产妇的利弊,之后再慎重选择阴道手术助产。

双胎妊娠的阴道分娩应在二级或三级医院实施,并且由有丰富经验的产科医师及助产士共同观察产程。分娩时需新生儿科医师在场处理新生儿。产时应有能够同时监测双胎胎心的电子监护仪,严密观察胎心率的变化。另外,产房应具备床旁超声设备,临产后用超声检查对每个胎儿的胎产式和先露做进一步评估。分娩过程中需作好急诊剖宫产及处理严重产后出血的准备工作。

【适应证】

1. **第二产程延长**　①初产妇,未施行硬膜外阻滞分娩镇痛,第二产程已超过 3 小时;或者行硬膜外阻滞镇痛,第二产程超过 4 小时。②经产妇,未施行硬膜外阻滞分娩镇痛,第二产程已超过 2 小时,或者行硬膜外阻滞镇痛,第二产程超过 3 小时。

2. 胎儿窘迫。

3. 母体因素需缩短第二产程,如孕妇罹患心脏病、重症肌无力、有自主反射障碍的脊椎损伤或增殖性视网膜病等。

【禁忌证】

1. **相对禁忌证**　①胎头位置不佳;②需胎头旋转 >45° 方能正确放置产钳或胎头吸引器进行助产;③中位产钳或胎头吸引。

2. **绝对禁忌证**　①非纵产式或面先露;②胎方位或胎头高低不清楚;③胎头未衔接;④宫口未开全;⑤头盆不称;⑥胎儿凝血功能障碍(如血友病、同种免疫性血小板减少症等),临床上极少见;⑦胎儿成骨不全,临床上极少见。

【操作方法】

阴道手术助产有潜在的风险和失败的可能。术者在充分评估后、实施阴道手术助产术前,必须与孕妇及家属充分沟通,签署规范的知情同意书,通知新生儿科医师到场,并作好紧急剖宫产的准备。阴道手术助产的器械选择胎头吸引器和产钳比较,各有优缺点。两种手术助产的手术方法同单胎妊娠的助产。本节着重讲述双胎阴道分娩手术助产的特殊操作要点。

1. **脐带夹闭**　第一胎儿娩出后,胎盘侧脐带必须立即夹紧,尤其是单绒毛膜双胎可能因胎盘之间的交通血管导致急性的胎 - 胎输血,以防第二胎儿失血。

2. **固定胎位**　助手应立即在腹部固定第二胎儿为纵产式,以防由于宫腔压力突然减低及宫腔容积仍然较大、第二个胎儿活动范围大而转成横位,并密切观察胎心、宫缩及阴道流血情况,及时阴道检查了解胎位及排除脐带脱垂,及早发现胎盘早剥。

3. **超声检查胎位及胎心**　床旁超声再次检查第二个胎儿的胎产式和先露。若第二个胎儿为头或臀先露且胎心正常可耐心等待。如无干预,第二个胎儿娩出的时间约有 25% 是在第一个胎儿娩出后的 20 分钟内,约 75% 在 20~60 分钟娩出。若第一个胎儿娩出后立即进行手术娩出第二个胎儿,会增加胎儿创伤性损伤,而若间隔时间太长,宫口回缩也会造成难产。目前恰当的分娩间隔时间是有争议的。

4. **其他异常情况处理**

(1)如发现脐带脱垂、胎盘早剥及胎心率异常时应立即行阴道助产,可以产钳助产或臀牵引迅速娩出胎儿。

(2)如胎儿窘迫并胎头高浮,短期内不能结束分娩,立即行剖宫产。

(3)对于第二个胎儿为非纵产式的分娩方式也存在争议,接生者可根据经验综合处理,进行外倒转成头位或臀位,并作好急诊剖宫产的准备。如第二胎为臀位,应行臀位牵引臀位助产:在胎膜完整的情况下抓住第二胎的胎足,轻柔持续地牵引双足至产道,同时,另一只手在孕妇的腹部外施压将胎头推向宫底,尽可能延迟进行第二胎人工破膜,胎儿变成纵产式时才考虑人工破膜。如第二胎为横产式,在胎心良好无禁忌证的情况下,可考行倒转术转成纵产式分娩,必要时考虑第二胎儿剖宫产娩出。

(4)胎头交锁:胎头交锁多发生在第一胎儿为臀先露、第二胎儿为头先露者,分娩时第一胎儿尚未娩出,第二胎儿头部已经入盆,两个胎头颈部交锁,造成难产。因目前第一胎为臀先露的双胎已不建议行阴道试产,所以胎头交锁发生极少,一旦发生,可试行上推第二胎胎头至骨盆入口上方后旋转第一胎胎头后尝试阴道分娩,如不见效且胎儿存活,建议立即剖宫产抢救胎儿。

【并发症及处理】

同单胎妊娠阴道手术助产。母体方面包括阴道壁血肿、伤口裂开、尿失禁等,新生儿方面包括颅内出血、神经损伤等。

【未来展望】

随着辅助生殖技术的发展及高龄孕妇的增多,双胎妊娠的发生率逐年上升,关于双胎孕妇的阴道分娩也受到更多关注。但是,对于双胎分娩方式以及分娩时机的选择一直存在争议,例如恰当的双胎分娩间隔时间、第二胎儿为非纵产式的分娩方式等,需要更多证据级别高的临床研究指导临床处理。

【管理流程】(表 19-2-1)

表 19-2-1　双胎阴道分娩的管理流程

术前	□ 明确适应证与禁忌证 □ 签署手术知情同意书 □ 严密监测胎心、床旁超声检查胎产式和先露 □ 呼叫新生儿科医师到场,做好急诊剖宫产和新生儿抢救工作
术中	□ 第一胎儿手术助产:同单胎妊娠,第一胎儿娩出后,需立即断脐、固定第二胎纵产式,评估第二胎胎产式和先露 □ 第二胎儿手术助产:若为头位或臀位,则行产钳助产或臀牵引;若为横位,进行外倒转,然后产钳助产或臀牵引
术后	□ 警惕严重产后出血

【参考病例】

患者,32 岁。主因"停经 37 周,规律腹痛 4 小时"入院。患者因"不孕症"行 IVF-ET 术,推算末次月经 2019 年 3 月 10 日,预产期 2019 年 12 月 17 日。定期产检,NT 超声提示双绒毛膜双羊膜囊双胎妊娠,无创 DNA 检查提示低风险,排畸超声及 OGTT 均未见异常,骨盆测量各径线大致正常。孕期平稳,近期胎动好。1 天前见红,4 小时来自觉规律腹痛,4~5 分钟一次,每次持续 20~30 秒,无阴道流水。既往:体健,无特殊,G_1P_0。查体:胎儿一头位,胎儿二臀位,宫口开大 1cm。入院后严密监测胎心及产程,第一产程时长为 10 小时,第一胎儿的第二产程时长为 1.5 小时,呼叫新生儿科医师到场,因"胎儿窘迫"行产钳助产,娩出后立即断脐、固定纵产式,超声检查第二胎儿为双足先露,第一胎儿娩出后 5 分钟第二胎儿胎膜破裂并脐带脱垂,立即行臀牵引娩出胎儿,胎儿一男婴,2 520g;胎儿二女婴,2 500g。第二胎儿娩出后 8 分钟胎盘娩出,产时出血 500ml。新生儿无严重并发症,母儿分娩 4 天后出院。

思　考

1. 双胎妊娠阴道分娩手术助产的指征。
2. 双胎妊娠阴道分娩手术助产的要点。

（薛聪颖　杨慧霞）

第三节　连体双胎毁胎术

关键点

1. 毁胎术的目的主要是将连体双胎胎体进行破坏或分离,使胎儿的体积缩减,以利于从阴道分娩。
2. 连体双胎按照最突出的结合部位分类,一般分为腹侧融合和背侧融合两大类 8 种连体类型。主要通过超声进行产前评估,同时彩色多普勒和三维超声成像可帮助准确诊断。根据连体双胎的不同类型及胎先露的不同,选择相适应的毁胎方式,同时防治手术并发症的发生。

【概述】

单绒毛膜双胎胎儿并发症的重要病理基础之一就是双胎共用一个胎盘,并且胎盘表面存在血管交通支,两个胎儿之间存在"第三循环"。当第三循环出现异常,就会直接或间接影响两个胎儿的循环系统有效灌注。常见症状就包括羊水量改变和胎儿生长异常。例如双胎输血综合征、选择性胎儿生长受限等。

随着超声、磁共振等手段广泛用于临床,连体双胎基本可以在中孕早期(20 周前)明确诊断。20 周前终止妊娠阴道分娩较易实现,若诊断延迟,20 周后经阴道分娩终止妊娠将变得困难,故有国外文献主张 20 周后终止妊娠宜行剖宫取胎术,以防止母体损伤。国内大多数医院 28 周前引产仍以阴道分娩为主要方式,此时引产阴道分娩常需应用毁胎术其中的一项或多项措施。

毁胎术(destruction operation)的目的是将胎体破坏或分离,使胎儿的体积缩减,以利于从阴道分娩。其种类较多,主要有穿颅术、断头术、除脏术、脊柱切断术及锁骨切断术等,需结合临床具体情况来确定施术方式。

一、穿颅术

穿颅术(craniotomy)指用器械穿破胎颅,排出颅内组织及压轧颅骨,缩小胎头,以利于从阴道分娩。

【适应证】

各型连体双胎中先露为头、为避免阴道会阴裂伤或需缩短产程者。

【禁忌证】

1. 骨盆入口前后径 <5.5cm;虽经穿颅亦不能自然分娩者。
2. 有先兆子宫破裂征象。

【手术条件及手术前准备】

1. 宫口开全或近开全。

2. 胎头先露部应达盆底。

3. 导尿排空膀胱。

4. 将穿颅器、碎颅器、长剪刀、长组织钳、长针头、单叶宽阴道拉钩等消毒备用（图19-3-1）。

【手术步骤】

1. 取膀胱截石位。

2. 消毒外阴,铺巾,导尿。

3. 阴道检查确定胎头囟门及矢状缝的位置、先露部高低等情况,胎膜未破者应先行人工破膜。

4. 固定胎头助手可于产妇耻骨联合向下推、压胎头并固定。

5. 切开头皮用单叶宽阴道拉钩扩开阴道,以长组织钳钳夹囟门及颅缝处皮肤,向下牵引,再剪开钳夹处的头皮 2~3cm（图19-3-2）。

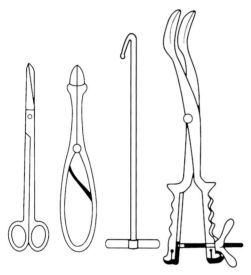

1. 长直剪　2. 穿颅剪　3. 断头钩　4. 穿颅钳

图 19-3-1　手术器械

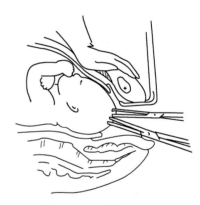

图 19-3-2　穿颅术步骤
长组织钳钳夹囟门及颅缝处皮肤

6. 穿颅右手握闭合的穿颅器,在左手保护下送入阴道,放入头皮切口内,用压力钻力使穿颅器尖端穿囟门或颅缝,垂直刺入颅腔。顶先露时以囟门或骨缝作为穿刺点（图19-3-3）,面先露颏后位时则经眼眶（图19-3-4）,颏前位时则经口腔上腭刺入,臀位分娩后出头时以枕骨大孔或颈椎刺入（见图19-3-3）。

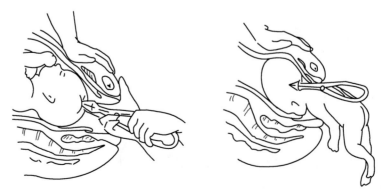

图 19-3-3　穿颅术步骤
顶先露时以囟门或骨缝作为穿刺点,臀位分娩后出头时以枕骨大孔或颈椎作为穿刺点

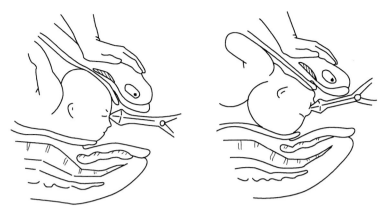

图 19-3-4 穿颅术步骤

面先露颏后位时则经眼眶穿刺

7. 扩大穿孔刺入颅内后,张开穿颅器,左右旋转并多次张开,以进一步扩大穿孔。

8. 破坏排出脑组织打开进入穿颅器的轴锁,使穿颅器顶端张开,并向左右旋转以毁碎脑组织,可见脑组织或液体流出(图 19-3-5)。

9. 牵引若胎头较高,牵引稍向后方,随牵引脑汁外流,头颅体积缩小。待胎头下降至阴道部,取水平方向牵引。牵引不宜过快、过急以免造成阴道裂伤(图 19-3-6)。

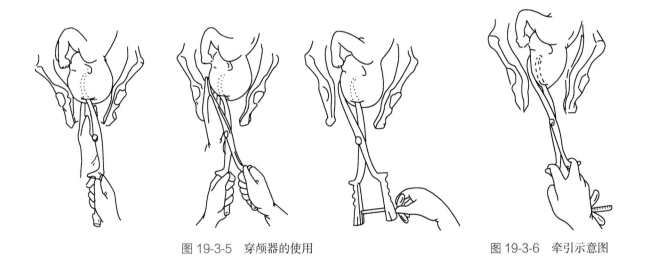

图 19-3-5 穿颅器的使用   图 19-3-6 牵引示意图

【并发症防治】

软产道损伤及膀胱、直肠损伤是穿颅术最常见的并发症。

1. 宫口未开全或骨盆极度狭窄而强行穿颅术等,所有器械活动受限、断骨碎骨牵拉时均可伤及阴道及外阴、宫颈裂伤,并上延至宫体造成了子宫破裂。

2. 放置器械应在直视下进行,器械进出阴道必须在手的保护下进行。

3. 术后检查阴道宫颈是否裂伤,排除子宫破裂,根据具体情况及时处理。

4. 使用宫缩剂预防产后出血。

5. 使用广谱抗生素预防感染。

【手术难点与技巧】

这是最常用的毁胎术,手术实施的难易程度与安全性取决于骨盆狭窄的程度、胎头大小及术者经验。穿颅时需注意:

1. 头颅穿刺点选择以最近于阴道口、能直视、易穿破的胎头部位为穿刺点,如顶先露时以囟门或骨缝作为穿刺点,颜面先露则经眼窝或由口腔经上腭刺入,臀位分娩后出头时以枕骨大孔或颈椎、下颌骨后为刺入口。

2. 助手固定胎头助手于母腹壁上,用双手固定胎头于骨盆腔,或用组织钳,钳夹头皮固定。

3. 插入穿颅器右手持穿颅器,在左手掌及示指的掩护下进入人颅腔,穿颅器须与头颅垂直进入,防歪斜滑离刺破口,损伤母体。

二、断头术

断头术(decapitation)用器械切断胎儿头颅,以减少母体损伤、顺利经阴道娩出其余部分胎体。

【适应证】

1. 有双头畸形的各型连体双胎。

2. 连体双胎双头绞锁。

【手术条件及手术前准备】

1. 宫口开全或近开全,胎肩进入盆腔,胎颈接近宫口。

2. 无先兆子宫破裂

3. 导尿排空膀胱。

4. 宫缩强者可用乙醚麻醉或静脉麻醉。

【手术步骤】

1. 取膀胱截石位。

2. 消毒外阴,铺巾,导尿。

3. 阴道检查探清宫颈扩张情况、胎胸嵌入程度、胎头及胎颈部位。

4. **断头**　将脱出的手臂适当用力向下牵拉,以利操作。手臂未脱出者,可先设法使其牵出。胎儿颈部位置较高放置有困难时,可将线锯系于一"顶针"上,套在手指上(图 19-3-7)缓缓带入产道,设法将环由颈后绕送到颈前取出(图 19-3-8),在线锯两头接上拉柄,抓住线锯两头来回拉锯,使颈椎离断,但不要离断胎颈下面的皮肤,以利于牵出胎头(图 19-3-9)。

5. **娩出躯干**　断头后,缓缓牵拉脱出的手臂,即可娩出躯干。或术者将手伸入产道,以中指或示、中两指插入胎儿口部,钩住下颌,使胎儿枕骨向上,按臀位后出头机转娩出胎头(图 19-3-10)。

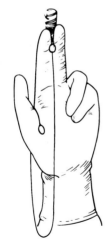

图 19-3-7　断头术步骤
将线锯系于一"顶针"上,套在手指上

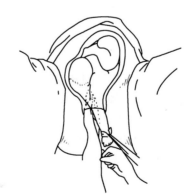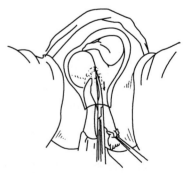

图 19-3-8　断头术步骤
设法将环由颈后绕送到颈前取出

【并发症防治】

1. 软产道损伤为常见并发症,切断胎颈后牵出胎头或胎体时要用手护住颈椎断端,以免损伤软产道。

2. 术后常规检查阴道、宫颈、宫腔,若发现损伤及时处理。术后严密观察产妇血压、脉搏及宫缩,给予宫缩剂。

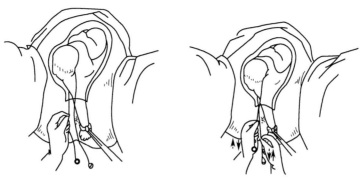

图 19-3-9　断头术步骤
在线锯两头接上拉柄,抓住线锯两头来回拉锯,使颈椎离断

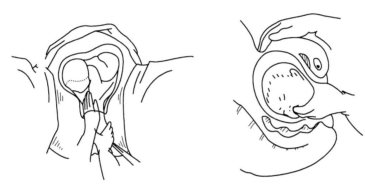

图 19-3-10　断头术步骤
按臀位后出头机转娩出胎头

3. 施全麻者应立即行人工剥离胎盘术,预防产后出血。

4. 应用抗生素预防感染。

【手术难点与技巧】

1. 手术难点之一是线锯的放置,需靠术者手的示、中指与拇指的配合,助手协助将胎臂尽量向胎头所在的对侧牵拉,以利于手术操作。

2. 子宫下段多高度扩张变薄,操作时要特别慎重,注意轻缓,并尽量勿凸出指掌关节,以防造成子宫破裂。拉锯时应牵开阴道前后壁,保护软产道免遭损伤。

3. 必须在宫口开全、胎胸完全嵌入阴道、经阴道检查可顺利扪及胎头及胎颈时进行。断头后不要将皮肤完全切断,以利于胎头娩出。

三、除脏术

除脏术(evisceration)包括移除胎儿腹部和胸部的内容物,目的是使胎儿体积缩小,从而可以经阴道取出。

【适应证】

1. 连体双胎存在胸、腹部联合畸形者。

2. 忽略性横位、羊水流尽、宫缩甚紧、胎头位置高、胸腹部挤入阴道、胎手脱垂于外阴部,行断头术困难者。

【禁忌证】

1. 有先兆子宫破裂征象者。

2. 骨盆明显狭窄或畸形。

3. 宫口未接近开全。

【手术步骤】

1. 取膀胱截石位,消毒外阴、阴道,铺消毒巾,导尿,排空膀胱。

2. **阴道检查**   检查骨盆是否狭窄、先露部位高低。

3. 扩张阴道,外牵脱垂之胎手,暴露其胸腔肋间隙或腹腔,选择距阴道口最近、在直视之下做切口。

4. 术者左手入阴道,扶持切口点,右手持长剪刀在左手掩护下,垂直慎重剪破腹、胸皮肤,扩张切口,避免斜歪损伤阴道。

5. 以卵圆钳入胎体切口,进入胎儿胸部或腹部,夹除其内脏器(图 19-3-11),使其胸腹腔塌陷,体积缩小,用以下方法娩出胎体:

(1)牵拉胎儿上肢,胎体折叠娩出。

(2)伸手入宫腔寻找胎足,行内倒转以臀牵引术牵出胎儿。

(3)脱出的手不能内回转,可行断臂术(图 19-3-11)。将此手上臂中段皮肤、肌肉切开,将肌肉向肩上推,从肩关节处扭断或用剪刀切断上肢,这样使骨断端有上臂肌肉遮掩,不至于损伤软产道。在脱垂手失去牵拉情况下行内倒转术,牵出胎足,娩出胎儿。

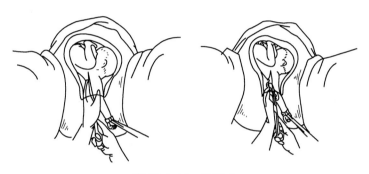

图 19-3-11   断臂术

【并发症防治】

1. 操作过程中动作要轻柔,防止损伤产道或子宫破裂。剪刀操作以手指引导。

2. 术后检查阴道、宫颈是否裂伤,及时做相应处理,必要时缝合之。

3. 密切观察产妇的一般情况、血压、脉搏,并注意子宫收缩是否良好、有无产后出血等。使用宫缩剂,促进子宫收缩,防止产后出血。

4. 应用抗生素预防感染。

【手术难点与技巧】

1. 有时胎胸位置较高,助手尽量向下牵拉出胎臂,以便于暴露及固定。

2. 剪开胸壁时,尽可能在直视下进行操作,引导手必须定位准确。剪刀的前端不必张开过大,以免伤及周围组织。

四、脊柱切断术

脊柱切断术(spinal amputation)是将胎儿脊柱切断分离成两部分,再先后娩出。临床上应用机会极少。

【适应证】

连体双胎中出现忽略性横位、无肢体脱出或胎头位置较高摸不到胎颈,而先露部为腰椎者。

【禁忌证】

1. 有先兆子宫破裂征象者。

2. 骨盆明显狭窄或畸形。

3. 宫口未接近开全或未开全。

【麻醉与体位】

全身麻醉。取膀胱截石位。

【手术步骤】

1. 严密消毒外阴,导尿,阴道检查证实为腰椎先露,用线锯在手指的引导和护盖下,从宫腔后壁绕过胎儿的躯干送往宫腔前方,紧贴胎儿皮肤拉出,将2根消毒塑料管套在线锯两端,装好线锯拉柄,前后交叉,锯断脊柱,分别牵出胎儿的两个部分(图19-3-12)。

2. 如取出时困难,可将胸、腹腔的内脏剜除,再牵出胎儿;亦可先施行内脏剜除术,再用剪刀进入胎儿腹腔切断脊柱。

【并发症防治】

1. **放置器械或碎胎**　骨质断面可致阴道、宫颈、膀胱、直肠损伤;不规范或粗暴的操作可使子宫破裂。术中注意操作过程中要动作轻柔。牵拉线锯时,必须保护周围组织,术后仔细检查子宫及软产道有无损伤,并及时给予相应处理。

2. **术后感染**　术后要密切观察产妇的一般情况、血压、脉搏,应用抗生素,防治感染。

3. 注意子宫收缩是否良好、有无产后出血等,给予宫缩剂促进子宫收缩。

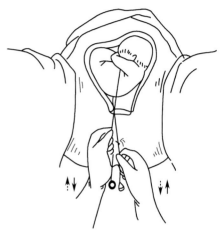

图 19-3-12　脊柱切断术

【手术难点与技巧】

1. 若出现嵌顿,宫壁紧裹胎体导致送线锯比较困难时,可在除脏术的基础上横断脊柱将胎体一分为二分别娩出。先除脏能在关键时刻使子宫腔容积逐渐缩小,既减轻患者的痛苦同时避免发生子宫破裂,又有利于下一手术步骤的进行。该术式也可作为应用断头术及除脏术不能完成时的补救措施。

2. 该术式存在两点技术难点,其一,脊柱非软组织不易横断;其二,锐性操作易出现副损伤。采取的措施是:①在椎体间横断脊柱;②锐性操作时最好在手指指引下轻柔进行;③尽量沿子宫后壁进入,因此时子宫前壁下段较薄,从前壁进入操作易致子宫破裂。

五、锁骨切断术

锁骨切断术(clavicle amputation;lavicotomy;cleidotomy)是切断胎儿的锁骨,缩短胎肩峰间径以利胎儿娩出的手术。

【适应证】

1. 穿颅术后胎肩娩出困难者。

2. 胎头娩出后娩肩困难时。

【禁忌证】

1. 有先兆子宫破裂征象者。

2. 骨盆明显狭窄或畸形。

3. 宫口未接近开全。

【手术条件及手术前准备】

1. 宫口开全或近开全。

2. 骨盆真结合径 >5.5cm,估计缩小肩径后能经阴道娩出。

3. 取膀胱截石位,会阴阻滞麻醉,紧急情况下无须麻醉。

【手术步骤】

1. 胎头娩出后其锁骨已暴露在外阴口,直接用剪刀切断锁骨。

2. 锁骨在阴道内,需伸手在阴道内查清胎肩及锁骨之位置,而另一手持弯剪刀在前手的引导下剪断锁骨中部,使肩围缩小。

3. 如仍有娩出困难,可做另一侧锁骨切断。

【并发症防治】

非直视下操作,有误伤母体的可能;操作过程中要注意保护阴道组织,并用手护盖锁骨断端,避免扎伤产道。

【手术难点与技巧】

1. 如果锁骨在阴道内位置较高,常在非直视下操作,必须扪清锁骨位置,在用手保护和引导下操作,勿伤及母体组织。

2. 指压钝性折断锁骨法由于胎儿锁骨较细,指压多无困难,避免锁骨断端的锐缘伤及母体。

(陈 叙)

第四节 双胎妊娠手术快速康复

关键点

1. 双胎妊娠手术快速康复方面与单胎妊娠此方面基本一致。

2. 与单胎妊娠手术快速康复方面的区别 与单胎相比,双胎手术快速康复更加需要体现以下两点:减少患者术前仰卧位低血压的发生;减少产后出血的发生。

3. 与以往普通双胎妊娠手术的区别 减少患者恐惧感,减少患者术前饥饿感,术中增加麻醉满意效果,温度的合理控制,减少产后出血的发生,使患者早进食早排气,早下地,缩短恢复时间,增加患者舒适感,减少应激反应造成的不良预后及结局。

【概述】

加速康复外科(enhanced recovery after surgery,ERAS):采用有循证医学证据的一系列围术期优化措施,以阻断或减轻机体的应激反应,促进患者术后达到快速康复。

产科 ERAS 就是以循证医学证据为基础,多学科合作,利用一系列合理有效的围产期优化措施,减少孕产妇围产期应激反应及并发症,促进快速康复,增加孕产妇的舒适感。

ERAS 在全世界及全国范围内迅速崛起并展开,此理念在外科及妇科领域应用广泛。

但是国内外产科领域较少涉及。它的特点包括:提高医疗质量;保障医疗安全;促进快速康复;减少术后并发症;减轻社会及家庭负担;多学科合作。产科 ERAS 的宗旨是以提高医疗质量为目的,以保障母儿安全为核心,以多学科合作为基础,促进孕产妇的快速康复。

ERAS 是最早于 1997 年由丹麦哥本哈根大学的 Henrik Kehlet 教授在结肠手术提出的概念,他因此被誉为"快速康复之父",是指在围手术期采取一系列经循证医学证据证实有效的优化处理措施,以减轻患者心理和生理的创伤和应激反应,从而减少并发症,缩短住院天数,降低再入院风险、死亡风险及医疗费用。2007 年,南京军区总医院的普通外科的黎介寿院士在胃肠道手术领域将这个概念引入中国。目前 ERAS 模式已经在多个学科的多种疾病围手术期中得到广泛应用,研究表明其安全性和有效性均优于传统模式。

双胎手术包括双胎剖宫产、双胎宫颈环扎术以及复杂性双胎的胎儿宫内治疗。正因为辅助生殖的技术日益发展,双胎手术及治疗占日常产科手术的比例也在提高,故围术期的双胎优化管理越来越引起重视。

【适应证】

适合于择期手术患者

1. 剖宫产

(1)双胎胎位异常不能阴式分娩的,如臀头位。

(2)瘢痕子宫妊娠胎儿过大。

(3)骨盆狭窄、软产道畸形等有产科剖宫产指征的双胎患者。

2. 宫颈缝合术 双胎宫颈功能不全。

3. 胎儿镜手术复杂性双胎的胎儿宫内治疗。

【禁忌证】

1. 凶险性前置胎盘,术前评估胎盘植入严重有产后出血可能性的患者。

2. 急性胎儿窘迫。

3. 胎盘早剥。

4. 子宫破裂。

5. 妊娠合并严重内外科疾病等。

【术前准备】

1. 拟手术双胎患者入院后首先宣教快速康复理论,住院后通过卡片、展板、宣传单、多媒体等多种形式,介绍麻醉、手术及术后康复好处及过程。

2. 进行充分评估 包括母儿安全评估、产后出血产前评估、深静脉血栓评估、营养评估、心理评估、母儿分娩期安全评估等。

3. 术前一天阴道消毒,减少感染。

4. 术前禁食禁饮的时间 术前6小时禁食固体食物,术前3小时口服能量饮料,术前2小时禁水。

【术中关键】

1. 术前30分钟预防性应用抗生素。

2. 麻醉方式建议腰硬联合麻醉或硬膜外麻醉方式,尽量应用短效镇静、短效阿片类镇痛药及肌松药,作好术后镇痛准备。垫高体位,减少麻醉翻身后的仰卧位低血压。

3. 以硬膜外麻醉为例,麻醉成功翻身后留置尿管。

4. 术中循环和呼吸系统管理 建议采用无创动脉压监测,必要时中心静脉压监测。

5. 术中容量管理 一般剖宫产手术时间<1小时,术中输液不超过1 000ml,可以输注乳酸林格氏液、等渗晶、胶液。术时超过1小时,术中液体1 000~1 500ml,晶、胶比3:1,如术中出血>1 000ml适当输注血制品。对于BMI>35kg/m^{2}应注意严格控制出入量平衡,警惕心脏负荷增加诱发早期心力衰竭。

6. 术中体温管理 避免低体温,降低伤口感染、心脏并发症的发生率,降低出血和输血需求,提高免疫功能,增加舒适度,尤其是秋冬季节。加温床垫,维持孕妇中心体温不低于36℃。

7. 手术方式选择(切口、引流) 产科医师决定,尽量避免留置引流管,依病情具体分析。尽早使用宫缩剂避免产后出血。

8. 围手术期液体治疗 术时出血<500ml,术中术后输液2 000ml以内;术时出血>500ml不超过2 000ml,术后输液2 000~3 000ml,根据出血情况适当输血。

9. 围手术期抗生素使用 对于术中考虑有宫腔感染者建议术后持续使用抗生素48~72小时,术后定期复查血象及感染指标,必要时行细菌培养。

10. 围手术期血糖管理 建议减少创伤、出血、感染等应激因素有助于围手术期血糖调控,有助于改善预后,缩短住院时间。

11. 新生儿血糖监测,术中脐带血血气收集及记录留档。

【术后管理】

1. **术后疼痛管理** 镇痛泵,口服NSAIDs药物。

2. **术后恶心呕吐预防与治疗(PONV)** 建议使用2种止吐药减少PONV:5-HT$_3$受体拮抗剂+小剂量地塞米松,或者抗组胺药吩噻嗪类药物。也可以口服口香糖改善术后恶心呕吐。

3. **术后饮食** 尽早经口进食,术后即可喝温开水,2小时开始少量多次进食流质,术后6~24小时进食半流质,肛门排气后普食。

4. **术后尿管管理**　患者术后 6~12 小时,下半身感觉恢复,即可拔除尿管。

5. **术后下地时间**　术后清醒后即可半卧位或适量在床活动,无需去枕平卧 6 小时,术后一天即可离床活动,建立活动目标,逐日增加活动量。

6. **术后抗血栓治疗**　①充气加压治疗对于预防术后血栓;②剖宫产术后患者不应常规使用肝素进行静脉血栓栓塞预防。

7. **术后心理评估**　观察术前和术后是否有所变化。

8. **出院标准**　以患者安全为基础设计可量化可操作的出院标准:恢复半流或者口服辅助营养品,无须静脉输液治疗,口服镇痛药可良好止痛,伤口愈合佳,无感染迹象,各器官功能状态良好,可自由活动。

9. **术后随访**　加强术后出院的随访,建立患者再住院"绿色通道",出院后 24~48 小时电话随访及指导,出院后 5~10 天应门诊回访:手术切口拆线及检查,复查血常规、血压、体温及出血情况。产后 42 天规范检查,有条件建议常规产后盆底康复。

【与传统手术的比较】

双胎手术包括:双胎剖宫产、双胎宫颈环扎术以及复杂性双胎的胎儿宫内治疗。以剖宫产为例,以下是双胎剖宫产与传统剖宫产的比较(表 19-4-1)。

表 19-4-1　双胎剖宫产与传统剖宫产的比较

	传统剖宫产	ERAS 剖宫产
心理	无评估	充分评估,术前出院前心理评估
营养	无评估	充分评估,提出个体化围术期营养方案
术前禁食时间	禁食水时间长,患者饥饿感明显,术后胃肠蠕动慢,排气慢,新生儿低血糖发生率高	缩短术前禁食水时间,给予术前能量补给,减少胰岛素抵抗,减少新生儿低血糖发生率
麻醉	传统腰硬联合麻醉,术后镇痛时间短	术中给药,术后留置镇痛泵,延长术后镇痛时间,减少术后麻醉不良反应;术后舒适体位
术中护理	无特殊	手术间温度适宜,术中加温床,输液及冲洗液加温
术后禁食时间	术后禁食水 6 小时,6 小时后可进水,12 小时后流食,24 小时后半流食,排气后软食,逐渐过渡至正常饮食	术后即可喝温开水,少量多次,然后给予清淡米汤,逐渐过渡到半流质饮食至正常饮食。
尿管	24 小时拔除尿管	患者术后 6~12 小时,下半身感觉恢复,即可拔除尿管
下地时间	24 小时拔除尿管后可下地	下半身感觉恢复,肢体活动良好,可由家属搀扶适当下地活动
术后疼痛	口服止痛药	术中麻醉术后镇痛,镇痛泵,口服 NSAIDs 药物
出院时间	术后 3 天	术后 2 天

【未来展望】

目前,剖宫产作为一种非生理性的分娩方式,挽救了无数不能阴道分娩母儿的生命,但它与阴道分娩相比近期及远期的并发症较多。近些年,随着生物 - 心理 - 社会医学模式的建立,加速康复外科的概念越来越得到人们的重视。加速康复外科技术主要强调的是最大程度地降低患者的应激反应,通过减小手术创伤以及完善围术期各方面处理,加速患者术后康复进程,是一种以循证医学证据为支持的围术期优化措施。目前,已在外科及妇科领域得到积极开展。产科较少涉及。

在产科领域,辅助生殖技术的提高,使得双胎手术分娩量明显增加,双胎孕妇及胎儿更需要得到良好的围术期管理,减少应激及心理负担,使得他们恢复得更加快速,体验更加舒适。

【管理流程】(表 19-4-2)

表 19-4-2　双胎妊娠手术快速康复的管理流程

入院后	□ 筛选	□ 适应证
		□ 禁忌证
	□ 患者意愿	
术前	□ 宣教	□ 产科　□ 麻醉科
	□ 评估	□ 母儿安全评估
		□ 产后出血产前评估
		□ 深静脉血栓评估
		□ 营养评估
		□ 心理评估
		□ 母儿分娩期安全评估
	□ 阴道消毒	
	□ 术前饮食	□ 术前 6 小时禁食固体食物
		□ 术前 3 小时口服能量饮料
		□ 术前 2 小时禁水
	□ 术前 30 分钟预防性应用抗生素	
术中	□ 麻醉管理	□ 麻醉方式建议腰硬联合麻醉或硬膜外麻醉方式,垫高体位
		□ 术中循环和呼吸系统管理
		□ 术中容量管理
	□ 产科管理	□ 麻醉成功翻身后留置尿管
		□ 手术方式选择:尽量避免留置引流管
		□ 尽早使用宫缩剂避免产后出血
		□ 围手术期液体治疗
		□ 围手术期抗生素使用
		□ 围手术期血糖管理
	□ 护理管理	□ 术中体温管理
	□ 新生儿管理	□ 新生儿血糖监测,术中脐带血血气收集及记录留档

续表

术后	☐ 术后疼痛管理
	☐ 术后恶心呕吐预防与治疗
	☐ 术后饮食管理
	☐ 术后尿管管理
	☐ 术后下地时间
	☐ 术后抗血栓治疗
	☐ 术后心理评估
出院	☐ 出院标准
随访	☐ 随访

【参考病例】

患者刘某,28 岁。

主诉:双胎妊娠 9 个月,胎动 5 个月。

现病史:患者自然受孕双胎,早期绒毛膜性鉴定为双绒毛膜双羊膜囊双胎,孕期定期产检,血压及血糖均无异常,孕期平稳,无其他孕期并发症,因孕足月,一臀一头位(考虑阴式分娩存在胎头绞索可能性大)要求入院手术。孕期无头晕、头痛,无胸闷憋喘,无视物不清,双下肢无水肿。

既往史:G_1P_0,否认心脏病、糖尿病及高血压病史。

查体:体温 36.5℃,脉搏 98 次 /min,血压 128/72mmHg,呼吸 18 次 /min。神清语明,无贫血貌。心肺听诊未闻及异常,腹膨隆,无压痛,未触及宫缩。产科查体:宫高 40cm,腹围 129cm,胎心率 1 :136 次 /min;胎心率 2 :128 次 /min;消毒内诊:外阴发育正常,阴道畅,宫颈质软,居中,消 50%,宫口未开。骨及软产道未见明显异常。

辅助检查:彩超(本院超声,就诊当日)。

胎儿(头位):双顶径约 9.0cm,头围约 32.5cm,股骨长约 7.2cm。胎心率:135 次 /min。

胎儿(臀位):双顶径约 9.2cm,头围约 33.6cm,股骨长约 7.2cm。胎心率:136 次 /min。

羊水深度(头位):5.0cm。

羊水深度(臀位):4.5cm。

脐动脉 S/D(头位):2.6。

脐动脉 S/D(臀位):2.0。

胎盘附着在子宫后壁及前壁,胎盘厚度约 2.0/2.3cm。成熟度 Ⅱ 级晚期。

入院诊断:G_1P_0,妊娠 38^{+1} 周,LSA/ROA,双绒毛膜双羊膜囊双胎。

治疗:患者入院后由于有双胎剖宫产指征,拟行择期剖宫产手术,术前对患者进行快速康复的指导及宣教,麻醉进行术前访视,针对患者的病情进行系统评估,符合进入双胎手术快速康复路径,签署双胎手术快速康复知情同意书,术前 1 天进行阴道消毒。术前 6 小时禁食固体食物,术前 3 小时口服能量饮料,术前 2 小时禁水。术前 30 分钟预防性应用抗生素。手术时间为上午 9 时,手术前对床垫等患者贴合部位敷料进行加温预处理,保持 36℃,消毒棉球及术中静脉液体均进行温箱加热至 36℃ 备用。麻醉方式选用腰硬联合麻醉,麻醉满意后,翻身行患者右侧腹部垫高,减少仰卧位低血压的发生,留置导尿管。手术选用常规剖宫产横切口,为减少产后出血,给予预防性应用长效缩宫素,温盐水冲洗,防止患者应激反应发生,也可预防应激引起的产后出血。不留置引流管,常规关腹,在仔细探查的同时加快手术速度,减少手术时间。术中麻醉补液约 700ml,产后出血约 200ml。血压、心率、血氧均稳定。术中脐带血留取行血气分析,一胎血气 pH 7.25,GLU 3.5mmol/L;另一胎血气 pH 7.31,GLU 3.7mmol/L。术后预防性应用抗生素 24 小时。患者术后留置止疼泵 48 小时。无明显恶心呕吐症状。术后回病房给予常规生命体征监测 6 小时,均稳定,术后即可用枕头,无须去枕平卧,术后建议患者咀嚼口香糖,少量喝水,无呛咳,后增加喝水频率及量,术后 6 小时喝藕粉等流食,术后 10 小时排气后可开始少量口服软食,尿管留置 8 小时后拔除,2 小时后正常排尿,术后 10 小时下地活动适度,可床旁站立。术后 24 小时留取血尿常规、凝血五项及 CRP 送检并记录。术后回病房给予每天疼痛评分,抗血栓气压泵预防血栓治疗。每天营养及心理评估。

预后: 患者术后 3 天恢复良好,无发热,排气排尿顺畅,无腹胀,宫缩良好,切口愈合良好,正常进食,无须静脉输液,疼痛感明显减轻,可无人搀扶下地自行活动,心理及营养状态良好,预约出院。术后 24 及 48 小时进行产后电话随访,术后 7 天门诊复查血常规及凝血五项,术后 42 天产科门诊产后检查,恢复良好,盆底功能 5 级,无压力性尿失禁等症状。

思 考

1. 双胎妊娠手术快速康复适用范围。
2. 双胎妊娠手术快速康复围术期的管理。

(周阳子 刘彩霞)

参考文献

1. Barrett JF,Hannah ME,Hutton EK,et al.A randomized trial of planned cesarean or vaginal delivery for twin pregnancy.N Engl J Med,2013,369(14):1295-1305.
2. Desai N,Lewis D,Sunday S,et al.Current antenatal management of monoamniotic twins:a survey of maternal-fetal medicine specialists.J Matern-Fetal Neo M,2012,25(10):1913-1916.
3. Zafarmand M H,Goossens SMTA,Tajik P,et al.Planned Cesarean or planned vaginal delivery for twins:a secondary analysis of a randomized controlled trial.Ultrasound Obstet Gynecol,2019.
4. Kabiri D,Masarwy R,Schachter-Safrai N,et al.Trial of labor after cesarean delivery in twin gestations:systematic review and meta-analysis.Am J Obstet Gynecol,2019,220(4):336-347.
5. Khan KS,Moore P,Wilson M,et al.A randomised controlled trial and economic evaluation of intraoperative cell salvage during caesarean section in women at risk of haemorrhage:the SALVO(cell Salvage in Obstetrics)trial.Health Technol Assess,2018,22(2):1-88.
6. 孙路明,赵扬玉,段涛.双胎妊娠临床处理指南(第一部分)—双胎妊娠的孕期监护及处理.中华妇产科杂志,2015,7(8):1-8.
7. 中华医学会妇产科学分会产科学组.阴道手术助产指南(2016).中华妇产科杂志,2016,51(8):565-567.
8. 原鹏波,赵扬玉.双胎妊娠阴道分娩.中华产科急救电子杂志,2016(3).
9. Hartley R S,Hitti J.Birth order and delivery interval:Analysis of twin pair perinatal outcomes.J Matern-Fetal Neo M,2005,17(6):375-380.
10. Goossens S M,Ensing S,Der Hoeven M V,et al.Comparison of planned caesarean delivery and planned vaginal delivery in women with a twin pregnancy:A nation wide cohort study.Eur J Obstet Gynecol Reprod Biol,2018,221:97-104.
11. Steel A,Fakokunde A,Yoong W.Management of complicated second stage of labour in stillbirths:a review of the literature and lessons learnt from two cases in the UK.J Obstet Gynaecol,2009,29(6):464-466.
12. Sikka P,Chopra S,Kalpdev A,et al.Destructive operations-A vanishing art in modern obstetrics:25 Year experience at a tertiary care center in India.Arch Gynecol,2010,283(5):929-933
13. 刘兴会,徐先明,段涛,等.实用产科手术学.北京:人民卫生出版社,2014:98-135
14. 孙国玉,王晓华,孙志杰,等.产科毁胎术术式改进—脊柱横断术.内蒙古医学杂志,2003,035(002):173-173.
15. 高企贤.产科手术技术图解.辽宁:辽宁科学技术出版社,2009:124-134

16. 任虹平,徐咏莲. 毁胎术在孕晚期引产中的应用. 临床医学,2007,27(8):73

17. Taurchini M,Del Naja C,Tancredi A.Enhanced Recovery After Surgery:a patient centered process.J Vis Surg,2018,4:40.

18. 1Scarlet S,Isaak R S,Mcginigle K L,et al.Design and implementation of an enhanced recovery after surgery(ERAS)pathway for major limb amputation in vascular surgery.Am Surg,2018,84(4):e147-e149.

19. Uña Orejón R,Mateo Torres E,Huercio Martínez I,et al.Application of ERAS(Enhanced Recovery After Surgery)and laparoscopic surgery in the management of patients with bladder cancer.Arch Esp Urol,2018,71(2):178-186.

20. 刘国成,蔺莉. 产科快速康复临床路径专家共识. 现代妇产科进展,2020,29(08):561-567.

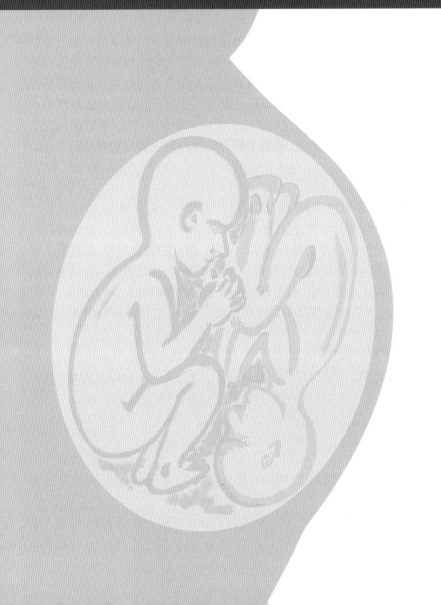

第二十章
麻醉相关技术

产科麻醉是指在围产期对产妇进行的麻醉与镇痛的相关技术。对于双胎妊娠的产妇来说，由于其自身解剖生理方面的改变有别于单胎妊娠，特别是循环呼吸系统等较单胎妊娠均有不同程度的功能降低，妊娠期高血压疾病等妊娠期间合并症也明显增多。所以，针对双胎妊娠产妇的麻醉处理需要建立在对母体、胎儿及新生儿生理功能、麻醉相关技术知识的充分了解和熟练掌握的基础上，保证母体和胎儿、新生儿的术中安全并提高生命质量。本章节主要对双胎妊娠产妇有针对性的剖宫产和双胎胎儿治疗麻醉相关技术作以阐述。

第一节　双胎剖宫产麻醉

关键点

1. 重视术前访视，对双胎妊娠产妇的身高、体重、BMI，及脊柱、气道困难程度等进行具体评估，特别是呼吸循环系统，对于妊娠晚期不能平卧及限制活动的患者而言，心脏超声的心功能评估非常重要。

2. 麻醉术前准备包括血管活性药物、新生儿复苏药品、物品的准备。

3. 双胎剖宫产麻醉的主要方法是区域阻滞麻醉和全身麻醉。

4. 维持母体手术过程中的循环稳定是双胎剖宫产麻醉管理的关键；此外，积极的新生儿复苏管理与两胎儿娩出的恰当时机选择是有关新生儿预后的重要措施。

【概述】

双胎剖宫产麻醉是针对选择剖宫产手术的分娩方式的双胎产妇所进行的麻醉。由于双胎妊娠与单胎妊娠相比面临着较高的母胎风险：孕期孕妇的并发症如高血压、糖尿病、妊娠剧吐均较单胎妊娠高出很多倍；术后出血风险高；胎儿发生早产、低体重等风险也大大增加，并且新生儿及婴儿出现远期不良预后的风险增加。因此，双胎剖宫产麻醉在操作技术和术中监测管理上均有一定的特殊性。其方式的选择根据产妇的紧急程度、母体的状态、产妇的意愿以及手术的相关情况来决定。无论何种麻醉方式，麻醉前均应全面了解有关麻醉史、妊娠史、用药史及对胎儿所产生的影响。还要了解产妇现存的主要问题及急需处理的问题，并采取相应措施予以处置。

【解剖生理特点】

1. **母体**　与单胎妊娠相比，母体在妊娠晚期发生肥胖、糖尿病、高血压等并发症的概率，腰椎代偿性前曲的程度，肺功能限制性通气障碍的程度等均大大增加，这些给无论哪种麻醉方式均带来一定的操作和管理上的困难。同时，双胎妊娠从妊娠第5周起的心排血量（cardiac output，CO）的明显增加，表现为心率的增加和外周血管阻力的下降，使得在妊娠晚期妊娠期高血压疾病发生概率增加，其原因或许与双胎妊娠额外体重与血管数量的增加有关。而且，在剖宫产手术中，双胎妊娠由于子宫腔容积增大，压力增高，子宫肌纤维过度伸展，子宫不同程度的收缩乏力，产后出血发生率均比单胎发生率高，应作好产后出血的预防和治疗。

2. **胎儿/新生儿**　双胎妊娠的胎儿较单胎妊娠的胎儿发生早产、低体重的概率较高，有发生器官发育不成熟和畸形的可能，并且由于双胎病理性妊娠，可能出现两胎儿发育不均衡，其中一胎停止发育/死亡的情况。

【麻醉相关技术】

1. 麻醉前评估和麻醉前准备要点

（1）麻醉前评估：

1）应充分评估母体的心功能、活动能力；并且追问病史，明确其是否已存在仰卧位低血压并注意有无并存疾病和既往病史。

2）由于双胎妊娠期极易发生胃食管反流和吸入性肺炎，应严格控制禁食水时间。根据2018年成人术前禁食水专家共识,择期剖宫产麻醉前禁食 6~8 小时(视食物种类而定),对于接受择期手术的非复杂妊娠患者,麻醉前 2~3 小时可摄入清液体(包括但不限于水、不含果肉颗粒的果汁、碳酸饮料、清茶以及运动饮料等)。麻醉前可酌情口服非颗粒性抑酸药 0.3M 枸橼酸钠 30ml 和 / 或 30 分钟前静注或口服 H2 受体拮抗剂。

  3)获取母体身高、体重,评估气道、脊柱等基本信息用以决定麻醉方式及用药量。

  4)术前检查:血尿常规、凝血 /DIC 指标、血型交叉检查。其中通过监测凝血指标,可以评估患者行区域麻醉的风险性(表 20-1-1),但是对于应用抗血小板药、抗凝药等患者,还需结合患者病情和药物特点进一步评估。

表 20-1-1 实验室检查与区域麻醉风险

实验室检查	正常值*	风险低	需进一步个体评估
PT	11~14s(INR:0.8~1.2)	INR ≤ 1.4	INR 1.41~1.7
APTT	25~37s	正常值上限	超过正常值 1~4s
PLT	(100~300)× 10^9/L	>80 × 10^9/L	(50~80)× 10^9/L

注:*以各医院正常值为准,仅供参考

  5)术前应同产科医师沟通,明确母体的妊娠状态包括胎盘的位置及胎儿的位置、体重,了解胎儿基本状态等基本信息。对于高危双胎妊娠剖宫产术前,麻醉科医师还应与相关其他学科科室进行充分交流与沟通。

  (2)麻醉相关体格检查:

  1)应该首先重点对孕妇的气道及插管条件做充分的评估,并对所有孕妇尤其是肥胖的孕妇按照困难气道的处理标准进行管理。

  2)穿刺部位是否存在感染,脊柱形态是否正常。

  3)常规心肺听诊。

  4)实施麻醉前后应由专业人员监测胎儿的心率。

  (3)设备和药品准备:

  1)术前应准备好母体麻醉所需的麻醉及监护设备,同时也要准备两套胎儿 / 新生儿复苏的设备、物品。具体包括:母体的麻醉机、监护仪(母体、新生儿)、成人喉镜、成人气管导管或喉罩、吸痰管(母体 / 新生儿)、新生儿喉镜、新生儿气管导管(ID 2.5~3.0)、新生儿面罩、新生儿呼吸囊等。

  2)麻醉药品应该包括母体麻醉所需的药品(局麻药物,如利多卡因、丁哌卡因或丙泊酚、七氟醚、阿片类镇痛药物、肌肉松弛剂等全麻药品)、胎儿麻醉镇静所需的药品(七氟醚、丙泊酚、咪达唑仑、瑞芬太尼等)。

  3)抢救药品应该包括母体及胎儿所需的抢救药物(阿托品、去氧肾上腺素、麻黄碱、肾上腺素等)。术前备好去氧肾上腺素或麻黄碱,以备术中纠正母体低血压,改善胎盘血流;术前备好阿托品用于防止术中胎儿心动过缓。

2. 双胎妊娠剖宫产麻醉技术要点及注意事项

  (1)双胎妊娠麻醉风险加大,麻醉前应对产妇、胎儿夹杂症、合并症详细了解。

  (2)麻醉的物品和设备必须齐全。麻醉科医师应熟练掌握应对各种困难气道、新生儿复苏插管的策略。应准备好面罩、喉罩等声门上通气呼吸装置,并于麻醉前确认呼吸机保证正常工作状态。

  (3)麻醉技术的选择应该做到个体化。对绝大多数双胎剖宫产产妇而言,可首选椎管内麻醉。在需要术中抢救复苏时(如凶险性前置胎盘、子宫破裂、脐带脱垂、严重胎盘早剥造成的大出血、胎儿特殊情况等),推荐首选全麻。在全身麻醉中,因后出生的胎儿存在经母体摄入麻醉药物偏多的情况,应注意相关复苏的准备工作。

  (4)椎管内麻醉时,双胎剖宫产产妇体位应由医护人员辅助,以降低穿刺难度。

  (5)注意避免子宫右倾体位,预防仰卧位低血压综合征的发生。

(6)麻醉前或麻醉时适当静脉补液以降低麻醉引起低血压的发生率。

(7)去氧肾上腺素和麻黄碱为治疗椎管内麻醉引起的低血压的有效药物。

(8)在大出血的病例中,如果无法及时获取库血或患者拒绝输库血且条件具备、技术成熟的医疗单位,可考虑收集术中出血,洗涤加白细胞滤器过滤后回输患者体内或术前行腹主动脉球囊阻断等技术手段抢救患者。

3. 麻醉方式

(1)椎管内麻醉(硬膜外 / 蛛网膜下 / 联合阻滞麻醉):禁忌证同一般椎管内麻醉。

双胎剖宫产中麻醉实施与管理:

1)麻醉前常规上肢开放静脉通道,给予输液。

2)复核孕产妇的血小板以及凝血功能情况。

3)准备好去氧肾上腺素、甲氧明、麻黄碱等。

4)于 $L_2{\sim}L_3$ 或 $L_3{\sim}L_4$ 间隙穿刺。

5)蛛网膜下常用药物为丁哌卡因;硬膜外为利多卡因。

6)硬膜外穿刺成功后向头端置入导管 3~5cm。

7)操作完成后,将双胎产妇右髋垫高或向左侧倾斜手术床等方法,使子宫处于左倾位置,以预防低血压的发生。如果上述方法仍不能达到恢复血压的目的,可由手术医师直接将子宫向左推起或及时应用血管活性药物调整血压。

8)硬膜外给予试验剂量。

(2)全身麻醉:适用于有椎管内麻醉或区域阻滞麻醉禁忌证、术中须抢救和确保气道安全的产妇手术。诱导迅速,可立即开始手术;保证气道和通气的最佳控制;减少了血容量不足时低血压的发生。全麻的具体适应证有:①急产:需要子宫肌松弛诸如内倒转、肩位牵出、子宫复位、高位产钳、先兆子宫破裂、前置胎盘失血或 / 和休克;②精神病;③严重贫血或凝血机制障碍,母亲有出血倾向或明显高凝;④硬膜外或脊麻禁忌诸如脊柱畸形、穿刺部位有感染灶等;⑤合并严重心脏疾病;⑥孕产妇要求。全麻增加了发生反流误吸风险、新生儿呼吸循环抑制风险、术中知晓、插管拔管困难等风险。

双胎剖宫产中麻醉实施与管理:

1)评估检查气道,询问麻醉史、用药史、过敏史以及禁食水情况等。

2)检查上肢静脉通道是否通畅。

3)监测措施包括心电图、血压、脉搏血氧饱和度、呼气末二氧化碳监测。作好困难气道插管的准备。准备好吸引器、短柄喉镜,6.0~7.0 号气管导管,以及预防气管插管失败的器械。

4)插管可选择快速顺序诱导。

5)诱导前吸纯氧 3~5 分钟,或深吸气 5~8 次(5~6L/min)。

6)手术的各项措施(如消毒、铺巾等)准备好之后开始麻醉诱导。

7)采用快速顺序诱导:静脉注射丙泊酚 1.5~2.5mg/kg 加 1.0~1.5mg/kg 琥珀胆碱或罗库溴铵 0.6~1.0mg/kg。如果血流动力学不平稳,也可静脉注射 0.2~0.3mg/kg 依托咪酯或者 1~1.5mg/kg 氯胺酮。接受硫酸镁治疗的孕产妇肌松剂适当减量。

8)麻醉维持可采用吸入麻醉药或者静吸复合麻醉维持。

9)避免过度通气,防止胎儿酸中毒。

10)胎儿取出后,可适当追加芬太尼或舒芬太尼等阿片类镇痛药。降低吸入麻醉药浓度,以免影响宫缩。对于第二个剖出的胎儿应注意由于较长时间经母体摄入麻醉药物的风险,作好复苏的相关准备。

4. 常用的药物及其对母儿的影响　双胎剖宫产手术的产科用药及麻醉用药均对可能对母体、胎儿和新生儿产生影响,对存在妊娠不足月、低体重胎儿,影响则更为明显。下面就常用剖宫产术中用药及麻醉用药的影响进行阐述:

(1)阿片类药物:吗啡对母儿呼吸抑制较大,目前主要用于椎管内给药,用于剖宫产术后镇痛。给药常用剂量为 2mg,硬膜外注入。

1）芬太尼：芬太尼作用快，半衰期短，在剖宫产麻醉中，主要用于麻醉中镇痛和椎管内麻醉胎儿剖出后的强化麻醉。应用剂量 0.5~1μg/kg 静脉注射，1 分钟起效，4 分钟达到高峰，作用持续 20 分钟。因芬太尼可迅速通过胎盘，有胎儿短暂心率变异型减低的报道，故无论哪种麻醉方式，不建议应用于胎儿剖出之前。

2）舒芬太尼：可迅速通过胎盘，在实施剖宫产手术剪断脐带之前使用舒芬太尼，肌内注射或静脉注射，可能引起新生儿呼吸抑制。作用时间为 30~60 分钟。作用高峰为静脉注药后 1~2 分钟，不建议应用于胎儿剖出之前。

3）瑞芬太尼：起效迅速，代谢快，半衰期 3~5 分钟，不受给药方式（单次或持续给药）的影响，单次静脉注射常用剂量 0.5~1μg/kg，持续输注 0.05~2μg/kg。因为在母体内迅速的代谢方式，胎儿体内的量少，是产科全麻诱导的首选阿片类药物。但也有对胎儿心率影响的报告，可视母胎情况权衡利弊选择是否在诱导及胎儿剖出前使用。

4）纳布啡和布托啡诺：阿片受体激动 - 拮抗剂：优点对 μ 受体的机动作用有一个封顶效应，当增加剂量不会进一步增加呼吸抑制，但因迅速的胎盘转运而且引起胎心模式的变化，故不建议应用于胎儿剖出之前，但可以作为胎儿剖出后的强化麻醉用药，主要对内脏疼痛（宫缩痛等）缓解优势明显，2mg 布托啡诺或 10mg 纳布啡对呼吸的抑制作用与 10mg 吗啡作用相当。因其临床剂量可能引起胎心的改变，不建议胎儿剖出前使用。

一旦出现因阿片应用引起的呼吸抑制，纳洛酮可拮抗。但对于母亲阿片成瘾的婴儿，应属禁忌。

（2）镇静催眠及非巴比妥类静脉麻醉药

1）地西泮：产科多用其治疗先兆子痫、子痫或用作全麻诱导药，常用量 0.2mg/kg，总量不宜超过 30mg，静注后 4 分钟内母儿体内血药浓度即可平衡，其消除半衰期较长，出生后 8 天仍能在新生儿体内检出该药的代谢产物。对新生儿 Apgar 评分中肌张力评分的影响以及对神经行为的影响与用药量呈正相关，可表现为新生儿嗜睡、吸吮力减弱，对周围反应能力低下及低体温、低血压等，加重双胎剖宫产手术中对新生儿的影响。在剖宫产手术全身麻醉时，有因其作用时间长而表现为苏醒延迟的可能。

2）咪达唑仑：其药效为地西泮的 1.5~2 倍，肌内注射后 30 分钟血药浓度达峰值，虽可透过胎盘，但透过量小于地西泮；母体内消除半衰期为 2~3 小时仅为地西泮的 1/10，故对新生儿影响也小于地西泮。但短时间内有用药史的产妇在行剖宫产时，也应注意胎儿的呼吸循环影响。

3）丙泊酚：为短效静脉麻醉药，起效快，维持时间短，苏醒迅速。催眠效能约为硫喷妥钠 1.8 倍。可透过胎盘，临床不推荐大剂量（>2.5mg/kg）使用。用于剖宫产时，患者苏醒迅速，并未发现引起新生儿长时间抑制的报道，但应注意其对产妇血压的影响。

4）依托咪酯：静脉注射 0.2~0.3mg/kg 可用于产妇的全身麻醉诱导，Apgar 评分与硫喷妥钠相似，适用于血流动力学不稳定的孕产妇。

5）氯胺酮：孕产妇有精神、神经病史和高血压病史者因血压上升、脉率增快应慎用。静脉注射后 60~90 秒即可通过胎盘，对胎儿影响与用药量有关。母体使用 1mg/kg 时很少发生胎儿窘迫，>2mg/kg 时胎儿抑制的发生率增高，同时可抑制子宫收缩力。在剖宫产手术中，应用氯胺酮娩出的新生儿其 Apgar 评分可增加，但新生儿易激动、不安，并可持续至生后 1 小时。孕产妇倘没有使用术前药，则可出现幻觉或谵妄。对产妇咽喉反射具有抑制作用，应注意胃内容的反流及误吸。

（3）吸入麻醉药物：所有的吸入麻醉药物均可透过胎盘作用于胎儿，目前认为吸入麻醉药物 0.5% 的异氟烷、3% 地氟烷、3% 的七氟烷和 50% 的 N_2O，不会对胎儿产生明显的抑制，但对于双胎妊娠的胎儿 / 新生儿，由于其低体重、发育不完全等高风险性，吸入麻醉药也有对新生儿的 Apgar 评分产生影响的报道，所以对于全麻下双胎妊娠剖宫产手术一定要做好两套新生儿复苏的准备。低浓度的吸入性麻醉药物可促进子宫的收缩，使收缩力和频率均增加，不增加术中出血。50% 的氧化亚氮复合其他麻醉药对子宫收缩影响小，使用高浓度的氧化亚氮时，应警惕抑制宫缩和缺氧的发生。MAC 要控制在 <1.0，过高 MAC 值存在抑制宫缩风险。对宫缩的抑制作用比较，恩氟醚 > 异氟醚 > 七氟醚。

（4）局麻药：局麻药均可透过胎盘作用于胎儿，并影响新生儿的肌张力，使其略有下降。此种改变可持续至生后 12 小时。究其原因可能与神经肌肉接合处的冲动传递受到损害、脊髓反射活动受到抑制有关。

1）利多卡因：利多卡因心脏毒性小，对母婴影响小，是产科麻醉中常用的局部麻醉药，多用于剖宫产的麻醉。1.5%~2% 的利多卡因用于硬膜外麻醉,对母婴安全有效。

2)丁哌卡因:丁哌卡因常用于产科蛛网膜下腔或硬膜外腔麻醉的剖宫产手术。丁哌卡因的心脏毒性大于利多卡因,且丁哌卡因引起的心搏骤停很难复苏,产科麻醉时禁用 0.75% 浓度的丁哌卡因原液。左旋异构体,明显降低了心脏毒性。

3)罗哌卡因:低浓度时运动 - 感觉神经阻滞分离的特点较其他局部麻醉药明显。具有脊椎麻醉适应证的罗哌卡因常用于脊椎麻醉或硬膜外麻醉的剖宫产手术。其对运动神经的影响比丁哌卡因更小,心脏毒性和神经毒性也低于丁哌卡因,对母婴更安全可靠。

4)氯普鲁卡因:为酯类局部麻醉药,特点为起效迅速,作用时间短暂,水解速度快,在体内迅速代谢,尤其适用于紧急剖宫产硬膜外麻醉。不建议氯普鲁卡因用于脊椎麻醉。

(5)肌松药:目前临床中使用的肌松药多为高分子量,在生理 pH 时表现高度解离,所以均难以通过胎盘。但使用剂量过大如琥珀胆碱超过 300mg 以上时脐静脉中可测出。一般情况下只要应用常规剂量,通过胎盘不足 10%,对胎儿无明显抑制,且肌松药不松弛子宫平滑肌。琥珀胆碱用于全麻诱导时的推荐剂量为 1.0~1.5mg/kg,但可导致母体血压增高和胃内压增高,易发生反流和误吸,在双胎妊娠剖宫产全麻中应格外予以注意。

(6)剖宫产手术麻醉中使用的血管活性药:

1)去氧肾上腺素(苯福林、新福林或苯肾上腺素):对 α 受体有强的兴奋作用,对 $α_1$ 受体的激动作用远大于 $α_2$ 受体,作用较弱而持久,毒性小,使收缩压和舒张压升高,可反射性兴奋迷走神经,减慢心率,降低心肌氧耗,起到心肌保护作用。如产妇不存在心动过缓,推荐作为首选用药之一。推荐用法:静脉 50~100μg 缓慢注射。

2)盐酸甲氧明:高选择性 $α_1$ 受体激动剂,仅激动外周血管 $α_1$ 肾上腺素能受体,可使收缩压及舒张压同时升高,又能减慢心率,降低心肌氧耗,起到心肌保护作用。如产妇不存在心动过缓,推荐作为首选用药之一。推荐用法:静脉 2~3mg 缓慢注射。

3)麻黄碱:直接兴奋 α、β 受体,也可促使去甲肾上腺素神经末梢释放去甲肾上腺素而产生间接作用,从而提升血压。其缺点是心率增快、心肌耗氧增加,可增加新生儿酸血症的发生率。推荐用法:酌情静脉注射 5~15mg。

(7)产科应用其他和麻醉有关用药:

1)硫酸镁:多用于治疗妊娠期高血压疾病、降压、止抽。血药浓度 >3~3.5mmol/L,则可能发生呼吸麻痹,7.5mmol/L 时可出现心跳停止。常用量为 1~2g 肌内注射。应用硫酸镁的需要行剖宫产手术孕产妇,倘需使用肌松药时宜减量。椎管内麻醉时发生低血压的概率也较多。并应注意防治呼吸功能不全。对胎儿的影响主要表现为高镁血症,使 Apgar 评分中,肌张力评分下降,反射迟钝,四肢瘫软,无力甚或呼吸麻痹。

2)催产素(缩宫素):催产素能直接兴奋子宫平滑肌,加强其收缩力。大剂量(≥ 5.0~10.0U)可使子宫平滑肌产生强直性收缩而压迫肌纤维内的血管,达到止血的功效。静注 3 分钟起效,20 分钟达高峰。静注有发生血管扩张,母体产生低血压、心动过速或心律失常的可能。

【双胎中一胎死亡产妇的剖宫产麻醉】

双胎中一胎死亡妊娠属于复杂性多胎妊娠的一种,是指双胎在胚胎分化及胎儿发育过程中出现一胎儿死亡的情况。其中双胎中一胎死亡在剖宫产手术麻醉中,因其涉及感染、凝血等多因素,制订具体的麻醉及监测方案,对改善复杂性双胎母婴预后有重要意义。

1. 双胎中一胎死亡发生的时间与病因　妊娠早期双胎妊娠的一个停止发育,称为“双胎之一消失综合征”,通常表现为无症状或有斑点状出血及轻度出血。有报道孕早期双胎妊娠的胎儿丢失率为 10.4%~29%。产前一胎胎死宫内(single intrauterine fetal death,sIUFD)是指发生于妊娠 14 周后的 sIUFD。有研究报道,孕中晚期 sIUFD 的发生率为 0.5%~6.8%。

临床上,大多数的孕早期胚胎丢失通常无法察觉,并且存活胎儿预后通常很好。发生于妊娠 3~4 个月死胎常被挤压成纸样儿,对存活儿影响相对较小。而中晚孕期双胎妊娠 sIUFD 存活胎儿的围产期患病率和死亡率均增加。发生于孕 28 周以后,活胎更易并发严重神经系统异常,死亡风险亦增加。所以,胎死宫内的发生时间对母儿预后的咨询及管理有着重要意义。

引起胎死宫内的原因主要可分为以下几类：胎儿先天异常，胎儿附属物异常，母体妊娠合并症及并发症，以及医源性原因。

2. 麻醉前应关注的与剖宫产麻醉相关的病理生理改变

（1）血常规及凝血功能：理论上，sIUFD 死胎滞留宫腔和部分胎盘梗死后缓慢释放组织凝血酶可能是影响母体凝血功能的因素，可能会发生 DIC。尽管 sIUFD 发生母体凝血功能异常的风险较低，剖宫产麻醉前血常规、凝血功能及 3P 试验测定，有助于及时发现凝血相关异常并选择麻醉方式及处理。

（2）母体监测：监测有无妊娠相关并发症及合并症，如血压、尿蛋白等。部分循证医学证据显示，双胎发生 sIUFD 后，孕妇妊娠期高血压相关疾病的发生率有所增高。同时，根据血常规等体格检查、化验室指标评估是否存在严重感染可能，对于怀疑败血症和脓毒血症的产妇，不应行椎管内麻醉等区域阻滞。

（3）术前要了解并评估存活胎儿的情况，准备新生儿复苏物品及药品。

【未来展望】

双胎妊娠剖宫产手术麻醉的精准管理，是近年来在麻醉科、产科、新生儿科等科室的共同不懈努力下的成果。随着麻醉中可视技术的发展，超声在椎管内麻醉穿刺及术中心功能评定等方面均发挥出明显优势，在双胎妊娠剖宫产麻醉中，大大改善了椎管内穿刺的准确率和术中循环系统的精准管理；并且，在双胎妊娠产妇由于子宫收缩不佳而引起的出血方面，近年来也有了多种手段的应用来改善预后：介入手术在产科血液保护中的应用（动脉球囊阻断和动脉栓塞）、剖宫产术中回收式自体输血等；在基础研究中，麻醉药物在早产/发育不成熟脑的影响也逐渐被揭示。随着对精准麻醉的不断深入理解和推进，通过多学科合作，对改善母胎预后保证母胎安全的新理论、新技术定会层出不穷。

【管理流程】

1. 麻醉术前访视（表 20-1-2）

表 20-1-2 麻醉术前访视的管理流程

□ 病史	□ 现病史	□ 孕周
		□ 妊娠合并症
		□ 患者心肺功能
		□ 孕妇一般状态
	□ 既往史	□ 手术麻醉史
		□ 循环系统疾病
		□ 呼吸系统疾病
		□ 其他疾病
		□ 药物使用史
	□ 过敏史	
□ 体格检查	□ 生命体征：心率、血压、血氧、体温	
	□ 常规体检	□ 心肺检查
		□ 气道评估（牙齿、张口度、头部活动度、Mallampati 分级、是否饱胃）
		□ 脊背检查
□ 辅助检查	□ 实验室检查	□ 血常规 + 血型
		□ 凝血五项
		□ 血栓弹力图
		□ 肝肾功离子
		□ 动脉血气分析
		□ 血糖、血乳酸
	□ 影像学检查	□ 心电图
		□ 其他

2. 麻醉流程(表 20-1-3)

表 20-1-3　麻醉流程

患者入室前	母体监测设备检查	
	胎儿/新生儿监测设备检查	
	母体麻醉药物、抢救药物核对	
	胎儿麻醉药物、抢救药物核对	
患者入室后	开放静脉通路,用于快速补充循环容量	
	母体监测	
	胎儿监测	
麻醉方式选择	局麻	只有患者同时具有全身麻醉和椎管内麻醉禁忌,方可考虑
	椎管内麻醉	
	全身麻醉	
术中事件应急预案	母体仰卧位低血压:足够的容量负荷以及去氧肾上腺素或麻黄碱母体静脉注射	
	新生儿复苏:行气管插管(2.0-3.0)不带囊气管插管,给予吸痰和吸氧、扶助或正压通气;严重的持续性心动过缓可在心脏按压的基础上,肌内或气管内给予肾上腺素(1~2μg/kg),同时开放静脉通路;注意早产儿/低体重儿的保温	

【参考病例】

患者王某,女,30 岁。

主诉:双胎妊娠 9 个月余,胎动减少 2 天。

现病史:患者平素月经规律,早期超声检查提示单绒毛膜双羊膜囊双胎妊娠,孕期在外院进行定期产检,每 4 周行产检一次。唐氏筛查低风险,OGTT 检查未见异常。患者 2 天前开始出现下腹紧缩感,并自觉胎动减少。孕期无头晕、头痛,无胸闷、憋喘,无视物不清,双下肢无水肿。

既往史:G_1P_0,否认心脏病、糖尿病及高血压病史。

查体:体温 36.8℃,脉搏 89 次/min,血压 130/80mmHg,呼吸 19 次/min。身高 165cm,体重 80kg。神清语明,无贫血貌。心肺听诊未闻及异常,腹膨隆,张力大,无压痛,偶触及宫缩,强度弱。

辅助检查:心电图:正常心电图。化验检查未见明显异常。彩超:提示双胎妊娠,先露臀位。

入院诊断:①胎儿窘迫? ②G_1P_0,妊娠 37^{+1} 周,LSA/LOA(单绒毛膜双羊膜囊双胎)。

拟施手术:子宫下段剖宫产手术。

术前评估:患者术前一般状态良好,无其他并存疾病。ASA 分级Ⅰ级。气道评估 Mallampti Ⅱ级,张口度 >2 指,甲颏距离 >3 指,颈部活动不受限。脊柱形态正常,穿刺部位皮肤正常,无棘突压痛。心功能分级Ⅰ级。

拟施麻醉:联合蛛网膜下腔与硬膜外腔阻滞(CSEA)。

麻醉方案:麻醉方法为腰硬联合阻滞麻醉。穿刺间隙为 $L_3~L_4$,蛛网膜下腔用药为 0.5% 丁哌卡因 1.4ml,留置硬膜外导管。母体气道维持采用保留自主呼吸。术中监测包括:监测母体血压、心率、血氧饱和度、吸入氧浓度、体温、尿量等。

麻醉经过:患者入室后对母体进行常规监护,开放静脉通路后进行椎管内阻滞麻醉。穿刺间隙为 $L_3~L_4$,穿刺体位为右侧卧位,蛛网膜下腔用药为等比重 0.5% 丁哌卡因 1.4ml,硬膜外置入导管方向为头侧,导管置入 3cm。调节位为水平位。麻醉平面达 $T_7~T_8$ 水平。麻醉成功后,适当加快输液,并将患者右侧臀部抬高预防仰卧位低血压综合征。在术者消毒铺单过程中,患者出现呼吸费力、恶心等症状,监护示母体血压下降,心率增快,考虑为仰卧位低血压,给予去氧肾上腺素 50μg 静脉注射,并加快输液,给予吸氧,氧流量 2L/min,后患者主观症状缓解,监护示患者血压回升,心率减慢。手术开始时,给予地塞米松 10mg 静滴。手术过程中,麻醉效果良好,患者未出现疼痛等不适症状。剖出 2 名胎儿后,给予缩宫素辅助子宫收缩期间,心率、血压有过暂时性下降,主观感觉胸闷症状,持续过程不超过 2 分钟,患者自行缓解。手术结束时,硬膜外给予吗啡 2mg,术后镇痛。手术持续时间 45 分钟,术中失血 200ml,输乳酸钠林格氏液 700ml,尿量 150ml。手术麻醉经过顺利,麻醉效果满意,术后安返病房。

术后随访: 患者术后未见麻醉相关并发症出现。

思 考

1. 双胎剖宫产麻醉方式的选择要点。
2. 双胎剖宫产麻醉中监测的要点。

(徐莹　赵平)

第二节　双胎胎儿治疗麻醉

关键点

1. 双胎胎儿治疗的麻醉前准备　麻醉术前评估应注重病史采集及相关体格检查,术前应准备好母体麻醉所需的设备,同时也要准备胎儿/新生儿复苏或紧急剖宫产的设备,麻醉药品应该包括母体麻醉所需的药品、胎儿麻醉镇静所需的药品及紧急剖宫产麻醉所需的药品,还应该包括母体及胎儿所需的抢救药物。

2. 针对双胎胎儿治疗的麻醉选择,麻醉医师要根据宫内治疗的具体操作是否需要母体和胎儿的镇静镇痛,胎儿是否需要镇静,是否需要足够的子宫松弛,手术时间的长短,术者对于操作技术的熟练程度等进行评估和选择。

3. 双胎胎儿治疗的麻醉管理要点包括对母体及胎儿进行有效的镇静和镇痛,术前及术中应密切观察母体循环波动,密切监测胎心率及胎动的变化,并做好紧急处理预案。

【概述】

随着双胎病理妊娠的增多,双胎胎儿治疗技术不断创新发展。目前双胎胎儿治疗主要包括胎儿镜激光治疗、选择性减胎术以及产时胎儿手术等。双胎胎儿治疗的麻醉管理必须为胎儿治疗提供充分良好的操作条件,同时减少母体和胎儿的风险,对于母体和胎儿的安全具有重大意义。因此,双胎胎儿治疗对麻醉医师提出了更高的要求和挑战。

【术前评估和术前准备】

1. **母体评估**　双胎妊娠期母体的生理状态较非孕期发生了一系列的变化,因此,应该对母体进行系统全面的评估。在术前的评估中,应该首先重点对孕妇的气道及插管条件做充分的评估,并对所有孕妇尤其是肥胖的孕妇按照困难气道的处理标准进行管理。其次,应充分评估母体的心功能,并且追问病史,明确其是否已存在仰卧位低血压。由于妊娠期极易发生胃食管反流和吸入性肺炎,应严格控制禁食水时间。评估是否存在椎管内麻醉禁忌证,如穿刺部位是否存在感染,脊柱形态是否正常,化验检查指标是否提示凝血机制异常等。记录母体身高、体重等基本信息用以决定麻醉用药量。

2. **胎儿评估**　术前应同产科医师沟通,明确胎盘和脐带的位置,胎儿的位置、体重,了解胎儿的胎动及胎心监测的胎心基线等基本信息。

3. **麻醉设备术前准备**　术前应准备好母体麻醉所需的设备,同时也要准备胎儿/新生儿复苏或紧急剖宫产的设备。具体包括：母体的麻醉机、成人喉镜、成人气管导管或喉罩、新生儿喉镜、新生儿气管导管（ID 2.5~3.0）、新生儿面罩、新生儿呼吸囊等。

4. 麻醉及抢救药物术前准备　麻醉药品应该包括母体麻醉所需的药品（局麻药物，如利多卡因、丁哌卡因或丙泊酚、七氟醚等全麻药品）、胎儿麻醉镇静所需的药品（七氟醚、丙泊酚、咪达唑仑、瑞芬太尼等）以及紧急剖宫产麻醉所需的药品（利多卡因或丙泊酚、司克林、七氟醚等全身麻醉药物）。抢救药品应该包括母体及胎儿所需的抢救药物（阿托品、去氧肾上腺素、麻黄碱等）。术前备好去氧肾上腺素或麻黄碱，以备术中纠正母体低血压，改善胎盘血流；术前备好阿托品用于防止术中胎儿心动过缓。

【麻醉方案制定】

1. 麻醉方法选择　针对双胎胎儿宫内治疗的麻醉选择，麻醉医师要根据宫内治疗的具体操作是否需要母体和胎儿的镇静镇痛，胎儿是否需要镇静，是否需要足够的子宫松弛，手术时间的长短，术者对于操作技术的熟练程度等进行评估和选择。如选择性激光消融异常血管用以治疗 TTTS，由于手术时间相对较长，母体的镇痛要求时间长，且需要一定程度的子宫松弛，同时内镜操作的部位主要在胎盘血管而非胎儿本身，对胎儿可能不会产生伤害性刺激。因此，我们采取椎管内麻醉来对母体进行镇痛，并加用镇静药物来抑制胎动，保持一定的子宫松弛。而对于其他的胎儿宫内治疗手术比如主动脉瓣扩张术，该术式中需要将针头穿入胎儿胸部，这必然会对胎儿产生伤害性刺激，并且手术要求最大可能减少胎动，因此，在这种情况下，全身麻醉就更有优势。而对于另一种较为常见的射频消融减胎术，由于其手术时间短，母体镇痛要求不高，且不需要胎儿镇静镇痛，因此多数情况采用母体局部麻醉来完成手术。总之，麻醉方式的选择要根据术式、手术时间的长短、母体和胎儿的镇痛镇静要求来制定。

2. 麻醉药物选择　在麻醉药物的选择方面，需要麻醉医师同时考虑母体和胎儿两方面的需求。母体麻醉的要求主要是充分的镇痛、镇静以及维持足够的子宫松弛。对于母体的镇痛，可以通过蛛网膜下腔予以 0.5% 丁哌卡因或者硬膜外予以 2% 利多卡因进行区域神经阻滞来实现，同时可以予以低剂量丙泊酚 / 咪达唑仑等苯二氮䓬类药物 / 瑞芬太尼等阿片类药物进行母体镇静，必要时可应用七氟醚吸入镇静及维持子宫松弛。也可以对母体实施全身麻醉来实现镇静镇痛及维持子宫松弛，应用的药物包括丙泊酚、司克林、瑞芬太尼等阿片类药物、七氟醚等。在本病例中，由于胎儿镜进镜打孔的位置一般在脐水平或以下，因此麻醉方式选择椎管内麻醉，且平面控制在 T_8 左右；如果胎儿镜打孔位置超过脐水平，麻醉平面需在 T_6 左右。对于其他复杂的胎儿宫内治疗，或者那些需要将子宫完全外置的胎儿宫内治疗的患者，根据具体的术式和镇痛镇静要求，可以考虑行全身麻醉。

双胎胎儿麻醉的要求根据具体的手术术式的不同而不同。对于选择性激光消融异常血管，内镜操作的部位主要在胎盘血管而非胎儿本身，对胎儿可能不会产生伤害性刺激，但是，由于胎儿的体动可能会对术者的操作产生影响。因此，需要应用镇静药物来抑制胎动。术中常用的可以产生胎儿镇静作用的药物包括七氟醚、丙泊酚、咪达唑仑、瑞芬太尼等。目前常规的给药途径是经母体静脉或吸入用药，利用这些药物可以透过胎盘的特性来达到胎儿镇静的目的。另外，文献报道，还可以通过胎儿静脉内直接给药、直接胎儿肌肉内给药和经羊膜给药。然而，经胎儿静脉给药过程中，穿刺针可能会伤及运动中的胎儿。此外，还存在潜在的胎儿、脐带以及胎盘出血风险。而直接胎儿肌肉内给药无法很好地评估多少药物被胎儿吸收了。另外，经羊膜给药是尚处于试验阶段而不常规用于临床实践。因此，在临床应用过程中，首选经母体静脉或吸入用药来维持胎儿镇静。而对于射频消融减胎术，由于手术操作时间相对较短，因此一般不需要胎儿镇静，但针对特殊复杂病例，可根据术者要求予以胎儿镇静。

在临床麻醉过程中，除了要考虑母体和胎儿两方面的麻醉要求之外，麻醉医师更重要的是要保证两者的安全，因此，必要的抢救药物也是应该在术前最好准备的。术前备好去氧肾上腺素（50μg/ml）或麻黄碱（10mg/ml），以备术中纠正母体低血压，改善胎盘血流；术前备好阿托品（0.2mg/ml）用于防止术中胎儿心动过缓。

3. 气道保持方法　无论选择了哪种麻醉方式，都应该做好紧急气管插管以及紧急剖宫产的可能。因此，在实施麻醉之前应备好母体及胎儿 / 新生儿气管插管以及麻醉呼吸机。对于局麻或椎管内麻醉的孕妇，绝大多数可以自主呼吸。当需要胎儿镇静或子宫松弛时，在母体给予镇静麻醉药物后，应注意观察母体的呼吸状态,必要时可考虑呼吸机辅助/控制通气。对于拟实施全身麻醉的孕妇,应行气管插管呼吸机控制通气来维持气道。随着孕周的增加,氧耗和每分通气量逐步增加。因此,孕妇的呼吸参数设定应较正常成人增加以满足机体氧供。另外,随着子宫的逐渐增大,孕妇的残气量和功能残气量的显著下降,当肺容量低于肺闭合容量时,孕妇极易出现肺不张。因此,在机械通气时,可以考虑加用 PEEP 或间断胀肺来预防术后肺不张的发生。

4. 术中监测　双胎胎儿宫内治疗的术中监测同样也是要考虑母体和胎儿两个方面。母体的监测主要是心率、血压、血氧饱和度、体温、吸入氧浓度等方面的常规监测。而对于双胎胎儿的监测,目前可行的监测手段和方法还是比较局限的。尽管有多年的动物研究,但是在术中有实用性的胎儿生理状况的监护设备并不多。在胎儿开放性手术时,有时用脉搏氧饱和度仪测定血氧饱和度、静脉血气分析、心电图等方法对胎儿状况进行了解。但是在双胎胎儿宫内治疗的手术中,由于无法直接接触到胎儿,上述监测技术也无法使用。目前在临床上,在手术过程中有赖于通过连续的胎儿超声心动图了解胎儿状况。通过使用无菌保护的超声探头连续记录胎儿心率和心室功能。然而,连续胎儿超声心动图并非毫无限制。在已经拥挤不堪的手术区域,还得再增加额外的超声医师,而且超声机器本身要占用手术空间。此外,电刀的干扰可影响胎儿的超声数据,而且经常在手术最关键的时间造成影响。将电极放在母体腹部是记录胎儿心电图的可靠方法,它可以减少来自母体心脏的干扰。然而,迄今为止胎儿心电图尚未成为常规的临床监测手段。

5. 麻醉管理要点　双胎胎儿宫内治疗的麻醉管理要点主要是三个方面:有效的母体镇静镇痛、胎儿的镇静镇痛以及有效的子宫松弛。其目的是维持胎儿的供血供氧以及内环境的相对平稳。母体神经紧张或疼痛刺激可能会影响胎盘血流、影响胎儿供血供氧以及诱发早产等。因此,在胎儿宫内治疗的过程中,要对母体进行有效的镇静和镇痛。根据不同的术式和镇痛要求,选择相应的麻醉方式进行母体镇静镇痛。例如,选择性激光消融异常血管用以治疗 TTTS,手术时间相对较长,手术操作产生疼痛刺激的操作主要为胎儿镜进镜时对腹部皮肤的刺激,因此,母体的镇痛选择区域神经阻滞,并应用咪达唑仑镇静。而对于射频消融减胎术,由于其手术时间较短,可以选择穿刺部位皮肤局部麻醉来达到镇痛目的,并视患者的紧张程度选择是否应用镇静药物。而应用镇静药物的同时,应注意患者的气道管理,防止气道梗阻或呼吸抑制的发生。同时,由于行胎儿治疗的患者多数都处在孕中晚期,增大的子宫可能压迫下腔静脉而产生仰卧位低血压,因此,术前及术中应密切观察循环波动,及时调整输液速度,必要时应用血管活性药物。

有效的胎儿镇静镇痛有利于术者手术的顺利进行,同时还能有效地减轻手术操作对胎儿产生的伤害性刺激。胎儿镇静的方法和途径在前文中已经讲述,值得注意的是,在应用胎儿镇静药物之后,应该密切监测胎心率及胎动的变化,直至药物完全代谢,因此,很有可能需要在手术结束回到病房之后还需要监测胎心监护和胎动,应与病房医师做好交接。由于胎儿对镇静药物的反应程度不同,对手术操作的刺激的应激反应也各有不同,因此,要做好个别胎儿对镇静镇痛药物反应过强或无反应的特殊情况的应急预案。

双胎胎儿宫内治疗的患者最为常见的术中术后产科相关并发症就是早产,因此,有效地抑制宫缩就特别得重要。在术中,在宫缩抑制剂的基础之上,通常应用七氟醚吸入治疗来抑制子宫收缩。在使用七氟醚吸入之前,要作好气道管理的充分准备,备好喉罩或气管导管,并且在保留自主呼吸的病例中,应时刻密切观察患者的气道是否通畅、是否存在气道梗阻或呼吸抑制,必要时可予以肌松药插管机械通气。另外,由于胎儿/新生儿对高氧极为敏感,因此,在确保母体血氧饱和度在 95% 以上前提下,应尽量降低吸入氧浓度。

在双胎胎儿宫内治疗的麻醉管理中,应时刻做好意外情况的应急预案,例如母体的气道梗阻、呼吸抑制需紧急气管插管;胎儿胎心突然改变需紧急胎儿术中复苏;术中出血、早产、流产等原因需紧急剖宫产抢救新生儿等。因此,需要麻醉医师提前准备新生儿/胎儿复苏设备、母体抢救设备等。

【未来展望】

1. 麻醉药物对发育期脑的影响　双胎胎儿宫内治疗通常是在孕中期进行,包括产科医师、麻醉科医师以及患者家属均对孕中期应用麻醉药物的神经毒性高度关注。随着研究的深入,目前动物实验的结论倾向于麻醉药物对发育期脑的影响与药物的浓度、作用时间以及接受麻醉的次数相关。因此,这就提示在临床应用过程中,在满足镇静镇痛的前提下,应尽量降低药物应用浓度,减少药物暴露时间。

2. **胎儿疼痛和应激反应** 依赖于胎儿的反应作为对刺激而产生不良反应的指征,不同的研究方法采用了不同的胎儿反应指标,所有这些都是儿童和成人应激反应常用的生理反应指标。这些反应主要包含四类:运动反应、内分泌反应、循环再分布以及皮质活性。然而,目前这些手段还没有完全应用于临床。随着双胎胎儿宫内治疗的深入开展,日后必将进一步完善对于胎儿疼痛及应激反应的监测手段。

【管理流程】
1. **麻醉前访视**(表20-2-1)

表 20-2-1 麻醉前访视

病史	☐ 现病史	
	☐ 既往史	☐ 手术麻醉史
		☐ 循环系统疾病
		☐ 呼吸系统疾病
		☐ 其他疾病
		☐ 药物使用史
	☐ 过敏史	
体格检查	☐ 生命体征:心率、血压、血氧、体温	
	☐ 常规体检	☐ 心肺检查 ☐ 气道评估(牙齿、张口度、头部活动度、Mallampati 分级、是否饱胃) ☐ 脊背检查
辅助检查	☐ 实验室检查	☐ 血常规 + 血型 ☐ 凝血五项 ☐ 血栓弹力图 ☐ 肝肾功离子 ☐ 动脉血气分析 ☐ 血糖、血乳酸
	☐ 影像学检查	☐ 心电图 ☐ 其他

(1)药物使用史注意是否使用阿司匹林或其他影响血凝的药物。

(2)孕妇在妊娠期发生了巨大的生理改变,如体重增加、乳房增大、气道黏膜水肿等,均可使孕妇在全身麻醉时发生插管困难。因此,手术前进行气道评估是非常重要的。在产科麻醉时,无论采用椎管内麻醉还是全身麻醉,均应准备好困难气道插管用具。

(3)孕妇一般会在孕期多次检查血常规,血小板的变化可能提示很多问题,如:血液病、HELLP 综合征等。尽管 2016 年 ASA 产科麻醉指南认为健康的产妇分娩前无需常规检查 PLT 计数,但考虑到临床实际情况,有些产妇可能未及时进行产检,因此分娩前的血常规检查是应该做的。

2. 麻醉流程(表 20-2-2)

表 20-2-2	麻醉流程		
患者入室前	□ 母体监测设备检查		
	□ 胎儿监测设备检查		
	□ 母体麻醉药物、抢救药物核对		
	□ 胎儿麻醉药物、抢救药物核对		
患者入室后	□ 开放静脉通路,用于快速补充循环容量		
	□ 母体监测		
	□ 胎儿监测		
麻醉方式选择	局麻	射频消融减胎术等	
	椎管内麻醉	TTTS 行胎儿镜胎盘血管交通支激光凝结术	
	全身麻醉	其他复杂的胎儿宫内治疗,或者那些需要将子宫完全外置的胎儿宫内治疗的患者,可以考虑直接行全身麻醉	
术中胎儿镇静	□ 咪达唑仑等苯二氮䓬类药物经母体静脉注射		
	□ 低剂量丙泊酚持续泵注		
	□ 瑞芬太尼等阿片类药物持续泵注		
	□ 七氟醚低浓度母体吸入		
	□ 经母体静脉注射肌松药		
术中抑制子宫收缩	□ 阿托西班等宫缩抑制剂		
	□ 七氟醚母体吸入		
术中事件应急预案	□ 母体仰卧位低血压:足够的容量负荷以及去氧肾上腺素或麻黄碱母体静脉注射		
	□ 胎儿心动过缓:阿托品母体静脉注射,效果不佳或严重的持续性心动过缓可胎儿肌肉给予肾上腺素(1~2μg/kg)		
	□ 母体气道梗阻或呼吸抑制:口咽通气道、喉罩或气管插管机械通气		
	□ 紧急剖宫产:应作好新生儿复苏准备 □ 对于椎管内麻醉下的胎儿宫内治疗,若麻醉平面可以满足可直接行剖宫产 □ 若麻醉平面不能满足,可经硬膜外导管予以 2% 利多卡因行区域阻滞或直接行全身麻醉 □ 对于局麻下的胎儿宫内治疗,可直接行全身麻醉		

【参考病例】

患者甄某某,女,25 岁。

主诉:双胎妊娠 5 个月余,腹胀伴进行性加重 1 周,胎动减少 3 天。

现病史:患者平素月经规律,早期超声检查提示单绒毛膜双羊膜囊双胎妊娠,孕期在外院进行定期产检,每 4 周行产检一次。唐氏筛查低风险,OGTT 检查未见异常。前次胎儿超声为 3 周前,未见明显异常。1 周前开始出现腹胀,并逐渐加重,无腹痛及下腹紧缩感。并且自觉胎动减少 3 天。孕期无头晕、头痛,无胸闷、憋喘,无视物不清,双下肢无水肿。

既往史:G_1P_0,否认心脏病、糖尿病及高血压病史。

查体:体温 36.8℃,脉搏 110 次 /min,血压 124/76mmHg,呼吸 18 次 /min。神清语明,无贫血貌。心肺

听诊未闻及异常,腹膨隆,张力大,无压痛,偶触及宫缩,强度弱。

辅助检查:

心电图:正常心电图。化验检查未见明显异常。

彩超(本院超声,就诊当日,其中胎儿 1 为受血儿,胎儿 2 为供血儿):胎儿 1 双顶径约 5.4cm,头围约 24cm,股骨长约 2.1cm。胎心率 135 次 /min。胎儿 2 双顶径约 5.1cm,头围约 21cm,股骨长约 2.0cm。胎心率 136 次 /min。

入院诊断:①双胎输血综合征(Quintero 分期Ⅲ期);② G_1P_0,妊娠 22^{+1} 周,LSA/LOA(单绒毛膜双羊膜囊双胎),先兆流产。

拟施手术:胎儿镜胎盘血管交通支激光凝结术。

术前评估:患者术前一般状态良好,无其他并存疾病。ASA 分级Ⅰ级。气道评估 Mallampti Ⅱ级,张口度 >2 指,甲颏距离 >3 指,颈部活动不受限。脊柱形态正常,穿刺部位皮肤正常,无棘突压痛。心功能分级Ⅰ级。

拟施麻醉:椎管内麻醉 + 辅助镇静。

麻醉方案:麻醉方法为腰硬联合阻滞麻醉。穿刺间隙为 $L_3 \sim L_4$,用药为 0.5% 布比卡因 1.3ml。术中应用咪达唑仑进行胎儿镇静治疗。母体气道维持采用保留自主呼吸。术中监测包括:监测母体血压、心率、血氧饱和度、吸入氧浓度、体温等,监测胎儿胎心率及胎动。

麻醉经过:患者入室后对母体进行常规监护,开放静脉通路后进行椎管内阻滞麻醉。穿刺间隙为 L_{3-4},穿刺体位为右侧卧位,蛛网膜下腔用药为 0.5% 布比卡因 1.3ml,硬膜外置入导管方向为头侧,导管置入 3cm。调节位为水平位。麻醉平面达 T_8。麻醉成功后,适当加快输液,并将患者右侧抬高预防仰卧位低血压。在术者消毒铺单过程中,患者出现胸闷、恶心等症状,监护示母体血压下降,心率增快,考虑为仰卧位低血压,此时胎儿心率在正常范围,此时母体予以去氧肾上腺素 100μg 静脉注射,并加快输液,后患者症状缓解,监护示母体血压回升。由于胎儿活动对术者的操作有影响,因此,术者要求尽量减少胎动。遂予以咪达唑仑 2mg 经母体静脉注射,后胎动明显减少。整个术中患者偶有血压下降,通过母体静脉注射去氧肾上腺素缓解。手术麻醉经过顺利,麻醉效果满意,术后安返病房。

术后随访:患者术后未见麻醉相关并发症出现。

> **思 考**
>
> 1. 胎儿镜手术麻醉方式选择。
> 2. 胎儿镜手术麻醉过程中监测要点。

(赵 平　王 媛)

参 考 文 献

1. Lavie A, Ram M, Lev S, et al. Maternal hemodynamics in late gestation and immediate postpartum in singletons vs. twin pregnancies. Arch Gynecol Obstet, 2018, 297 (2): 353-363.
2. 中国医师协会麻醉学分会 . 成人与小儿手术麻醉前禁食和减少肺误吸风险药物应用指南 . 2018.
3. 中国医师协会麻醉学分会 . 抗凝或抗血小板药物治疗患者接受区域麻醉与镇痛管理的专家共识 . 2018.
4. 中国医师协会麻醉学分会 . 中国产科麻醉专家共识 . 2018.
5. 中华医学会围产医学分会胎儿医学学组 , 中华医学会妇产科学分会产科学组 . 双胎妊娠临床处理指南 (第二部分) 双胎妊娠并发症的诊治 . 中华妇产科杂志 , 2015, 9: 641-647.
6. Mark D. Rollins MD, Mark A. Rosen. Anesthesia for fetal intervention and surgery. in Gregory's Pediatric Anesthesia. 2011, 19: 444-474.
7. Mushambi MC, Kinsella SM, Popat M, et al. Obstetric Anaesthetists'Association and Difficult Airway Society guidelines for the

management of difficult and failed tracheal intubation in obstetrics. Anaesth, 2015, 70 (11): 1286-1306.

8. De Graafpeters VB, Haddersalgra M. Ontogeny of the human central nervous system: what is happening when?Early Hum Dev, 2006, 82 (4): 257-266.

9. Heng JI, Moonen G, Nguyen L, et al. Neurotransmitters regulate cell migration in the telencephalon. Eur J Neurosci, 2007, 26 (3): 537-546.

10. Palanisamy A, Baxter MG, Keel PK, et al. Rats Exposed to Isoflurane In Utero during Early Gestation Are Behaviorally Abnormal as Adults. Anesthesiol, 2011, 114 (3): 521-528.

中英文名词对照索引